KOUQIANG QUANKE ZHUYUAN YISHI GUIFANHUA PEIXUN LILUN HEJI

口腔全科住院医师规范化培训理论合集

程 波 何 俐 赵思语◎主编

长江出版传媒 湖北科学技术出版社

图书在版编目(CIP)数据

口腔全科住院医师规范化培训理论合集 / 程波，何俐，赵思语主编 ；翁秀红等副主编. -- 武汉 ：湖北科学技术出版社， 2025. 6. -- ISBN 978-7-5706-4360-8

Ⅰ. R78

中国国家版本馆 CIP 数据核字第 20259WW502 号

责任编辑：王小芳 袁瑞旌

责任校对：陈横宇　　封面设计：曾雅明 邓子悦

出版发行：湖北科学技术出版社

地　　址：武汉市雄楚大街 268 号（湖北出版文化城 B 座 13-14 层）

电　　话：027-87679468　　邮　　编：430070

印　　刷：武汉精艺彩广告印务有限公司　　邮　　编：430048

787 毫米×1092 毫米　1/16　37.5 印张　800 千字

2025 年 6 月第 1 版　　2025 年 6 月第 1 次印刷

定　　价：198.00 元

编委会

主　编

程　波（武汉大学中南医院）

何　俐（十堰市人民医院）

赵思语（武汉大学中南医院）

副主编

翁秀红（武汉大学中南医院）

张盛丹（武汉大学中南医院）

范莹莹（武汉大学中南医院）

岳　圆（武汉大学中南医院）

王　优（武汉大学中南医院）

高　卫（武汉大学中南医院）

编　者

程　静（武汉大学中南医院）

戴子涵（武汉大学中南医院）

侯辰兴（武汉大学中南医院）

李　越（武汉大学中南医院）

刘　源（武汉大学中南医院）

陆晓翠（武汉大学中南医院）

罗敬一（武汉大学中南医院）

王思敏（武汉大学中南医院）

吴虎成（武汉大学中南医院）

武雪晨（武汉大学中南医院）

向俊璇（武汉大学中南医院）

杨　飞（武汉大学中南医院）

杨　妍（武汉大学中南医院）

余　伟（十堰市人民医院）

赵欣然（武汉大学中南医院）

周云云（武汉大学中南医院）

主编简介

程　波　美国佐治亚医学院博士后，教授，一级主任医师，博士生导师，武汉大学中南医院口腔医学中心主任，口腔全科住院医师规范化培训基地主任，首届武汉市中青年医学骨干人才。主要从事口腔颌面部肿瘤、外伤、口腔种植、口腔黏膜等疾病诊治；湖北省毕业后医学教育专委会口腔医学专业组副组长，湖北省医师协会口腔医师分会副主任委员，湖北省口腔医学会副会长，武汉大学专业学位研究生教育指导委员会口腔医学分会委员；主持国家自然科学基金面上项目2项、省部级科研项目5项；获2023年“湖北省技术发明一等奖”，以第一作者/通讯作者在美国科学院院刊（PNAS）、Cancer Research、Nanobiotechnology等国际权威期刊发表论文40余篇；授权专利多项，包含国际发明专利两项。

何　俐　口腔医学博士，主任医师，硕士生导师，十堰市人民医院口腔医学中心主任，湖北医药学院口腔学院副院长，国家级口腔全科住院医师规范化培训基地主任。湖北省口腔医学会第五届牙体牙髓专委会主任委员，中华口腔医学会牙体牙髓专委会委员，中华口腔医学会老年口腔专委会委员。先后荣获中国妇女十二大代表，湖北省“三八红旗手”，湖北省女性科技创新人才，十堰市创新科技人才以及湖北医药学院优秀硕士生导师等称号。从事口腔临床和教学工作二十余年，所在科室连续五届被评为湖北省省级重点专科。

赵思语　医学博士，武汉大学中南医院口腔医学中心主治医师，科研秘书；主要从事各类牙体、牙列缺损和牙列缺失的修复治疗，擅长全瓷美学修复、冠桥修复、残冠残根的保存治疗；武汉市第二届种植修复专委会委员；主持湖北省自然科学基金青年项目1项、校级及院级项目3项。以第一作者/通讯作者（含共同）发表SCI论著5篇，其中中科院一区TOP2篇，中科院二区2篇（TOP1篇）。授权专利6项，其中国际专利2项。

《口腔全科住院医师规范化培训理论合集》序

随着口腔医学的不断发展与进步，口腔全科医师在口腔疾病诊疗工作中扮演着越来越重要的角色。他们不仅需要具备扎实的口腔医学基础知识，还应熟练掌握口腔各亚专业的临床技能，以满足患者多样化的口腔健康需求。

本书紧密结合口腔全科医师规范化培训的要求与目标，内容涵盖了公共理论、口腔病理学、口腔颌面医学影像学、牙体牙髓病学、牙周病学、口腔颌面外科学、口腔修复学、口腔正畸学、儿童口腔医学、口腔黏膜病学、口腔预防医学等多个口腔亚专业的重要知识点与临床操作技能。在编写过程中，编者们注重理论与实践的结合，通过详细阐述各亚专业的常见疾病诊断、治疗原则及操作流程，旨在为规培医师提供一本实用性强、针对性高的学习指导书籍。

本书的编写团队由具有丰富临床经验和教学经验的口腔医学专家组成，他们在各自的亚专业领域都有着深入的研究和实践，能够从不同角度为读者提供全面、准确的知识和技能指导。在编写过程中参考了国内外权威的口腔医学教材、专业书籍和学术期刊，确保书中内容的科学性、先进性和实用性，帮助规培医师更好地理解和掌握所学知识，提高解决实际问题的能力。

希望这本《口腔全科住院医师规范化培训理论合集》能够成为口腔全科医师规范化培训过程中的良师益友，为他们提供系统、全面的学习指导和参考借鉴。通过本书的学习，规培医师能够全面提升自己的专业水平，为成为一名合格的口腔全科医师奠定坚实的基础。在未来的口腔医学道路上，他们将能够更好地服务于广大患者，为口腔健康事业贡献自己的力量。

最后，我们衷心感谢所有参与本书编写和审阅的专家、学者以及工作人员，他们的辛勤付出和专业支持使得本书能够顺利出版。同时，我们也欢迎广大读者在使用过程中提出宝贵的意见和建议，以便我们不断改进和完善本书的内容。

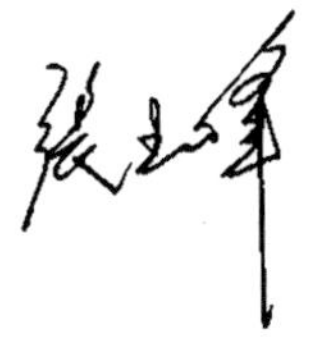

目　录

第一章　公 共 理 论

第一节　政 策 法 规

一、卫生法基本理论

（一）卫生法的概念

卫生法是指调整卫生关系的法律规范的总称。卫生法可以分为形式意义上的卫生法和实质意义上的卫生法。形式意义上的卫生法是指以“卫生法”为名称的法律。我国目前没有一部以“卫生法”为名称的法律。实质意义上的卫生法是指以“卫生”为对象制定的各种法律规范。我国虽然还没有形式意义上的卫生法，但已经有实质意义上的卫生法。

（二）卫生法的分类

按照卫生关系的不同主体、客体和权利义务内容，将调整卫生关系的法律规范进行分类，大致可以划分为以下几个部分：公共卫生法、医疗法、药事法、中医药法和医疗保障法等。它们共同构成了卫生法体系。

（三）卫生法的作用

包括维护社会卫生秩序，保障公共卫生利益，规范卫生行政行为。

（四）卫生法的形式、效力

1.形式（表1–1）

表1–1　卫生法的形式

《中华人民共和国宪法》	是国家的根本法，是卫生法的立法依据
卫生法律	《中华人民共和国传染病防治法》《中华人民共和国献血法》《中华人民共和国医师法》等
卫生行政法规	《艾滋病防治条例》《器官移植条例》

续表

地方性法规、自治法规中的卫生方面的规范	卫生方面的专门地方性法规、自治法规
卫生行政规章	简称卫生规章
卫生标准	国务院卫生健康等行政部门制定的
有关卫生方面的法律解释	《关于审理非法行医刑事案件具体应用法律若干问题的解释》
卫生方面的国际条约	《国际卫生条例》

2.效力：卫生法的效力，也就是卫生法的生效范围，包括卫生法的时间效力、空间效力和对人的效力。（表1-2）

表1-2　卫生法的效力

卫生法对人的效力	任何单位和个人在中华人民共和国领域内从事卫生活动的，一律适用我国卫生法
卫生法的空间效力	（1）在全国范围内有效。如卫生法律 （2）在一定区域内有效。如卫生地方性法规
卫生法的时间效力	（1）卫生法的效力的起止时间 （2）对其实施前的行为有无溯及力：有适用效力

（五）卫生法的解释

卫生法的解释是指对卫生法条文的含义所做的说明。依其做出解释的主体和效力的不同，可分为正式解释与非正式解释。正式解释也称有权解释，是指由立法机关及其授权法律解释的机关所做的解释。一般分为立法解释、行政解释和司法解释。正式解释具有法律效力。非正式解释是指在法律上没有约束力的解释。如一般公民或者当事人所做的任意解释和学术上的学理解释等。

（六）守法、执法和司法

1.守法（表1-3）

表1-3　守法

履行义务	积极的义务	指遵守卫生法中的指令性规范
	消极的义务	指遵守卫生法中的禁止性规范
行使权利	指通过自己做出一定行为或者要求他人做出或者不做出一定行为以使自己的合法权利得以实现	

2.执法（表1-4）

表1-4　执法

行政许可	指行政机关根据公民、法人或者其他组织的申请，经依法审查，准予其从事特定活动的行为。
行政强制	行政强制措施和行政强制执行——如查封场所、设施、扣押财物

续表

行政处罚	指行政机关对违反行政法律规范的单位或者个人予以制裁的行为——如警告、罚款
行政复议	指公民、法人或者其他组织不服行政机关做出的具体行政行为，依法向法定的行政复议机关提出申请，对该具体行政行为进行合法性、适当性审查，并做出裁判的行为

3. 司法

关于卫生法的司法可以分为民事司法、行政司法和刑事司法，即通常说的民事诉讼、行政诉讼和刑事诉讼，分别适用民事诉讼程序、行政诉讼程序和刑事诉讼程序。

二、医疗机构管理法律制度

（一）概述

医疗机构指的是依法定程序设立，取得“医疗机构执业许可证”并从事疾病诊断、治疗活动的卫生机构的总称。

（二）医疗机构执业

（1）《医疗机构执业许可证》、诊疗科目、诊疗时间、收费标准等资料需要悬挂于明显处。

（2）必须按照核准登记的诊疗科目开展诊疗活动。

（3）不得使用非卫生技术人员从事医疗卫生技术工作。

（4）工作人员上岗工作，必须佩戴载有本人姓名、职务或者职称的标牌。

（5）对危重患者应当立即抢救，对限于设备或者技术条件不能诊治的患者，应当及时转诊。

（6）未经医师（士）亲自诊查、接产，医疗机构不得出具疾病诊断书、健康证明书、死亡证明书、出生证明书或者死产报告书。

（7）施行手术、特殊检查或者特殊治疗时，必须征得患者同意签字；无法取得患者意见时，应当取得家属或者关系人同意并签字；无法取得患者意见又无家属或者关系人在场，医师应当提出医疗处置方案，在取得医疗机构负责人或者被授权负责人员的批准后实施。

（8）必须按照人民政府或者物价部门的有关规定收取医疗费用，详列细项，并出具收据。

（9）发生重大灾害、事故、疾病流行时，医疗机构及其卫生技术人员必须服从县级以上人民政府卫生行政部门的调遣。

（三）登记和检验

1.登记

医疗机构执业，必须进行登记，领取“医疗机构执业许可证”。

（1）申请执业登记的条件：有设置医疗机构的批准书；符合医疗机构的基本标准；有适合的名称、组织机构和场所；有与其开展的业务相适应的经费、设施、设备和专业卫生技术人员；有相应的规章制度；能够独立承担民事责任。

（2）执业登记的审核：县级以上地方人民政府卫生行政部门自受理执业登记申请之日起45日内，根据《医疗机构管理条例》和医疗机构基本标准进行审核。审核合格的，予以登记，发给“医疗机构执业许可证”；审核不合格的，将审核结果以书面形式通知申请人。

（3）变更登记和注销登记：医疗机构改变名称、场所、主要负责人、诊疗科目、床位，必须向原登记机关办理变更登记。医疗机构歇业，必须向原登记机关办理注销登记。经登记机关核准后，收缴“医疗机构执业许可证”。医疗机构非因改建、扩建、迁建原因停业超过1年的，视为歇业。

2.校验

（1）医疗机构的校验期：床位在100张以上的综合医院、中医医院、中西医结合医院、民族医医院以及专科医院、疗养院、康复医院、妇幼保健院、急救中心、临床检验中心和专科疾病防治机构的校验期为3年；其他医疗机构的校验期为1年。

（2）校验申请：医疗机构应当于校验期满前3个月向登记机关申请办理校验手续。办理校验应当交验“医疗机构执业许可证”，并提交下列文件：“医疗机构校验申请书”；“医疗机构执业许可证”副本；省、自治区、直辖市卫生行政部门规定提交的其他材料。

（3）校验审查和结论：卫生行政部门应当在受理校验申请后的30天内完成校验。医疗机构有下列情形之一的，登记机关可以根据情况，给予1~6个月的暂缓校验期：①不符合《医疗机构基本标准》；②限期改正期间；③省、自治区、直辖市卫生行政部门规定的其他情形。不设床位的医疗机构在暂缓校验期内不得执业。暂缓校验期满仍不能通过校验的，由登记机关注销其“医疗机构执业许可证”。

（四）法律责任

（1）医疗机构逾期不校验“医疗机构执业许可证”仍从事诊疗活动的，由县级以上人民政府卫生行政部门责令其限期补办校验手续；拒不校验的，吊销其“医疗机构执业许可证”。

（2）医疗机构违反规定，出卖、转让、出借“医疗机构执业许可证”的，由县级以上人民政府卫生行政部门没收非法所得，并可以根据情节处以5000元以下的罚款；情节严重的，吊销其“医疗机构执业许可证”。

（3）医疗机构违反规定，诊疗活动超出登记范围的，由县级以上人民政府卫生行政部门予以警告，责令其改正，并可以根据情节处以3000元以下的罚款；情节严重的，吊销其“医疗机构执业许可证”。

（4）医疗机构违反规定，使用非卫生技术人员从事医疗卫生技术工作的，由县级以上人民政府卫生行政部门责令其限期改正，并可以根据情节处以5000元以下的罚款；情节严重的，吊销其“医疗机构执业许可证”。

（5）医疗机构违反规定，出具虚假证明文件的，由县级以上人民政府卫生行政部门予以警告；对造成危害后果的，可以根据情节处以1000元以下的罚款；对直接责任人员由所在单位或者上级机关给予行政处分。

三、执业医师法律制度

（一）概述

1.参加医师资格考试的条件（表1–5）

表1–5　参加医师资格考试的条件

可以参加执业医师资格考试条件	（1）具有高等学校医学专业本科以上学历，在执业医师指导下，在医疗卫生机构中参加医学专业工作满1年 （2）取得助理执业医师资格证书后，具有高等学校医学专科学历，在医疗机构中工作满2年
助理医师资格考试条件	具有高等学校医学专业专科或者中等专业学校医学专业学历，在执业医师指导下，在医疗机构中参加医学工作实践期满1年的

师承和确有专长人员医师资格考试条件。

（1）以师承方式学习传统医学满3年，或者经多年实践医术确有专长的，经县级以上人民政府卫生健康主管部门的中医药专业组织或者医疗卫生机构考核合格并推荐，可以参加中医医师资格考试。

（2）以师承方式学习中医或者经多年实践，医术确有专长的，由至少2名中医医师推荐，经省级人民政府中医药主管部门组织实践技能和效果考核合格后，即可取得中医医师资格及相应的资格证书。

2.医师资格种类

我国医师资格分为临床、中医（包括中医、民族医和中西医结合医）、口腔、公共卫生四类。

3.执业注册

除《中华人民共和国医师法》（以下简称《医师法》）规定的不予注册情形外，

卫生健康主管部门应当自受理申请之日起20个工作日内准予注册。

将注册信息录入国家信息平台，并发给医师执业证书。未注册取得医师执业证书者，不得从事医师执业活动。执业医师个体行医，须经注册后在医疗卫生机构中执业满5年。

4.不予注册、注销注册、变更注册、重新注册的情形

（1）不予注册。①不具有完全民事行为能力的；②因受刑事处罚，自刑罚执行完毕之日起至申请注册之日止不满2年的；③受吊销医师执业证书不满2年的；④因医师定期考核不合格被注销注册不满1年；⑤法律、行政法规规定不得从事医疗卫生服务的其他情形。受理申请的卫生行政部门对不符合条件不予注册的，应当自收到申请之日起20日内书面通知申请人，并说明理由。

（2）注销注册。医师注册有下列情形的，应注销注册，收回医师执业证书：死亡或者被宣告失踪的；受刑事处罚的；受吊销医师执业证书行政处罚的；因考核不合格，暂停执业活动期满，培训后再次不合格；中止医师执业活动满2年的；有国务院卫生行政部门规定不宜从事医疗的其他情形的。医师所在医疗卫生机构应当在30天内报告准予注册的卫生健康主管部门。

（3）变更注册。医师变更执业地点、执业类别、执业范围等注册事项的，应当到准予注册的卫生行政部门依照规定办理变更注册手续。

（4）重新注册。中止医师执业活动2年以上以及不予注册的情形消失的，申请重新执业，应当由卫生行政部门依法指定的机构考核合格，并依照规定重新注册。

（二）执业医师的权利与义务及考核培训（表1-6，表1-7）

表1-6 执业医师的权利与义务

医师在执业活动中的权利	医师在执业活动中的义务
1.执业权（自主的诊断、治疗、干涉和证明权） 2.报酬权 3.学习、科研权 4.尊严和人身安全权 5.参与权、建议权（社会预防保健）	1.遵守法律法规，技术操作规范 2.敬业，遵守职业道德，履行医师职责 3.关爱、尊重患者，保护患者的隐私 4.努力钻研业务，更新知识，提高专业技术水平 5.宣传卫生保健知识，对患者进行健康教育

表1-7 执业医师的考核和培训

医师定期考核	3年一次考核
考核部门	卫生局委托医学机构进行考核
考核不过关	责令暂停执业3～6个月，接受培训后再次考核
再次考核不合格	注销注册，收回执业证书
考核内容	业务水平、工作成绩、职业道德

（三）法律责任

1.以不正当手段取得医师执业证书要承担的法律责任（表1-8）

表1-8　以不正当手段取得医师执业证书要承担的法律责任

在医师资格考试中有违反考试纪律等行为	情节严重的，1～3年内禁止参加医师资格考试。
以不正当手段取得医师资格证书或者医师执业证书的	由发给证书的卫生健康主管部门予以撤销，3年内不受理其相应申请

2.医师在执业活动中违法要承担的法律责任

（1）下列行为之一的，轻者责令改正，给予警告；情节严重的暂停6个月～1年执业活动直至吊销执业证书。①未按照规定履行告知义务或者取得知情同意；②对需要紧急救治的患者，拒绝急救处置，或延误诊治；三严重威胁人民生命健康的突发事件时，不服从调遣的；③未按照规定报告有关情形；④违反法律法规、规章或者执业规范，造成医疗事故或者其他严重后果。

（2）下列行为之一的，责令改正，给予警告；没收违法所得，并处1万～3万元的罚款；情节严重的暂停6个月～1年执业活动直至吊销执业证书。①泄露患者隐私或者个人信息；②出具虚假医学证明文件；③隐匿、伪造、篡改或擅自销毁病历等医学文书及资料的；④未按照规定使用毒、麻、精、放药品等；⑤利用职务之便，牟取不正当利益，或者违反诊疗规范，对患者实施不必要的检查、治疗造成不良后果；⑥开展禁止类医疗技术临床应用造成严重后果的。

（3）医师未按照注册的执业地点、执业类别、执业范围执业。由县级以上人民政府卫生健康主管部门或者中医药主管部门责令改正，给予警告，没收违法所得，并处1万元以上3万元以下的罚款；情节严重的，责令暂停6个月以上1年以下执业活动直至吊销医师执业证书。

（4）严重违反医师职业道德、医学伦理规范，造成恶劣社会影响的：由省级以上人民政府卫生健康主管部门吊销医师执业证书或者责令停止非法执业活动，5年直至终身禁止从事医疗卫生服务或者医学临床研究。

3.擅自开办医疗机构或者非法行医要承担的法律责任

违反《医师法》规定，非医师行医的，由县级以上人民政府卫生健康主管部门责令停止非法执业活动，没收违法所得和药品、医疗器械，并处违法所得2～10倍的罚款，违法所得不足1万元的，按1万元计算。

《医师法》规定，违反本法规定，构成犯罪的，依法追究刑事责任；造成人身、财产损害的，依法承担民事责任。

四、医疗事故与损害法律制度

（一）概述

医疗损害既包括有过错的医疗行为引起的患者损害，也包括有缺陷的产品和不合格血液引起的患者损害。

1.医疗损害责任的赔偿主体

因药品、消毒产品、医疗器械的缺陷，或者输入不合格的血液造成患者损害的，患者可以向药品上市许可持有人、生产者、血液提供机构请求赔偿，也可以向医疗机构请求赔偿。

患者向医疗机构请求赔偿的，医疗机构赔偿后，有权向负有责任的药品上市许可持有人、生产者、血液提供机构追偿。

2.患者在诊疗活动中受到损害，有下列情形之一的，推定医疗机构有过错

（1）违反法律、行政法规、规章以及其他有关诊疗规范的规定；

（2）隐匿或者拒绝提供与纠纷有关的病历资料；

（3）遗失、伪造、篡改或者违法销毁病历资料。

3.患者在诊疗活动中受到损害，有下列情形之一的，医疗机构不承担赔偿责任

（1）患者或者其近亲属不配合医疗机构进行符合诊疗规范的诊疗；

（2）医务人员在抢救生命垂危的患者等紧急情况下已经尽到合理诊疗义务；

（3）限于当时的医疗水平难以诊疗。

4.医疗机构承担赔偿责任的情形

（1）未尽到说明义务

（2）未尽到与当时医疗水平相应的诊疗义务

（3）泄露患者隐私

（二）紧急情况医疗措施的实施

《中华人民共和国民法典》（以下简称《民法典》）规定，因抢救生命垂危的患者等紧急情况，不能取得患者或者其近亲属意见的，经医疗机构负责人或者授权的负责人批准，可以立即实施相应的医疗措施。

五、母婴保健法律制度

（一）概述

母婴保健是指为母亲和婴儿提供医疗保健服务以保障母亲和婴儿健康、提高出生人口素质的一种活动。

1.母婴保健工作方针

《中华人民共和国母婴保健法》（以下简称《母婴保健法》）规定，母婴保健工作

以保健为中心，以保障生殖健康为目的，实行保健和临床相结合，面向群体、面向基层和预防为主的方针。

2.母婴保健技术服务事项

《母婴保健法》规定，母婴保健技术服务主要包括下列事项：①有关母婴保健的科普宣传、教育和咨询；②婚前医学检查；③产前诊断和遗传病诊断；④助产技术；⑤实施医学上需要的节育手术；⑥新生儿疾病筛查；⑦有关生育、节育、不育的其他生殖保健服务。

（二）婚前保健

婚前保健是指对准备结婚的男女双方在结婚登记前所进行的婚前卫生指导、婚前卫生咨询和婚前医学检查服务。《母婴保健法》规定，医疗保健机构应当为公民提供婚前保健服务。

（三）孕产期保健

孕产期保健是指各级各类医疗保健机构为准备妊娠至产后42天的妇女及婴儿提供全系列的医疗保健服务。

（四）技术鉴定

1.鉴定机构

县级以上地方人民政府可以设立母婴保健医学技术鉴定组织，负责对婚前医学检查、遗传病诊断和产前诊断结果有异议的进行医学技术鉴定。母婴保健医学技术鉴定委员会分为省、市、县三级。

2.鉴定人员的要求（表1–9）

表1–9　鉴定人员的要求

县级母婴保健医学技术鉴定委员会成员	主治医师以上专业技术职务
设区的市级和省级母婴保健医学技术鉴定委员会成员	副主任医师以上

3.回避制度

凡与当事人有利害关系，可能影响公正鉴定的人员，应当回避。

（五）行政管理

国家对从事母婴保健工作的医疗保健机构和人员实施许可，并核发相应的许可证书。

1.医疗保健机构的许可（表1–10）

表1–10　医疗保健机构的许可

遗传病诊断、产前诊断	经省、自治区、直辖市人民政府卫生行政部门许可
婚前医学检查	经设区的市级人民政府卫生行政部门许可
助产技术服务、结扎手术和终止妊娠手术	经县级人民政府卫生行政部门许可

2.母婴保健工作人员的许可（表1–11）

表1–11　母婴保健工作人员的许可

遗传病诊断、产前诊断	经省、自治区、直辖市人民政府卫生行政部门许可
婚前医学检查	经设区的市级人民政府卫生行政部门许可
助产技术服务、结扎手术和终止妊娠手术	经县级人民政府卫生行政部门许可

（六）法律责任

1.擅自从事母婴保健技术的法律责任

由卫生行政部门给予警告，责令停止违法行为，没收违法所得；违法所得5000元以上的，并处违法所得3～5倍的罚款；没有违法所得或者违法所得不足5000元的，并处5000元以上20000元以下的罚款。

2.出具虚假医学证明文件的法律责任

从事母婴保健技术服务的人员出具虚假医学证明文件的，依法给予行政处分；有下列情形之一的，由原发证部门撤销相应的母婴保健技术执业资格或者医师执业证书：①因延误诊治，造成严重后果的；②给当事人身心健康造成严重后果的；③造成其他严重后果的。

3.违反规定进行胎儿性别鉴定的法律责任

由卫生行政部门给予警告，责令停止违法行为；对医疗、保健机构直接负责的主管人员和其他直接责任人员，依法给予行政处分。进行胎儿性别鉴定两次以上的或者以营利为目的进行胎儿性别鉴定的，并由原发证机关撤销证书。

六、传染病防治法律制度

（一）传染病

是由于致病性微生物，如病毒、细菌、螺旋体、寄生虫等侵入人体而引起的。传染病种类很多，可通过不同方式，直接或者间接地传播，造成人群中传染病的发生、流行或者暴发。传染病是威胁人民群众健康的重要疾病。传染病防治立法历来是卫生立法的重点。

（二）传染病防治方针和原则（表1–12）

表1–12　传染病防治方针和原则

预防为主	是指传染病防治要把预防工作放在首位
防治结合	是指在贯彻预防为主方针的前提下，实行传染病的预防措施和治疗措施相结合。

续表

分类管理	根据传染病不同病种的传播方式、传播速度、流行强度以及对人体健康危害程度的不同所确定的一种科学管理原则
依靠科学	在传染病防治工作中，要发扬科学精神，依靠科学技术
依靠群众	传染病防治工作离不开群众的支持和配合

（三）分类

根据传染病病种的传播方式、传播速度、流行强度以及对人体健康、对社会危害程度的不同，参照国际统一分类标准，我国将法定管理的传染病分为甲类、乙类和丙类三类。

我国共有41种法定传染病，其中甲类2种、乙类28种（新型冠状肺炎病毒COVID–19，2020年纳入乙类，但按甲类管理，2023年起调整为乙类管理）、丙类11种。甲类传染病是指鼠疫、霍乱。乙类传染病是指传染性非典型肺炎、艾滋病、病毒性肝炎、脊髓灰质炎、人感染高致病性禽流感、麻疹、流行性出血热、狂犬病、流行性乙型脑炎、登革热、炭疽、细菌性和阿米巴性痢疾、肺结核、伤寒和副伤寒、流行性脑脊髓膜炎、百日咳、白喉、新生儿破伤风、猩红热、布鲁菌病、淋病、梅毒、钩端螺旋体病、血吸虫病、疟疾、人感染H7N9禽流感（2013年新增）、猴痘（2023年新增）。丙类传染病是指流行性感冒、流行性腮腺炎、风疹、急性出血性结膜炎、麻风病、流行性和地方性斑疹伤寒、黑热病、手足口病、棘球蚴病、丝虫病，除霍乱、细菌性和阿米巴性痢疾、伤寒和副伤寒以外的感染性腹泻病。

（四）传染病预防

1.预防接种

2.传染病监测（表1–13）

表1–13　传染病监测

国家	建立传染病监测制度
国务院卫生行政部门	制定国家传染病监测规划和方案
省、自治区、直辖市人民政府卫生行政部门	制订本行政区域的传染病监测计划和工作方案
各级疾病预防控制机构	对传染病的发生、流行以及影响其发生、流行的因素，进行监测

3.传染病预警制度

指根据传染病疫情报告、监测资料，或者国际、国内疫情信息，对某种传染病或者不明原因疾病进行分析评估，对可能引起传染病在人群中发生、暴发、流行发出的警示信息，并采取应对措施。

4.传染病菌种、毒种管理

（1）国家建立传染病菌种、毒种库。

（2）对传染病菌种、毒种和传染病检测样本的采集、保藏、携带、运输和使用实行分类管理，建立健全严格的管理制度。

（3）对可能导致甲类传染病传播的以及国务院卫生行政部门规定的菌种、毒种和传染病检测样本，确需采集、保藏、携带、运输和使用的，须经省级以上人民政府卫生行政部门批准。

（五）疾病预防控制机构的职责

1.各级疾病预防控制机构在传染病预防控制中的职责

①实施传染病预防控制规划、计划和方案；②收集、分析报告传染病监测信息，预测传染病的发生、流行趋势；③开展对传染病疫情和突发公共卫生事件的流行病学调查、现场处理及其效果评价；④开展传染病实验室检测、诊断、病原学鉴定；⑤实施免疫规划，负责预防性生物制品的使用管理；⑥开展健康教育、咨询，普及传染病防治知识；⑦培训下级疾病预防控制机构及其工作人员开展传染病监测工作；⑧开展传染病防治应用性研究和卫生评价，提供技术咨询。

2.传染病发生、流行监测和预测

国家、省级疾病预防控制机构负责对传染病发生、流行以及分布进行监测，对重大传染病流行趋势进行预测，提出预防控制对策。

设区的市和县级疾病预防控制机构负责传染病预防控制规划、方案的落实，组织实施免疫、消毒、控制病媒生物的危害，普及传染病防治知识。

3.传染病疫情信息的调查和核实

疾病预防控制机构应当主动收集、分析、调查、核实传染病疫情信息，接到甲类、乙类传染病疫情报告或者发现传染病暴发、流行时，应当立即报告当地卫生行政部门；立即报告当地人民政府；同时报告上级卫生行政部门和国务院卫生行政部门。

4.自然疫源地施工环境的卫生调查

在国家确认的自然疫源地计划兴建水利、交通、旅游、能源等大型建设项目的，应当事先由省级以上疾病预防控制机构对施工环境进行卫生调查。

（六）医疗机构的职责

（1）防止传染病的医源性感染和医院感染。

（2）承担责任区域内传染病预防工作。

（七）疫情报告、通报和公布

1.传染病疫情报告和通报

（1）任何单位和个人发现传染病患者或者疑似传染病患者时，应当及时向附近的疾病预防控制机构或者医疗机构报告。

（2）县级以上地方行政部门应当及时向本行政区域内的疾病预防控制机构和医疗机构通报传染病疫情以及监测、预警的相关信息。接到通报的疾病预防控制机构和医疗机构应当及时告知本单位的有关人员。

2.疫情信息公布制度

国务院卫生行政部门定期公布全国传染病疫情信息。省、自治区、县辖市人民政府卫生行政部门定期公布本行政区域的传染病疫情信息。

传染病暴发、流行时，国务院卫生行政部门负责向社会公布传染病疫情信息，并可以授权省、自治区、直辖市人民政府卫生行政部门向社会公布本行政区域的传染病疫情信息。

（八）疫情控制措施

1.医疗机构发现传染病时应采取的措施

（1）医疗机构发现甲类传染病时，应当及时采取下列措施。①对患者、病原携带者予以隔离治疗，隔离期限根据医学检查结果确定；对疑似患者，确诊前在指定场所单独隔离治疗；对医疗机构内的患者、病原携带者、疑似患者的密切接触者，在指定场所进行医学观察和采取其他必要的预防措施。拒绝隔离治疗或者隔离期未满擅自脱离隔离治疗的，可以由公安机关协助医疗机构采取强制隔离治疗措施；②医疗机构发现乙类或者丙类传染病患者，应当根据病情采取必要的治疗和控制传播措施；③医疗机构对本单位内被传染病病原体污染的场所、物品以及医疗废物，必须依照法律法规的规定实施消毒和无害化处置。

2.疾病预防控制机构发现或接到传染病疫情时应采取的措施

（1）对传染病疫情进行流行病学调查，根据调查情况提出划定疫点、疫区的建议，对被污染的场所进行卫生处理，对密切接触者，在指定场所进行医学观察和采取其他必要的预防措施，并向卫生行政部门提出疫情控制方案。

（2）传染病暴发、流行时，对疫点、疫区进行卫生处理，向卫生部门提出疫情控制方案，并按照行政部门的要求采取措施。

（3）指导下级疾病预防控制机构实施传染病预防、控制措施，组织、指导有关单位对传染病疫情的处理。

3.政府部门在传染病发生时应采取的紧急措施

（1）传染病暴发、流行时，县级以上地方人民政府应当立即组织力量，按照预防、控制预案进行防治，切断传染病的传播途径，必要时，报经上一级人民政府决定，可以采取下列紧急措施并予以公告：限制或者停止集市、影剧院演出或者其他人群聚集的活动；停工、停业、停课；封闭或者封存被传染病病原体污染的公共饮用水源、食品以及相关物品；控制或者扑杀染疫野生动物、家畜家禽；封闭可能造成传染病扩散的场所。

（2）甲类、乙类传染病暴发、流行时，县级以上地方人民政府报经上一级人民政府决定，可以宣布本行政区域部分或者全部为疫区；国务院可以决定并宣布跨省、自治区、直辖市的疫区。

（3）省级人民政府可以决定对本行政区域内的甲类传染病疫区实施封锁；但封锁大、中城市的疫区或者封锁跨省、自治区、直辖市的疫区，以及封锁疫区导致中断干线交通或者封锁国境的，由国务院决定。

（九）医疗救治

（1）提高医疗救治能力。

（2）提供医疗救治方式。

（3）转院，实行传染病预检、分诊制度。

（十）法律责任

（1）医疗机构违反《中华人民共和国传染病防治法》（以下简称《传染病防治法》）规定，有下列情形之一的，由县级以上人民政府卫生行政部门责令改正，通报批评，给予警告；造成传染病传播、流行或者其他严重后果的，对负有责任的主管人员和其他直接责任人员，依法给予降级、撤职、开除的处分，并可以依法吊销有关责任人员的执业证书；构成犯罪的，依法追究刑事责任。未按照规定承担本单位的传染病预防、控制工作、医院感染控制任务和责任区域内的传染病预防工作的；未按照规定报告传染病疫情，或者隐瞒、谎报、缓报的；发现传染病疫情时，未按规定对传染病患者、疑似传染病患者提供医疗救护、现场救援、接诊、转诊的，或者拒绝接受转诊的；未按照规定对本单位内被传染病病原体污染的场所、物品以及医疗废物实施消毒或者无害化处置的；未按照规定对医疗器械进行消毒，或者对按照规定一次使用的医疗器具未予销毁，再次使用的；在医疗救治过程中未按照规定保管医学记录资料的；故意泄露传染病患者、病原携带者、疑似传染病患者、密切接触者涉及个人隐私的有关信息、资料的。

（2）疾病预防控制机构违反规定，有下列情形之一的，由县级以上人民政府卫生行政部门责令限期改正，通报批评，给予警告；对负有责任的主管人员和其他直接责任人员，依法给予降级、撤职、开除的处分，并可以依法吊销有关责任人员的执业证书；构成犯罪的，依法追究刑事责任。未依法履行传染病监测职责的；未依法履行传染病疫情报告、通报职责，或者隐瞒、谎报、缓报传染病疫情的；未主动收集传染病疫情信息，或者对传染病疫情信息和疫情报告未及时进行分析、调查、核实的；发现传染病疫情时，未依据职责及时采取《传染病防治法》规定的措施的；故意泄露传染病患者、病原携带者、疑似传染病患者、密切接触者涉及个人隐私的有关信息、资料的。

七、药品及处方管理法律制度

（一）药品管理法及其实施条例

1.医疗机构在药品购销中违法行为的法律责任

药品上市许可持有人、药品的生产企业、经营企业、医疗机构在药品购销中暗中给予、收受回扣或者其他不正当利益的，药品供应方给予使用其药品的医疗机构有关人员以财物或者其他不正当利益的，由市场监督管理部门没收违法所得，并处30万元以上300万元以下的罚款；情节严重的，吊销药品营业执照，并由药品监督管理部门吊销药品批准证明文件、药品生产许可证、药品经营许可证。

2.药品购销中违法收受财物或其他利益的法律责任

（1）医疗机构负责人、药品采购人员、医师等有关人员收受财物或者其他利益的，由卫生行政部门或者本单位给予处分，没收违法所得。

（2）对违法行为情节严重的执业医师，吊销其执业证书。

（3）构成犯罪的，依法追究刑事责任。

（二）麻醉药品和精神药品管理条例

1.麻醉药品和精神药品的使用

（1）麻醉药品、第一类精神药品购用印鉴卡。

医疗机构需要使用麻醉药品和第一类精神药品的，应当经所在地设区的市级人民政府卫生主管部门批准，取得麻醉药品、第一类精神药品购用印鉴卡。

医疗机构应当凭印鉴卡向本省、自治区、直辖市行政区域内的定点批发企业购买麻醉药品和第一类精神药品。

（2）麻醉药品和精神药品处方权。

医疗机构应当按照国务院卫生主管部门的规定，对本单位执业医师进行有关麻醉药品和精神药品使用知识的培训、考核，经考核合格的，授予麻醉药品和第一类精神药品处方资格。

执业医师取得麻醉药品和第一类精神药品的处方资格后，方可在本医疗机构开具麻醉药品和第一类精神药品处方，但不得为自己开具该种处方。

（3）麻醉药品、第一类精神药品的使用。

执业医师应当使用专用处方开具麻醉药品和精神药品。对麻醉药品和第一类精神药品处方，处方的调配人、核对人应当仔细核对，签署姓名，并予以登记；对不符合规定的，处方的调配人、核对人应当拒绝发药。

2.法律责任

（1）医疗机构的法律责任。

取得印鉴卡的医疗机构违反本条例的规定，由设区的市级人民政府卫生主管部门责令限期改正，给予警告；逾期不改正的，处5000元以上1万元以下的罚款；情节严重的，吊销其印鉴卡；对直接负责的主管人员和其他直接责任人员，依法给予降级、撤职、开除的处分。

（2）具有麻醉药品和第一类精神药品处方资格医师的法律责任。

具有麻醉药品和第一类精神药品处方资格的执业医师，违反规定开具麻醉药品和第一类精神药品处方，由其所在医疗机构取消其麻醉药品和第一类精神药品处方资格；造成严重后果的，由原发证部门吊销其执业证书。

执业医师未按照临床应用指导原则的要求使用第二类精神药品或者未使用专用处方开具第二类精神药品，造成严重后果的，由原发证部门吊销其执业证书。

（三）药品不良反应报告和监测管理办法

1.个例药品不良反应报告

医疗机构应当主动收集药品不良反应，获知或者发现药品不良反应后应当详细记录、分析和处理，填写“药品不良反应/事件报告表”并报告。

医疗机构发现或者获知新的、严重的药品不良反应应当在15天内报告，其中死亡病例须立即报告；其他药品不良反应应当在30天内报告。

2.法律责任

医疗机构有下列情形之一的，由所在地卫生行政部门给予警告，责令限期改正；逾期不改的，处3万元以下的罚款；情节严重并造成严重后果的，由所在地卫生行政部门对相关责任人给予行政处分：

（1）无专职或者兼职人员负责本单位药品不良反应监测工作的；

（2）未按照要求开展药品不良反应或者群体不良事件报告、调查、评价和处理的；

（3）不配合严重药品不良反应和群体不良事件相关调查工作的。

（四）处方管理办法

1.处方书写的规则

（1）患者一般情况、临床诊断填写清晰、完整，并与病历记载相一致。

（2）每张处方限于1名患者的用药。

（3）字迹清楚，不得涂改；如需修改，应当在修改处签名并注明修改日期。

（4）书写药品名称、剂量、规格、用法、用量要准确规范，药品用法可用规范的中文、英文、拉丁文或者缩写体书写，但不得使用“遵医嘱”“自用”等含混不清字句。

（5）患者年龄应当填写实足年龄，新生儿、婴幼儿写日、月龄，必要时要注明体重。

（6）西药和中成药可以分别开具处方，也可以开具一张处方，中药饮片应当单独开具处方。

（7）开具西药、中成药处方，每一种药品应当另起一行，每张处方不得超过5种药品。

（8）中药饮片处方的书写，一般应当按照“君、臣、佐、使”的顺序排列；调剂、煎煮的特殊要求注明在药品右上方，并加括号，如布包、先煎、后下等；对饮片的产地、炮制有特殊要求的，应当在药品名称之前写明。

（9）药品用法用量应当按照药品说明书规定的常规用法用量使用，特殊情况需要超剂量使用时，应当注明原因并再次签名。

（10）除特殊情况外，应当注明临床诊断。

（11）开具处方后的空白处画一斜线以示处方完毕。

（12）处方医师的签名式样和专用签章应当与院内药学部门留样备查的式样相一致，不得任意改动，否则应当重新登记留样备案。

2.处方的开具（表1–14，表1–15）

表1–14　处方的开具

<table>
<tr><td>处方的时效</td><td colspan="3">当天有效，特殊情况可延长（医师需注明有效期限），但最长不超过3天</td></tr>
<tr><td rowspan="3">处方最大量</td><td>普通</td><td colspan="2">单次处方量不得超过7日用量</td></tr>
<tr><td>急诊</td><td colspan="2">单次处方量不得超过3日用量</td></tr>
<tr><td>其他</td><td colspan="2">慢性病、老年病或特殊情况可适当延长，但医师应当注明理由</td></tr>
<tr><td rowspan="3">门急诊的麻药</td><td>注射剂</td><td colspan="2">每张处方为一次常用量</td></tr>
<tr><td>控缓释剂</td><td colspan="2">每张处方不得超过7天常用量</td></tr>
<tr><td>其他剂型</td><td colspan="2">每张处方不得超过3天常用量</td></tr>
<tr><td rowspan="5">精神类药品</td><td rowspan="3">精一</td><td>注射剂</td><td>每张处方为一次常用量</td></tr>
<tr><td>控缓剂</td><td>不得超过7天常用量</td></tr>
<tr><td>其他剂型</td><td>其他剂型，每张处方不得超过3天常用量。哌甲酯用于治疗儿童多动症时，每张处方不得超过15天常用量</td></tr>
<tr><td rowspan="2">精二</td><td>一般</td><td>不得超过7天常用量</td></tr>
<tr><td colspan="2">慢性及特殊可以适当延长，医师应当注明理由</td></tr>
<tr><td rowspan="3">癌症者+中重疼痛者</td><td rowspan="3">精一级麻药</td><td>注射剂</td><td>不超3天常用量/张</td></tr>
<tr><td>控缓剂</td><td>不超15天常用量</td></tr>
<tr><td>其他</td><td>不超7天常用量</td></tr>
<tr><td>住院患者</td><td>精一级麻药</td><td colspan="2">应当逐日开具，每张处方为1天常用量</td></tr>
<tr><td rowspan="2">特别管制药品</td><td>盐酸二氢埃托啡</td><td colspan="2">一次常用量，仅限于二级以上医院内使用</td></tr>
<tr><td>哌替啶</td><td colspan="2">一次常用量，仅限于医疗机构内使用</td></tr>
</table>

表1–15　处方的开具

麻醉药品和精神药品处方的保存	（1）医疗机构应当对麻醉药品和精神药品处方进行专册登记。 （2）麻醉药品处方至少保存3年 精神药品处方至少保存2年
补充记忆	（1）普通、急诊、儿科处方保存1年 （2）毒性药品、第二类精神药品及戒毒药品处方保存2年 （3）麻醉药品和第一类精神药品处方保存3年

医疗机构应当根据麻醉药品和精神药品处方开具情况，按照麻醉药品和精神药品品种、规格对其消耗量进行注册登记，登记内容包括发药日期、患者姓名、用药数量。专册保存期限为3年。

3.处罚

医疗机构应当对出现超常处方3次以上且无正当理由的医师提出警告，限制其处方权；限制处方权后，仍连续2次以上出现超常处方且无正当理由，取消其处方权。

4.法律责任

医师出现下列情形之一的，由县级以上卫生行政部门给予警告或者责令暂停6~12个月执业活动；情节严重的，吊销其执业证书：

（1）未取得处方权或者被取消处方权后开具药品处方的。

（2）未按照《处方管理办法》规定开具药品处方的。

（3）违反《处方管理办法》其他规定的。

八、血液管理法律制度

（一）献血法

1.献血法的概念和立法意义

（1）现行血液及血液制品主要相关立法

我国所涉及的法律法规主要包括《中华人民共和国献血法》《血站管理办法》《单采血浆站管理办法》《医疗机构临床用血管理办法》《血液制品管理条例》等。

（2）献血法的立法意义：①有利于保证医疗临床用血的需要和安全；②有利于保障献血者和用血者的身体健康；③有利于促进社会主义物质文明和精神文明建设。

（二）采血和供血管理的法律规定

1.采血机构及其管理

（1）血站的设置与审批：①按省、自治区、直辖市区域统一规划设置，经国务院卫生行政部门或者省、自治区、直辖市人民政府卫生行政部门批准；②一般血站的设置：血液中心设在省会、自治区首府、直辖市；中心血站在设区的市级城市，中心血站供血半径应大于100km；中心血库设在血液中心或中心血站3小时车程内不能提供血液的县（市），其供血半径应在60km左右。

注意事项：①一个城市内不得重复设置血液中心、中心血站；②血液中心和中心血站可根据服务区域实际需要，设立非独立的分支机构、固定采血点、储血点；③固定采血点、储血点不得进行血液检测。

（2）血站的管理：血站开展采供血活动，应当向省级卫生行政部门申请办理执业登记，领取《血站执业许可证》后方可进行。《血站执业许可证》有效期为3年，血站在执业登记期满前3个月，可以申请再次办理注册登记。许可证不得伪造、涂改、出卖、转让、出借，若遗失的应向注册机构报告，并办理有关手续。血站的监管：县级以上人民政府卫生行政部门；血液质量管理委员会；血液管理监督员；血液鉴定机构。

2.采血管理及供血管理

（1）采血管理：①采血主体管理：血站必须取得采供血许可，必须按照注册登记的项目、内容、范围开展采供血业务，并为献血者提供各种安全、卫生、便利条件；血站技术人员必须经输血业务知识技术考试合格。②采血流程管理：血站在采血前，必须按照《献血者健康检查标准》，对献血者进行健康检查，身体健康状况不符合献血条件的，不得采集其血液。献血者每次献血前必须按规定进行登记、体格检查和血液检验；血站采集血液时，必须严格遵守各项技术操作规程，必须由具有采血资格的医务人员进行，并对献血者履行规定的告知义务；采血量和采血间隔：血站对献血者每次采集血液量一般为200mL，最多不得超过400mL，两次采集间隔期不少于6个月；血站采集血液后，应建立献血档案，记录献血者的姓名、性别、出生日期、血型、献血量、献血日期、单位或地址、采血者签名，并加盖血站采血专用章。严禁采集冒名顶替者的血液。③采后管理：血站采集血液后，向献血者发放国务院卫生行政部门颁发的《无偿献血证》，任何单位和个人不得伪造、涂改、出卖、转让和出借；血站采集的血液，必须由具有血液检验实验室资格的实验室按照《血液健康检查标准》的规定进行检验。对检验不合格的血液，严格按照有关规定处理；血站使用的药品、体外诊断试剂、一次性卫生器材等应当符合国家有关规定，产生的医疗废物应当按《医疗废物管理条例》规定处理，做好记录与签字，避免交叉感染；血源、采供血检测的原始记录必须保存10年，血液标本的保存期为全血或成分血使用后两年。血液检验（复检）的全血标本的保存期应当在全血的有效期内，血清标本的保存期应在全血有效期满后半年。

（2）供血管理：①血液储备血站应当保证供应给医疗机构的血液在质量、品种、规格、数量上毫无差错。未经检验或者不合格的血液，不得向医疗机构提供。血液的包装、储存、运输必须符合《血站基本标准》的要求。②血液调配特殊血型需要从外省、自治区、直辖市调配血液的，或因科研等特殊需要而进行血液调配的，由供需双方省级人民政府卫生行政部门协商和审批。特殊血型调配实施中供需方血站对血液应进行再次检验，保证血液质量。③应急与制备血站应当制定重大灾害事故的应急采供血预案，并从血源、管理制度、技术能力和设备条件上保证预案的实施，满足应急用血的需要；血站应当根据医疗机构的用血计划，积极开展成分血制备，并指导临床成分血的应用。④统计与报告血站应当按照规定填写采供血统计报表；须严格执行疫情报告制度。

3.临床用血管理的法律规定

（1）医疗机构临床用血要求：①应当制订用血计划，不得浪费和滥用血液；②医疗机构应当积极推行按血液成分针对医疗实际需要输血；③临床用血不得将不符合国家规定标准的血液用于临床；④为保证应急用血，医疗机构可以临时采集血液，但应当依照规定，确保采血用血安全；⑤无偿献血的血液必须用于临床，不得买卖；医疗机构不得将无偿献血的血液出售给单采血浆站或者血液制品生产单位。

（2）医疗机构临床用血管理：①公民临床用血时只交付用于血液的采集、储存、分离、检验等费用；无偿献血者临床需要用血时，免交上述规定的费用；无偿献血者的配偶和直系亲属临床需要用血时，可以按照省、自治区、直辖市人民政府的规定免交或者减交规定的费用。②为保障公民临床急救用血的需要，国家提倡并指导择期手术的患者自身储血以及互助献血。③血站的供血要求：血站对采集的血液必须进行检测；未经检测或者检测不合格的血液，不得向医疗机构提供；临床用血的包装、储存、运输，必须符合国家规定的卫生标准和要求；无偿献血的血液必须用于临床，不得买卖，血站不得将无偿献血的血液出售给单采血浆站或者血液制品生产单位。

（三）血液制品的法律规定

1.概念

血液制品特指人血浆蛋白制品。血液制品的原料是血浆即原料血浆。所谓原料血浆，是指由单采血浆站采集的专用于血液制品的生产原料的血浆。

2.原料血浆的管理

（1）单采血浆站的设置

单采血浆站是专门从事原料血浆采集、供应的单位。国家实行单采血浆站统一规划、设置的制度。

（2）原料血浆采集管理：①健康检查：单采血浆站应在每次采浆时对供血浆者进行检测。必检项目：常规体检及乙肝病毒表面抗原、丙肝病毒抗体、艾滋病病毒抗体等，各项检查合格后方可供应血浆。②血浆采集：单采血浆站必须使用单采血浆机械采集血浆，严禁手工操作采集血浆。③血浆供应：单采血浆站专门从事单采血浆，为血液制品生产提供原料。

3.血液制品生产经营单位的管理

（1）血液制品生产经营机构的设置：①新建、改建或者扩建血液制品生产单位，经国务院卫生行政部门根据总体规划进行立项审查同意后，由省、自治区、直辖市人民政府卫生行政部门依照药品管理法的规定审核批准。②血液制品生产单位必须达到《药品生产质量管理规范》规定的标准，经国务院卫生行政部门审查合格，并依法向工商行政管理部门申领营业执照后，方可从事血液制品的生产活动。③严禁血液制品生产单位出让、出租、出借以及与他人共用《药品生产企业许可证》和产品批准文号。

（2）血液制品的生产经营管理：①产品生产申请与审批；②生产、仓储与经营符合卫生标准；③血浆收集与供应要求；④检查与核准。

4.违反血液管理法律制度的法律责任

（1）医疗机构的法律责任。（表1–16）

表1–16　医疗机构的法律责任

行为	处罚
将不符合国家标准的血液用于患者	责令改正
给患者健康造成损害	依法赔偿
对直接负责的主管人员和其他直接责任人员	行政处分
出售无偿献血血液	予以取缔，没收违法所得，可以并处10万元以下的罚款
构成犯罪的	依法追究刑事责任

（2）血站的法律责任：①违规采集血液的法律责任（表1–17）。②临床用血的包装等不符合国家规定的法律责任。由县级以上地方人民政府卫生行政部门责令改正，给予警告，可以并处1万元以下的罚款。③提供不符合国家规定标准血液的法律责任（表1–18）。④出售无偿献血血液的法律责任。由县级以上地方人民政府予以取缔，没收违法所得，可以并处10万元以下的罚款；构成犯罪的，依法追究刑事责任。

表1–17　违规采集血液的法律责任

情形	处罚
违规采集血液 （采血量>400mL，间隔时间<6个月）	责令改正
给献血者健康造成损害	依法赔偿
直接负责的主管人员和其他直接责任人员	给予行政处分
构成犯罪的	追究刑事责任

表1-18　提供不符合国家规定标准血液的法律责任

情形	处罚
提供不符合国家规定标准的血液	责令改正
情节严重，造成经血液途径传播的疾病传播或者有传播严重危险	限期整顿
直接负责的主管人员和其他直接责任人员	给予行政处分
构成犯罪的	追究刑事责任

九、突发公共卫生事件的应急处理条例

（一）突发公共卫生事件（表1-19）

表1-19　突发公共卫生事件

概念	指突然发生，造成或者可能造成社会公众健康严重损害的事件。
范围	重大传染病疫情、群体性不明原因疾病、重大食物和职业中毒以及其他严重影响公众健康的事件。

突发事件监测机构、医疗卫生机构和有关单位发现下列需要报告情形之一的，应当在2小时内向所在地县级人民政府卫生行政主管部门报告：发生或者可能发生传染病暴发、流行；发生或者发现不明原因的群体性疾病；发生传染病菌种、毒种丢失；发生或者可能发生重大食物和职业中毒事件。接到报告的卫生行政主管部门应当在2小时内向本级人民政府报告，并同时向上级人民政府卫生行政主管部门和国务院卫生行政主管部门报告。

（二）法律责任

医疗卫生机构有下列行为之一的，由卫生行政主管部门责令改正、通报批评、给予警告；情节严重的，吊销“医疗机构执业许可证”；对主要负责人、负有责任的主管人员和其他直接责任人员依法给予降级或者撤职的纪律处分；造成传染病传播、流行或者对社会公众健康造成其他严重危害后果，构成犯罪的，依法追究刑事责任：未依照规定履行报告职责，隐瞒、缓报、谎报的；未依照规定及时采取控制措施的；未依照规定履行突发事件监测职责的；拒绝接诊患者的；拒不服从突发事件应急处理指挥部调度的。

第二节　循证医学与临床科研设计

一、绪论

（一）循证医学

核心思想为任何临床医疗决策的制定应基于客观的科学研究依据，同时应结合个人临床经验。

（二）如何进行口腔医学科学研究

（1）全局观点、群体观点。

（2）与时俱进观点。

（3）创新性：实事求是、坚守诚信、设计在先、贯穿质控、追求真实、准确可靠。

（三）影响研究结果准确性的方法学要素

设计方法、实施方法、统计方法

二、口腔临床负荷与临床科研切入点

（一）口腔疾病负荷

从群体角度对口腔疾病发病情况及其严重程度的测量和描述。

（二）口腔疾病负荷的生物学指标

（1）患病率：某种口腔疾病在某个时点、某特定人群中进行测量时，该病新老患者占该人群总数的比例。患病率=某时点某病患者数/某时点受调查人群总数×k

（2）发病率：某特定时间段内，新发病例数与该观察期内可能发生该患者数之比。发病率=某时间段某病新发病例数/该时间段可能发生该患者数×k

（3）指数：牙齿菌斑附着情况、牙周组织患病情况常用指数表示其严重程度。

（4）死亡率：描述致死性口腔疾病严重程度的硬指标。

（5）病死率：是指某病在一定时间内死亡人数与受调查该病患者总人数之比。用于不同致死性疾病严重程度的互相比较。

（6）生存率：是指某病在一定时间内生存人数与受调查该病患者总人数之比。

（三）口腔疾病测量的综合指标

伤残调整生命年：根据各个国家报告的各种疾病在不同性别不同年龄组中的患病率、严重程度和持续时间等，结合与疾病和伤残严重程度相应的权重值，计算出由疾病造成的健康生命年损失（YLD）与疾病死亡造成的生命年损失（YLL）相加，其和即可用伤残调整生命年（DALY）表示的疾病总负荷。

三、临床医学研究设计

（一）临床科研设计的原则：随机、盲法、对照

1. 随机

（1）随机分配方法：简单随机法、抛硬币法、抽签法、掷骰子法、查随机数字表法、分层随机法、半随机法等。①区组随机法：保证两组样本数量一致；②分层随机法：保证两组样本均衡性。

（2）随机方案隐藏：①研究者和研究对象都不能事先知道或决定患者分配；②研究者和研究对象都不能从其他研究对象的分组情况推断出下一个研究对象的具体分组，能避免选择性偏移。

2. 对照

临床研究中，设立对照，使之与实验组除干预因素外其他因素相同，能减少非干预因素对结果的影响。

（1）目的：判断安慰剂效应；排除疾病本身自然缓解及复发规律造成的结果；病理及生理的变异；药物不良反应导致结果的差异。

（2）对照方法：①根据对照时间不同。同期对照、自身对照、历史性对照。②根据对照措施不同。空白对照、安慰剂对照、阳性试验对照、外部对照、剂量-反应对照。

3. 盲法

临床研究中，研究者和研究对象都不知道分组情况及所接受的措施，有利于避免研究者或研究对象主观因素的影响。

（二）临床科研设计的方法

1. 一级设计方案

（1）主要特点：前瞻性设计方案，研究者可控干预措施和主要偏倚因素。

（2）设计方案：随机对照试验、半随机对照试验、交叉试验。

2. 二级设计方案

（1）主要特点：前瞻性设计方案，研究者不可控干预措施和主要偏倚因素。

（2）设计方案：队列研究、前后对照试验及非随机对照研究等。

3. 三级设计方案

（1）主要特点：有对照，研究者不可控干预措施和主要偏倚因素。

（2）设计方案：病例对照研究、横断面研究。

4. 四级设计方案

（1）主要特点：叙述性研究、无对照、偏倚多。

（2）设计方案：临床病例分析、个案总结、专家评述等。

（三）各研究方式在病因学研究中的应用

1.随机对照试验

不适用于致病因素的试验性研究，可用于某种治疗措施不良反应的研究。

2.队列研究

前瞻性，可行性强，论证强度强，在病因学研究中效用最强。

3.病例对照研究

回顾性，在病因研究中的作用弱。

4.横断面研究

在病因研究中作用弱。

5.描述性研究、个案研究

提出病因假说，在病因研究中作用最差。

四、诊断性试验的研究与评价

（一）诊断性试验设计的基本原则

包括确定金标准、选择研究对象、确定合适样本量、确定合适阈值、盲法判断实验结果。

（二）诊断性试验的评价指标

包括敏感度、特异度、误诊率、漏诊率、准确度、阳性预测值、阴性预测值、患病率、阳性似然比、阴性似然比、ROC曲线。

（三）诊断性试验指标的稳定性

（1）稳定的指标：敏感度、特异度、阳性似然比、阴性似然比。

（2）相对稳定的指标：准确率。

（3）不稳定的指标：阳性预测值、阴性预测值。

（四）联合试验：提高敏感度和特异度

包括平行试验、序列试验。

（五）估计验后概率及其应用

（1）验前概率。进行诊断试验前，根据临床估计的患者患病概率。

（2）验前比=验前概率/（1−验前概率）。

（3）验后比=验前比×阳性似然比。

（4）验后概率=验后比/（1+验后比）。进行诊断试验后，患者患病概率，足够大的验后概率可肯定诊断，很小的验后概率可排除诊断。

（六）防治性研究与评价

（1）临床治疗研究的决策基础。

（2）临床治疗性试验设计的基本要素。

（3）影响防治性研究结果的因素。

（4）防治性研究的评价。

（5）治疗实验结果的临床及统计意义的评价。

（6）是否报告了全部有关的研究结果：疗效、药物不良反应。

（7）有无卫生经济学评价。

第三节　医学伦理学

一、医学伦理学的理论基础和规范体系

（一）医学伦理学概念

医学伦理学是研究医学道德现象的学问，是医学与伦理学的交叉学科。医学伦理学是规范伦理学在医疗卫生领域中的具体应用，即运用一般规范伦理学的理论和方法来分析和解决医疗卫生实践和医学科学发展中的各种道德问题，属于应用规范伦理学。医学伦理学的主要目的是为人们在医疗实践及其相关领域中的活动提供价值标准和行为规范。

（二）历史发展

医学伦理学经历了3个阶段：医德学→医学伦理学→生命伦理学。

1.医德学

医生应有的美德，对待患者的正当态度。

2.医学伦理学

医学中的伦理关系不再仅仅局限于医患关系，已形成包括医患之间、医务人员之间、医疗机构之间、医学与社会之间等多方面的复杂关系。

3.生命伦理学

生物医学对传统医学道德价值观念挑战的结果。

（三）医学伦理学的研究对象和内容

1.医学伦理学的研究对象

以医学领域中的道德现象为研究对象。

2.研究内容

医学伦理理论、医学伦理关系、医学伦理规范、医学伦理实践、医学伦理难题。

（四）医学伦理学的基本观点

1.健康观

世界卫生组织对健康的定义：在躯体健康，心理健康，社会适应良好和道德健康四个方面皆健全。

2.生命观

生命神圣论，生命质量论和生命价值论。

3.死亡观

是对人们对人的死亡的根本观点和态度。

（五）学习伦理学的意义

（1）有利于医务人员的成才。

（2）有利于医务人员将伦理融入技术操作之中，提高服务质量。

（3）有利于医务人员破解医学伦理难题。

（4）有利于精神文明建设。

（六）医学伦理的基本规范

2012年，我国卫生部、国家食品药品监督管理总局和国家中医药管理局联合发布的《医疗机构从业人员行为规范》，对医疗机构从业人员的基本行为规范进行了明确的规定医学伦理基本规范的内容：以人为本，践行宗旨；遵纪守法，依法执业；尊重患者，关爱生命；优质服务，医患和谐；廉洁自律，恪守医德；严谨求实，精益求精；爱岗敬业，团结协作；乐于奉献，热心公益。

二、医患关系伦理

（一）医患关系

1.含义

狭义的医患关系：特指医师与患者之间的人际关系。

广义的医患关系：指以医生为中心的群体（医方）与以患者为中心的群体（患方）在医疗活动中所建立起来的人际关系。

2.医患关系的特点

（1）明确的目的性和目的的统一性。

（2）利益的相关性和价值实现的统一。

（3）人格权利的平等性和医学知识的不对称性。

（4）医患冲突或纠纷的不可避免。

（二）医患关系伦理的属性（表1-20）

表1-20 医患关系伦理的属性

法律上： 是一种医疗契约关系	但不是一种严格的契约性。医疗契约又称医疗合同，是指作为平等主体的患方与医方之间设立、变更、终止民事权利与义务关系的协议，但对患者一方没有严格的约束力
伦理上： 是一种信托关系	医患信托关系是医方受患方的信任和委托，保障患方在医疗活动中的健康利益不受损害并有所促进的一种关系

（三）医患关系模式的基本类型

医患关系模式是指在医疗卫生活动中形成的描述和概括医患关系的标准样式。医患关系模式是医学模式在人际关系中的具体体现。

目前，国际上广泛认可的医患关系模式是萨斯-荷伦德模式，该种模式中的3种医患关系模式如表1-21所示。

表1-21 萨斯-荷伦德模式中3种医患关系模式

模式	医生的角色	患者的角色	临床应用对象	模式原型
主动—被动	主动命令	被动服从	难以表述自己主观意见的患者，如麻醉、严重外伤昏迷的患者等	父母—婴儿
指导—合作	指导诊疗	配合诊疗	急性感染期患者	父母—儿童
共同参与	帮助患者	主动参与诊疗	慢性疾病患者和心理疾病患者	成人—成人

我国传统医患关系的模式以“主动—被动型”为主。

（四）医患双方的道德权利与义务（表1-22，表1-23）

表1-22 医务人员的道德权利与义务

医务人员的道德权利	医务人员的道德义务
1.执业权（履行职责和获取相应条件） 2.报酬权 3.学习、科研权 4.尊严和人身安全权 5.参与权、建议权 6.特殊干涉权（精神患者、自杀未遂患者、传染患者）	1.遵守法律法规，技术操作规范 2.敬业，遵守职业道德，履行医师职责 3.关爱、尊重患者，保护患者的隐私 4.钻研业务，提高专业技术水平 5.宣传卫生保健知识，对患者进行健康教育

表1-23　患者的道理权利与义务

患者的道德权利	患者的道德义务
1.平等的医疗权 2.知情同意权 3.隐私保护权 4.损害索赔权 5.医疗监督权	1.配合诊疗义务 2.遵守医院规章制度 3.给付医疗费用 4.保持和恢复健康 5.支持医学科学发展

（五）构建和谐医患关系的伦理要求

（1）医患双方应密切地沟通与交流。

（2）医患双方应自觉维护对方的权利。

（3）医患双方应自觉履行各自的义务。

（4）医患双方应正确认识和处理权利与义务的关系。

（5）医患双方应加强道德自律并遵守共同的行为道德规范。

三、临床诊疗中的伦理问题

（一）临床诊疗的伦理原则（表1-24）

表1-24　临床诊疗的伦理原则

患者至上原则	医务人员应始终以患者为中心，把患者利益放在首位。
最优化原则	在选择诊疗方案时以最小的代价获得最大效果的决策。
知情同意原则	指医务人员在选择和确定疾病的诊疗方案时要让患者充分知情并自由选择与决定，对于一些特殊检查、特殊治疗和手术，还要以签字为据
保密守信原则	指医务人员在对患者疾病诊疗的过程中及以后要保守患者的秘密和隐私，并遵守诚信的伦理准则

（二）临床诊断的伦理要求

1.询问病史的伦理要求

举止端庄，态度热情；全神贯注，语言得当；耐心倾听，正确引导。

2.体格检查的伦理要求

全面系统，认真细致；关心体贴，减少痛苦；尊重患者，心正无私。

3.辅助检查的伦理要求

综合考虑确定检查项目，目的纯正；患者知情同意，医生尽职尽责；综合分析检查结果，切忌片面性。

4. 医技人员应遵循的伦理要求

严谨求实，防止差错；及时准确，尊重患者；精心管理，保证安全；积极进取，加强协作。

（三）临床治疗的伦理要求

1. 药物治疗的伦理要求

对症下药，剂量安全；合理配伍，细致观察；节约费用，公正分配。

2. 药学技术人员应遵循的伦理要求

审方认真，调配迅速，坚持查对；操作正规，称量准确，质量达标；忠于职守，严格管理，廉洁奉公。

3. 手术前的伦理要求

严格掌握指征，手术动机纯正；做到知情同意；认真做好术前准备。

4. 手术中的伦理要求

关心患者，体贴入微；态度严肃，作风严谨；精诚团结，密切协作。

5. 手术后的伦理要求

严密观察，勤于护理；减轻痛苦，加速康复。

6. 心理治疗的伦理要求

要掌握和运用心理治疗的知识、技巧去开导患者；要有同情、帮助患者的诚意；要以健康、稳定的心理状态去影响和帮助患者；保守患者的秘密、隐私。

7. 饮食营养治疗的伦理要求

保证饮食营养的科学性和安全性；创造良好的进餐环境；尽量满足患者的饮食习惯和营养需求。

8. 康复治疗的伦理要求

理解与尊重，关怀与帮助，联系与协作。

（四）临床急救的伦理要求

1. 临床急救特点

平时有应急准备，人员坚守岗位；工作量大、难度高和责任重；既尊重患方的自主性，又以新的生命观为指导。

2. 临床急救的伦理要求

争分夺秒地抢救，力争使患者转危为安；勇担风险，团结协作；满腔热情，重视心理治疗；全面考虑，维护社会公益。

四、死亡医学伦理

（一）死亡的标准

（1）传统的心肺死亡标准：即呼吸、心跳的停止，血压、脉搏的消失。

（2）脑死亡最早由美国哈佛医学院提出。

（3）脑死亡的标准：①对外部的刺激和内部的需要无接受性、无反应性；②自主的肌肉运动和自主呼吸消失；③诱导反射消失；④脑电波平直或等电位。

（4）脑死亡的伦理学意义。科学准确判定人的死亡；有利于维护死者的尊严；有利于节约卫生资源和减轻家属的负担；有利于器官移植技术的开发。

（二）临终关怀

1.含义

向临终患者及其家属提供的包括医疗、心理、伦理、护理和社会等全方位照顾。主要目的是希望提高患者的生存质量。

2.特点

（1）对象为不可逆转的临终患者。

（2）主要目的不是治疗而是为了减轻患者身心痛苦。

（3）特别注重患者的生命尊严、质量、价值，强调个体化治疗，人性化护理。

（4）不仅关心患者，也应关心家属。

（5）临终关怀的服务团队除医护人员外，还有各界人士的志愿者积极参与，已成为一项公益活动。

3.临终关怀的伦理意义和要求

（1）意义：体现了医学人道精神；体现了人的生命神圣、质量和价值的统一；彰显了人类的文明和进步。

（2）临终关怀的伦理要求：认识和理解临终患者；尊重和维护临终患者的权益，满足临终患者的生活需求；同情和关心临终患者的家属。

五、生命科学发展中的伦理问题

（一）生命科学领域伦理治理的总体态势及问题

生命科学领域每一项突破性技术的诞生都引发了对相关伦理和社会问题的广泛讨论，并由此推动或促进全球各国伦理治理体系的建设，包括相关法律法规的出台和优化，以及相关伦理审查体系的完善等。然而，总体来看，生命科学领域相关伦理研究存在时滞性，且研究力度远远追不上科学研究快速发展的脚步。

每当生命科学领域产生突破性的成果，并展现出巨大应用潜力时，都会基于各自不同的科学原理和应用场景引发一系列伦理问题讨论。

以基因编辑技术为例，随着CRISPR-Cas9为代表的基因编辑技术研究的深入，科学家们开始尝试在人类卵细胞、精子甚至胚胎上进行试验，基因编辑技术的伦理问题更加引人注目。尤其是2018年世界首例“基因编辑婴儿”在中国诞生，引起国内外学术界和社会的广泛关注，引发基因编辑技术伦理和监管问题的巨大争议，更将基因编辑的伦理忧虑推上了高峰。2016年《美国情报界年度全球威胁评估报告》将“基因编辑”列入“大规模杀伤性与扩散性武器”威胁清单。

（二）治理体系建设的发展

在新的技术风险出现时，各国基于本国的法律制度、历史传统和宗教信仰，纷纷制定了本国的生命科学领域伦理相关法律规定。

1. 部分国家和地区生命科学领域伦理热点事件及相关监管措施

1946年在德国纽伦堡军事法庭上诞生的《纽伦堡法典》，明确了医生进行人体试验的10条标准，开辟了人体试验规范化的先河。

英国《人类受精与胚胎学法案》（1990年发布，2008年修订）是全球第一部涉及人类胚胎的相关监管法案；其修订版允许人类和动物“细胞融合”以创新“混合胚胎”的实验，对后续干细胞技术的研究发展有所促进。

德国《胚胎保护法案》（1991年发布，2012年修订）严格禁止人类胚胎干细胞研究及克隆胚胎干细胞，但允许治疗性克隆研究。

德国《生殖医学法（草案）》（2000年发布）再次强调在德国不允许进行胚胎干细胞的培养研究。

日本2014年起实施《再生医疗安全性确保法》，将使用诱导多功能干细胞和胚胎干细胞的临床研究和治疗划分为危险性最高的“第一类”，需由专门委员会进行审查。

2. 国际组织的各类指南或管理框架

1964年国际医学大会通过的《赫尔辛基宣言》规定在人体医学研究中，对受试者健康的考虑应优先于对科学研究的兴趣，这为临床研究伦理道德规范奠定基石。

国际医学科学组织理事会（CIOMS）于2016年制定修订版《涉及人的健康相关研究国际伦理准则》，旨在从伦理学、医学产品开发及安全性方面来指导健康研究，促进公众健康。

国际干细胞研究学会（ISSCR）于2021年5月发布更新版《干细胞研究和临床转化指南》，有机结合了基于干细胞的胚胎模型、人类胚胎研究、嵌合体、人类器官和基因编辑等领域最新研究进展与临床伦理规范，为科学监管干细胞临床转化提出了切实可行的建议。

2021年7月12日，世界卫生组织（WHO）下属专家委员会发布《人类基因组编辑管治框架》和《人类基因组编辑建议》，首次提出了将人类基因编辑作为公共卫生工具的全球建议，并论证了其安全性、有效性和伦理问题。

3. 我国的生命科学领域伦理相关法律法规

我国逐渐重视生命科学领域伦理监管，出台多项新兴技术应用的伦理监管举措。

近年来，生命科学领域相关伦理规范逐步被写入《中华人民共和国基本医疗卫生与健康促进法》《中华人民共和国民法典》《中华人民共和国生物安全法》《中华人民共和国刑法》等法律法规。2020年《中华人民共和国刑法修正案（十一）》新增非法进行人类基因编辑、克隆罪，明确了国家对于非法进行人类基因编辑、克隆行为的监管立场。

《人胚胎干细胞研究伦理指导原则》（2003）、《涉及人的生物医学研究伦理审查办法》（2016）、《人体器官移植条例》（2017）、《医疗技术临床应用管理办法》（2018）、《医疗纠纷预防和处理条例》（2018）、《生物医学新技术临床应用管理条例（征求意见稿）》（2019）。

六、健康伦理

（一）概念

1.健康伦理的含义

健康伦理学是以人类健康与自然、社会、心理等因素之道德关系为研究对象，以揭示健康道德的本质及其发展规律为目的的一门伦理学分支学科。健康伦理是一个跨学科研究和实践领域，专门用于认知卫生保健、卫生研究和卫生政策中决策和行动的价值观念，并在这些价值冲突时为行动提供指导。

2.健康权利

公民享有的权力和利益。

3.健康责任

医师的责任是努力保证患病的公民恢复其健康。

（二）健康伦理学的意义

（1）弥合了医学伦理学、生命伦理学和公共健康伦理学之间的矛盾。

（2）为健康中国提供道德动力。

（3）有利于破解器官捐献的伦理难题。

（三）健康伦理学的任务

（1）为整个社会提供一种健康伦理价值观指导。

（2）为政府的预防保健政策提供伦理学指导。

（3）为解决公民健康领域的利益冲突提供伦理学帮助。

七、医学道德的评价、监督和修养

（一）医学道德的评价

1.含义

就是人们对医务人员的医疗行为和活动进行道德价值判断。

2.主体

是医学道德评价者，包括广泛的社会成员和社会组织。医学道德评价包括自我评价、同行评价、社会评价和他人评价。

3.客体

医学道德评价的对象，包括医德行为和医德品质。

4.结果

包括“质”和“量”两个方面，前者是对医德品行的善恶性质判断，后者是对其“善恶规模和程度”的判断。

5.医学道德评价的意义

①它是培养医务人员医学道德品质和调整其医学伦理行为的重要手段；②它是医学道德他律转化为医学道德自律的形式；③它可以创造良好的医学道德氛围，调节医学职业的道德生活；④它可以促进精神文明和医学科学的健康发展。

6.医学道德评价的标准

①是否有利于患者疾病的缓解和康复；②是否有利于人类生存环境的保护和改善；③是否有利于优生和人群的健康、长寿；④是否有利于医学科学的发展和社会的进步。其中“是否有利于患者疾病的缓解和康复”是医学道德评价的首要标准。

7.医学道德评价的依据

①行为活动包括4个部分：行为的动机、目的、手段和效果；②动机与效果：动机论；效果论；③目的与手段：目的决定论；手段决定论。

8.医学道德评价的方式（表1–25）

表1–25　医学道德评价的方式

社会舆论	是众人对医务人员的医学伦理行为发表的各种议论、意见和看法，表明的褒贬态度和情感
传统习俗	是人们在漫长的历史发展过程中逐渐积累形成和沿袭下来的习以为常的行为倾向、行为规范和道德风尚，也称传统习惯
内心信念	指医学道德信念，即医务人员发自内心的对医学道德义务的真诚信仰和强烈的责任感，是对自己行为进行善恶评价的精神力量

（二）医学道德的监督

1.医疗机构从业人员基本行为规范

（1）以人为本，践行宗旨：践行救死扶伤、防病治病的宗旨，发扬大医精诚理念和人道主义精神，以患者为中心，全心全意为人民健康服务。

（2）遵纪守法，依法执业：自觉遵守国家法律法规，遵守医疗卫生行业规章和纪律，严格执行所在医疗机构各项制度规定。

（3）尊重患者，关爱生命：遵守医学伦理道德，尊重患者的知情同意权和隐私权，为患者保守医疗秘密和健康隐私，维护患者合法权益；尊重患者被救治的权利，不因种族、宗教、地域、贫富、地位、残疾、疾病等歧视患者。

（4）优质服务，医患和谐：言语文明，举止端庄，认真践行医疗服务承诺，加强与患者的交流与沟通，积极带头控烟，自觉维护行业形象。

（5）廉洁自律，恪守医德：弘扬高尚医德，严格自律，不索取和非法收受患者财物，不利用执业之便谋取不正当利益；不收受医疗器械、药品、试剂等生产、经营企业或人员以各种名义、形式给予的回扣、提成，不参加其安排、组织或支付费用的营业性娱乐活动；不骗取、套取基本医疗保障资金或为他人骗取、套取提供便利；不违规参与医疗广告宣传和药品医疗器械促销，不倒卖号源。

（6）严谨求实，精益求精：热爱学习，钻研业务，努力提高专业素养，诚实守信，抵制学术不端行为。

（7）爱岗敬业，团结协作：忠诚职业，尽职尽责，正确处理同行同事间关系，互相尊重，互相配合，和谐共事。

（8）乐于奉献，热心公益：积极参加上级安排的指令性医疗任务和社会公益性的扶贫、义诊、助残、支农、援外等活动，主动开展公众健康教育

2. 医师行为规范

（1）遵循医学科学规律，不断更新医学理念和知识，保证医疗技术应用的科学性、合理性。

（2）规范行医，严格遵循临床诊疗和技术规范，使用适宜的诊疗技术和药物，因病施治，合理医疗，不误导或夸大病情，不过度医疗。

（3）学习掌握人文医学知识，提高人文素质，对患者实行人文关怀，真诚、耐心地与患者沟通。

（4）认真执行医疗文件书写与管理制度，规范书写、妥善保存病历材料、不隐匿、伪造或违规涂改、销毁医学文书及有关资料，不违规署医学证明文件。

（5）依法履行医疗质量安全事件、传染病疫情、药品不良反应、食源性疾病和涉嫌伤害事件或非正常死亡等法定报告职责。

（6）认真履行医师职责，积极救治，尽职尽责为患者服务，增强责任安全意识，努力防范和控制医疗责任差错事件。

（7）严格遵守医疗技术临床应用管理规范和单位内部规定的医师执业等级权限，不违规应用新的临床医疗技术。

（8）严格遵守药物和医疗技术临床实验有关规定，进行实验性临床医疗，应充分保障患者本人或其家属的知情同意权。

第二章　口腔病理学

第一节　常见口腔颌面部疾病的病理学特点

一、龋病

龋病是指在细菌等多种因素作用下，导致牙体硬组织无机物脱矿、有机物分解，进而形成的慢性进行性破坏为主要改变的慢性感染性疾病，病变可累及牙釉质、牙本质、牙骨质。根据病变累及组织的分类，分别对釉质龋、牙本质龋和牙骨质龋进行阐述。

（一）釉质龋

釉质龋是指发生在釉质内的龋病病损，除根部龋外，绝大部分龋损都从牙釉质开始，牙釉质是一种高度矿化的组织，对细菌侵袭具有足够的抵抗能力，但一旦牙釉质被破坏，病变在牙本质中的扩散就快得多，虽然牙釉质龋是一种细菌感染性疾病，但病变具有其他任何感染性疾病所没有的特征，是一种非细胞反应性病变，基本变化为脱矿和再矿化。按其发生的部位可分为平滑面龋和窝沟龋。（图 2–1）

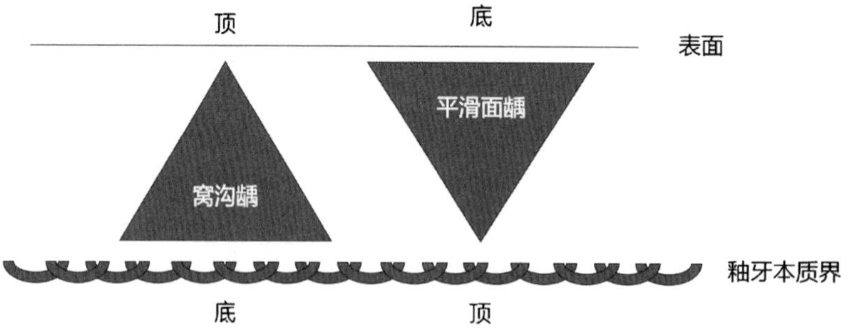

图 2–1　釉质龋

1.平滑面龋（图2-2）

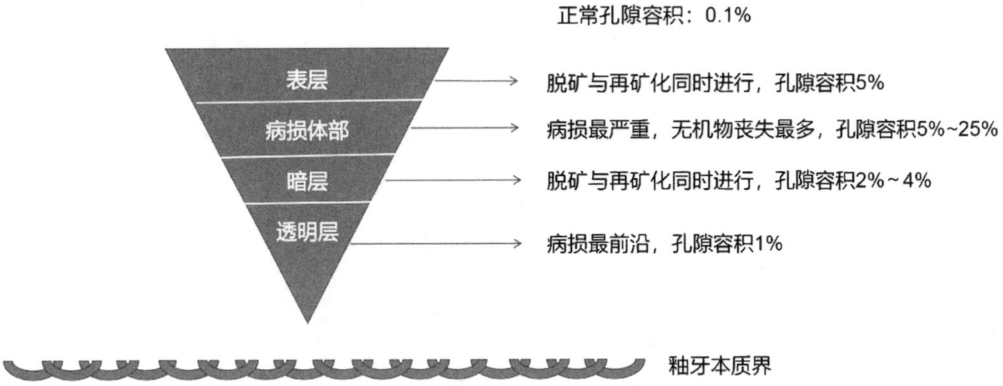

图2-2 平滑面龋

【肉眼观】龋病初期时由于釉质表面脱矿，局部透明度下降，釉质呈白垩色，与周围界限清楚，此时触诊仍然光滑、质地较硬，且显微放射摄影也看不出明显改变，此后随着继续脱矿，脱矿区局部色素沉着，白垩色区域变成黄色或黄褐色，触诊局部变粗糙，随后由于釉质的进一步脱矿和有机物分解，硬组织开始出现崩解、缺损-龋洞形成。

【镜下观】观察研究牙釉质龋的镜下形态，一般采用牙釉质磨片。光镜下观察牙釉质早期平滑面龋磨片，最早显示为病损区的釉柱横纹和生长线变得明显，以后逐渐有色素沉着，当牙釉质龋继续发展，牙釉质深层受累，病损是三角形，淡棕黄色，三角形的顶朝向釉质牙本质界，代表着龋损的前沿和活跃部，三角形的底位于牙釉质表面，三角形的损害形态与釉柱的走行相吻合，此种形态与釉柱从釉牙本质界向表面呈放射状排列有关。

典型的病变由里及表可分为4层变化：透明层、暗层、病损体部和表层。此时病变的形成并非由于细菌侵入，而是由于细菌产生的酸以及其他酸共同作用，使牙釉质发生了不同程度的脱矿、再矿化所致。

（1）透明层。是紧邻深部正常釉质的前沿区域，为最早发生龋的部位，因磨片下结构透明而得名。此层牙釉质晶体开始出现脱矿，釉柱间区孔隙增大，孔隙容积约占1%，较正常牙釉质的0.1%增多。当磨片用树胶浸封时，树胶的分子足以进入该孔隙，由于树胶的折光率与正常釉质间无明显差异，故在光镜下呈透明状。此层生长线、釉柱鞘和横纹的结构均不太清楚。透明层的病变并非在所有病例中都出现，只在50%左右的病例中能见到，而且在进展龋中明显，在静止龋中变窄或看不到。

（2）暗层。位于透明层的表面，脱矿与再矿化同时存在，由于此层孔隙增多，且孔隙大小不等，除原有的小孔外，又多了些孔径更小的微孔，树胶等大分子浸渍不进去，充满空气，故磨片观察时呈暗黑色，孔隙容积为2%～4%，暗层在85%～90%的病例可以见到，且病变进展快的龋中此层较窄，而在静止龋中此层增宽。

（3）病损体部。是牙釉质龋的主要部分，是病损最严重、无机物丧失最多的一层，从表层下一直延伸到近暗层，与暗层界限清楚，孔隙容积在边缘处相对较少，约占牙釉质容积5%，至中心区逐渐增加，可达25%，由于病损体部的孔隙较大，树胶等可以进入，此区显得较透明。此区横纹和生长线较为明显，在进展性龋较宽大，在静止性龋或再矿化病变则被较宽的暗层所替代。

（4）表层。位于牙釉质龋最外面一层，龋损发生时首先受酸侵蚀的部位，但其脱矿程度反而较其深层的病损体部轻，表现为表层较正常，而表层下脱矿，此层表现为相对完整而未受影响，牙釉质结构似乎变化不大，这一方面是由于牙釉质表层与深层的结构成分不同所致，正常牙釉质表面矿化程度较高，氟含量高，而镁含量较低，这些特性使表层具备较强的抗酸蚀能力，也可能由于病损体部脱下的钙、磷离子和唾液中的钙、磷离子再沉积于表层所致。孔隙容积约占牙釉质体积5%。表层可见于约95%的病损中。其厚度轻为恒定，在静止性或再矿化病变中略微增宽。

以上各层不一定同时出现，透明层出现率50%，暗层出现率85%~90%，病损体部出现率100%，表层出现率90%。透明层、暗层、病损体部、表层的形成是一种动态的过程，其形成机制主要经过下述各阶段。①最早的表现为牙釉质表面下方出现透明层，此时在临床、X线上都不能发现病变。②透明层区域扩大，其中心有暗层出现，即有再矿化现象。③随着病变区扩大，更多矿物盐丢失，暗层中央出现病损体部，病损体部相对透明，可见较明显的生长线、釉柱横纹，此时临床上牙釉质表面见白垩色斑块状病变。④病损体部由于食物、烟草、细菌等外源性色素沉着而着色，此时临床上可见棕色斑块。⑤当龋到达釉牙本质界，即向侧方扩展，形成潜行性破坏，以此种方式牙釉质可出现广泛损害，导致临床上所见牙表面的蓝白色外观。⑥随着矿物质的进行性丢失会到达一临界点，此时牙釉质不能再承受加于其上的负荷，结构崩解，龋洞形成。龋的进展为一缓慢过程，在龋洞形成前通常需数年时间。

2.窝沟龋

临床上以窝沟龋（潜行性龋）最为常见，由于𬌗面窝沟点隙处的釉柱自釉牙本质界向窝沟底呈聚合的三角形形态，即形成的龋损起自于窝沟侧壁，呈口小底大的正三角形。病损并非从基底部开始，而是呈环状围绕着窝沟壁进展，沿着釉柱长轴方向向深部延伸，在窝沟底时，侧壁病损互相融合。此外，由于窝沟龋的病损底部较宽大，在釉牙本质界所累及的牙本质区域较平滑面龋大，很易造成大面积的牙本质病变，故与平滑面龋比较，窝沟龋进展快，程度严重。

（二）牙本质龋

牙本质结构与牙釉质不同，因而牙本质龋（图2-3）有其自身特点。首先，由于牙本质含有相对高的有机成分，约占重量的20%，所以累及牙本质的龋性损害除了无机晶体的溶解外，还存在有机基质的分解破坏；其次，牙本质全层均存在牙本质小管，内含成牙本质细胞突起，龋蚀沿牙本质小管进展，病程较快；第三，牙髓牙本质为一复合体，龋病发生时，甚至在龋到达牙本质前，牙髓组织即可出现防御反应，表现为修复性牙本质，硬化牙本质的形成。

牙本质龋在病理形态上是一个累及范围较广的三角形病变，三角形的顶指向牙髓腔，底向着釉牙本质界。按病变的组织形态、脱矿程度、细菌侵入情况的不同，一般可将牙本质龋的病理改变由病损深部向表面分为4层结构。

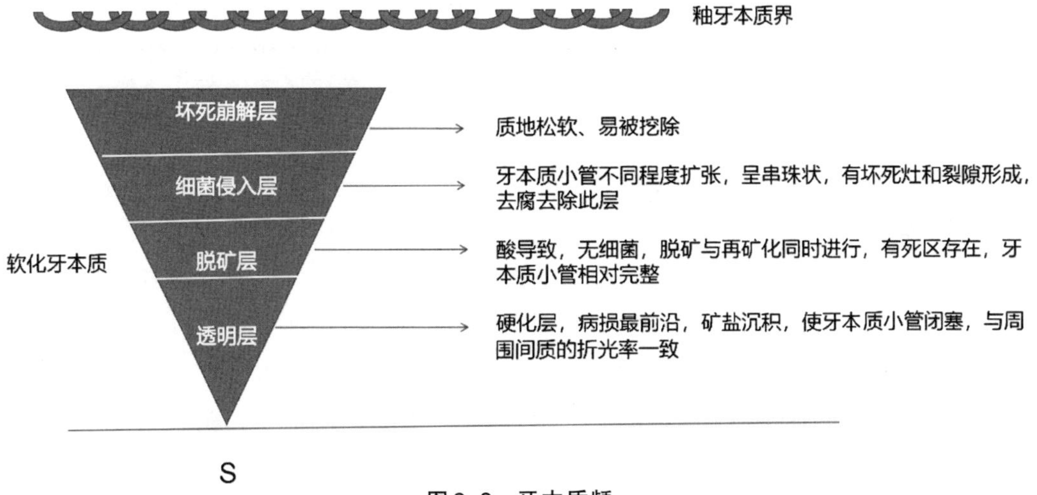

图2–3　牙本质龋

1.透明层

透明层又称硬化层，为牙本质龋最深层、最早出现的改变，位于病变的底部和侧面，在透射光下呈均质透明状，这种透明是由于牙本质小管管腔变窄、管腔中有矿物盐沉积，使管腔内折光率与周围细胞间质相似。矿物晶体可先沉积于成牙本质细胞突起内，也可先出现于细胞突周围呈向心性沉积，以后，晶体数量逐渐增多，最终可将小管完全堵塞，这些矿物晶体可来源于其表面脱矿层。虽然透明层也称之硬化层，事实上，显微硬度分析表明，此层硬度较正常牙本质为低，表明此层存在着一定程度的脱矿。

2.脱矿层

脱矿层位于透明层表面，是在细菌侵入之前，酸的扩散所导致的脱矿改变。此层牙本质小管形态仍然比较完整，牙本质小管内基本上无细菌侵入，但管周、管间牙本质有脱矿和再矿化现象同时发生。在脱矿层，部分小管内成牙本质细胞突起在龋形成的早期阶段变性、坏死，小管内较空虚，内含空气和死亡的成牙本质细胞突起残余，透射光下观察牙本质磨片，此区呈暗黑色不透光，称死区。牙本质脱矿后，色素容易沉着，脱矿层可被染成黄棕色。由于脱矿层已脱矿，检查此层已软化，此部分软化牙本质是无菌的，在临床进行洞型制备时，应将这些软化牙本质去除。

3.细菌侵入层

细菌侵入层位于脱矿层表面，牙本质小管内有细菌侵入，细菌甚至进入牙本质小管分支，细菌的侵入可能分为两个阶段：第一阶段由产酸菌组成，主要是乳杆菌，细菌产生的酸向深层扩散达脱矿层；第二阶段由产酸菌和蛋白溶解菌混合组成，它们进一步破坏已脱矿的基质。

随着细菌在小管内的繁殖，小管中充满细菌。局部小管由于细菌繁殖团块的增加而使管壁肿胀、扩张变形，管周牙本质破坏，相邻小管相互融合，呈串珠样外观。病变进一步进展，被破坏的小管进一步融合，形成椭圆形的液化坏死灶，坏死灶与小管方向平行，且可呈多灶性外观，坏死灶内充满坏死的基质残屑和细菌，一般一个小管内为一种细菌。部分坏死区与牙本质小管垂直形成横向裂隙。由于此层内有细菌存在，临床窝洞预备时应彻底清除该层组织。

4.坏死崩解层

坏死崩解层为牙本质龋损的最表层，随着液化坏死灶扩大，数量增多，细菌不再局限于小管内，而侵入管周、管间牙本质，在此区几乎无正常牙本质结构保留，牙本质完全崩解破坏，只残留一些坏死崩解组织和细菌，龋洞开始从釉牙本质界处形成。

牙髓牙本质为一生理性复合体，当牙本质龋发生时，病理性刺激可经牙本质小管、成牙本质细胞突起传导到牙髓组织，导致牙髓组织出现不同的反应。如刺激较为温和，则促使靠牙髓腔壁的成牙本质细胞合成和分泌牙本质基质，牙髓内未分化间充质细胞也可分化为成牙本质细胞，结果在病损相应的牙髓腔侧沉积一层牙本质小管较少，排列不规则的修复性牙本质，其形成增加了龋坏牙本质与牙髓之间组织的深度，以此种方式延迟了病变累及牙髓的时间，约50%的恒牙龋中可出现修复性牙本质。如牙本质龋的病理性刺激强烈，可造成牙髓腔内牙髓组织充血，进一步发展可出现牙髓炎症甚至坏死，成牙本质细胞相应出现变性、坏死表现。在牙本质龋中，软化牙本质深方质硬、着色的牙本质中可含有少量细菌，但这不会致龋，在洞型制备时，这些牙本质没必要去除。

（三）牙骨质龋

牙骨质龋多发生于牙龈萎缩、牙根面暴露后，牙骨质表面菌斑沉积，继而龋病形成，临床上多见于老年人根龋。牙骨质龋的发生同样始于菌斑下，早期病变为表层下脱矿。病变开始时，牙骨质表面菌斑下由于细菌产酸使pH降低，当局部pH降低至一定值并持续一定时间时，牙骨质发生脱矿。脱矿后释放的无机盐离子可重新沉积于牙骨质表面，唾液、菌斑中的矿物离子也可在牙骨质表面沉积，同时由于氟容易被牙根表面摄取，这也加强了表层的再矿化，造成表层矿化相对增高，此时的病变为潜行性牙骨质龋。虽然病变早期有表层的相对过矿化，随病变进一步进展，细菌产生的酸及代谢产物沿与牙面垂直的穿通纤维向深层进展，病变沿与牙面平行的生长线及层板状结构向牙骨质上、下扩展，造成牙骨质剥脱，这种剥脱多与牙根表面平行，与细菌沿着牙骨质生长线生长有关，最终牙骨质结构崩解，龋洞形成。由于牙骨质生长线围绕牙根呈同心圆排列，导致病变围绕牙根向侧面扩展并与其他病变融合，因此形成环绕牙根的龋坏病变。放线菌与根龋的发生密切相关。

二、牙髓炎

【定义】牙髓炎是牙髓病中最主要的疾病，细菌是其重要的致病因素。由于髓腔被坚硬的牙本质包绕，可膨胀空间有限，当细菌感染或其他物理、化学刺激引起牙髓炎症反应时，限制了牙髓炎性水肿的耐受力，又因为牙髓没有侧支循环，清除炎症产物的能力低，牙髓腔的炎性渗出物不能得到及时的引流而积聚，所以牙髓炎时，牙髓腔内压力增高，一方面压迫神经产生剧烈疼痛，另一方面感染易于扩散，牙髓一旦发生急性感染，难以痊愈易导致牙髓坏死。引起牙髓炎的病因很多，主要有细菌感染、物理、化学刺激和免疫反应等，其中细菌感染是牙髓炎的主要病因（图2-4）。

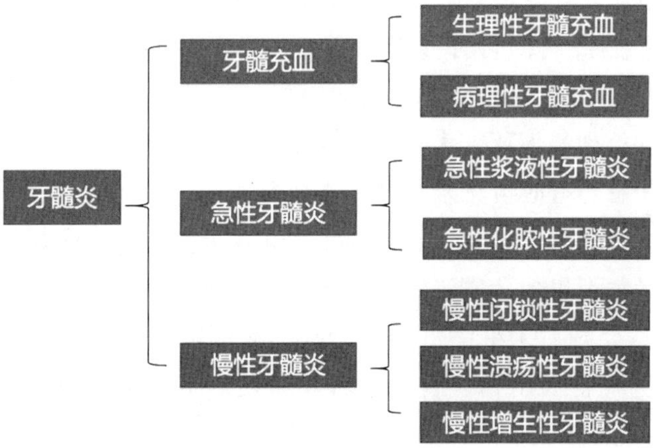

图2-4　牙髓炎分类

（一）急性牙髓炎

急性牙髓炎多数由牙髓充血发展而来或为慢性牙髓炎的急性发作，常因深龋感染牙髓所致。

1.急性浆液性牙髓炎

早期病变局限在受刺激部位相对应的牙髓，如龋损下方，牙髓血管扩张充血，血管通透性增加，浆液渗出，组织水肿，随着炎症加重，成牙本质细胞变性坏死，受损的组织、细胞和炎细胞释放大量炎性介质和细胞因子，进一步增加血管的通透性，趋化更多的中性粒细胞向炎症中心集中。

2. 急性化脓性牙髓炎

也称急性牙髓脓肿，当大量中性粒细胞聚集时，中性粒细胞、巨噬细胞等在杀灭细菌的同时释放溶酶体酶和蛋白水解酶，使局部组织液化坏死，形成脓肿。早期脓肿局限，这时若得以及时治疗，还可以保存部分牙髓，否则，炎症迅速向周围扩散，中性粒细胞广泛浸润至整个牙髓组织，形成多处小脓肿，此时，若炎性渗出未得到及时引流，髓腔压力极度增加，最终使整个牙髓液化坏死，此时称为急性化脓性牙髓炎。

（二）慢性牙髓炎

慢性牙髓炎是临床上最常见的一型牙髓炎，多由龋病发展而来，部分慢性牙髓炎可由急性牙髓炎穿髓或开髓后未彻底治疗迁延而来。根据牙髓腔是否穿通将慢性牙髓炎分为慢性闭锁性牙髓炎和慢性开放性牙髓炎。慢性闭锁性牙髓炎患牙髓腔未暴露，而慢性开放性牙髓炎髓腔暴露于口腔，慢性开放性牙髓炎由于血供条件不同，暴露的髓腔所表现出的组织反应不同，因而又将其分为慢性溃疡性牙髓炎和慢性增生性牙髓炎。

1. 慢性闭锁性牙髓炎

镜下可见牙髓血管扩张充血，组织水肿，肉芽组织形成（淋巴细胞、浆细胞、巨噬细胞、中性粒细胞浸润，同时可伴有毛细血管和成纤维细胞增生）。随病程迁延，可见增生的胶原纤维将炎症区与正常的牙髓组织隔开。若机体抵抗力弱而刺激较强时，可形成脓肿甚至牙髓坏死，大量中性粒细胞周围常有肉芽组织包绕，而其余牙髓组织正常，病程长者，有时可见修复性牙本质形成。

2. 慢性溃疡性牙髓炎

慢性溃疡性牙髓炎患牙牙髓组织暴露于口腔，通常发生在穿髓孔较大、髓腔开放或急性牙髓炎应急处理后未继续进一步治疗的病例中。镜下可见患牙有较大的穿髓孔，穿髓孔表面为炎性渗出物、食物残渣及坏死物质覆盖，其下方为炎性肉芽组织（增生的毛细血管及成纤维细胞，其中有散在的淋巴细胞、浆细胞、巨噬细胞浸润，还可见增生的胶原纤维），深部有活力的牙髓组织表现为血管充血扩张，其中散在有淋巴细胞、浆细胞、巨噬细胞等慢性炎细胞浸润。有时溃疡表面可见不规则钙化物沉积或修复性牙本质形成，从而阻挡病原刺激向深部扩散，保护其余正常的牙髓组织。慢性溃疡性牙髓炎病程缓慢，如果早期得到及时而彻底的治疗，可保存部分活髓，否则，炎症将累及整个牙髓组织，导致牙髓坏死。

3. 慢性增生性牙髓炎

慢性增生性牙髓炎多见于儿童及青少年，常发生在乳磨牙或第一恒磨牙，患牙有较大的穿髓孔，根尖孔粗大，牙髓血运丰富，使炎性牙髓组织增生成息肉状经穿髓孔突出，又称为牙髓息肉。主要表现是增生的牙髓组织充填于龋洞中或超出牙面突向口腔，根据慢性增生性牙髓炎构成成分不同，可将其分为溃疡型和上皮型。

（1）溃疡型：外观常呈红色或暗红色，探之易出血。显微镜下观察主要为增生的炎性肉芽组织（增生的毛细血管及成纤维细胞，其中有散在的淋巴细胞、浆细胞、巨噬细胞浸润，还可见增生的胶原纤维）充填于龋洞中或突出于龋洞外，表面无上皮覆盖，为炎性渗出物和坏死组织覆盖。

（2）上皮型：肉眼观察呈粉红色，质地坚实，探之不易出血。显微镜下见息肉由大量成纤维细胞和胶原纤维构成，其中散在淋巴细胞、浆细胞浸润，表面被覆复层鳞状上皮，鳞状上皮可能由口腔黏膜上皮脱落细胞种植而来，或由龋洞邻近的牙龈上皮增生而来。

4.残髓炎

残髓炎是发生在残留于根管内的牙髓组织的炎症，残髓炎常发生于干髓术后数月甚至数年，其次见于活髓切断术失败的患牙，牙髓塑化治疗时塑化不全或多根牙根管治疗时遗漏的根管均可继发残髓炎。其病理变化常为慢性炎症，即残留牙髓血管扩张充血、组织水肿，淋巴细胞、浆细胞、中性粒细胞等炎细胞浸润，严重者也可见牙髓脓肿或坏死。

三、根尖周炎

【定义】根尖周炎指发生在牙根尖周组织的炎症性疾病，绝大多数根尖周炎继发于牙髓疾病。感染牙髓的细菌（通常以厌氧菌为主）及其代谢产物经根尖孔可直接扩散至根尖周组织，导致急性或慢性炎症反应，而且常常波及邻近的牙槽骨和根尖部的牙骨质，导数其吸收，破坏，严重者可引发颌骨骨髓炎。（图2–5）

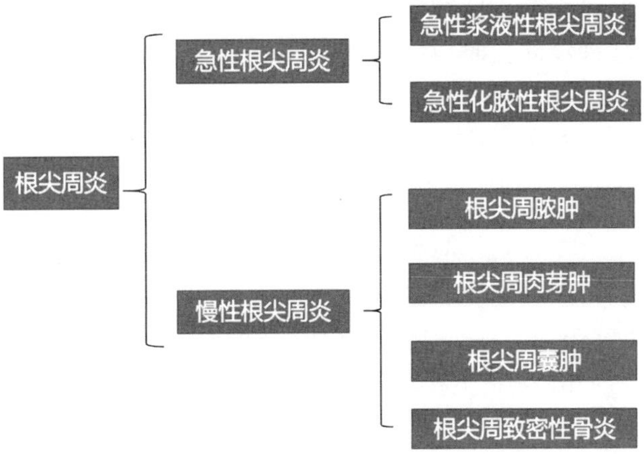

图2–5　根尖周炎分类

（一）急性根尖周炎

急性根尖周炎多数是由于牙髓炎或牙髓坏死向根尖周扩散而引发，少数由外伤或咬合创伤引起，最常见的是慢性根尖周炎的急性发作。

1.急性浆液性根尖周炎

根尖周组织血管扩张充血，浆液渗出，组织水肿，少量中性粒细胞浸润，牙槽骨及牙骨质均无明显变化，持续时间较短暂。

2.急性化脓性根尖周炎

随着炎症进一步发展，根尖周血管持续扩张充血，在炎症介质趋化作用下，大量中性粒细胞浸润至根尖周牙周膜中，牙周膜出现液化、坏死，形成脓肿，细菌及其产物进一步损害牙周膜，中性粒细胞大量聚集吞噬细菌及其产物的同时，释放溶酶体酶等，使根尖周牙周膜坏死，液化形成大脓肿，其周围的牙槽骨骨髓腔中有较多中性粒细胞浸润，炎症继续发展，则迅速向周围牙槽骨扩散蔓延，形成局限性的牙槽骨骨髓炎，此时称急性化脓性根尖周炎，也称急性牙槽脓肿，脓肿边缘可见淋巴细胞、浆细胞、巨噬细胞等浸润。

若此时脓肿得不到引流治疗，脓肿压力越来越大，并从组织结构薄弱处突破，形成自然引流。常见引流途径有：①脓液通过骨髓腔达骨外板并穿破骨密质达骨膜下形成骨膜下脓肿，最后穿破骨膜，突破黏膜或皮肤排脓，突破口常靠近唇颊侧牙龈。②根管粗大及根尖孔也较大的牙经龋洞排脓。③有严重牙周炎的患者也可经深的牙周袋排脓。后两种情况少见。

（二）慢性根尖周炎

慢性根尖周炎是指由于根管内的感染或病原刺激物长期缓慢刺激而导致的根尖周组织的慢性炎症反应，常表现以增生为主的炎症。当机体抵抗力下降或病原刺激增强时，可急性发作，慢性增生性为主的炎症则转为急性化脓性炎症，当机体抵抗力增强或病原刺激减弱时，急性炎症向慢性炎症转化，受损的根尖周组织又可以不同程度的增生修复。因此慢性根尖周炎时根尖周组织是破坏与修复反复交错进行的，病损常波及根尖周牙槽骨和根尖牙骨质，慢性根尖周炎常见类型是根尖周肉芽肿、慢性根尖周脓肿和根尖周囊肿。

1.根尖周肉芽肿

根尖周肉芽肿是指根尖周牙周膜受根管内病原长期慢性刺激，表现以增生为主的炎症反应，肉芽组织形成，根尖周正常组织结构破坏，以肉芽组织取代根尖周组织。

【肉眼观】根尖部附有一团软组织，周围有被膜，表面光滑，直径约5mm，并和牙周膜相连，常见根尖周肉芽肿随牙一同拔出。

【镜下观】根尖周肉芽肿早期，根尖周牙周膜出现血管扩张，组织水肿，毛细血管和成纤维细胞增生，慢性炎症细胞浸润。病变范围较小，局限在根尖周牙周膜，病原刺激继续存在，炎症范围逐渐扩大，根尖周组织结构破坏，代之以炎性肉芽组织（即毛细血管和成纤维细胞增生，淋巴细胞、浆细胞、巨噬细胞和少量中性粒细胞浸润）。炎性肉芽组织周围纤维组织增生，限制炎症向周围扩展，肉芽组织中可见灶性分布的泡沫细胞（吞噬脂质的巨噬细胞）。部分病例可见含铁血黄素和胆固醇结晶沉积，胆固醇晶体在制片过程中溶解呈梭形裂隙，裂隙周围可见多核巨细胞。有时根尖周肉芽肿内可见增生上皮团或上皮条索相互交织成网状，这些上皮可能来源于：①Malassez上皮剩余；②经瘘管口长入口腔黏膜上皮或皮肤的表皮；③牙周袋壁上皮；④呼吸道上皮，这种情况见于病变与上颌窦或鼻腔相通的病例。

根尖周肉芽肿随机体抵抗力、病原刺激强度的变化，组织病理学特点可能出现以下改变。

（1）当机体抵抗力增强而病原刺激较弱时，肉芽组织中纤维成分增多，浸润的炎细胞减少，牙槽骨和根尖周牙骨质吸收暂停或出现修复，并分化出成骨细胞和成牙骨质细胞，形成新骨和新牙骨质修复缺损的牙槽骨和根尖牙骨质，使病变缩小。当机体抵抗力下降而病原刺激增强时，则炎症反应加重，炎细胞浸润增多，破骨细胞被激活，牙槽骨和根尖周牙骨质出现吸收、破坏，病变范围增大。

（2）根尖周肉芽肿体积增大，营养难以抵达肉芽肿中心，肉芽肿中央组织可因缺血而坏死、液化，形成脓肿，向急性炎症转化，出现急性牙槽脓肿的症状。脓液可自行穿破骨壁引流或经不彻底的治疗，则可以迁延为慢性根尖周脓肿，这时，在相应牙龈上出现瘘口，时有脓液流出，临床上可出现反复肿胀。有研究发现，根尖周慢性炎症向急性转化过程中，炎细胞比例也发生改变，慢性炎症病灶中，浸润的细胞以T淋巴细胞为主，而转化为急性炎症时，则以B淋巴细胞浸润为主，并且检测到大量产生免疫球蛋白的浆细胞。

（3）上皮性根尖周肉芽肿，可以转变成根尖周囊肿，通过以下几种方式转化：①增生的上皮团中心部分由于营养障碍，液化变性，渗透压增高吸引周围组织液，进而发展成囊肿；②增生的上皮被覆脓腔，当炎症缓解后转变成囊肿；③增生的上皮包裹的炎性肉芽组织也可以发生退变、坏死形成囊肿。

（4）另有部分年轻患者，抵抗力强，在轻微低毒刺激下，炎症缓解，肉芽组织中纤维成分增加，病变范围缩小，吸收的牙槽骨重新沉积，骨小梁增粗增密，髓腔缩小，骨密度增大，髓腔中纤维组织增生，散在慢性炎细胞浸润。X线片示根尖周局灶性阻射影，与正常骨分界不清，称致密性骨炎，同时，吸收破坏缺损的根尖周牙骨质也出现修复，甚至过度沉积，出现牙骨质过度增厚。

2.慢性根尖周脓肿

慢性根尖周脓肿又称慢性牙槽脓肿，常由于急性牙槽脓肿自行穿破引流后或经应急处理后未彻底治疗迁延而来，部分病例由根尖周肉芽肿发展而来。

【肉眼观】被拔除的患牙根尖有污秽的脓性分泌物黏附，根尖粗糙不平。

【镜下观】根尖区牙周膜内脓肿形成，脓肿中央为坏死液化组织和脓细胞，脓肿周围为炎性肉芽组织（新生的毛细血管、成纤维细胞，其中散在中性粒细胞、淋巴细胞、浆细胞、巨噬细胞），肉芽组织外周包绕着纤维结缔组织，根尖牙骨质和牙槽骨呈现不同程度的吸收，破骨细胞位于吸收陷窝内，胞质红染，单核或多个核。

慢性根尖周脓肿表现为有瘘型和无瘘型两种情况，有瘘者可见脓液穿破骨壁与口腔黏膜或颌面部皮肤相通，瘘管壁被覆复层鳞状上皮，这些上皮可来自Malassez上皮剩余，也可来自肉芽组织内，也可由口腔黏膜或皮肤上皮经瘘道口长入，瘘管壁上皮下毛细血管增生扩张，结缔组织水肿，其中有大量中性粒细胞、淋巴细胞、浆细胞等浸润。

3.根尖周囊肿

颌骨内最常见的牙源性囊肿，属于炎症性囊肿，常发生于死髓牙的根尖部，相关牙拔除后，若其根尖炎症未做适当处理而继发囊肿，则称为残余囊肿。

【肉眼观】囊肿大小不等、薄厚不均，囊肿较小时，可随拔除的残根或患牙一起完整摘除，附着于患牙根尖部，囊腔内含棕黄色透明囊液，囊液含胆固醇结晶。

【镜下观】囊肿由囊壁和囊腔构成。囊壁可分为内、外两层。囊壁的内层（囊腔面）有无角化复层鳞状上皮衬里，厚薄不一，上皮钉突因炎性刺激发生不规则增生、伸长，相互融合成网状，炎性浸润致密区常使上皮的连续性中断，上皮表现明显的细胞间水肿和以中性粒细胞为主的上皮内炎细胞浸润，纤维囊壁内炎症明显，炎症浸润细胞主要为淋巴细胞、浆细胞，也混杂有中性粒细胞浸润及泡沫状吞噬细胞，囊壁内可见含铁血黄素、胆固醇晶体沉积所形成的裂隙，胆固醇晶体裂隙周有多核巨细胞反应，晶体也可进入囊腔内。囊壁外层为纤维组织，有时衬里上皮和纤维囊壁可见透明小体为嗜伊红染色的弓形线状或环形均质小体。

四、牙龈炎

【分类】牙龈病分为两类，即牙菌斑性牙龈病和非菌斑性牙龈病损，最为多见的为慢性龈炎，主要是由口腔内菌斑引起牙龈组织的非特异性炎症，无深部牙周组织的破坏。牙菌斑性牙龈病的临床表现可受以下因素影响：全身性因素如内分泌紊乱等；药物性因素；营养不良等因素。还有一类与菌斑无关的非菌斑性牙龈病损，大多数不是一种独立性疾病，而是许多疾病出现在牙龈上的一种表征，如剥脱性龈病损等。

（一）牙菌斑性牙龈病

1.慢性龈炎

慢性龈炎最为普遍，主要局限于牙龈组织的边缘部位，又称为边缘性龈炎，当炎症主要局限于龈乳头时，则称为龈乳头炎。慢性龈炎可以长期单独存在，仅一少部分慢性龈炎可能发展为牙周炎。主要是口腔细菌（主要是黏性放线菌）及其毒性产物引发的牙龈组织的慢性非特异性炎症，并不侵犯深部牙周组织。

【病理变化】主要在牙龈的龈沟壁处有炎症细胞浸润，在沟内上皮的下方可见中性粒细胞浸润，再下方为大量的淋巴细胞（主要为T淋巴细胞），炎症细胞浸润区域的胶原纤维大多变性或丧失。

【病理类型】

（1）炎症水肿型：牙龈的纤维结缔组织水肿明显，其间有大量淋巴细胞、中性粒细胞浸润，还可见少量浆细胞，毛细血管增生、扩张、充血。临床可见龈缘红肿、光亮、松软，易出血。

（2）纤维增生型：上皮下纤维结缔组织增生成束，束间可见淋巴细胞及浆细胞浸润，毛细血管增生不明显，其炎症成分比水肿型为少。临床可见龈缘肿胀、坚实，不易出血。

以上两型炎症均只局限于牙龈组织内，其深部的牙周膜与牙槽骨均未见明显变化。炎症水肿型类似于炎症肉芽组织，纤维增生型类似于瘢痕组织。

2.牙龈增生

【定义】牙龈增生主要指由多种原因引发的非炎症性的以纤维结缔组织增生为主要病理改变的一组疾病，又称增生性龈炎。

【病因】主要由全身性因素引起（包括月经期、青春期、妊娠期及苯妥英性药物性龈炎），常常合并有局部菌斑感染，而呈现为炎症性的增生。

【病理变化】纤维结缔组织增生，粗大的胶原纤维束类似瘢痕组织结构，还可出现胶原纤维水肿、变性及毛细血管增生、扩张、充血等变化，一般炎症不明显。

（二）非菌斑性牙龈病损

1.维生素C缺乏性龈炎

【定义】维生素C缺乏性龈炎主要是由维生素C缺乏引起的牙龈组织炎症性病变，具有特征改变，牙龈呈紫红色炎症性增生，而维生素C缺乏所引起的口腔表征，在临床较为多见，特别是口腔卫生不良者，常因合并龈炎局部出血而就诊，严重维生素C缺乏可引起坏血病，近年已较为少见。

【病理变化】牙龈组织水肿、出血为主要病理特点，上皮下结缔组织中陈旧性出血灶周围可见大量含铁血黄素颗粒，并见淋巴细胞及浆细胞浸润，胶原纤维明显减少，牙龈及牙周膜纤维水肿，毛细血管增生、扩张、充血及出血明显。

2.伴白血病性龈炎

【定义】伴白血病性龈炎又称白血病性龈增大，各型白血病都可引起牙龈增大，增大肥厚的牙龈并不是龈组织本身的细胞成分，而是由大量未成熟的幼稚白细胞浸润，取代了牙龈组织，形成了不规则的增大。

【病理变化】牙龈组织中可见大量不成熟的幼稚白细胞，主要在深部固有层呈密集浸润，上皮下有一正常固有层带，类似肿瘤周围的包膜样结构，幼稚的白细胞浸润深部固有层及下方深层的结缔组织，结缔组织中的大量幼稚白细胞的聚集、挤压，可使血管栓塞，白细胞坏死致使牙龈形成坏死性溃疡，浸润的肿瘤细胞周围及间隙中可见血管扩张、充血或出血，一般组织中的炎症不明显，若合并菌斑感染，可并发有龈炎的各种病理变化。

3.急性坏死性溃疡性龈炎

【定义】急性坏死性溃疡性龈炎的同义名有急性坏死性龈炎、文森龈炎（急性坏死溃疡性龈炎）、梭螺菌龈炎、战壕口炎等，其重症型从牙龈溃疡可发展到走马疳，死亡率极高，约为80%。

【病理变化】为非特异性的炎症变化，病变表面有纤维素性渗出及组织变性、坏死形成的污秽假膜，结缔组织纤维水肿，内有大量中性粒细胞浸润，为密集的炎症及组织坏死区，病变的最表层为细菌、螺旋体，龈沟液涂片可见大量的梭形杆菌及文森螺旋体等微生物。

4.遗传性牙龈纤维瘤病

【定义】遗传性牙龈纤维瘤病其同义名为：先天性家族性纤维瘤病、遗传性龈增生以及特发性龈增生等，本病为常染色体显性遗传，全身可有多毛症、巨乳症及智力低下等表现构成遗传性综合征。

【病理变化】上皮下牙龈纤维过度增生，大部分胶原纤维由成熟、致密的胶原组成，胶原纤维大多缺乏细胞成分，似瘢痕组织，其中血管极少见，炎症细胞少见或缺如，偶见慢性炎症细胞散在结缔组织中，上皮一部分增厚，可见上皮钉突伸长或形成上皮网。

5.浆细胞龈炎

【定义】浆细胞龈炎的同义名又称浆细胞龈口炎或变态反应性龈炎，本病是发生在牙龈或口腔黏膜其他部位的浆细胞浸润性疾患，本病为一种过敏反应性疾患，其过敏原可诱发牙龈组织发生变态反应。

【病理变化】口腔内的病变部位以浆细胞密集浸润为本病特征，在上皮下黏膜固有层的结缔组织内为密集的浆细胞弥漫浸润，呈片状或呈灶性聚集，表面上皮多为完整，有时出现糜烂或溃疡，炎症细胞也可浸润到固有层下方的黏膜下结缔组织中，本病镜下应与发生于牙龈的浆细胞肉芽肿相区别，该病主要表现为肉芽组织结构为其特征，而炎症不仅是单纯的浆细胞浸润，还可伴有少量的淋巴细胞。

6.剥脱性龈病损

【定义】剥脱性龈病损是局限于牙龈的发红及脱屑样病变，剥脱性龈炎并不是一种独立性的疾病，而是多种疾患在牙龈的表征，其中包括类天疱疮、扁平苔藓、天疱疮、红斑狼疮或其他大疱性疾病。

【病理变化】剥脱性龈病损其镜下可分为疱型与苔藓型。①疱型为上皮与结缔组织间形成基底下疱，结缔组织内有大量炎症细胞浸润，病变同良性黏膜类天疱疮；如在上皮层内形成上皮内疱，则病变同天疱疮。②苔藓型者，上皮萎缩、棘层变薄，基底细胞水肿、液化，常可观察到胶样小体。固有层可见密集的淋巴细胞浸润，病变多符合于类天疱疮样扁平苔藓或萎缩型扁平苔藓。

五、牙周炎

【定义】牙周炎是发生在牙支持组织上的炎症性感染性疾患，即狭义上所谓的牙周病（不包括牙龈病）。牙周炎是一种多因素的复杂性疾病，口腔细菌为其发病的始动因子，宿主的易感性是牙周炎发展的决定性因素。口腔细菌及宿主的易感性对牙周组织的破坏作用大于宿主的防御机制，则牙周炎症进一步扩大及恶化，导致牙松动脱落。

【发展过程】分为始发期、早期、病损确立期及进展期四个阶段，其病变可以缓解或停止，呈现出修复现象的静止态，也可以持续发展。

（1）始发期：龈沟区的沟内上皮与结合上皮周围表现为急性渗出性炎症反应，中性粒细胞浸润，其下方可见少量淋巴细胞及巨噬细胞，胶原纤维开始破坏，一般持续2～4天。

（2）早期病变：大量淋巴细胞浸润，主要为T淋巴细胞，60%—70%纤维丧失，结合上皮开始增生，炎症渗出液继续增多，此期仍为急性炎症期，临床患者出现典型的牙龈炎表现，此期可持续3周或更长时间。

（3）病损确立期：大量的淋巴细胞浸润，除T淋巴细胞以外，B淋巴细胞也不断增多，可见多数浆细胞，形成较浅的牙周袋，无牙槽骨吸收破坏，是治疗的关键时期。

（4）进展期：结合上皮向深部增生，形成深牙周袋，破骨细胞活跃，牙槽骨发生吸收、破坏。此期临床出现明显的牙周溢脓与牙齿松动等典型牙周炎症状。

【病理变化】牙周炎的主要病理变化特征是炎症从牙龈侵犯到深部牙周组织的牙周膜、牙槽骨，甚至累及牙骨质。根据组织病理学改变特点，将其分为：活动期（进展期）与静止期（修复期）两种类型。

（一）活动期牙周炎的病理变化

活动期牙周炎已经出现牙周袋及牙槽骨吸收。

（1）牙面上可见不同程度的菌斑、软垢及牙石堆积。

（2）牙周袋内有大量炎性渗出物、免疫球蛋白及补体等成分

（3）沟内上皮出现糜烂或溃疡，一部分上皮向结缔组织内增生呈条索状或网眼状，有大量炎症细胞浸润，并见一部分炎性细胞及渗出物移出至牙周袋内。

（4）结合上皮向根方增殖、延伸，上皮附着与根面剥离，形成深牙周袋，其周围有密集的炎症细胞浸润。

（5）沟内上皮及结合上皮下方的胶原纤维水肿、变性、丧失，大部分已被炎症细胞取代，牙槽嵴顶骨吸收明显。

（6）牙槽骨出现活跃的破骨细胞性骨吸收陷窝，牙槽嵴顶及固有牙槽骨吸收、破坏。

（7）牙周膜的基质及胶原变性、降解，由于骨的吸收、破坏，导致牙周膜间隙增宽。

（8）深牙周袋致使根面的牙骨质暴露，可见牙石与牙骨质牢固地附着。

（二）静止期牙周炎的病理变化

（1）沟内或袋壁上皮及结合上皮周围的炎症明显减少，在牙周袋与牙槽骨之间可见大量新生的纤维结缔组织，或见粗大的胶原纤维束增生，其间可见少量的慢性炎症细胞浸润，还可见新生的毛细血管。

（2）牙槽骨的吸收呈静止态，一般看不到破骨细胞，常可见原有的吸收陷窝区有新的类骨质形成，牙槽嵴部位的吸收亦可见有类骨质或新骨形成。

（3）牙根面被吸收的牙骨质也出现新生现象，增生的粗大胶原纤维束附着在根面的牙骨质上，常呈棘状增生像，被吸收的牙骨质也见类骨质或新形成的牙骨质。

（4）牙槽骨吸收与牙周袋形成的3种情况：①龈袋：又称假性牙周袋，是牙槽骨尚无明显的吸收，牙槽骨的高度并未丧失，仅仅是牙龈组织由于炎症性增生、肿大，导致龈缘覆盖牙冠面形成的龈袋。②骨上袋：牙周袋底在牙槽嵴顶的上方，由于牙槽嵴为水平型骨吸收，其高度明显降低，导致骨上袋形成。③骨内袋（骨下袋）：牙周袋位于牙槽嵴顶下方，牙槽骨在袋的侧方，牙周袋处于牙根面与牙槽骨之间，主要由于牙槽骨发生垂直型骨吸收所致，此时牙槽骨的高度变化轻微，但牙根周围的固有牙槽骨吸收、破坏显著，X线表现，骨内袋的牙槽骨呈垂直性吸收，牙周膜间隙明显增宽。

六、口腔白斑病

【定义】口腔白斑是指发生在口腔黏膜表面的不能被擦去的白色斑块，不能在临床或病理上诊断为其他任何疾病者，其癌变危险性增加，白斑是一个临床名词，不包含组织学含义，需排除其他疾病或明确原因造成的白色病变，口腔白斑是最常见的口腔黏膜潜在恶性病变。

【病理变化】表面上皮过度角化，因而形成临床上白色的表现，可以分为不全角化或正角化，正角化时可见明显的颗粒层，除过度角化外，白斑上皮层的组织学表现可以为上皮单纯增生或异常增生。上皮单纯增生主要为棘层增生，上皮钉突伸长变粗，但从基底层到角化层的上皮细胞排列整齐，细胞形态无明显改变。异常增生在白斑中的发生率为1%~30%，表现为上皮细胞的非典型性及复层鳞状上皮正常成熟过程和分层的紊乱，一般从基底层和副基底层开始，逐渐向上波及整个上皮层。固有层可见不同程度的慢性炎症细胞浸润。少数情况下，棘层可表现为萎缩。疣状白斑的表面呈乳头状或指状突起，钉突宽而钝圆。（表2-1）

表2-1　口腔白斑病的病理变化

上皮单纯性增生	为良性病变，没有非典型细胞，上皮过度角化，粒层明显，棘层增厚，基底膜清晰，上皮钉突伸长，肥厚上皮下有少量炎细胞浸润。
上皮疣状增生	见于疣状白斑，表层过度角化，粒层明显，棘层增厚，上皮下有少量炎细胞浸润，上皮表面高低不平呈刺状或乳头状增生。
上皮异常增生	重度上皮异常增生实际上就是原位癌，其上皮层内细胞发生恶变，但基底膜尚完整，未侵犯结缔组织。非均质型白斑常与上皮异常增生、原位癌或鳞状细胞癌相关。

【预后】与临床正常的黏膜相比，白斑发展为鳞状细胞癌的危险性增高，属于潜在恶性病变，在所有口腔黏膜潜在恶性病变中占60%～70%。不同研究中其恶变（表现为异常增生的上皮细胞穿破基底膜侵犯结缔组织）率不同，平均年恶变率小于1%。最终发展为鳞状细胞癌者在全部白斑中占1%～10%，在发生上皮异常增生的白斑中占10%～15%。一般认为，随着上皮异常增生严重程度的增加，其癌变危险性也随之增加。

七、口腔扁平苔藓

【定义】扁平苔藓是常见的慢性黏膜皮肤病，属于免疫反应介导的炎症性疾病，常累及皮肤、口腔黏膜和生殖器黏膜，口腔病变常见，在部分病例中可以仅见于口腔黏膜，口腔黏膜病变常为双侧对称分布，最常见于颊黏膜，特别是颊黏膜后部，其次是舌，主要是舌侧缘，也发生于唇和牙龈，腭部较少受累。

【病理变化】扁平苔藓的基本病变过程是T淋巴细胞聚集于上皮和结缔组织交界处，并引发基底层细胞的破坏，最具特征性的病理改变是基底细胞液化变性和淋巴细胞在紧邻上皮的固有层呈带状浸润，表面上皮在长期炎症的作用下，可出现多种形态变化，一般炎症较轻时上皮增生、过度角化，炎症破坏较重时则出现上皮萎缩、糜烂和溃疡。

【镜下观】可见上皮表面过度角化，以不全角化多见；棘层可增生、萎缩或两者并存，以增生多见；上皮钉突可以消失，也可呈不规则延长，有时变尖呈锯齿状；基底层细胞空泡性变和液化变性，基底膜和基底细胞层模糊不清，有时甚至形成上皮下疱；在基底层和固有层交界区可见散在或成簇的嗜伊红胶样小体，是凋亡的基底层细胞；固有层见密集的淋巴细胞浸润带，局限于上皮下方，一般不累及黏膜下层；另外，常可见淋巴细胞游走至上皮细胞间，这些细胞与基底细胞的破坏直接相关。上皮不全角化（白色条纹处）或无角化（黏膜发红区）。棘层增生，少数萎缩。上皮钉突不规则延长，少数呈锯齿状。基底层液化、变性，形成上皮下疱。固有层T淋巴细胞带状浸润。（不达到黏膜下层）（诊断标志）上皮棘层、基底层、固有层可见有特殊的胶样小体（Civatte小体），嗜酸性，直径10μm左右。

八、颌骨骨髓炎

【定义】颌骨骨髓炎是指发生于颌骨骨质和骨髓的炎症，多数为化脓性炎症，常与颌面部软组织炎症同时存在。最常见的病原菌是化脓性细菌，以金黄色葡萄球菌和溶血性链球菌为主，也可见肺炎球菌和大肠杆菌，临床上多为混合性细菌感染，少数为结核分枝杆菌、螺旋体和放线菌等引起的特异性炎症。

（一）急性化脓性骨髓炎

【定义】急性化脓性骨髓炎多来自牙源性感染，常继发急性根尖周脓肿和根尖周肉芽肿或根尖周囊肿等慢性根尖病变，少数情况亦可由外伤后感染和血行感染引起，病原菌主要为金黄色葡萄球菌和链球菌。

【病理变化】骨髓组织高度充血和炎症性水肿，并见大量的中性粒细胞浸润，且随炎症的进行，组织溶解坏死，骨髓腔以化脓性渗出物和坏死物质充满，形成脓肿，可形成瘘管；病变区骨小梁的成骨活性降低，破骨活性增高；残存于脓肿内或坏死组织内的海绵状骨小梁，由于失去血供而导致成骨细胞和骨细胞的完全消失，形成死骨，其周围有炎性肉芽组织。

（二）慢性化脓性骨髓炎

【定义】颌骨慢性化脓性骨髓炎较多见，可由于急性期治疗不当或毒力弱的细菌感染引起。

【病理变化】其主要病理表现为伴有明显骨吸收和死骨形成的化脓性病灶。死骨主要表现为骨细胞消失，骨陷窝空虚，骨小梁周围缺乏成骨细胞，死骨周围有炎症性肉芽组织，使死骨与周围组织分离，小块死骨可从瘘管排出，大块死骨周围有纤维结缔组织围绕。病变周围有时可见成纤维细胞和毛细血管增生，伴不同程度的淋巴细胞、浆细胞、巨噬细胞和中性粒细胞浸润，死骨摘除后，纤维组织增生活跃，分化出成骨细胞，并形成反应性新骨。

（三）慢性骨髓炎伴增生性骨膜炎

【定义】慢性骨髓炎伴增生性骨膜炎又称为Garre骨髓炎、Garre慢性非化脓性硬化性骨炎或骨化性骨膜炎，是一种伴明显骨膜炎症反应的慢性骨髓炎亚型。多由于慢性根尖周炎、牙周炎或拔牙创感染的持续存在，通过骨密质刺激骨膜，导致骨膜下反应性新骨形成。

【病理变化】骨膜下反应性新骨形成为本病的特点。在骨密质的表面，新生骨小梁与骨面垂直，互相呈平行排列，周围有成骨细胞围绕。骨小梁之间为纤维结缔组织，伴有散在的淋巴细胞和浆细胞浸润。

（四）慢性局灶性硬化性骨髓炎

【定义】慢性局灶性硬化性骨髓炎又称为致密性骨炎，是轻度感染导致骨的局灶性反应，多与慢性根尖周炎有关，常出现在抵抗力强或感染轻的患者，有时也可发生于无修补的正常牙附近，提示咬合紊乱也可能有致病作用。

【病理变化】病变区骨小梁比周围正常骨组织致密，主要是由编织骨和板层骨构成的不规则的骨小梁，其中含有复杂的嗜碱性线，狭小的骨髓腔含疏松的纤维结缔组织，可见少量淋巴细胞浸润。致密性骨炎可视为一种防御性反应，与健康无害，无须治疗。

（五）结核性骨髓炎

【定义】结核性骨髓炎较为少见，常为身体其他部位结核的继发病，多发生于儿童，上下颌均可发生。结核菌侵入颌骨的来源主要有肺等其他器官的结核病灶，其结核分枝杆菌通过血行感染侵入颌骨，这种情况较多见，其次为牙龈等口腔黏膜的结核病灶直接侵犯颌骨，结核分枝杆菌还可经开放性龋洞、拔牙创或在牙萌出期侵入颌骨。

【病理变化】颌骨骨髓腔内形成结核性肉芽组织，由上皮样细胞、朗格汉巨细胞以及散在炎症细胞聚集形成上皮样细胞结节，结节中心常见干酪样坏死，周围可见增生的纤维结缔组织，有时可见死骨形成，若继发一般化脓性感染时，除淋巴细胞浸润外，还可见大量的中性粒细胞，有时可形成脓肿。

（六）真菌性骨髓炎

较为少见，可以由真菌直接侵袭、感染传播，血源性播种等途径传播，临床诊断和治疗较为困难，最常见的感染病原菌为白色念珠菌，病理学上需要做特殊染色PAS、抗酸、银染辅助诊断，必要时可做真菌培养。

（七）放射性骨髓炎

【定义】颌骨放射性骨髓炎又称为放射性骨坏死，是头颈部恶性肿瘤放射治疗的严重并发症，其发生率与放射量的大小有关。一般认为60Gy照射量以下不会引起骨坏死，60～70Gy则骨坏死发生率为1.8%，70Gy以上发生率为9%，儿童可能较成人更为敏感。

【病理变化】病变主要是骨的变性和坏死，骨髓炎或细菌感染为继发病变，多位于骨组织暴露的部分。骨密质的变化比骨松质变化更为明显，在照射后的早期，表现为层板骨纹理结构粗糙，着色不均匀，部分骨细胞消失，骨陷窝空虚，并可见微裂，成骨和破骨现象均不明显，随后骨破坏加重，层板骨结构消失或断裂，骨细胞大部分消失，形成死骨，骨松质变化较轻，可见骨小梁萎缩，偶见骨微裂，但骨小梁边缘仍可见骨的沉积线，骨髓组织有不同程度的纤维化和炎症细胞浸润，变性骨周围可见大量破骨细胞和成骨细胞，颌骨照射区内血管变化不突出，可见小动脉内膜、内弹力层消失，肌层纤维化，外膜增厚，偶见动脉管腔内存在脱落的内皮细胞团块，或血栓形成。电镜下显示骨细胞皱缩，细胞器消失，细胞核的染色质凝集，骨基质的胶原纤维溶解变性。

送检组织内鳞状上皮乳头状增生，上皮下可见急慢性炎细胞浸润，骨组织破碎，局部可见脓肿灶伴坏死，可见细菌菌团，考虑病变符合“骨髓炎”之改变。

九、牙源性角化囊性瘤

【定义】牙源性角化囊肿是一种内衬不全角化的复层鳞状上皮，具有潜在侵袭性的牙源性囊肿。由于其生长方式特殊，术后有较高的复发倾向，且有时可与痣样基底细胞癌综合征并发，在2005年的WHO新分类中，已将其归属为良性牙源性肿瘤，并提出牙源性角化囊性瘤的命名。最新的WHO分类又重新考虑了其病变性质，恢复了牙源性角化囊肿的命名和分类。

【临床表现】

（1）年龄：年龄分布较广，但多数资料显示患者好发年龄在10～29岁，也有40～50岁为第二发病高峰的报道。

（2）性别：男性较女性多见。

（3）部位：病变多累及下颌骨，特别是磨牙及升支部多见，发生于上颌者以第一磨牙后区多见，可单发或多发，多发者约占10%左右，其中部分多发者可伴发痣样基底细胞癌综合征。

（4）体征：牙源性角化囊肿的生长方式特殊，主要沿颌骨前后方向生长，病变较大时仍不引起明显的颌骨膨大，因此临床上多数患者无明显症状，多在常规X线检查时偶然发现。有症状者主要表现为颌骨膨大，骨皮质变薄，肿瘤继发感染时可出现疼痛、肿胀，伴瘘管形成时有脓或液体流出，有时甚至引起病理性骨折或神经麻木等症状。

（5）X线表现为单房或多房性透射区，边缘呈扇形切迹，边界清晰，囊内可含牙，牙根可有吸收（压迫性）。总的来说，X线表现较为多样，缺乏特异性，因此，对其诊断应基于病变的组织病理学特点。

【肉眼观】囊肿壁较薄，囊腔内常含有黄白色发亮的片状物或干酪样物质，有时囊液较稀薄，呈淡黄色或血性液体。

【镜下观】牙源性角化囊肿具有独特的组织学特点：衬里上皮为较薄的、厚度一致的复层鳞状上皮，常由5～8层细胞组成，一般无上皮钉突，上皮—纤维组织界面平坦，衬里上皮常与其下方的结缔组织囊壁分离，形成上皮下裂隙。上皮表面呈波浪状或皱褶状，表层角化多呈不全角化。棘细胞层较薄，与表面角化层的移行过渡较突然，棘细胞常呈细胞内水肿。基底细胞层界限清楚，由柱状或立方状细胞组成，胞核着色深且远离基底膜，呈栅栏状排列。纤维性囊壁较薄，一般无炎症，但合并感染时，增厚的囊壁内有大量炎症细胞浸润，上皮可发生不规则增生，出现上皮钉突，角化消失。纤维组织囊壁内有时可见微小的子囊或上皮岛。囊腔内含有角化物，内衬上皮的副基底层细胞增殖活跃常见核分裂象，部分内衬上皮出现上皮异常增殖，但很少发生癌变。

【生物学行为】牙源性角化囊肿具有较高的术后复发倾向，文献中所报道的复发率多大于20%。关于复发原因，目前主要认为：囊壁薄、易破碎，手术难以完整摘除，而残留囊壁的上皮具有高度增殖能力。囊壁内可含有微小子囊或卫星囊（特别是伴发痣样基底细胞癌综合征的病变），若手术残留，可继续长大形成囊肿。该肿瘤的生长具有局部侵袭性，在颌骨内可沿抗性较小的骨小梁之间呈指状外突性生长，若手术不彻底则易复发。部分牙源性角化囊肿可能来源于口腔黏膜上皮的基底细胞增殖，手术时如未将与囊肿粘连的口腔黏膜一并切除，具有高度增殖能力的基底细胞可引起复发。

【组织来源】多数人认为来自牙板上皮剩余或Serres上皮岛，还有人认为可能来自口腔黏膜，特别是下颌磨牙升支区邻近的黏膜上皮。

十、成釉细胞瘤

【定义】成釉细胞瘤是一种较常见的牙源性上皮性肿瘤，约占牙源性肿瘤的60%以上。肿瘤内主要含成釉器样结构，但无牙釉质或其他牙体硬组织形成，大多数肿瘤发生于颌骨内，常导致颌骨的膨大和面部变形，虽属良性肿瘤，但其生长具有局部侵袭性，术后复发率较高，也有恶变，甚至远处转移的零星报道。

【分类】上一版WHO分类将成釉细胞瘤分为4种变异型，包括：实性/多囊型，骨外/外周型、促结缔组织增生型和单囊型，2017年新分类简化了上述分型，成釉细胞瘤这一名称被用于专指实性/多囊型或经典的骨内型成釉细胞瘤，另外单列了单囊型，骨外/外周型和转移型成釉细胞瘤三种类型。

【生物学行为】成釉细胞瘤是牙源性上皮性良性肿瘤，生长缓慢，但由于该肿瘤包膜不完整，具有沿松质骨的骨小梁间隙向周围局部浸润性生长的特点，其波及范围往往超过X线所示的肿瘤边缘，所以若手术治疗不彻底极易复发。

【组织发生】成釉细胞瘤可能来源于牙源性上皮或牙源性上皮剩余，包括：成釉器；Malassze上皮剩余；牙板或牙板上皮残余；缩余釉上皮；牙源性囊肿衬里上皮；口腔黏膜上皮。

（一）实性/多囊型成釉细胞瘤

【临床表现】

（1）年龄：多发于青壮年，常见于30–49岁，平均年龄40岁。

（2）性别：男女性别无明显差异。

（3）部位：肿瘤可发生于上、下颌骨的不同部位，下颌较上颌多见，下颌磨牙区和下颌升支部为最常见的发病部位，发生在上颌者，以磨牙区多见。

（4）症状：骨内肿瘤生长缓慢，平均病程6年，临床上表现为无痛性、渐进性颌骨膨大，膨胀多向唇颊侧发展。

（5）体征：肿物的覆盖黏膜一般光滑而无特殊改变，偶见对颌牙的咬痕，肿瘤区可出现牙松动，移位或脱落，肿瘤较大时可致面部变形，骨质受压则吸收变薄，压之有乒乓球样感，疼痛区牙根可吸收，可见埋伏牙，下颌升支和上颌磨牙区肿瘤可直接扩展至颅底。

（6）X线可表现为单房或多房性透射影，边界清楚，可见硬化带，肿瘤生长可导致牙移位，牙根吸收，伴有埋伏牙者可表现类似于含牙囊肿的X线特点。

【肉眼观】肿瘤大小不一，可由小指头至小儿头般大，剖面常见有囊性和实性两种成分，通常在实性肿瘤的背景下，可有多处囊性区域，故也称多囊型，囊腔内含黄色或褐色液体，实性区呈白色或灰白色。

【镜下观】典型成釉细胞瘤的上皮岛或条索由两类细胞成分构成，一种为瘤巢周边的立方或柱状细胞，核呈栅栏状排列并远离基底膜，类似于成釉细胞或前成釉细胞；另一种位于瘤巢中央，排列疏松，呈多角形或星形，类似于星网状层细胞。但成釉细胞瘤的组织结构和细胞形态变异较大，可有多种表现，现分述如下：

（1）滤泡型（囊性变发生在上皮）：肿瘤形成孤立性上皮岛，上皮岛中心部由多边形或多角形细胞组成，这些细胞之间彼此疏松连接，类似于成釉器的星网状层，上皮岛周边围绕一层立方状或柱状细胞，类似于成釉细胞或前成釉细胞，细胞核呈栅栏状排列并远离基底膜，即极性倒置；上皮岛中央的星网状区常发生囊性变，形成小囊腔，囊腔增大时周边部细胞可被压成扁平状；滤泡之间的肿瘤间质为疏松结缔组织。

（2）丛状型（囊性变在间质）：肿瘤上皮增殖呈网状连结的上皮条索，其周边部位是一层立方或柱状细胞，被周边细胞包围的中心部细胞类似于星网状层细胞，但其含量较滤泡型者少。这型肿瘤发生囊性变是在肿瘤间质内，而不是上皮内囊性变。

（3）棘皮瘤型（鳞状化生）：是指肿瘤上皮岛内呈现广泛的鳞状化生，有时见角化珠形成，常出现在滤泡型成釉细胞肿瘤内。

（4）颗粒细胞型（颗粒样变性）：肿瘤上皮细胞有时还可发生颗粒样变性，颗粒细胞可部分或全部取代肿瘤的星网状细胞，颗粒细胞大，呈立方状、柱状或圆形，其胞质丰富，充满嗜酸性颗粒，在超微结构和组织化学上类似于溶酶体。

（5）基底细胞型（基底样细胞）：肿瘤上皮密集成团或呈树枝状，细胞小而一致，缺乏星网状细胞分化，较少见，需与基底细胞癌和颌骨内腺样囊性癌相鉴别。

（6）角化成釉细胞瘤（经典的骨内型）：是一种罕见的组织学亚型，肿瘤内出现广泛角化，镜下肿瘤由多个充满角化物的微小囊肿构成，衬里上皮以不全角化为主，并伴有乳头状增生，因此又称为乳头状角化成釉细胞瘤。

成釉细胞瘤还可表现以下单囊型、骨外（外周型）和转移性成釉细胞瘤三种特殊亚型

（二）单囊型成釉细胞瘤

【定义】单囊型成釉细胞瘤是指临床和X线表现单囊性颌骨改变，类似于颌骨囊肿，但组织学检查见其囊腔的衬里上皮可表现成釉细胞瘤样改变，增生的肿瘤结节可突入囊腔内和/或浸润纤维组织囊壁。

【临床表现】该型成釉细胞瘤多见于青年人，年龄在10～29岁，平均年龄25岁左右，好发于下颌磨牙区，采用刮治术后复发率明显低于实性或多囊型成釉细胞瘤。

【分类】第Ⅰ型为单纯囊性型，囊壁仅见上皮衬里，表现成釉细胞瘤的典型形态特点，包括呈栅栏状排列的柱状基底细胞（核深染且远离基底膜）和排列松散的基底上细胞，即所谓的Vickers-Gorlin标准。第Ⅱ型伴囊腔内瘤结节增殖，瘤结节多呈丛状型成釉细胞瘤的特点。第Ⅲ型肿瘤的纤维囊壁内有肿瘤浸润岛，可伴或不伴囊腔内瘤结节增殖，囊壁衬里上皮并非均一地表现成釉细胞瘤特点，局部区域可见较薄的、无特征的非角化上皮，伴感染区域上皮较厚，上皮钉突呈不规则状增殖，在纤维囊壁内常可见程度不一的上皮下玻璃样变或透明带。

由于Ⅰ、Ⅱ型肿瘤仅表现囊性或囊腔内生长，其生物学行为类似于发育性牙源性囊肿，故单纯刮治后一般不复发，但Ⅲ型肿瘤因其纤维囊壁内存在肿瘤浸润，局部侵袭性可能类似于实性型成釉细胞瘤，因此其治疗原则应与后者相同。

（三）骨外或外周型成釉细胞瘤

骨外或外周型成釉细胞瘤是指发生于牙龈或牙槽黏膜而未侵犯颌骨的成釉细胞瘤亚型，组织学表现与骨内型成釉细胞瘤相同，肿瘤可完全位于牙龈的结缔组织内，与表面上皮无联系。由于其生长局限于牙龈，易于早期发现和手术切除，因此，术后无复发。

（四）转移性成釉细胞瘤

转移灶表现成釉细胞瘤的良性组织学特点。原发肿瘤下颌多见于上颌，多为实性或多囊型，约60%的转移灶发生于肺部，其次为淋巴结（28%）和骨（12%）。转移性成釉细胞瘤是由其临床行为而定义的，并非依据组织学表现。转移性成釉细胞瘤的诊断，要求原发性和转移性病损均表现良性成釉细胞瘤的组织学特点。

十一、牙龈瘤

【定义】牙龈瘤是指牙龈局限性慢性炎性增生，牙龈瘤临床表现为牙龈局限性肿大，常发生于牙间组织。

【病因】创伤和慢性刺激，特别是龈下菌斑和结石是其主要病因。

【临床表现】患者中女性较男性多见，血管性龈瘤女性常见。约80%病例的部位在前牙区，50%以上的病例在尖牙区，但上颌与下颌之间无明显差异。牙龈瘤术后有复发倾向。

（一）血管性龈瘤

【肉眼观】纤维性龈瘤为有蒂或无蒂包块、质地坚实，颜色与附近牙龈相同，如有炎症或血管丰富者则色泽较红，如果表面溃疡则可覆盖黄色纤维素性渗出物。

【镜下观】纤维性龈瘤由富于细胞的肉芽组织和成熟的胶原纤维束组成，含有多少不等的炎性细胞，以浆细胞为主，炎性细胞多在血管周围呈灶性分布于纤维束之间，约1/3的病例中，可见无定型的钙盐沉着和/或在成纤维组织出现化生性骨小梁，溃疡区下方的骨化生多见。

（二）血管性龈瘤

血管性龈瘤可以是化脓性肉芽肿或妊娠性牙龈瘤。

【肉眼观】病损表现为质软、紫红色包块，常伴有溃疡和出血，出血可以是自发性或轻伤之后。肉芽肿性龈瘤和妊娠性龈瘤是临床名称，组织学上，这两种病变是一致的。妊娠性龈瘤是妊娠患者发生的化脓性肉芽肿，可发生于妊娠期的第1~9个月的任何时间，但以妊娠前3个月发生者多见，分娩之后，妊娠性龈瘤可以自发消退或缩小而表现为纤维性龈瘤，妊娠性龈瘤手术治疗时易出血且难以控制，术后也易复发。

【镜下观】特点是血管内皮细胞增生呈实性片块或条索，也可是小血管或大的薄壁血管增多，间质常水肿，炎症细胞浸润不等，但溃疡下区炎症明显。

（三）巨细胞性龈瘤

又称外周性巨细胞肉芽肿，较为少见，部位以前牙区多见，上颌较下颌多，位于牙龈或牙槽黏膜。

【肉眼观】包块有蒂或无蒂，呈暗红色，可发生溃疡，病变发生在牙间区者，颊和舌侧肿物与牙间狭窄带相连形成一种时漏状外观。

【镜下观】富于血管和细胞的间质内含有多核破骨细胞样细胞，呈灶性聚集，巨细胞灶之间有纤维间隔，病变区与覆盖的鳞状上皮之间也有纤维组织间隔，巨细胞数量多，大小和形态不一，巨细胞周界清楚或与邻近巨细胞或与周围的单核间质细胞混合不分，毛细血管丰富，常见出血灶及含铁血黄素沉着，单核间质细胞呈卵圆形或梭形，其超微结构与成纤维细胞、巨噬细胞和未分化间充质细胞相似，病变内偶见少许

骨小梁或骨样组织。（表2–2）

表2–2　牙龈瘤分类及特点

牙龈瘤	特点
血管性龈瘤	血管内皮细胞增生呈实性片块或条索，也可是小血管或大的薄壁血管增多
纤维性龈瘤	由富于细胞的肉芽组织和成熟的胶原纤维束组成
巨细胞性龈瘤	富于血管和细胞的间质内含有多核破骨细胞样细胞，巨细胞数量多

十二、鳞状细胞癌

口腔癌是指发生于口腔黏膜的鳞状细胞癌，它是具有不同程度鳞状分化的上皮性侵袭性的肿瘤，有早期广泛淋巴结转移的倾向。口腔癌约占口腔恶性肿瘤的90%，口腔癌可发生于口腔黏膜的任何部位，其中常见部位依次是舌、口底、牙龈，数量约占全部口腔癌的一半以上。舌癌–舌前2/3部发生的癌，在口腔癌中最常见，发生于舌中1/3侧缘部者最多，其次为牙龈癌，以下牙龈较多见。在亚洲人群中，由于咀嚼槟榔和烟草习惯，颊黏膜也是口腔癌的好发部位。

【临床表现】（表2–3）

表2–3　口腔癌的临床表现

年龄	多发生于40～60岁
性别	男性多于女性
部位	以舌黏膜最为多见，其次为牙龈、颊、唇、腭及口底黏膜等，牙龈的鳞癌以下颌后牙区最多见
症状	早期可无症状或仅有轻微疼痛，随病程进展疼痛逐渐加重，可表现为局部或头和颈部疼痛，面部麻木，黏膜增生和溃疡、疼痛、耳部的牵涉性疼痛、口臭，语言、张口和咀嚼困难、吞咽困难和疼痛以及出血、消瘦、颈部肿大是常见的口腔癌晚期的症状，由于口腔黏膜与颌骨邻近，因此口腔癌易侵犯骨，特别是累及下颌管时，除神经症状外，无明显表现
体征	患者可能出现红色病损、红白相间的病损或者白色病损，溃疡，边缘较硬，因部位不同而表现不一，发生于舌部者可出现舌运动受限，语言、咀嚼和吞咽困难，发生于牙龈部可引起牙齿松动，骨质吸收
生物学行为	高度分化和中度分化的鳞状细胞癌为低度恶性，而低度分化或未分化者属高度恶性，直接扩散或通过淋巴道转移，一般血行转移较为罕见

续表

组织发生	口腔各部位的黏膜上皮皆可发生鳞状细胞癌，此外，颌骨内的牙源性上皮，面突融合处的上皮残余，上颌窦的假复层纤毛柱状上皮的鳞状化生也都可以发生鳞状细胞癌

【病理改变】

（1）肉眼观察，常呈菜花状，也可坏死脱落而形成溃疡，癌组织切面呈灰白或浅褐色，向深部结缔组织呈蟹足样浸润性生长，边界不清，无包膜。

（2）主要组织学特征：癌细胞呈鳞状分化和侵犯周围正常组织。镜下观察，鳞状分化的癌细胞呈不同程度的细胞内或细胞外角化，细胞排列成实性巢状、条索或岛状结构，在分化好的鳞状细胞癌的癌巢中，癌巢周边细胞呈基底细胞样，内部为棘细胞样，细胞间还可见到细胞间桥，癌巢的中央可出现层状角化物，称为角化珠或癌珠，较大的癌巢内可见坏死，肿瘤间质常见纤维结缔组织增生，可伴有数量不等的淋巴细胞的聚集和浸润，癌旁的黏膜上皮通常表现为不同程度的异常增生。

（3）根据肿瘤细胞的分化程度、细胞和细胞核的多型性以及细胞分裂活性等，传统的组织学分级将口腔癌分为3级：①高分化癌与正常鳞状上皮颇类似，即含有数量不等的基底细胞和具有细胞间桥的鳞状细胞，角化明显，核分裂象少，非典型核分裂和多核细胞极少，胞核和细胞多型性不明显。②中分化鳞状细胞癌具有独特的核的多型性和核分裂，包括非正常核分裂，角化不常见，细胞间桥不明显。③低分化癌以不成熟的细胞为主，有大量的正常或不正常的核分裂，角化非常少，细胞间桥几乎不能发现。（表2-4）

表2-4　口腔癌分级

	角化程度	间桥	细胞和细胞核的多形性	细胞分裂
一级（高分化）	明显	显著	不明显	少
二级（中分化）	较少	不显著	较明显	较多
三级（低分化）	少见	极少见	明显	常见

口腔癌易于侵犯周围及深部组织，根据不同的解剖部位可累及纤维、神经、血管、脂肪、腺体及骨等。当癌细胞浸润范围较表浅仅限于基底膜下方时，可称为微浸润性鳞状细胞癌。口腔癌的侵袭前沿，即肿瘤—宿主交界处，可表现为两种生长模式：①膨胀性或黏附性模式：表现为数个较大的癌巢组成较为清晰的向外推进式侵袭边缘。②浸润性生长模式：表现为小的不规则癌细胞岛或条索，甚至几个或单个癌细胞呈指突状或散在侵入周围组织中，形成界限不清的浸润边缘，浸润性侵袭前沿往往具有更高的局部侵袭和颈淋巴结转移风险。（表2-5）

表2-5　鳞状细胞癌和疣状癌的对比

	病因	部位	临床特点	组织病理	备注
鳞状细胞癌	烟酒	舌最多	可蟹足样突破基底膜	好—细胞间桥，角化物；坏—核分裂象，非典型核分裂和多核细胞，胞核和细胞多形性	
疣状癌	烟草	下唇	推进式浸润生长	高分化鳞癌，细胞轻度不典型增生	癌周上皮下陷成杯状

十三、多形性腺瘤

【定义】多形性腺瘤是一种具有多种细胞形态和结构特征的良性肿瘤，上皮和肌上皮及其形成的基质成分是确诊的关键，又称为良性混合瘤，是唾液腺肿瘤中最常见的肿瘤

【临床表现】

（1）年龄：可发生于任何年龄，以40岁左右多见。

（2）性别：女性稍多见。

（3）部位：大唾液腺中以腮腺最多见，颌下腺次之，小唾液腺以腭部最多见。

（4）症状：肿瘤生长缓慢，无任何自觉症状。

（5）体征：肿瘤边界清楚，呈圆形或结节状，表面光滑，触之质硬，无侵蚀现象。

【肉眼观】多呈不规则结节状，剖面多为实性，灰白色或黄色，有白色条纹，可见囊腔形成，囊腔内含透明黏液，有时可见浅蓝色透明的软骨样组织或黄色的角化物，偶见出血及钙化，肿瘤界限清楚，周围有厚薄不一的包膜，多数肿瘤包膜完整，但是以黏液样结构为主的肿瘤或发生于小唾液腺者包膜可不完整或无包膜，复发肿瘤多起因于手术过程中的种植，常为多灶性病变。

【镜下观】肿瘤细胞的类型多样，组织结构复杂，其基本结构为腺上皮、肌上皮、黏液、黏液样组织和软骨样组织。

（1）肿瘤性腺管样结构：腺上皮呈立方形或矮柱状，核圆形或卵圆形，呈空泡状，含1～2个核仁，胞质微嗜伊红，主要为导管样结构形成细胞。腺管的外围为梭形的肌上皮细胞或柱状的基底细胞，胞质少，核染色深。管腔内有粉染的均质性黏液，有的管腔扩张，形成囊腔，囊壁为扁平细胞。腺上皮有时向腺泡细胞分化，罕见情况下也出现鳞状上皮、黏液细胞和嗜酸细胞。

（2）肿瘤性肌上皮结构：有时成为多形性腺瘤的主要结构成分。根据细胞形态，肿瘤性肌上皮细胞区分为浆细胞样细胞、梭形细胞、透明肌上皮细胞和上皮样细胞四

种形态，其中浆细胞样细胞多见，细胞呈圆形或卵圆形，核偏位或中位，胞质嗜伊红均质状，排列呈片状或弥漫散在分布；梭形细胞类似于平滑肌细胞，常排列成束；偶见胞质透明的肌上皮细胞和上皮样肌上皮细胞，肌上皮结构中可见巢状鳞状上皮化生，细胞之间有明显的细胞间桥，上皮团中央可形成角化珠，角化脱落可形成囊腔，有的细胞之间可见嗜伊红均质样物，偶呈菊花团样结构。

（3）黏液样组织和软骨样组织：腺管及上皮条索周围常见到上皮细胞疏松排列，逐渐移行为黏液样组织和软骨样组织。黏液样组织的细胞呈星形或梭形，疏松排列，胞质突彼此相连成网状；软骨样组织似透明软骨，软骨样细胞大小不一，胞质呈空泡状，有的细胞位于软骨样陷窝中，周围基质嗜伊红。

肿瘤的间质较少，纤维结缔组织常发生玻璃样变性，少数肿瘤还可见脂肪组织、纤维化骨、钙化及大片出血。

【生物学行为】良性肿瘤，生长缓慢，虽然包膜较完整，但包膜内常有瘤细胞侵入，手术严禁使用剜除术，应在正常组织范围内切除。

【组织来源】多形性腺瘤来自闰管或闰管储备细胞，它即可向上皮分化，又可向肌上皮细胞分化，肿瘤性肌上皮细胞进一步形成黏液软骨样组织，从而形成了肿瘤的多形性结构。

十四、腺样囊性癌

【定义】腺样囊性癌是一种基底细胞样肿瘤，它由上皮细胞和肌上皮细胞排列成管状、筛状和实性巢等不同的形态结构，尽管生长缓慢，但是由于浸润性生长，常危及患者生命，又称为圆柱瘤。

【临床表现】

（1）年龄：可发生于任何年龄，但以40～60岁居多。

（2）性别：无明显性别差异，有报告女性略高于男性。

（3）部位：以腮腺和腭腺多发，舌下腺发生肿瘤时首先应考虑为腺样囊性癌。

（4）症状：生长缓慢，病期较长，早期出现疼痛、麻木面瘫等神经症状。

（5）体征：圆形或结节状，质地中等硬，边界不清，不活动，向表面突出不明显。

（6）无包膜且侵袭性强，可沿神经、血管及纤维组织蔓延，术后常有复发。

【肉眼观】肿瘤呈圆形或结节状，剖面为灰白色或浅褐色实性肿块，无包膜，呈浸润性生长。【镜下观】肿瘤实质细胞主要为导管内衬上皮细胞和变异肌上皮细胞，导管内衬上皮细胞呈立方状，卵圆形，大小较一致，胞质少，通常透明，胞核为圆形或卵圆形，较大，深染，核分裂象少见；变异肌上皮细胞呈扁平状、梭形或不规则形。这两种细胞排列成管状、筛状和实性结构，在同一肿瘤中常见到两种以上的排列方式，但以某一种为主。

根据肿瘤细胞类型和排列方式分为以下3种组织类型。

（1）腺样（筛状）型：肿瘤细胞团块内含有筛孔状囊样腔隙（瑞士奶酪），与藕的断面相似，筛孔内充满嗜酸或嗜碱性黏液样物质，不均匀，呈网状，有的囊样腔隙内为粉染的玻璃样变性的间质，腔隙周围有基底膜样结构。电镜观察，围绕囊腔的肿瘤细胞基底面衬有吻合成网状、复层的基底板，筛状结构为此瘤最典型和最常见的结构。

（2）管状型：主要特点是以肿瘤细胞形成小管状或条索状结构为主，管状结构的内层衬有导管细胞，外层为肿瘤性肌上皮细胞，中央为管腔，内含PAS染色强阳性粉染强嗜酸性黏液。

（3）实性型：此型细胞较小，胞质少，嗜碱性，核分裂象较多，肿瘤细胞排列成大小不等的上皮团，大的团块中心组织可变性坏死，管状和筛孔状结构较少。实性型通常比其他类型容易复发和早期转移，预后不好。

肿瘤间质常有玻璃样变，有些肿瘤间质玻璃样变广泛，而上皮成分稀少，肿瘤细胞常见到浸润神经，甚至沿神经扩展相当远的距离，而临床无法确定浸润范围，有时广泛浸润骨组织而X线未见明显骨破坏。

【生物学行为】为恶性肿瘤，尽管细胞缺乏异型性，生长缓慢，但是侵袭性强，容易向神经、血管和骨呈浸润和破坏性生长，术后常有复发，局部淋巴结转移少见，可发生肺、骨、脑和肝等远处转移。

【组织来源】来源于唾液腺闰管的储备细胞，或闰管、排泄管的基底细胞。

第二节　病理学基本技术

一、切取活检组织标本的正规要求

制作病理组织标本的第一步是取材，取材的正确与否直接关系到标本的质量。

活体组织检查是从病变部位取一小块组织制成切片，在显微镜下观察细胞的形态和结构，以确定病变性质、肿瘤的类型及分化程度的检查方法。是目前比较准确可靠的诊断方法。

从原则上说，应争取诊断与治疗一期完成，必须先行活检明确诊断者，活检时间与治疗时间越近越好。

常见的活检方法有以下几种。

（一）切取或钳取活组织检查

适用于位置表浅或有溃疡的肿瘤。

操作时的注意事项如下。

（1）采用局部阻滞麻醉或不用麻醉，不宜采用浸润麻醉。

（2）使用11号手术刀，在肿瘤边缘与正常组织交界处切取0.5～1cm的楔状组织，立即放入4%甲醛溶液（10%福尔马林）内固定。局部压迫止血，不必严密缝合。

（3）黏膜病变标本不应小于0.2cm×0.6cm。

（4）舌根及口咽部肿瘤：钳取组织活检，必须结合临床。

（5）尽量减少机械损伤，不宜使用染料类消毒剂，以免肿瘤细胞变形或着色而影响诊断。

（6）电刀可引起细胞内蛋白变性，切取标本时不应采用。

（7）切取组织宜深，不要在坏死部位切取，以免取到坏死组织影响诊断。

（8）对于有多处多种损害的病变，可在不同病变部位多处取材。

（9）血管性肿瘤或血管畸形、恶性黑色素瘤一般不做活体组织检查，以免造成大出血或肿瘤快速转移。

禁忌证：恶性黑色素瘤，血管性病变以及血管性肿瘤。

（二）吸取活组织检查

深部肿瘤或表面完整较大的肿瘤及颈部大的淋巴结可行吸取组织检查。对唾液腺肿瘤和某些深部肿瘤用6号针头行穿刺细胞学检查，或称“细针吸取活检”，而粗针吸取活检，除非特殊需要，多不提倡，以免造成瘤细胞种植。

（三）切除活组织检查

适用于皮肤黏膜完整，位于深部的可切除的小型肿瘤或淋巴结。其优点是不打开肿瘤，不会造成肿瘤的种植或转移；整块瘤体送检，诊断信息量更多。切除活组织检查时，边界应包括病变周围一定的正常组织。

（四）冷冻活组织检查

如临床上已决定用手术治疗，则应争取冷冻活检与手术一起完成。冷冻活组织检查是一种能迅速确定诊断的方法，对临床上不易确认而怀疑有恶性变的肿瘤，从而决定切除的范围。但冷冻活检亦有缺点，由于切片较厚，有时对肿瘤的性质及类型不易完全确定。目前，冷冻活检的确诊率也可达95%以上。冷冻活检需要新鲜标本，送检前不应进行固定。

（五）切除活体组织检查

适用于皮肤黏膜完整，位于深部可切除的小型肿瘤或淋巴结。切除边界应包括病变周围一定的正常组织。不打开肿瘤，不会造成肿瘤的种植或转移；整块瘤体送检，诊断信息量更多。切除时，边界应包括病变周围一定的正常组织。

二、组织固定的时间、固定液的要求及收到标本后的登记程序

在制作组织切片的过程中，首先将组织充分固定后，才能进行制片，尤其对石蜡切片，这是不可少的重要步骤。

组织固定的目的：迅速防止组织和细胞的死后变化（如自溶与腐败），以保持组织和细胞与正常生活时的形态相似；使细胞内的蛋白质、脂肪、糖、酶等各种成分转变成不溶性物质，以保持它原有的结构与生活时相仿；使组织中的各种物质沉淀和凝固起来而产生不同的折射率，造成光学上的差异，以便染色后易于鉴别和观察；固定剂兼有硬化作用，使组织硬化，增加组织硬度，便于制片；防止细胞过度收缩或膨胀而失去其原有形态结构；经过固定的组织，能对染料产生不同的亲和力而着色清晰，便于辨认。

（一）组织固定的时间、固定液的要求

1. 常规外检标本的固定

标本切除后应立即固定，标本离体到固定时间不宜超过半小时。手术或活检下来的新鲜标本立即固定于10%中性甲醛（福尔马林）中。标本应放入体积适宜的容器，完全浸泡在固定液里，固定液量应是组织体积的5倍以上。大标本通常固定24小时以上，小标本固定12小时以上。

10%中性甲醛可长期保存标本，一般在标本制作切片之前，转入酒精–甲醛固定液（AF液）中1～2小时，AF液通常是一种过渡固定液。

2. 组织化学染色（特殊染色）标本的固定

（1）糖原染色采用新鲜标本，固定于Carnoy液中。

（2）酶组织化学染色标本，采用冷丙酮（4℃）固定。

（3）脂肪组织染色标本，加上OCT包埋剂后冷冻切片。

（4）其他组织化学染色标本，采用10%中性甲醛固定。

3. 免疫组织化学标本的固定

（1）免疫荧光标记的新鲜组织标本，采用冷冻切片，丙酮固定。

（2）细胞涂片或细胞玻片，采用丙酮固定。

（3）其他免疫组织化学染色的组织标本，采用10%中性甲醛固定。

4. 电镜标本的固定

新鲜组织标本或细胞采用1/15M磷酸盐缓冲液（PBS）稀释戊二醛原液作为固定液。戊二醛需要新鲜配制，放置于4℃冰箱保存。当固定液出现混浊、絮状物或pH（pH7.2～7.4）不准确时，不能使用，需要重新配制。

5. 遗传学研究的标本固定

（1）原位杂交。①组织标本采用10%中性甲醛固定，石蜡包埋；②冷冻切片或细

胞涂片，采用4%多聚甲醛固定。

（2）提取DNA和RNA。新鲜标本经液氮冷冻后，保存于-80℃或-150℃冰柜中。

（3）染色体核型分析：①新鲜标本培养于含20%的小牛血清、植物血凝素和双抗的RPMI1640培养液中68～70小时；②细胞培养后，固定于甲醇：冰醋酸=3：1的固定液中。标本的固定方法。（表2-6）

表2-6　标本的固定方法

标本类型	固定液
常规石蜡标本	10%中性甲醛液
骨标本	10%中性甲醛液固定后，5%硝酸脱钙液或EDTA脱钙液脱钙
冷冻标本	不固定，加上包埋剂（OCT包埋剂）后冷冻切片
免疫荧光标记的标本/细胞涂片	丙酮
透射电镜组织标本	4%戊二醛液
透射电镜细胞标本	2.5%戊二醛
扫描电镜标本	2.5%戊二醛
糖原特殊染色标本	Carnoy液
酶组织化学标本	冷丙酮（4℃）
原位杂交的组织标本	10%中性甲醛
原位杂交的冷冻切片/细胞涂片	4%多聚甲醛
遗传学提取DNA和RNA的标本	经液氮冷冻后，保存于-80℃或-150℃冰柜中
染色体核型分析的新鲜标本	经细胞培养后，固定于甲醇：冰醋酸=3：1的固定液

（二）收到标本后的登记程序

1.病理科标本验收制度

病理科登记人员在接收标本时，必须仔细检查送检标本和申请单上所填写的内容，与送检人员一起严格核查，合格后才可签收；并根据标本的类型进行分类编号，登记。口腔科标本的类型有以下几种：组织病理标本包括：外科手术切除标本、穿刺标本等。细胞学病理标本包括：细针穿刺涂片等体液标本、痰等。接收时认真查看以下内容：标本是否放入容器内，容器中是否有杂物，容器上是否贴有标签。标本是否完整，有否存在主要病灶被事先挖取或一个标本被分送两个单位（不允许本院标本无故送往外院或随便丢弃）。固定液量是否充足，有否标本严重自溶、干涸、腐败或被错误地使用非固定液浸泡，及时更换不合格的固定液或加入足量固定液。申请单是否清洁，填写是否完整，字迹是否工整，有否重要项目空缺或填写的病史及临床检查过于简单。申请单填写内容是否与标本相符，与标本瓶签上的姓名、性别、住院号、送检科室、床号、有无标本、标本种类及数量等是否一致；核实无误后，进行分类编号、登记或用微机录入，和送检者交接、双签字确认验收。

2.不合格标本处理制度与程序

不合格病理标本：

（1）申请单与相关标本未同时送达病理科。

（2）申请单中填写的内容与送检标本不符合。

（3）标本上无有关患者姓名、科室等标记。

（4）申请单内填写的字迹潦草不清。

（5）申请单中漏填重要项目。

（6）标本严重自溶、腐败、干涸等。

（7）标本过小，不能或难以制作切片。

（8）其他可能影响病理检查可行性和诊断准确性的情况。

以上情况视为送检标本不合格。不接收的不合格申请单和不合格标本，并当即返回申请医师，不予存放，由病理科接收登记人员负责记录。

三、大体标本的观察及取材方法

取材前先描述和记录标本的体积、数量、形态和质地。取材时需要锋利的长刀、剪子、尺子和镊子。

分切标本时，右手持刀，从刀根部下刀。由后往前切下，从标本的最大径切开。如果一刀没切透，将刀提起，再从刀根部下刀，切开标本。切忌来回拉刀，造成组织挤压。标本打开后，从最大径取一个平面的组织。然后分切成小块，取材的组织块大小不宜超过2.0cm×1.5cm×0.3cm。用镊子轻轻地将标本放入包埋盒内，不可用力挤压标本。用铅笔在包埋盒上写明标本的病理号及小号。分切后的组织块平放在包埋盒中，闭合包埋盒的盖子，标本继续固定于10%中性甲醛中。

（一）肿瘤标本的取材

取材前首先观察肿瘤大体形态，有无包膜，包膜是否完整。采用长刀从肿瘤最大径切开。描述肿瘤剖面，如实性，囊性，部分实性或部分囊性，边界是否清楚。取材一个平面，将肿瘤平面分切，编小号，绘图。病理诊断时在显微镜下重建肿瘤的平面结构。

（二）囊肿标本的取材

采用剪刀剪开部分囊壁，观察和计算囊内容物的性质，含量和颜色。再用长刀切开囊肿的实性部分，取材一个平面。囊壁在石蜡包埋时，包埋面应包括纤维囊壁和上皮衬里。标本编小号，绘图。病理诊断时在显微镜下重建囊壁的平面结构。

（三）黏膜或皮肤标本的取材

首先需要分清黏膜面（一般黏膜面颜色发白）或皮肤表面。取材时从黏膜表面或皮肤表面下刀分切。取材一个平面，编小号。取材的平面将是石蜡包埋的包埋面，它应包括黏膜组织的黏膜层和黏膜下层，或是皮肤组织的表皮和真皮。

（四）颌骨标本的取材

颌骨标本不规则，常带有牙齿。取材时可采用钢丝锯，钢锯或在骨组织病理切割机上分切。骨组织病理切割机分切颌骨标本时，先调节机器挡板，控制标本分切厚度。从标本最大径打开，上颌骨沿唇腭面或颊腭面方向分切，下颌骨沿唇舌面或颊舌面方向分切。取材标本的大小为1.5cm×1.0cm×0.3cm，厚度不宜超过0.5cm。

（五）冷冻切片标本的取材

首先需要仔细观察送检的标本，选取最具有代表性的组织进行冷冻切片。冷冻切片剩余的组织以及冷冻切片同一组织块的标本都必须进行石蜡包埋切片，与冷冻切片对照。

（六）活检标本的取材

当活检标本最大径大于1cm时，应进行分切。当活检标本最大径小于0.2cm时，采用伊红点染标本，使之容易辨认。小标本用纱布包裹后，放入写有病理号的包埋盒中。

（七）针吸标本的取材

（1）针吸的软组织标本，采用伊红点染标本。纱布包裹，放入写有病理号的包埋盒中。

（2）针吸的细胞标本，进行细胞涂片。采用乙醇–冰醋酸液（95%乙醇：冰醋酸=99：1）固定。如果细胞量较大，可用纱布包裹，放入写有病理号的包埋盒中。

（3）针吸的液体标本，离心后收集沉淀进行涂片。采用乙醇–冰醋酸液（95%乙醇：冰醋酸=99：1）固定。如果离心后获取的沉淀物较多，可用纱布包裹，放入写有病理号的包埋盒中。

（八）淋巴结标本的取材

从淋巴结的最大径切开，保留淋巴结及被膜的完整性。切取淋巴结的一个平面，厚度为0.2～0.3cm。放入写有病理号的包埋盒中。

（九）电镜标本的取材

电镜标本浸泡在适当浓度的戊二醛中，置于蜡片上分切。将双面剃须刀片对折后，十字交叉分切标本。透射电镜标本分切为1mm×1mm×1mm大小的组织块。扫描电镜标本分切为直径不超过2mm，高度不超过5mm的组织块。用两根牙签将分切后的标本放入装有适当浓度的戊二醛小瓶中。不要采用镊子，以免挤压组织。

四、常规病理切片、冰冻切片的制作过程

（一）大体标本的石蜡切片制作

1.标本组织块的固定，脱水，浸蜡

10%中性甲醛固定标本→AF液固定标本→酒精梯度上行脱水→二甲苯透明、浸蜡（图2-6）。

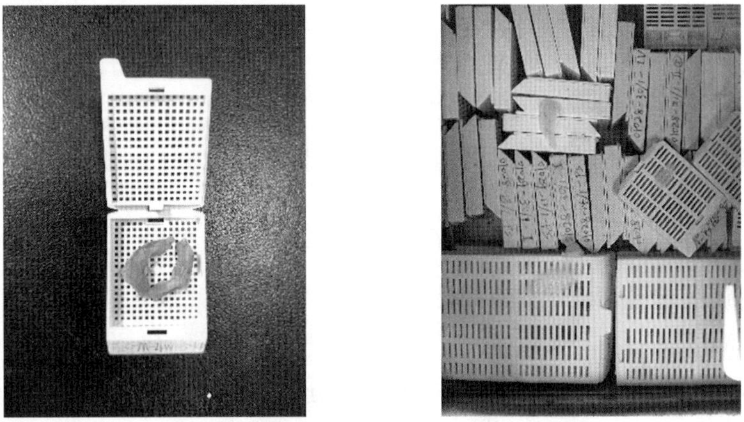

图2-6　标本组织块的固定、脱水、浸蜡

2.标本的石蜡包埋

打开标本包埋盒，检查标本→将组织包埋面紧贴包埋模具底部→带有病理号的包埋盒压在包埋模具上→灌注液体石蜡→形成蜡块（图2-7）。

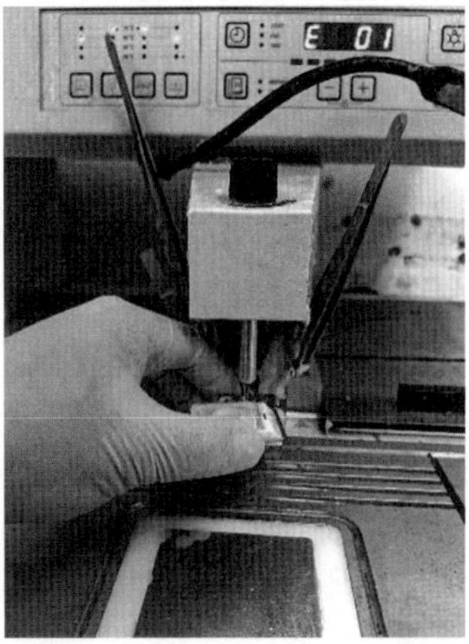

图2-7　灌注液体石蜡（石蜡包埋），包埋后冷却

3.标本的石蜡切片

蜡块在石蜡切片机上切片（通常厚度4～5μm）→展片池中展开蜡带，捞片→烤片仪上烤片→收集切片插入载片框内。

（二）颌骨标本的脱钙

颌骨标本在经过10%中性甲醛固定24小时后，再置于5%硝酸脱钙液或EDTA脱钙液中脱钙。脱钙液的体积应是标本体积的30倍，每天更换一次新液。脱钙标本放置摇床上24小时摇动。用镊子取出标本，直至用大头针扎动骨组织，脱钙结束。自来流水冲洗过夜或24小时，进行酒精上行脱水，二甲苯透明，石蜡包埋。

（三）冷冻切片标本的制作

新鲜组织浸没在冷冻切片包埋剂（OCT包埋剂）中→放入冷冻切片机样本托上，编号→组织块置于液氮或-80℃低温冰柜冷冻→上机进行冷冻切片→切下来的组织片贴在载玻片上，自然晾干→95%酒精3分钟→无水酒精2分钟→95%酒精1分钟，入水一苏木精和伊红（HE）染色→二甲苯透明，封固。

五、免疫组织化学染色、特殊染色的辅助诊断意义

（一）免疫组织化学染色的辅助诊断意义

免疫组织化学是利用抗原-抗体反应的原理，用已知的抗体检测组织或细胞内未知的抗原从而判断组织或细胞的组织来源及其分化，用于病理诊断和鉴别诊断。

肿瘤的病理诊断，是外科病理学的核心问题。尽管常规组化技术对不少疑难病例的病理诊断起了很大作用，但也有其局限性，常规组化染色极难肯定结果。

随着免疫组织化学技术的不断发展和完善，加上品种繁多和特异性极高的单克隆抗体和基因工程抗体的问世和免疫组化试剂市场供应的标准化与质量保证，真正开辟了免疫组化在病理学领域里广泛应用的新途径。

常用抗体一览表。（表2-7）

表2-7　常用抗体一览表

抗体名称	主要用途（标记）
Actin（Smooth Muscle）	平滑肌、唾液腺及肿瘤中的肌上皮细胞
AACT（抗胰糜蛋白酶）	组织细胞及其来源的肿瘤
calponin	平滑肌、唾液腺及肿瘤中的肌上皮细胞
CD3	成熟T细胞
CD20	B细胞、前B细胞
CD31	单核细胞、B细胞、内皮细胞
CD34	髓样细胞、内皮细胞
CD45RB	B细胞
CD45RO	T细胞

续表

抗体名称	主要用途（标记）
CEA（癌胚抗原）	腺上皮来源的腺癌
CK8	腺癌、导管癌
CK10&13	鳞状上皮及其来源的肿瘤
EMA（上皮膜抗原）	正常上皮细胞及其肿瘤
CFAP	星形胶质瘤、唾液腺肿瘤中的肌上皮细胞
Lysozyme（溶菌酶）	组织细胞及其来源的肿瘤
Melan A（黑色素A）	恶性黑色素瘤
MyoD1	横纹肌肉瘤
S-100蛋白	黑色素瘤细胞、软骨细胞、唾液腺肌上皮细胞
Vimentin（波形蛋白）	间叶来源的肿瘤
LF（乳铁蛋白）	腺上皮成分

（二）特殊染色的辅助诊断意义

采用物理学和化学的技术研究组织与细胞内的化学成分，显示并定位、定性组织细胞内的化学成分，特殊结构或特殊物质，如蛋白质、核酸、碳水化合物、脂类、无机盐、酶类等。观察和研究各种疾病状态下的病理变化和病理反应，如钙盐沉积，淀粉样变等。在肿瘤研究中，用于研究和判断肿瘤细胞的组织来源、分化及其功能。

组织化学染色（特殊染色）在临床病理诊断中的应用：鉴定脂肪组织或脂类组织→采用油红O，苏丹Ⅳ染色；鉴定淀粉样蛋白→采用甲醇刚果红染色；鉴定横纹肌纤维→采用磷钨酸苏木精，Masson三色染色；鉴定胶原纤维→采用Van Gieson（VG），Masson三色染色；鉴定糖原→采用过碘酸雪夫（PAS）染色；鉴定黏液→采用黏液卡红（胭脂红），阿辛蓝，过碘酸雪夫（PAS）染色；鉴定黑色素→采用硫酸亚铁染色法；鉴定神经纤维→采用银浸镀染色；鉴定弹性纤维→采用间苯二酚-品红染色；鉴别网状纤维→采用氢氧化银氨液浸染；鉴别含铁血黄素→采用亚铁氰化钾染色；鉴别钙盐→采用硝酸银染色或茜素红S染色；鉴别细菌→采用苯胺结晶紫染色法；鉴别真菌→采用过碘酸雪夫液（PAS）法；鉴别结核分枝杆菌→采用Ziehl-Neelsen染色法；鉴别幽门螺杆菌→采用瑞氏染色法；鉴别活体细胞→采用Giemsa染色法；鉴别成骨细胞→采用碱性磷酸酶钙-钴染色法；鉴别破骨细胞→采用抗酒石酸酸性磷酸酶染色法。

第三章　口腔颌面医学影像学

第一节　口腔颌面部放射防护原则

一、放射防护原则

尽管诊断用小剂量X射线对人体的损害并未得到真正科学的证实，但由于其对人体可能引起潜在的损害，故在进行X线检查时，应使患者所接受的照射剂量减少到最小。一般说来，放射防护有下述3个主要的原则。

1.实践的正当性

为了防止不必要的照射，在进行辐射照射的实践之前，都必须经过正当性判断，确认这种实践具有正当的理由，获得的净利益超过付出的代价（包括健康损害的代价）。特别是进行复杂疾病的诊断时应注意到患者接受的累积辐射剂量。

2.辐射防护的最优化

在考虑到经济和社会因素的条件下，所有辐射照射都应保持在合理的尽可能低的水平。医生应在满足诊断的前提下尽可能减少照射剂量，这一原则对于儿童患者更为重要。

3.个人剂量的限制

对个人所受的照射，利用剂量限值加以限制。根据国际辐射防护委员会（ICRP）的建议，在通常条件下辐射剂量限值为：职业人员平均年有效剂量不得超过20mSv，普通人员年平均剂量不得超过1mSv。

我国放射防护条例规定：所有的X线机必须经过卫生防护部门鉴定并得到防护性能合格证后方可在临床使用。临床使用过程中应每年定期检查X线机的性能，保证其辐射泄漏剂量在国家规定的范围内，所有与辐射有关的工作人员都必须进行个人剂量监测，以保证安全。

二、减少照射时间的方法

在保证X线诊断的前提下可通过如下措施减少照射时间：

1.尽量用摄影代替透视

X线透视的辐射时间一般以秒为计数单位，有时可以长达数分钟。而一般X线摄影均可在几十至几百毫秒内完成，所以患者在透视情况下接受的辐射剂量明显大于摄影。例如，经测定，胸部透视时皮肤的平均吸收剂量为13mGy，如改为胸片摄影则平均皮肤剂量仅为胸透的1/24。故许多医院已将患者的入院常规胸透改为常规胸片检查。在颌面部异物定位时也应尽量将透视改为摄影。

2.提高记录和显像系统的灵敏度

使用高灵敏度的显影剂和显影技术，使用高灵敏的增感屏以及敏感的胶片可以明显减少曝光时间。照根尖片时推荐使用E-速胶片（E-speedfilm），这是一种目前生产的感光速度最快、最敏感的X线片之一。使用E-速胶片比使用D-速胶片时曝光量低40%~50%。如果使用比E-速胶片更加敏感的数字成像系统则X线曝光量可以再减少50%~80%。在照口外片时如果使用高分辨率的稀土屏可比一般慢速增感屏感光灵敏度提高16倍，从而明显缩短照射时间。

3.提高成像质量，减少重复检查

建立X线检查的质量保证系统和质量控制程序是保证获得良好X线影像，减少重复检查，从而减少患者X线接受剂量的重要条件。其具体措施包括：为了保证使用最小的曝光量拍摄出质量恒定的诊断用X线影像，应使用准确的曝光定时器。保证暗室工作质量是获得高质量X线片的重要条件之一。恰当的显影、定影时间，保持显影液、定影液的适当温度，保证暗室安全灯的正确使用及暗室不漏光等措施，都可以提高照片质量，减少重复拍片的可能性。适当延长显影时间，有作者报告，缩短1分钟显影时间则约需增加至少30%的曝光量。因而，暗室技术的质量与减少患者曝光量是直接相关的。使用口腔数字成像系统可以在一定范围内调节图像的亮度和对比度，提高图像的可读性，也可以明显减少重复检查。

三、屏蔽防护的方法

1.使用长遮线筒及限制射线束的大小

在拍摄根尖片时，应调整限制射线束在患者皮肤照射直径不超过7cm。射线束直径适当时，在皮肤的照射面积约为37.4cm^2。推荐使用末端开放式含铅长遮线筒（20cm或更长）。使用末端开放式长圆遮线筒比近似直径的短遮线筒照射组织体积少27%，而使用矩形遮线筒时比使用圆形短遮线筒照射组织体积少80%~85%。应禁止使用塑料制锥形遮线筒。因为在使用这种遮线筒时对患者头、颈及生殖器官的散射线明显增加，而且对患者的照射野也比末端开放式圆形遮线筒和矩形遮线筒要大得多。有作者报告，这种遮线筒对于人体的全部照射野约为251cm²。

2.限制X线管组装体的X线泄露

各种X线机除有供X线束通过的特设窗口外，X线管组装体应有足够的屏蔽厚度，以便将泄漏射线辐射水平降低到规定值以下。我国规定牙科用X线机的X线管组装体应有足够铅当量的防护层，以使距焦点1m处漏射线1小时累积照射量不得超过25mGy，其遮线筒（集光筒）应有0.5mm铅当量的防护。其末端的有用线直径不得超过70mm。

3.使用持片器

我国牙科X线检查防护规程规定，牙科X线检查时，不能使射线束照射到受检者以外的任何人。牙科胶片应固定在所需的位置上或由受检者本人扶持。在拍摄根尖片时，使用持片器可以代替患者的手指将胶片固定在口腔内的适当位置，不仅减少患者手部接受的剂量，而且避免了其他人受到直接照射。目前在临床上已有多种持片器应用。

4.患者防护屏蔽

对患者使用铅橡皮裙、甲状腺铅领进行防护是十分重要的，特别是对儿童更应使用。在发达国家早已普遍使用，我国一些单位也已经开始使用，但尚未得到普遍的重视。铅橡皮裙和甲状腺铅领不能减少对患者面部的曝光量，但可以明显地减少对患者身体其他部位的照射量。甲状腺铅领可以减少来自原发射线对甲状腺照射量的50%。佩戴铅橡皮裙可以减少散射线对生殖器官照射量的98%。此外，铅橡皮裙尚可减少对胸部、骨盆及长骨的照射量，有利于保护这些部位的骨髓组织免受损害。在可能的情况下应对受检者的性腺进行屏蔽。一名受检者正在接受X线检查时，其他受检者不得在X线室内停留。无清楚的临床指标时，不应进行X线检查。对儿童和孕妇如无周密的检查和治疗计划，不应扩大或重复X线检查。

5.工作环境的屏蔽

我国规定X线检查时屏蔽初级射线不应使用空心预制板而应采用15cm厚的现浇混凝土或在有用线束照射范围内铺设铅板。此外，机房门应具有与防护墙同等的屏蔽厚度。工作人员在进行X线检查前应关闭照射室的防护门。不可将有用线束直接照射窗户及X线室与操纵台或暗室之间的墙壁。一般活动的铅屏风只可用作屏蔽二次射线，不应作为操作者的唯一屏蔽设施。

经测定，在距牙科X线机1m远的铅屏风后面二次射线量率为6.708×103mC/（kg·h），故进行X线摄影时工作人员必须站在屏蔽室内，通过铅玻璃观察受检者。透视时最好为隔室操作，若用普通荧光屏进行透视，管电压为100kV时，管电流不得大于4mA，使用影像增强器时，管电流不得大于1mA。在满足诊断要求的条件下，应将照射野和照射时间减到最小值。

四、减少无效射线的方法

1.适当提高管电压

一般情况下，X线管电压越高，所加的滤过片越厚，它所产生的X线束的穿透力越强，用来进行X线诊断时，受检身体表面X线射出处的平均照射量与射入处平均照射量的比值——透过系数也越大。这样可以用较小的入射照射量获得相同的射出照射量，用来形成可供诊断的影像。如需用管电压65kV、管电流4mA条件曝光时，改用管电压80kV时，则管电流仅需0.5mA即可，此时管电流降低为原来的1/8，受检查的皮肤照射量减少到原来的1/5。因此应尽可能采用高管电压。

2.适当增加射线管口滤过厚度

X线具有连续的能谱，X线束的低能部分很快被人体吸收，为形成X线图像的无用射线。为了使受检者不受这种无用的低能X线的照射，X线机应使用不小于规定的固定滤过厚度。我国规定管电压在50~70kV的X线机固定滤过不能少于1.5mm厚度铝。管电压在70~100kV的X线机固定滤过不应少于2.0mm厚度铝。

五、距离防护的方法

1.工作人员距离

从事X线操作的工作人员在进行曝光时必须与X线源保持一定的距离以减少辐射损害。我国牙科用X线机的防护性能技术要求规定：工作人员所用的X线机曝光开关电缆长度不得小于2m。另外，牙科X线检查防护规程规定：照射时，工作人员应尽可能远离受检者，以减少散射线的照射。如果站在距受检者1m处，每周工作量超过1800mA·s就应佩戴铅围裙。在进行颌面部血管瘤瘤腔造影时，工作人员必须站在受检者身旁注射造影剂，如果工作人员从距照射野10cm处，移至30cm处就可使其所受照射量减少近90%。

2.患者被照射部位皮肤至射线源的距离

X线检查时，若X线机的最高管电压为60kV（峰值）或以下时，焦点距患者皮肤不得小于100mm，若X线机管电压在60kV（峰值）以上时，则焦点距患者皮肤不得少于200mm。

3.患者其他部位至射线源的距离

在接受X线检查时，除受检部位外，应使患者身体的其他部位尽量远离有用线束及其照射部位。例如，对于某些正畸治疗的患者需照手部X线片判断骨龄，一般患者为坐位，被照手放在身前的台面上，这时如果不用遮线器将照射范围缩小，则性腺位于有用线束照射野内，性腺照射量为93mGy，如果尽量缩小照射野使性腺位于照射野外，则其接受的剂量仅为0.5mGy。如果让患者手部保持原位不动，身体旋转使被照手从身体侧方伸出，则性腺接受的剂量仅为0.03mGy。这一姿势可使性腺接受的剂量减少到第一姿势的1/3000。可见不同体位时患者接受的剂量可有很大差别。使用持片器对千X线防护也有一定帮助。

第二节　常用口内X线片及口外X线片的应用范围

一、口内片种类及其临床应用范围

口内X线检查是口腔医学特有而常用的X线检查手段，采用胶片置于口内的投照方式。口内X线片包括3种：根尖片、殆翼片和殆片。根尖片显示牙全貌及根尖周围牙槽骨情况；殆翼片显示牙冠部，包括颈部及相邻牙槽嵴顶；殆片则主要显示较大范围的某一部位颌骨情况。根尖片是临床应用最广泛的检查手段，如龋病、根尖周病和牙周炎的诊断以及观察治疗和疾病进展情况等。牙周炎系统治疗前往往要求投照全口根尖片，如果要求全口牙的系统检测和诊断，还应包括每侧2张（共4张）殆翼片。

二、常用口外片种类及其临床应用范围

口外X线片检查包括3种：平片检查、体层摄影和普通造影检查。

（一）平片检查

1.第三磨牙口外片

第三磨牙口外片可避免口内投照法造成的恶心、呕吐等不适感，且可充分显示第三磨牙根尖，用于观察第二磨牙的形态、位置、阻生方向、发育情况等。

2.鼻颏位片

鼻颏位又称为华特位，多用于上颌骨肿瘤、炎症及外伤的检查。

3.颧骨后前位片

颧骨后前位片多用于观察颧骨、喙突及颌间间隙。

4.颅底位片

颅底位片又称为颏顶位片，主要用于观察颅底诸骨的形态和骨质、各颅底孔的形态和大小、颧弓等。临床上常用于检查颧弓、颅底、上颌后部及颞下窝病变。

5.颧弓位片

颧弓位片用于检查颧骨及颧弓骨折。

6.下颌骨侧位片

下颌骨侧位片常用于观察下颌骨体、升支及髁状突的病变。

7.下颌骨后前位片

常用于双侧对比观察下颌升支部病变。

8.下颌骨开口后前位片

常用于观察双侧髁状突内、外径向的病变。

9.下颌骨升支切线位片

常用于观察下颌升支外侧密质骨膨出、增生及破坏的情况。

10.X线头影测量片

通过测量X线头颅定位照相所得到的影像，对牙颌、颅面各标志点进行定点，描绘出一定的线角进行测量分析，从而了解牙颌、颅面软硬组织的结构特点，使对牙颌、颅面的检查、诊断由表面形态深入到内部骨骼结构中。X线头影测量一直是口腔正畸及口腔外科等学科的临床诊断、治疗设计及研究工作的重要手段。

（二）体层摄影

1.上颌侧位体层片

常用于检查上颌骨、上颌窦、翼腭窝及颞下窝病变。

2.上颌后前位体层片

上颌后前位体层片第一磨牙层常用于观察上颌病变及其与上颌窦、筛窦、眶底、鼻腔和颅底的关系，上颌后前位体层片翼突层常用于观察上颌肿瘤是否累及翼突及颅底，并可两侧对比观察。

3.曲面体层摄影

适用于颌骨多发病变、范围较大的病变、双侧对比观察和口腔颌面部病变的筛查。

（三）普通造影检查

1.鼻咽腔造影　常用于检查腭裂术后的腭咽闭合情况。

2.瘘管及窦道造影

骨及软组织的炎症、肿瘤、囊肿、存留于病变区的死骨、异物等可形成瘘管或窦道，长期不愈合，临床上单纯依靠探针检查较困难。瘘管及窦道造影可观察瘘管及窦道的位置、走行、范围及与邻近解剖结构的关系，以协助确定治疗方案。适应证为鳃裂瘘、甲状舌管瘘等疾病以及炎症、损伤造成的瘘管或窦道。急性炎症应视为禁忌证。

三、曲面体层的主要优缺点及临床应用

（一）曲面体层的主要优缺点

（1）优点：①可显示整个颌骨的全景，易于发现颌骨病变（囊肿、骨折等）和重要结构。②简便易行，费用低廉。③结合嵌有已知直径的不透X线的参照物的外科印膜能较准确地测量牙槽嵴的高度。④放射剂量少。

（2）缺点：①因没有颌骨横断面影像而不能测量颌骨的颊舌向厚度和上颌窦底、下颌神经管确切方位等。②影像放大失真明显，每个部位的放大率又不同。影像失真程度依X线源到胶片及到被摄骨结构的距离、有效照射半径、X线源和胶片的相对速度、射线的水平和垂直角度而定。③清晰度差。④无法评价颌骨密度。

（二）曲面体层的临床应用

曲面体层摄影　一次曝光可显示双侧上、下颌骨和全口牙列影像，适用于颌骨多发病变、范围较大的病变、双侧对比观察和口腔颌面部病变的筛查，已广泛应用于口腔颌面部疾病的影像学诊断。

在口腔临床诊疗过程中，曲面体层片常应用于以下几种情况：①全口多数牙的龋坏、残根或缺失，判断患者的整体牙齿情况；②牙周情况的初判；③阻生牙定位及与周围结构关系的判断；④正畸前分析，指导矫正方案的制定；⑤儿童牙胚、牙列等的发育情况判断；⑥颌面部肿瘤、囊肿等的筛查、鉴别；⑦外伤患者颌骨骨折情况的判断；⑧咽炎，张口困难，恶心等拍牙片困难时可拍摄曲面体层片等等。

四、分角线投照技术和平行投照技术的原理及主要优缺点

（一）分角线投照技术原理

根尖片投照时，胶片放入被照牙腭侧或舌侧，胶片与牙根之间为牙槽骨和牙龈。牙颈部至根尖部腭侧（舌侧）牙槽骨厚度逐渐增厚呈梯形，那么当胶片固定于被照牙腭侧或舌侧时，胶片并不能与被照牙长轴平行。如X线中心线垂直于胶片投照，那么牙体影像就会缩小；如X线中心线垂直于牙体长轴投照，那么牙体影像就会放大。只有当X线中心线垂直于牙体长轴与胶片的分角线时，牙在胶片上形成的图像的长度与牙实际长度才相等。等腰三角形两边相等，这就是分角线投照技术原理。对于单根牙，分角线技术可以较精确地显示牙根的实际长度，而对于多根牙，颊舌（腭）侧根不在同一平面上，一张胶片无法精确地同时显示每个牙根的实际长度。如果牙排列不齐、颌骨畸形或口内有较大肿瘤妨碍将胶片放在通常正常的位置上时，应根据实际的牙长轴和胶片所处的位置调整X线中心线倾斜角度。如果遇到腭部较高或口底较深的患者，胶片在口内的位置较为垂直，X线中心线倾斜的角度应减小；如全口无牙、腭部低平、口底浅的患者，则胶片在口内放置的位置较平，X线中心线倾斜的角度应增

大；儿童因牙弓发育尚未完成，腭部低平，X线中心线倾斜的角度应增加5°-10°。

X线中心线与被检查牙长轴与胶片之间夹角的分角线的角度称为垂直角度，应尽量呈直角投照。X线中心线向牙弓近中、远中方向所倾斜的角度称为X线水平角度。由于个体之间牙弓形态有较大差异，X线水平角应随患者牙弓形态进行调整。目的是使X线与被检查牙的邻面切线平行，以避免牙体影像重叠。如X线中心线与被检查牙的邻面切线不平行，向远中或近中倾斜，则在照片上所显示的牙邻面影像就会相互重叠，影响判断。

（二）平行投照技术原理根尖片平行投照技术又称直角技术或长遮线筒技术。基本原理是：胶片平行于被检查牙长轴，X线中心线垂直胶片（同时也垂直牙长轴）投照，这样可以最大程度减少被照牙的变形。同时，为了尽可能使X线束呈平行投射被检查牙，X线发生器（球管）尽量远离被检查牙，投照时需使用长遮线筒。这一投照技术可以最佳显示被照牙及周围组织的真实X线图像。

（三）分角线投照技术和平行投照技术的优缺点比较

根尖片分角线投照技术操作简便，可以患者本人手指固定胶片，无须特殊待片夹和定位投照装置。但由于投照时，X线中心线与牙长轴和胶片不垂直，所拍摄的牙图像往往存在不同程度的失真变形，特别是多根牙时图像失真和变形会更明显。投照时要求X线中心线垂直于胶片和被照牙长轴的分角线，根据这样一条假想的角平分线来调整X线中心线的方向，不够准确。采用平行投照技术，X线中心线与胶片垂直，而不是与一条假想线垂直，因而在技术上保证了投照的准确性。由于牙长轴与胶片平行，X线中心线与牙长轴和胶片均垂直，这符合X线投照的基本原理。拍摄出的X线图像可较准确、真实地显示被检查牙及牙周围组织的形态结构和位置关系，这是平行投照技术的最大优点。观察治疗后病变进展情况和临床科学研究，要求采用平行投照技术，但这种技术必须使用持片夹和定位指示装置。

第三节　口腔颌面部的影像解剖

一、牙及牙周组织正常图像

（一）牙

牙由4种组织构成，即牙釉质、牙本质、牙骨质及牙髓组织。

（1）牙釉质：由于牙釉质是人体中钙化程度最高的组织，约90%为无机矿化成分，X线表现为白色阻射影，因此牙釉质的影像表现为似帽状被覆于牙冠部牙本质表面的白色高密度影。在后牙𬌗面和前牙切缘最厚，由𬌗面和切缘向侧方至牙颈部处逐渐变薄，终止于牙颈部。

（2）牙本质：约75%为矿化成分，与人体骨骼密度相当，X线表现为密度明显低于牙釉质的白色阻射影，围绕牙髓构成牙齿的主体。牙颈部釉牙本质界，X线片上可见这两种矿化程度不同组织的明确界线。

（3）牙骨质：牙根表面一薄层的硬组织，矿化成分约50%，因此X线片上往往很难区分牙骨质和牙本质影像。有时牙颈部近中或远中釉牙本质界与牙槽嵴顶之间X线片上显示为弥散性无边界的低密度透射区，这是正常的X线影像，称之为牙颈部Burnout征象。该部位牙体组织薄，而相邻的组织颈部牙釉质和牙槽嵴顶又相对致密。相比之下该部位表现为一相对透射区，临床上易与根面龋混淆。

（4）牙髓腔：牙髓为软组织，X线表现为低密度透射影像，可区分为髓室和根管。X线片下颌磨牙髓腔似H形，上颌磨牙髓腔呈圆形或卵圆形。年轻人牙髓腔宽大，老年人髓室较年轻人小，根管亦细，这是由于年龄的增长有继发性牙本质形成所致。

（二）牙支持组织

X线片上可显示牙支持组织，包括骨小梁、牙槽嵴顶、骨硬板以及牙周膜间隙。

1.骨小梁，也称网状松质骨

X线阻射的致密的薄层骨板和小柱交织构成，内含许多小的X线透射的骨髓腔。X线片上骨小梁形态在不同患者或同一患者不同部位变异很大。上颌前部牙槽骨松质骨板薄而多，不同方向的骨小梁交织构成细的颗粒样致密的X线影像，骨髓腔相对小而多。上颌后部骨小梁形态与前部类似，但骨髓腔相对较大。下颌骨前部松质骨板较上颌骨厚，X线片上表现为骨小梁粗，而且多以水平方向排列，下颌骨小梁比上颌少，骨髓腔大。下颌后部骨小梁结构更加清晰，主要呈水平方向，根尖下方骨小梁相对不明显。颌骨骨小梁数目和分布排列情况与相对应部位密质骨板厚度（强度）相关，一般情况下，相邻密质骨板厚，该部位骨小梁相对少。上颌和下颌前部的密质骨板相当薄弱，骨小梁多而致密。

2.骨硬板

颌骨内正常牙槽窝壁一层致密的骨板，X线表现为包绕牙根的连续的高密度线条状影像。骨硬板的致密度和厚度与该牙所承载的咬合力大小相关。咬合力大，相对应的牙根侧骨硬板更致密。另外，骨硬板影像与投照角度相关，有时可见双骨硬板，与投照时X线中心线近中或远中倾斜而同时显示颊侧和舌侧骨硬板呈双骨硬板影像。骨硬板是否清晰、连续往往有助于临床诊断，如根尖部骨硬板消失往往提示该牙为死髓牙或存在根尖周病变。

3. 牙槽嵴

位于两牙之间牙龈缘的牙槽突表面，X线影像表现为清晰的X线阻射致密线条影。通常牙槽嵴高度位于邻牙釉牙骨质界下，不低于1.5mm。随着年龄的增长，牙槽嵴高度逐渐降低，牙周炎时牙槽嵴处骨质吸收。牙槽嵴宽度取决于相邻两牙之间的距离，前牙区牙槽嵴呈“顶点”状，后牙区牙槽嵴平坦。牙槽嵴致密线条影往往与骨硬板连续，成一清晰锐利的角度。该角度变钝则提示牙周疾病的存在。

4. 牙周膜（牙周韧带间隙）

X线影像表现为牙根与骨硬板之间线条状低密度影。起于牙根一侧的牙槽嵴顶，包绕牙根，止于牙根另一侧的牙槽嵴顶。宽度为0.15—0.38mm，但不同人、不同部位的牙，甚至同一牙的牙周韧带间隙宽度并不一致。通常，牙根中部牙周韧带间隙较窄，近牙槽嵴顶和根尖处牙周韧带间隙较宽。牙有一定的生理动度，牙根中间部为力的支点，牙周韧带纤细，牙周韧带间隙较窄。牙周韧带间隙的变化与该牙的生理功能、咬合力大小以及病理状况密切相关。

二、根尖片常见颌骨解剖结构

在上颌中切牙位根尖片上常可见到腭中缝（图3-1）、切牙孔、鼻腔、前鼻棘、鼻中隔（图3-2）和鼻尖软组织影。上颌磨牙区根尖片上常可见到上颌窦腔和窦壁、颧骨和颧突（图3-3）、翼板和喙突（图3-4）等。上颌根尖片有两处骨质稀疏区，侧切牙根尖区的切牙窝和上颌结节区。在下颌切牙根尖片上常可见到颏棘（图3-5）和营养管等结构。在下颌前磨牙根尖片上常可见颏孔（图3-6）。在下颌磨牙位根尖片上可见到下颌神经管（图3-7）、外斜线、内斜线或称颌舌骨嵴以及下颌骨下缘（图3-8）等结构。

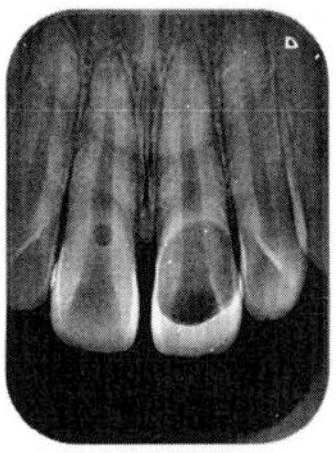

图3-1　上颌切牙根尖片（腭中缝）

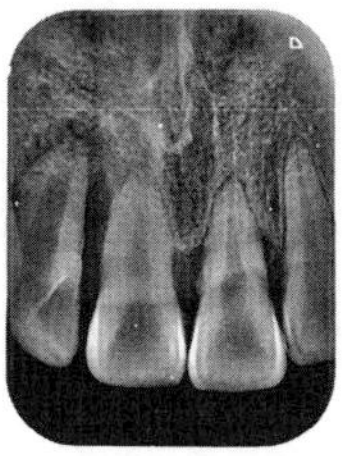

图3-2　上颌切牙根尖片（鼻腔、鼻中隔、前鼻棘）

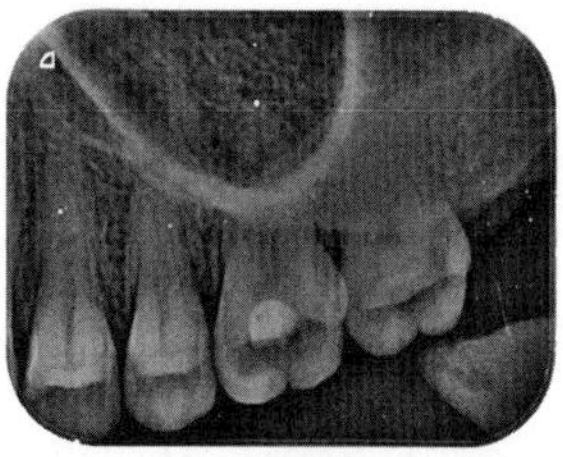

图3-3　上颌磨牙根尖片（颧骨、颧突）

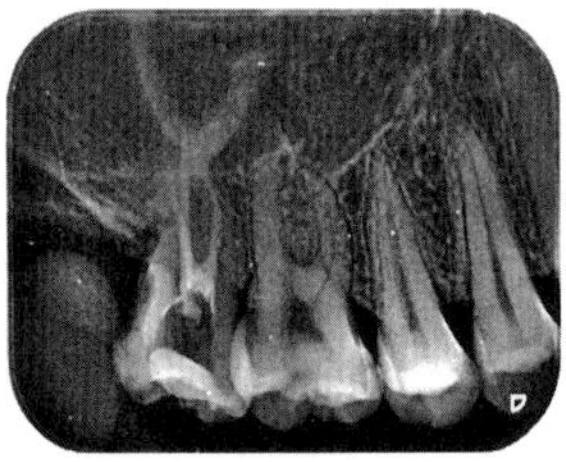

图3-4　上颌磨牙根尖片
（喙突影像）

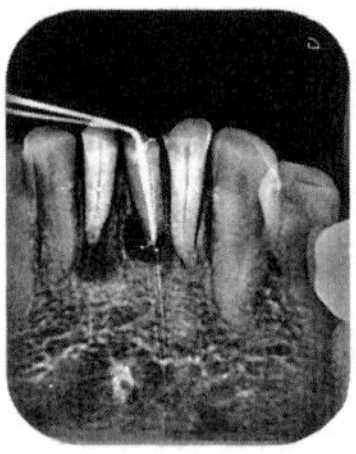

图3-5　下颌前牙根尖片
（颏棘影像）

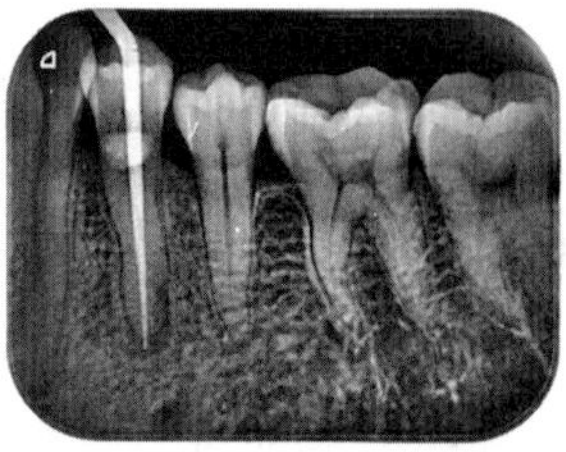

图3-6　下颌前磨牙根尖片
（颏孔影像）

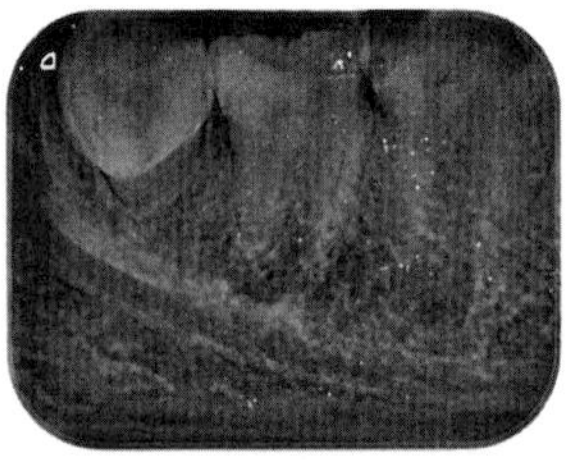

图3-7　下颌磨牙根尖片
（下颌神经管上、下壁影像）

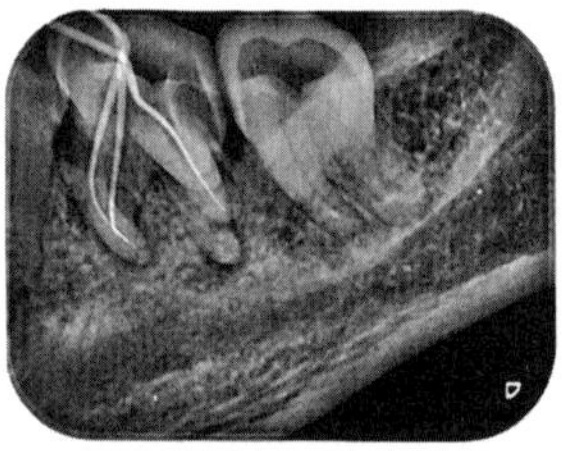

图3-8　下颌磨牙根尖片
（内、外斜线、下颌骨下缘）

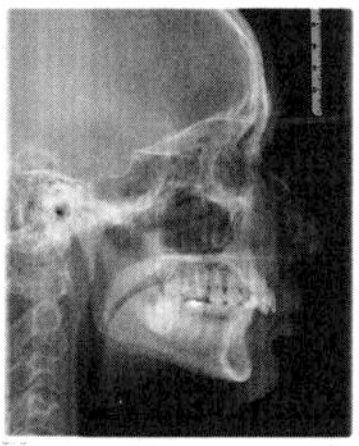

图3-9
头影测量侧位片

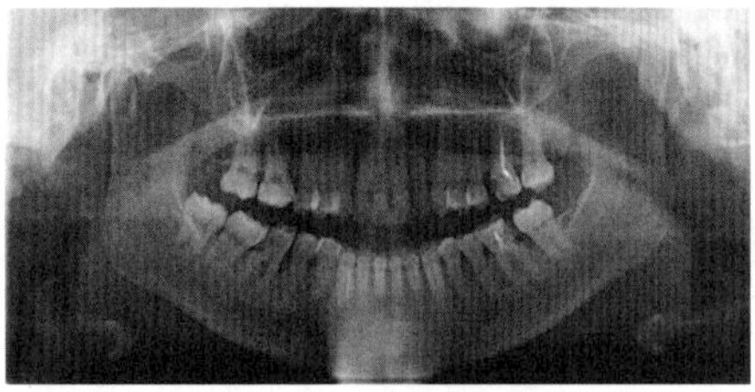

图3-10　曲面体层片

三、常用口外片的正常图像

1.第三磨牙口外片

可显示双侧第三磨牙的影像及上颌结节部位。

2.鼻颏位片

两侧颞骨岩部投影于上颌窦底的下方，可显示双侧上颌窦、额窦、筛窦、上颌骨、颧骨形态及骨质情况。

3.颧骨后前位片可显示双侧颧骨、喙突、颌间间隙

4.颅底位片

可显示两侧上颌窦，窦腔，蝶窦，翼突内、外板，卵圆孔，棘孔，破裂孔，舌骨，髁状突等结构。

5.颧弓位片

一次曝光可显示双侧颧弓影像。

6.下颌骨侧位片

可显示下颌骨体磨牙区及下颌升支影像。

7.下颌骨后前位片

可显示双侧下颌升支后前位影像。

8.下颌骨开口后前位片

可显示双侧下颌骨升支后前位影像。髁状突位于关节结节的前下方。

9.下颌骨升支切线位片

显示一侧下颌升支后前切线位的影像，下颌升支外侧密质骨板呈致密而整齐的影像。

10.X线头影测量片

可见两侧解剖结构闭合较好的颅面骨影像及其软组织轮廓。(图3-9)

11.上颌侧位体层片

可显示相当于磨牙列矢状层面上颌窦、翼腭窝、翼突、上颌牙槽骨及磨牙列影像。

12.上颌后前位体层片

上颌后前位体层片第一磨牙层可以显示该层面颅前窝底部、筛窦蜂窝、眼眶、眶下裂、鼻腔、鼻中隔、鼻甲、上颌窦、颧骨、上颌第一磨牙及牙槽突的冠状断面影像。上颌后前位体层片翼突层可以显示该层面翼突、颅中窝底、鼻腔后部、蝶窦及颞下窝的冠状断面影像。

13.曲面体层摄影

全口牙位曲面体层片可以在一张胶片上显示双侧上、下颌骨，上颌窦，颞下颌关节及全口牙的影像。(图3-10)

14.鼻咽腔造影

静止位片可见覆盖有造影剂的软腭下垂，在发“依”音时摄片可见软腭大幅度向后上方提升，形成闭合。

15.瘘管及窦道造影

瘘管及窦道造影可观察瘘管及窦道的位置、走行、范围及与邻近解剖结构的关系，拍片范围应将瘘管或窦道口和病变范围包括完全。

第四节　口腔颌面部常见疾病的影像诊断及判读

一、龋病

【概述】龋病是以致龋菌为主的多种因素复合作用所导致的牙体硬组织慢性进行性破坏，具有发病率高、分布广泛的特点。发生龋病的牙体硬组织在色、形、质各方面均有变化。

（一）浅龋

浅龋包括冠部釉质龋和根部牙骨质、牙本质龋，患者一般无明显的自觉症状，常在影像学检查其他病变时偶然发现，X线通常表现为船面釉质层内见低密度影。

（二）中龋

中龋为龋病进展至牙本质浅层，存在明显凹陷状龋洞，X线片可以清晰显示龋坏位置、范围。

（三）深龋

深龋为病变进展到牙本质深层，有深龋洞形成，X线片可以清晰显示龋坏位置、范围及其与髓腔的位置关系。

（四）根面龋

根面龋多发生于牙龈退缩、根面外露的牙齿，常见于老年人；龋洞较浅，范围可较为广泛。

（五）隐匿性龋

隐匿性龋包括发生于充填体边缘或底部牙体组织的继发龋、发生于窝沟处的潜行性龋、发生在邻面接触点以下的邻面龋。CBCT能够显示龋坏的具体位置，制订出较好的治疗计划，确定适宜的去龋通路，从而减小对牙体组织的损伤。

二、牙髓病

牙髓病包括牙髓组织的炎症、坏死和退行性变，由于牙髓组织是软组织，在影像上没有阳性征象，因此，CBCT检查仅对牙髓钙化和牙体吸收有诊断价值。

（一）牙髓钙化

【概述】牙髓钙化是牙髓变性后钙盐沉积，在髓腔中所形成的大小不等沉积物，有髓石形成和弥散性钙化两种形式。一般无临床症状，常在影像学检查中偶然发现，极少数患者因髓石压迫牙髓神经引起疼痛。髓石可游离于牙髓组织中，也可附着在髓腔壁上；弥散性钙化的钙盐沉积物分布在整个髓腔中，甚至可造成牙髓腔的闭锁。不论是髓石或弥散性钙化，都会影响根管探查，增加根管治疗的难度

【影像学表现】髓石在髓腔中表现为不同形状的高密度团块影，形态与髓腔的形状有一定关系，后牙髓腔中的髓石可为圆形、卵圆形或不规则形，前牙髓腔中的髓石一般呈条状或针状。弥散性钙化表现为正常的髓室及根管轮廓的消失。有些较大的髓石可能影响根管口的探查，如术前不熟悉根管系统的解剖特点可能造成医源性意外。

（二）牙体吸收

牙体吸收包括生理性吸收和病理性吸收。

1. 生理性吸收

生理性吸收常见于恒牙萌出时导致乳牙牙根吸收。

2. 病理性吸收

【概述】病理性吸收包括牙内吸收和牙外吸收。牙内吸收是牙髓受到长期、慢性的炎性刺激后，牙髓组织被炎性肉芽组织取代，发生牙内吸收的患牙髓室壁或根管壁变薄，多伴有根尖周炎症，严重者可发生病理性牙折；牙外吸收可由于炎症、创伤、阻生牙或埋伏牙及囊肿或肿瘤引起，有些正畸治疗后的牙根也可发生吸收。

【影像学表现】发生牙内吸收的患牙髓腔内有局限性扩大，CBCT图像上可显示髓室或根管壁变薄，可伴发根尖周感染、根尖吸收、髓腔壁侧穿，严重者可发生牙根折裂。牙外吸收常见于患牙根尖，表现为正常牙体形态的不完整、不连续，如根尖吸收变钝、牙体外表面凹陷状吸收。

三、根尖周病

根尖周病是指发生于牙齿根尖及其周围组织的病变，包括根尖周炎、致密性骨炎、牙骨质增生、牙骨质结构不良等。

（一）根尖周炎

根尖周炎是指发生于根尖周组织的炎性病变，多继发于牙髓炎，临床常可见龋坏、残冠等牙体组织疾病。急性根尖周炎早期没有明显的影像征象，偶尔可见牙周膜间隙稍增宽。

慢性的根尖周炎常见类型是根尖周脓肿、根尖周肉芽肿和根尖周囊肿。范围很小的根尖周脓肿、根尖周肉芽肿、根尖周囊肿在影像上常难以区分。

1. 慢性根尖周脓肿

【概述】慢性根尖周脓肿可由急性根尖脓肿转化而来，也可由根尖周肉芽肿中央部分液化坏死形成。

【影像学表现】慢性根尖周脓肿的影像特点：在病源牙根尖周骨质吸收溶解、密度降低，病变范围不定，边界可，外周不清晰，密度不均匀，病变区根尖周牙周膜硬板不连续，周缘可见骨质增生。有瘘管时，可插入牙胶尖观察瘘管的位置及走向。上后牙发生根尖脓肿时可突破上颌窦底壁，引起上颌窦的炎症，平片检查由于影像重叠和照片范围的局限，对于根尖周病变对上颌窦的影响显示不明确，CBCT检查能使上颌窦病变的部位、范围、与病源牙根尖的关系显示更清晰，特别是颊、腭侧病变的定位。

2.根尖周肉芽肿

【概述】根尖周肉芽肿是指根尖周组织受到轻微、缓慢刺激所形成的炎性肉芽组织。

【影像学表现】影像特点为包绕根尖周的软性密度影像，病变范围较小，直径一般不超过1cm，边界清楚，似帽状包绕根尖。

3.根尖周囊肿

【概述】根尖周囊肿可因炎性肉芽组织坏死、液化，病程迁延、生长缓慢，多无自觉症状。当根尖周囊肿较大时，可致邻牙根尖吸收。

【影像学表现】影像特点病源牙的根尖周可见形态规则、边界清晰、中心密度透射均匀、范围较大的低密度区，边缘可见致密、锐利的骨白线，伴发感染时，可部分消失或不连续。

4.致密性骨炎

【概述】致密性骨炎是指根尖周组织因受到轻微缓慢持续性的低毒性因素刺激，而表现出以骨质增生为主的防御性反应。一般无自觉症状，多见于青年人，下颌第一磨牙多见，常有较大龋坏。

【影像学表现】发生致密性骨炎的患牙常有牙体病变，其CBCT表现为围绕根尖的骨质密度增高区，骨小梁增多增粗，骨髓腔变窄甚至消失，与正常骨组织分界不明显。根尖部牙周膜间隙可增宽，根尖无增粗膨大。

四、牙发育异常

人类牙齿发育自胚胎第8周即开始形成成釉器，在多种不同内外因素的影响下可能发生异常改变，包括形态、结构、数目及萌出等异常。

（一）形态异常

1.融合牙

【概述】融合牙是由两个或以上分别发育的牙胚联合所致，牙可完全或部分融合，牙本质连通，根管可合而为一，也可部分共用或不共用，乳牙列和恒牙列均可见。

【影像学表现】表现为牙冠或牙根的部分融合，也有冠根的整体融合，融合处牙本质相连髓腔及根管系统可共用、部分共用或不共用。CBCT可观察到相应牙数减少、牙本质融合部位及根管系统形态，在融合牙发生牙髓炎或根尖周炎等病理情况下，利于诊断及制订适宜的治疗计划。而根尖片及全景片因重叠对融合牙牙本质相连及根管共用情况显示不清。

2.畸形中央尖

【概述】畸形中央尖也称牙外突，常指在前磨牙中央沟或颊尖舌侧嵴上的牙尖样突起是牙胚发育过程中成釉器分裂异常，牙乳头突向成釉器所形成的牙本质及釉质的畸形。临床上患者多由于咬合过程中此尖折断后引起牙髓感染或根尖脓肿而就诊。恒牙萌出后的1~2年内，若发生牙髓感染或坏死，牙根尚未发育完成，根尖呈喇叭口状。

【影像学表现】表现为中央窝有一由釉质及牙本质构成的突起，可有纤细的髓角伸入。其磨损或折断时，前磨牙的牙本质轴暴露，若伸入畸形中央尖的髓角穿通，可伴根尖周骨质透射影、牙根发育不全、根管口未闭等表现。CBCT沿牙体长轴切面可见前磨牙中央窝处釉质缺损，髓室顶中心突向咬合面，根管口呈喇叭口状，牙根比对侧同名牙短，发育不全。

3.牙内陷

【概述】牙内陷指有釉质覆盖的牙冠或牙根表面出现深凹陷，为牙发育过程中，成釉器舌侧过度卷叠、内陷或增殖而成。好发于恒侧切牙，也可见于其他牙位。根据内陷深度的不同可分为不同类型。

【影像学表现】畸形舌侧尖是牙内陷的一种类型，表现为上颌切牙舌侧窝内陷，舌隆突呈指状突起，其内可有纤细的髓角的伸入。全景片或根尖片检查，可因唇腭侧影像重叠而显示不清。若咬合建立后突起折断，CBCT可表现为牙本质暴露，髓腔穿通牙齿根尖周骨质可有吸收。当舌侧窝向根方陷入过深，因釉质密度高，在牙中央形成一类似小牙的结构与患牙重叠，是牙内陷的另一种类型，称为牙中牙。牙内陷常因沟缝部位不易清洁引起根尖周病变，患牙根尖周骨质有吸收，呈低密度影（图3-11）。

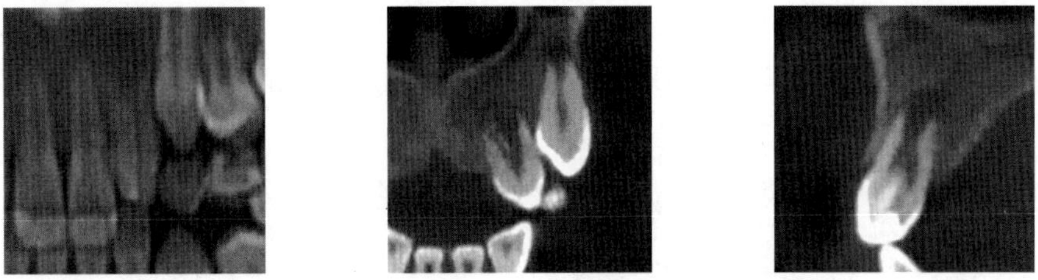

图3-11　牙内陷

4.牛牙症

【概述】牛牙症是牙大体形态的改变，多发生于多根牙，典型特征为牙髓腔变大、牙根变短、颈溢痕不明显，可是单独的病变，也可伴随发育性疾病和异常。其发病机制尚不完全清楚，可能是Hertwig上皮根鞘未能在适当的水平内折或断裂延迟所致。牛牙症患牙上述解剖特点使根管口位置根向移位且变异程度较大，可伴有根管不同程度的钙化与侧支根管，若患牙发生牙髓炎或根尖周炎等病理情况，探查根管、预备根管、充填根管及髓室腔难度增加，因此应结合影像学表现做出诊断及治疗计划。

【影像学表现】牛牙症多见于多根牙，CBCT可见牙髓室顶至髓室底的高度增加，釉牙骨质界位置无改变，髓室向根尖方向延伸，根分叉接近根尖。与根尖片和全景片等平片相比，CBCT在牙髓形态观察及长度测量等方面有优势。

5.牙根异常

【概述】牙根异常包括牙根的数目异常和形态异常，牙根弯曲及数目增加等情况较常见。

【影像学表现】CBCT与全景片等平片相比没有重叠，在牙根弯曲方向、扭转程度及数目变化等方面显示更清晰。参考Schneider对弯曲根管的分类，将沿牙根上1/2与下1/2假想直线的交角>20°视为重度弯曲牙根，CBCT矢状位及三维重建可清晰显示。CBCT图像亦可清楚地观察牙根数目。

（二）数目异常

1.多生牙

【概述】多生牙即正常牙数以外的牙，可发生于牙弓任何位置，多发生在上颌中切牙之间，也有发生在前磨牙区及磨牙区牙列末端。四川大学华西口腔医院曾对上颌前牙区多生牙CBCT影像进行分析，纳入146例患者共195颗多生牙，其中患者多数只有单颗多生牙，且常位于中线区，形状多为圆锥形，也有牙根弯曲及冠根倒置的情况，大部分与邻近恒牙或恒牙胚有接触。

【影像学表现】表现为上颌中切牙区骨质内见一枚或多枚锥形的小牙，形态不一，萌出或阻生，萌出者牙列拥挤排列紊乱，易引起龋坏，未萌出者可引起周围牙牙根位置的偏移或吸收。前磨牙区多生牙形态多与邻近正常牙类似，根尖时有发育不全。牙末端区的第四磨牙多为形态多变体积较小的牙。多生牙可伴恒牙阻生、异位萌出，偶尔伴牙源性囊肿或肿瘤。CBCT较全景片等平片相比，颊（唇）舌向或颊（唇）腭向信息显示清晰，多生牙与周围牙及其他解剖结构的位置关系显示的更全面（图3-12）。

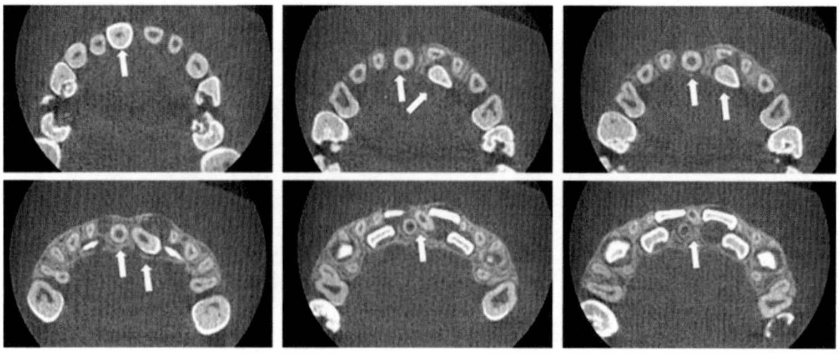

图3-12　多生牙

2.先天缺牙

【概述】因牙胚未形成而发生牙齿缺如称为先天缺牙。可发生于上下颌切牙、第二前磨牙及上颌尖牙。先天缺牙多为个别牙的缺失，外胚叶发育不全者可有几乎全口牙的先天缺失。

【影像学表现】牙齿部分或全部缺失，无牙齿脱落或拔牙史，影像学检查未见颌骨内该缺失牙的牙胚。前牙及前磨牙先天牙胚缺失者可有乳牙的滞留，邻牙向缺牙间隙倾斜。多数牙的先天缺失常伴牙槽骨菲薄，颌骨发育不足，面形塌陷。全景片能从大体观显示先天缺牙情况，而CBCT影像可帮助观察乳牙滞留及缺失区牙槽骨形态等细节（图3-13）。

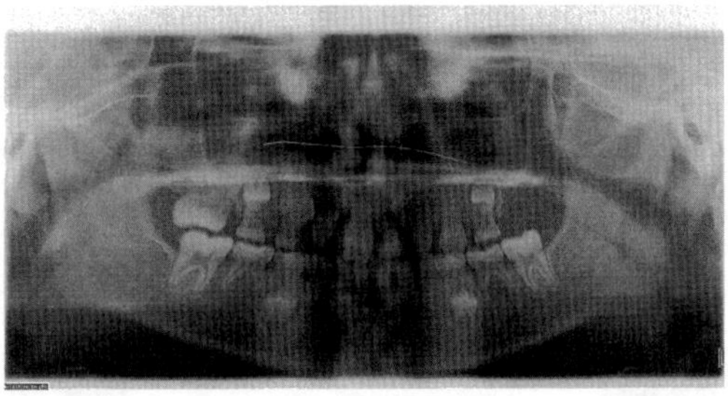

图3-13　先天缺牙

五、牙周炎

【概述】牙周炎是一种慢性、进行性的口腔疾病，主要影响牙齿周围的支持组织，包括牙龈、牙周膜、牙槽骨和牙骨质。它通常由牙菌斑中的细菌引起的长期炎症反应发展而来，是导致成年人牙齿丧失的主要原因之一。

【影像学表现】X线片是诊断牙周炎的重要辅助手段，特别是数字化X线成像技术（如CBCT）的应用，使病变的显示更加清晰、准确。

（1）牙槽骨吸收：X线片上可见牙槽骨的高度降低，骨嵴变得模糊，骨小梁稀疏，有时可见骨白线，这是牙槽骨吸收的标志。

（2）牙周膜间隙增宽：由于炎症导致的牙周膜纤维破坏和水肿，牙周膜间隙增宽，在X线片上表现为牙齿与牙槽骨之间的间隙增大。

（3）牙齿移位：在牙周炎晚期，由于牙槽骨吸收和牙周组织的破坏，牙齿在X线片上可出现明显的移位或倾斜。

六、牙外伤

牙外伤指在外力作用下牙齿发生的损伤，包括牙脱位和牙折。牙外伤在临床上常见，多发生于前牙。可单独发生，也可伴发于牙槽骨、颌骨骨折。

（一）牙脱位

【概述】牙脱位是指在外力作用下，牙齿从牙槽窝内向殆方脱出或向根方嵌入，分为殆向牙脱位和嵌入性牙脱位。在X线上，可以通过患牙与正常邻牙平面的关系对牙脱位进行诊断：不完全殆向脱位者，切缘超出正常邻牙切缘；完全性牙脱位者患牙从牙槽窝内脱出，造成牙缺失；嵌入性牙脱位，切缘低于正常邻牙的切缘。

【影像学表现】影像学可以清楚显示牙脱位的方向、牙根与牙槽窝的关系以及牙槽骨骨折情况等。殆向脱位者，可见牙根不同程度地脱离牙槽窝，致牙槽窝部分或完全空虚（图3-14），可伴有牙槽骨骨折。嵌入性牙脱位者，切缘低于正常邻牙切缘，牙根不同程度嵌入牙槽窝，常伴有牙槽骨骨折；有时可见牙体脱离牙槽窝嵌入软组织内。

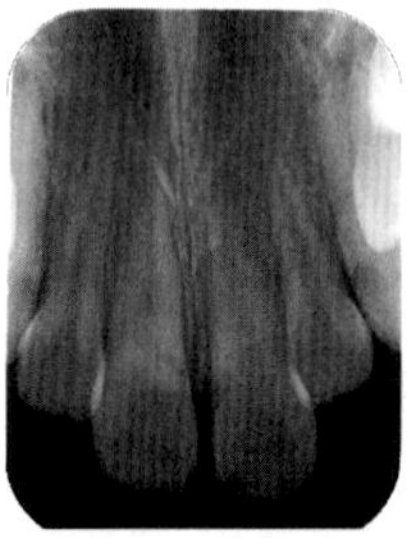

图3-14　殆向脱位

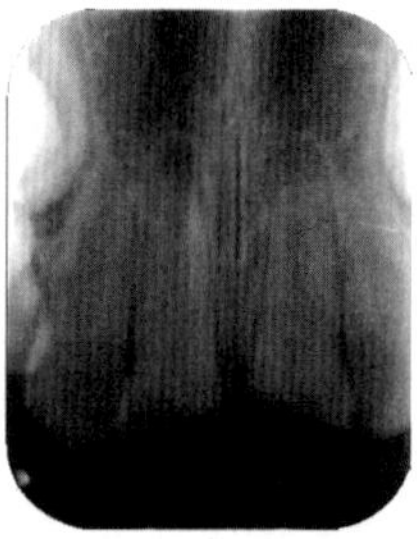

图3-15　牙折

（二）牙折

【概述】牙折是指由外力作用所致的牙冠或（和）牙根的折裂。按照折线发生的解剖部分可分为冠折、根折和冠根联合折。已造成牙体硬组织缺损的冠折在临床检查时极容易发现，其余冠折者在X线上可根据折线判断冠折的位置和方向。一般牙冠横折及颊舌向纵折可在X线片可清楚显示折线，牙冠近远中纵折则很难显示。根折的判定必须通过影像学检查方可了解有无根折和折断的部位，一般在X线平片上可显示折线所在位置。

【影像学表现】CBCT可以清楚显示冠折的部位、方向及程度，尤其是对近远中向冠折、轻微或不完全性冠折的判定；可以清楚显示根折后不整齐线状密度减低的折线影像、牙根断端分离错位以及根折后患牙脱位情况等（图3-15）。

七、牙根折裂

【概述】关于牙根折裂，其定义尚存在分歧。国外文献报道及我国《牙体牙髓病学》（第3版）多用牙根纵裂命名，多指经过牙髓治疗后患牙受其影响而造成的牙根折裂；我国《口腔颌面影像诊断学》（第5版）对其定义为既无外伤史又无龋病、只发生于后牙牙根的一类特殊类型的折断。牙根折裂在临床上并不少见，多发生于后牙，可表现为纵形、横形及斜形折裂，在X线上多表现为牙根纵裂，可伴有断端移位。牙根折裂的病因较多且尚不清楚，可能与以下因素有关：①咬合创伤：由于咬合力过大或创伤，牙在行使功能时承受负荷过大，造成牙根折裂。有些患者主诉有咬硬物史，也可能造成冠根折裂。②牙周疾病牙周袋的形成和牙槽骨的吸收，导致牙根的受力支点改变，加重咬合创伤。大多数牙根折裂的患者有牙周炎病史。③不适当的根管治疗或桩冠修复：过度的根管预备、根管充填时过大的侧向或垂直向压力、桩道的过度预备或就位压力以及修复体的不合理就位道等因素，均可造成牙根的受力不均发生折裂。④死髓牙：牙髓坏死或钙化后的牙根，由于缺乏营养脱水变脆，在受力时较活髓牙发生牙根折裂。⑤牙内吸收：牙内吸收造成根管壁变薄，咀嚼受力能力减小，也可能造成牙根折裂。⑥牙根发育不良。

【影像学表现】临床上牙根折裂并不少见，可表现为纵形、横形及斜形折裂，以纵折多见。X线平片对于牙根纵形折裂的诊断有一定的意义，但由于组织重叠影掩盖或拍摄角度不适合，多数牙根折裂易被忽略。CBCT图像对牙根折裂诊断的敏感度明显提高，有利于牙根折裂患者的及时诊断和治疗，尤其是对于单纯近远中向的牙根纵折的判定具有优势性。在CBCT上，牙根折裂的影像学特征与X线表现基本一致，牙根横形或斜形折裂常表现为牙根横形或斜形的低密度折线，可伴有牙折片移位；牙根纵折常表现为根管腔增粗和根管口变大，晚期伴有牙根于牙颈部折断并发生移位。

八、颌面骨炎症

（一）颌骨骨髓炎

【概述】颌骨骨髓炎是一种由微生物、物理或化学因素所引起的颌骨炎症过程，其中由细菌感染导致的颌骨炎症在临床上最为常见。颌骨炎症并不局限于骨髓腔内，常常累及骨松质、骨皮质及骨膜等全部骨组织。由于其病理本质是炎症反应，与发生在其他骨骼的炎症基本一致，因此其影像表现有一定的共通性。

【临床表现】颌骨骨髓炎的感染来源一般有牙源性、损伤性、血源性及腺源性，其中牙源性感染最为常见，同时也是颌骨骨髓炎与一般的骨髓炎区别的重要之处。牙源性颌骨骨髓炎患者最开始可有牙痛发生，随着疾病迁延，可出现局限性颌骨疼痛。急性骨髓炎者可出现颌骨疼痛、发热、局部淋巴结肿大及面部肿胀等，若感染的渗出物穿破密质骨进入软组织间隙内，则可伴发间隙感染，此时患者可出现张口受限，若伴发口底蜂窝织炎，可以导致呼吸困难甚至危及生命。慢性颌骨骨髓炎症状较轻，仅表现为局部的长期隐痛不适。而Garre骨髓炎由于有明显骨膜反应，患者往往因颌骨包块而非疼痛来就医。发生在下颌骨的骨髓炎，病变范围多弥散且范围较大，而发生上颌骨者，病变通常较局限。由于上颌骨血供丰富，骨皮质较薄而骨髓组织相对缺乏，致使炎症易于扩散至周围软组织及鼻窦内，而下颌骨血运相对较上颌骨差，而骨皮质较厚，炎症渗出不易引流，因而发生在下颌骨的骨髓炎多见，且往往病情较重。

【一般X线表现】颌骨骨髓炎X线平片主要表现为：骨松质溶解破坏，死骨形成，骨皮质变薄、粗糙，骨膜成骨，骨骼变形等。病变区内往往存在病灶牙，病灶牙周围骨质破坏明显，远离病灶牙的区域可见骨质增生硬化。一般的颌骨骨髓炎通过X线表现，结合病史及临床检查就能做出诊断。常用的X线平片有曲面体层片、后前位片及华特位片。

【CBCT表现】颌骨骨髓炎的CBCT表现与X线平片表现基本类似，由于其能显示三维方向的改变，对颌骨颊（唇）舌（腭）侧骨皮质的破坏显示更清晰，对细微病变及病变范围的诊断更为敏感、明确，且CBCT能较平片更早地发现骨质改变，较好地显示骨膜成骨的形态和厚度、死骨大小和数目以及骨皮质受累情况等。

1.中央性颌骨骨髓炎

中央性颌骨骨髓炎，常由根尖周炎发展而来，多为急性化脓性炎症，下颌骨多见。根尖周炎未得到及时的治疗，炎症可以由颌骨内向周围扩散，若炎症比较局限，称为局限性骨髓炎，弥散者则称为弥散性骨髓炎。随着抗生素的早期应用，弥散性骨髓炎已少见。

中央性颌骨骨髓炎以骨质破坏为主，破坏区与正常骨质可有边界，但边缘不光滑、不规则，病变区域骨小梁结构消失，骨密度降低，病变中心骨密度最低。随着病程的发展，病变周围骨质往往出现硬化征象，骨密度增高，骨小梁增粗，排列紊乱，骨髓腔缩窄。同时，骨质破坏中心区域有时看见团块状、细条状或不规则致密的骨样游离物，密度接近或稍高于正常骨质，团块内可见硬化增粗的骨小梁样结构，此种结构为死骨，是中央性骨髓炎的典型征象。当炎症波及骨皮质，可表现为骨皮质变薄、粗糙，甚至局部不连续，病变与周围软组织相通，骨皮质内侧的破坏程度大于外侧。骨膜反应相对少见，若出现骨膜反应，多为薄层状或细线状骨膜反应，且多位于骨皮质破坏明显区域。上颌骨中央性颌骨骨髓炎与下颌骨骨髓炎的CBCT表现类似，可出现骨质破坏和死骨，但很少出现骨膜反应。由于有上颌窦的存在，上颌骨骨髓炎往往累及上颌窦，造成上颌窦炎症、积液甚至积脓。

2.边缘性颌骨骨髓炎

边缘性颌骨骨髓炎好发于下颌升支区，其病因也多源于牙源性感染，但其病理过程及临床表现并不同于中央性颌骨骨髓炎。边缘性颌骨骨髓炎首先由病源牙引起间隙感染，进而波及颌骨所致，炎症先侵犯颌骨骨膜，骨膜由于受到炎症的刺激而增生，在骨皮质外层形成较厚的骨膜反应。相应的骨皮质外缘粗糙或变薄，但骨皮质内缘较少受到波及，而骨松质结构多完整，骨小梁清晰，排列规则。若炎症完全突破骨皮质，那么其相应内侧的骨松质就会受到破坏，骨质溶解，但范围往往比较局限。若边缘性骨髓炎是由于冠周炎所引起的间隙感染所致，其病灶牙牙冠周围骨质疏松，边缘不光滑，波及范围一般比较局限，但其颊舌侧骨皮质可有微小的不连续，炎症从骨质缺损区蔓延至软组织间隙内。

边缘性颌骨骨髓炎很少出现死骨和大范围的骨松质破坏区。它与中央性颌骨骨髓炎最大的区别在于病变中心不同，中央性颌骨骨髓炎病变中心主要在骨髓腔内，而边缘性颌骨骨髓炎病变中心在软组织内，受影响最大的是骨膜及骨皮质。

3.Garré 骨髓炎

Garré 骨髓炎曾又被称为骨化性骨膜炎、Garré 硬化性骨髓炎、Garré 增生性骨膜炎、慢性骨髓炎合并增生性骨膜炎，是一种少见的、非化脓性的，多发生于儿童期的低毒性骨髓炎，以骨皮质外骨膜增生为主，患者往往以颌骨包块为主诉前来就医。由于早期使用抗生素，细菌的数量及毒力往往较低，同时儿童处于生长发育期，机体代谢程度高，修复能力强，因此 Garré 骨髓炎主要以机体防御修复反应为主。

Garré 骨髓炎的特点为：骨髓腔内病变表现为骨质硬化，骨小梁增粗、密度增高，病变范围边界不清，有时还可见散在小片状局限性骨质溶解破坏区；骨皮质变薄、粗糙，局部可有不连续；骨皮质外缘有较厚的骨膜反应，增生的骨膜密度不均匀，散在低密度区，这些低密度区往往与骨皮质破坏最严重之处相邻；相邻软组织可有轻度肿胀。

4. 硬化性颌骨骨髓炎

硬化性颌骨骨髓炎，可分为局限性和弥漫性两种。其中局限性硬化性颌骨骨髓炎即为致密性骨炎，而弥漫性硬化性颌骨骨髓炎多由于急性感染控制后炎症迁延不愈，或者局限性病灶长期存在导致。此时，致病菌数量较少或毒力较低，而机体抵抗力较强，表现为骨髓腔内纤维成分增生、骨化，影像学上表现为病灶牙根尖区骨质疏松，周围大范围的骨密度增高，骨髓腔缩窄，骨小梁增粗，排列紊乱，与正常骨质边界不清。骨皮质增厚或无改变，一般无骨膜反应。颌骨形态轻度膨隆或无改变。

5. 颌骨放射性骨坏死

颌骨放射性骨坏死是指患者接受头面部放射治疗之后，颌骨出现广泛性散在骨质破坏。放射线能对恶性肿瘤细胞的分裂起到抑制作用，也能对正常组织产生损害作用。恶性肿瘤放射治疗术后，会导致术区周围骨组织受损，同时会引起血管形态和功能变化，使骨再生能力降低，更易受创伤和感染。放射性骨坏死的发生与照射剂量次照射方案、射线种类、个体耐受性、照射方式、局部防护等均有一定关系，一般认为照射剂量越大，放射性骨坏死的发生率越高。放射性骨坏死可在放射线照射后数月至数年甚至十余年后发病。而在放射性骨坏死基础上，如果口腔卫生条件不佳，存在牙源性感染以及损伤或施行手术等，可导致继发感染。

颌骨放射性骨坏死常常发生于下颌骨后部，但也可发生于上颌骨后部，或者上、下颌骨同时发生，主要症状是疼痛和骨暴露。其影像表现特点为：病变边界不清，骨质呈弥散性疏松，可见散在斑点状或虫蚀样骨质破坏区，破坏区之间有时可见正常骨小梁结构。病变区内有时可见死骨及骨皮质破坏。当病变范围较大时，颌骨可出现病理性骨折，且多发生于下颌骨。正常骨组织受到射线照射后，其修复能力下降，甚至消失，因此骨质增生硬化少见，而骨膜对射线极其敏感，放疗后，骨膜活力消失，放射性骨坏死也很少出现骨膜反应。

需要注意的是，在诊断放射性骨坏死时，应注意与肿瘤转移或肿瘤复发相鉴别，后者病情发展迅速，症状较重，可出现神经麻木等症状，并且很少出现死骨，很少双侧颌骨或者上下颌骨同时发生的现象。

6.颌骨骨髓炎的影像学诊断要点

【诊断的关键点】

（1）骨松质破坏，正常骨小梁结构消失或排列紊乱。

（2）病变中心密度最低，有时可见死骨形成，早期的死骨内可见骨小梁结构，晚期的死骨密度增高，无小梁结构。

（3）骨质破坏区周围多可见骨质增生硬化带。

（4）骨皮质粗糙、变薄，甚至不连续，但在骨髓炎后期可出现骨皮质增厚。

（5）很少出现骨膜反应，如果出现可以呈帽状或层状，覆盖在骨皮质外层，厚度不一，密度也可不均匀。

【鉴别诊断】

中央性骨髓炎与颌骨肿瘤性破坏相鉴别

对于中央性颌骨骨髓炎与中央性颌骨恶性肿瘤的影像鉴别非常重要，同时也有一定的难度，一般可通过五个诊断要点来分析，再结合病史和临床检查，基本可以作出正确的判断。现将鉴别要点归纳如表3-1。

表3-1　中央性骨髓炎与颌骨肿瘤性破坏相鉴别

	中央性颌骨骨髓炎	恶性肿瘤
骨质破坏	正常骨小梁结构消失，或排列紊乱，边界不清，病变多有局限性；急性严重性骨髓炎病变可无局限性，但其临床感染症状明显	骨质溶解破坏，正常骨小梁结构消失，边界不清，边缘呈蔓延、侵蚀性改变
死骨	可有死骨形成，死骨形态多样，可呈孤立团块状，散在多发性细条状等，早期的死骨内可见骨小梁结构，晚期的死骨密度增高，无小梁结构	病变区内可残存未被肿瘤侵蚀的孤立骨块，骨块内多有正常骨小梁结构，密度正常或降低，晚期、残余骨质多被侵蚀，不会出现密度增高骨块游离；有的肿瘤病变内可出现增生的散在瘤骨

续表

	中央性颌骨骨髓炎	恶性肿瘤
骨质增生硬化带	在病变周围可有骨质增生硬化带，急性期骨质增生硬化带不明显	骨质被肿瘤破坏，一般不出现修复情况，除非继发感染时，才会出现骨质增生硬化带，且多不明显
骨皮质改变	骨皮质粗糙、变薄，甚至不连续，但在骨髓炎后期可出现骨皮质增厚	骨皮质被破坏变薄，不连续
骨膜反应	骨膜反应呈帽状或层状，覆盖在骨皮质外层，厚度不一，密度也可不均匀	骨膜反应形式多样，可呈毛刷状、针刺样、日光放射状，一般不出现层状或帽状骨膜反应；颌骨癌多无骨膜反应，若有，骨膜反应较薄，骨肉骨膜反应较厚：骨膜反应密度比较均匀一致

九、颌面骨囊肿、肿瘤及瘤样病变

（一）根尖囊肿（根尖周囊肿）

【概述】根尖囊肿是指发生于根尖区域的囊性病变，常有病源牙存在，如龋坏或者残根残冠，病变围绕病源牙根尖形成大小不等的低密度影。当根尖囊肿没有感染存在时，其密度均匀，形状规则，有完整的骨壁线；但根尖囊肿存在反复感染时，完整的骨壁线可以消失。

【影像学特征】

（1）有病源牙存在，或是做过根管治疗、牙冠修复等治疗后。

（2）囊肿发生于上、下颌骨任何牙齿的根尖区域；发生于上颌窦区域时有2种表现，一是发生于上颌窦内，整个囊肿完全突入上颌窦，窦腔一般没有扩大；二是发生于上颌窦外，囊肿推压上颌窦致使窦腔变形或者变小。

（3）囊肿没有感染可以看见完整清晰的骨壁线；存在感染时，完整的骨壁线可以消失或者不完整。

（4）囊肿的体积大小不一。

（5）当缺乏病源牙又可以找到与牙相关的依据时，可以诊断为残余囊肿。

【鉴别诊断】

1. 鼻腭管囊肿

发生于鼻腭管，其形状较规则，可以与牙根很近，类似发生于根尖部的囊肿，但连续观察可以发现与鼻腭管延续，只是在某个区域膨大。

2. 含牙囊肿

也可以发生于根尖部分，但往往是有一颗或者几颗牙齿包含在内，最重要的特征是所含的牙齿的牙冠朝向囊腔，所含的牙可以是正常的牙或者是多余牙。

3. 上颌窦黏膜下囊肿

上颌窦内的黏膜是呼吸道上皮，经常可以发现上颌窦内的黏膜下囊肿征象。黏膜下囊肿可以出现在上颌窦内的任何部位，可以双侧同时发生，大小不一形状不一；发生于上颌窦下份的黏膜下囊肿常常为半球形突出改变，密度均匀。与上颌的牙根没有直接关系，即使有时候看起来牙根与囊肿关系密切，但仔细观察不能看见囊壁的存在。

（二）含牙囊肿

【概述】含牙囊肿（滤泡囊肿）是牙发育过程中发生的囊肿，较常见。含牙囊肿包围着未萌牙的牙冠，囊壁常附着于牙颈部，年龄好发区间为20~40岁，男性多于女性。值得注意的是，并不是所有的含了牙齿的囊性改变都称为“含牙囊肿”。

【影像学特征】

（1）可以发生在颌骨的任何部位，以第三牙或者多生牙常见。

（2）囊腔的形状比较规则，可以大小不一；为单囊。

（3）囊腔膨胀的方向颊舌侧均可出现，囊腔内含有一个不同发育阶段的牙齿，其牙冠的方向朝向囊腔。

（4）囊壁常包含在牙齿的冠根交界处。

【鉴别诊断】含牙囊肿常常需要和一些囊性改变进行鉴别。

（1）角化囊性瘤：角化囊性瘤可以含牙，但其特征性的改变有助于鉴别诊断，如病变沿下颌骨长轴发展趋势，可以有多发性和多房性的改变，含牙方式可以多种多样的，不一定是包绕受累牙的牙颈部。

（2）成釉细胞瘤上也可以形成多种X线改变，比如滤泡型、促结缔组织增生型等成釉细胞瘤，在X线改变上就会有不同。

（三）牙源性角化囊性瘤

【概述】牙源性角化囊性瘤是一种发生在颌骨内的具有浸润性生长和复发倾向的良性肿瘤，其病理学特征为不全角化的复层鳞状上皮衬里，囊腔内常含有黄白色发亮的片状物或干酪样物质。以前命名为牙源性角化囊肿和始基囊肿，2005年WHO关于牙源性肿瘤新分类中，对其进行了重新命名，并将其划分在良性肿瘤中。

【临床表现】该病发病年龄分布较广，但有10~29岁和50岁这两个发病高峰。牙源性角化囊性瘤好发于颌骨的磨牙及磨牙后区，下颌骨多见。可单发或多发，多发性角化囊性瘤可以是痣样基底细胞癌综合征的表现之一。病变早期多无临床症状，常常因为X线检查偶然发现，但病变发展到一定程度，可以出现颌骨膨隆、面部畸形，若伴发感染时则可出现疼痛。同时，本病具有较高的术后复发倾向，生长具有局部侵袭性，少数可发生癌变。

【X线表现】角化囊性瘤在影像上多呈单囊性改变，少数囊内可见分隔，病变若呈多囊性改变，囊腔大小相差不明显。病变边缘锐利、光滑，沿颌骨长轴方向生长，颌骨膨隆并不明显。当病变发展到一定程度后可出现膨隆，且多向舌侧膨隆。周围正常结构被推挤移位，病变区内牙根可呈斜面性吸收。角化囊性瘤囊腔内可含牙，且多为第三磨牙。发生在上颌骨的角化囊性瘤多向上颌窦内生长，占据上颌窦腔，颌骨膨隆不明显。当角化囊性瘤合并感染时，病变边缘不光滑，周围可见骨质硬化带。

相对于平片来说，CBCT更能准确地显示病变的部位、大小，与周围正常结构的关系，颌骨膨隆的情况，颊舌侧骨皮质的吸收情况，牙根的吸收和牙齿移位以及下颌神经管和上颌窦受累情况等，能为临床诊断和治疗提供进一步的证据。特别是对于发生在上颌骨的角化囊性瘤，CBCT更有优势。上颌角化囊性瘤可发生于上颌任何部位，沿颌骨形态发展的特征并不明显，而发生在上颌结节及上颌窦区的角化囊性瘤具有以下影像特点：①颌骨膨胀不明显，囊腔多凸向上颌窦内；②病变多推挤上颌窦外后壁向外膨隆，角化性瘤内可含有不规则致密影。

牙源性角化囊性瘤还可多发，表现为上下颌骨多发性囊腔改变，单个囊腔与单发病变影像表现相似。当颌骨多发性角化囊性瘤患者同时伴发皮肤基底细胞痣或其他异常时，则应该考虑痣样基底细胞癌综合征。而其他异常还有：①全身骨骼系统异常：肋骨异常、脊柱异常、突颌畸形、眶距异常等；②钙磷代谢异常：脑膜（脑镰、脑幕等）钙化、蝶鞍韧带钙化；③脑部结构异常和脑肿瘤。本病具有常染色体显性遗传特征，因此常有家族遗传史。

但是CBCT为断层像，对于颌骨多发性角化囊性瘤的诊断具有一定局限性，一般采用重建图检查；而全景片对此病变的显示更具有优势。

【诊断要点】

（1）多发在颌骨磨牙区，发生在上颌窦内的囊性病变应首先考虑角化囊性瘤。

（2）病变以单房常见，多房病变囊腔大小不等。

（3）病变边界清晰，中心密度均匀。

（4）下颌骨角化囊性瘤常沿颌骨长轴方向生长，颌骨膨隆不明显；发生在上颌窦内的角化囊性瘤多向外、后壁膨隆。

（5）牙根吸收较少，多呈斜面样吸收。

（6）颌骨多发性囊性病变多系角化囊性瘤，若同时伴有颅骨畸形、钙磷代谢异常、皮肤基底细胞痣时，应考虑痣样基底细胞痣综合征。

【鉴别诊断】角化囊性瘤是颌面部常见肿瘤，应注意与牙源性囊肿和成釉细胞瘤相鉴别。①牙源性囊肿　颌骨囊肿一般较小，形态呈圆形或椭圆形，可发生在颌骨的任意部位，发生在上颌前份者较多。②成釉细胞瘤　好发于下颌骨磨牙区及升支，以多囊性病变常见，边缘呈分叶状，可见舌形嵴。病变膨胀明显，且多向颊侧膨隆。成釉细胞瘤早期即可累及牙槽突，病变区内牙根吸收明显，多呈截根样吸收。

（四）成釉细胞瘤

【概述】成釉细胞瘤是一种常见的牙源性上皮性良性肿瘤，约占牙源性肿瘤的60%以上。其组织学表现多样，2005年WHO关于牙源性肿瘤新分类将成釉细胞瘤分为实性/多囊型、骨外/外周型、促结缔组织增生型和单囊型。大体剖面可为囊性和实性，多为囊实混合。该肿瘤病因不明，主要来源于牙源性上皮或牙源性上皮剩余，包括成釉器、Malasses上皮剩余、Serres上皮剩余等。成釉细胞瘤虽属良性肿瘤，但其生长具有局部侵袭性，术后容易复发，亦有可能恶变。

【临床表现】成釉细胞瘤可发生于任何年龄阶段，多发生于青壮年。男女无显著差别下颌骨较上颌骨多发，且最常发生在下颌骨磨牙区及下颌升支。该肿瘤一般生长缓慢，可使颌骨膨隆。肿瘤继续增大时，颌骨膨隆畸形加重，可使骨皮质变薄甚至部分骨皮质吸收。肿瘤易侵及牙槽突，造成牙移位、松动或者脱落；侵及牙根，造成牙根吸收；下颌骨肿瘤向下可推挤下颌神经管，压迫下牙槽神经，致使患侧下唇或颊部感觉麻木；上颌骨肿瘤向上可压迫或突入上颌窦。

【影像学表现】成釉细胞瘤的影像学表现多样，X线表现可分为多房型、单房型、蜂窝型及局部恶性征型。其中多房型常见。X线平片检查能较好地显示肿瘤与牙槽骨、牙根和牙的关系，能直观地显示整个肿瘤病变影像。但是X线平片的二维图像常因组织影的重叠甚至变形而难以观察病变的实际边界、内部结构以及与周围解剖组织之间的关系，对显示骨外型的肿瘤也具有一定的局限性。

【诊断要点】

（1）骨质改变。成釉细胞瘤可呈单房、多房及蜂窝型，以多房多见。多房型和蜂窝型病变内有粗大骨性分隔，前者骨隔多不连续，后者骨隔连续、密集。肿瘤发生恶变时，病变内骨隔吸收，但边缘仍可见少许骨隔。

（2）骨皮质改变。病区骨皮质变薄，局部骨皮质破坏缺损而不连续。肿瘤发生恶变时骨皮质破坏溶解。

（3）边缘。多房型病变的骨皮质内壁可见三角形舌形嵴征象。肿瘤发生恶变时，常侵及软组织，与周围正常组织边界不清。

（4）密度。单房型病变呈中心密度较均匀的低密度透射影，多房型和蜂窝型病变内由于骨性分隔存在而呈密度不均匀影。

（5）颌骨膨隆。成釉细胞瘤颌骨膨隆明显，多呈唇腭侧（颊舌侧）双向膨隆；蜂窝型多呈唇颊向膨隆。下颌骨病变较大时，下颌升支甚至是乙状切迹膨隆明显。

（6）牙及牙槽突。肿瘤病变内可含有埋伏牙，位于病区内的牙常发生牙根截断样或锯齿样吸收。肿瘤常可突入相邻牙之间造成牙槽突破坏，致使牙根移位。其中多房型病变多见牙根吸收，蜂窝性病变多见牙根移位。

（7）颌骨周围软组织。肿瘤增大常使颌骨膨隆、软组织肿胀、面部左右不对称。肿瘤发生恶变时，可见软组织包块。

（8）发生于上颌骨者。发生于上颌骨的成釉细胞瘤可侵及上颌窦、鼻底等，压迫或突入腔内，造成骨质吸收、变薄或者不连续，但一般不造成骨质破坏。肿瘤发生恶变时，窦腔正常轮廓消失，伴有骨壁破坏。

（9）发生于下颌骨者。发生于下颌骨的成釉细胞瘤常可推挤下颌神经管移位、变形。肿瘤发生恶变时，可侵蚀下颌神经管管壁，使其显示不清，临床上常伴有下唇麻木感。

【鉴别诊断】

（1）颌骨囊肿：应与单房型病变相鉴别，后者常表现出颌骨膨隆、牙槽突破坏、牙根吸收等征象。

（2）牙源性角化囊性瘤（KCOT）单房型角化囊性瘤常与单房型成釉细胞瘤鉴别，多房型角化囊性瘤需与多房型成釉细胞瘤相鉴别。

（3）牙源性黏液瘤：应与多房型病变相鉴别，一般认为其骨质浸润程度较成釉细胞瘤高。

（4）骨化纤维瘤：应与蜂窝型病变相鉴别。在X线平片上，两者表现相似，常呈阻射与透射混杂密度影。

（五）牙源性腺样瘤

【概述】牙源性腺样瘤是一种较为少见的牙源性良性肿瘤，2005年WHO定义为“一种由形态结构多样的牙源性上皮及成熟的结缔组织间质构成的生长缓慢的良性肿瘤”。牙源性腺样瘤多来源于牙板或牙板剩余，有研究指出其发生与牙源性囊肿有关，其中极少数可发生于含牙囊肿。

【临床表现】牙源性腺样瘤发病年龄一般在10～20岁，女性较男性多见，男女之比约为1∶2。多见于上颌骨，尤其是尖牙区，上、下颌骨之比约为2.1∶1。临床上多数表现为局部无痛性包块或膨隆，生长缓慢，扪诊有乒乓感。牙源性腺样瘤生物学行为良性，手术摘除后不易复发。但据文献报道，随着年龄增加，牙源性腺样瘤可能出现恶性程度增加的情况。巨检见牙源性腺样瘤包膜完整，切面呈实性或囊性，囊内可含牙。镜下肿瘤上皮形成的玫瑰花瓣样结构是其特征性表现。同时可见环状腺管样、小梁状或筛状以及牙源性钙化上皮瘤样小结节等结构。

【影像学表现】AOT常表现为单囊状低密度病损，边界清晰，边缘光滑；囊内常包含未萌出牙，以上颌尖牙最为多见，肿瘤两侧囊壁夹持牙根，呈漏斗状；瘤内可见数量不等粟粒状大小的高密度钙化颗粒，CBCT横断面上钙化颗粒呈类似芝麻撒在果冻上样改变。

【诊断要点】

（1）多发于第二发育期，病程缓慢，患者常以乳牙滞留或颌面部无痛性肿胀就诊。

（2）病变常发生于上下颌前牙区。

（3）单房低密度病损，边界清晰，边缘光滑。

（4）病变有较厚的囊壁，膨胀可以很明显。发生于上颌的较大病变可见其突入上颌窦内，发生于下颌可见下颌骨膨隆。

（5）病变内常见阻生牙，以尖牙多见，其次为侧切牙及第一前磨牙

（6）病变包绕牙根，全景片显示为漏斗样改变，CBCT示肿瘤呈类圆形，病损较大时，形态可不规则。

（7）CBCT示细小、分散的钙化点，类似撒在果冻上的芝麻，这是牙源性腺样瘤的典型特征。随着病程增加，散在钙化点可融合形成小斑片或团块状。

（8）病变邻近牙根可见推挤移位或牙根吸收。

（9）病变一般不会发生骨皮质穿孔。

【鉴别诊断】牙源性腺样瘤主要应与牙源性钙化囊性瘤（CCOT）相鉴别。这两种肿瘤均可发生在第二发育期，其X线表现均可见到病变区内含牙及高密度钙化影像。牙源性钙化囊性瘤内钙化常呈团块或斑片状，形态多变，大小不一，常见位于病损下份；牙源性腺样瘤内常包含未萌出的尖牙，两侧囊壁夹持牙根，在全景片上呈漏斗状改变。病变内钙化点多呈粟粒状，散在分布。CBCT示钙化呈特征性的改变。

（六）牙瘤

【概述】牙瘤是成牙组织发育异常或畸形而形成的错构瘤或发育畸形而非真性肿瘤。多有包膜，预后良好。根据病变内所含有的组织排列结构不同，可分为组合性牙瘤和混合性牙瘤。牙瘤在全景片及CBCT上表现相似，全景片为常规的影像诊断方法，但随着CBCT在口腔临床中的广泛运用，越来越多的医师倾向于使用CBCT进行观察诊断。CBCT在对病变的定位、范围及与邻近牙体组织、骨组织的关系显示方面均明显优于全景片。（图3-16）

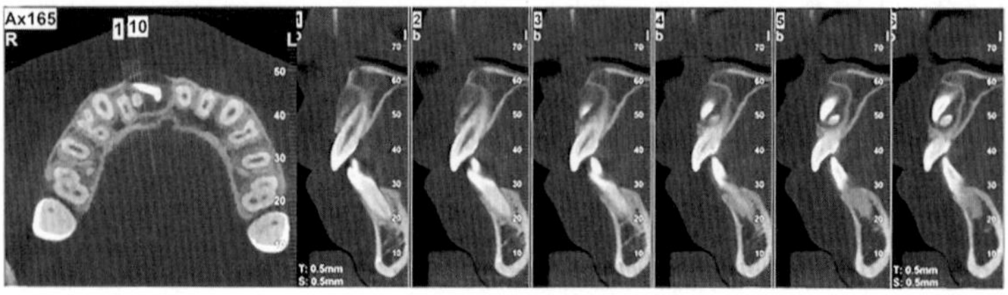

图3-16　牙瘤

【临床表现】牙瘤多发于儿童和青年，上、下颌骨均可发生。混合性牙瘤多发于前磨牙区和磨牙区，组合性牙瘤多见于上颌前牙区。牙瘤生长可引起颌骨膨大、周围牙齿先天缺失、移位、发育异常、萌出受阻等。

【影像学表现及诊断要点】

（1）牙瘤可发生在上、下颌骨的任何部位。

（2）大多数都有包膜存在，周围常可见边界清晰的透射带

（3）体积大小不一。

（4）密度不完全一致。组合性牙瘤表现为由数目不等、大小不一、排列杂乱的类牙样结构构成的高密度团块影；混合性牙瘤表现为颌骨内一团密度较高但不均的团块。

（5）可以造成邻近组织的变形、移位，常见邻牙阻生。

（七）中央性颌骨癌

【概述】中央性颌骨癌，亦称中央性上皮癌，1972年由Pindborg命名，WHO亦采用这一名称。由于颌骨内含有造牙上皮组织，所以它是全身骨骼系统中唯一可以发生原发癌的骨骼，可发生于骨组织较少见的上皮性恶性肿瘤。

【影像学表现】病变表现为低密度溶骨状破坏，边界不清，边缘呈不规则虫蚀状破坏。肿瘤自骨髓内向骨皮质浸润，穿破骨皮质突入软组织，可引起相应软组织肿胀。肿瘤侵犯牙槽突则出现多数牙松动、脱落。肿瘤也可沿下颌神经管扩散，甚至超越中线至对侧；或自下颌神经孔穿出侵犯翼下颌间隙，颌骨破坏严重者可发生病理性骨折。

【诊断要点】

（1）低密度溶骨状改变，病变边缘呈虫蚀状破坏。

（2）侵犯破坏牙槽突可伴“浮牙征”。

（3）病变一般无新骨反应性增生或死骨形成。

（4）牙根吸收少见，如有则为脱靴状改变。

【鉴别诊断】

（1）骨肉瘤。骨肉瘤多发于青壮年，成骨性骨肉瘤有明显的骨增生反应，边缘有日光状或针状瘤骨形成，瘤骨与骨皮质垂直。

（2）中央性颌骨骨髓炎。中央性颌骨骨髓炎多以病源牙为中心；病变边缘可见不同程度的高密度骨增生表现；病变内部可有高密度游离死骨形成。

（3）恶性纤维组织细胞瘤。恶性纤维组织细胞瘤是一种少见的恶性肿瘤，多发于四肢和躯干，头颈部较少见。X线表现为颌骨中央性、侵蚀性、溶解性骨质破坏。病变范围广泛，边界极不整齐，与正常骨分界不清，破坏区内无碎骨片或死骨块。骨质破坏发展迅速，短期可观察到骨质溶解破坏范围不断扩大，破坏区周缘骨无硬化

征象。

（4）恶性神经鞘膜瘤。恶性神经鞘膜瘤来源于外周神经、神经膜或神经纤维瘤。它多发于四肢和躯干，头颈部较少见，颌骨内尤为罕见。X线表现常为受累双侧下前牙区牙槽突、根尖周及相邻骨质吸收破坏，病变与正常骨分界不清。

十、颌面骨骨折

（一）上颌骨骨折

上颌骨是面中部最大的骨骼，上连颅底，下邻口腔，形态不规则，结构和功能复杂。其骨折发生率较下颌骨低，约为下颌骨的1/3，但伤后情况较为严重复杂。上颌骨与颧骨鼻骨及其他颅面骨相连，遭受暴力时可波及邻骨，甚至可伤及颅脑及颅底。上颌骨对来自横向的外力抗力较弱，骨折线易发生在骨缝和较薄弱的腔窦骨壁处，临床上横断形骨折较为常见。

上颌骨骨折可以是单侧或双侧，或是整个上颌骨。骨折移位的方向及程度取决于暴力的方向和强度，单侧骨折通常向后内或后外移位，双侧骨折一般因其本身重量向后下移位。CBCT可以很好地显示上颌骨复杂的解剖结构，能整体地观察上、下颌骨的关系以及骨折线的走行和骨折块的移位情况。上颌骨骨折往往会伴发上颌窦的积液或者其他鼻旁窦积液窦腔密度增高，可见到窦腔内液平面，也可以清楚地观察到颅底部的骨折征象。尽管上颌骨骨折不一定都是单独发生，本节对上颌骨骨折的好发部位逐一进行描述，方便对不同骨折的理解。

1. 上颌牙槽突骨折

上颌牙槽突骨折多发于颌骨前部，常是由于外力（如打击、撞击和跌倒）所致，常伴有牙齿损伤（牙折或脱位）及软组织撕裂。牙槽突骨折可以是线性的，也可以是粉碎性的。CBCT表现为不整齐、不规则的低密度线条状影，常伴有牙损伤，粉碎性的牙槽突骨折还可见到游离的碎骨片。

2. 硬腭骨折

硬腭由上颌骨腭突水平部和腭骨水平板组成。两侧同名骨板在中线对接形成腭中缝上颌骨骨折可并发腭板骨折。硬腭骨折X线平片及头颅CT扫描多显示不清，CBCT能更好地做出诊断。硬腭骨折多为腭中缝骨折或腭中缝旁一侧的矢状骨折。

3. 上颌窦骨折

上颌窦前壁骨折较常见，且多为粉碎性。颧牙槽嵴骨折发生在上颌骨骨质相对较厚的部位，该部位是抗力线所在，能够行坚固内固定。眶底骨折多发于眼外伤所致眶周骨折，也可单独发生。上颌窦内壁即鼻腔外侧壁骨折时，可伴发鼻骨骨折。上颌窦后壁位置深在，单独发生骨折者少见，X线平片诊断较困难，后壁骨折常伴发蝶骨翼板骨折。

4.上颌骨合并颧骨、眼眶骨折

现代社会交通事故伤频发，造成的颌面骨折非常复杂，即使是其他损伤导致的骨折也并不完全按上颌骨骨质薄弱区域折断。外力较强时，上颌骨骨折可同时伴发颧骨、颧弓骨折。眼眶为介于颅骨和面骨之间的骨性组织，四面为眶壁，分别为眶内壁、眶外壁眶顶和眶底。眼眶由上颌骨、颧骨、蝶骨、额骨、腭骨、泪骨等共同围成。眶底主要由上颌骨的上壁构成，而眶外壁前部由颧骨额突的眶面组成。外伤引起的上颌骨、颧骨复合骨折，常合并眶外壁及眶下壁骨折。

（二）下颌骨骨折

下颌骨由于其特殊的解剖形态及位置，容易发生骨折，据文献报道，下颌骨骨折在颌面部骨折中所占的比例为45%～79%。下颌骨骨折可单发也可多发，下颌骨骨折易发生部位包括颏部、颏孔区、下颌角及髁状突。各部位骨折的X线表现分述如下。

1.颏部骨折

发生于正中联合处，可单发骨折、双侧骨折或粉碎性骨折。单发时骨折块可以移位，也可以不明显；双侧骨折或者粉碎性骨折时，正中骨折块可向后下移位，两侧骨折块因受舌骨肌群牵拉向中线靠拢。颏部骨折可以伴发髁突骨折。

2.颏孔区骨折

颏孔区是下颌骨骨折的常见部位。骨折线多为纵行或者斜行，前份骨折断端多向下移位，后份骨折断端多向上前方移位，可见错位。双侧颏孔区发生骨折时，前骨折断端多向后下方移位，双侧后骨折断端向前上方移位。

3.下颌角骨折

下颌角区域是骨折的好发部位。骨折线多斜行向后下方至下颌角区，如骨折线位于咬肌及翼内肌附着范围内，骨折断端可不移位，若骨折线位于咬肌、翼内肌之前，则骨折块移位方式同颏孔区骨折移位方式相同。

4.髁突骨折

髁状突骨折一般指发生于乙状切迹水平向后至下颌升支后缘以上的任何部位的骨折其中髁状突颈部易受累。髁状突骨折可单侧发生，也可双侧同时发生。关于髁状突骨折的分类一直都备受争议，直到1977年，Lindahl提出了比较全面的髁状突骨折的分类方法，他主要从3个层次进行分类：骨折分侧与合并骨折情况；骨折的发生水平；骨折移位情况及脱位情况。根据1999年在荷兰格罗宁根召开的关于髁状突骨折的国际共识会议提出的建议，将髁状突骨折分为髁头骨折、髁颈骨折和髁突下骨折3种。

（1）髁突头部骨折：该型骨折发生于髁突头部，骨折线开始于髁突表面，可能延伸出关节囊。一般为纵行向下的骨折线，可单侧发生，也可双侧同时发生此型骨折块常向下移位明显，当病变累及大部分髁突或者整个髁突时，可见下颌升支高度降低。

在全景片等平片检查中，线状的髁突骨折因为未见移位或移位不明显，或由于拍摄角度等原因，常常容易被漏诊，通过CBCT检查，能够对该型骨折做出较准确的诊断。

（2）髁颈骨折：发生于髁突颈部，骨折线发生于乙状切迹上方（A线上方），从矢状位看1/2以上的骨折线位于A线上方。骨折可单发，也可同时发生于双侧关节。

（3）髁突下骨折：髁突下骨折是指在矢状位时，骨折线可达下颌孔下方，且大部分骨折线位于乙状切迹下方，可单发也可双侧同时发生。髁突下骨折一般伴有骨折块向后倾倒移位。

（三）颧骨、颧弓骨折

颧骨是构成面中的主要支架骨之一，颧骨和颧弓是面部较突起的部位，易受伤而发生骨折，占面部损伤的19%～25%。颧骨、颧弓骨折后可表现为不同程度的颧面部塌陷畸形、张口受限、复视、麻木、颧区肿胀、皮下瘀血等。

华特位是颧骨骨折X线检查的一种检查方法，在显示上颌骨的同时也可以显示颧骨颧弓的影像；颧弓位可较清楚地显示颧弓骨折，但拍摄时需要特殊的体位，对于外伤患者有时候很难达到理想的效果。CBCT能更好地显示骨折的类型、骨折块移位的程度，对骨折部位和骨折段移位的诊断具有明显优势。能较完整地观察骨折形态和骨折线走向。颧骨参与眶外壁、上颌窦的构成，颧骨骨折时可与其相连的上颌骨、额骨、蝶骨和颞骨分离，并常同时伴发上颌骨、眼眶等骨折。通常可将其分为以下4类。

1.颧骨骨折

颧骨及其邻近骨相接处骨折，但骨折处无明显错位。

2.颧弓骨折

颧弓由颧骨的颞突与颞骨的颧突相连构成，较细窄，可单独发生骨折，也可与颧骨同时骨折。

3.颧骨颧弓联合骨折

颧骨颧弓同时发生骨折。

4.颧骨合并上颌骨、眼眶等骨折

颧骨颧弓及上颌骨、眼眶等诸骨联合骨折。由于骨折累及多骨，在观察时一定要仔细，否则容易漏诊。

第四章　牙体牙髓病学

第一节　牙体牙髓常见疾病诊断及治疗

一、龋病

（一）定义

龋病是在以细菌为主的多种因素影响下，发生在牙体硬组织的一种慢性进行性破坏性疾病。引起龋病的因素主要包括牙菌斑生物膜、食物以及牙所处的微生态环境等。龋病是人类常见、多发的口腔疾病之一，在各种口腔疾病的发病率中，龋病位居前列。由于龋病病程长、进展缓慢，一般情况下不危及患者生命，因此不易受到人们重视，实际上龋病的危害极大，特别是病变向牙体深部发展后，可引起牙髓病、根尖周病、颌骨炎症等一系列并发症，以致严重影响全身健康。随着牙体硬组织的不断破坏，可逐渐造成牙冠缺损，成为残根，终至牙丧失，破坏咀嚼器官的完整性。这样不仅影响消化功能，而且在童年时期可影响牙颌系统的生长发育，使人体健康素质下降，此外，龋病及其继发病作为牙源性病灶，与全身健康有着密切的关系，其引起远隔脏器疾病的案例也时有报道。

（二）四联因素学说

龋病是一种多因素引起的口腔细菌性疾病，从唾液糖蛋白选择性吸附在牙齿表面形成获得性膜、细菌黏附定植、形成牙菌斑生物膜，到发生临床可见的龋损，都需要时间。因此，易感的宿主、口腔细菌、产酸的食物和足够的时间是龋病的四种重要因素，相互作用，缺一不可，即龋病病因的四联因素学说。只有这四种因素同时存在，龋病才会发生。

1.宿主因素

宿主因素是指个体对龋病的易感程度，包括全身状况、牙的形态、牙列结构、唾液成分和流速流量等。全身状况与龋病发病有一定关系，全身状况又受到营养、内分

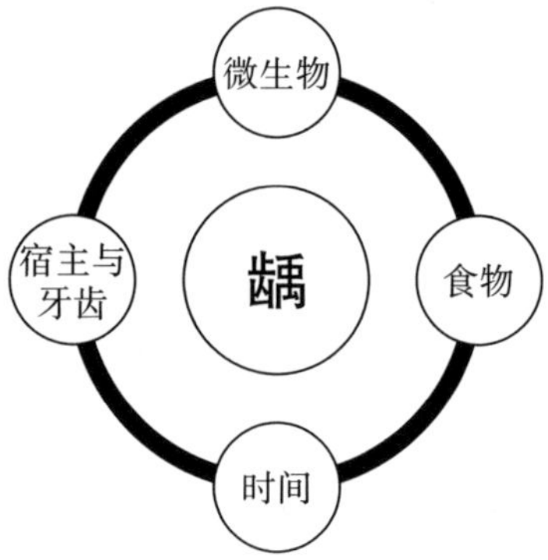

图 4–1　龋病四联因素学说

泌、遗传、机体免疫状态和环境等因素的影响。只有在牙结构、形态存在某种缺陷或不足，牙对龋病的敏感性增高的前提下，龋病才会发生。牙齿形态结构、牙的排列、牙矿化程度、蛋白质和微量元素等受遗传、环境、食物等的影响，这些均影响牙的抗龋能力。唾液是一种复杂的体液，在龋病发病方面能起到重要作用。一些唾液蛋白又参与牙菌斑生物膜形成；唾液的缓冲系统能中和细菌产生的酸；唾液 SIgA 等抗菌物质有对抗致龋菌的作用；唾液无机盐通过离子交换途径可使牙釉质中某些脱矿区域再矿化。唾液的缓冲系统和机械冲洗作用，使细菌利用产生的有机酸很难达到造成牙釉质脱矿的浓度。唾液腺疾病、头颈肿瘤放射治疗等导致唾液分泌减少，患龋率明显增加。

2. 细菌因素

细菌是龋病发生的主要因素，没有细菌不发生龋病。未萌出的牙齿不发生龋病，只有当牙暴露到口腔微生态环境中才发生龋病。离体牙体外实验证实口腔细菌能造成脱矿，产生龋样损害。抗生素能降低龋病发生。从龋损部位分离出来的微生物，接种于动物，可使动物发生龋病。牙菌斑生物膜是细菌致龋的重要微生态环境，游离在口腔的细菌容易被排除，无法引起龋病，细菌只有在牙菌斑生物膜特定微生态环境中才能引起龋病，成为龋病的始动因子，没有菌斑就不发生龋病。电镜下牙菌斑生物膜下方的牙釉质表面出现脱矿的凹痕，这就是龋病的开始。有效控制菌斑，即能有效控制龋病。

3. 食物因素

随着人类进化，食物逐渐精细，碳水化合物的摄入量增加，也增加了龋病的发病机会。粗制食物不易黏附在牙面，有良好的清洁作用，有一定的抗龋力。碳水化合物类食物，尤其是蔗糖在龋病发病中具有重要地位，糖的致龋作用与其种类、摄入量和摄入频率有关。糖的种类、食糖生物性状不同，致龋力亦不相同，单糖和双糖易被细菌利用产酸，多糖则不易被细菌所利用；黏度大的糖比糖溶液致龋力强。进食糖类的频率和方式等也影响龋病发病。糖的致龋作用只有通过牙菌斑生物膜微生态环境才能实现。牙菌斑生物膜的深层质地致密，氧气稀少，不易被唾液缓冲，有利于酸的堆积，使菌斑深层持续保持低pH环境，造成牙齿脱矿。蔗糖是重要的致龋食物，蔗糖消耗水平与龋病发病呈正相关关系，蔗糖消耗量大的国家龋病发病状况较为严重。葡萄糖扩散进入菌斑和产酸力与蔗糖相似，但细菌利用蔗糖合成细胞外多糖的速度较葡萄糖和果糖混合物要快，其原因是细菌的葡糖基转移酶能断裂双糖链，并利用其释放的能量合成细胞外多糖。菌斑细菌也能利用食物中的糖产生细胞内多糖，储存能量，确保糖供缺乏时牙菌斑生物膜细菌能持续代谢和产酸。

4.时间因素

龋病发病的每个过程都需要时间。从清洁的牙面上形成获得性膜，到细菌黏附形成牙菌斑生物膜；从细菌代谢碳水化合物产酸到造成牙釉质脱矿等均需要一定时间，时间因素还包括牙萌出之后的时间、碳水化合物滞留于牙面上的时间等。外环境的改变，如减少糖的摄入量与频率、有效控制菌斑、唾液缓冲、口腔细菌代谢产碱等，导致菌斑pH上升，牙菌斑生物膜与牙齿界面间羟基磷灰石的脱矿/再矿化平衡向再矿化方向移动，导致早期脱矿病损的再矿化。因此，只有当口腔微生态失衡，口腔微生物代谢碳水化合物持续产酸，菌斑pH长期低于临界pH时，才能最终导致牙体硬组织脱矿，形成龋损。

（三）诊断要点

诊断方法：临床上常用的诊断方法包括问诊、视诊、探诊、牙髓活力温度检测、X线检查及透照检查等。

诊断标准：临床上最常使用的诊断标准按病变侵入深度分类进行。

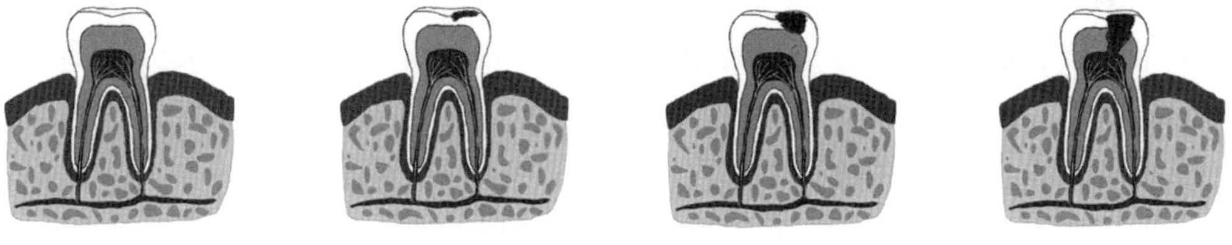

图4-2　龋病深度

1.浅龋

浅龋位于牙冠部时，一般均为牙釉质龋或早期牙釉质龋，但若发生于牙颈部，则为牙骨质龋。

位于牙冠的浅龋又可分为窝沟龋和平滑面龋。前者的早期表现为龋损部位色泽变黑，进一步仔细观察可发现黑色色素沉着区下方为龋白斑，呈白垩色改变。用探针检查时有粗糙感或能钩住探针尖端。

平滑牙面上的早期浅龋一般呈白垩色点或斑，随着时间延长和龋损继续发展，可变为黄褐色或褐色斑点。邻面的平滑面龋早期不易察觉，用探针或牙线仔细检查，配合X线片可能做出早期诊断。

浅龋位于牙釉质内，患者一般无主观症状，遭受外界的物理和化学刺激，如冷、热、酸、甜刺激时亦无明显反应。

早期诊断疑为浅龋时，可定期追踪复查，或借助于其他诊断手段，如用荧光显示法检查，以一种氢化烃类染料涂布牙面，让其浸透2~3分钟，后用清水洗净，紫外光照射局部，龋损部位发出的荧光有助于早期诊断。还可采用显微放射摄影方法、氧离子激光照射法帮助诊断。最常使用的常规诊断方法是行X线片检查，有利于发现隐蔽部位的龋损。

2. 中龋

当龋病进展到牙本质时，由于牙本质中所含无机物较牙釉质少，有机物较多，构造上又有很多小管，有利于细菌入侵，龋病进展较快，容易形成龋洞。牙本质因脱矿而软化，随色素侵入而变色，呈黄褐或深褐色，同时出现主观症状。

中龋时患者对酸甜饮食敏感，过冷过热饮食也能产生酸痛感觉，冷刺激尤为显著，刺激去除后症状立即消失。龋洞中除有病变的牙本质外，还有食物残渣、细菌等。

由于个体反应的差异，有的患者可完全没有主观症状。颈部牙本质龋的症状较为明显，这是由于该部位距牙髓较近之故。中龋时牙髓组织受到激惹，可产生保护性反应，形成修复性牙本质，它能在一定程度上阻止病变发展。

3. 深龋

龋病进展到牙本质深层时为深龋，临床上可见很深的龋洞，易被探查到。但位于邻面的深龋洞以及有些隐匿性龋洞，外观仅略有色泽改变，洞口很小而病变进展很深，临床检查较难发现，应结合患者主观症状，仔细探查。必要时需在处理过程中除去无基牙釉质，然后再进行诊断。

若深龋洞洞口开放，则常有食物嵌入洞中，食物压迫使牙髓内部压力增加，产生疼痛。遇冷、热和化学刺激时，产生的疼痛较中龋时更加剧烈。

深龋时一般均能引起牙髓组织的修复性反应，包括修复性牙本质形成，轻度的慢性炎症反应，或血管扩张、成牙本质细胞层紊乱等。

（四）治疗原则及方法

龋病治疗目的是终止病变发展，保护牙髓，恢复牙齿形态和功能，维持与邻近软硬组织的正常生理解剖关系。龋病治疗原则是针对龋损的不同程度，采用不同的治疗方法。

治疗方法分为手术治疗和非手术治疗。手术治疗指的是窝洞充填治疗。非手术治疗是采用药物或再矿化等技术终止或消除龋病的治疗方法。

非手术治疗主要适用于：牙釉质早期龋，未出现牙体组织缺损者，或形成较浅的龋洞，损害表面不承受咀嚼压力，也不在邻面触点内。静止龋，致龋环境消失，龋损不再进展。点隙内的龋损，由于殆面磨损，已将点隙磨掉；邻面龋由于邻接牙已被拔除，龋损面容易清洁，不再有菌斑堆积。

1.药物治疗

药物治疗是采用化学药物治疗龋损，终止或消除病变。常用药物为氟化物和硝酸银。

（1）适应证：恒牙牙釉质早期龋，尚未形成龋洞者，特别是位于易清洁的平滑面，如颊、舌面龋损；静止龋，如殆面点隙龋损，由于咬合磨耗，将点隙磨掉，呈一浅碟状，使龋损环境消失。

（2）治疗方法：磨除牙表面浅龋，暴露病变部位；清洁牙面，去除菌斑和牙石；隔湿，吹干牙面；涂布药物。

2.再矿化治疗

再矿化治疗是采用人工方法使脱矿的牙釉质或牙骨质再次矿化，恢复其硬度，终止或消除早期龋损。

（1）适应证：光滑面早期龋，白垩斑或褐斑；龋易感者可做预防用。

（2）治疗方法：配制成漱口液，每天含漱；局部应用，清洁、干燥牙面，将浸有药液的棉球置于患处，每次放置几分钟，反复3～4次。

3.渗透树脂治疗

渗透树脂治疗是一种阻止早期龋发展的新技术，为龋病光滑面和邻面的非洞病损提供了微创的治疗方法。高渗透性、低黏度、高表面张力的光固化渗透树脂材料通过毛细虹吸作用浸润到脱矿牙釉质的多孔隙结构中，封闭酸性物质入侵和矿物质溶解流失的通道，在病损内部形成屏障，最终起到再矿化和治疗早期龋的作用。

（1）适应证：牙或邻面早期未形成洞的牙釉质白垩斑病损。

（2）治疗方法：清洁牙面；术区隔湿隔离唾液，干燥患龋牙面，对于邻面早期龋的患牙，需用楔子将患牙和邻牙分离开；患龋牙面涂布酸蚀剂酸蚀2分钟；清水冲洗30秒，吹干，涂布干燥剂30秒，再吹干；用专用装置涂布渗透树脂，静置3分钟后去除表面多余的树脂材料；光固化40秒，邻面龋需从颊、舌、殆面多角度光照；再次用专用装置涂布渗透树脂，静置1分钟后去除表面多余树脂材料；光固化40秒；抛光。

二、窝洞预备及充填材料选择

（一）窝洞类型（GV.Black分类法）

（1）Ⅰ类洞：所有牙面发育点隙裂沟的龋损所备成的窝洞，包括磨牙和前磨牙的殆面洞、上颌前牙腭面洞、下颌磨牙颊面2/3的颊面洞和颊殆面洞、上颌磨牙腭面2/3

的腭面洞和腭𬌗面洞。（图4-3）

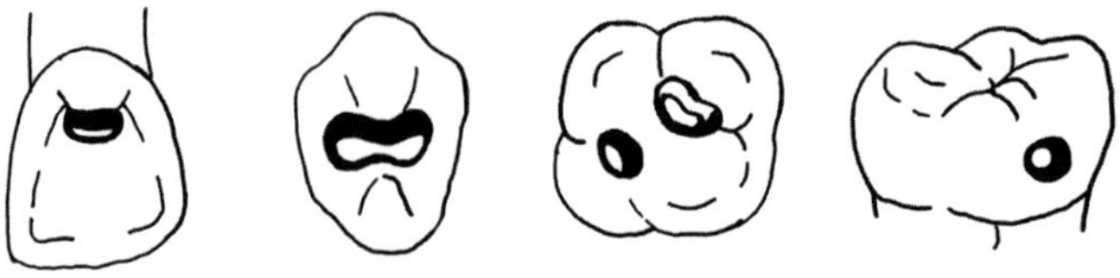

图4-3　Ⅰ类洞

（2）Ⅱ类洞：后牙邻面的龋损所备成的窝洞，包括磨牙和前磨牙的邻面洞、邻𬌗面洞、邻颊面洞。（图4-4）

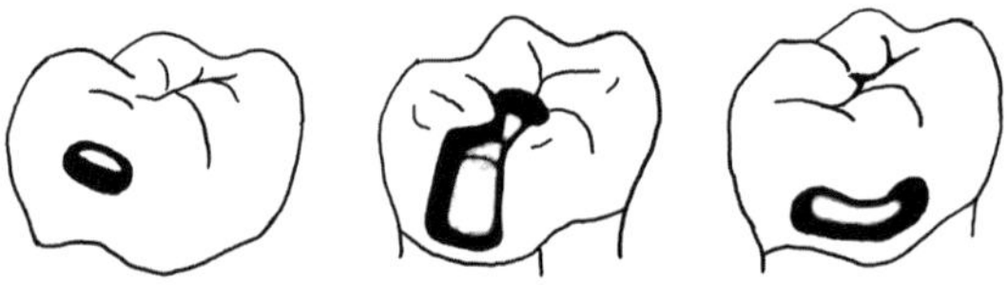

图4-4　Ⅱ类洞

（3）Ⅲ类洞：前牙邻面未累及切角的龋损所备成的窝洞，包括切牙和尖牙的邻面洞、邻舌面和邻唇面洞。（图4-5）

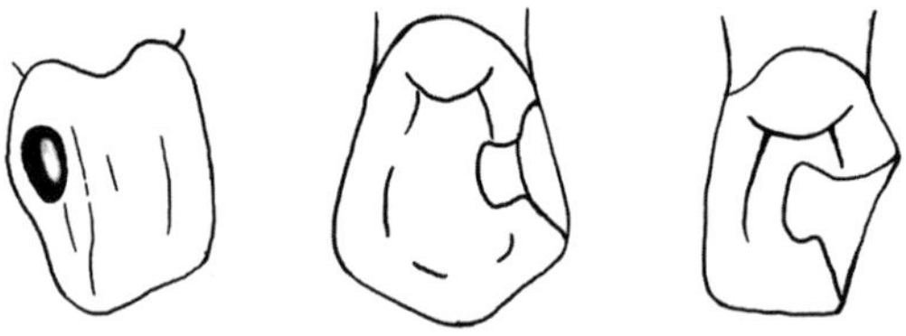

图4-5　Ⅲ类洞和Ⅳ类洞

（4）Ⅳ类洞：前牙邻面累及切角的龋损所备成的窝洞，包括切牙和尖牙的邻切洞。（图4-5）

（5）Ⅴ类洞：所有牙齿颊（唇）舌面颈1/3处的龋损所备成的窝洞，包括前牙唇舌面和后牙颊舌面的颈1/3洞。（图4-6）

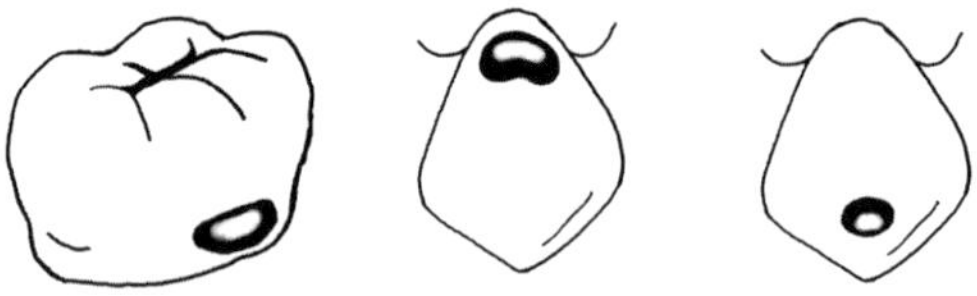

图4-6　Ⅴ类洞和Ⅵ类洞

由于龋损部位的多样化，Black的分类法不能完全满足临床需要，有学者将前牙切嵴或后牙牙尖发生的龋损所备成的窝洞列为Ⅵ类洞。按窝洞涉及的牙面数分类，根据窝洞涉及的牙面数将窝洞分为单面洞、双面洞和复杂洞。仅限于1个牙面的洞称单面洞；包括2个牙面的洞称双面洞；2个以上牙面的洞称复杂洞。

（二）窝洞预备要求（抗力形及固位形）

1. 去除龋损组织

龋损组织是指龋病破坏的牙体组织，含有大量的细菌及其代谢产物。龋损组织可引起牙体组织继续破坏或造成对牙髓的不良刺激。为了消除感染及刺激物，终止龋病发展，窝洞制备时原则上应去除龋损组织，确保充填体与洞壁紧贴，防止继发龋。

龋损组织包括坏死崩解层和细菌侵入层，而脱矿层是无细菌侵入的。备洞时，只需去除感染牙本质，即坏死崩解层和细菌侵入层，不必去除脱矿层。临床上很难确定细菌的侵入范围，一般根据牙本质的硬度和着色两个标准来判断。

（1）硬度标准：通过术者的触觉来判断，即术者用挖器、探针及钻针钻磨时的感觉。脱矿层仅开始脱矿，临床上其硬度与正常牙本质差异不大。而细菌侵入层的多数牙本质小管壁及管间牙本质存在无机物脱矿、蛋白质分解，用器械探查时质地明显变软。

（2）着色标准：对龋病过程中脱矿、着色和细菌入侵三者关系的研究表明，脱矿是最早的改变，其后是着色，细菌入侵在最后。因此，临床上不必去除所有着色的牙本质。慢性龋时，病变进行缓慢，修复反应强，已脱矿、着色的早期病变组织可重新矿化，此种再矿化牙本质的颜色较正常牙本质深，但质硬，应予保留。急性龋时，病变进展快，脱矿层较厚，着色较浅，临床上很难判断龋损组织是否去净。可采用染色来识别，用1%酸性品红丙二醇溶液染色，龋损组织被染成红色，正常牙本质不着色。

2. 保护牙髓组织

组织窝洞预备时切割牙体组织对牙髓牙本质复合体可产生机械、压力和温度等刺激，要尽量减少对牙髓的刺激，避免造成不可逆的牙髓损伤。因此，备洞时应做到以下方面：应清楚了解牙体组织结构、髓腔解剖形态及增龄变化，以防止意外穿髓；勿向髓腔方向加压，特别是制备深窝洞时；间断性操作，制备中用水冷却。

3. 尽量保留健康牙体组织

保存健康牙体组织不仅对充填材料的固位很重要，而且使剩余的牙体组织有足够强度，以承担咀嚼功能。现代牙体修复技术对窝洞预备的要求更趋保守，尽量多保留牙体组织。

窝洞预备要求有以下方面：窝洞做最小限度的扩展，特别是在颊舌径和牙髓方向；窝洞的龈缘只扩展到健康牙体组织，应尽量位于牙龈边缘的䱀方；尽量不做预防性扩展。平滑面的扩展只限于龋损范围，而有发育缺损的䱀面点隙裂沟可采用牙釉质成形术、窝沟封闭或预防性树脂充填等处理来代替预防性扩展以保存更多的牙体组织。

4. 抗力形与固位形

（1）抗力形是使充填体和余留的牙体组织获得足够的抗力，在承受咬合力时不折裂的形状。抗力形涉及充填体和牙体组织两方面，与充填体承受咬合力后应力的分布有关。

（2）固位形是防止充填体在侧向或垂直方向力量作用下移位、脱落的形状。窝洞的固位形必须具有三维的固位作用，保持充填体的稳固。

（三）材料特点

银汞合金具有抗压强度好、耐磨性强、性能稳定、对牙髓无刺激、可塑性大、方便操作等特点，主要用于后牙充填。银汞合金呈金属颜色，一般不用于前牙修复。银汞合金与牙齿组织之间没有黏接性，是通过窝洞的机械固位保证充填体的稳固性，因此银汞合金充填体对窝洞的要求高，窝洞必须具有良好的固位形和抗力形。近年来，随着口腔修复材料及设备的不断发展，银汞合金充填修复逐渐被树脂类及玻璃离子类材料所替代。

三、非龋性疾病

（一）釉质发育不全

牙釉质发育不全指在牙发育期间，由于全身疾患、营养障碍或严重的乳牙根尖周感染导致牙釉质结构异常。根据致病的性质不同，有牙釉质形成不全和牙釉质矿化不全两种表现形式：前者系牙釉质基质形成障碍所致，临床上常有实质缺损；后者则为基质形成正常而矿化不良所致，临床上一般无实质缺损。发育不良和矿化不良可单独发病，也可同时存在。

由于这类牙发育矿化较差，往往容易磨耗，患龋后发展较快，影响口颌系统功能和美观，甚至影响青少年的心理健康。可采取的措施主要有：口腔卫生宣教，定期维护口腔卫生，应用氟化物和抗敏感药物减轻牙敏感症状，预防龋病和牙周病；早期诊断并进行预防性治疗，防止磨耗及继发龋损；根据牙齿着色、缺陷的程度制定口腔多学科联合治疗计划，控制感染，恢复美观与功能；在颌面部发育完全稳定后考虑永久性固定修复。

（二）氟牙症

氟牙症又称氟斑牙或斑釉，具有地区性分布特点，为慢性氟中毒早期最常见且突出的症状。氟牙症在世界各国均有报道。我国氟牙症流行区很多，如东北、内蒙古、宁夏、陕西、山西、甘肃、河北、山东、贵州、福建等地都有慢性氟中毒区。氟中毒除了影响牙齿外，严重者同时患氟骨症。

预防氟牙症的基本原则是在牙发育矿化期限制摄入过量的氟，最理想的预防方法是选择含氟量适宜的水源，或分别应用活性矾土或活性炭去除水源中过量的氟，但后者费用昂贵，难以推广。特别是在高氟地区，对于特殊人群如孕妇及8岁以前的儿童，一方面使用含氟量适宜的水源，另一方面要营养全面，适当补充维生素A、维生素D和适量的钙、磷，可减轻氟对机体的损害。对于无实质性缺损的氟牙症，前牙可采用脱色法，后牙可不予处理：对于有实质性缺损的氟牙症，可采用复合树脂黏接修复，重者也可采用贴面、全冠修复等方法处理。

（三）牙内陷

牙内陷为牙发育时期，成釉器过度卷叠或局部过度增殖，深入到牙乳头中所致。牙萌出后，在牙面可出现一囊状深陷的窝洞。常见于上颌侧切牙，偶发于上颌中切牙或尖牙。根据牙内陷的深浅程度及其形态变异，临床上可分为畸形舌侧窝、畸形根面沟、畸形舌侧尖和牙中牙。

对牙内陷的治疗，应视其牙髓是否遭受感染而定。早期应按深龋处理，将空腔内软化组织去净，形成洞形，行间接盖髓术。若去腐质时露髓，应将内陷处钻开，然后根据牙髓状态和牙根发育情况，选择进一步处理的方法。若牙外形也有异常，在进行上述治疗后酌情进行冠修复，以恢复牙齿原来的形态和美观。

（四）畸形中央尖

畸形中央尖多见于下颌前磨牙，尤以第二前磨牙最多见，偶见于上颌前磨牙。常为对称性发生。一般均位于䫌面中央窝处，呈圆锥形突起，故称中央尖。此外，该尖也可出现在颊嵴、舌嵴、近中窝和远中窝。形态可为圆锥形、圆柱形或半球形等，高度1～3mm。半数的中央尖有髓角伸入。

中央尖折断或被磨损后，临床上表现为圆形或椭圆形黑环，中央有浅黄色或褐色的牙本质釉，在轴中央有时可见到黑色小点，此点就是髓角，但在此处即使用极细的探针也不能探入。圆锥形中央尖萌出后不久与对颌牙接触，即遭折断，使牙髓感染坏死，影响根尖的继续发育。这种终止发育的根尖呈喇叭形，但也有一些中央尖逐渐被磨损，修复性牙本质逐渐形成，或属无髓角伸入型。这类牙有正常的活力，牙根可继续发育。因此，发现畸形中央尖时，应根据不同情况，给予及时相应的处理。

畸形中央尖的治疗如下：对圆钝而无妨碍的中央尖可不做处理；尖而长的中央尖容易折断或被磨损而露髓。牙刚萌出时若发现这种牙尖，可在麻醉和严格的消毒下，将此尖一次磨除，然后制备洞形，按常规进行盖髓治疗，另一种方法是在适当调整对颌牙的同时，多次少量调磨此尖，这样可避免中央尖折断或过度磨损，且可在髓角部形成足够的修复性牙本质而免于露髓；因中央尖折断而引起牙髓或根尖周病变时，为保存患牙并促使牙根继续发育完成，可用根尖发育成形术或根尖诱导成形术。

四、牙外伤

（一）牙震荡的诊断及处理方法

牙震荡是牙周膜的轻度损伤，通常不伴牙体组织的缺损。伤后患牙有伸长不适感，轻微松动和叩痛，龈缘还可有少量出血，说明牙周膜有损伤。若做牙髓活力测验，其反应不一。通常受伤后无反应，而在数周或数月后反应开始恢复。3个月后仍有反应的牙髓，则大多数能继续保持活力。伤后一开始牙髓活力测验有反应的患牙，若后来转变成无反应，则表示牙髓已发生坏死，同时牙可变色。

1～2周内应使患牙休息。必要时降低咬合以减轻患牙的𬌗力负担。松动的患牙应固定。受伤后1、3、6、12个月应定期复查。观察1年后，若牙冠不变色，牙髓活力测验正常，可不进行处理；若有牙髓坏死迹象时，应进一步行根管治疗术。对于年轻恒牙，其活力可在受伤1年后才丧失。

（二）牙脱位的诊断及处理方法

牙受外力作用而脱离牙槽窝者称为牙脱位。由于所受外力的大小和方向不同，牙脱位可表现为部分脱位和完全脱位。部分脱位又可分为脱出性脱位、侧向脱位和嵌入性脱位。（图4–7）

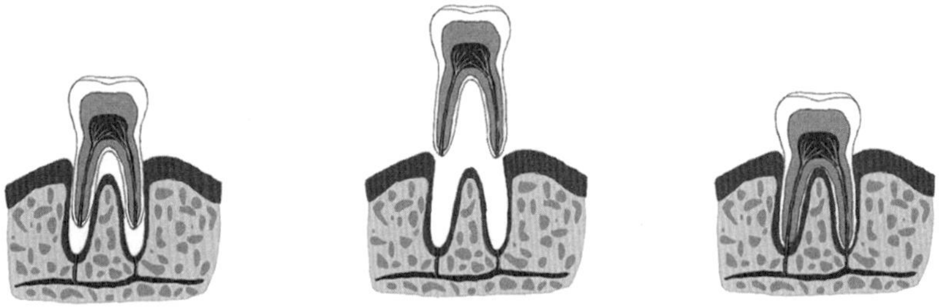

图4–7　牙脱位的分类

1.临床表现

（1）部分脱位有如下3种情况。脱出性脱位：牙齿沿牙长轴向切端部分脱出，有伸长，常有疼痛、松动及龈沟内出血，X线片示患牙根尖区牙周膜间隙明显增宽；侧向脱位：牙齿偏离其长轴向侧向移位，可造成牙周膜撕裂，常伴有牙槽窝骨壁骨折。由于牙齿与牙槽窝的锁结关系，牙齿常不松动，叩痛明显，龈沟内有或无出血。X线片示患牙近中、远中两侧牙周膜间隙不对称。但当牙齿唇舌向移位时，X线片上无明显变化，必要时需拍摄CBCT；嵌入性脱位：牙齿沿其长轴向牙槽骨深部嵌入，可导致牙槽窝骨折或者碎裂，患牙临床牙冠变短，牙齿常不松动，牙龈可有淤血样改变。X线片示牙周膜间隙变小或消失。

（2）完全脱位是指牙齿完全脱出牙槽窝，探查牙槽窝内空虚，可伴牙槽窝骨壁骨折，常见牙龈撕裂、出血，多累及单颗牙。

2.治疗

保存患牙是治疗原则。

（1）部分脱位牙应在局麻下复位，结扎固定4周，术后3、6和12个月进行复查，若发现牙髓已坏死，应及时行根管治疗。如为嵌入性的牙脱位，应在复位后2周行根管治疗，对于发生嵌入性脱位牙的年轻恒牙，不可强行拉出复位，以免造成更大的创伤，诱发牙根牙槽突的吸收。因此，对症处理，继续观察，任其自然萌出是最可取的处理方法，一般在半年内患牙可萌出到原来的位置。

（2）完全脱位牙如能在30分钟内再植，多可避免牙根吸收。因此，牙脱位后，应立即将牙放入原位，如牙已落地污染，应就地用生理盐水或无菌水冲洗，然后放入原位。如果不能即刻复位，可放在装有牛奶、生理盐水的杯子内。如无条件可将患牙置于患者的舌下或口腔前庭处。切忌干藏，并尽快到医院就诊。

对完全脱位牙，还应根据患者年龄、离体时间的长短，制定具体的处理方案。根尖发育完成的脱位牙：若就诊迅速或复位及时，应在术后3～4周再行根管治疗术。因为这类牙再植后，牙髓不可能重建血液循环，势必坏死，进而引起炎症性的牙根吸收或根尖周病变。如果再植前行根管治疗术，延长了体外时间，将导致牙根吸收。一般人牙再植后3～4周，松动度减少，而炎症性吸收又正好于此时开始。所以再植后3～4周行根管治疗是最佳时期；如果脱位在2小时以后再就诊者，牙髓和牙周膜内细胞已坏死，不可能期望牙周膜重建，因而只能在体外完成根管治疗术，并经根面和牙槽窝刮治后，将患牙植入固定；年轻恒牙完全脱位：若就诊迅速或自行复位及时者，牙髓常能继续生存，不要贸然拔髓，一般疗效是良好的。动物实验证明：再植后3个月，93%的牙髓全部被造影液充盈，仅有7%的牙髓坏死。牙髓血管的再生主要由新形成的血管从宽阔的根端长入髓腔，也有与原来的血管发生吻合，说明这类牙再植后，有较强的修复力。

当然，若就诊不及时或拖延复位时间，则只能在体外完成根管治疗术，搔刮根面和牙槽窝后再植，预后是欠佳的。

（三）牙折的诊断及处理方法

1.临床表现

（1）冠折：前牙可分为横折和斜折，后牙可分为斜折和纵折。

（2）根折：外伤性根折多见于牙根完全形成的成人牙，因为年轻恒牙的支持组织不如牙根形成后牢固，在外伤时常被撕脱或脱位，一般不致引起根折。引起根折的外力多为直接打击和面部着地时的撞击。根折按其部位可分为颈侧1/3、根中1/3和根尖1/3。最常见者为根尖1/3。其折裂线与牙长轴垂直或有一定斜度，外伤性纵折很少见。X线片检查是诊断根折的重要依据，但不能显示全部根折病例。必要时可进行CBCT检查，明确根折的部位及折断的方向。摄片时中心射线必须与折裂线一致或平行，方能在X线片上显示折裂线，如果中心射线的角度大于±15°～±20°，很难观察到折裂线。X线片不仅有助于根折的诊断，而且也便于复查时比较。

（3）冠根联合折：占牙外伤总数的一小部分，以斜行冠根折多见，牙髓常暴露。

2.治疗

（1）冠折：缺损少，牙本质未暴露的冠折，可将锐缘磨光。牙本质已暴露，并有轻度敏感者，可行脱敏治疗。敏感较重者，用临时塑料冠，内衬氧化锌丁香油糊剂粘固，待有足够修复性牙本质形成后（6～8周），再用复合树脂修复牙冠形态，接近牙髓腔时须用氢氧化钙制剂垫底，以免对牙髓产生刺激。

牙髓已暴露的前牙，对牙根发育完成者应用牙髓摘除术；对年轻恒牙应根据牙髓暴露多少和污染程度行活髓切断术，以利于牙根的继续发育，当根端发育完成后，有人主张还应行根管治疗术，因为钙化过程将持续进行并堵塞根管，而在以后作桩核冠修复需要行根管治疗时，却难以进行根管预备和桩的置入，导致难以完成桩核冠修复。牙冠的缺损，可用复合树脂或烤瓷冠等修复，凡仍有活力的牙髓，应在治疗后1、3、6个月及以后几年中，每半年复查1次，以判明牙髓的活力状况。牙的永久性修复都应在受伤后6～8周进行。

（2）根折：根折的治疗首先应是促进其自然愈合，即使牙似乎很稳固，也应尽早用夹板固定，以防活动。除非牙外伤后数周才就诊，而松动度又较小就不必固定，一般认为根折越靠近根尖其预后越好，当根折限于牙槽窝内时，对预后是很有利的，但折裂累及龈沟或发生龈下折时，常使治疗复杂而且预后亦差。

对根尖1/3折断，在许多情况下只行夹板固定，无须牙髓治疗，有可能出现修复并维持牙髓活力，那种认为根折牙应进行预防性牙髓治疗的观点是不正确的。因为根折后立即进行根管治疗常有可能把根管糊剂压入断端之间，反而影响其修复。但当牙髓有坏死时，则应迅速进行根管治疗术。

对根中1/3折断可用夹板固定，如牙冠端有错位时，在固定前应复位。复位固定后，每月应复查1次，检查夹板是否松脱，必要时可更换夹板。复查时，若牙髓有炎症或坏死趋势，则应行根管治疗术。根管不用牙胶尖充填而用玻璃离子水门汀将钛合金或钴铬合金桩粘固于根管中，将断端固定在一起，以利根面的牙骨质沉积。当因治疗需要将根尖部断块用手术方法去除后，因冠侧端过短而支持不足时，常需插入钛合金根管骨内种植体以恢复牙原来的长度，同时牙冠部用夹板固定。这样骨组织会在金属“根”周围生长而将病理动度消除。

颈侧1/3折断并与龈沟相交通时，将不会出现自行修复。如折断线在龈下1～4mm，断根不短于同名牙的冠长，牙周情况良好者可选用：①切龈术：使埋藏于软组织内的牙根相对延长；②正畸牵引术；③牙槽内牙根移位术：常规根管预备和充填，根管口用磷酸锌水门汀暂封。局部黏膜下浸润麻醉，唇侧弧形切口，翻开黏骨膜瓣，用骨凿去除根尖骨壁，暴露根尖，牙挺挺松牙根，再用牙钳将牙根断端拉出至龈缘，将敲下的唇侧牙槽骨骨板置入根尖部间隙，以维持牙根的理想位置，缝合黏骨膜瓣，置牙周塞治剂固定牙根，术后2周去除敷料。术后3个月，行桩冠修复。

五、牙髓炎

根据临床表现和治疗预后，牙髓病分为以下几种：可复性牙髓炎、不可复性牙髓炎、牙髓坏死、牙髓钙化、牙内吸收

（一）症状学

1. 主诉

要求患者说出就诊原因，这会为判断牙髓的状态、牙髓仍有活力或已坏死、炎症的可逆或不可逆等提供重要线索。

活髓：无症状或接触冷热液体或糖盐类物质时疼痛。

坏死牙髓：无症状，或受压、咬合时疼痛、持续疼痛。无温度刺激痛。有疼痛，但不一定很剧烈。注意：如果现有症状证实牙齿既有活髓又有死髓，应怀疑牙尖或牙齿折裂。

可复性牙髓炎：无症状，或接触冷热液体或盐糖类物质时疼痛（通常较轻）。疼痛较尖锐，去除冷、热、盐、糖等刺激后疼痛消失。疼痛一般不是很严重。

不可复性牙髓炎：无症状，或接触冷或（尤其是）热液体或盐糖类物质时疼痛，疼痛的性质为剧烈的、暴发性的、深部的、令人痛苦的，搏动性和气胀性的。

2. 鉴别诊断特征

可复性牙髓炎：轻中度疼痛。病痛的性质为锐痛。不可复性牙髓炎：剧痛。病痛的性质是深部钝性的、暴发性的、令人痛苦的和气胀性的疼痛。为了鉴别可复性牙髓炎与不可复性牙髓炎，应对患者进行细致的询问，直至发现两者的关键不同。

牙髓坏死：提问患者，以确认疼痛与温度刺激无关，但在咬合、受压时出现。

3. 疼痛的性质

可复性牙髓炎和不可复性牙髓炎的关键区别在于疼痛的性质（如果存在疼痛）。外周的A-δ纤维受到刺激时很可能是可复性牙髓炎，刺激这种神经会导致尖锐的刀割样疼痛。然而，如果位于中央的C纤维受到刺激，所引发疼痛的性质多半会被描述为严重的、深部的、钝性的、令人苦恼的和迁延性的。出现后一类疼痛提示患有不可复性牙髓炎。

4. 疼痛史

患可复性牙髓炎时，患者一般主诉患牙原来从未疼痛过。如果患者诉说患牙原来曾出现过疼痛，而且疼痛为自发性的，夜间被痛醒，或热刺激引起的疼痛遇冷水能够缓解等，即可明确诊断为不可复性牙髓炎。另外，出现难以准确定位的剧烈疼痛（牵涉痛）意味着不可复性牙髓炎。

在这一阶段，医生必须非常清楚怎样对问题牙进行诊断，剩下的诊断性检查用来确定哪颗牙齿符合这一诊断。

5. 诊断性测试

如前所述，用来诊断牙髓炎和牙髓坏死的测试是主观的和相当粗糙的，因而，测试可疑牙时，必须将测得的结果与健康牙的测试结果进行对比。测试必须反复进行多次以确定患者的反应基本一致。一般情况下，诊断性测试仅能鉴别出活髓还是死髓，目前的检测手段还难以对可复性牙髓炎和不可复性牙髓炎进行鉴别。

6. 温度测试

温度测试依赖于牙本质小管中的液体流动。牙齿遇冷或遇热后，牙本质小管中的液体运动就会刺激包括A-δ纤维在内的外周牙髓组织，造成尖锐性“疼痛”。如果牙髓的炎症非常严重，那么，牙髓组织的膨胀（热刺激）或收缩（冷刺激）就可能刺激到位于牙髓中央的C纤维。

（1）冷测试。应该用二氯二氟甲烷（-40°C）或干冰（-70°C），这些检测剂优于氯乙烷（-4°C）或冰块，后者接触牙面后容易融化扩散到邻牙。测试前牙时，冷源应置于切1/3处。后牙则应置于其近中颊尖的切向部分。这些部位一般对应着髓角，是牙髓中神经分布最集中的地方。对同一牙齿进行再测试前，应等待一段时间使牙髓恢复正常。

如果测试结果持续阴性，97%的牙齿至少已局部坏死，需要进行根管治疗。测试阳性说明牙齿还有活力。除非阳性反应明确来自C纤维（深部的、钝性的、令人苦恼的和暴发性的疼痛）。对冷刺激产生阳性反应本身不能确定牙髓的炎症是可逆的还是不可逆的。

（2）热测试。目前尚无非常有效的热测试手段，最好的方法是热水浸浴。

首先确定患牙所在的区域，然后患者仰卧位设置橡皮障，测试从最后方的牙齿开始。用注射器将热水轻轻喷注到牙齿上，直至覆盖全部牙面。如果测试未能激发出患者的症状，就要将橡皮障移至前一个牙齿上重新开始测试，每次测试时应换用新的热水。重复这一过程直至引发疼痛。和冷测试一样，反复检测阴性说明需要对牙齿进行根管治疗。不过，阳性反应本身不能确定牙髓的炎症是可逆的还是不可逆的。

7. 电测试

电测试通过直接刺激牙髓中的神经纤维来探知牙髓的活性。这种方法在测试老年人牙齿和因牙本质小管硬化和闭合导致小管液流动受限的牙齿时尤其有效。同样，前牙的切1/3和后牙近中颊尖的切1/3也是电测试最佳的测试部位。和冷热测试一样，阴性反应提示牙髓坏死，而阳性反应只提示牙髓仍有活力。

8. 备洞测试

如果牙齿上的修复物妨碍热或电刺激的传导，上述的诊断性测试就无法进行。在这种情况下，唯一的选择就是在修复体上开窗，使测试得以实施。由于向冠内和牙本质内钻洞会导致小管液的流动，如果不实施麻醉，这一过程本身就能够有效地测试牙髓的活力状况，因此，其通常被称为备洞测试。我们认为，备洞测试只应用作为最后的选择，而且只在预期牙髓正常或可复性炎症的情况下使用。操作时喷水必须十分充分，用轻触手法钻洞。

9.叩诊和扪诊

叩诊和扪诊用来评估是否存在根周炎症。由于绝大多数的死髓牙中都存在根周炎症，在患牙对温度测试或电测试无反应的情况下，叩诊和扪诊测试阳性能够用来辅助指示根尖周炎。另外，随着牙髓的坏死，发生不可复性炎症的牙髓能够迅速导致根周组织的炎症，通过根分歧部位的根管或位于牙根高处的侧支根管传播的炎症尤其迅速。如果活髓牙存在根周炎症，即可认为根髓组织有炎症，而且牙髓炎症不可能逆转。所以，活髓牙的叩诊和扪诊测试阳性（过敏）提示不可复性牙髓炎。

叩诊时应用口镜的后端或其他金属器械叩击患牙，注意使尽可能多的根面牙周韧带受到“刺激”。由于在多数的病例中炎症位于根尖部位，应沿牙齿的长轴叩击受测牙。另外，也可以在多方向上叩测可疑牙，使测试覆盖尽可能多的根面。虽然叩诊和叩诊测试过敏意味着牙周韧带存在炎症，但测试结果正常并不能说明没有炎症，测试过程中有可能遗漏某些炎症部位。

虽然扪诊也可以测试牙周韧带的炎症，但用途较叩诊局限，实际上只适用于测试根尖区的唇颊侧，因此，这项检测会遗漏根面的很多部位。扪诊阳性可能意味着牙髓发生坏死性炎症，这是因为只有非常明显的根尖周区炎症才会造成透过颊侧根尖骨皮质的扣压痛。不过在极少的病例中，活髓患牙的扪诊阳性有可能指示不可复性牙髓炎。

10.X线检查结果

把这一部分内容放在章节的后面并非偶然。X线片是一种二维的灰度图像，其能够提供的诊断信息非常有限，认识这一点十分重要。医生常常过于依赖X线片做出全部诊断。

发生牙髓坏死和根尖周炎的患牙可能显示根尖周透射区，而可复性牙髓炎则不会出现根尖周透射区。发生不可复性牙髓炎的牙齿一般不会（但在极少情况下可能）显示根尖周硬骨板增厚。

（二）鉴别诊断

对于诊断为可复性牙髓炎、不可复性牙髓炎和坏死性牙髓炎的牙齿，其治疗方法是不同的。因而，明确这三种临床状况进行鉴别诊断的诊断特点将非常重要。

1.可复性牙髓炎的鉴别诊断

可复性牙髓炎是牙髓组织以血管扩张、充血为主要病理变化的初期炎症表现，相当于牙髓病的组织病理学分类中的“牙髓充血”。“充血”是炎症全过程中自始至终的一种病理表现，在临床实际工作中，若能彻底去除作用于患牙上的病源刺激因素，同时给予患牙适当的治疗，患牙牙髓是可以恢复到原有状态的。基于这一临床特点，将其称为“可复性牙髓炎”更符合实际。但若外界刺激持续存在，则牙髓的炎症继续发展，患牙可转成不可复性牙髓炎。

（1）临床表现为当患牙受到冷、热温度刺激或甜、酸化学刺激时，立即出现瞬间的疼痛反应，尤其对冷刺激更敏感，刺激一去除，疼痛随即消失。没有自发性疼痛。检查可见：患牙常见有接近髓腔的牙体硬组织病损，如深龋，深楔状缺损；或可查及患牙有深牙周袋；也可受累于咬合创伤或过大的正畸外力；患牙对牙髓活力温度测验，尤其对冷测表现为一过性敏感，且反应迅速。当去除刺激后，症状仅持续数秒即缓解；叩诊反应同正常对照牙，即叩痛（-）。

（2）诊断要点为：主诉对温度刺激，尤其对冷刺激一过性敏感，但无自发痛的病史；可找到能引起牙髓病变的牙体病损或牙周组织损害等病因；患牙对冷测的反应阈值降低，表现为一过性敏感。

（3）鉴别诊断如下：深龋，患有深龋的牙对温度刺激也敏感，但往往是当冷、热刺激进入深龋洞内才出现疼痛反应，而刺激去除后症状并不持续。在实际临床检查时，用冰棒冷测深龋患牙的正常牙面，其反应与对照牙是相同的，只有当冰水滴入洞中方可引起疼痛。而可复性牙髓炎患牙在冷测牙面时即出现一过性敏感。当深龋与可复性牙髓炎一时难以区别时，可先按可复性牙髓炎的治疗进行安抚处理；可复性牙髓炎与不可复性牙髓炎的区别关键在于前者无自发痛史，后者一般有自发痛史；对温度测验的反应，可复性牙髓炎患牙有一过性敏感，而不可复性牙髓炎患牙由温度刺激引起的疼痛反应程度重，持续时间较长，有时还可出现轻度叩痛。在临床上，若可复性牙髓炎与无典型自发痛症状的慢性牙髓炎一时难以区分，可先采用诊断性治疗的方法，即用氧化锌丁香油酚水门汀进行安抚治疗，在观察期内视其是否出现自发痛症状再明确诊断；牙本质过敏症，患有牙本质敏感症的患牙往往对探、触等机械刺激和酸、甜等化学刺激更敏感，而可复性牙髓炎主要是对冷、热温度刺激一过性敏感。

2.不可复性牙髓炎鉴别诊断

不可复性牙髓炎是一类病变较为严重的牙髓炎症，病变可发生于牙髓的某一局部，也可能涉及全部牙髓，甚至在炎症的中心部位已发生了程度不同的化脓或坏死。牙髓组织的炎症范围和性质在临床上很难准确区分，也几乎没有恢复正常的可能，病理变化自然发展的终点均为全部牙髓坏死。此时，临床治疗只有摘除牙髓以去除病变。因此，这类牙髓炎症被统称为不可复性牙髓炎。按其临床发病的特点和病程的经过，又可分为急性牙髓炎（包括慢性牙髓炎急性发作）、慢性牙髓炎、残髓炎和逆行性牙髓炎。

3.急性牙髓炎的鉴别诊断

急性牙髓炎的临床特点是发病急，疼痛剧烈。临床上有急性症状的绝大多数病例属于慢性牙髓炎急性发作，龋源性者尤为显著。无慢性过程的急性牙髓炎多出现在牙髓受到急性的物理损伤、化学刺激以及感染等情况下，如手术切割牙体组织等导致的过度产热、充填材料的化学刺激等。

应将临床上表现出来的急性症状与组织病理学上的急性炎症区分开来。因为病变牙髓在组织学上的急性炎症特征非常短暂，很快就会转为慢性炎症细胞浸润的表现，或因得到某种引流而使急性炎症消退。但是，由炎症引起的急性疼痛症状却可持续较长时间，给患者造成巨大痛苦。有过疼痛症状的牙髓炎，组织学上多表现为慢性炎症，而且炎症常已存在了相当长的时间。例如，在深龋的进展过程中，患牙在尚未出现典型的急性症状时，牙髓就已有了慢性炎症，疼痛症状的出现常与冠部的渗出物引流通道被堵塞有关。因此，在临床诊断时，可将有急性疼痛症状的龋源性患牙视为牙髓的慢性炎症的急性发作。

（1）临床表现上，急性牙髓炎（包括慢性牙髓炎急性发作）的主要症状是剧烈疼痛。疼痛的性质具有下列特点：自发性阵发性痛：在未受到任何外界刺激的情况下，突然发生剧烈的自发性尖锐疼痛，疼痛可分作持续过程和缓解过程，即所谓的阵发性发作或阵发性加重。在炎症的早期，疼痛持续的时间较短，缓解的时间较长，可能一天之内发作两三次，每次持续数分钟。到炎症晚期，则疼痛的持续时间延长，可持续数小时甚至一整天，而缓解时间缩短或根本就没有疼痛间歇期。炎症牙髓出现化脓时，患者可主诉有搏动性跳痛；夜间痛：疼痛往往在夜间发作，或夜间疼痛较白天剧烈。患者常因牙痛难以入眠，或从睡眠中痛醒；温度刺激加剧疼痛：冷、热刺激可激发患牙的剧烈疼痛。若患牙正处于疼痛发作期内，温度刺激可使疼痛加剧。如果牙髓已有化脓或部分坏死，患牙可表现为所谓的“热痛冷缓解”。这可能是因为牙髓的病变产物中有气体出现，受热膨胀后使髓腔内压力进一步增高，产生剧痛；反之，冷空气或凉水可使气体体积收缩，减小压力而缓解疼痛。临床上常可见到患者携带凉水瓶就诊，随时含漱冷水进行暂时止痛；疼痛不能自行定位：疼痛发作时，患者大多不能明确指出患牙所在，且疼痛呈放散性或牵涉性，常常是沿三叉神经第二支或第三支分布区域放射至患牙同侧的上、下颌牙或头、颞、面、耳等部位，但这种放射痛不会发生到患牙的对侧区域。

（2）检查可见：患牙可查及接近髓腔的深龋或其他牙体硬组织疾患，也可见牙冠有充填体存在，或可查到患牙有深牙周袋；探诊常可引起剧烈疼痛，有时可探及微小穿髓孔，并可见有少许脓血自穿髓孔流出；牙髓活力温度测验时，患牙的反应极其敏感或表现为激发痛。刺激去除后，疼痛症状要持续一段时间。当患牙对热测更为敏感时，表明牙髓已出现化脓或部分坏死；牙髓的炎症处于早期阶段时，患牙对叩诊无不适反应（-）；而处于晚期炎症的患牙，因牙髓炎症的外围区已波及根尖部的牙周膜，可出现垂直方向的叩诊不适（±）。

（3）诊断要点为典型的牙髓炎性疼痛症状；能明确找到引起牙髓病变的牙体损害或其他病因；牙髓活力温度测验结果可帮助定位患牙，对患牙的确定是诊断急性牙髓炎的关键。

（4）鉴别诊断。

急性牙髓炎的主要症状为剧烈的牙痛不能定位，因此，在临床上遇到因牙痛主诉就诊的患者，还应与非牙源性牙痛的疾病进行鉴别，其中应先与可引起牙痛症状的邻近组织疾病进行鉴别。

三叉神经痛：表现为突然发作的电击样或针刺样剧痛，与牙髓炎的痛非常类似。三叉神经痛的发作一般有疼痛“扳机点”，患者每触及该点即诱发疼痛，但每次发作时间短，最多数秒。患者在诉说病史时，往往忽略此点，应特别加以详细询问。此外，三叉神经痛较少在夜间发作，多数不影响患者的睡眠，冷、热温度刺激也不引发疼痛。

龈乳头炎：龈乳头炎也可出现剧烈的自发性牙痛，但疼痛性质为持续性胀痛；对冷热刺激也有敏感反应，一般不会出现激发痛。患者对疼痛多可定位。检查时可发现患者所指示的部位龈乳头有充血、水肿现象，触痛明显。患处两邻牙间可见食物嵌塞的痕迹或有食物嵌塞史。一般未查及可引起牙髓炎的牙体硬组织损害及其他疾患。

上颌窦炎：患有上颌窦炎时，患侧的上颌后牙可出现类似牙髓炎的疼痛症状。这是因为上颌后牙根尖区恰与上颌窦底相毗邻，且该区域的牙髓神经在走行过程中先经过上颌窦侧壁或窦底，再进入根尖孔内。因此，上颌窦内的急性炎症可牵涉到相应上颌后牙的牙髓神经而引发“牙痛”，此时疼痛也可放射至头面部而易被误诊。详细询问病史，患者还可能伴有头痛、鼻塞、脓涕等上呼吸道感染的症状，以及在跑、跳、蹲等体位突然改变时，牙痛症状加重等表现。通过仔细检查，可发现在急性上颌窦炎时所出现的疼痛为持续性胀痛，患侧的上颌前磨牙和磨牙可同时受累而致两三颗牙均有叩痛，但未查及可引起牙髓炎的牙体组织疾患。这是因为叩诊可将压力传导至上颌窦，此时的叩诊反应是窦腔压力变化再传导至邻近多颗后牙牙周膜的结果。检查上颌窦前壁可有压痛表现。

4. 慢性牙髓炎的鉴别诊断

慢性牙髓炎是临床上最为常见的一型牙髓炎，有时临床症状很不典型，容易误诊而延误治疗。

慢性牙髓炎一般不发生剧烈的自发性疼痛，但有时可出现不甚明显的阵发性隐痛或者每天出现定时钝痛。慢性牙髓炎的病程较长，患者可诉有很长时间的冷、热刺激痛病史。炎症多已波及全部牙髓及根尖部的牙周膜，致使患牙常表现有咬合不适或轻度的叩痛。患者一般可定位患牙。

根据组织病理学的检查结果，视髓腔是否穿通而将慢性牙髓炎分为慢性闭锁性牙髓炎和慢性开放性牙髓炎。前者患牙的牙髓尚未暴露，而后者髓腔已与外界相通。暴露的牙髓因血液供应条件不同，所表现出的组织反应也不相同，又有溃疡性和增生性之分。在临床上，这三型慢性牙髓炎除了具有慢性牙髓炎共同的表现之外，无论是患者主诉的症状，还是临床检查的体征又各有特点，分述如下：

（1）慢性闭锁性牙髓炎无明显的自发痛。但是曾有过急性发作的病例或由急性牙髓炎转化而来的病例则可诉有过剧烈自发痛的病史，也有从无自发痛症状者。几乎所有患者都有长期的冷、热刺激痛病史。检查可见深龋洞、冠部充填体或其他近髓的牙体硬组织疾患。洞内探诊患牙感觉较为迟钝，去净腐质后无肉眼可见的露髓孔。患牙对温度测验的反应可为敏感，也可为冷热测引起迟缓性痛。多有轻度叩痛（+）或叩诊不适感（±）。

（2）慢性溃疡性牙髓炎多无自发痛，但患者常诉有当食物嵌入患牙洞内即出现剧烈的疼痛。另一典型症状是当冷、热刺激激惹患牙时，会产生剧痛。检查可见深龋洞或其他近髓的牙体损害。患者由于怕痛而长期废用患牙，以致患牙处可见有大量软垢、牙石堆积，洞内食物残渣嵌入较多。去除腐质，可见有穿髓孔。用尖锐探针探查穿髓孔时，浅探不痛，深探剧痛，且见有少量暗色血液渗出。牙髓活力温度测验表现为敏感。一般没有叩痛（–），或仅有极轻微的叩诊不适（±）。

（3）慢性增生性牙髓炎的发生条件有两个，即患牙根尖孔粗大，血运丰富以及穿髓孔较大，足以允许炎症牙髓增生呈息肉状并自髓腔突出。因此，慢性增生性牙髓炎多见于青少年患者。一般无自发痛，有时可有患者诉说进食时患牙感疼痛或有进食出血现象，因此，长期不敢用患侧咀嚼食物。检查可见患牙大而深的龋洞中有红色、“蘑菇”形状的肉芽组织，又称“牙髓息肉”，它可充满整个洞内并达咬合面，探之无痛但极易出血。由于长期的废用，常可见患牙及其邻牙有牙石堆积。当查及患牙深洞处有息肉时，临床上要注意与牙龈息肉和牙周膜息肉相鉴别。牙龈息肉多是在患牙邻面出现龋洞时，由于食物长期嵌塞加之患牙龋损处粗糙边缘的刺激，牙龈乳头向龋洞所形成的空间增生，形成息肉样肉芽组织。牙周膜息肉是在多根牙的龋损穿通髓腔后进而破坏髓室底，根分叉处的牙周膜因外界刺激而反应性增生，肉芽组织由髓底穿孔处长入连通髓腔的龋损内，洞口外观极像牙髓息肉。

临床上进行鉴别时，先通过X线片观察患牙根分叉区髓室底影像的连续性，再用探针探查肉的蒂部以判断息肉的来源。当怀疑为牙龈息肉时，可自蒂部将息肉切除，如见出血部位位于患牙邻面龋洞龈阶外侧的龈乳头位置即可证实判断。对牙髓息肉和牙周膜息肉进行鉴别时，除X线片的提示外，还应仔细探查髓室底的完整性。

慢性牙髓炎的诊断要点如下：可以定位患牙的长期冷、热刺激痛病史和（或）自发痛史；可查的引起牙髓炎的牙体硬组织疾患或其他病因；患牙对温度测验的异常表现；叩诊反应结果。

在临床诊断时，一般仅对患牙做出“慢性牙髓炎”的诊断即可。如果出现上述各型的典型表现，可以分别诊断为闭锁性、溃疡性及增生性。这是因为临床对洞底是否与髓腔穿通的检查结果与实际的组织学表现常有出入，而从治疗方法的选择上，这3种类型也并无区别。还有一点需要注意的是有些深龋患牙并无确切的牙髓炎表现，但在去净腐质时发现有露髓孔，甚或在去腐未净时已经露髓，此时亦应诊断为“慢性牙髓炎”。

无典型自发痛症状的慢性牙髓炎有时与深龋不易鉴别。可参考温度测验结果进行判断。深龋患牙对温度测验的反应与对照牙是相同的，只是当温度刺激进入洞内才出现敏感症状，刺激去除后症状立即消失；而慢性牙髓炎对温度刺激引起的疼痛反应会持续较长时间。慢性牙髓炎可出现轻叩痛，而深龋患牙对叩诊的反应与正常对照牙相同。

与干槽症鉴别诊断时，患侧近期有拔牙史，检查可见牙槽窝空虚，骨面暴露，出现臭味。拔牙窝邻牙虽也可有冷、热刺激敏感及叩痛，但无明确的牙髓疾患指征。

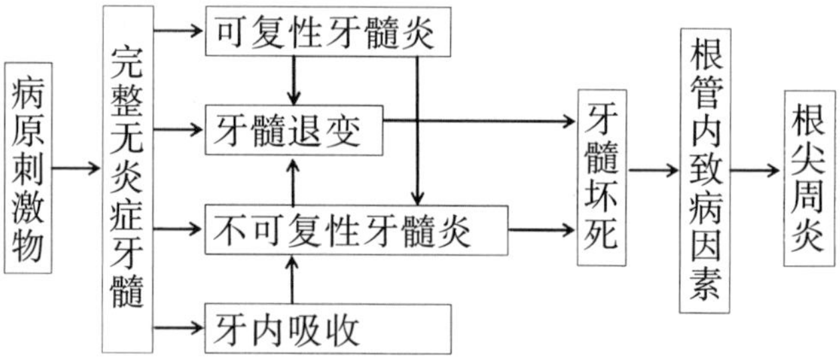

图4-8　牙髓病的转归

六、根尖周炎

根尖周病的临床表现和病理过程有以下几种形式。（图4-9）

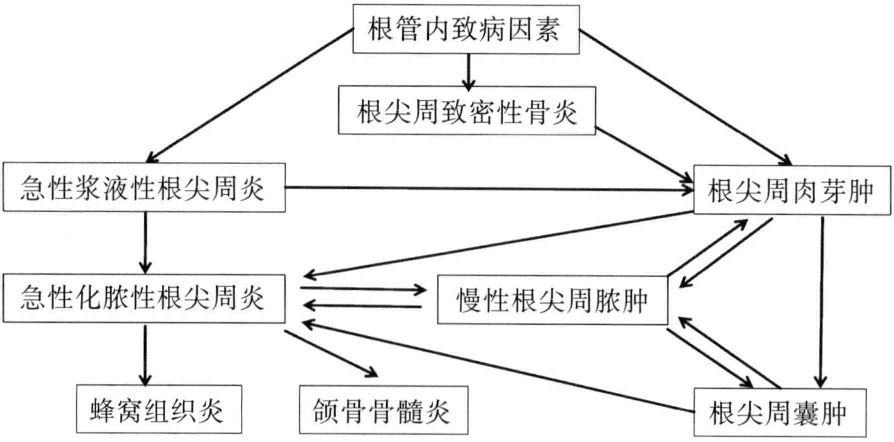

图4-9　各类型根尖周病的相互关系

急性根尖周炎分为急性浆液性根尖周炎和急性化脓性根尖周炎。慢性根尖周炎分为根尖周肉芽肿、慢性根尖周脓肿、根尖周囊肿和根尖周致密性骨炎。

（一）急性浆液性根尖周炎

1.病理表现

急性浆液性根尖周炎又称急性根尖周炎的浆液期，是根尖周炎发生的初期。主要临床病理表现为根尖部牙周膜内血管扩张、充血，渗出物以血浆为主，局部组织呈现水肿，随即有多形核白细胞浸润。渗出的血浆不仅可以稀释毒素，其所含的抗体还可参与消除抗原物质。此刻的根尖部牙骨质及其周围的牙槽骨尚无明显变化。

急性浆液性根尖周炎的临床过程往往很短，如果细菌毒力强，机体抵抗力弱，局部引流不畅，很快发展为化脓性炎症；反之，如果细菌毒力弱，机体抵抗力较强，炎症渗出又得到引流，则可转为慢性根尖周炎。

2.临床表现

症状主要表现为患牙咬合痛。这是因为根尖周膜充血、水肿而表现出来的症状。随着根尖周组织炎症病变的发展，临床上患牙可由初期只有不适、发木、浮出、发胀，到咬合时患牙与对颌牙早接触。此时一般无自发痛或只有轻微钝痛，有时患者还可诉有咬紧患牙反而稍感舒服的症状，这是因为咬合的压力可暂时缓解局部血管的充血状态，使根尖周膜因组织水肿所形成的压力得到减轻。但是，当病变继续发展，根尖周膜内渗出物淤积，牙周间隙内压力升高，患牙浮出和伸长的感觉逐渐加重，出现自发性、持续性的钝痛，咬合时不仅不能缓解症状，反而因咬合压力增加了根尖部组织的负担，刺激神经导致更为剧烈的疼痛。患者因而不愿咀嚼，影响进食。由于疼痛是因牙周膜神经受到炎症刺激引起的，所以患者能够明确指出患牙，疼痛范围局限于患牙根部，不引起放散。

检查患牙可见龋损、充填体或其他牙体硬组织疾患，或可查到深牙周袋。

牙冠变色。牙髓活力测验无反应，但乳牙或年轻恒牙对活力测验可有反应，甚至出现疼痛。叩痛（+）～（++），扪压患牙根尖部位出现不适或疼痛。牙龈尚无明显异常。患牙可有Ⅰ度松动。X线检查根尖周组织影像无明显异常表现。

3.诊断要点

患牙有典型的咬合疼痛症状。对叩诊和扪诊的反应、对牙髓活力测验的反应并结合患者的年龄，患牙所具有的牙髓病史、外伤史以及不完善的牙髓治疗史均可作为参考。

（二）急性化脓性根尖周炎

急性化脓性根尖周炎又称急性根尖周炎的化脓期，多是由急性浆液期发展而来的，也可由慢性根尖周炎转化而来。此阶段通常称作急性牙槽脓肿或急性根尖周脓肿。

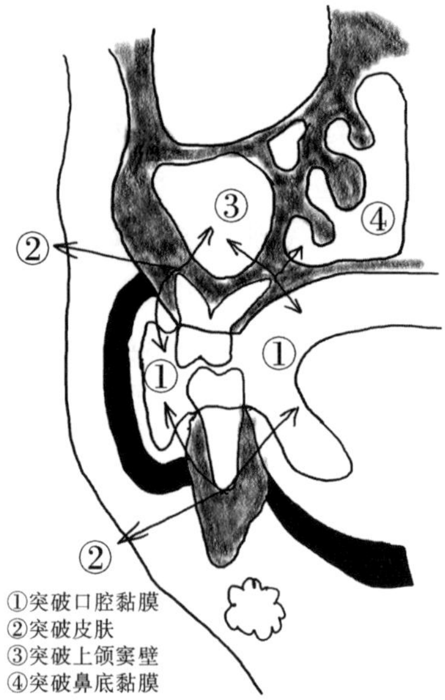

图4-10　急性化脓性根尖周炎排脓途径

1.病理表现

根尖周组织的浆液性炎症继续发展，则发生化脓性变化。此阶段白细胞，尤其是多形核白细胞浸润增多，根尖周膜中的炎症细胞被细菌及其产生的毒素破坏致死，细胞溶解、液化，并积聚形成脓液，分解、坏死的白细胞释放出组织水解酶（如胶原酶），致使牙周韧带破坏。脓液最初只局限在根尖孔附近的牙周膜内，炎症细胞浸润主要在根尖孔附近的牙槽骨骨髓腔中。此阶段称为根尖周脓肿阶段。若根尖部的脓液得不到通畅的引流，其必向根尖周围更广泛的区域扩散，并从组织结构较薄弱处突破。积聚在根尖附近的脓液可通过以下3种方式排出。

（1）通过骨髓腔突破骨膜、黏膜或皮肤向外排脓。炎症细胞自根尖附近的牙槽骨骨髓腔迅速在牙槽骨内蔓延，脓液穿过骨松质到达骨外板，再通过骨皮质上的营养孔到达骨膜下。由于骨膜坚韧、致密，不易穿破，脓液在此处积聚，造成局部压力增高。此阶段称为骨膜下脓肿阶段。当骨膜下的脓液积聚达到相当的压力时，骨膜破裂，脓液流注于黏膜下或皮肤下，构成黏膜下脓肿或皮下脓肿。最后，脓肿破溃，脓液排出，急性炎症缓解，转为慢性炎症。

上述排脓方式是急性根尖周炎最常见的典型自然发展过程。这种排脓途径较为复杂，并常伴发颌面部蜂窝织炎。脓液突破的方向及破口的位置与根尖周组织的解剖关系十分密切，临床上可见到以下4种排脓途径：穿通骨壁突破黏膜，牙槽骨唇、颊侧的骨壁较薄，一般情况下上颌前牙、上颌后牙颊根，以及下颌牙的根尖周脓肿多从牙槽骨的唇、颊侧骨板穿出，形成骨膜下脓肿或黏膜下脓肿，最终在口腔前庭排脓；若患牙的根尖偏向舌（腭）侧，或为上颌后牙的腭根，脓液可穿过舌、腭侧骨板在固有口腔中排脓，破溃于口腔黏膜的排脓孔久不愈合则形成窦道或瘘管，称为龈窦或龈瘘；穿通骨壁突破皮肤，有少数病例根尖部的脓液不在口腔内排脓，而是穿通骨壁绕过龈颊沟从皮肤排出，久之形成皮窦；如下颌切牙的根尖周脓肿有时可穿通颏部皮肤，形成颏窦；上颌尖牙可见有从同侧眼眶的内下方皮肤排脓，形成面窦；下颌磨牙的根尖部脓液也可排放于颊部皮肤，形成颊窦；突破上颌窦壁：上颌前磨牙和磨牙牙根与上颌窦相毗邻，当上颌窦处于低位时，上颌牙尤其是上颌第二前磨牙和第一、第二磨牙的根尖部分就可能被包裹在上颌窦当中，此处的上颌窦壁极薄，甚至缺乏骨板，根尖与上颌窦之间只有薄层结缔组织相隔，此时它们若发生根尖周炎，可累及上颌窦并发上颌窦炎，根尖部的脓液有可能穿过穿通薄层上颌窦壁向上颌窦内排脓，这种情况在临床上较为少见；突破鼻底黏膜：当上颌中切牙的牙槽突很短而牙根又很长时，其根尖部的脓液排放有可能在穿通唇侧骨壁后，继续沿骨膜上行而流注于鼻底黏膜下形成脓肿，破溃后向鼻腔内排脓，这是一种极为罕见的排脓途径。

（2）通过根尖孔经根管从冠部缺损处排脓。这种排脓方式对根尖周组织的破坏最小。患牙以此方式进行排脓需具备的条件：根尖孔粗大、根管通畅、冠部缺损（如龋洞）呈开放状态。患有急性根尖周炎的成人患牙很难同时具备这3个条件，因此，在临床上应尽早开通髓腔进行引流，在根尖部脓液尚未广泛扩散到牙槽骨骨松质时，促使其由此通路排放，尽量减轻炎症对根尖周组织的损伤。

（3）通过牙周膜从龈沟或牙周袋排脓。成人患牙经此方式排脓多发生于同时患有牙周炎的情况，通常预后较差。因根尖部的脓灶与牙周袋底接近，脓液易从该薄弱的牙周膜结缔组织处突破而向牙周袋内排放，形成牙周窦道。在脓液经此途径引流的过程中，牙周膜纤维遭到严重破坏，加重了牙周病病变，使患牙更为松动，甚至导致患牙脱落。在临床上经此通路进行引流的还有另一种情况，即乳牙发生根尖周脓肿时，由于儿童的牙周膜组织疏松，根尖部的脓液可顺牙周间隙扩散，从龈沟排出。但是，此时患者机体正处于生长发育阶段，修复再生的能力较强，患牙又不伴有牙周疾病，当局部的急性炎症被消除并经完善的治疗后，遭受损伤的牙周组织仍能愈合并恢复正常。

2.临床表现

在急性化脓性根尖周炎的病理变化过程中，依脓液相对积聚区域的不同，临床上亦可分为3个阶段，即根尖周脓肿、骨膜下脓肿及黏膜下脓肿。

（1）根尖周脓肿，临床表现为患牙出现自发性、剧烈持续的跳痛，伸长感加重，以至于咬合时首先接触患牙并引起剧痛，患者因而不敢对㱔。检查可见：①患牙叩痛（++）～（+++），松动Ⅱ～Ⅲ度；②根尖部牙龈潮红，但尚无明显肿胀，扪诊感轻微疼痛；③相应的下颌下淋巴结或颏下淋巴结可有肿大及压痛。

（2）骨膜下脓肿，临床症状表现为患牙的持续性、搏动性跳痛更加剧烈，因骨膜坚韧、致密，脓液集聚于骨膜下所产生的压力很大，病程至此，疼痛达到最高峰，病期多已三五天，患者感到极端痛苦。患牙更觉浮起、松动，即使是不经意地轻触患牙，如说话时舌、颊部碰触患牙，亦感觉疼痛难忍。患者常诉有因疼痛逐日加剧而影响睡眠和进食，还可伴有体温升高、身体乏力等全身症状。检查可见：患者有痛苦面容，精神疲惫。体温可有升高，约38℃。末梢血象白细胞增多，计数多（10～12）×10^9/L。患牙所属区域的淋巴结可出现肿大和扪痛；患牙叩痛（+++），松动Ⅲ度，牙龈红肿，移行沟变平，有明显的压痛，扪诊深部有波动感；严重的病例可在相应的颌面部出现蜂窝织炎，表现为软组织肿胀、压痛，致使面容改变。如上颌切牙可引起上唇肿胀；上颌前磨牙及磨牙可引起眶下、面部肿胀；下颌牙可引起颏部、下颌部肿胀；有时下颌第三磨牙的根尖周化脓性炎症可出现张口受限，还可能引起口底蜂窝织炎。骨膜下脓肿又称牙槽骨骨膜炎或颌骨骨膜炎。此时，局部症状极为明显，但全身症状并不很重，若全身症状明显，则应注意观察，防止发展为颌骨骨髓炎和败血症等并发症。

（3）黏膜下脓肿，临床症状上由于黏膜下组织较疏松，脓液到达黏膜下时，压力已明显减低，自发性胀痛及咬合痛也随之减轻。全身症状缓解。检查可见：患牙叩痛（+）～（++），松动Ⅰ度；根尖区黏膜的肿胀已局限，呈半球形隆起，扪诊时，波动感明显，脓肿较表浅而易破溃。

3.诊断要点

主要依据患牙所表现出的典型的临床症状及体征，由疼痛及红肿的程度来分辨患牙所处的炎症阶段。

4.鉴别诊断

急性根尖周炎从浆液期到化脓期的3个阶段是一个移行过渡、连续发展的过程，不能截然分开，在临床上只能相对地识别上述各阶段。根据症状及检查所见各阶段的诊断非常重要，因为每一阶段各有其相应有效的应急处理措施。在浆液期，患牙以咬合痛为突出表现。在根尖周脓肿阶段，其持续性的跳动可与浆液期鉴别。骨膜下脓肿时，疼痛极为剧烈，根尖部红肿明显，扪诊有深部波动感，叩诊能引起最剧烈的疼痛，且可以伴有全身症状。发展到黏膜下脓肿时，则疼痛有所减轻，且黏膜下肿胀明显而局限。

急性根尖周炎可以继发牙髓病而来，也可由慢性根尖周炎转化而来，后者又称慢性根尖周炎急性发作期。两者之间的区别在于X线片上所显示的影像不同：急性根尖周炎时，X线片上看不出根尖部有明显改变；慢性根尖周炎急性发作时，则从X线片上可见根尖部有不同程度的牙槽骨破坏所形成的透影区。

急性根尖周脓肿与急性牙周脓肿的鉴别中，急性牙周脓肿的牙周脓肿多是在患牙出现了涉及多个牙面的深牙周袋，或牙周袋迂回曲折，而位于牙颈部的袋口软组织又较紧窄时，牙周袋壁或深部牙周组织中的脓液不能从袋口引流，致使袋壁软组织内形成局限性脓肿。多发生在牙周炎的晚期，一般为急性过程。在临床上也表现为患牙的唇（颊）侧或舌（腭）侧牙龈出现椭圆形或半球状的脓肿突起，肿胀部位的牙龈红肿光亮，扪诊有波动感。患牙可有搏动性疼痛、浮起、松动、咬合痛等症状和体征。

但是，由于急性根尖周脓肿（急性牙槽脓肿）与急性牙周脓肿的感染来源和炎症扩散途径不同，两者在临床上的表现是有区别的，鉴别点通常也是较明确的。前已述及，急性根尖周脓肿的患牙多由于牙体疾患（如龋病）继发牙髓感染，终至根尖周组织发生炎症性病变，炎症以根尖部为中心并向其周围的牙周组织蔓延扩散。而急性牙周脓肿的感染是源于牙周袋内的病原病源物，在临床上，患牙除具有急性脓肿的表现外，还有深牙周袋、袋口溢脓、牙槽骨吸收和牙松动等牙周炎的表现。但是，有时患牙同时合并有牙周和牙髓、根尖周组织的病变，如急性根尖周炎在根尖周脓肿发生后经牙周膜向牙龈沟排脓，或有长期牙周炎病史的患牙在发生牙周脓肿的同时，感染已经逆行引起牙髓坏死，甚至出现牙周的骨质破坏与根尖区的病变相连通。在这些情况下，临床上有时易将两者混淆，增加鉴别的困难。

急性根尖周脓肿与急性牙周脓肿的鉴别思路可从病史和检查结果来获得。急性根尖周脓肿的患牙多有较长时间的牙体缺损（如龋洞）和/或曾有过牙痛史、牙髓治疗史；急性牙周脓肿患牙的病史则为长期牙周炎史。从临床检查的角度来看，可以循着牙体-牙髓-牙周组织的顺序进行检查比较，着重注意牙体硬组织的完整性、牙髓的活力、有无深牙周袋、脓肿的位置及与牙周袋的关系，X线片所显示的牙槽骨破坏情况和区域对于明确诊断有很大帮助。

（三）慢性根尖周炎

慢性根尖周炎是指因根管内长期存在感染及病源刺激物而导致的根尖周围组织慢性炎症反应，表现为炎症性肉芽组织的形成和牙槽骨的破坏。根尖周组织所受到的这种损害是可以被修复的，前提是要根除根管内的病源。此时，根尖部的炎症肉芽组织会转化成纤维结缔组织，成骨细胞活动产生新骨，修复已破坏的牙槽骨，重建牙周膜。慢性根尖周炎一般没有明显的疼痛症状，病变类型可有根尖周肉芽肿、慢性根尖周脓肿、根尖周囊肿和根尖周致密性骨炎。

1.病理表现

根尖部的牙周膜因受根管内病源刺激物的作用而发生慢性炎症性变化，其正常的组织结构被破坏，代之以炎症肉芽组织。在炎症肉芽组织的周围有破骨细胞分化出来，造成邻近的牙槽骨和牙骨质吸收破坏，骨质破坏的区域仍由炎症肉芽组织所取代。炎症肉芽组织中含有大量的淋巴细胞和成纤维细胞，也可见少数多形核白细胞和巨噬细胞。慢性炎症细胞可消灭侵入根尖周组织的细菌和毒素，成纤维细胞则可增殖形成纤维组织，还可以纤维被膜的方式包绕病变区域，限制炎症扩散到深部组织。因此，这种反应可以看作机体对抗病变的局部防御反应，它可维持较长时间，并保持相对稳定的状态。但是，这种反应却不能彻底消除根管内的感染病源物。这种以炎症性肉芽组织形成主要病理变化的慢性根尖周炎即为根尖周肉芽肿，它是慢性根尖周炎的主要病变类型。当局部病变活动时，肉芽组织中的纤维成分减少，炎症细胞和毛细血管增多，产生较多的破骨细胞，造成更大范围的骨质破坏。

随着病变的进展，炎症肉芽组织的体积不断增大，血运难以抵达肉芽肿的中心部，病变中央的组织细胞发生坏死、液化，形成脓液并潴留于根尖部的脓腔内，成为慢性根尖周脓肿，又称为慢性牙槽脓肿。此时包绕脓腔的肉芽组织周围缺乏纤维被膜。根尖部的脓液有时可逐渐穿通骨壁和软组织，进行不彻底的引流，形成内衬上皮细胞的窦道，这种情况又称为有窦型慢性根尖部脓肿。上皮细胞可来源于肉芽肿内的上皮团，也可由口腔黏膜上皮自窦道口长入。窦道也可能是急性化脓性根尖周炎脓肿破溃或急症处理行脓肿切开引流后不能封口而遗留所致。当局部引流不畅，或机体抵抗力降低、病原毒力增强时，慢性根尖周脓肿又可以急性发作的形式表现出来。有窦型慢性根尖周脓肿由于可从窦道口排出脓液，不易转化为急性炎症；而无窦型慢性根尖周脓肿则比较容易转化为急性根尖周脓肿。

正常牙齿的牙周膜内遗留有牙根发育期间的Hertwig上皮根鞘细胞，在牙根表面平行排列，呈静止状态，又称Malassez上皮剩余。当根尖周组织形成炎症肉芽组织时，遗留下来的这些上皮细胞在慢性炎症的长期刺激下，可增殖为上皮团块或上皮条素。较大的上皮团中心由于缺乏营养，上皮细胞发生退行性变，甚至坏死、液化，形成小囊腔，腔壁表面由复层鳞状上皮细胞衬里，完整或不连续，形成囊壁。随着囊腔中渗透压的增高，周围的组织液逐渐渗入，成为囊液，小囊腔逐渐扩大或相互融合形成根尖周囊肿。囊液内因含有含铁血黄素而呈浅褐色，清澈透明，上皮细胞变性分解所产生的胆固醇结晶漂浮于囊液中，使囊液在光照下闪耀发亮。用显微镜观察囊液涂片，可见其中有许多菱形或长方形的胆固醇结晶。囊肿周围的牙槽骨受压迫而被吸收，同时在破坏区周围有新生骨质增生。由于根管内刺激物持续存在，根尖周囊肿可继发感染，并发化脓性炎症而转为根尖周脓肿。关于囊壁形成的确切机制尚不清楚，有两种假说予以解释，上述病理过程为“分解理论”。另一个假说是“脓腔理论”，认为根尖周肉芽肿先形成脓肿，脓腔的表面就像身体其他部位的软组织创口一样，修复过程均由周缘的上皮细胞增生、爬入，逐渐将伤口表面覆盖而成。当牙周膜内的上皮剩余细胞增殖、铺满根尖周脓肿的脓腔表面时，就形成了囊壁。依据囊腔与根尖的关系，根尖周囊肿又可分为两种：囊壁若在根尖孔开口，囊腔与根管相通，形成所谓的“袋状囊肿”；细询问病史，对牙体、牙髓和牙周组织进行全面的检查并辅助以X线片来进行综合分析。

囊腔若在根尖周肉芽肿中独立存在，与根管没有任何交通，则为“真性囊肿”。

袋状囊肿和真性囊肿的组织学表现完全相同。真性囊肿被认为是袋状囊肿从根尖脱离下来后，上皮衬里完全闭合而形成的。

慢性根尖周炎的病变过程并不是单一的破坏过程，而是一个破坏与修复双向进行的病理变化。当机体抵抗力增强或病原毒力减弱时，病变区肉芽组织中纤维成分增多，炎症成分减少，牙槽骨的吸收也暂告停止，甚至还可出现成骨活动，成骨细胞在病变外围形成新生的骨组织，原已破坏的骨组织有所修复，病变区缩小。但是，如果不彻底清除病源刺激物，并杜绝再感染的途径，虽有骨质修复的过程，根尖区的病变也只能是扩大、缩小交替的变化，而不能完全愈合。

当根尖周组织在受到长期轻微、缓和的刺激，而患者的机体抵抗力又很强时，根尖部的牙槽骨并不发生吸收性破坏，反而表现为骨质的增殖，形成围绕根尖周围的一团致密骨，其骨小梁结构比周围骨组织更为致密。这种情况实际上是一种防御性反应，因在增生的骨小梁间有少量慢性炎症细胞分布，故称为根尖周致密性骨炎或慢性局限硬化性骨髓炎。

2.临床表现

慢性根尖周炎一般无明显的自觉症状，有的患牙可在咀嚼时有不适感。也有主诉牙龈起脓包而就诊者。由于慢性根尖周炎常常是继牙髓病而来，有些病例又曾有过急性发作，或有些病例本为急性根尖周炎未经彻底治疗迁延而来，也有在进行其他治疗（如义齿修复）时偶然发现因既往牙髓治疗不完善所导致的根尖周病变。所以在临床上多可追问出患牙有牙髓病史、反复肿痛史或牙髓治疗史。

临床检查可见：

（1）患牙可查及深龋洞或充填体，以及其他牙体硬组织疾患。

（2）牙冠变色，失去光泽。深洞内探诊无反应，牙髓活力测验无反应。

（3）患牙对叩诊的反应无明显异常或仅有不适感，一般不松动。

（4）有窦性慢性根尖周炎者可查及窦道开口。窦道口大多数位于患牙根尖部的唇、颊侧牙龈表面，也有开口于患牙舌、腭侧牙龈者，偶尔还可见有开口位于远离患牙根之处者，如上颌第二磨牙根尖周病变的窦道有时开口于上颌尖牙或前磨牙根尖部相对应的牙龈处。此时应通过认真仔细地检查找出窦道口与患牙的关系，必要时可自窦道口插入诊断丝拍摄X线示踪片以确定窦道的来源，避免将窦道口附近的健康牙误诊为患牙。位于牙龈的窦道日常呈粟粒大小的乳头形状，在皮肤表面开口的窦道（皮窦）多为黄豆大小的肉芽肿样。挤压窦道口有时可有脓液溢出，也有窦道口呈假性闭合的状态。

（5）根尖周囊肿的大小不定，可由豌豆大到鸡蛋大。小囊肿在牙龈表面多无异常表现，囊肿发展较大时，可见患牙根尖部的牙龈处呈半球状隆起，不红，双指交替按压扪诊时有乒乓球的弹性手感。囊肿过分增大时，因周围骨质吸收并压迫邻牙，造成邻牙移位或使邻牙牙根吸收。

（6）X线检查显示出患牙根尖区骨质变化的影像。不同的X线影像有时可提示慢性根尖周炎的类型：①根尖部透射影圆形，范围较小，直径小于1cm，边界清晰，周围骨质正常或稍显致密，多考虑为根尖周肉芽肿；②根尖区透射影边界不清楚，形状也不规则，周围骨质较疏松呈云雾状，慢性根尖周脓肿的可能性大；③较小的根尖周囊肿在根尖片上显示的透射影像与根尖周肉芽肿难以区别，大的根尖周囊肿可见有较大的圆形透影区，边界很清楚，并有一圈由致密骨组成的阻射白线围绕；④根尖周致密性骨炎表现为根尖部骨质呈局限性的致密阻射影像，无透射区，多在下颌后牙发现。

3.诊断要点

（1）患牙X线片上根尖区骨质破坏的影像是确诊的关键依据。

（2）患牙牙髓活力测验结果并结合患者年龄应作为重要的参考。

（3）病史及患牙牙冠情况也可作为辅助诊断指标。

慢性根尖周炎中根尖周肉芽肿、慢性根尖周脓肿和根尖周囊肿这3种类型单纯依靠临床表现有时很难区别，借助X线检查亦不容易准确分辨，加之它们的治疗原则和方法基本相同，因此，在临床上诊断可统称为“慢性根尖周炎”。如能对3种类型加以区分，则有助于预后的判断。

根尖周致密性骨炎的患牙在临床上一般没有任何自觉不适症状，也没有反复肿痛的历史，只有在进行X线检查时偶然发现。如果患牙有牙髓炎或牙髓坏死，经完善的根管治疗后，X线片的影像可恢复正常。

依据X线检查结果对慢性根尖周炎进行诊断时，必须结合临床表现与那些非牙髓源性的根尖区病损相鉴别。例如，非牙源性的颌骨内囊肿和其他肿物在X线片上的表现与各型慢性根尖周炎的影像，尤其是较大的根尖周囊肿的影像极为相似。这些疾病与慢性根尖周炎的主要鉴别点是病变所涉及患牙的牙髓活力多为正常，仔细观察X线片可分辨出根尖部牙周膜间隙与根周其他部位的牙周膜间隙是一连续、规则的透射影像，必要时还可辅以口腔科锥形束CT进行诊断。

七、牙髓炎和根尖周炎的治疗原则

牙髓是位于牙体中央髓腔内的疏松结缔组织，被坚硬的牙本质包绕，其解剖生理特点是血液供给缺乏有效的侧支循环，当周围牙体硬组织受损时，牙髓可能发生各种病变且难以自身修复。牙髓病和根尖周病的临床治疗较为复杂，应首先掌握治疗原则，拟订完善的治疗计划，才能进行合理的诊治。

牙髓病和根尖周病的治疗原则是保存具有正常生理功能的牙髓以及保存患牙。

（一）保存活髓

牙髓组织具有形成牙本质和营养硬组织的功能，对外来刺激能产生一系列防御反应，对牙髓病变还处于早期阶段的恒牙和根尖孔尚未形成的年轻恒牙，应注意保存活髓，维护牙髓的功能。

（二）保存患牙

由于牙髓的增龄性变化和血液循环的特殊性，其修复再生能力有限，牙髓炎症不易治愈。对患有牙髓病而不能保存活髓的患牙，应去除病变牙髓组织，保存患牙，以维持牙列完整，恢复咀嚼功能。失去活髓后，牙体硬组织的营养代谢仅由牙周组织供给，牙体硬组织变脆并容易折裂。因此，还应选用不同类型的冠部修复体以保护牙体硬组织。

八、髓腔解剖

熟悉髓室的大小、位置、形态，髓角的高低，根管口的位置，根管数目，根管的类型、弯曲程度和方向，以及根管与牙周组织间的关系是根管治疗术成功的先决条件。

（一）根管系统的形成

牙根发生始于牙釉质形成之后，上皮根鞘是决定牙根大小和形态的关键因素。当上皮根鞘的连续性受到破坏，或在根分叉处上皮隔的舌侧突起融合不全，或上皮根鞘围绕血管生长时则不能诱导分化出成牙本质细胞而导致该处牙本质缺损，牙髓和牙周膜直接相通，形成侧副根管、根尖分歧及管间交通支。侧支根管为发自根管的细小分支，常与根管呈接近垂直角度，贯穿牙本质和牙骨质，通向牙周膜。根尖1/3的根管侧支多于根中1/3，出现在根颈1/3者最少。副根管是发自髓室底至根分叉处的细小分支，多见于磨牙，根尖分歧是根管在根尖分出的细小分支，此时根管仍存在，多见于前磨牙和磨牙。侧副根管可能会成为牙髓病与牙周病相互影响的通道，也给根管治疗增加了复杂性。

牙刚萌出时牙本质尚未完全形成，髓腔很大，根尖孔是敞开的。牙萌出后牙根继续发育，约需3～5年时间根尖才能完全形成。在异常情况下，牙根及根尖也可能停止发育，形成短根或喇叭口根尖，以至于临床治疗时，器械、药物或充填物容易穿出根尖孔，刺激根尖周组织引起炎症等。

牙本质在一生中不断形成，随着年龄的增长，髓腔内有继发性牙本质沉积，使髓腔的体积逐渐减小，根管变细，根尖孔变小；有的会部分或全部钙化阻塞，给根管预备带来一定的困难，须仔细地处理。

（二）恒牙髓腔形态特点

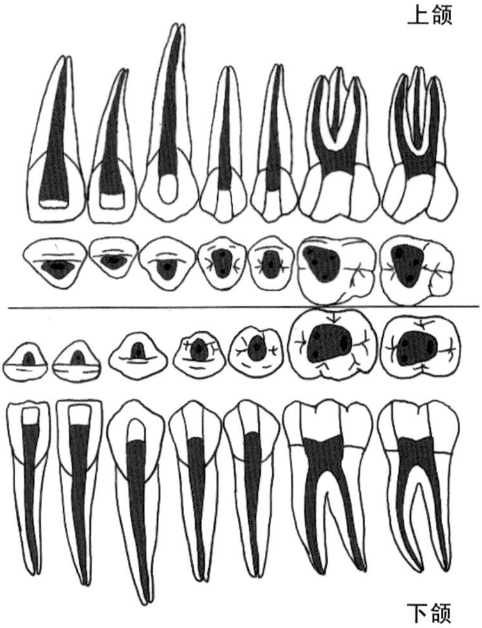

图 4–11　恒牙髓腔形态及开髓洞形特点

上颌中切牙：髓室较大，根管较粗，髓室与根管无明显界限，通常为单根管，根管的方向与牙根一致，根管直，呈锥形，唇腭径宽，根管多在根尖1/3偏向唇侧或远中，此区约24%的有侧支根管，切端到根尖的长度平均约为22.5mm，冠根比例为1∶1.25。

上颌侧切牙：髓室与上颌中切牙相似，但略小，根管直径较中切牙小，平均长度22mm，冠根比例为1∶1.47，根尖1/3稍偏向远中，26%的有侧支根管。

上颌尖牙：髓腔的唇腭径较近远中径宽，通常为单根管，其截面呈椭圆形，是口腔中最长的牙，平均长度为26.5mm，冠根比例为1∶1.82，30%的有侧支根管。

上颌第一前磨牙：髓室类似立方体，颊腭径大于近远中径，髓室顶上有颊、舌两个髓角。根管形态较复杂，87%的为双根管，其次为单根管，另有2.4%为三根管，根尖1/3常有弯曲，49.5%的有侧支根管，平均长度为20.6mm，冠根比例为1∶1.51。

上颌第二前磨牙：髓室形态与上颌第一前磨牙相似，但近远中宽度较窄，颊舌径较大，颊、舌侧髓角均较低，位于牙冠的颈1/3处。单根管约占75%，根尖1/3多在远中弯曲，也可向颊侧弯曲，髓腔在颈线平面处呈椭圆形，侧支根管发生率为59.5%，平均长度21.5mm，冠根比例为1∶1.86。

上颌第一磨牙：髓室呈长方体，髓室高度小，颊腭径＞近远中径＞髓室高度。髓室顶上有4个髓角，近颊和近舌髓角较高。髓室底可见3～4个根管口，与相应的根管相通，即2～3个颊根管，1个腭根管，其中腭根管最长。近颊根管口位于髓室底的最颊侧，近颊根管弯曲高且较细、变异多，出现2个根管的比例约为60%，临床治疗时易发生遗漏。侧支根管发生率为45%，根分叉处副根管的发生率为18%，平均长度20.8mm，颊根较腭根短2～3mm，冠根比例为1∶1.71。

上颌第二磨牙：髓室与上颌第一磨牙相似，但较小。通常有3个根管，有时颊根可发生融合，仅见颊腭2个根管。平均长度为20.2mm，冠根比例为1∶1.80。

下颌切牙：下颌中、侧切牙形态相似，下颌中切牙髓腔体积最小，髓室近远中径宽，根管则是唇舌径宽，以单根管为主，亦有双根管（约占30%），20%有侧支根管。下颌中切牙平均长度为20.5mm，冠根比例为1∶1.34；下颌侧切牙平均长度为21mm，冠根比例为1∶1.32。

下颌尖牙：下颌尖牙与上颌尖牙相似，髓室和根管都较窄，髓角较圆。一般为单根管，偶尔出现双根管，30%的有侧支根管，平均牙长为25.5mm，冠根比例为1∶1.48。

下颌第一前磨牙：髓室顶上有颊、舌两个髓角，髓室与根管的分界不清，多为单根管，少数有双根管，根管口大且呈椭圆形，根管近远中径窄，牙冠向舌侧倾斜，进入根管的方向与牙长轴一致，平均牙长为21.6mm，冠根比例为1∶1.79，侧支根管发生率为44.3%。

下颌第二前磨牙；髓室形态与下颌第一前磨牙相似，颊、舌髓角明显，颊侧髓角稍高于舌侧髓角，两者均位于牙冠颈1/3处。多为单根管，根管在颈平面呈椭圆形，逐渐向根尖变细，平均牙长为22.3mm，冠根比例为1∶1.83。

下颌第一磨牙：髓室呈立方形，髓室顶形凹，最凹处约与颈缘平齐，近舌髓角与远舌髓角高度相近，两者均接近牙冠中1/3处。通常有3个根管，即近中2个根管，远中1个根管。远中根管粗大呈椭圆形，有时亦可出现2个根管，近颊根管弯曲较明显。平均牙长为21mm，冠根比例为1∶1.72。侧支根管发生率为30%左右。

下颌第二磨牙：与下颌第一磨牙相似，但牙冠较短，牙根较长，通常由3个根管即近中2个、远中1个；有时近远中根在颊侧融合，根管也在颊侧连通，出现2个甚至1个根管，根管断面呈C形，中国人约31.5%的牙根会融合成C形牙根和根管，平均牙长为19.8mm，冠根比例为1∶1.86。

（三）根尖解剖特点

根尖孔是根管在牙根表面的开口，根尖孔在根尖顶的比例约为50%。因此，由X线片来观察根管预备和充填情况时，不能都以根尖为标准。在形状上，主根尖孔大多为圆形或椭圆形，也有少数为扁形不规则形，临床上清理圆或椭圆形根管较为容易，扁形不规则的根管较难清理，且根尖充填难于密合。

根管距离解剖性根尖孔0.5～1mm处存在着牙本质牙骨质界，是牙髓与根尖牙周膜组织的分界，可作为根管充填的终止点。此处亦称根尖止点。从组织学上看，根尖预备去除了髓腔内的感染物质，因没有损伤根尖孔处的牙周膜，使牙周膜新生牙骨质的生理功能免遭破坏，利于牙周膜的再生修复，从而获得封闭根尖孔的治愈效果。从物理学的角度看，施行根管加压充填时，由于根尖止点狭窄，可使根管充填材料紧密地封闭根尖孔，避免超填。

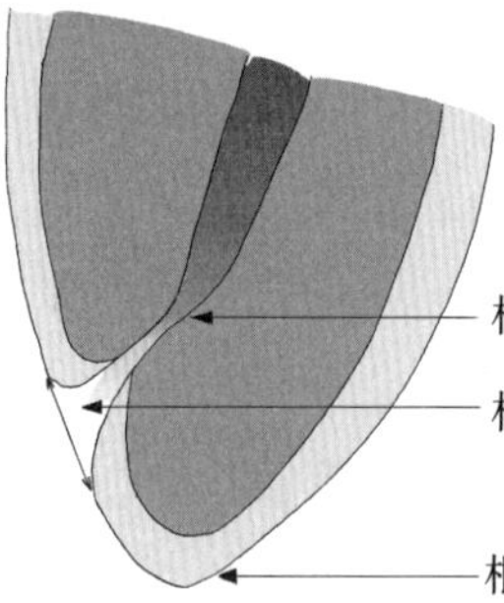

图4-12　根尖解剖特点

九、根管治疗

（一）定义

根管治疗术是目前治疗牙髓病和根尖周病的最有效、最常用的方法。它采用专用的器械和方法对根管进行清理、成形（根管预备），有效的药物对根管进行消毒灭菌（根管消毒），最后严密填塞根管（根管充填），并行冠方修复，以控制感染、修复缺损，促进根尖周病变的愈合或防止根尖周病变发生。

（二）原理

根管治疗是通过机械预备和化学消毒的方法处理根管，将髓腔内的病源刺激物（包括炎症性牙髓组织、细菌及其产物、感染的牙本质层等）全部清除，经过对根管的清理、成形，必要的药物消毒，以及严密充填，达到消除感染源，堵塞、封闭根管空腔，消灭细菌的生存空间，防止再感染的目的。在整个过程中，既要防止原有感染的扩散和发展，也要防止新感染的发生。经过根管治疗的无髓牙可依靠牙周组织供给营养，牙周膜中的营养物质渗透进入牙骨质、牙本质。无髓牙虽然失去了来自牙髓的营养源，但是在无感染的情况下，依靠与牙周膜的有机联系，仍能长期存在于颌骨内，不会像死骨一样被吸收和排出。患牙经过治疗被保存下来，可以行使咀嚼功能，维护了牙列的完整和咀嚼器官的功能。因此，根管治疗术的原理实际上就是控制感染、促进愈合。控制感染是判定疗效是否成功的关键。

1.根管内感染的特点

根管内感染的微生物有3个特点：一是种类繁多且特殊；二是其生存方式多以生物膜形式；三是其生存位置较为隐匿，常规手段难以彻底清除。

（1）根管系统内感染的微生物种类。在正常情况下，口腔内存在大量的细菌，当牙齿因龋、非龋或牙周病等原因导致牙本质小管暴露，直径<1μm的细菌就能轻而易举地进入直径为1～4μm的牙本质小管中，从而引发牙髓炎症。

牙髓感染中的大部分细菌都是专性厌氧菌。根管内感染的初始阶段，兼性厌氧菌占主导地位，随着时间的推移，兼性厌氧菌被专性厌氧菌所取代。因此，感染根管中细菌的种类是处在不断动态变化中的。一般情况下，每一个感染根管中能分离培养出3～10种细菌，以革兰氏阴性的专性厌氧菌为主，伴有一些兼性厌氧菌如链球菌、乳酸菌、放线菌等。

（2）根管内微生物的生存方式。一般情况下，细菌主要以游离悬浮状态和生物膜两种形式存在，感染根管内细菌的生存方式也不例外。根管系统内牙髓组织和根管液中的游离细菌可引起急性感染，但容易被清除，而以生物膜状态存在的细菌在根管治疗过程中能抵抗根管冲洗液的冲洗作用，不容易被机械和化学预备清除。附着在根管壁上的生物膜能抵抗宿主的免疫进攻，而得以长期存在，并与根尖周组织保持紧密接触，导致持续感染，最终引起慢性根尖周炎。同时，生物膜不仅可以长期刺激产生炎症反应，还可以分离出游离的细菌，引起慢性炎症的急性发作。研究发现，未经治疗的感染根管中存在的是多菌落生物膜。导致根管治疗失败的根管生物膜中常见有粪肠球菌、白念珠菌。

在多菌落生物膜中，每种细菌都起到特定作用，以保证这个特殊生态系统的稳定。这种细菌的组合和生物膜的特殊结构有助于细菌更好地适应周围环境，因此对抗菌药物的抵抗力要明显高于游离细菌。有报道表明生物膜细菌的抗药力是其浮游状态下的2～1000倍。因此根管治疗术往往采用多种方法、多种药物的联合，以达到尽可能地清除根管内感染的目的。

（3）根管内微生物的生存位置。

牙髓坏死后，根管内壁上附着有大量坏死组织，因此细菌生物膜可以在根管内广泛存在。经过根管预备后，根管内大部分部位的细菌可以清除，但在器械不易到达的一些部位，生物膜仍有可能残留。因此，必须通过根管冲洗和根管内用药来进一步清除这些隐匿部位的细菌感染，并严密充填根管系统。这些部位主要包括侧副根管和接近根管的牙本质小管。

2.感染根管的类型

辨识根管感染的程度并加以区别对待是根管治疗成功的先决条件，根据根管感染的程度，临床上可将患牙分为3类。

（1）活髓患牙：牙髓已遭受不可复性损害，但根管深部尚未感染或感染轻微的牙髓仍保存活力。此时所做的治疗操作，要特别注意避免将感染带入根管深部。根管预备的主要任务是去除根管内的牙髓组织并成形根管，全程应用橡皮障和消毒器械，良好局麻效果下即刻摘除牙髓并一次完成治疗，可以最大限度地防止感染的扩散。

（2）死髓患牙（牙髓坏死和根尖周病患牙）：牙髓组织坏死或坏疽，根管严重感染。牙髓腔内除了含有坏死感染牙髓的残余，还有大量细菌及其毒性产物，故称之为感染根管。这时，牙髓腔内的一部分细菌很可能是以生物膜的形式存在，它们以非浮游状态在有机质薄膜中协同共生，产生出远超过其独自生长的集群效果和致病毒素。对感染根管清创，既要去除髓腔内的有形物质，更要有效处理根管壁和复杂根管系统内的生物膜。需要注意的是，髓腔在口腔中开放可导致根管深部菌群的改变，使根管内原本相对单纯的细菌感染变得复杂，定植的细菌毒力增强并更具致病性和抗药性，因此，临床上应慎用髓腔开放，以免增加治疗难度。

（3）再治疗患牙：牙髓治疗后出现问题需要再治疗的患牙，多数与感染控制不佳有关，再治疗患牙应作为感染难以控制的根管对待。患牙可能存在解剖上的特殊性、诊断的不确定性、操作缺陷或微渗漏等问题。当来自口腔中的渗漏物进入根管、根周组织液或炎症渗出物向根管内的空隙反流时，原来埋藏于根管系统或根尖周组织生物膜内处于饥饿状态的细菌会重新获寻营养并迅速生长，形成新的活动性感染状态。分析既往失败的原因，才有可能明确提出有效的处理对策。对于可确诊为感染控制不佳的病例，再治疗成功的关键仍然依赖对根管内感染的有效处置。

3.感染根管的治疗原则

感染控制的策略与手段应根据患牙感染的程度确定。

（1）活髓患牙。此类患牙根管深部尚未感染或感染轻微，习惯称为非感染根管。对此类患牙，感染控制的重点在于严格坚持无菌操作，包括器械、材料进行严格消毒，操作中的严格隔离、无菌操作等。

（2）死髓患牙。此类患牙，牙髓腔内的一部分细菌很可能以生物膜的形式存在，致病能力增强。除加强根管清创（如机械清创与超声等方式结合）外，还要通过封药来进一步清除残余的感染。

（3）再治疗患牙。应作为感染难以控制的根管对待。由于可能存在解剖的特殊性、诊断的不确定性、操作缺陷或微渗漏等问题，起初的治疗过程易导致根管内原本相对单纯的细菌感染变得复杂，定植的细菌毒力增强并更具致病性和抗药性。如效果仍不佳，可以考虑进行根管外科手术。

（三）根管治疗成功的标志

根尖周炎是医师进行牙髓治疗时最关注的病变过程，因而，根管治疗后不出现根尖周炎是界定治疗是否成功的唯一标准。这样，对活髓牙来说，其治疗目的在于防止发生根尖周炎，维持根尖周组织无病变就算治疗成功。但在牙髓坏死的牙齿中，临床或影像检查会发现明显的根尖周炎病变，只有在适当的时间内消除病变治疗才算成功。值得注意的是，虽然治疗时间、价格、术后疼痛等都是患者和医师可以用来对治疗方法进行评估的短期指标，但它们不能取代衡量治疗成功最重要的长期指标—不发生根尖周炎。

死髓牙的根尖周炎是由根管腔中的微生物引起的；活髓牙不会造成根尖周炎，一般认为其根管未受感染。这样，在患者免疫功能正常的情况下，根管治疗后形成的无菌的根管腔环境应能保障根尖周炎痊愈（感染的死髓牙）或不会发生根尖周炎（活髓牙)。对曾被诊断为根尖周炎的死髓牙进行根管治疗，并与活髓牙的治疗结果进行比较，发现活髓牙的成功率较高，也就是说，较多的活髓牙根管治疗后未发生根尖周炎。

死髓牙的治疗成功率低15%说明对其感染根管的消毒效果不好。另外，一些对根充前根管进行细菌培养的研究显示，细菌培养阳性的牙齿比培养结果阴性牙齿的根管治疗成功率低，后者的成功率持续高于90%。当然，培养不可能检出根管内所有的细菌，许多细菌培养阴性的根管中实际上存在一些细菌。尽管如此，已经明确的是，细菌量低于一定限度后，根管诊疗的成功率能够达到相当高的水平，可用其衡量所有治疗方法的有效性。

根充时根管腔中的细菌越少，根管治疗的成功率越高。如果根管治疗后管腔细菌培养持续（试验性）阴性，其治疗结果的成功率应在90%以上。

十、开髓

开髓的目的包括：①去净龋坏组织，保留健康的牙体结构；②彻底揭除髓室顶，去除髓室内的牙髓组织：③探查并明确根管口的数目和位置；④建立器械可直线进入根管的通路。

（一）开髓器械

开髓器械包括高速和低速手机、各种裂钻和球钻，以及根管口探查器械。一般情况下应以裂钻穿通牙釉质和牙本质进入髓室，然后用球钻沿穿髓孔去除髓室顶。对于已行全瓷或烤瓷冠修复的患牙，可用尖端有切割功能的金刚砂针钻入，可减少瓷层的崩瓷和微裂纹的产生。为了避免对髓室底的破坏，揭去髓室顶时，可使用尖部无切削作用的安全钻。根管探查器械主要有根管口探针DG16和光滑髓针。根管口探针外形与普通探针相似，但尖端尖而细，用于探查根管口。光滑髓针是将钢丝压成锥体形，其横断面一般为圆形，也可为三角形、四边形、六边形，表面光滑。

（二）开髓方法

开髓的形态取决于患牙的解剖形态，因此，在术前应对患牙的髓腔位置有充分的了解，通过临床检查和X线片明确患牙髓腔在冠部、颈部和根部的解剖特点。具体包括：牙齿的外形，髓室的位置，髓室顶与咬合面的距离，髓腔钙化程度，牙根和根管的数目，根管的长度、弯曲方向及程度，根管口和根尖孔的位置等。

1.确定开髓的部位及揭髓室顶

开髓部位因牙位不同而异。开髓洞口大小适宜，既不妨碍髓室清理及器械进入根管，也不能切割过多的健康牙体组织，避免形成薄壁弱尖。开髓部位确定后，使用高速牙钻进入髓室，将几个髓角连通后彻底暴露髓室，将洞壁修整光滑，无凸凹不平及台阶。

（1）切牙和尖牙。为了保持患牙唇面的完整性及美观效果，开髓口一般位于舌面。开髓时用裂钻从舌面中央钻入，方向与舌面垂直，到达牙本质层后，即改变牙钻方向，使之与牙长轴方向一致，进入髓腔。用球钻在洞内提拉，扩大和修整洞口，以充分暴露近、远中髓角，揭去髓室顶。

（2）上颌前磨牙。牙冠近、远中径在颈部缩窄，开髓时可由𬌗面中央钻入，进入牙本质深层后，向颊、舌尖方向扩展，暴露颊、舌髓角，揭除髓室顶。注意开髓时不能过度向近、远中方向扩展，以免造成髓腔侧穿。

（3）下颌前磨牙。牙冠向舌侧倾斜，髓室不在𬌗面的正中央下方，而是偏向颊尖处。由于颊尖大，颊髓线角粗而明显，钻针进入的位置应偏向颊尖。

（4）上颌磨牙。近中颊、舌尖较大，其下方的髓角也较为突出。牙冠的近、远中径在牙颈部缩窄，牙钻在𬌗面应形成一个颊舌径长，颊侧近、远中径短的圆四边形。揭髓室顶时可从近中舌尖处髓角进入，然后向近颊、远颊髓角方向扩展。注意多数近中颊根有两个根管。

（5）下颌磨牙。牙冠向舌侧倾斜，髓室偏向颊侧，颊侧髓角较为突出，备洞时由𬌗面偏向近颊侧进入髓腔，窝洞的舌侧壁略超过中央窝。揭髓室顶应先进入近中颊侧髓角，以免造成髓腔舌侧壁穿孔。

2.定位根管口和建立进入根管的直线通路

定位根管口时可借助根管口探针或透照技术。使用光导纤维束时，光源的顶端应该和牙的颈部成直角，减弱周围光线，牙髓腔呈橙红色，根管口呈黑点。也可在显微镜下应用根管口探针寻找根管口。对于髓腔钙化严重的患牙，也可以在髓室内注入次氯酸钠液，通过观察产生气泡的位置来寻找根管口。

单根管牙髓室和根管之间无明显界限，除髓腔钙化的病例外，器械都易于进入根管。但应在开髓后注意去除根管口舌（腭）侧的牙本质肩领；多根管牙在开髓后，有时因第三期牙本质的沉积，根管口常见钙化或牙本质肩领遮挡根管口。此时，应使用根管口探针或超声器械去除这些阻碍，以便于建立进入根管的直线通路。在髓室极狭小时，有可能将露髓点误认为根管口。

十一、根管预备

根管预备是通过机械和化学的方法，去除根管系统内的感染物质，并将根管制备成有利于冲洗、封药和充填形态的过程。根管预备的目的是根管系统的清理和成形，是根管治疗术的关键步骤。随着根管治疗理论和器械的发展，根管预备的方法经历了一个不断完善的过程。根管预备方式可分为手用器械预备法和机用器械预备法。根管预备过程可简单地分为根管入口（冠2/3、根管中上段）预备和根尖区（根尖1/3）预备。根管预备技术可基本概括为逐步后退技术、根向技术和混合技术。

（一）基本概念及原则

根管疏通和通畅锉。在根管预备之前，首先要探查和疏通根管，了解根管的通畅性、弯曲情况以及根尖孔的大小。一般将较小的锉如10号K锉尖端2～3mm预弯后进行，疏通的方法是：轻轻将锉插入根管，顺时针方向旋转15°～30°，再逆时针方向旋转15°～30°，向根尖方向渗透，小幅度提拉疏通根管。10号锉可略超出根尖孔，再换15号锉采用同样方法疏通到根尖止点处。

在根管预备中更换切削器械时，可用较小的锉如10号K锉略超出根尖孔，其目的是清除根管尖部的牙本质碎屑，使冲洗液能够进入根尖，并有助于维持工作长度，该锉称为通畅锉。

初尖锉和主尖锉。以到达根管工作长度并与根管壁有摩擦感的第一根锉为初尖锉，其尖部的直径代表牙本质牙骨质界处根管的大小，如初尖锉为15号K锉，该处的直径约为0.15mm。完成根尖预备所用的最大号锉为主尖锉，它通常要比初尖锉大2～3号，至少为25号锉。

回锉。在根管预备过程中，在换锉之前采用小一号的锉再次到达工作长度，该动作称为回锉，其目的是带出根尖处的碎屑和维持工作长度。当根尖部预备时可使用初尖锉或前一号锉回锉，预备根管冠方2/3时可用主尖锉回锉。

工作长度根管的工作长度是指从牙冠部参照点到根尖根管壁上牙本质牙骨质界的距离。牙本质牙骨质界位于根管最狭窄处，此处是根管预备的终止点：一般约距解剖根尖孔0.5～1mm。确定工作长度的方法主要有X线片法和电测法。

1.X线片法

（1）首先确定待测牙的冠部参照点，通常是切缘、洞缘或牙尖，该参照点在根管治疗过程中要稳定无变化，且预备器械杆部的橡皮片能与之接触。

（2）在术前X线片上量出患牙长度，在此基础上减去1mm作为初始长度，按参照点以初始长度插入15号锉，拍X线片。

（3）在X线片上量出锉尖与根尖的距离，若该距离为1mm，则锉尖至橡皮片间的长度为工作长度；若该距离距根尖2mm，则把初始长度加1mm即为工作长度，反之一样，若该距离大于3mm，则需重拍X线片。

（4）注意事项：采用平行投照技术拍X线片较分角技术准确；对于根管重叠的病例，可将球管向左或向右偏20°分开重叠根管；而对根管较多的牙，应分拍几张X线片，以避免相互干扰。此外，X线片法对根尖孔不在根尖顶端的牙长度测量不很准确。

2.电测法

根尖定位仪是临床上根管治疗最常用的必备仪器。测量时一个电极（唇钩）挂于口角处，另一电极与根管锉（一般用小号K锉）相连，锉杆上的橡皮片与参照点接触，当锉尖达到根尖止点，即可测出根管工作长度。

电测法与X线片法相比，具有简便、快捷、准确、减少X线辐射等优点，但患牙根尖孔较大时测量不够准确，可与X线片法联合使用。

根管预备的基本原则包括：①根尖区预备之前一定要测量工作长度；②根管预备时需保持根管湿润；③预备过程中每退出或换用一次器械需用根管冲洗液冲洗根管，防止碎屑阻塞；④根管锉不可跳号；⑤对弯曲根管，根管锉应预弯；⑥为便于根管充填，根尖最小扩大为25号，主尖锉一般比初尖锉大2～3号。

根管预备的质控标准包括：①选择的侧压器能自如地到达距工作长度1～2mm处；②主牙胶尖易于进入到根管的尖部；③保持根尖狭窄区的原始位置和大小；④形成明显的根尖止点；⑤根管壁光滑无台阶；⑥预备后的根管形态为冠方大根方小的连续锥形、无偏移。

（二）手动器械根管预备方法描述

手用器械预备法是最基础的预备方法，主要针对不锈钢器械特别是手用不锈钢器械而设计。

1.标准技术

又称常规技术，是最早使用的根管预备方法。用较小的器械探查和疏通根管后，确定根管工作长度。根管预备时要求器械从小号到大号逐号依次使用，每根器械均要完全达到工作长度。根管扩大的方法除了可采用根管疏通的方法外，还可采用：①顺时针旋转30°～60°，使器械的切刃旋入牙本质内，向外提拉退出器械；②顺时针旋转30°～60°，然后在轻轻向下加压的同时逆时针旋转30°～60°，最后向外提拉退出器械；③将器械压向一侧根管壁，向外提拉切削牙本质的锉法。

标准技术适用于直的或较直的根管，不宜在弯曲根管使用。因为随着器械直径的增加，器械的韧性降低，预备弯曲根管就可能造成预备不良，如根管偏移、台阶、根管壁穿孔、根尖敞开等。

2.逐步后退技术

该技术的原理是先用小器械从根尖开始预备，逐渐用较大的器械向冠方后退预备，其目的是避免标准技术在弯曲根管中产生的预备不良，并预备出较大的锥度。逐步后退技术适用于轻中度的弯曲根管，也可用于直根管的预备。

（1）确定工作长度：用较小的器械探查和疏通根管后，确定根管工作长度。

（2）根尖预备：将初尖锉预弯，轻旋插入根管至工作长度，进行根管扩大，直到器械无阻力进出工作长度。然后换大一号器械进行预备，至少预备到25号主尖锉或主尖锉比初尖锉大2～3号。每换一根锉均要进行根管冲洗和回锉。

（3）后退预备：当主尖锉预备完成后，可通过每增大一号锉、进入工作长度减少1mm的方法来完成根尖区预备，即逐步后退。一般后退2～4根锉或退到根管直的部分，每换一根锉要用主尖锉回锉和冲洗。

（4）根管中上段敞开：可用G钻预备根管的中上部，顺序使用1～3号G钻。每换用大一号G钻时，操作长度减少2mm左右，并用主尖锉回锉和冲洗。用G钻时只能轻轻向下加压，以免过度切削造成根管内台阶和穿孔的形成。

（5）根管壁修整：将主尖锉插入根管工作长度，使用锉法按顺时针方向切削整个根管壁，消除根管壁上可能存在的细小阶梯，并冲洗洁净根管。最后使根管壁光滑，根管成为连续的锥形，最窄处位于根尖孔，管腔径由根尖到根管口逐渐增大。

逐步后退技术的主要优点：简化了根尖预备的难度，不易损伤根尖周组织：减少了弯曲根管中可能出现的台阶和根管偏移；根管预备成锥形，便于根管的充填。

虽然使用逐步后退法比较安全，较少发生操作差错，但在微生物控制阶段最关键的一点上，这种方法却达不到要求：锉针在根尖段的直径太小，不足以使细菌的数量减少到最低限度。由于这种原因，采用这种技术治疗感染根管的成功率较未感染的活髓牙降低15%左右。

不锈钢锉可以预弯，但随着直径的增加，锉的柔韧度逐渐降低。一般认为，大号锉缺乏柔韧性是造成大部分差错（如根尖区阻塞，根管直化，形成肘部，条状侧穿等）的主要原因。不过，最终造成多数根管失败的原因并非不锈钢锉缺乏柔韧性，而是根尖至冠部的预备通路。在这一通路中，小号锉可以到达未预备根管的根尖孔附近，此时，锉针从根尖到根管口全程与根管壁接触。预备开始后，在整个管腔中产生大量的牙本质碎屑。为了保持根管不被阻塞，以便用大一号的根管锉进行预备，首先必须将前一锉针产生的碎屑全部清移出管腔。另外，为了避免出现根管阻塞和发生前面提及的差错，必须朝冠方而不是根方清移这些碎屑。不难看出，随着用10号锉开始进行预备，依次扩大到40号或50号锉时，根尖段将被牙本质碎屑阻塞，造成管腔变短或直化。这不是器械缺乏柔韧性的结果，而是依次使用40号或50号锉冠向外移所有碎屑的累积结果。因而，逐步后退法成形难以达到根管治疗感染控制阶段的生物学目标。

3.改良逐步后退法成形技术

为了克服逐步后退法成形的缺陷，推出了改良逐步后退法成形技术。由于逐步后退法成形过程比较安全，不易出错，使用改良法操作时首先完成这一过程：用25号锉预备到工作长度后，再继续扩大根管的根尖1/3，使这部分管腔的直径达到更有利于彻底清理的尺寸。于是，将30号锉等依次预备到工作长度，逐步扩大根尖1/3段。由于先前用传统逐步后退法使根管的冠2/3得到充分的扩大，再用较大号的锉预备根尖部分并不困难。此时，大号锉针可以深入至工作长度，只与根尖段3~4mm的管壁接触，根管预备产生的牙本质碎屑较锉针与整个管壁都接触时少得多，而且，已扩大的管腔非常有利于牙本质碎屑的冠向（而不是根向）清移。在使用不锈钢锉的情况下，利用改良逐步后退技术能够较传统逐步后退法取得更加确定的微生物控制效果。

4.逐步深入技术

由Goerig于1982年提出，是对逐步后退技术的一种改良，适用于弯曲根管。该技术的原理是在冠部入口预备完成后，先通过手用锉和G钻完成根管入口的制备，去除冠方阻碍，然后进行根尖区的预备。逐步深入技术是一种采用了逐步后退和根向预备两种原理的混合技术，其基本步骤如下：

（1）根管入口预备：在髓腔直线入口预备完成后，用15~25号H锉依次伸入根管至遇到阻力处或16mm左右，H锉做提拉动作扩大根管；然后用2号G钻伸入根管14mm左右，最后用3号G钻伸入根管至12mm左右。用G钻时只能轻轻向下用力，且做提拉运动时要远离根分叉方向，即向弯曲外侧壁用力。可用K锉代替H锉，也可用各种根管口成形器或镍钛开口锉代替G钻。

（2）根尖区预备：用10号和15号K锉通畅根管并确定工作长度。确定工作长度后，根尖区预备包括根尖预备和后退预备基本同逐步后退技术。最后用三尖锉修整根管壁。

逐步深入技术在根尖区预备之前已将根管入口敞开，相对逐步后退技术有许多优点：①提供的直线通路可减小根管的弯曲度，有利于防止预备不良的产生；②去除了存在于根管中上段的微生物，减少将其带入根尖区的可能性；③便于根管冲洗的进行，并可较多的存留冲洗液；④使测量的工作长度更加准确；⑤使器械易于进入根尖区，并可提高根尖区预备的手感和效率。

（三）机用器械根管预备方法描述

机用器械预备法主要是指机用镍钛器械的预备方法，K3、TF等器械推荐使用根向预备技术，即采用先大号逐渐小号器械向根尖方向预备的方式来完成根管预备；而ProTaper、ProTaperNext、Mtwo、HyFlex等推荐使用单一长度技术即除了开口锉外每根器械均要达到工作长度的方式来完成根管预备。

根向预备技术现以K3Procedure套装（共6支锉：0.10、0.08锥度25号，0.06锥度40号、35号、30号、25号）为代表简介基本操作程序：

（1）根管入口疏通：根据X线片粗估工作长度，用10号、15号K锉疏通根管至距粗估工作长度3~4mm处，再用20号K锉或H锉扩大根管上部。

（2）根管入口预备：顺序使用0.10、0.08锥度25号和C.06锥度40号K3向下预备根管，至距粗估工作长度3～4mm处。

（3）确定工作长度：用10号、15号K锉疏通根管至根尖狭窄处，确定精确工作长度。

（4）根尖区预备：使用0.06锥度35号、30号或25号K锉，向下预备至工作长度，完成预备。

（四）临床选择

1.加强照明和放大设备

进入髓腔后，髓腔侧壁的初预备建议在加强照明和放大系统如根管显微镜的辅助下进行。如不具备条件，建议使用带辅助光源的手术放大镜。

2.牙髓探针

也称根管探针，用于探查根管口和确定根管起始段的角度。DG-16、JW-17是最常用的牙髓探针，其特点是工作端坚硬、尖端细小，可用于探查钙化根管口位置、检查残留牙本质。

3.高速涡轮手机和超声设备

进入髓腔的初始器械使用高速涡轮手机和金刚砂车针可获得较高的效率。一旦穿通髓腔，应更换为慢速手机球钻或超声设备。遇到有挑战性的病例（如髓室钙化阻塞、增龄性髓室顶底相接），即使经验丰富的临床医师，为安全起见也应舍弃部分效率，以使操作更具可控性。

4.车针

不同直径的金刚砂球形钻针和裂钻用于去腐、形成初步洞形、进入髓腔和揭髓室顶，也可以对髓腔侧壁进行初步预备，但有过多切割髓腔侧壁或髓室底的风险。安全车针是尖端没有切削功能的金刚砂裂钻，可以安全预备髓腔轴壁，避免损伤髓室底。长柄球钻、长颈球钻可以帮助去除髓腔和根管口附近的牙本质，其中长颈球钻可以减少操作中器械对视线的干扰。临床医师可应用成品开髓钻针套装，也可根据操作习惯进行车针的个性化组合。

5.超声器械

超声工作尖在髓腔预备中的应用日益受到临床医师青睐，超声技术和显微镜结合使用，可以提高临床医师在精细操作中的可视性，有利于去除髓室和根管口附近的钙化物，减少操作风险。

6.根管开口锉和根管通畅锉

常用根管开口锉（如ProTaper Sx、Endo Flare）或G型扩孔钻（如GG bur）进行根管口的预敞，一般采用8或10号手用K锉作为根管通畅锉进行根管通畅，了解根管走行。

十二、根管充填

完成微生物控制阶段的工作后，必须对根管进行充填封闭。

可考虑同步进行根管充填和在治疗牙上设置永久修复体。对牙冠部分的修复和对根管系统的充填同样重要，以营造一个有利于维持牙周长期健康的环境。在实现密封根管的过程中，根管充填的作用有以下3点：将残留细菌密封在根管内，使其不能进入周围的牙周膜，迁延或导致疾病；将组织液封闭在根管外，使其不能为根管中的细菌提供养分；阻止唾液中的细菌通过冠方渗漏途径进入根管。

另外，用于根管充填的材料必须具备以下几种重要性能：使用方便；X线辐射阻射；选择性毒性（对根管内细菌有毒性，正确使用时对根尖周组织无毒）；能够进行再治疗等。

牙胶尖和糊剂作为标准的根管充填材料已应用了多年。虽然牙胶尖具备理想根充材料的大部分特性，但在最主要的密封性能方面却表现较差。研究已经证实，牙胶尖不能有效地将所有的残留细菌密封在根管内。此外，另有研究显示，牙胶加根管糊剂抵御冠方渗漏的能力很差。实际上，总体研究的结果提示，冠方或上部充填对于根尖周组织的健康至关重要，反映出上部充填修复存在缺陷的情况下，牙胶加糊剂不能有效防止细菌渗入的弱点。牙胶尖加糊剂是牙髓病治疗过程中的薄弱环节。

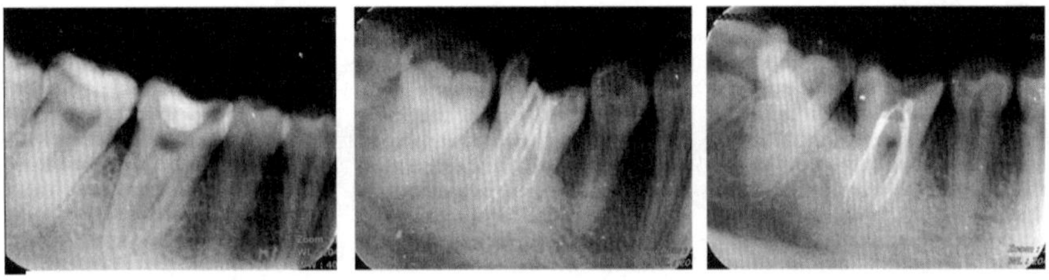

图4-13　从左至右分别是术前片、试尖片、根充片

（一）根管充填的临床操作步骤

根管预备一经完成，用EDTA、次氯酸钠、生理盐水依次冲洗，清除掉玷污层、消毒、纸尖吸干。

目前根管充填的技术较多，常用的根管充填技术是侧方加压充填技术和垂直加压充填技术。

（二）侧方加压充填法

侧方加压充填技术是将与主尖锉大小一致的主牙胶尖放入根管内，用侧方加压器加压，然后插入副尖，如此反复直至根管充填严密的方法。侧方加压充填技术容易掌握，操作简单，对于初学者较易，是最基本的根管充填技术，并已成为其他根管充填技术的参考标准。该技术适用于绝大多数预备后根管的充填，但对于根管根尖段严重弯曲的根管、根尖未发育完全根尖孔呈喇叭口状根管、根尖发生炎性吸收无法预备根尖基台的根管、形态变异不规则的根管、发生内吸收的根管，采用该技术无法严密封闭根管。其具体步骤如下：

选择主牙胶尖，根据根管操作长度和主尖锉的大小选择合适的主牙胶尖。主牙胶尖应与主尖锉大小一致，在根管内能到达操作工作长度或稍短0.5mm。根据根管操作长度，用镊子在主牙胶尖相应部位夹一压痕，将主牙胶尖插入根管。如果主牙胶尖能到达操作长度或稍短0.5mm，且在根尖1/3区紧贴根管壁，回拉时略有阻力，此时意味着主牙胶尖合适。X线检查可见主牙胶尖与根管壁在根管冠2/3处有间隙存在。

如果进入根管的深度超过标记长度，则表示所选主牙胶尖过小，能通过根尖狭窄区。如超出部分较短，可以剪去超出部分并再尝试。修剪时最好用手术刀片或专用修整器械，每次剪掉尖端0.5 ~ 1mm，直至主牙胶尖与根管相匹配。如超出部分较长，可以换大一号的牙胶尖。

如果进入根管的深度短于标记长度或X线片显示主牙胶尖过短，则可能与下列因素有关：①根管操作长度测量不准，需重新测定操作长度并按此长度重新预备根管；②选择的主牙胶尖太大，需另行选择小号主牙胶尖；③根管未预备成连续锥形或根管内径过小，应重新预备根管；④根管根尖区形成台阶或被牙本质碎屑堵塞，此时可用小号根管扩锉针配合根管冲洗剂重新疏通并预备根管；⑤根管系统存在颊舌向的弯曲，此时应仔细验证根管解剖形态，并预弯牙胶尖。

如果主尖可到达操作长度，取出时也略有阻力，但是在X线片上只见到尖1/3而不是冠2/3处有间隙存在，表示牙胶尖不适合于根管或根管在冠2/3未达到预备要求。

如果主尖可到达操作长度，但是在X线片上显示主尖扭曲或呈S形，说明所选主尖太小，应重选大号的牙胶尖。

主尖选择和修整完成后，用75%乙醇或2.5% ~ 5%NaClO溶液消毒、干燥备用。

根管准备，用纸尖干燥根管，可采用95%乙醇或99%异丙醇脱水的办法干燥根管，将脱水剂留置于根管内2 ~ 3分钟，然后用纸尖吸干。

选择侧方加压器，侧方加压器分长柄和短柄两种，又根据直径的不同分为多种型号。应选择与主尖锉匹配的侧方加压器，要求所选侧方加压器应较宽松地到达根管操作长度，并与根管壁留有一定空间，侧方加压器不应超出根尖狭窄部。在进行侧方加压时，侧压器插入主尖和根管壁之间的理想深度比工作长度少0 ~ 1mm，用橡皮片在侧方加压器上标记该长度。如遇弯曲根管，可预弯不锈钢侧方加压器或选用镍钛合金侧方加压器。

放置根管封闭剂，可用扩孔钻、螺旋充填器、主牙胶尖或超声器械将根管封闭剂送入根管内。如用扩孔钻，则以逆时针方向旋转，缓缓退出，反复数次。如用螺旋形根管充填器，因螺旋是反方向的，所以装于手机上应用时，只需顺时针方向旋转即可。也可用主牙胶尖蘸少许封闭剂，送入根管至根尖。在涂布糊剂时应注意一次不宜带入过多，以免在根管内形成气泡，同时过多的糊剂也不利于根管的致密充填。

放置主牙胶尖，将已选好的主牙胶尖蘸少许根管封闭剂插入根管。插入主牙胶尖时动作一定要缓慢，便于根管内封闭剂均匀分布，减少被主牙胶尖带入根管的气泡和根管封闭剂推出根尖孔。

加压主牙胶尖，主牙胶尖就位后，将选好的侧方加压器沿着主牙胶尖与根管壁间的空隙缓缓插入根管内直至距操作长度0~1mm。侧方加压器插至需要深度后旋转180°，弯曲根管内的旋转角度可以适当减小。经过加压和旋转，主牙胶尖被充分侧向和垂直加压，为副尖留出了足够的空间。

放置副尖，副尖的大小应与侧方加压器大小一致或小一号。先在副尖的尖端涂少量根管封闭剂，再插入根管至先前侧方加压器的深度。再次用侧方加压器压紧并补充副尖，如此反复操作至根管紧密填塞。如副尖不能到达先前侧方加压器的深度应考虑以下情况：①根管预备不足导致锥度太小，或副尖的直径太大；②侧方加压器太小，对主尖加压不够，没有为副尖创造足够的空间；③侧方加压时主尖被移动位置；④副尖的尖端弯曲打卷；⑤封闭剂硬固，阻止副尖就位。

副尖不能到达先前侧方加压器的深度会在根管内产生空隙，使充填质量下降，应仔细检查上述可能原因并排除之。

完成根管充填和髓室充填当侧方加压器只能插入根管口下2~3mm时，用烧热的挖匙或电携热器从根管口处切断牙胶尖同时软化冠部的牙胶，用垂直加压器加压冠方牙胶，至此根管充填完毕。用酒精棉球将残留在髓室内的封闭剂和牙胶清除，拍术后X线片，暂封或永久充填。

（三）垂直加压充填法

垂直加压充填技术是Schiider首先提出的一种充填方法，其特点是加热根管中的根充材料使其软化，进而通过向根尖方向垂直加压，促使充填材料更为致密地充填根管各解剖区域，达到严密封闭根管的效果。该技术适用于预备后能形成根尖止点的具有一定连续锥度的根管，特别是根管系统解剖形态不规则的根管，与侧副根管和根尖分歧的根管，有根管峡部结构的根管，发生根管内吸收的根管，轻、中度弯曲的根管。对于根尖孔未发育完成的根管、根尖外吸收无法制备根尖止点的根管、极度弯曲的根管，不适合该技术充填。具体步骤如下。

选择主牙胶尖，根据根管的形态和长度选择锥度较大的非标准牙胶尖为主牙胶尖，做好长度标记后插入根管拍X线片检查。如果主牙胶尖距操作长度0.5mm，回拉有阻力，主牙胶尖大小和锥度与根管基本一致，主牙胶尖在根尖区与根管壁相接触，可进行下一步操作。如主牙胶尖短于或超过要求长度，则应仔细辨别原因，并更换新的主牙胶尖、用刀片或专用修正器修正主牙胶尖，通过化学或加热方法制作合适的主牙胶尖或重新预备根管。主尖选择、修改完成后，用75%乙醇或2.5%~5%NaClO溶液消毒，干燥备用。

根管准备，在根管充填前需要对根管进行最后消毒、干燥。常用消毒剂为2.5%～5%NaClO溶液。如果是感染根管或根管再治疗的病例，需采用1.5%～2.0%的氯己定溶液处理。用纸尖干燥根管。

选择加压器垂直加压技术使用的加压器是垂直加压器。在一个特定根管的根充操作中至少需要3种直径的加压器，即小号、中号及大号垂直加压器。要求垂直加压器既能在根管内无妨碍地自由上、下运动，又不会挤压根管壁。垂直加压器直接对根管壁进行加压，可能造成根折。可在垂直加压器进入根管的最深处做标记，防止垂直加压器卡在根管内。在选择垂直加压器的同时也应选好携热器，用来取出或放置牙胶。

涂根管封闭剂，可用扩孔钻、螺旋充填器、主牙胶尖将根管封闭剂送入根管内。垂直加压热牙胶时可在根管壁上留下一薄层根管封闭剂，多余的根管封闭剂主要向冠方移动。

放置主牙胶尖，将消毒后的主牙胶尖蘸一薄层封闭剂，缓慢插入根管内至工作长度，以防止根尖区堆积过多封闭剂。

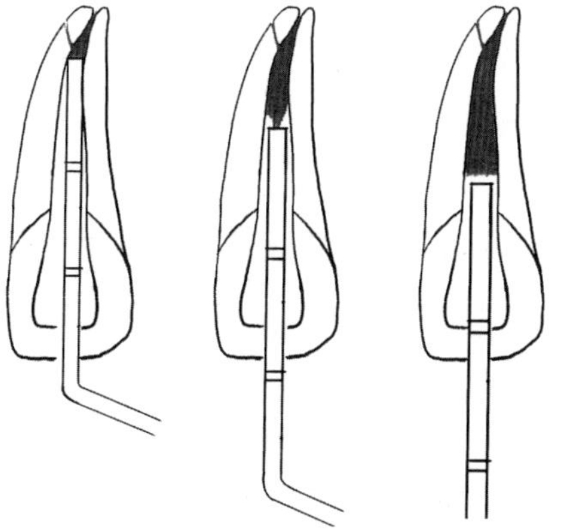

图4–14　垂直加压充填

垂直加压充填，该步骤包括两个阶段，首先充填主根管的尖1/3和侧支根管，然后充填主根管的冠2/3。用电携热器去除根管口外的多余牙胶。断面下方3～5mm的牙胶因受热而软化，用大号的垂直加压器向根尖方向多次均匀加压。垂直加压器的钝头在主牙胶尖的中心留下一个深的印痕，四周的牙胶向内弯曲并填补中央的空隙，同时整个牙胶向根尖和侧方移动，使颈1/3的侧支根管被充填。随后，携热器插入根管再移去约3mm的牙胶，用中号和小号垂直加压器按前述方法按压，反复操作直至根管尖部3～4mm区域被牙胶充分、致密地充填。由于加热一次只有3～5mm的牙胶被软化，因此在操作过程中不要急于对根管全长加压。加压时要求动作缓慢，使牙胶贴合根管壁和根管不规则部分。当根尖部分充填结束后，主根管内除了根尖部分有致密的充填材料外，中上段应该是空的。

充填根管中、上段时，使用热牙胶注射仪将牙胶注射于根管内再加压充填。每次注射入根管内的长度为3～5mm，采用分段充填的方法进行。

完成根管充填和髓室充填，用酒精棉球将残留在髓室内的封闭剂和牙胶清除，拍术后X线片，暂封或永久充填。

垂直加压充填法比侧方加压技术能更有效地充填形态不规则的根管和侧支根管，根管内封闭剂的量相对更少。该法不适于细小根管的充填。使用不当可能导致严重超填、根折。

连续波充填技术是垂直加压充填技术的一种变异。通过使用特殊设计的携热设备可以一步完成侧支根管和主根管尖1/3的充填。使用时将携热头直接插入牙胶直到距根尖5mm处，并向根尖方向加压，退出时取出根管中上段的牙胶，垂直加压。

（四）根管充填质量的评价

理想的根管充填应该符合下列标准：充填物与根管壁紧密贴合，严密封闭整个根管系统；充填物内部致密、均匀，无空隙；充填物末端到达根管壁牙骨质牙本质界；最小限度地使用根管封闭剂；X线牙片上表现为充填物到达根管壁牙骨质牙本质界，没有明显的超填和欠填。

临床上采取根尖X线片检查判断根管充填的质量，根据根充物的影像特征以及临床疗效分为以下情况：

1.恰填

X线片显示充填物均匀致密，充填物间以及充填物与根管壁间无空隙，严密封闭整个根管系统；充填物距根尖0.5～2mm。恰填是根管治疗术取得长远疗效的基本保证。

2.欠填

X线片显示以下影像之一或多个同时存在，均为欠填。包括：充填物稀疏；根充物间不致密；根充物与根管壁间存在空隙；根尖1/3只有糊剂而无牙胶尖；根充物距根尖大于2mm。欠填因根管预备未到达根管工作长度、根管系统的渗漏而导致治疗失败。

3.超填

在严密封闭根管系统情况下充填材料超出根尖孔到达根尖周组织。超填可能会引起术后不适和疼痛，但长远预后效果良好。

4.超充

尽管根管充填材料超出根尖孔到达根尖周组织，但根管系统未实现严密封闭，根管内感染物仍与根尖周组织相通，该种情况治疗预后效果差。

第二节　牙体牙髓疾病常见治疗及操作

一、临床常规检查

（一）病史采集

1.一般项目

一般项目包括姓名、性别、年龄、民族、药物过敏史等。还有些信息如身份证号码和联系方式等是疗效复查、资料保存和查询所需要的。

2.主诉

主诉通常是用患者自己的语言来描述患者迫切要求解决的口腔问题，常常是患者最痛苦的问题，也是本次就诊的主要原因。患者在讲述过程中，常用手指出患牙所在的区域。主诉的记录要求简洁、完整，应包括患者就诊时患病的部位、主要症状和持续时间，通常称为主诉的三要素，如“左上颌后牙冷热激发痛1周”。

3.现病史

现病史是病史中的主体部分，是疾病的发生、发展过程。询问应围绕主诉的内容展开，包括主要症状、体征，发病时间，严重程度，诱发、加重或缓解病情的因素，以及是否做过治疗及其效果如何等，经常需要医师耐心、反复地询问，才能有效地唤起患者的记忆。大多数牙髓病和根尖周病患者均有疼痛的病史，且多以疼痛为主诉就诊。

4.既往史

既往史是患者过往的患病情况。牙髓病和根尖周病的发生、发展及预后与全身健康状况有关。了解患者的全身病史将有助于医师拟定治疗计划，帮助判断是否有必要在临床检查或治疗前进行会诊或预防性用药。全身病史主要包括系统病史、传染病史、药物过敏史和精神心理病史等方面。

5.个人史

个人史主要包括社会经历，职业及工作条件，习惯与嗜好，有无冶游史，月经史和生育史。

6.家族史

过去的某些疾病、家族情况等与现患疾病可能有关时，应对家族史进行询问并记录。包括询问双亲与兄弟、姐妹及子女的健康与疾病情况，特别应询问是否有与患者同样的疾病，有无与遗传有关的疾病，如血友病、白化病、遗传性球形红细胞增多症、遗传性出血性毛细血管扩张症、家族性甲状腺功能减退症、糖尿病、精神病等。对已死亡的直系亲属要问明死因与年龄。某些遗传性疾病还涉及父母双方亲属，也应了解。若在几个成员或几代人中皆有同样的疾病发生，可绘出家族图显示详细情况。

（二）一般检查

1. 视诊

（1）全身情况：虽然患者是因口腔疾病就诊，但是口腔医师还是应该通过望诊对患者的全身状况有个初步的了解，如患者的精神状态、营养和发育状况等，一些疾病会出现特殊的面容或表情特征，医师应对其有初步的了解。

（2）颌面部：首先观察面部是否左右对称，有无肿胀、肿物和畸形；患者的面容是否为急性疼痛面容；皮肤的颜色及光滑度如何，有无瘢痕和窦道。如要检查面神经的功能，可观察其鼻唇沟是否变浅或消失，做闭眼、吹口哨等运动时面部双侧的运动是否协调，有无口角歪斜等。

（3）牙和牙列：重点是检查主诉牙，同时兼顾其他牙齿，检查中要注意以下变化：颜色和透明度：牙齿在颜色和透明度上的某些改变常能为诊断提供线索，如龋齿呈白垩或棕褐色，死髓牙呈暗灰色，四环素变色牙呈暗黄或灰棕色，氟牙症患牙有白垩色或黄褐色斑纹等；形状：前磨牙的畸形中央尖、上颌切牙的畸形舌侧窝和畸形舌侧沟、融合牙、双生牙、结合牙、先天性梅毒牙等，这些牙因先天缺陷容易导致牙齿硬组织破坏，进而导致牙髓炎等，另外还有过大、过小牙和锥形牙等牙齿形态异常；排列和接触关系：有无错位、倾斜、扭转、深覆盖、深覆𬌗、开𬌗、反𬌗等牙列紊乱情况；缺损和缺失：应与探诊结合进行，对于龋洞、楔状缺损和外伤性缺损都要注意其大小和深浅，深者要特别注意是否露髓，牙冠破坏1/2以上者称为残冠，牙冠全部或接近全部丧失则称为残根，有保留价值的残冠、残根原则上应尽量保留，牙列是否完整，有无缺失牙。

（4）牙龈和牙周组织：正常牙龈呈粉红色，表面有点彩。炎症时局部肿胀、点彩消失，因充血或淤血可出现鲜红或暗红色，还可因血液病使牙龈出现苍白、渗血、水肿、糜烂等；必要时应做血液检查以确诊；牙龈是否存在窦道；牙间乳头有无肿胀充血、萎缩或增生、坏死等；有无牙周袋，累及范围和深度如何，袋内分泌物情况等。

（5）口腔黏膜：口腔黏膜是指覆盖在唇、舌、腭、咽等部位的表层组织。检查中要注意以下变化：色泽，炎症时黏膜充血、发红，扁平苔藓时还有糜烂和白色网状纹，白斑时有各种类型的白色斑片；溃疡，复发性口疮、口腔黏膜结核和癌症等均可表现为溃疡，应仔细检查，除对溃疡的外形、有无分泌物、有无对应的局部刺激物等进行望诊外，需结合问诊了解持续时间和复发情况、结合触诊等了解质地是否坚硬，有无周围浸润等；肿胀和肿物：结合其他检查，确定附近有无牙源性损害，有无压痛，是否活动，边界是否清楚，肿物的活动情况等，

另外，舌背有无裂纹，舌乳头的分布和变化，舌的运动情况等也要注意。

2. 探诊

（1）牙齿：主要对于龋洞的探诊，以确定部位、范围、深浅、有无探痛等。对于活髓牙，深龋探诊时动作一定要轻，以免碰到穿髓点引起剧痛。邻面和龈下的探诊要避免遗漏。探诊还包括牙齿的敏感范围、敏感程度的确定，充填物边缘是否密合，有无继发龋等。

（2）牙周：探测牙龈表面的质感是松软还是坚实，检测牙周袋的深浅，牙龈和牙齿的附着关系，了解牙周袋深度和附着情况等。牙周探诊时要注意以下方面：支点要稳，尽可能靠近牙面，以免器械失控而刺伤牙周组织；角度正确，探诊时探针应与牙体长轴方向一致；力量适中，掌握力度的目的是既可发现病变又不引起伤痛；面面俱到，按一定的顺序，如按牙的近中、中、远中进行牙周探诊并做记录，以免漏诊。

（3）窦道：多见于牙龈，偶见于皮肤。窦道的存在提示有慢性根尖周炎的患牙，但其位置不一定与患牙相对应，可将圆头探针插入窦道并缓慢推进以探明窦道来源。

3. 叩诊

（1）选择对照：健康的对侧同名牙和邻牙是最好的阴性对照。叩诊应从健康牙开始，逐渐过渡到可疑牙。牙齿对叩诊的反应一般分为5级，记录为：(−)、(+)、(±)、(++)、(+++)，分别代表“无、可疑、轻度、中度、重度”叩痛。

（2）叩击方向：垂直叩诊主要是检查根尖部有无炎症；水平叩诊主要是检查牙齿周围组织有无炎症。

（3）力度适中：以健康的同名牙或邻牙叩诊不痛的最大力度为上限。对于急性根尖周炎的患牙叩诊力度更要小，以免增加患者的痛苦。

4. 触诊

（1）颌面部：医师用手指触压颌面部病变范围、硬度、触痛感、波动感、压痛和动度等。

（2）淋巴结：与口腔疾病关系密切的有下颌下、颏下、颈部淋巴结。检查时可让患者放松，头部略朝下并偏向检查者，检查者一手固定患者头部，另一手触诊相关部位的淋巴结。病变时，淋巴结的大小、数目、硬度、压痛和粘连情况等方面会有变化，对其进行触诊有助于诊断。炎症时，相关区域淋巴结肿大、压痛，质地无显著变化。肿瘤转移时，淋巴结肿大、质硬、无触痛，多与周围组织粘连。结核性淋巴肿大多见于颈部，可成串，互相粘连，易破溃。

（3）颞下颌关节：检查者面对患者，以双手食指和中指腹面贴于患者的耳屏前，嘱其做开闭口动作，继而做侧方运动，观察两侧运动是否对称协调；感觉关节运动中有无轨迹异常，有无杂音。张口度的检查是颞下颌关节检查的重要内容。张口度的确定是以大张口时，上、下颌中切牙切缘间能放入自己横指（通常是食指、中指和无名指）的数目为根据。

（4）牙周组织：检查者的手指放在牙颈和牙龈交界处，嘱患者做咬合动作，手感振动较大时提示存在创伤。

（5）根尖周组织：用手指指腹轻压根尖部，根据是否有压痛、波动感或脓性分泌物溢出等判定根尖周围组织的炎症情况。

5.嗅诊

嗅诊是通过气味的鉴别进行诊断的方法。一般在问诊过程中已同步完成。凡口腔卫生很差，有暴露的坏死牙髓、坏死性龈口炎等，可有明显的口臭甚至腐败性恶臭。

6.松动度检查

用镊子夹住前牙切端或镊子尾端置于后牙𬌗面中央窝，进行唇舌向（颊舌向）、近远中及根向摇动可检查牙齿是否松动。牙齿松动的程度，可根据松动幅度和松动方向两种评价依据进行，均分为3级。

7.咬诊

咬诊是检查牙齿有无咬合痛和有无早接触点的诊断方法。通过空咬或咬棉签、棉球等实物时出现疼痛的情况判断有无根尖周病、牙周病、牙隐裂和牙齿感觉过敏等。也可将咬合纸或蜡片置于拟检查牙齿的牙尖，嘱其做各种咬合动作，根据留在牙面上色迹的深浅或蜡片上牙印的厚薄，确定早接触点。还可以通过特殊的咬诊工具对出现咬合痛的部位进行定位。

（三）临床诊断

（一）了解主诉症状

了解患者的主诉症状，获取初步印象。牙髓病具有一定特征性的临床表现，尤其牙髓炎，主要症状是疼痛。通过询问病史可以了解到疼痛的部位（定位或放散）、性质（锐痛、钝痛、隐痛、跳痛、烧灼痛、肿痛）、严重程度，疼痛的时间，诱发、加重或疼痛缓解的因素等。根据患者诉说的疼痛特点，可初步判断是否为牙髓炎引起的疼痛。

（二）寻找可疑患牙

如果已从患者的主诉症状中怀疑患有牙髓炎，接下来应仔细检查疼痛侧的上、下颌牙齿有无引起牙髓感染的途径，首先检查是否有龋齿，是否存在近髓或已达牙髓的深龋洞，特别要注意龋病好发而又较隐蔽的牙面，如牙齿邻面颈部、排列不齐牙齿的相邻牙面、隐匿龋等，避免遗漏那些不易发现的龋损。同时要查看是否有近髓的非龋牙体硬组织疾患存在，也要检查有无深牙周袋存在。如若发现有接近牙髓腔的深龋洞，表明该牙患牙髓炎的可能性很大。若牙痛侧的牙列中同时存在多个龋洞，离髓腔最近且探痛明显的患牙最为可疑。还要询问和检查有无治疗过的牙齿，可从患者所诉治疗的时间和治疗术中、术后的感受，分析既往的检查、治疗操作是否构成了对牙髓的损害。若发现有上述表现的患牙，便可圈定出可疑患牙，再通过确定患牙，以验证牙髓炎判断的准确性。如果只看到一颗有牙体病损的患牙就做出最终诊断，或草率地认为患者指出的痛牙就是病源牙，不再进一步排查和确定，常会导致误诊和误治。

（三）明确诊断

牙髓病的一个非常重要的步骤是牙髓诊断性测验，又称牙髓活力测验，对患牙进行测试的刺激源包括温度刺激和电刺激。牙髓炎的诊断则更依赖混度测验的结果，它可以证实前两步的判断是否正确。

牙齿对温度的反应受年龄、病变等的影响，个体差异也大，没有可供参考的恒定指标，故必须以患者自身的正常牙进行对照，从对比中判断可疑牙齿对温度的反应。温度测验时，应该先测正常对照牙，再测可疑牙，对照牙首选对侧同名牙，如果该牙丧失、有病变或经过治疗，可选其邻牙中萌出时间接近、体积相当的牙齿。测试牙面应完整无损，没有充填体，一般在牙齿的唇、颊面测试，后牙舌面亦可，因为这些牙面不受磨耗等因素的影响且易于操作。测试时，对照牙与可疑牙的测试条件应尽量保持一致，比如在相对应的牙面，用相同的测试法，以相同的刺激强度等，以便于对比。禁用两颗可疑的牙齿互相对比，也不应在无对照的情况下仅根据测试牙的单一反应判断可疑牙的状态。

患牙牙髓对温度测验的反应分为4个级别，表示如下。

1.正常

出现短暂的轻度感觉反应（如凉、热刺激传入，轻微痛感等），反应随刺激源的撤离而立即消失，患牙的反应程度和时间与对照牙相同。

2.敏感

出现明确的疼痛感觉，反应速度快，疼痛程度强，持续时间长，“一过性敏感”指测试牙对温度刺激（尤其是冷刺激）产生迅速的一过性的疼痛，温度刺激源撤除，反应短暂，只持续几秒钟，一般为可复性牙髓炎患牙的反应。“敏感”指测试牙对冷、热刺激产生疼痛，反应迅速，且有持续，一般为慢性牙髓炎患牙的反应。“激发痛”指测试时引起较剧烈的疼痛，且持续较长时间，一般为急性牙髓炎的表现。有些急性化脓性牙髓炎患牙，出现“热痛冷缓解”反应，即热刺激引起剧痛，冷刺激反而使疼痛缓解。

3.迟钝

测试后片刻才有反应，或施加强烈刺激时才有微弱的感觉，有时在测试片刻后感觉一阵较为剧烈的疼痛，称为“迟缓反应痛”，多发生在慢性牙髓炎或部分牙髓已坏死的病例。

4.无反应

反复测试，加大刺激强度均无反应，一般为失去牙髓活力的死髓牙或经过牙髓治疗的无髓牙。

温度测验的结果一般都很明确，大多数病例均能确诊。当个别病例较难判断时，要反复检查，结合其他所见，综合分析，方能取得正确的结论。

牙髓活力电测验用于反映患牙牙髓活力的有无，不能指示不同的病理状态。在相同的电流输出档位下，测试牙与对照牙的电测值之差大于10时，表示测试牙的牙髓活力与正常有差异。如电测值到达最大时测试牙仍无反应，表示牙髓已无活力。因此，临床上对电测反应的描述仅为正常和无反应。在临床应用时还要注意电测反应的假阳性和假阴性问题。刚萌出的牙齿和新近外伤患牙电测活力常有假阴性现象出现。

一般情况下，通过询问病史、对牙齿的仔细检查及牙髓活力温度测验对牙髓炎做出正确的诊断并确定出患牙并不难，在一些临床检查结果不确定的病例，尤其是怀疑有较难发现的龋损（邻面龋、继发龋和潜行性龋）、髓石、牙内吸收，及因牙周组织破坏引起的牙髓病时，可考虑用X线影像学技术协助诊断。当上、下颌都存在可疑牙齿，温度测验又难以确定时，还可用麻醉法鉴别，即对高度怀疑的患牙或其所在单颌进行麻醉，如麻醉后疼痛消失，即可确定患牙。两颗患牙同时发生牙髓炎急性症状的情况较为少见，在诊断时必须慎重。对于诊断十分困难的极少数病例，不要急于开髓，可先采取诊断性的保守治疗措施，通过一段时间的观察，再行判断。要注意在没有肯定患牙时，不要轻易对只是怀疑为牙髓炎的牙齿进行牙髓治疗，若判断错误，不但不能及时解除患者痛苦，还会造成对患者不必要的损害和增加更多的痛苦。

（四）病历书写：

病历是检查、诊断和治疗过程的客观记录，又是分析、研究疾病规律的原始资料，某些情况下，还是重要的法律依据。故应认真、严肃地对待。病历记录字迹要清晰，避免涂改，严禁伪造。口腔科病历与一般的病历记录方式相比，有自身的特点和重点。书写内容和项目如下。

1.一般资料

口腔病历的一般资料记录在封面或首页上，项目与全身性疾病的病历要求相同，如姓名、性别、年龄、民族，药物过敏史等，还有些信息如身份证号码和联系方式等，是治疗复查、资料保存和查询所需要的。

2.主诉

主诉是以患者的口吻，一句话的形式描述出本次就诊的主要原因。通常是患者对所患疾病的症状、部位和罹患时间的描述，避免使用专业术语进行主诉的记录。

3.现病史

现病史是与主诉有关的疾病病史。患者通常以牙痛就诊，要注意对现病史的记录，例如刺激痛、自发痛、牵涉痛等。尤其要注意先有一段较长时期的刺激性疼痛经历，或长期存在慢性钝痛，然后突然发生剧烈疼痛的典型牙痛病史。

4.既往史

在口腔科特别要注意记录药物过敏史、出血和止血情况。对于严重的全身系统性疾病也应询问记录。没有特别时，此项也可省略。

5.临床检查

临床检查是在全面检查的基础上，重点做与主诉相关的体征检查。遇到牙痛为主诉，而检查无阳性发现者，要仔细检查是否有牙隐裂、后牙邻面龋、折断的畸形中央尖、龈下深龋等易忽略的情况，还要想到眼、耳、鼻等邻近器官病变的可能性，并做相应的检查。牙周、黏膜、牙列及颌面部阳性所见均应做一般记录。

6.诊断

诊断是以主诉相关疾病为第一诊断，其他诊断根据严重程度顺序排列。

7.治疗计划

与诊断的顺序相对应，制订治疗计划的原则是按轻重缓急分步实施，先解决主诉问题，再解决其他问题；先解决疼痛问题，再解决功能和美观等问题。这样可以使患者一步一步地达到全面、最佳的治疗效果。

8.知情同意书

在制订治疗计划后，需要对患者进行详细的讲解，使患者充分了解所患疾病以及可行的治疗方案，并根据自身情况加以选择。在实施治疗前需要患者签署知情同意书，同意医师对其所患疾病进行治疗，这也是对患者权益的保障。

9.治疗过程记录

牙体疾病应写明患牙牙位及龋洞，缺损或开髓的部位，主诉牙处理中关键步骤及其所见。如龋洞去腐后的情况，达牙本质层的深度，有无露髓，敏感程度，所用充填材料和所做的治疗等。牙髓疾病应记录开髓时情况，是否麻醉，有无出血，出血量及颜色，拔髓时牙髓的外观，根管数目及通畅程度。根管治疗时，还应记录各根管预备情况以及工作长度，所封药物及根充材料以及充填后X线片的表现。复诊病历应记录上次治疗后至复诊时的症状变化和治疗反应，本次治疗前检查情况，进一步治疗的内容以及下次就诊计划每一次的治疗记录都可能成为今后有用的参考依据，故每次治疗完成后都应记录日期、检查情况、治疗项目和治疗效果、医嘱等，并有记录者签名，医师应签全名，实习或进修医师还应请指导教师签名。如果用到药物，则药名、剂量、用法和效果、副作用等都要详细记载；如果做了化验，应当将化验的项目以及重要结果记录下来。

10.牙位记录

口腔病历书写和口头描述中，常涉及牙齿的位置，即牙位。理想的牙位表示方法应具备简明易学，明确无歧义，输入计算机容易等优点。迄今为止，牙位的记录方式有多种，各有优缺点。最常用的有以下3种方法：符号法、通用法以及FDI法。

二、银汞合金充填术

（一）窝洞预备

1.开扩洞口，探查病情

对于病变较为隐蔽的龋洞，为了使视野清楚，查清病变的范围和程度，正确设计洞的外形，便于操作，首先应开扩洞口，寻找进入龋损的通道。咬合面潜行性龋，龋洞洞口很小，内部破坏大，需先去除洞口的无基釉，开扩洞口。而邻面隐匿龋损应视具体情况采取不同的方式进入，后牙邻面龋，在接触点已破坏时，应磨除𬌗面相应边缘嵴，从𬌗面进入龋洞。如尚未累及接触点，仅局限于牙颈部，可从颊或舌侧进入。这样可保留健康牙体组织，并保持了原有的完整接触点。同时，由于未涉及𬌗面，充填体不直接承受咀嚼压力。前牙邻面洞，一般从舌侧进入，保持唇面的完整和美观。由于牙齿修复材料的使用，如龋损靠近唇面，也可从唇面进入，保留较坚固的舌侧边缘嵴，有利于承受咀嚼压力。

2.设计和预备洞的外形

窝洞的洞缘构成了洞外形。洞的外形既要将所有病变部分包括，最大限度地减少洞缘继发龋的发生，又要尽量保留健康牙体组织。窝洞外形的设计必须遵循以下原则：以龋损为基础，洞缘应制备到健康的牙体组织；外形线呈圆弧曲线，尽量避开牙尖和嵴等承受咬合力的部位，以减少应力集中，利于材料的充填；为了防止继发龋，邻面的颊舌洞缘应位于接触区以外，分别进入楔状隙，龈缘与邻牙之间至少应有0.5mm宽的间隙，不必扩展到龈下；洞形的深度一般在釉牙本质界下0.2～0.8mm，咬合面窝洞进入牙本质的深度不超过0.2mm，平滑面不超过0.5mm，牙根面不超过0.8mm。

3.制备抗力形和固位形

双面洞和复杂洞往往需要预备辅助的抗力形和固位形，使充填体和牙承受咬合力，并将因侧向力而折裂的可能性减小到最低程度，使充填体获得最好的固位。

4.制备洞缘

洞缘制备包括洞缘牙釉质壁的修整和洞面角的设计。在充填体与牙体组织之间形成边缘封闭，以防止两者界面出现缝隙，产生微渗漏。充填体与牙面形成平整的连接。洞缘处的充填体和牙体组织具有最大强度，以获得足够机械强度的界面。在洞缘的制备中，要考虑洞缘所在部位釉柱的方向。根据在不同牙面釉柱的方向，使牙釉质壁的釉柱止于健康牙本质。由于釉柱易于折裂，最强的釉缘应由止于健康牙本质的全长釉柱组成，同时由止于健康牙本质的较短釉柱组成的洞壁支撑。洞面角的设计取决于充填材料的种类。如银汞合金，由于其边缘韧性较差，脆性大，洞面角应为90°，使银汞合金充填体和牙体组织有最大强度。复合树脂材料的韧性好，可做短斜面，利于黏接修复。洞形制备后需清理窝洞，除去窝洞内所有碎屑，检查有无残存感染牙本质、无基釉等。

（二）垫底

垫底是在洞底（髓壁和轴壁）垫一层足够厚度（>0.5mm）的材料，隔绝外界和充填材料的温度、化学、电流及机械刺激，同时有垫平洞底，形成窝洞，承受充填压力和咀嚼力的作用。常用的垫底材料有氧化锌丁香油水门汀、磷酸锌水门汀、聚羧酸锌水门汀及玻璃离子水门汀。

临床上，根据余留牙本质的厚度和充填材料的种类选用不同的封闭剂、衬洞剂和/或垫底材料。

1.浅的窝洞

洞底距髓腔的牙本质厚度大于1.5～2mm，不需垫底。银汞合金充填时，在洞壁涂布洞漆或黏接剂后直接充填；复合树脂则只能用黏接剂处理后再充填。

2.中等深度的窝洞

洞底距髓腔的牙本质厚度大于1mm，一般只垫一层磷酸锌水门汀、聚羧酸锌水门汀或玻璃离子水门汀。除磷酸锌水门汀需先涂封闭剂以隔绝其对牙髓的化学刺激外，用后两种材料充填时，可直接垫底，然后充填。由于材料性能和技术的不断发展和改善，磷酸锌水门汀已不常用于活髓牙的垫底。

3.深的窝洞

洞底距髓腔很近，为了保护牙髓需要做双层垫底处理。第一层用氧化锌丁香油酚水门汀或氢氧化钙衬洞，第二层则用磷酸锌水门汀垫底。复合树脂充填时不能采用氧化锌丁香油酚水门汀垫底，可用聚羧酸锌水门汀或玻璃离子水门汀垫底。这些垫底材料对牙髓刺激小。当洞底接近髓腔，或可疑穿髓时，首先选择氢氧化钙衬洞，以促进修复性牙本质形成，再使用玻璃离子水门汀或其他垫底材料。在垫底后方可涂布洞漆或黏接剂于洞壁和基底上。

垫底部位只限于𬌗面髓壁和邻面轴壁，要求底平壁净，留出足够的深度（1.5～2mm），使充填体有足够的抗力和固位。

（三）银汞合金充填

1.保护牙髓

银汞合金是电和热的良导体，热导系数大于牙体组织。为了保护牙髓，中等深度以上的窝洞在银汞合金充填前，需要封闭、衬洞或垫底。

2.放置成形片和楔子

双面洞在充填前应放成形片作为人工假壁，代替失去的侧壁，以便于加压充填材料、形成邻面生理外形及恢复与邻牙的接触关系。充填银汞合金用的成形片为不锈钢薄片，分前磨牙双面洞、磨牙双面洞和后牙三面洞三种规格。成形片必须置于成形片夹上使用。成形片夹有两种，即邻殆洞成形片夹和邻殆邻洞成形片夹。成形片借成形片夹安放、固定在牙上。成形片突的一边向龈方，且边缘应置于洞龈壁的根方，使龈壁位于成形片内。成形片的殆方边缘应稍高于殆面，以便于充填体边缘嵴处的成形。为了使成形片紧贴牙颈部，尚需在成形片颈部外侧的牙间隙中安放楔子。楔子的作用是使成形片紧贴龈壁洞缘的牙颈部，有助于充填体邻面颈部的成形；防止充填时将材料压入龈沟，形成悬突，损伤牙周组织；稳固成形片；分开相邻牙，以补偿成形片的厚度，使拆除成形片后能与邻面恢复正常接触关系。楔子的大小、形状应适宜。楔子多为木质或塑料制成，横切面有三角形或梯形。楔子底部的宽度应比修复牙与邻牙间的牙间隙稍宽，使其能略分开相邻牙，但不能太宽，过宽则造成充填体与邻牙无接触。楔子的殆顶端也不能太粗或太低，以免影响充填体的邻面外形。一般多从舌侧插入楔子，因通常舌侧间隙较大。楔子插入时注意其底部应位于窝洞龈壁的根方，切勿将楔子底部置于窝洞龈缘的殆方，使成形片陷入洞内而影响充填，同时注意勿损伤牙龈。

3. 充填银汞合金材料

采用银汞合金输送器将调制好的银汞合金少量、分次送入窝洞内。每次送入窝洞的汞合金量，在铺平后最好不超过1mm厚。先选用小的汞合金充填器将点、线角及倒凹、固位沟处压紧，再换较大的充填器向洞底和侧壁层层加压，使汞合金与洞壁密合，并同时剔除余汞，使充填的汞合金略高于洞缘，最后用较大的充填器与洞缘的牙釉质表面平行，进行最后加压，确保洞缘汞合金的强度。双面洞一般先充填邻面洞部分，后填殆面洞。邻面洞多窄而深，应选用细而长的充填器将龈壁压紧。同时向邻牙方向加压，以恢复与邻牙的接触。银汞合金从调制到充填完毕，应在6～7分钟内完成。如搁置时间太长，调制的银汞合金变硬，可塑性降低，影响材料与洞壁的密合。

4. 雕刻成形

银汞合金调制后20分钟以内可塑性大，以后逐渐减弱，24小时后完全固化。临床上在银汞合金填充完毕后的20分钟内进行充填体的雕刻成形。又用雕刻器去除殆面及边缘嵴多余汞合金，然后取出楔子，松开成形片夹，先取下成形片夹，而后用镊子或手将成形片紧贴邻牙，从一侧邻间隙向颊殆或舌殆方向慢慢移动，拉出成形片。取下成形片后，进行外形雕刻，恢复其功能外形。雕刻殆面时，雕刻器尖端置于裂沟处，刀刃部分放在牙面上，部分放在充填体上，紧贴牙面，沿牙尖斜度，从牙面向充填体雕刻，这样可避免造成充填体过高或过低。在邻殆洞，则应从边缘嵴向殆面雕刻，以防止邻面充填体的松脱。双面洞还需用探针检查邻面有无悬突，如有悬突，应及时除去，注意勿破坏接触区。雕刻成形后的充填体外形应与窝洞的外形线一致。超出窝洞范围的多余的银汞合金因太薄而易破损，会留下不整齐的边缘，而雕刻过多可造成充填不足而留下裸露的部分洞壁。雕刻要恢复牙的功能外形、边缘嵴、邻面接触关系、楔状间隙及牙颈部的正常突度。

5. 调整咬合

银汞合金充填体的外形初步雕刻完成后，𬌗面承受咬合力的部位应进行咬合调整，使充填体与对颌牙恢复正常的咬合关系。如对颌牙有高陡的牙尖或边缘嵴，应先调磨，然后让患者轻轻咬合，做牙尖交错𬌗及侧方𬌗运动，检查有无高点。如有高点，则银汞合金充填物上出现亮点，用雕刻器除去。如此反复，直至合适为止。值得注意的是，此时银汞合金尚未达到初凝，强度很低，切勿重咬，特别是邻𬌗洞，重咬会使充填体破裂。

6. 打磨抛光

银汞合金充填体尚未完全硬固时，不能承受咀嚼压力，不能打磨抛光，24小时后待完全硬化后方可打磨抛光。用细石尖或磨光钻从牙面向修复体方向打磨，邻面用磨光砂条磨光，最后用橡皮尖抛光。调整银汞合金充填体边缘防止超过洞缘，去除充填体表面不平整的缺陷，使表面变得光滑，从而不易被腐蚀和沉积菌斑，减少继发龋发生。磨光后的银汞合金充填体表面细腻、有光泽。在唾液的影响下，银汞合金充填体会出现金属腐蚀，因此对银汞合金充填体应定期检查及抛光处理。

三、树脂黏接修复术

（一）洞型预备

用相应大小的圆钻去净腐质及着色深的牙本质，尽可能保留健康牙体组织（包括较厚的唇侧无基釉），用水清洁牙齿缺损部位形成的窝洞。用杵形金刚砂钻沿洞缘全长制备1～3mm宽的洞斜面，洞斜面与牙长轴交角为60°左右；其宽度按牙体缺损体积大小确定，要求牙釉质斜面的面积约为缺损面积的2倍。若牙釉质面积不够，可适当形成固位洞形。在近牙龈或直接受力的部位，可将牙釉质厚度的外侧2/3磨成一凹面，形成与牙面成直角的洞面角，使树脂与洞缘对接。

（二）酸蚀黏接

1. 酸蚀—冲洗黏接技术

经典的酸蚀—冲洗黏接技术有酸蚀、预处理、黏接三个步骤。改进后的酸蚀—冲洗黏接技术将预处理和黏接合并为一个步骤。

（1）酸蚀使用凝胶状酸蚀剂，可使用小毛刷蘸涂，也可使用小注射器直接注射到酸蚀部位。针对不同部位可使用一次酸蚀法或二次酸蚀法。一次酸蚀法操作步骤如下：适用于只涉及牙釉质或牙釉质面积较大的修复，如前牙Ⅳ类洞、贴面修复等。使用时在修复面涂一层酸蚀剂，酸蚀30秒，用水冲洗，干燥釉质面。二次酸蚀法操作步骤如下：适用于同时涉及牙釉质和牙本质的窝洞，方法是首先酸蚀牙釉质洞缘15秒，再酸蚀牙本质15秒，然后用水冲洗干净。将棉球置于窝洞内吸去水分，或用气枪轻柔吹窝洞。

对于只涉及牙釉质的黏接，冲洗后可用气枪将釉质面吹至呈白垩色。对于涉及牙本质的窝洞，必须保持窝洞相对湿润，不能过分干燥或过分浸润。因为过于干燥的牙本质胶原网会发生塌陷，妨碍预处理剂和黏接树脂对牙本质胶原网的渗透。如果牙本质过于湿润，疏水性基团成分也不能充分渗入牙本质胶原网内。两种情况均使得黏结力显著降低。

（2）预处理，用小毛刷蘸预处理剂，涂布于窝洞。气枪轻吹以让溶剂挥发。如果使用全酸蚀二步法黏接系统，则可省略此步骤。

（3）黏接，用小毛刷蘸黏接树脂，涂布于窝洞。气枪轻吹以让溶剂挥发，使黏接剂形成很薄的一层黏接层，光照固化10秒。

2. 自酸蚀黏接技术

与酸蚀—冲洗技术比较，自酸蚀黏接技术酸蚀与预处理作用同时进行，免去冲洗步骤。因此临床操作较简单和方便。自酸蚀技术包括两步自酸蚀和一步自酸蚀技术，以及近年来出现的选择性牙釉质酸蚀加自酸蚀黏接技术。操作步骤如下。

（1）两步自酸蚀技术，首先在窝洞内涂布自酸蚀预处理剂，作用20秒，气枪轻吹，用另一支小毛刷涂黏接树脂，轻吹让溶剂挥发，光照固化10秒。

（2）一步自酸蚀技术，用小毛刷蘸自酸蚀黏接剂，直接在窝洞内涂布，作用20秒，气枪轻吹，让溶剂挥发，并形成薄膜，光照固化10秒。

（3）选择性牙釉质酸蚀加自酸蚀黏接技术，为了克服目酸蚀技术对牙釉质黏接较对牙本质黏接差的不足，近年来出现了选择性牙釉质酸蚀加自酸蚀黏接的改良技术。该技术首先用磷酸酸蚀洞缘牙釉质部分1秒，冲洗，小棉球或海绵吸干水分，涂抹自酸蚀黏接剂20秒，轻吹，光照固化10秒。

（三）树脂充填

复合树脂充填的原则是控制厚度，分层充填和固化，目的是减少复合树脂的聚合收缩。近年来随着纳米技术的应用，复合树脂从传统的膏状树脂，发展出新型的可直接充填的流动树脂和固化深度达4mm的大块树脂。

复合树脂的输送方法有手用器械法和注射法。器械填充法适用于膏状树脂。器械填充法的优点是简单、快捷，浪费材料少；不足是在填充过程中空气可能混入材料或窝洞中。流动树脂使用注射法。注射法的优点是使用方便，可以避免空气的混入；不足是在固化前不能用器械加压。

复合树脂充填技术根据树脂材料的固化深度不同，有逐层充填和整充填技术。常规树脂固化深度只有2mm，必须使用逐层充填技术。

逐层充填包括水平逐层充填和斜向逐层充填术。水平逐层充填适用于前牙唇面充填和后牙窝洞髓壁的首层充填，以及深度小于2mm的浅洞。斜向逐层充填技术产生的聚合收缩最小，是后牙窝洞充填的首选技术。逐层充填时复合脂的厚度对光照固化有明显影响。第一层树脂的厚度应在1mm内，以后每层树脂的厚度不超过2mm。

整块充填又称大块树脂充填，适用于固化深度达4mm的大块树脂的充填，适用于深窝洞。

四、牙髓根尖疾病应急处理

（一）术前准备

患者沟通：向患者解释开髓引流的目的、操作步骤和可能的不适感，取得患者的配合和同意。

病史采集与诊断：通过临床检查和影像学（如X线）确认牙髓感染的程度和牙齿的确切位置，确保治疗的必要性。

术区消毒：使用消毒液（如0.2%氯己定）让患者漱口，并对患牙及其周围区域进行局部消毒，避免术中感染扩散。

（二）局部麻醉

麻醉选点：根据牙齿的位置和患者的个体情况，选择合适的麻醉方式。对于前牙或单根牙，通常采用浸润麻醉；对于磨牙等多根牙，可能需要传导阻滞麻醉。

麻醉剂注射：缓慢注射麻醉剂，确保患者在整个操作过程中不会感到疼痛。炎症严重时，可能需要加大麻醉剂量或增加注射点。

（三）开髓操作

确定开髓点：根据牙齿的解剖特征，选择开髓点。对于前牙，开髓点一般位于牙齿的舌面或切端；对于后牙，开髓点一般位于咬合面中央凹陷处。

开髓器械准备：准备好高速涡轮钻、开髓钻或裂钻，确认器械处于良好状态。

开髓操作：使用高速涡轮钻在确定的开髓点上垂直进钻，逐层去除牙体硬组织，直至进入髓腔。操作时要控制好钻头的深度和角度，避免伤及周围组织。扩大开髓孔，暴露髓腔，确保根管口清晰可见。

（四）髓腔引流

引流操作：开髓后，通常会有脓液、血液或坏死组织从髓腔内流出。可以通过轻压患牙周围的软组织，促进脓液的进一步排出。

髓腔冲洗：使用生理盐水或次氯酸钠溶液通过注射器冲洗髓腔，清除残留的感染物和碎屑，确保髓腔内环境的清洁。

根管探查：使用细锉或探针轻轻进入根管，确认根管是否畅通。如有必要，可对根管口进行初步扩展，以增加引流效果。

（五）暂封或开放引流

暂封选择：若引流充分且患者症状显著缓解，可使用氧化锌丁香酚糊剂或其他暂封材料暂时封闭开髓孔，以防止感染再次进入髓腔。如果感染较严重或引流不充分，可以选择保留开髓孔开放，引流持续数天。此时应在髓腔入口轻塞一小块无菌棉球或纱布，防止异物进入。

封闭操作：将暂封材料混合后填入髓腔，并轻压成型，确保封闭紧密无泄漏。

（六）术后处理与随访

术后指导：向患者说明术后的注意事项，如避免用患牙咀嚼硬物，保持口腔卫生，并按时复诊。

药物处方：根据情况开具抗生素和止痛药，以控制感染和缓解术后疼痛。

复诊安排：通常在术后2～3天安排复诊，检查引流效果和患者的症状缓解情况，评估是否需要进一步治疗。

五、根管治疗术

（一）术前准备

病史采集与诊断：

评估病史：询问患者的病史和症状，如疼痛、冷热敏感等，确认根管治疗的适应证。

影像学检查：拍摄X线片，评估牙齿的根管形态、病变范围和牙周情况，制定治疗计划。

患者沟通：向患者解释治疗过程和可能的并发症，取得患者的知情同意。

术区消毒：用0.2%氯己定漱口液让患者漱口，对患牙及周围组织进行局部消毒。

（二）局部麻醉

麻醉方式：选择适当的麻醉方式，通常为局部浸润麻醉或传导阻滞麻醉，确保患者在操作过程中无疼痛感。

麻醉注射：缓慢注射麻醉剂，确保足够的麻醉效果。

（三）橡皮障隔离

橡皮障放置：在患牙上安装橡皮障，以隔离术区，防止唾液污染和异物进入气道，同时提高手术视野的清晰度。

（四）开髓与根管口定位

开髓：使用高速涡轮钻在患牙的咬合面或切端开孔，直至暴露髓腔。根据牙齿的位置和解剖结构，调整开髓孔的大小和位置。

根管口定位：使用根管探针或显微镜寻找并确定根管口位置。必要时，可以扩大根管口，确保后续操作顺利进行。

（五）根管测量与预备

工作长度测量：使用根管测量仪或X线片确定根管的工作长度，以确保根管预备和充填的精确性。

根管预备：手用锉针预备：从较小号的锉针开始，逐渐增大锉针规格，对根管进行机械预备。注意保持根管形态，并避免根管台阶和穿孔的发生。

旋转器械预备（如镍钛器械）：用于弯曲或复杂根管的预备。通过连续旋转或往复运动，将根管预备至适当的锥度和形态。

（六）根管冲洗与消毒

根管冲洗：在根管预备过程中和预备后，使用次氯酸钠、EDTA溶液或生理盐水冲洗根管，清除根管内的碎屑和感染物。

根管消毒：使用抗菌药物（如氢氧化钙糊剂）填入根管内，封闭髓腔，以抑制细菌再生和根管内感染。

（七）根管充填

干燥根管：在充填前，使用吸水纸尖彻底干燥根管，确保无液体残留。

根管充填：侧压法：使用根管锉将牙胶尖放入根管内，并使用侧压器械将牙胶尖侧压固定，逐步充满整个根管；垂直加热法：使用热牙胶加热器将加热后的牙胶垂直压入根管内，以确保根管系统的三维封闭。

充填评估：通过X线片检查根管充填的质量，确认根管的密封性和充填长度。

（八）髓腔封闭与修复

暂封髓腔：选择适当的暂封材料（如氧化锌丁香酚糊剂）封闭髓腔，确保材料密封良好，以防止细菌再感染。

修复计划：讨论牙齿的长期修复计划，如冠修复或嵌体修复，确保牙齿的功能和结构恢复

六、前后牙充填

（一）前牙

1.适应证

包括Ⅲ、Ⅳ类缺损、前牙的Ⅴ类缺损、前牙区的着色牙、形状异常的前牙、关闭牙间隙。

2.治疗步骤

（1）准备过程。首先进行咬合检查，有助于确定牙体预备的设计，然后比色，比色后上橡皮障，隔离治疗区。如果修复体过大，累及全部邻面接触区，可预先放置模子，协助重建修复体的邻面接触。

（2）洞型预备。改良型牙体预备适合于邻面中小范围的病损。改良型预备的特点是尽可能保守地预备，预备范围根据龋损或不良修复体的范围确定，采用合适的球钻从舌面进入，不需预备特殊的外形、深度、洞壁或辅助固位形。选用的器械和进入位

置、方法与斜面型牙体预备方法相同，尽可能从舌面进入。清除龋损组织。对较小窝洞，不需将洞壁预备成直角，仅仅从内向外形成“铲子”形状，同时也预备了斜面。对中等或较大窝洞，尽可能保守地预备外形，尽可能少地扩展，注意外形不要累及邻面接触点，也不要扩展到唇面或龈区；洞壁不必与轴壁垂直；轴壁深度根据龋损组织的深度决定，不能强求深度一致对较大窝洞，使用火焰状金刚砂钻预备斜面，清洗、检查、清洁窝洞。

（3）修复。过程中使用成形片、黏接、复合树脂充填和固化。

（4）修型和抛光。首先使用探针和牙线检查邻面是否有多余材料和悬突，使用手术刀片从龈方向切缘方削除多余材料；使用圆形12刃精修钻磨除舌面多余材料；使用火焰状精修钻修整唇面；使用抛光碟抛光邻面颊舌外展隙；使用抛光碟或抛光尖抛光唇面和舌面；使用抛光条抛光邻面。

（5）检查咬合。

（二）后牙

1.适应证

包括小到中等的修复体，绝大部分的前磨牙和第一磨牙修复体，修复体没有承担全部的咬合接触，咬合接触不紧，患牙能被有效隔离，冠修复的基础部分，意向性修复。

2.治疗步骤

（1）牙体预备。

Ⅱ类洞黏接修复的牙体预备与传统银汞合金修复的牙体预备比较有以下不同：①窝洞较浅，因为复合树脂修复依靠黏接剂对牙釉质和牙本质的黏接，而不依靠固位形固位，因此预备深度仅限于提供进入和去除龋坏组织即可，不一定深入釉牙本质界下；②窝洞外形较窄，可减少修复体与对颌牙的咬合接触，减少修复体的磨损，同时较小的体积可减少材料的聚合收缩，改善边缘完整性和牙尖的挠曲强度；③窝洞线角圆滑，可减少锐的线角导致的应力集中，有助材料充填时贴合；④不需预防性扩展，𬌗面的窝沟裂隙如果没有龋损，邻面的窝洞不必扩展到𬌗面，𬌗面易患龋的窝沟可用流动性树脂进行封闭处理，

Ⅱ类洞直接修复的牙体预备有传统型和改良型两种窝洞设计。改良型适合于较小的修复体传统型适合于中等到较大的窝洞。

（2）成形片放置。Ⅱ类洞修复的成形片首选片段式金属成形片系统。选择大小合适的成形片，插入邻面部分，注意凸面朝向邻牙，插入楔子，利用成形片撑开钳将固位圈放置就位，固位圈的两臂分别位于颊舌外展隙内，将成形片紧紧贴附于颊舌面，用充填器将成形片轻轻压向邻牙，使成形片与邻牙有最紧密的接触。

（3）黏接。

（4）树脂充填和固化。

（5）修形和抛光。

七、前后牙根管治疗

（一）牙齿解剖结构

前牙：前牙通常只有一个根管，根管较直，形态较为简单。前牙根管的长度一般较短，根管口易于找到。根管形态大致呈圆形或椭圆形，操作较为方便。

后牙：后牙通常有多个根管（如上下颌磨牙通常有3～4个根管），根管形态复杂，可能存在弯曲、狭窄或根管分叉。后牙根管的长度一般较长，根管口位置隐蔽，找到根管口较为困难。不同根管可能呈现不同的形态（如椭圆形、带状等），且根管间有可能存在复杂的沟壑和侧支根管。

（二）操作难度

前牙：由于前牙根管数量少，形态相对简单，操作空间较大，操作难度较低。前牙一般位于口腔的正中位置，操作视野好，便于使用直径较大的器械。

后牙：后牙根管数量多，形态复杂且多变，尤其是上颌磨牙的MB2根管和下颌磨牙的远中根管，可能较难找到。后牙位于口腔深处，操作视野较差，需要使用镜子等辅助工具进行操作，且需要更细小的器械进行精细操作。

（三）器械选择

前牙：前牙通常使用标准的根管锉针进行预备，由于根管较直，使用手用锉针和旋转器械均较为方便。根管充填时可以使用传统的侧压法或热牙胶充填法。

后牙：后牙通常需要使用较细的根管锉针进行预备，特别是对弯曲或狭窄的根管，需要使用特殊的器械（如镍钛锉）进行处理。由于后牙根管形态复杂，根管充填时可能需要结合侧压法和垂直加热法以确保根管系统的完整封闭。

（四）治疗时间

前牙：前牙的根管治疗通常较为简便，时间相对较短，通常一次就能完成。若无并发症或复杂根管形态，前牙根管治疗的疗程较短。

后牙：后牙的根管治疗因操作复杂，通常需要较长时间，可能需要分次完成。由于治疗难度较大，后牙的根管治疗可能需要较长的疗程，尤其是在遇到复杂病例时。

（五）治疗风险与预后

前牙：由于前牙根管较为简单，治疗风险较低，术后并发症（如根管仪器折断、根尖穿孔）的发生率相对较低。前牙根管治疗的预后通常较好，且因其较直的根管易于再治疗。

后牙：后牙因其复杂的解剖结构，治疗风险较高，可能出现根管仪器折断、根尖穿孔等并发症。后牙的根管治疗预后受多种因素影响，术后随访和评估非常重要。

（六）修复方式

前牙：前牙根管治疗后，通常需要进行美学修复，如使用全瓷冠或贴面等，以恢复牙齿的形态和功能。

后牙：后牙根管治疗后，由于咬合力大，通常建议进行全冠修复，以增强牙齿的强度，防止牙齿折裂。

（七）功能和负荷

前牙：前牙主要承担切割食物的功能，因此对咬合力的要求较低。修复后，美观性要求高，通常使用材料修复。

后牙：后牙承担着咀嚼和研磨食物的主要功能，咬合力大，因此修复材料需要具备高强度。前后牙根管治疗的区别主要反映在牙齿解剖结构、操作难度、器械选择以及治疗风险等方面。在进行根管治疗时，术者应根据牙齿的位置和结构特点，选择适当的操作技巧和治疗方法，以确保治疗的成功率和长期效果。

八、复合树脂贴面修复

基本步骤同光固化复合树脂修复技术，但有以下不同点：牙体预备时，磨除唇面牙釉质厚0.2～0.5mm龈缘处可齐龈缘磨制肩台，切端应磨短1mm，邻面不破坏近远中接触点；比色和选材料时，要求选出阻射的材料做盖色用，而且还要求选出适合颈部、体部和切端的三种透明材料备用；填充修复时，颈部龈缘处可放置成形片成形，颈、体和切端三个部分分别成形，并光固化，注意不同色泽的材料间要求移行而无明显界限；修整和抛光时，除了恢复牙面解剖形态以外，还要求修复具体患牙的某些特点。

注意事项：修复术前，应去除牙石、软垢，消除龈炎；事前应向患者说明修复可能达到的效果，避免患者要求或期望过高；酸蚀后的牙面呈白垩状，在涂布牙釉质黏合剂前严禁污染，例如唾液、手指触摸、喷水中湿油等污染，如发生了污染，须重新酸蚀；酸蚀剂、黏合剂和各种光固化树脂材料在使用前应仔细阅读厂家说明，遵照厂家推荐的操作方法进行。在使用后应立即加盖，干燥、低温、避光保存；光固化时，术者必须用黄色避光镜片，避免因眼睛直视造成的视网膜受损；术后医嘱：修复后的注意事项，保持口腔卫生，避免用修复部位咬过硬物品。

九、根尖外科手术

（一）适应证

根尖外科手术（根尖切除术）的适应证主要包括以下几种情况。

1. 根管治疗失败

如果根管治疗后出现持续或复发的根尖病变（如根尖囊肿、根尖脓肿等），而通过常规根管再治疗无法解决问题，则考虑根尖切除术。

2.根尖病变

当根尖区有大的病变如根尖囊肿、根尖肉芽肿等，且根管治疗无法完全消除病变，或病变持续存在时，可能需要进行根尖切除术。

3.根管内异物

当根管内有异物（如根管器械折断），且无法通过根管再治疗取出或绕过时，根尖外科手术可以作为一种解决方案。

4.解剖结构限制

如果由于解剖结构（如根管形态复杂、根尖弯曲、根尖区解剖变异）导致常规根管治疗失败或难以成功，根尖切除术可作为替代方案。

5.根管封闭不全

当根管充填材料未能完全封闭根尖孔，或根尖部有侧支根管无法通过常规根管治疗封闭时，根尖切除术可通过手术封闭根尖孔来解决问题。

6.根尖区感染

当根尖区有严重的感染，尤其是在有根尖脓肿、瘘管形成且常规根管治疗无法控制感染时，根尖外科手术可以有效清除感染源。

7.根尖区外伤

在因外伤导致的根尖区病变，常规治疗难以奏效时，根尖切除术可能被考虑。

8.逆行根管治疗

在某些情况下，根尖切除术可能与逆行根管治疗（逆根管充填）结合使用，尤其是当正根管治疗无法有效密封根尖区域时。

根尖外科手术通常作为根管治疗失败后的一种补救性手术，因此在选择适应证时，应综合考虑患者的整体情况、病变的程度以及其他治疗方式的可行性。

（二）治疗步骤和方法

1.术前准备

病史采集与诊断：详细了解患者的病史、根尖病变的性质、部位和范围，并进行临床和影像学检查（如X线或CBCT）以评估病变的程度和位置。

手术规划：根据病变的大小和位置，确定手术切口的设计、骨窗的大小和位置，以及手术器械的选择。

术前消毒与麻醉：患者局部麻醉，通常选用浸润麻醉或传导阻滞麻醉，确保手术区域无痛感。术前常规口腔消毒。

2.切口与翻瓣

切口设计：通常使用直线切口、弧形切口或半月形切口。切口位置应远离根尖病变的部位，并尽量保留足够的附着龈组织。

翻瓣：使用手术刀或剥离器将牙龈和黏膜骨膜瓣翻开，暴露根尖区域。翻瓣时要注意保护神经和血管结构。

3. 去骨与暴露根尖

去骨：使用骨凿或高速涡轮钻去除覆盖在根尖部的少量骨组织，形成骨窗，以充分暴露根尖和病变组织。

暴露根尖：进一步清理根尖周围的病变组织，确保根尖部清晰可见。

4. 根尖切除

切除根尖：使用手术刀或骨凿将病变的根尖部切除，通常切除3mm左右的根尖部，以确保切除所有受感染的根尖孔和侧支根管。

清除病变组织：切除根尖后，使用刮匙彻底刮除根尖区的病变组织，包括根尖囊肿或肉芽组织。

5. 逆行根管治疗（可选步骤）

逆行预备根管：如果根管充填不完全或逆行封闭效果不理想，可使用倒锥钻在根尖部逆行预备根管。

逆行充填：使用MTA或其他生物相容性良好的材料进行逆行根管充填，以确保根尖部的封闭性。

6. 冲洗与止血

冲洗手术区：使用生理盐水或氯己定溶液冲洗根尖部，清除手术产生的碎屑和残余病变组织，确保手术区清洁。

止血：可使用压迫、止血纱布或局部止血剂进行止血，确保手术区无明显出血。

7. 缝合与术后处理

缝合翻瓣：将翻开的黏膜骨膜瓣复位，使用不可吸收缝线或可吸收缝线进行缝合，确保缝合紧密，无张力。

术后处理：术后可能会开具抗生素、镇痛药物，并指导患者保持口腔卫生，避免术区机械刺激或感染。通常在术后7～10天内拆线。

8. 术后随访

随访检查：在术后1周、1个月、3个月、6个月进行复查，通过临床检查和X线片评估手术效果及骨组织的愈合情况。

疗效评估：观察根尖病变是否消失，临床症状是否缓解，牙齿功能是否恢复正常。

根尖外科手术是一项复杂的操作，需要术者具有较高的临床技能和手术经验。在实施过程中，要严格按照无菌操作规程，并细致处理每个步骤，以确保手术成功。

第五章 牙周病学

第一节 菌斑性龈炎

慢性龈炎是菌斑性牙龈病中最常见的疾病。又称为边缘性龈炎和单纯性龈炎。炎症主要集中在游离龈和龈乳头，是最常见的牙龈病。

一、病因

始动因子是龈缘附近牙面上长期集聚的牙菌斑。其他促进因素如牙石、不良修复体、食物嵌塞、口呼吸等，可使菌斑堆积加重，引发或促进牙龈的炎症。

二、临床表现

病损一般局限于游离龈和龈乳头，严重者可波及附着龈。牙龈的炎症一般以前牙为主，尤其是下前牙区最为显著。

（一）自觉症状

刷牙或者咬硬物时牙龈出血。但是慢性龈炎的患者一般无自发性出血，这也有助于鉴别一些血液系统疾病及其他疾病引起的牙龈出血。有些患者可能偶感牙龈局部痒、胀、不适，口腔异味（口臭）等症状。

（二）牙龈色泽

游离龈及龈乳头呈鲜红色或暗红色，这是由于牙龈结缔组织内血管增生、充血所致。炎性水肿明显的患者，牙龈表面光亮，尤以龈乳头处明显。病变严重时，牙龈充血范围可波及附着龈。

（三）牙龈外形

龈缘变厚，不再与牙面紧贴，牙龈乳头变得圆钝、肥大，附着龈水肿时，点彩消失，表面光滑发亮。

（四）牙龈质地

正常牙龈的质地致密而坚韧。患龈炎时，由于结缔组织的水肿和胶原的破坏，牙龈可变得松软脆弱，缺乏弹性。但当炎症较轻且局限于龈沟壁的一侧时，牙龈表面仍可保持一定的致密性，点彩仍可存在。但当牙龈以增生性反应为主时，龈乳头和龈缘呈坚韧的实质性肥大，质地较硬而有弹性。

（五）龈沟深度

健康龈沟探诊深度在2～3mm。当牙龈有炎症时，由于组织的水肿或增生，龈沟的探诊深度在3mm以上。

（六）龈沟探诊出血

健康的牙龈刷牙或轻探龈沟时均不引起出血。患龈炎时，用钝头探针轻探龈沟即可引起出血，即探诊出血（BOP），龈沟探诊出血对龈炎的早期诊断很有意义。

（七）龈沟液量增多

健康牙龈有极少量的龈沟液，牙龈有炎症时，龈沟液量增多。有些炎症较重的患者还可能出现龈沟溢脓的现象。龈沟液量的增加可作为评估牙龈炎症的一个客观指标。

三、诊断与鉴别诊断

（一）诊断

根据上述主要临床表现，龈缘附近牙面有明显的菌斑、牙石堆积以及存在其他菌斑滞留因素等，即可诊断。

（二）鉴别诊断

（1）与早期牙周炎鉴别：部分长期存在的龈炎可逐渐发展为牙周炎，出现附着丧失和牙槽骨的吸收。对于长时间较重的慢性龈炎的患者，应仔细检查有无附着丧失和牙槽骨吸收，必要时可拍摄X线片以确定诊断，并及早治疗。

（2）血液病引起的牙龈出血：白血病、血小板减少性紫癜、血友病、再生性障碍贫血等血液系疾病，均可引起牙龈出血。故对以牙龈出血为主诉且有牙龈炎症的患者，应注意与上述血液系统疾病相鉴别。有关血液学检查有助于排除上述疾病。

（3）坏死性溃疡性龈炎：坏死性溃疡性龈炎除具有牙龈自发性出血的临床表现外，还有其他特征性的损害——龈乳头和龈缘的坏死，并且患者的疼痛症状一般比较明显，而慢性龈炎是没有自发痛的。

（4）HIV相关性龈炎（HIV-G）：HIV相关性龈炎是HIV感染者较早出现的相关症状之一。临床可见，游离龈缘呈明显的火红色线状充血带，称为线性牙龈红斑，附着龈可有点状红斑，患者自诉有刷牙后出血或自发性出血。在去除局部刺激因素后，牙龈充血仍不消退。目前认为线性牙龈红斑与白色念珠菌感染有关。艾滋病患者的口腔内还可出现毛状白斑、卡波西肉瘤等，血清学检测有助于确诊。

（5）对于以牙龈增生为主要表现的慢性龈炎患者，需要与以下疾病相鉴别：药物性牙龈肥大、牙龈纤维瘤病、白血病引起的牙龈肥大、浆细胞性龈炎。浆细胞性龈炎又称为牙龈浆细胞增多症。本病比较少见，病因不明。有文献报道与局部接触过敏原有关。主要发生于牙龈，可累及附着龈，唇、舌侧牙龈均可受累，也有学者报告可发生于口角和舌。临床表现为多颗牙或者全口牙的牙龈鲜红、肿大，松软而脆弱，表面呈结节状或者分叶状，上皮菲薄，呈半透明状，极易出血。可有牙齿松动、移位，一般不发生附着丧失。有时可合并不同程度的感染，有溢脓和口臭。病理变化主要表现为上皮不全角化，结缔组织内有密集浸润的形态正常的浆细胞呈片状聚集，也可表现为肉芽肿，既有大量血管和其他炎症细胞存在。主要根据典型的牙龈症状及典型的病理变化，不难鉴别。

四、治疗原则

（一）去除病因

慢性龈炎是最常见的牙龈病，其病因明确且无深层牙周组织的破坏，通过洁治术彻底清除菌斑、牙石，消除造成菌斑滞留和局部刺激牙龈的因素，一周左右，牙龈的炎症即可消退，结缔组织中胶原纤维新生，牙龈的色、形、质可完全恢复正常。对于牙龈炎症较重的患者，可配合局部药物治疗。常用的局部药物有1%～3%过氧化氢溶液、0.12%～2%氯己定液以及碘制剂。对于不伴有全身疾病的慢性龈炎患者，不应全身使用抗菌药物。

（二）手术治疗

大多数慢性龈炎的患者，在去除病因后炎症消退，牙龈形态恢复正常；对于少数牙龈纤维增生明显、炎症消退后牙龈形态仍不能恢复正常者，可施行牙龈成形术，以恢复牙龈的生理外形。

（三）防止复发

慢性龈炎治疗并不难，疗效也较为理想，重要的是防止疾病的复发。积极开展椅旁口腔卫生宣教工作，指导并教会患者控制菌斑的方法，持之以恒地保持良好的口腔卫生状况，并定期（每6个月～12个月1次）进行复查和维护，才能保持疗效，防止复发。

第二节 慢性牙周炎

一、病因

定植在龈牙结合部的牙菌斑可引起宿主的免疫炎症反应，导致菌斑性龈炎，若不及时治疗，牙龈炎症可向牙周深部组织发展，导致牙齿支持组织（牙龈、牙周膜、牙槽骨和牙骨质）的进行性破坏，临床表现为牙周袋形成并有出血、附着丧失和牙槽骨吸收。随着病变逐渐向根方发展加重，会出现牙松动移位、牙龈退缩、咀嚼困难、急性肿胀疼痛等症状，最终可导致牙齿丧失。

二、临床表现

（一）年龄和性别

本病可发生于任何年龄，但大多数患者为成年人，35岁以后患病率明显增加，男女性别无差异。

（二）牙周袋的炎症和附着丧失

患者可有刷牙或进食时牙龈出血或口内异味，牙龈可表现为鲜红色或暗红色，水肿松软，并可有不同程度的肿大甚至增生。患牙探诊有＞3mm的牙周袋，并有探诊后出血，甚至溢脓。炎症程度一般与菌斑、牙结石的量以及局部刺激因素相一致。当部分患者病程较长或者曾经接受过不彻底的牙周治疗（例如只做龈上洁治，未去除龈下结石），其牙龈可能表现为相对致密，颜色较浅，但可探及龈下结石，探诊出血。龈下菌斑和牙石的刺激会造成牙周袋内壁常有上皮溃疡和结缔组织的炎症，严重的炎症可导致牙龈结缔组织中胶原纤维降解、结合上皮向根方增殖以及牙槽骨吸收，造成附着丧失。严重的附着丧失可使牙齿松动和病理性移位，根分叉病变。（图5-1）

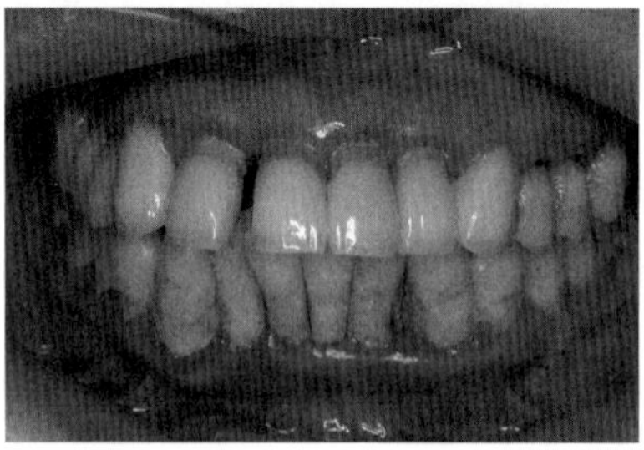

图5-1　慢性牙周炎

（三）分型和分度

根据附着丧失和牙槽骨吸收波及的范围可将慢性牙周炎分为局限型和广泛型。全口牙中有附着丧失的位点数≤30%者为局限性，若＞30%的位点受累，则为广泛型。

也可根据牙周袋深度、结缔组织附着丧失和骨吸收的程度来分为轻、中、重度。

（1）轻度：牙龈有炎症和探诊出血，牙周袋≤4mm，附着丧失1～2mm，X线片牙槽骨吸收不超过根长的1/3。可有或无口臭。

（2）中度：牙周袋≤6mm，附着丧失3～4mm，X线片显示牙槽骨水平型或角型吸收超过根长的1/3，但不超过根长的1/2。牙齿可能有轻度松动，多根牙的根分叉区可能有轻度病变，牙龈有炎症和探诊出血，也可有溢脓。

（3）重度：牙周袋＞6mm，附着丧失≥5mm，X线片显示牙槽骨吸收超过1/2甚至根长的2/3，多根牙有根分叉病变，牙多有松动。炎症明显或可发生牙周脓肿。

慢性牙周炎患者除有上述主要特征（牙周袋形成、牙龈炎症、牙周附着丧失、牙槽骨吸收）外，晚期常可出现其他伴发病变和症状，如①牙齿移位、倾斜；②由于牙松动、移位和龈乳头退缩，造成食物嵌塞；③由于牙周支持组织减少，造成继发性𬌗创伤；④牙龈退缩使牙根暴露，对温度刺激敏感，还可发生根面龋；⑤深牙周袋内脓液引流不畅时，或身体抵抗力降低时，可发生急性牙周脓肿；⑥深牙周袋接近根尖时，可引起逆行性牙髓炎；⑦牙周袋溢脓和牙间隙食物嵌塞，可引起口臭等。

（四）病程进展

慢性牙周炎的病程是个缓慢过程。常常起始于菌斑性龈炎缓慢隐匿性发展而来，早期症状常常被患者忽略，因而就诊时往往不能明确叙述起病时间。若不及时治疗，本病可延续数十年，病变缓慢、持续加重，直至失牙。

三、诊断与鉴别诊断

2个或2个以上不相邻牙齿的邻面有附着丧失或有≥2个牙的颊（舌）面出现≥3mm的附着丧失，并有＞3mm的牙周袋。除附着丧失外，牙周袋和炎症也是诊断牙周炎的必要条件。

慢性牙周炎多见于成人，一般有较明显的菌斑牙石和牙龈炎症。出现牙周附着丧失和牙槽骨吸收是区别牙龈炎的重要标志。

四、治疗原则及方法

慢性牙周炎的治疗目标应是彻底清除菌斑、牙石等病原刺激物，消除牙龈的炎症，使牙周袋变浅和改善牙周附着水平，并尽可能争取一定程度的牙周组织再生。

（一）清除牙菌斑生物膜，控制感染

牙菌斑及其矿化后形成的牙石是导致牙周感染的根本原因，因此清除牙面的细菌生物膜和牙石是控制感染的第一步，也是最基础的治疗。用机械方法清除牙石和菌斑是目前最有效的基础治疗手段。除清除龈上牙石以外，最重要的是通过龈下刮治术清除龈下牙石和菌斑，同时将暴露在牙周袋内的含有细菌内毒素的病变牙骨质刮除，使根面符合生物学要求，有利于牙周组织重新附着在根面，亦称为根面平整术。

（二）手术治疗

基础治疗后6~12个月后复查，若仍有5mm以上的牙周袋，且探诊仍有出血，或有些部位的牙石难以彻底清除，可视情况决定再次龈下刮治，或需进行牙周翻瓣术。其目的是可在直视情况下彻底刮除根面或根分叉处的牙石以及不健康的肉芽组织，还可修整牙龈和牙槽骨的外形，植骨，或截除病情严重的患根，通过手术改正牙周软硬组织的外形，形成一种有利于患者控制菌斑的生理外形。在此基础上，牙周组织引导性再生手术能使病变区的牙根形成新的牙骨质、牙周膜和牙槽骨的正常附着关系。

（三）建立平衡的𬌗关系

在治疗计划中仍应考虑对咬合创伤进行干预和治疗。咬合治疗应在牙周基础治疗后、炎症控制后开始进行。可通过松动牙结扎或黏接固定、各种夹板、调𬌗等治疗使患牙清除继发性或原发性咬合创伤而减轻松动度、改善咀嚼功能并有利于组织修复。对于有缺失牙需要修复的患者，可利用固定式或可摘式修复体上的附加装置，使松动牙得到固定。有些患者还可通过正畸治疗来矫正错𬌗或病理性移位的牙齿，来建立合理的咬合关系。

（四）药物治疗

少数患者对基础治疗反应不佳，或仍有个别深牙周袋以及器械不易到达的解剖部位、刮治难以彻底，残留的炎症得不到控制，或有急性发作等，则可适当地局部或全身应用抗菌药物。但药物治疗只能作为机械清除菌斑牙石的辅助治疗，一般只在龈下刮治后视需要才用药，抗菌药物绝不能取代基础治疗，只有刮治后，龈下生物膜被搅乱细菌量大大减少的状态下，药物才得以接触微生物并杀灭之。对于一些有全身疾病的牙周炎患者，如某些心血管疾病、未控制的糖尿病等，在牙周治疗过程中也需要给予特殊处理，如在进行牙周全面检查和治疗（尤其是手术）前后需给予抗生素，以预防和控制全身和局部的感染，一般使用全身给药。

（五）拔除患牙

对于有深牙周袋、过于松动的严重患牙，如确已无保留价值，应尽早拔除，这样可以：①消除微生物聚集部位；②有利于邻牙的彻底治疗；③避免患处牙槽骨继续吸收，保留牙槽嵴的高度和宽度，有利于义齿或者种植义齿修复；④避免牙周脓肿的反复发作；⑤避免因患牙松动而使患者只用另一侧咀嚼。

（六）疗效维护和防止复发

牙周炎维护治疗（亦称牙周支持治疗，supportive periodontal therapy）包括两方面：一是患者具有持续地自我控制菌斑以及定期复查的良好依从性。因此健康教育应贯穿于治疗的全过程。患者每次就诊时，医师应检查和记录其菌斑控制的程度，并反馈给患者。尽量使有菌斑的牙面只占全部牙面的15%~20%以下。只有患者的积极配合才能使治疗效果长久保持。另一方面是医师对治疗后病情的长期监测和后续治疗。维护期的监测内容包括口腔卫生情况、牙周袋探诊深度、牙龈炎症以及探诊后出血情况、根分叉病变、牙槽骨情况、修复体状况等，并对新发现的病情进行相应的、必要的治疗。复查的间隔期应根据病情和患者控制菌斑的程度来确定。

第三节　侵袭性牙周炎

临床上可见一类牙周炎，发生在全身健康的年轻人，疾病进展快速，有家族聚集性。这类牙周炎被命名为侵袭性牙周炎（aggressive periodontitis，AgP）。侵袭性牙周炎分为局限型侵袭性牙周炎（LAgP）和广泛型侵袭性牙周炎（GAgP）。

一、局限型侵袭性牙周炎

（一）病因

侵袭性牙周炎的病因虽未完全明了，但某些高毒力的特定微生物感染以及宿主免疫应答反应的特点可能是引起本病的两个主要因素。

1.微生物

大量研究表明伴放线聚集杆菌（Aa）是侵袭性牙周炎的主要致病菌。其主要依据如下：①从青少年牙周炎（相当于侵袭性牙周炎）的患者的龈下菌斑中Aa的检出率明显高于慢性牙周炎和健康牙。经过有效的牙周治疗后，该菌消失或极度减少；当病变复发时，该菌又会增加。Aa能产生可杀伤白细胞的外毒素及其他毒性产物，造成牙周组织的损伤。②Aa引发宿主的免疫反应而致病：微生物主要是通过激惹宿主、引发免疫炎症反应，适度的反应起保护作用，而中性粒细胞和单核（吞噬）细胞对细菌的过度反应，产生过量的细胞因子、炎症介质，可能导致严重的牙周炎症和破坏。

2.全身背景

局限型侵袭性牙周炎存在家族聚集性。但正像很多慢性病一样，AgP是多因素、多基因的复杂疾病，不可能用某单一危险因素概括所有的AgP的病例，而每一个病例可能是不同的基因与环境、生活方式、局部因素等共同作用的结果。宿主自身的易感因素可降低宿主对致病菌的防御力和组织修复力，也可加重牙周组织的炎症反应和破坏。

（二）临床表现

1.年龄和性别

发病一般开始于青春期前后（有文献报告11～13岁），因早期无明显症状，患者就诊时常已20岁左右，所以本病难以确定始发年龄。女性多于男性，但也有学者报告性别无差异。本病也可发生在青春期前的乳牙列。

2.牙周组织破坏程度与局部刺激物的量不成比例

这是本病的一个突出表现。患者的菌斑、牙石量很少，牙龈表面的炎症轻微，但已有深牙周袋和牙槽骨破坏。牙周袋内有菌斑牙石，探诊后出血，晚期还可发生牙周脓肿。

3.好发牙位

典型的LAgP患牙局限于第一恒磨牙和上、下颌切牙，多为左右对称。

4.X线片的典型表现

牙槽骨吸收局限于第一恒磨牙和切牙。第一恒磨牙的邻面有垂直型骨吸收，若近远中均有垂直型骨吸收则形成“弧形吸收”，在切牙区由于牙槽间隔窄，一般表现为水平型骨吸收。

5.病程进展快

本病发展很快，Baer估计本型患者的牙周破坏速度比慢性牙周炎快3~4倍，在4~5年内，牙周附着破坏可达50%~70%，患者常在20岁左右即已须拔牙或牙自行脱落。但真正确定病变是否快速进展，需要根据患者不同时期连续的检查记录才能确定。一部分患者牙周破坏的进展可自限。

6.早期出现牙齿松动和移位

在炎症不明显的情况下，患牙可出现松动，咀嚼无力。切牙可向唇侧远中移位，呈扇形散开排列，出现牙间隙，多见于上颌切牙。后牙可出现不同程度的嵌塞。

7.家族聚集性

患者健康无全身疾病，家族中可有多代、多人患本病，患者的同胞有50%的患病概率，说明有较强的遗传背景。有研究表明是X连锁性或常染色体显性遗传（隐性遗传）等。但也有一些学者认为可能是由于牙周致病菌在家庭成员中的传播所致。

二、广泛型侵袭性牙周炎

（一）临床特点

（1）GAgP通常发生于30岁以下的人群，但也可见于年龄更大者。

（2）1999分类法定义为“广泛的邻面附着丧失，累及除切牙和第一磨牙以外的恒牙至少三颗”，实际上GAgP通常累及全口大多数牙。

（3）有严重快速的附着丧失和牙槽骨破坏，牙龈有明显的炎症，呈鲜红色，并可伴有龈缘区肉芽性增殖，易出血，可有溢脓。但某些病例可有阵发的静止期。

（4）多数患者有大量的菌斑和牙石，也可较少。

（5）一般患者对常规治疗如刮治和全身药物治疗有明显的疗效，但也有少数患者经任何治疗都效果不佳，病情迅速加重直至牙齿丧失。

（二）诊断及鉴别诊断

临床上常以年龄（35岁以下）和全口大多数牙的重度牙周炎破坏，作为诊断为广泛型侵袭性牙周炎的标准，也就是说牙周破坏程度与年龄不相称。但必须明确的是，并非所有年轻患者的重度牙周炎均可诊断为本病，应先排除一些明显的局部和全身因素。如：

是否有严重的错殆导致咬合创伤，加速了牙周炎的病程；

（1）是否曾接受过不正规的正畸治疗，或在正畸治疗前未认真治疗已存在的牙周病。

（2）有无食物嵌塞、邻面龋、牙髓及根尖周病、不良修复体等局部促进因素，加重了菌斑堆积和牙龈的炎症。

（3）有无伴随的全身疾病，如糖尿病、白细胞功能缺陷、HIV感染等。2017年研讨会认为，从病理生理角度来看慢性牙周炎和侵袭性牙周炎均由牙菌斑生物膜引起炎症，其结局也相同，即导致骨吸收和附着丧失。在现阶段，建议取消侵袭性和慢性的名称，而将其归并为单一的牙周炎，进一步根据病情严重程度以及治疗复杂度来分期和根据病情加重的风险以及对治疗的反应来分级。临床诊断在很大程度上还有赖于对患者病史的了解以及各种常规检查和特异检查的综合分析和判断。

在依旧使用1999年分类法时，要注意：典型的局限型侵袭性牙周炎虽然罕见，但相对容易诊断，而广泛型侵袭性牙周炎则临床多变，有时难以和重症广泛型慢性牙周炎鉴别。应根据具体患者的综合情况来分析。例如，①青少年患者诊断为侵袭性牙周炎时，应排除明显的局部和全身因素的影响；②我国的独生子女家庭中，判断家族聚集性的难度增加；③有些广泛的重度牙周病变，虽然年龄超过30岁，但若伴有切牙—磨牙区加重的表现，则也支持GAgP的诊断，因为它有可能由LAgP发展而来。

三、治疗原则

（一）首要的治疗是彻底清除感染

牙周炎是牙菌斑生物膜引起的牙周支持组织慢性炎症和持续破坏。虽然临床可以表现为差异，但洁治和龈下刮治是各型牙周炎的必不可少的基础治疗（initial therapy）。大多数患者在规范的基础治疗后有较好的疗效，Aa、Pg等主要致病菌明显减少，病变可转入静止期。但有些深牙周袋不易清除菌斑，加上伴放线聚集杆菌可侵入牙周组织，在基础治疗4 ~ 12周后复查，根据检查情况，必要时可再次行龈下刮治或翻瓣手术清除入侵组织的微生物。

（二）抗菌药物的应用

AgP病原微生物的控制，不只是减少菌斑的数量，更重要的改变龈下菌群的组成。考虑到牙菌斑生物膜对细菌的保护作用，在需要辅助用药时，建议在机械治疗或手术治疗后立即口服甲硝唑和阿莫西林，此时龈下菌斑的数量最少且生物膜已破坏，能发挥药物的最大疗效。须强调的是：抗菌药物无论是全身或局部使用、无论在刮治后即时或以后应用，都只能是作为SRP的辅助治疗而不能替代之。

（三）调整机体防御功能

宿主对细菌感染防御反应在侵袭性牙周炎的发生、发展方面起重要作用，近年来人们试图通过调节机体的免疫和炎症反应过程来减轻或治疗牙周炎。例如非甾体抗炎药可抑制花生四烯酸产生前列腺素，抑制骨吸收。

（四）正畸治疗

牙周炎病情不太重而有患牙移位、倾斜的患者，可在炎症控制后，用正畸方法将患牙复位排齐，但正畸过程中务必加强菌斑控制和牙周病情的监控，加力也宜轻缓。

（五）定期维护，防止复发

GAgP治疗后较易复发，疗效能否长期保持取决于患者自我控制菌斑的依从性和维护治疗的措施，也就是说定期的监测和必要的后续治疗是保持长期疗效的关键。根据每位患者菌斑和炎症的控制情况，确定个性化的复查间隔期。开始为每1～2个月1次，半年后若病情稳定可逐渐延长。复查时若发现有复发或加重的牙位，应重新全面评价局部或全身的危险因素和促进因子，并制定相应的治疗措施，如必要的再刮治、手术或用药等。

第四节　牙周脓肿

牙周脓肿（periodontal abscess）并非独立的疾病，而是牙周炎发展到晚期，出现深牙周袋后的一个较常见的并发症状。它是位于牙周袋壁或深部牙周结缔组织中的局限性化脓性炎症，一般为急性过程，也可有慢性牙周脓肿。文献报告牙周脓肿处的微生物主要是革兰氏阴性厌氧菌，与深牙周袋内的菌群相似。

一、发病因素

（1）深牙周袋内壁的化脓性炎症向深部结缔组织扩展，而脓液不能向袋内排出时，即形成袋壁软组织内的脓肿。

（2）迂回曲折的、涉及多个牙面的复杂型深牙周袋，脓性渗出物不能顺利引流，特别累及根分叉区域时。

（3）洁治或刮治时动作粗鲁，将牙石碎片推入牙周袋深部组织，或损伤牙龈组织。

（4）深牙周袋的刮治术不彻底，或未经刮治就全身使用抗生素，虽然使袋口收紧，但袋底处的炎症仍然存在，且得不到引流。

（5）有牙周炎的患牙（或无牙周袋的牙齿）遭受创伤或异物嵌入，以及牙髓治疗时根管侧穿及髓室底穿通、牙根纵列等牙根面的完整性受到破坏时，可引起菌斑定植，从而导致牙周脓肿。

（6）牙周炎患者当机体抵抗力下降或严重的全身疾患，常见的如未控制的糖尿病，易发生牙周脓肿。

二、临床表现

牙周脓肿一般为急性过程，并可自行破溃和消退，但急性期过后若不积极治疗，或反复急性发作，可成为慢性牙周脓肿。急性牙周脓肿发病突然，在患牙的唇颊侧或舌腭侧牙龈形成椭圆形或半球状的肿胀突起，牙龈发红、红肿，表面光亮。肿胀的早期，炎症浸润广泛，使组织张力较大，疼痛较明显，可有搏动性跳动；因牙周膜水肿而使患牙有“浮起感”，叩痛，松动明显。脓肿的后期，脓液局限，脓肿表面较软，扪诊可有波动感，疼痛稍减轻，此时轻压牙龈可有脓液自袋内溢出，或脓肿自行从表面破溃，肿胀消退。

急性牙周脓肿可发生在单个牙齿，也可同时发生于多个牙齿，或此起彼伏。单个牙的脓肿患者一般无明显的全身症状，可有局部淋巴结肿大或白细胞轻度增多。而多发性牙周脓肿时，患者十分痛苦，也常伴有明显的全身不适。

慢性牙周脓肿常因急性期过后未及时治疗或反复急性发作所致。一般无明显症状，可见牙龈表面有窦道开口，开口处可以平坦，须仔细检查才可见有针尖大的开口；也可呈肉芽组织增生的开口，压时有少许脓液流出。叩痛不明显，有时可有咬合不适和钝痛。当脓液引流不畅时，脓肿可急性发作。

三、诊断和鉴别诊断

（一）牙周脓肿和牙龈脓肿的鉴别

牙龈脓肿仅局限于龈乳头及龈缘，呈局限性肿胀，无牙周炎的病史，无牙周袋，X线片无牙槽骨吸收。一般有异物刺入牙龈等明显的刺激因素，在去除异物、排脓引流后不需其他复杂处理。而牙周脓肿是牙周支持组织的局限性化脓性炎症，有较深的牙周袋，X线片可显示牙槽骨吸收，在慢性牙周脓肿，还可见到牙周和根侧或根尖周围弥漫的骨质破坏。

（二）牙周脓肿与牙槽脓肿的鉴别

两者的感染来源和炎症扩散途径不同，因此临床上表现如表5-1所示。

表5-1 牙周脓肿与牙槽脓肿的鉴别

项目	感染来源	牙周袋	牙体情况	牙髓活力	脓肿部位	疼痛程度	牙松动度	叩	X线片所见	病程
牙周脓肿	牙周袋	有	一般无痛	有	局限于牙周袋壁，较近龈缘	相对较轻	松动明显，消肿后仍松动	相对较轻	牙槽骨嵴有破坏，可有骨下袋	相对较短，一般3～4天可自溃
牙槽脓肿	牙髓病或根尖周感染	一般无	有龋齿或非龋疾病，或修复体	无	范围较弥漫，中心位于龈颊沟附近	较重	松动较轻或重，治愈后可恢复	很重	根尖周可有骨质破坏，也可无	相对较长，脓液从黏膜排除约需5～6天

四、治疗原则

急性牙周脓肿的治疗原则是止痛、防止感染扩散以及使脓液引流。在脓肿初期脓液尚未形成前，可轻轻清除大块结石，冲洗牙周袋，将防腐抗菌药引入袋内，必要时全身给予抗生素或支持疗法。当脓液尚未形成时过早地切开引流会造成创口流血过多或疼痛。当脓液形成且局限、出现波动时，可根据脓肿的部位及表面黏膜的厚薄，选择从牙周袋内或牙龈表面引流。前者可用尖探针从袋内壁刺入脓腔；后者可在表面麻醉下，用尖刀片切开脓肿达深部，以使脓液充分引流。切开后应彻底冲洗脓腔，或在局部彻底进行龈下清创术。

第五节 反映全身疾病的牙周炎

一、掌跖角化-牙周破坏综合征

掌跖角化-牙周破坏综合征又名papillon-lefevre综合征。其特点是手掌和脚掌部位的皮肤过度角化、皲裂和脱屑，牙周组织严重破坏，故得名掌跖角化-牙周破坏综合征。有的病例还伴有硬脑膜的异位钙化。本病较罕见，人群中的患病率约为1/1000000～4/1000000。其临床表现为皮损及牙周病变常在4岁前共同出现，有学者报告可早在出生11月发生。皮损包括手掌、足底、膝部及肘部局限性的过度角化及鳞屑、皲裂，有多汗和臭汗。约有1/4患者易有身体其他处感染。患者智力及身体发育正常。

牙周病损在乳牙萌出不久即可发生，有深牙周袋，炎症严重，溢脓、口臭，牙槽骨迅速吸收，在5～6岁时乳牙即相继脱落，创口愈合正常。待恒牙萌出后又按萌出顺序相继发生牙周破坏，常在10多岁时即自行脱落或拔除。有的患者第三磨牙也会在萌出后数年内脱落，有学者则报告第三磨牙不受侵犯。

二、Down综合征的牙周临床表现

Down综合征（Down syndrome）又名先天愚型，或21三体综合征（trisomy 21 syndrome），为一种由染色体异常所引起的先天性疾病，分为标准型、易位型和嵌合型三型。Down综合征的发病率与母亲的年龄有关。据调查母亲的年龄越大发病率越高，究其原因可能是由于卵细胞在母体的减数分裂过程较长，卵子老化，且受环境因素的影响，易产生染色体的不分离。其临床表现为患者的发育迟缓和智力低下。约1/2的患者有先天性心脏病，约15%的患儿1岁前夭折。面貌特征为面部扁平，眶距增宽，鼻梁低宽，颈部短粗。常有上颌发育不足、萌芽较迟、错㳠畸形、牙间隙较大，系带附着位置过高等。几乎100%的患者均有严重的牙周炎，且其牙周破坏程度远超过菌斑、牙石等局部刺激的量。全口牙齿均有深牙周袋及炎症，下颌前牙较重，有时可有牙龈退缩，病情迅速加重，有时可伴有坏死性龈炎。乳牙和恒牙均可受累。

三、糖尿病的牙周临床表现

糖尿病是与多种遗传因素有关的内分泌异常。由于胰岛素的生成不足、功能不足或细胞表面缺乏胰岛素受体等机制，引起患者的血糖水平增高，糖耐量降低。糖尿病与牙周炎有着密切的关系，这是人们长期研究的课题。临床对照研究结果表明，在局部刺激因素相似的情况下，有糖尿病者的牙周病发生率及严重程度均大于无糖尿病者。有学者提出将牙周炎列为糖尿病的第六个并发症。

糖尿病本身并不引起牙周炎，而是由于该病的基本病理变化，如小血管和大血管病变、免疫反应低下、中性多形核白细胞功能低下、胶原分解增加而合成减少等，在引起肾、视网膜和神经系统病变之外，也可使牙周组织对局部致病因子的抵抗力下降，因而破坏加重、加速。在临床上看到糖尿病主要是影响牙周炎的发病和进展，尤其是血糖控制不良的患者，其牙周组织的炎症较重，龈缘红肿呈肉芽状增生，易出血和发生牙周脓肿，牙槽骨破坏迅速，导致深牙周袋和牙松动。血糖控制后，牙周炎的情况会有所好转。近年来，国内外均有报道，彻底有效的牙周治疗可使糖尿病患者的糖化血红素显著降低，胰岛素的用量可减少。这从另一方面支持牙周炎与糖尿病的密切关系。2018年牙周病新分类将糖尿病明确列为C级和B级（中度进展）牙周炎的危险因素，血糖控制不佳的糖尿病将促进牙周炎的快速发展。

四、艾滋病的牙周临床表现

艾滋病的全称为获得性免疫缺陷综合征（acquired immunodeficiency syndrome，AIDS），在受到人类免疫缺陷病毒（human immunodeficiency virus，HIV）感染后，血清可以呈现对HIV的抗体阳性，但临床上尚无症状，此阶段为HIV携带者，从感染到发病的潜伏期可持续数年乃至10年。约有30%的艾滋病首先在口腔出现症状，其中不少症状位于牙周组织。

（一）临床表现

1.线性牙龈红斑（linear gingival erythema，LGE）

在龈缘处有明显的鲜红的宽2~3mm的红边，在附着龈上可呈瘀斑状，极易出血。对常规治疗反应不佳。此阶段一般无牙槽骨吸收。近年来已知LGE与白色念珠菌感染有关。对LGE的发生率报道不一，它有较高的诊断意义，可能为坏死性溃疡性牙周炎的前驱。但此种病损也偶见于非HIV感染者，需仔细鉴别。

2.坏死性溃疡性龈炎（necrotizing ulcerative gingivitis，NUG）

AIDS患者所发生的坏死性溃疡性龈炎临床表现与非HIV感染者十分相似，但病情较重，病势较凶。需结合血清学等检查来鉴别。

3.坏死性溃疡性牙周炎（necrotizing ulcerative periodontitis，NUP）

它可以是由患者抵抗力极度低下而从NUG迅速发展而成，也可能是在原有的慢性牙周炎的基础上，NUG加速和加重了病变。在HIV感染中，NUP发生率约在4%~10%。NUP患者的骨吸收和附着丧失特别重，有时甚至有死骨形成，但牙龈指数和菌斑指数并不一定的相应的高，换言之，在局部因素和炎症并不太重，而牙周破坏迅速，且有坏死性龈病损的特征时，应引起警惕，注意寻找其全身背景。

（二）治疗原则

NUG患者和NUP患者均可按常规进行牙周治疗，如局部清除牙石和菌斑，全身给予抗菌药，首选为甲硝唑200mg，每天3~4次，共服5~7天，它比较不容易引起继发的真菌感染。还需要使用0.12%~0.2%氯己定含漱液，它对细菌、真菌和病毒均有杀灭作用。治疗后，疼痛常可在24~36小时内消失。线性牙龈红斑（LEG）对常规牙周治疗的反应较差，难以消失，常须全身使用抗生素。

第六节　种植体周疾病

一、临床表现

种植体周围感染的临床表现分为2种形式：种植体周黏膜炎和种植体周炎。

（一）种植体周黏膜炎

炎症仅限于种植体周围的软组织，临床表现为无主诉症状，或主诉有疼痛，种植体周有菌斑存在，种植体周黏膜有局部红、肿、软组织表面光亮等炎症表现，种植体周黏膜在轻探诊后有线状或溢出软组织沟的出血，轻压或探诊后溢脓，由于肿胀或对探诊的抵抗力低，探诊深度会加深，但种植体与牙槽骨结合良好，无任何透影区及牙槽骨吸收。在菌斑去除后，炎症消退需要约3周的时间。

（二）种植体周炎

特征是种植体周黏膜的炎症和随后发生的支持骨丧失。种植体周炎的病变已突破黏膜屏障累及骨组织，类似牙周炎，适当的治疗可阻止进一步骨丧失。临床表现为种植体周黏膜红、肿、疼痛、探诊后出血和/或溢脓，探诊深度比基线水平加深，种植体周袋形成，黏膜边缘退缩，影像学检查可见骨丧失超过骨改建的变化。手术翻开时可见骨吸收模式常为围绕种植体的环形吸收，严重者出现种植体松动等。由于种植体周组织防御力较弱，炎症进展比牙周炎快，往往在数月内造成种植体脱落。

二、临床评估

（一）口腔卫生状况

需检查存留牙及种植义齿表面（如义齿软组织面、金属支架及义齿盖嵴部与种植体颈之间的间隙、种植体基台连接处）的菌斑和牙石量。

为了评价和记录种植体周的菌斑情况，Mombelli等提出了改良菌斑指数（modified plaque index，mPLI），具体指标如下：0=无菌斑；1=探针尖轻划种植体表面可发现菌斑；2=肉眼可见菌斑；3=大量软垢。

（二）种植体周黏膜的检查

观察黏膜是否红、肿，软组织有无增生，有无溢脓和瘘管形成，如有条件还可检测龈沟液量或流速。

种植体周感染病变中会含有大量白细胞，且有胶原破坏、组织坏死，这一过程会导致脓液形成、溢出和瘘管形成，因此，如果出现溢脓和瘘管，提示可能有活动性的组织破坏，需进行治疗。

（三）探诊检查

探查种植体周袋的探诊深度、附着丧失量和有无探诊出血。

以前认为围绕种植体探诊可能会损伤种植体周的黏膜封闭，因此在临床上没有常规实施探诊检查。然而，Etter（2002）的实验表明种植体周标准化探诊（0.25N）后5天黏膜封闭完全再形成，于是使用普通牙周探针轻压力探诊（0.25N）方法被推荐用于评估种植体周组织。目前并没有证据表明探针的材质（金属与塑料）或设计对种植体周探诊的影响有何不同（Heitz-Mayfield，2008）。但是，探诊时如果压力过大，黏膜与种植体表面的附着会被机械损伤，黏膜向侧方和根方移位，探针尖端会终止于接近牙槽骨的水平。

在健康和黏膜炎的部位，用轻力探诊，探针尖端位于结合上皮的根方水平，探诊深度应≤4mm。但应注意，探诊深度受到植入部位黏骨膜厚度的影响，尤其是在骨水平和骨下种植时探诊深度会加深。在种植体周炎部位，探针将穿过上皮的根方，到达炎症病变的底部，几乎接近骨嵴，探诊深度增加。探诊深度加深往往是种植体周炎导致骨吸收的最早出现的临床表征。

种植体周软组织如果存在炎症，探诊后会有出血。为了评价种植体周软组织探诊后出血情况，Mombelli等提出了改良龈沟出血指数（modified sulcus bleeding index，mSBI）。

改良龈沟出血指数（mSBI）具体指标为：0=沿种植体周软组织边缘探诊后无出血；1=探诊后有分散的点状出血；2=探诊后出血在沟内呈线状；3=重度或自发出血。

轻探诊出血是诊断种植体周疾病（黏膜炎和种植体周炎）的有效指标。Lang等的实验研究显示健康的种植体周位点无探诊出血，黏膜炎的BOP达67%，种植体周炎高达91%（Lang，1994）。BOP可用于预测种植体周炎患者进行性附着丧失，Jepsen等以1mm作为探诊附着丧失的阈值来判断，6个月后，基线时6%探诊出血位点（19%种植体）和28%的患者发生了附着丧失。因此，无探诊出血可视为种植体周状况稳定的指标。另一项研究显示，在2年以上的牙周维护期内复查，探诊出血次数超过1/2以上的位点疾病有进展。

探诊出血和探诊深度仍是目前诊断种植体周组织健康状况的较敏感的指标。

（四）上部结构关系的检查

理想的咬合关系应有稳定的正中𬌗，前伸及侧方运动时无𬌗干扰。可用咬合纸或蜡片检查有无𬌗干扰，侧向力及过大的咬合力会导致生物力学负载过重。

（五）X线检查

术后每年都应拍X线片（根尖片或曲面体层片），并在出现种植体周炎症状时，及时拍X线片，以检查种植体周骨吸收水平及骨结合情况。

在种植体使用第1年后平均每年骨丧失少于0.2mm，是最初提出的种植体成功的主要标准之一，这一成功标准已受到质疑。最近的纵向研究已证实，牙槽骨丧失在维护良好的患者几乎不存在或非常小。

种植体周围骨水平吸收往往进展比较慢，较易控制。垂直吸收常形成深袋，在较短时间内造成种植体松动脱落。X线片上还能观察种植体–骨界面的骨结合情况，如两者之间出现透射影，说明有纤维组织介入，是晚期种植体周炎的表现，有种植体松动，预示种植体失败。

（六）种植体松动度的检查

通过触诊或叩诊可检查种植体松动度，方法简便但不敏感，一旦出现临床可见的松动，表明炎症已完全破坏骨结合，往往无法治疗，只能拔除失败的种植体。80年代，出现了Periotest动度检测仪，通过PTV值（periotest values）量化种植体动度3%的变化，利于早期发现种植体周炎，了解骨结合率的变化。Periotest还能查出有无生物力学负载过重的情况。

通过上述检查，可获得患者种植体周组织的状况，从而得出诊断。

三、诊断与鉴别诊断

临床上诊断患者为种植体周炎时，需有如下特征：种植体周软组织的炎症变化（红、肿、质软）和探诊后出血和/或溢脓；与上部结构放置时相比探诊袋深度加深；影像学显示，与修复体完成后1年时相比，有进展性骨丧失；在没有最初的X线片和探诊深度记录情况下，骨丧失≥3mm和/或探诊深度≥6mm、并伴有明显出血，也可诊断为种植体周炎。

种植体周炎的鉴别诊断：未累及骨组织的种植体周围软组织的可逆性炎症（如：种植体周黏膜炎），以及前面提到的种植体愈合过程中早期并发症以及非炎症性表现（如：种植窝预备时的热坏死、裂开式骨缺损）。

第七节　牙周疾病的检查及治疗设计

一、病史采集

全面地询问就诊者的牙周病病史，进行仔细的临床检查并寻找危险因素，将所得资料进行综合分析，是牙周病诊断的基础。应注意的是，牙周病与全身的关系比较密切，在检查和诊断过程中，应包括患者的全身情况、口腔其他部位的改变等。

（一）系统病史

牙周病与全身健康有着密切的联系，某些全身疾病可能影响或加快牙周病的发生和发展，成为牙周病的全身危险因素，而全身的健康状况也可不同程度地反映在牙周组织甚至全口腔，全身健康状况也影响着牙周治疗计划的正常实施。因此，在询问病史时，不可忽视系统病史，特别是与牙周病有关的系统性疾病，较为常见的如急性和慢性血液病（白血病、血小板减少性紫癜等）、心血管疾病、糖尿病或其他内分泌疾病、神经系统疾病、免疫功能缺陷以及某些遗传性疾病或有遗传易感因素等。还有一些传染性疾病如肝炎、艾滋病等，不仅可能影响病情变化和病程等，而且对于治疗方案的选择和治疗过程中的防护措施等均有所帮助。如牙龈出血、牙龈肿胀等需要关注有无血液病的可能；牙龈增生需排除因系统性疾病长期服用某些药物所致；牙龈炎症水肿需要考虑是否正常生理过程的内分泌变化加重了牙龈的炎症反应，如青春期龈炎、妊娠期龈炎等。总之，对于牙周组织的病损，不能忽视了解全身情况，才不至于贻误诊断。

（二）口腔病史

询问牙周组织以外的口腔疾病情况，特别是有些疾病可同时发生在口腔黏膜及牙周组织，如口腔白斑病、扁平苔藓、天疱疮、类天疱疮等均可同时发生于口腔黏膜和牙龈。一些龋坏牙因未及时治疗而发展为慢性根尖周炎时，也可在附着龈上出现窦道。颌骨的外伤可直接造成牙齿的松动，还有一些颌面部肿瘤也可因压迫而使牙齿移位，或因骨质破坏而使牙松动、牙移位，如朗格汉斯细胞组织细胞增生症等。

有正畸治疗史的年轻患者需考虑牙周病是否与不合理的正畸有关。总之，在检查牙周组织病变时，应该考虑有无口腔其他疾病的存在以及与牙周病损之间的相互影响。

（三）牙周病史及口腔卫生习惯

主诉的记载中要关注目前的主要症状、发生时间及变化；现病史中要详细询问并记载可能的诱因及疾病的发展过程、治疗经过及疗效。尤其以往是否患过牙周病、是否明确诊断、类型是什么、病程长短、是否经过诊治等对于患者个体的病情和转归判断有重要的参考意义。

牙周病患者的检查和沟通中必须尽可能详细地了解其口腔健康意识、口腔卫生习惯、日常所采取的口腔卫生措施等，这对于牙周病的诊断、治疗计划和预后判断等均具有重要的参考价值。如刷牙习惯、方法、工具、牙膏、牙线和漱口剂等均是必须涉及的内容，以了解其是否应用、每天次数、自我感觉效果等情况，使临床医师对疾病的发展过程及对治疗的反应心中有数，更有针对性地制订该个体必要的治疗措施，并进一步指导菌斑控制方法。

（四）家族史

询问父母、兄弟姐妹或其他直系亲属的牙周健康状况，尤其是一些与遗传可能相关的牙周病，如侵袭性牙周炎、牙龈纤维瘤病等。此外，对于发现牙列、牙齿、颌面发育有异常表现而怀疑有遗传倾向时，应追问家族史。

二、病历书写及医疗申请单的正确书写

病历是检查、诊断和治疗工作的全面记录，是总结经验、评价医疗质量和进行科学研究的重要依据和原始资料，在特定条件下，它还是法律裁定的正式依据，因此必须以严肃认真的态度写好病历。要求病历书写正规而又扼要，内容准确，项目齐全，书写清楚，不得随意涂改。对于牙周专科病历，还有一些特殊的指标和变化情况应予以记录；主要内容应围绕牙周疾病的演变和治疗过程以及与口腔其他疾病的关系进行记录，与牙周病相关的全身病也应予以记述。

（一）病史内容

应以牙周病史为主，同时应包括相关的口腔病史及系统病史。病史内容包括主诉、现病史、既往史、家族史。主诉是指主要病症的部位、症状和持续时间，力求用一句话简明表达。现病史即对主诉的进一步陈述，包括主诉及其有关的自觉症状，依先后次序记述从发病到就诊时的病情演变过程，着重在现阶段的情况以及患者自己认为可能的病因及诱发因素，曾作何种治疗及其疗效等。既往史、家族史及系统病史则有选择地记录与主诉及牙周病有关的部分。

（二）检查内容

检查以对牙周组织改变的观察为主，但同时也应对口腔其他相关部位做全面的检查，还应做必要的生化检验等相关辅助检测，检查内容包括以下方面：

1. 牙周组织

牙周组织是病历书写中的主要检查内容。

2. 口腔黏膜

颊、舌侧牙龈同属于口腔黏膜，某些病损（如溃疡、斑纹、色素沉着等）同时涉及牙龈及其他口腔黏膜，需要全面检查。

3. 牙及其周围组织

龋齿、牙髓的病变及根尖周围病与牙周病的关系非常密切，如邻面龋引起的食物嵌塞、慢性根尖周炎引起的牙龈窦道等都直接或间接影响牙周组织的健康，并影响着病损的转归。

4. 颞下颌关节

咬合是否正常直接影响颞下颌关节的功能，如深覆𬌗、磨牙症患者等可出现颞下颌关节的不适或弹响等症状，牙周炎患者也可有𬌗关系的异常。因此，必要时可请专

科医师会诊。

5.其他检查

根据病情需要可进行其他检查，如血液化验：血细胞分析、血凝分析、血糖、血脂等生化指标的检测。一般牙周组织疾病不需要做活体组织检查，但对有特殊表现或需要与口腔黏膜病损加以鉴别时，也可考虑对少数病例做组织病理学检查等。

牙周炎因常常是全口牙或多数牙同时患病，且检查指标又多，因此需要常规对全牙列的所有牙齿按牙位将牙龈生物型、角化龈宽度、探诊深度、附着丧失、炎症程度、出血情况、根分叉病变、牙动度等数据记录在牙周检查专用表或图上，必要时还可以画出牙周袋深度及牙槽骨吸收的示意图，使病情一目了然。如有全身系统性疾病，最好也记录于牙周检查表内。

三、牙周病的系统检查方法

牙周组织的检查器械除常规使用的口镜、口腔科镊和普通探针外，还须配备牙周专科探针、牙线、咬合纸和蜡片等。通过视诊、探诊、扪诊、叩诊、取研究模型和根尖片等进行检查。随着对疾病本质的深入认识和诊断技术的发展，一些新的检查方法也不断被引入用于辅助诊断，以提高牙周病诊断的准确性。

（一）口腔卫生状况

1.菌斑指数（plaque index，PLI）

从牙周病的角度来说，特别重视龈缘附近的菌斑和软垢的量及其成分变化，因为它直接刺激并损害牙周组织，并使病变向深层组织发展。不同学者所提出的菌斑指数，由于制订的标准不同，其临床应用的适应证也有所不同。

Silness和Loe（1964）所提出的菌斑指数不需要菌斑显示剂，而是采用目测加探查的方法，主要记录龈缘附近菌斑的厚度及量，而不单纯看菌斑的分布范围。因此，比较适合于一般的临床检查或流行病学调查，但厚度分级具有一定主观性，需要经过训练和经验，若作为临床科研检查，最好由同一位检查者来完成。

另一种常用的菌斑指数是由Quigley和Hein（1962）所提出，并由Turesky等加以改良，它需要用菌斑显示剂涂布于牙面，漱口后再检查着色的菌斑在牙面的分布部位和范围，这种方法的记分标准相对比较客观。本指数主要体现口腔卫生状况，检查患者自我菌斑控制的措施是否有效以及临床观察某些抗菌斑剂的效果，患者自己也能对镜检查，所以应用比较方便。

2.简化口腔卫生指数（simplified oral hygiene index，OHI-S）

简化口腔卫生指数是由Greene和Vermillion（1964）所提出并简化。本指数包括软垢指数（debris index，DI）和牙石指数（calculus index，CI）两个部分，将牙面自龈缘至切殆缘三等分，用菌斑显示剂着色，目测菌斑、软垢、色素或牙石占据牙面的面积，只检查6个牙（16、11、26、31的唇颊面和36、46的舌面）以代表全口。本指数较为客观、简便、快速且重复性好，已被广泛用于流行病学调查，从而评价口腔卫生真实状况。记分标准DI-S：0=牙面上无软垢；1=软垢覆盖面积占牙面1/3以下；2=软垢覆盖面积占1/3与2/3之间；3=软垢覆盖面积占牙面2/3以上。CI-S：0=龈上、龈下无牙石；1=龈上牙石覆盖面积占牙面1/3以下；2=龈上牙石覆盖面积在1/3～与2/3，或牙颈部有散在龈下牙石；3=龈上牙石覆盖面积占牙面2/3以上或牙颈部有连续而厚的龈下牙石。

（二）牙龈状况

1.牙龈炎症状况

牙龈是否有炎症，可通过观察牙龈色、形、质的变化和探诊后是否出血来初步判定。正常牙龈呈粉红色，边缘菲薄，紧贴在牙颈部，牙龈质地坚韧而富有弹性，用探针探测龈沟时不会出血。若牙龈发炎，龈色变暗红或鲜红色，质地松软而失去弹性，牙龈肿胀，边缘厚钝，甚至肥大增生，促使菌斑积聚，更加重了龈炎。当探诊检查时，牙龈易出血。

应用指数记分法可以比较准确而客观地判断牙龈炎症的程度，临床上可作为观察疗效和科学研究的指标。

（1）牙龈指数（gingival index，Gl）。由Loe和Silness提出，按牙龈病变的程度分级，检查是仅将牙周探针放到牙龈边缘龈沟开口处，并沿龈缘轻轻滑动，牙龈组织只被轻微地触及。共记为4级：0=正常牙龈；1=牙龈略有水肿，探针探之不出血；2=牙龈水肿并探诊出血；3=牙龈有自发出血倾向或溃疡。

牙龈指数客观而简便，它广泛用于流行病学调查和临床疗效评价，但操作者需要经过严格的训练，才能掌握探诊的深度和力量，使记分达到客观而准确。而且，此指数用于牙龈炎症较重的人群有一定的缺陷，因为凡有出血则记为2，不能区别出血程度的轻重；同时，属于1的个体又相对较少。

（2）出血指数（bleeding index，BI）。Mazza在1981年的一项临床研究中采用了经过改良的出血指数。用钝头牙周探针轻探入龈沟或袋底，取出探针30秒后，观察有无出血及出血程度。以0～5级记分：0=牙龈健康，无炎症及出血；1=牙龈颜色有炎症性改变，探诊不出血；2=探诊后有点状出血；3=探诊出血沿龈缘扩散；4=出血流满并溢出龈沟；5=自动出血。其0与1的记分与GI相似，5相当于GI的3级，2为仅在探诊处呈点状出血，3为出血沿龈缘扩展，4为出血溢出龈沟。这种分级比GI精细，更为客观，适用于牙龈炎症较重的人群观察治疗前后效果的临床研究。

（3）龈沟出血指数（sulcus bleeding index，SBI）。此指数由Muhlemann和Son（1971）提出，认为出血早于颜色和外形改变出现，与其他指数的观点不同，本指数在临床上应用不多。其对出血量没有详细分级，着重对可视炎症程度进行了分级，共分6级：0=牙龈健康，探诊无出血；1=探诊出血，龈乳头和边缘龈无水肿及颜色改变；2=探诊出血，龈乳头和边缘龈有颜色改变，无水肿；3=探诊出血，龈乳头和边缘龈颜色改变、轻度水肿；4=探诊后出血，龈乳头和边缘龈颜色改变、明显水肿；5=探诊出血，有自发出血和颜色改变及水肿。

（4）探诊出血（bleeding on probing，BOP）。根据探诊后有无出血，记为BOP阳性或阴性，这已被视为牙龈有无炎症的较客观指标，特别是将探针插入牙周袋底后是否出血已被普遍接受作为评估龈下炎症的方法。据研究表明，在4mm以上的牙周袋，BOP阳性者多于浅袋，表明深袋的炎症比较重，需要随访和进一步的治疗。但检查BOP的操作者需要经过严格的训练，掌握正确的操作方法，结果才有意义。操作时有两种方法，一种是用钝头牙周探针的尖端置于龈缘下1mm或更少，轻轻沿龈缘滑动后观察片刻看有无出血，但是探龈缘法只能反映龈缘的炎症状况，可能会低估病情；对于PD≥4mm以上的牙周袋位点探诊出血的阳性检出率低于探袋底法，因为深牙周袋的炎症浸润病损主要在袋底，而边缘龈相对健康，用此法就可能检测不准牙周袋的病变实质。

另一种方法是轻轻探到袋底或龈沟底，取出探针后观察10～15秒看有无出血。后一种方法特别需要注意探诊时的压力，有研究表明，较大的探诊压力可使BOP的阳性位点增加。在牙周治疗结束后的维护期中，定期做BOP检查，其结果可以帮助临床医师制订治疗决策，探诊不出血者的牙位提示牙周组织处于较健康状态，而BOP阳性部位则提示需要继续治疗以消除炎症。虽然BOP并不能作为疾病活动期或预测附着丧失的可靠客观指标，但如果BOP阳性的位点比例很高，则表明炎症并未控制，疾病仍在进展，其附着丧失的可能性就会增加。Lang等报告，在连续1年每隔3个月的定期复查中，每次均为BOP阳性的位点，以后发生附着丧失的机会大于BOP阴性的位点。

2.龈缘的位置

龈缘的位置受生理和病理改变的影响。正常生理情况下，随着年龄的增长，结合上皮位置逐渐地向根方迁移，龈缘的位置也发生相应的根移。如牙刚萌出时，龈缘位置是在牙釉质上；随着年龄的增长，龈缘位置可移至釉牙骨质界；到老年时，龈缘可位于牙骨质面，在外观上出现牙龈退缩。

过去认为这是一种增龄变化，但现今的观点认为它不是生理性的，而是一生中外界刺激或疾病积累的结果，应视为病理性退缩。在病理情况下，如牙龈的炎症、肿胀、增生等，使牙龈缘向冠方延伸，甚至可位于牙冠的中1/3或更多。此时，如果结合上皮的位置不变，则没有附着丧失；而在牙周炎的情况下，结合上皮移向根方，实际上已有附着丧失发生，但龈缘仍可位于牙冠上，这就需要进行牙周探诊来探明附着丧失的程度。当牙周炎经过治疗或患者的口腔卫生明显改善后，原来肿胀的牙龈炎症消减，使牙龈退缩，龈缘可能位于牙根上。因此，龈缘的位置受诸多因素的影响。

3.牙龈色泽的变化

除了局部炎症或全身因素可引起牙龈的充血发红或苍白外，还有其他一些原因可使牙龈有色泽的改变。

（1）吸烟。由于烟草燃烧物的长期作用，使吸烟者牙龈或口腔黏膜上出现深灰或棕黑色的色素沉着，牙面上也会沉积棕褐色的斑渍。

（2）重金属着色。某些重金属如铋和铅等，经不同方式进入体内后可能被吸收或出现中毒，除可引起机体的一系列反应外，还可在龈缘出现颜色改变，如含铋的药物进入体内后，常在牙龈出现“铋线”。尤以上下颌前牙的龈边缘上，出现宽约1mm的灰黑或黑色的线条，边缘清晰整齐。其形成是由于血流中的铋与龈沟附近的硫化氢结合成不溶解的硫化铋沉积下来所致。慢性铅中毒的患者，其龈缘因沉积了硫化铅，同样可出现类似的“铅线”。铅线常位于尖牙至第一磨牙颊侧牙龈，呈灰蓝色。有的患者在牙颈部银汞充填物附近的牙龈中可有银颗粒沉积，呈灰黑色斑点。

（3）牙龈黑色素沉着。生理情况下，有一些皮肤较黑的人，其牙龈常出现黑色或褐色的色素沉着斑，并可互相融合成片，对称分布，不高出黏膜，成年后色素更加深。还有某些系统病患者，如艾迪生病患者的口腔黏膜可出现蓝黑色或暗棕色斑块或斑点，也可出现于牙龈。

（4）白色病损。一些出现白色病损的口腔黏膜病也可发生于牙龈组织，如口腔白斑病和扁平苔藓。牙龈的白斑较少见，可呈灰白色的斑片，表面微凸、粗糙无光泽，边界清楚。牙龈上的扁平苔藓常发生于磨牙区和前庭沟，呈树枝状或线条状的白色花纹，自前庭沟向附着龈延伸，发生于附着龈者常呈白色单线条状。

（三）牙周探诊

牙周探诊是牙周病（特别是牙周炎）的诊断中最重要的检查方法。

1.牙周探诊的目的

了解牙周支持组织的丧失状况，探测整个牙列所有牙齿的每个面有无牙周袋的形成、牙周袋的深度、牙周附着水平；此外，还应探查根分叉病变及探诊后有无龈沟/牙周袋出血，并以数值记录来反映。

2.牙周探诊的工具

牙周探诊在临床上是用普通牙周刻度探针或电子探针来进行探测。牙周探针的种类有很多，其共性是都带有刻度，但根据检查目的不同而有所差异，表现在探针的弯曲角度和刻度间距上有所不同，每个刻度有1mm或2～3mm，工作端基本为圆柱形，逐渐变细，利于插入；尖端处为钝头，直径为0.5mm。

3.牙周探诊的方法

为了能反映牙周袋在牙面的位置及形态，牙周探针应沿着牙齿长轴在各个面进行探查，通常分别在牙的唇（颊）、舌（腭）面的远中、中央、近中测量，每个牙要记录6个位点的探诊深度。例如，探测后牙的颊侧牙周袋时，探诊从颊侧远中探到颊侧中央再到颊侧近中，然后分别记录三个位点的深度，舌侧相同。在探诊过程中应沿着牙周袋底提插式行走，以便探明同一牙面上不同深度的牙周袋。

在测量牙周袋时，牙周探针尖始终紧贴牙面，探针应与牙的长轴平行，但由于邻面接触区的阻挡，探针若与牙长轴平行就不能进入龈谷区，而邻面袋最深点常在龈谷处。故探测邻面时，可允许探针紧靠接触点并向邻面中央略微倾斜，这样便可探得邻面袋的最深处。

在探诊时，支点要放稳，用力不可过大。研究表明，轻柔的探诊压力也会使探针穿透部分结合上皮，使探诊深度略大于组织学的真正深度，因此，“探诊深度（probing depth）”一词比“袋深度（pocket depth）”更为确切。一般掌握在20～25g的探诊压力为好，要做到既探测到实际深度又不致使患者疼痛和损伤。若做全口牙周探诊时，应按一定顺序进行，以防止遗漏，一般从右上颌后牙开始，依次完成一个象限后，继续按2、3、4象限顺序完成探测，并且最好由助手进行记录。

要获得临床精确的牙周袋深度或附着水平是有一定难度的。因此，操作者除了要具备细心和耐心的工作态度外，主要还是掌握操作技巧，使用标准化的探针和掌握探诊力量，平行于牙长轴的方向轻轻插到袋底及提插行走，放稳支点后按顺序进行，避免遗漏，同时应调节好椅位且有明亮的光线，这样才能使这一检查得以顺利完成。

4.牙周探诊的记录和评价指标

牙周探诊是临床评估牙周支持组织丧失程度的最主要方法，临床检查主要采用两个指标。

（1）探诊深度：龈缘至袋底的距离。探诊深度与龈下牙菌斑生物膜和炎症状况密切相关，是决定牙周治疗的重要依据。但因为很少有龈缘恰与釉牙骨质界相一致的情况，因此该项指标往往并不能反映出实际的牙周支持组织丧失情况，临床上更多的是通过附着水平（attachment level）来反映牙周附着丧失的情况。

（2）牙周附着水平（attachment level）：龈沟底或牙周袋底至釉牙骨质界的距离。牙周组织的破坏程度以附着丧失（attachment loss，AL）程度来表示，它较探诊深度更客观准确地反映出牙周组织的破坏程度。具体操作是：在测量牙周袋深度后，当探针尖沿牙根面退出时，探寻釉牙骨质界位置，测得釉牙骨质界到龈缘（gingival margin，GM）的距离，将袋深度减去该距离即为附着丧失的程度。若两数相减为零或不能探到釉牙骨质界，说明无附着丧失；若牙龈退缩使龈缘位于釉牙骨质界的根方，则应将两个读数相加，得出附着丧失的程度。由于釉牙骨质界一般均为龈缘所覆盖，不能直视，增加了定位的难度，若釉牙骨质界比较平坦，则更不易寻找；或因该处比较粗糙，或原本已被牙石所覆盖，都是难以找准部位的。因此，若要获得比较准确的数值，应该除去牙颈部牙石后再进行附着水平的测量。

（四）牙松动度

正常情况下，牙有轻微的生理性动度，主要是水平方向的动度。单根牙的生理性动度略大于多根牙。晨起时，牙的动度最大，可能因为夜间上、下牙没有接触而使牙略有挺出；白天时，由于咀嚼和吞咽动作，可将牙压入牙槽内。这种微细的变化在正常的牙周组织不明显。患牙周炎时，由于牙槽骨吸收、咬合创伤、急性炎症及其他牙周支持结构的破坏而使牙的动度超过了生理性动度的范围，出现了病理性的牙松动。

1.牙松动度检查

前牙用口腔科镊夹住切缘，作唇舌方向摇动；在后牙，闭合镊子，用镊子尖端抵住𬌗面窝，向颊舌或近远中方向摇动。常分为三度记录，具体如下：

（1）Ⅰ度松动　松动超过生理动度，但幅度在1mm以内。

（2）Ⅱ度松动　松动幅度在1～2mm。

（3）Ⅲ度松动　松动幅度在2mm以上。

也可根据松动方向确定松动度，颊（唇）舌方向松动者为Ⅰ度，颊（唇）舌和近远中方向均松动者为Ⅱ度，颊（唇）舌、近中远中和垂直方向均松动者为Ⅲ度。

2.影响牙松动度的因素

牙根的数目、长度和粗壮程度以及炎症程度都会影响牙的松动度。一般情况下，牙槽骨吸收的程度相同时，多根牙的动度要小于单根牙，牙根长而粗壮的尖牙其动度要小于其他切牙。若有急性炎症或咬合创伤存在，则牙的动度也会加重，所以检查牙的松动度应在炎症和创伤消除后进行，并应根据具体情况综合判断。

患牙周炎时，由于牙周组织支持力的减小而造成继发性咬合创伤，可使牙移位，特别是在缺牙未及时修复的情况下，牙本身的松动加之异常𬌗力方向或唇、颊、舌肌肉的作用，促使牙的移位。在牙列完整时，常见的状况是上、下颌前牙可出现向唇方散开，即所谓扇形移位。

四、牙周X线片的检查指征和评价

在X线片检查中能显影的牙周组织有牙槽骨和牙周膜，牙骨质由于很薄，一般不易显示。X线片显示下颌牙槽骨的密质骨较厚，骨小梁呈网状结构，或与硬骨板呈垂直角度排列，牙间骨小梁多呈水平方向排列，在根尖部呈放射状排列。上颌密质骨薄，松质骨多，骨小梁呈交织状。正常的牙槽骨高度应是骨嵴顶距釉牙骨质界1.08～1.15mm（临床上以≤2mm为正常范围），硬骨板（固有牙槽骨）为牙槽窝的内壁，围绕牙根连续不断的高密度白色线条状影像。硬骨板有较重要的意义。牙周炎早期的牙槽骨高度尚无明显的降低，但嵴顶的硬骨板消失或呈虫蚀状，表明已有骨质丧失；牙周炎经治疗后，牙槽嵴的高度虽不一定有明显的增加，但嵴顶有硬骨板出现，说明破坏已停止或略有修复。牙周膜显示连续不断地包绕牙根的低密度黑色线条状影像，厚

0.18～0.25mm。

牙周组织的X线检查常用3种投照方法：根尖片、殆翼片及曲面体层片。

（一）根尖片

根尖片又分为分角线投照技术及平行投照技术。前者无须特殊持片器和定位投照装置，所以应用最为广泛。但由于投照时X线中心线与牙齿长轴和胶片不垂直，使X线片的结果与实际有差异，特别是多根牙，诸多解剖结构与骨病损重叠，使影像失真较大，根分叉病变等难以早期发现，也不利于牙周病的纵向研究。总的来说，牙周炎的临床实际状况重于X线片的表现。

采用平行投照技术的根尖片时，是让X线中心线与牙齿长轴及胶片表面垂直，因而X线图像可以较准确地显示牙齿及牙周结构的形态，能反映牙槽骨吸收的较真实情况，但需要使用持片器和定位指示装置，X线机应配备长遮线筒及长焦距球管。多用于临床治疗的纵向追踪观察及科研。国外已常规采用平行投照技术。

（二）殆翼片

殆翼片能真实反映牙槽骨吸收程度和类型，适用于早期发现牙槽嵴顶的吸收及早期牙周炎与牙龈炎的鉴别诊断，但不能显示整个牙根及根周骨质情况。

（三）曲面体层片

能在一张X线片上观察全口牙槽骨吸收方式和程度，以及根周牙槽骨的骨密度情况，还能显示颌骨、髁突的情况等。优点是操作较简单，患者接受的X线量较少。但显示细微结构较根尖片差，再加上有时断层域与牙槽骨厚度不完全吻合，必要时需再加拍某个牙位的根尖片，此种技术不宜用于临床科研观察。

五、阅读曲面断层片、CBCT

口腔科CT又称为锥形束计算机化断层摄影技术（cone beam computed tomography，CBCT），应用于口腔牙齿及牙周检查有独特优势，由X线管在一定时间内围绕头部行360°旋转，获得360幅X线平片原始数据，再通过计算机设定不同的层厚及运行程序，在任何方向上进行包括轴位图像、冠状位图像、矢状位图像和曲面成像的重建，并可以在扫描范围内得到任何方向、任何层面以及任意间隔的截面图。CBCT的放射剂量低，但图像质量并没有明显下降，所得图像的空间分辨率较高。与传统CT图像相比，CBCT对小的骨结构细节显影分辨率更高，即对于牙槽骨固有骨板以及牙周膜间隙的显示优于多层螺旋CT，可以在三维空间清晰地显示牙体、牙根，髓腔、牙槽骨的形态。如传统的X线片很难观测到牙根裂纹，而CBCT能够对各个方向的牙根断面进行观测和分析，从而对疾病的诊断提供有力依据。通过构建牙槽骨及牙根的三维图像，CBCT能更加立体地反映出牙根各面以及牙周组织结构破坏的程度和差异，从而对牙周炎或伴发病损的诊断提供依据，并为治疗方案的选择提供有力支持。

六、牙周病危险因素评估

牙周炎是由多因素引起的慢性感染性疾病，菌斑微生物为牙周炎的最主要病因。环境因素、社会因素、个体因素（包括生活方式、系统疾病、心理因素）均可影响宿主的防御机制，在牙周炎的发病中发挥不可或缺的作用，其中吸烟和糖尿病是牙周组织破坏的最重要的个体健康危险因素，并与机体的背景危险因素（如基因）共同作用，最终导致个体的牙周支持组织的破坏。在牙周临床诊治过程中，必须对每位患者进行全面而慎重的牙周病危险因素的评估，以期减低危害性，并采取有针对性的治疗手段。

危险因素是指环境行为或生物因素的出现将增加个体患病的可能性，与疾病患病有直接关系。患者可能在某一时间点、多个时间点或持续地暴露在某个或某些危险因素下，必须是在发病前暴露，有些可实施干预改变，有的至今还没有有效的干预措施。通过问诊及临床检查可对危险因素进行评估。

七、针对不同患者的个性化系统治疗设计

由于牙周病（特别是牙周炎）的治疗是采用多个方面、多种方法且需要一个较长时间才能完成一个阶段的治疗，因此在安排治疗内容时应有一定的次序，在治疗开始前先制订治疗计划，按计划分先后次序进行治疗；并且，在实践中根据每次复诊的检查状况还需要进行调整。首先应消除局部刺激因素和控制菌斑，当局部炎症基本消除以后，才能进行后续的治疗。

牙周病总的治疗计划由医师设计，但是能否被采纳取决于患者对疾病的认识、经济条件等诸多因素。因此，需要向患者解释病情、治疗计划的目的、意义及所做治疗的内容，并提供1～2个方案供患者选择和考虑，经医患共同讨论确定最终的治疗计划。牙周治疗所需的时间较长，一般需数月，在初期诊断、治疗中期、牙周维护期等不同阶段的具体内容可能需要进行调整，要考虑致病因素去除的程度和有效性、患者的治疗意愿和预期、牙周基础治疗后的效果等综合判断；只有双方配合、坚持治疗才能取得理想的效果。总之，牙周炎治疗的成功与否，一方面在于有周密正确的治疗计划和医师精湛、细致的治疗技术，另一方面要求患者的认真配合和持之以恒地自我控制菌斑，两者缺一不可，否则任何治疗均不能维持长久的疗效。

第八节　牙周疾病的治疗

一、口腔卫生和菌斑控制方法及指导

菌斑微生物是牙周病的始动因子，控制菌斑是牙周病治疗成功的前提。为了取得好的牙周病治疗效果，治疗前医师需告知患者菌斑控制的重要性并有针对性地进行口腔卫生指导。

（一）概念

牙菌斑生物膜是口腔中不能被水冲去或漱掉的细菌性斑块，是由基质包裹的互相黏附或黏附于牙面、牙间或修复体表面的软而未矿化的细菌性群体。因此必须坚持每天彻底地清除菌斑，才能预防牙周病的发生和复发。

（二）识别菌斑

1.常用的菌斑显示剂

包括樱桃红和碱性品红等制成的溶液或片剂。

2.检查方法

（1）涂布法：将蘸有菌斑显示液的小棉球轻轻涂布在全口牙的颊舌面及邻间隙处，漱口后，牙面上的菌斑即可着色。

（2）滴舌法：菌斑显示液滴在患者舌尖数滴，让其用舌尖舔各个牙面，然后漱口，菌斑即可被显示。

（3）菌斑显示片适用于患者在家中使用：使用时将片剂嚼碎，用舌尖将碎片舔至牙齿各面，漱口后即可对镜子自我检查，观察着色的菌斑部位。

3.菌斑控制记录方法

采用OLeary设计的菌斑控制卡以记录菌斑的量。记录方法：每个牙分4个牙面，凡显示有菌斑的牙面，可在卡的相应部位的格内标记，然后计算有菌斑牙面的百分率，计算方法如下：

被检牙的总数×4=总牙面数

有菌斑的牙面数/总牙面数×100%=菌斑百分率

根据菌斑记录卡反映的信息，通常患者在首次菌斑染色记录时，阳性百分率较高，但在接受口腔卫生指导后，若能认真地按要求执行，菌斑记录的百分率会明显下降，若达到小于20%则属基本被控制。

（三）菌斑控制方法

1.刷牙与牙刷

刷牙方法很多，比如Bass法、竖转动法（Rolling法）、短横颤动刷法，应采用多种方法同时并用，在不同的部位或不同的牙面采用不同的刷法。牙刷选择的原则头部宜小，能在口腔内便于转动，便于清洁各部位牙面。就作用而言，牙膏主要分为防龋、抑菌、止血、脱敏及减少口臭等。

2.邻面清洁措施

（1）牙线：牙线清洁法是清除龈乳头根方、邻牙间隙内菌斑和食物残屑的有效方法。

（2）牙签：选用硬质木制或塑料的光滑无毛刺的牙签，将邻间隙两侧的牙（根）面上的菌斑“刮”净。

（3）牙间隙刷：用于清除难以自洁的牙面和牙间隙中的牙菌斑。

（4）牙器：冲牙器按照技术类型可以分为高压脉冲式、活氧式、喷气式、直喷式。

3.化学药物控制菌斑

常用的比较成熟的是氯己定溶液，又称洗必泰溶液，是一种广谱抗菌剂，使用0.12%～0.2%溶液，每天2次，每次10mL，含漱1分钟，可以抑制菌斑形成。其主要缺点是长期使用会使牙面、舌背和树脂类修复体的表面着色、味觉短期改变；对有些患者的口腔黏膜有轻度刺激等。这些不适症状停药后均可以消失，牙面色素可通过洁治清除。

（四）特殊人群的菌斑控制

（1）对于一些手动作不方便或智力有障碍的患者，或因疾病而卧床者，有条件时，最好选择电动牙刷。

（2）对于某些昏迷患者或植物人，可由他人清洗口腔，每天2～3次。

（3）幼儿在乳牙萌出后即可由家长帮助擦洗口腔，稍长后养成良好的口腔卫生习惯。

（4）对于口腔内各种手术后的患者，能张口者可用漱口剂含漱，对手术区以外的牙面可常规刷牙来控制菌斑。

二、与患者交流的方法

（一）医患沟通的基本目标

医患沟通的基本目标是建立和谐的医患关系。这种和谐表现为医师与患者之间相互信任、相互理解、真诚沟通、密切配合，最终达到减少医患纠纷和提高医疗质量的目的。在临床医疗过程中，我们鼓励以患者为核心、以建立和谐医患关系为先导的医疗模式。在初次询问病史过程中，医师应该尽可能地扮演倾听者的角色，去聆听患者讲述病痛的经过，并在这一过程中做出适当的反应。同时，这种医患关系是一种合作伙伴的关系，医师要充分认识患者知情同意权的重要性，让患者参与关键性医疗决策过程。此外，和谐医患关系也要求医师能够与患者家属保持良好的沟通关系。

（二）医患沟通的原则

（1）心理和生理并重：生理–心理–社会医学模式使我们认识到身心和社会因素在疾病发病过程中的作用。由于疾病的影响，患者甚至其家属都或多或少存在心理不协调。因而在治病过程中重视患者及其家属的心理变化显得尤为重要，这些心理问题处理得当对于医疗效果及医患沟通具有明显的促进作用。

（2）协商与指导并举：医疗活动的本质决定了医师与患者在医疗过程中的地位不对等和信息不对称。在疾病的诊断、治疗以及预防的过程中，医师应该注意充分尊重患者，尊重其知情同意权，做出关键性的医疗决策时应该充分考虑患者的意见。

（3）沟通与治疗并行：沟通的必要性毋庸置疑，应注意选择恰当的时机进行沟通。特别是当病情发生变化、转折的情况下，或者对治疗决策进行重要调整的时候，需要及时进行医患之间的沟通。

（4）人性与理性并求：医师往往会注重刻苦地学习专业知识，力求理性地诊断、治疗并给出三级预防建议。而在面对一个患者时，住院医师应该能够看到患者身上的人性，除了建立专业层面的交流，还要更多地建立心理、情感、人性上的交流。

（三）医患沟通的技巧

1.敞开话题

初次就诊时，医师应该给予患者充分的时间和机会进行自我陈述，并引导患者说出内心对于疾病的担心和疑虑，初步建立医患之间的信任。

2.收集信息

问诊时医师可以巧妙地设计问题，合理运用开放性提问或非提问。在倾听患者回答的过程中应该积极使用语言性或非语言性方面的技巧，如鼓励性的话语或者眼神的交流，在恰当的时候对所获得的相关信息进行总结，予以复述，同时获得患者的确认。

3.了解患者的期望

在沟通过程中，要注意了解患者所处的社会环境，了解患者对于健康和疾病的认识、担心和期望。在谈话过程中辨别出患者的观念、感受和价值观，并做出适当的反应。

4.确认患者理解自己

交流过程中使用患者能够理解的生活用语，避免使用专业词汇，及时对患者的理解情况进行判断，并鼓励患者提问。

5.达成一致的治疗方案

尽可能鼓励患者参与临床决策过程，在充分尊重患者知情同意权的情况下制订治疗计划。在结束谈话时再次询问患者有无其他顾虑或疑惑，并与患者确认治疗方案。

三、牙周洁治术

（一）概念

用洁治器械去除龈上牙石、菌斑和色渍，并磨光牙面，以延迟菌斑和牙石再沉积。可使牙龈炎症完全消退或明显减轻。

（二）适应证

（1）牙龈炎、牙周炎、绝大多数的慢性龈缘炎和各型牙周病。

（2）预防性治疗　已接受过牙周治疗的患者定期（一般为6个月至1年）做洁治以维持牙周健康。

（3）口腔内其他治疗前的准备　如修复缺失牙前、口腔内手术术前、正畸治疗前和期间。洁治器械分为超声波洁牙机和手用洁治器，这两类器械的操作不完全相同。

（三）超声波洁牙机洁治术

超声波洁牙机是一种高效去除牙石的设备，具有省时、省力的优点。

（1）调节机器及功率。功率大小应根据牙石厚薄而定，踩脚踏开关后见工作头有水雾喷溅，则超声振动已发生。

（2）以握笔式将工作头的前端部分轻轻与牙面平行或$<15^{\circ}$角接触牙石的下方来回移动，利用超声振动击碎并振落牙石。工作尖只能振击在牙石或烟斑上，避免造成牙面的损伤。

（3）洁治完成后用探针检查有无遗漏，对细小或邻面的牙石以手用器械刮除。

（4）牙面抛光。目前常用的有橡皮杯抛光和喷砂抛光两种技术。

（四）手用器械洁治术

手用洁治器械需依靠手腕的力量来刮除牙石，虽然比较费力且费时，但手用洁治是基本的方法，是牙周专业医师的基本功。

常用的手用洁治器械

1.镰形洁治器

镰形洁治器适用于刮除牙齿各个面（包括邻面）的菌斑及牙石。

（1）前牙镰形器：刀叶粗大易于刮除大块牙石，并可刮除肉芽组织。

（2）后牙镰形器：柄与叶形成两个方向的角度，左右成对，分别用于后牙颊舌面及邻牙间隙。

2.锄形洁治器

外形如锄，左右成对，刃口一端成锐角，刮除龈上牙石及浅层龈下牙石，主要功能是刮除光滑面上的菌斑和牙石。

3.磨光器

常用的抛光器械为橡皮抛光杯和抛光刷，与专用的抛光砂或抛光膏联合使用，也可用牙膏或牙粉代替。

4.手用洁治器的基本方法

（1）改良握笔法：即以中指的指腹放于洁治器的颈部，同时以中指或中指加无名指放于被洁治牙附近的牙作为支点，用手腕的力量刮除牙石。

（2）选好支点：支点的位置有5种情况，即常规支点、对侧支点、对颌支点、手指支点和口外支点。支点的选择可根据自己习惯选用，保证操作时稳定，不致损伤软硬组织。

（3）工作头前部的刃口1～2mm应放在牙石的根方且紧贴牙面。刀刃与牙面呈80°角左右，使用腕部发力，向殆面方向用力将牙石整块从牙面刮下，避免层层刮削。

（4）当洁治工作端从颊侧（或舌侧）移向邻面时，应靠拇指推或拉的动作来转动洁治器柄，以保持工作端前部始终与牙面接触，避免工作尖进入邻间隙时刺伤龈乳头。

（5）洁治动作以垂直、水平或斜向等推拉进行，每刮一下应与前一动作有重叠，以免遗漏牙石。

（6）将洁治器从颊、舌两侧均深入邻面越过1/2，以保证刮净邻面的牙石，并将上下牙分为上、下颌及左、中、右六个区段，逐区逐牙进行洁治，以避免遗漏需洁治的牙。

（7）洁治完成后需用探针仔细检查是否干净，尤其是邻面和龈缘处，避免遗漏牙石或色渍，并加以抛光，方法同超声洁治。

四、牙周刮治术与根面平整术

（一）概念

龈下刮治术是用比较精细的龈下刮治器刮除位于牙周袋内根面上的牙石和菌斑，同时刮除牙根表面感染的病变牙骨质，清除部分嵌入牙骨质内的牙石和毒素，形成硬而光洁、平整的根面，从而去除引起牙龈炎症的刺激物，形成有利于牙周附着愈合的环境。因此，龈下刮治术和根面平整术实际是同时进行的。

（二）适应证

（1）牙周探诊深度3mm以上。

（2）龈下刮治治疗后不能自我菌斑控制者。

（3）龈下刮治术不彻底导致深部牙周组织的炎症。

（三）常用龈下刮治（根面平整）的器械

1.牙周探针

一种有刻度的钝头探针，Williams探针常见的刻度为1mm、2mm、3mm、5mm、7mm、8mm、9mm、10mm，Michigan探针刻度为3mm、6mm、8mm，Nabers弯探针适

合根分叉病变的探测。为了避免人为造成的误差，提高精确度，可采用仪器探测，如电子牙周探针，通过仪器读出牙周袋深度及附着水平，可用于全口牙牙周袋的探测。用以探测牙周袋，了解袋的深度，形状和波及的牙面。

2.匙形刮治器

其刃部由刃面及两侧缘构成，尖端为圆形，背部呈拱曲状，也是龈下刮治的主要工具。

3.Gracey刮治器

目前国际上使用的Gracey刮治器有不同型号，一般常用#5/6适用于前牙及尖牙，#7/8、#9/10适用于磨牙及前磨牙的颊舌面，#11/12适用于磨牙和前磨牙的近中面，#13/14适用于磨牙和前磨牙的远中面，#15/16适用于后牙的近中面，#17/18适用于后牙的远中面，即可满足全口各区域的需要。

4.Gracey刮治器新的改良型——Rigid型

适用于牙石多的牙，After Five型适用于>5mm的深牙周袋，Mini Five适用于窄深袋和根分叉区。

5.根分叉刮治器

用于刮治根的凹面及根分叉区，有颊–舌向或近远中两种角度。刀刃宽度有两种：0.9mm和1.3mm，可根据根分叉大小选用。

6.龈下锄形刮治器械

分成近远中和颊、舌面两对，适用于刮除较松的深牙周袋内的牙石。

7.根面锉

可进入袋内，将根面锉平，锉光。

（四）操作步骤

（1）深的牙周袋在刮治前应行局部浸润麻醉。

（2）1%碘酊消毒术区软硬组织。

（3）用牙周探针探查龈下牙石所在部位及牙周袋的深度、位置、形状等。

（4）根据所刮治牙位区域的不同，正确地选择刮治器械。

（5）改良握笔式手持器械，手指支点放在被刮治的患牙上，或最接近的邻牙上。

（6）将刮治器刃部接近根面的一侧刀口紧靠于牙面上。

（7）轻轻插入牙周袋内，使刃部的曲背接触袋底。

（8）刮治器刃口腹面与牙根表面的工作角度以45°～80°为最有效工作角度。

（9）用短促的冠向刮治以除去牙石，用斜向动作以避免遗漏。

（10）根面平整，中等力度握持器械，始终保持用一种平均的侧压力贴合根面，做长距离、重叠的拉刮运动，直至根面平滑及器械阻力减小时，减小侧压力。

（11）开放式根面平整术，可用药物处理根面，如四环素、纤维连接蛋白等，可促进牙周组织新附着。

（12）刮治后应冲洗牙周袋，检查有无碎片遗留、肉芽组织等，轻压袋壁使之贴附牙根面，有利于止血和组织再生修复。

（13）刮治及根面平整术后4～6周内不探查牙周袋。

（14）在刮治前应注意检查器械的锐利度，如果刃缘变钝，及时对器械进行磨锐。

（五）临床操作要点

（1）龈下刮治是在牙周袋内操作，注意先探明牙周袋内的情况后才能刮治。同洁治术一样，选好支点，手指支点可用做全臂运动的支持中心，即治疗时整体旋动手、腕关节和前臂以施力于器械。中指或无名指的指腹放在靠近工作部位的牙齿咬合面上。以保证手臂与手腕能自如地运动，刮的动作幅度要小，避免滑脱或损伤软组织。

（2）刮治术的施力是一种前臂、手腕和手指屈伸运动的总和，主要是有力的短距离拉力。

（3）龈下刮治和根面平整的器械一定要注意按正确的角度深入牙周袋和以正确的角度刮治操作，避免遗漏牙石，并避免造成牙龈组织的损伤。

（4）分区段按牙位逐个刮治，以免遗漏所需刮治的牙位。

（5）深的牙周袋刮治应在局麻下进行，以免引起不同程度的疼痛。

（6）龈下刮治和根面平整术后，必须用牙周探针仔细探查有否刮净，根面是否平整、光滑、坚硬。

（7）加强消毒观念，严防感染扩散。除重视术前消毒、术后涂药外，特别重视软组织的保护，防止人为撕伤牙周组织。

（8）刮治器械的维护。使用后立即清洗干净、拭干，逐个打磨，磨后再拭干上油。放置时不可重叠，避免相互碰撞。然后消毒保存备用。

（六）根面平整术的治疗方法

根面平整术包括封闭式根面平整术和开放式根面平整术。

1.封闭式根面平整术

封闭式根面平整术完全凭借术者敏锐的感觉来进行，细微触觉是操作的关键，如根的凹面，多根牙病变累及根分叉，这些部位牙石和菌斑难以探及，增加了操作的难度。当牙周袋深超过5mm时，根面平整术的效率也会受到影响。因此，洁治术与刮治术是牙周医师必须掌握和反复训练的基本功。

2.开放式根面平整术

是利用外科技术，于局麻下翻开患牙表面黏骨膜瓣，在直视的情况下利用机械法或化学法平整根面，以利于牙周膜组织再生。

开放式根面平整术可以更彻底刮除根面残留的牙石和病理性牙骨质，且可利用化学方法如枸橼酸，或利用生物性预备的方法如四环素、纤维连接蛋白处理患牙牙根表面，使之形成与周围组织生物性相容的牙根表面，促进牙周组织新附着。

（七）理想的牙周基础治疗效果及维护和预防

（1）单纯性龈炎患者，炎症消退，牙龈组织可完全恢复健康。

（2）轻度牙周炎患者，牙周袋可变浅或消失，牙周组织也可恢复健康。

（3）中重度牙周炎患者，炎症虽可基本消退，牙周袋变浅，还需进一步治疗。

（4）加强口腔卫生宣教，辅以口腔卫生指导，纠正个人的口腔卫生行为。

（5）定期复查，对牙周病患者终身随访，复诊间隔期则不宜超过6个月。

（6）对牙龈炎患者的预防，每隔6～12个月接受一次专业性的洁治术。

（7）对牙周炎患者的预防，彻底的综合治疗。积极治疗结束后，立即进入维护阶段。

（八）治疗复查及处理

（1）口腔卫生良好，颜色正常，龈沟2mm以下，探之不出血，不需进一步治疗。

（2）口腔卫生较好，患者基本掌握控制牙菌斑的方法，但龈炎仍存在，探针易出血，应进一步做龈下刮治术。

（3）口腔卫生一般，龈炎虽然明显消退，牙周袋较深，有脓液溢出。应进行刮治后，再做消除牙周袋的手术治疗。

口腔卫生差，软垢和菌斑较多，应立即进行口腔卫生教育，配合全身和局部用药。待口腔卫生情况好转后，再次进行洁治或刮治治疗。

五、牙周维护治疗

（一）牙周维护治疗的生物学基础

牙周维护治疗（periodontal maintenance，PM），又称牙周支持治疗（supportive periodontal therapy，SPT）。菌斑是引起牙周病的始动因子，牙周破坏程度和进展与宿主反应息息相关，而各种牙周病危险因素又在宿主与微生物的互动中起着重要的作用。大量研究已清楚表明，牙周治疗后的定期专业维护治疗是牙周整体治疗计划必不可少的环节，它对于有效控制菌斑和各种牙周病危险因素，预防牙周病的复发具有极其重要的作用，也是维持牙周长期疗效的唯一有效手段。

目前认为，菌斑以生物膜（biofilm）形态不断附着在牙面。在正常情况下，它与牙周组织保持一种良性互动的关系，通过各种复杂的调控机制，两者处于一种平衡的状态。而在牙周病变过程中，正常的菌斑生物膜成分及结构发生根本变化，演变为具有致病性的菌斑生物膜（pathogenic plaque biofilm），致使各种牙周致病菌在相对易感的个体引起牙周炎，造成牙周组织不同程度的破坏。常规的牙周治疗旨在改变致病性的菌斑生物膜，促进牙周组织的愈合。牙周治疗后短期内，牙周致病菌即可重新集聚并引起再度感染和病变的进展。研究已清楚表明，定期维护治疗有助于保持正常的口腔微生态，以及正常的菌斑生物膜与宿主的相对平衡的状态，从而维护牙周组织的健康。在这个意义上讲，阶段性牙周病的良好治疗效果，一般称之为控制（control），而绝不应认为是治愈（cure）。牙周治疗疗效的长期维护及牙周健康是与定期牙周支持治疗密不可分的。

有研究显示，牙周炎患者的缺失牙数与维护治疗的间隔期成一种正相关关系，牙周治疗后10年内有定期维护治疗的患者，其牙周整体状况明显优于没有定期维护治疗的患者。对于有种植体的牙周病患者，牙周支持治疗为保持种植体长期的健康及稳定，以及防止种植体周炎（periimplantitis）等不良后果具有同样重要的作用。研究表明，对于牙周炎患者来讲，单纯的自我口腔保健并不足以维持牙周附着的稳定及牙周健康。此外，一般认为，并非所有牙龈炎都会发展成为牙周炎，但目前并没有可靠的指标和诊断方法可以将那些能发展成牙周炎的牙龈炎加以预先识别。因此，定期维护治疗对于预防牙周炎也是非常必要的。牙周维护治疗的主要目的包括：①通过定期的维护治疗旨在预防或减少牙周病复发的可能，同时使牙龈炎，如药物性牙龈增生，得到更好控制。②预防或减少牙齿和种植体的缺失，以维持其长期的稳定。③及时发现及处理口腔中其他疾病和不良状况。

（二）牙周维护治疗的原则及主要内容

牙周维护治疗应基于对该患者以往的病情、各种牙周病危险因素、临床状况的评估、口腔卫生以及菌斑控制的水平，因人而异地作出相应的决定，以反映每个患者的不同需要。一般来说，牙周维护治疗的主要内容及正确步骤如下：

（1）评估及更新全身病史及口腔病史。

（2）临床评估：包括口腔外部及口腔内部软组织，将结果与前一次的结果相比。①牙殆检查。包括牙齿动度、咬合关系及相关因素、冠及根面龋、固定修复体及义齿的密合状况，以及其他内容，如开殆及锁殆等。②牙周检查。包括全口菌斑及牙石情况、探诊深度、探诊出血、附着丧失、根分叉病变、牙龈退缩、溢脓，以及微生物学测试（如有需要）等。③种植体及其周围组织的检查。包括菌斑、探诊深度、探诊出血、检查修复体和基台的情况、种植体的稳定性、咬合关系及其他与疾病进展相关的状况，如疼痛和溢脓等。

（3）X线片检查应按照不同患者的病情及诊断需要，更新X线片的记录，以便评估牙齿、牙周组织以及种植体的状况，及时发现并记录任何异常状况和病变。

（4）根据临床及X线片检查结果与初诊或上次记录进行对照，评估牙周状况及其改变。

（5）患者菌斑控制的实施和强化，以及纠正个人的口腔卫生行为，如牙膏的选择、刷牙方法和牙线使用以及使用其他菌斑控制工具的情况，如牙间隙刷、单头牙刷及牙签等。

（6）与患者的沟通十分重要，应告知患者目前的口腔状况及相应的治疗计划，并激励患者保持长期维护牙周健康的信心。如有需要，还应进行多学科咨询和会诊（如正畸科、修复科等），以配合必要的治疗。

（7）必要的治疗，包括：①清除龈上和龈下菌斑及牙石；对于口腔卫生良好的患者，也可进行预防性洁治；②指导患者改变不良的口腔卫生行为，包括强化口腔卫生及菌斑控制、提高患者维护治疗的依从性、控制有关的牙周危险因素（如吸烟、全身相关的疾病、消除紧张及均衡营养等）；③如有需要，进行适宜的调𬌗；④如有需要，辅助使用全身或局部抗生素；⑤如有需要，治疗牙本质敏感；⑥对牙周炎复发的患者应及时中断维护治疗，进行必要的进一步治疗，包括牙周手术以控制病情。

（8）计划下次维护治疗的间隔期，对大多数患者来讲，在维护治疗的初期，每3个月一次已经足够，而往后维护治疗的间隔期可按照各人的临床状况及评估结果做出相应的调整，或重新进行非手术或手术治疗以控制病情，然后再决定下一次维护治疗的间隔期。

（三）牙周维护治疗间隔期的确定及时间分配

对于多数牙龈炎患者来讲，每6 ~ 12个月一次的维护治疗应可达到良好的结果。科学证据显示，对大多数牙周炎患者，复诊间隔期应不超过6个月为宜，一般为3个月，以有效地维护牙周状况的稳定。此外，很重要的一点是维护治疗间隔期的决定应因人而异，以反映各人的不同需要。对每个患者来讲，每次维护治疗的时间，一般可根据如下因素来确定：①口腔中牙齿及种植体的数目；②患者的依从性；③菌斑控制状况；④全身健康状况及其他牙周危险因素；⑤以前维护治疗的间隔期；⑥机械性治疗的难易程度；⑦牙周并发症的发生情况；⑧牙周袋的深度及分布情况。

一般来讲，每次维护治疗需持续45 ~ 60分钟，但具体时间因人而异。尽管如此，在临床实践中，完全依从定期维护治疗的患者的百分比并不高。国外有报道，28%的患者并不依从首次维护治疗。10年保持定期维护治疗的患者百分比为45.8%，然而30岁以下的年轻患者的依从性只有41%。在国内，相应的百分比估计更低，情况更为糟糕。很显然，定期维护治疗应引起口腔科医师的高度重视。

六、牙周脓肿切开术

急性牙周脓肿的治疗原则是止痛、防止感染扩散及使脓液引流。在脓肿初期脓液尚未形成前，可轻轻清除大块牙石，冲洗牙周袋，将防腐抗菌药引入袋内，必要时全身给以抗生素或支持治疗。当脓液尚未形成时过早地切开引流会造成创口流血过多和疼痛。当脓液形成且局限、出现波动时，可根据脓肿的部位及表面黏膜的厚薄，选择从牙周袋内或牙龈表面引流。前者可以用尖探针从袋内壁刺入脓肿；后者可在表面麻醉下，用尖刀片切开脓肿达深部，以使脓液充分引流。切开后应彻底清洗脓腔，或在局麻下彻底行龈下清创术。

七、牙周松动牙固定方法

临床上牙齿松动的原因多种多样。对于每位患者不同的松动牙，应做综合而详细的评估，找出主要的因素以进行有序而适当的治疗。

对于牙周炎患者而言，牙周组织的炎症是导致患牙松动的最常见因素。这主要是由于牙槽嵴冠方的牙周组织受到炎症性破坏之故。经牙周治疗控制炎症后，牙齿松动度可不同程度地降低，这与上述牙槽嵴冠方的牙周组织炎症消退后组织重建有关。

综合治疗计划建立后，在确定并拔除无保留价值的患牙之后，首先应控制菌斑、牙石及菌斑滞留因素，控制牙周组织炎症。有效地控制菌斑、消除炎症将使患牙松动度得到不同程度的改善。

（一）原理

牙周炎松动牙的固定是通过牙周夹板将松动的患牙连接，并固定在健康稳固的邻牙上，形成一个咀嚼群体，当其中某一颗牙受力时，力就会同时传递到被固定的相邻牙的牙周组织，从而分散𬌗力，减轻了患牙的负担，调动了牙周组织的代偿能力，为牙周组织的修复和行使正常的功能创造条件。

（二）手术方法

1.时机

软组织炎症控制后，𬌗干扰已消除。

2.指征

（1）松动牙妨碍咀嚼或有不适，若松动牙能行使咀嚼且无不适，则不必固定。

（2）有继发性𬌗创伤，导致患牙动度加重甚至继续移位。

（三）夹板的分类：

可分为暂时性与永久性两种。

1.暂时性夹板

（1）光敏树脂黏合夹板：适用于外伤性松动牙，或作牙周治疗前的临时性固定，不需作牙体制备，固定数周后即可拆除，损坏时再加修补。

（2）纤维夹板：一种是玻璃纤维条，它是由数层超薄玻璃纤维组成的条带，具有牢固的化学结合、很高的抗挠曲强度，从而使松动牙稳固，且牙面没有明显的附件物，外形美观。另一种是强力纤维，不需要磨除牙体组织。

操作时需注意：在松牙固定时应保持牙齿原来的位置，不可有牵拉移位等力量，以免造成新的创伤，甚至引起急性疼痛症状。松动牙固定后应即刻检查有无新的𬌗创伤，特别是有无早接触存在，应及时予以调𬌗。加强口腔卫生指导，教会患者如何保护好牙周夹板以及控制菌斑，不用其咬过硬的食物等。

2.永久性夹板

永久性夹板是通过固定式或可摘式修复体制成的夹板，其特点是耐用，能长期保持。永久性夹板更适用于口内多数牙（特别是前后牙）均有松动的情况，有缺牙者可制作带修复体的永久性夹板。

八、牙龈切除术

牙龈切除术是用手术方法切除增生肥大的牙龈组织或后牙某些部位的中等深度牙周袋，重建牙龈的生理外形及正常的龈沟。

牙龈成形术与牙龈切除术相似，只是其目的较单一，为修整牙龈形态，重建牙龈正常的生理外形。两者常合并使用。

（一）适应证及非适应证

表5-2　牙龈切除术适应证及非适应证

适应证 （全身健康无手术禁忌证者）	①牙龈纤维性增生、药物性增生等牙龈增生性病损，经牙周基础治疗后牙龈仍肥大、增生，形态不佳，或存在假性牙周袋 ②后牙区中等深度的骨上袋，袋底不超过膜龈联合，附着龈宽度足够者 ③牙龈瘤和妨碍进食的妊娠瘤 ④冠周龈片覆盖在阻生牙面上，而该阻生牙的位置基本正常，切除龈片有利于牙的萌出
非适应证	①未进行牙周基础治疗，牙周炎症未消除者 ②深牙周袋，袋底超过膜龈联合 ③牙槽骨缺损及牙槽骨形态不佳，需行骨手术者 ④前牙的牙周袋，牙龈切除术会导致牙根暴露，影响美观

（二）手术方法

（1）麻醉：传导阻滞麻醉和/或局部浸润麻醉。一般多用含肾上腺素的阿替卡因（阿替卡因的浓度为4%），可达到减少术中出血的效果；也可用2%利多卡因。

（2）消毒：让患者在术前用0.12%氯己定液含漱，以清洁口腔。口腔周围皮肤消毒，铺消毒巾。术者戴无菌手套。

（3）根据袋底的位置标定牙周手术的切口。可用印记镊法或探诊法。在术区每个牙唇（舌）侧牙龈的近中、中央、远中处分别做标记点，各点连线即为袋底位置。切口位置应位于此连线的根方1～2mm。

（4）切口：使用15号刀片或斧形龈刀，在已定好的切口位置上，将刀刃斜向冠方，与牙长轴呈45°角切入牙龈，直达袋底下方的根面。

（5）用龈上洁治器刮除切下的边缘龈组织和邻面牙间龈组织，然后彻底刮净牙面残留的牙石、病理肉芽组织及病变的牙骨质。

（6）修整牙龈，建立正常的生理外形。

（7）生理盐水冲洗创面，纱布压迫止血，检查创面，外敷牙周塞治剂。

（8）术后处理常规注意事项：5～7天复诊，除去牙周塞治剂。若创面较大，尚未愈合，必要时可再敷牙周塞治剂1周。

九、牙冠延长术

在临床上，当牙冠折断或龋坏达龈下时，会影响修复体的制作，若此时能将临床牙冠延长，则会为制作良好的修复体创造条件，从而避免拔牙。

牙冠延长术是通过手术的方法，降低牙槽骨和龈缘位置，使原来位于龈下的健康的牙齿结构暴露于龈上，从而使临床牙冠加长，以利于牙齿的修复或解决美观问题。

（一）手术目的及原理

使在更根方的水平上重建健康的牙周组织，将骨切除术与根向复位瓣合并用于重塑生理性的牙龈外形，以便在修复体边缘、骨与软组织之间建立良好的关系。其原理是基于生物学宽度的原理，通过手术降低牙槽嵴顶和龈缘的水平，在龈沟底与牙槽嵴顶之间建立起符合生物学宽度的距离。

（二）适应证及禁忌证

表5-3　牙冠延长术适应证与非适应证

适应证	1. 牙折裂达龈下，影响牙体预备、取印模及修复 2. 龋坏达龈下，影响治疗或修复。牙根外吸收在颈1/3处，而该牙尚有保留价值者 3. 侵犯了生物学宽度的修复体，需暴露健康的牙齿结构，重新修复者 4. 临床牙冠过短，冠修复时固位差，需延长临床冠以增加固位力 适合上述情况的患牙应有一定的牙根长度，在手术切除部分牙槽骨后，仍能保证足够的牙周支持 5. 前牙临床牙冠短，露龈笑需改善美观者
禁忌证	1. 牙根过短，冠根比失调者 2. 牙折断达龈下过多、为暴露牙齿断缘做骨切除术后，剩余牙槽骨高度不足以支持牙齿行使功能者 3. 为暴露断缘切除牙槽骨过多，导致与邻牙不协调或明显损害邻牙者 4. 全身情况不宜手术者

（三）手术方法

（1）单纯切龈术。

（2）根向复位瓣术。

（3）根向复位瓣术+骨成形术。

（四）手术步骤

（1）切龈，翻瓣。

（2）去骨，按照术后生物学宽度的需要确定。

（3）根面平整，去除残留的牙周膜纤维。

（4）修剪牙龈瓣外形及厚度。

（5）复位观察，缝合。

十、牙周翻瓣术

翻瓣术（flap sugery）是用手术方法切除部分牙周袋及袋内壁，并翻起牙龈的黏膜骨膜瓣，在直视下刮净龈下牙石和肉芽组织，必要时可修整牙槽骨，然后将牙龈瓣复位、缝合，达到消除牙周袋或使牙周袋变浅的目的。手术原则是应用不同的手术切口，形成厚薄不一、形态各异的牙龈组织瓣，将其翻起，暴露病变区组织，将感染肉芽组织、根面牙石彻底刮净，修整或不修整骨外形，经清创后再将软组织瓣复位，从而使牙周袋变浅，促进骨的修复。

翻瓣术是目前应用最广泛的牙周手术方法，也是很多其他手术（如骨成形术、植骨术，引导性组织再生术等）的基础。

（一）适应证

（1）深牙周袋或复杂性牙周袋，经基础治疗后牙周袋仍在5mm以上，且探诊后出血者。

（2）牙周袋底超过膜龈联合界，不宜做牙周袋切除者。

（3）有骨下袋形成，需做骨修整或需进行植骨者。

根分叉病变伴深牙周袋或牙周–牙髓联合病变患者，需直视下平整根面，并暴露根分叉，或需截除某一患根者。

（二）切口的设计

在做切口前要先进行牙周探诊，了解牙周袋的状况和分布。

翻瓣术的切口应根据手术目的、需要暴露牙面及骨面的程度、瓣复位的水平等因素来设计，还要考虑到保证瓣的良好血液供应。

1.水平切口

水平切口是指沿龈缘附近所做的近远中方向的切口，一般应包括术区患牙，并向近中和远中延伸1～2个健康牙齿。水平切口包括以下3个步骤。

（1）第一切口为内斜切口。在距龈缘0.5～2mm处进刀，向根方切入。直达牙槽嵴顶或其附近。使用#11或#15C刀片，刀片与牙面成10°角，从术区唇面（或舌面）的端开始，刀片以提插方式移动，每次插入均达骨嵴顶。应沿着逐个牙的牙龈扇贝状外形改变刀片的方向，移至邻面时要更加注意刀片方向的转变，保留龈乳头的外形，避免将龈乳头切除，最终形成扇贝形的牙龈外形。内斜切口完成后，欲切除的组织仍包绕着牙齿，包括袋内壁的上皮和炎症肉芽组织，结合上皮、袋底与骨嵴顶之间的结缔组织纤维。这部分组织在完成第二、第三切口后，将被彻底清除，内斜切口是翻瓣术中最关键的切口。该切口与龈缘的距离及切入的角度，可根据手术目的而定，并可根据牙龈的厚度，欲将龈瓣复位的位置等情况做适当调整。如做改良 Widman 翻瓣术或根向复位瓣术，需尽量保留牙龈外侧的附着龈，内斜切口应距龈缘较近，甚至可从龈嵴处切入；而在附着龈较宽的后牙，为了消除牙周袋，则可从距龈缘较远处切入。在牙龈较薄的部位，切口应距龈缘较近；而在牙龈肥厚增生的部位，切口可距龈缘远些、切入角度大些，以切除增厚的袋壁组织；有时还可将内斜切口与牙龈切除术联合应用，形成较薄的符合生理形态的龈瓣。

内斜切口是目前采用最多的切口。其优点是：将袋内壁的上皮和炎症组织切除；保留了相对完好的袋外侧面的角化龈；形成的龈瓣边缘薄，易于贴附牙面和骨面，愈合后牙龈外形良好。

在第一切口之后，用骨膜起子插入第一切口处，将龈瓣从骨面分离，暴露第一切口的最根方。

（2）第二切口为沟内切口。将刀片从袋底切入，直达牙槽嵴顶或其附近围绕术区牙齿的一周均做此切口，目的是将欲切除的袋壁组织与牙面分离。

（3）第三切口也称牙间切口或牙间水平切口。将龈瓣翻开后作第三切口。将刀片与牙面垂直，在骨嵴顶的冠方，水平地切断袋壁组织与骨嵴顶及牙面的连接。此切口除沿颊、舌面进行外，重点是在两牙之间的邻面进行，刀片伸入邻间隙，从颊舌方向将欲切除的组织从骨嵴顶和牙面彻底断离。

对牙龈为薄生物型的患者，进行翻瓣术时，行内斜切口后保留下来的牙龈组织瓣往往过薄，因此，对这类患者进行翻瓣术时，水平切口可以仅做沟内切口，以便尽可能地保留足够厚的龈瓣，以利于愈合。此外，在进行再生性手术如植骨术、引导性组织再生术时，需要有足够的龈瓣组织将植入材料完全覆盖，这种情况下，内斜切口应采用从龈缘嵴切入的方法，仅切除薄层感染的袋内壁，也可采用沟内切口替代内斜切口，从而尽可能多地保留龈瓣组织。

2.纵行切口也称垂直切口（vertical incision）

纵行切口是在水平切口的近中端或近、远中两端做的纵行切口，目的是减小组织张力，更好地暴露术区。切口从龈缘开始，经过附着龈，直至牙槽黏膜或颊侧移行沟。在近，远中侧均作纵行切口时，应注意使龈瓣的基底部略大于龈缘处，略呈梯形，以保证龈瓣的血供。纵行切口的位置应在术区近、远中侧比较健康的牙龈组织上，位于牙的颊面轴角处，一般将龈乳头包括在龈瓣内，以利于术后缝合。切忌在龈乳头中央或颊面中央处做纵行切口，因这些部位不利于纵行切口的愈合；也尽量避免在舌腭侧作纵行切口，因舌腭侧的纵行切口可能会伤及血管、神经，出血多，而且不利于愈合。是否作纵行切口，取决于手术目的和瓣的设计。例如，作根向复位瓣术，则必须在近、远中两侧作纵行切口，且切口应达膜龈联合的根方，接近移行沟处，以使龈瓣能整体向根方移位；若进行牙槽骨手术等需要暴露较多的骨面时，也常作单端或者双端的纵行切口；单纯的改良Widman翻瓣术，一般不作骨修整，因此一般也不需做纵行切口，必要时可将水平切口延长1～2颗牙，即可将牙根充分暴露。

3.保留龈乳头切口

在植骨术或引导性组织再生术时，以及在前牙美观需要时，如果龈乳头的近远中径较宽，可将整个龈乳头保持在某一侧的龈瓣上，而不是将龈乳头从颊、舌向切开和翻起，一般将完整保留的龈乳头连在唇（颊）侧瓣上。其优点是对邻面植骨处覆盖较严密，避免植入物脱落或感染，并且可减少术后龈乳头的退缩，有利于美观。

切口方法：将每个术区患牙均作环行的沟内切口，不在邻面将颊舌侧龈乳头切断，而是在舌腭侧距龈乳头顶端至少5mm处做一弧形切口，贯通其两侧邻牙的轴角，再用尖柳叶刀从弧形切口处伸入并指向唇面，切透该龈乳头基底部的1/2–2/3，然后即可将该乳头从腭侧分离开，翻瓣时，通过牙间隙将龈乳头翻到唇（颊）侧，并随唇侧龈瓣一起被翻起。

为了减少手术创伤，学者们提出了改良保留龈乳头切口和简化保留龈乳头切口的方法，用于微创手术中。改良保留龈乳头切口是将原来在舌腭侧距龈乳头顶端至少5mm处作弧形切口，改为在唇颊侧距龈乳头顶端约3mm处做切口，做这种切口时要求两邻牙之间的宽度至少2mm。简化保留龈乳头切口是在邻面做一斜行切口，将邻面的龈乳头切断，在复位时龈乳头可通过此斜面对接复位。

（三）术后的组织愈合

1.组织学愈合过程

翻瓣术后24小时内，龈瓣与牙面（或骨面）之间由血凝块连接，血凝块的构成为纤维蛋白网及其间含有的大量中性多形核白细胞、红细胞、损伤细胞的碎片、伤口边缘的毛细血管，渗出液也增多。

术后1～3天，上皮爬行至龈瓣边缘并达到牙面。如果龈瓣与牙槽骨贴附紧密，炎症反应非常轻微。

术后1周，结合上皮形成并附着于牙根面，瓣下方的血凝块已被来自牙龈结缔组织、骨髓腔或牙周膜细胞形成的肉芽组织所替代。若龈瓣与牙（骨）面贴合不紧则肉芽组织形成较多，炎症较重，愈合也慢。

术后2周，胶原纤维形成，并与牙面平行。此时牙龈外观虽已接近正常，但因胶原纤维尚不成熟，故龈瓣与牙面的连接仍较脆弱。

术后3～4周时，上皮和结缔组织的重建均已完成，龈沟内有正常上皮衬里，结合上皮形成，牙槽嵴以上的牙龈纤维也已呈功能性排列。

手术后牙槽骨的愈合过程取决于手术当时骨的暴露程度、是否做骨成形、术后骨面是否严密覆盖等因素。全厚瓣手术时骨面暴露，术后1～3天时骨面有表浅的坏死，随后有破骨细胞性吸收，在术后4～6天达高峰，然后逐渐减轻，导致0.5～1mm的骨吸收。在邻面的牙槽间隔区，这种骨吸收日后可以修复，而在颊舌面则因骨板薄且无松质骨，难以修复，导致最终的少量骨丧失，即使在未做骨修整的区域亦如此。在进行骨成形或术后龈瓣未能严密覆盖骨面者，骨的坏死和炎症较重，骨嵴高度降低，此后可有修复和改建，在术后3～4周达高峰。有学者报告半厚瓣法虽然将骨膜和一部分结缔组织留在骨面，但若该结缔组织太薄或骨膜直接暴露，则其后果与全厚瓣无异。只有在牙龈较厚时，半厚瓣的愈合过程才能比全厚瓣缩短。

2.愈合方式

牙周治疗的主要目的之一是将牙周袋变浅或消除，手术治疗是主要方法之一。治疗后的愈合转归有下列几种方式，它们常常是数种兼有。

（1）牙龈退缩。手术中牙周袋壁被切除，或龈瓣被根向复位以及术后牙龈组织的炎症水肿消退，这些都使得临床上龈缘位置退向根方，牙根暴露，从而使牙周袋变浅或消失。这种结局有利于患者自我控制菌斑，保持牙龈的健康，但在前牙影响美观。

（2）炎症消退、探诊深度减少。结缔组织内的炎症浸润消退，胶原纤维新生，使组织致密，探针不再能穿透结合上皮而进入结缔组织内。另外，组织致密也使袋壁变紧，探诊时探针不易探入，均使得临床探诊深度减少。

上述两种情况虽使袋变浅或消失，但新形成的龈沟底仍均位于治疗前的水平，牙周附着并未增加。

（3）长结合上皮。愈合袋深度变浅或消失，在袋内壁与原来暴露于牙周袋内的牙根表面之间有一层长而薄的结合上皮，称为长结合上皮（long junctional epithelium）。有研究证明，其与牙根面之间的连接是以半桥粒体和基底板的方式连接，这种愈合方式称为长结合上皮愈合。在菌斑控制良好的情况下，该处牙龈可以长期保持健康。由于根面有上皮覆盖，阻止了新的结缔组织附着的形成。临床上牙龈无炎症，龈沟较术前变浅，临床探诊检查时显示有附着获得，也可有一定程度的牙槽骨新生，但组织学观察证明，在长结合上皮下方的结缔组织中只有与牙根面平行走向的胶原纤维，却无功能性排列的牙周膜纤维，并非真正的结缔组织附着获得。这种愈合是翻瓣术后最常见的愈合方式。

（4）牙周组织再生（regeneration）指在原来已暴露于牙周袋内的病变牙根面上有新的牙骨质形成，其中有新生的牙周膜纤维埋入，这些纤维束的另一端埋入新形成的牙槽骨内，形成了有功能性的牙周支持组织，新形成的结合上皮位于治疗前牙周袋底的冠方。这是理想的愈合方式。

以前将牙周组织再生称为新附着。目前，关于新附着的概念，是指在原来暴露于牙周袋内的根面上有新的牙骨质形成并有新的胶原纤维埋入称为形成了新附着。在翻瓣术后的愈合过程中，龈瓣与根面之间首先由血凝块连接，之后牙龈上皮、牙龈结缔组织、牙周膜、牙槽骨4种来源的细胞先后向根面生长贴附，最终的愈合方式取决于上述4种细胞的生长速度及条件。一般情况下上皮生长最快，首先占据了根面，形成长结合上皮愈合，并阻止了其他组织与根面贴附，因此这是最常见的愈合方式。牙龈结缔组织细胞的生长速度仅次于上皮细胞，如果这类细胞有条件首先接触根面，则可形成与根面平行的胶原纤维，而且容易发生牙根吸收。骨髓细胞生长速度最慢，若有条件接触根面，则较容易发生骨固连（ankylosis）或牙根吸收。上述2种愈合方式几乎见不到。牙周膜细胞的生长速度慢于上皮和结缔组织，只在袋底附近的牙周膜细胞能优先占据根面，但机会很少。如果牙周膜细胞能够优先向冠方生长，占据根面，其中的前体细胞（progenitor cells）能分化出成牙骨质细胞、成骨细胞和成纤维细胞，在根面沉积新的牙骨质，形成新的牙周膜纤维埋入其中，胶原纤维的另一端埋入新形成的牙槽骨中，形成再生性愈合，是最理想的愈合方式。然而，在临床上，常规翻瓣术后很少获得再生。

（四）磨牙远中楔形瓣切除术

磨牙远中楔形瓣切除术（distal wedge procedure）是一种翻瓣术，用于治疗最后一个磨牙远中的牙周袋。上、下颌最后一个牙的远中常有垂直骨吸收，导致末端磨牙远中形成窄而深的牙周袋，并常伴有不规则的牙龈组织纤维性增生突起，采用远中楔形瓣切除术，可消除过度增生的龈组织，消除牙周袋，修整骨组织，并避免形成过大的牙龈伤口，利于组织愈合。

1.适应证

适用于最后一个磨牙的远中牙周袋，也适用于缺牙区间隙的近、远中牙周袋，尤其伴有骨下袋者。因患牙远中区病灶常与磨牙后垫相连，组织较松软，如果磨牙后区有附着龈，则效果较好；如已无角化龈，则效果差。需注意的是，凡属第二磨牙远中深袋，都必须在术前拍X线片，以确定其远中无低位阻生的第三磨牙。

2.手术方法

（1）常规消毒麻醉。

（2）在内斜切口的基础上，在磨牙远中作楔形切口，形成三角形瓣，底边在最后磨牙的远中面，尖端向磨牙后垫的远中端，切口之间的宽度和长度取决于袋的深度、角化龈宽度以及该牙远中面至磨牙后垫的距离等。袋越深则两切口间的距离越大。

（3）用手术刀将楔形病变组织与下方骨组织分离，用组织镊或止血钳夹持并稍提起已切开并剥离的楔形块，将之整块切除，直达骨面。去除其他部位的炎症肉芽组织及袋上皮，平整根面。

（4）磨牙远中的深牙周袋通常伴有宽而深的垂直骨吸收，必须修改角形吸收的骨外形，使呈平坦状，以利消除牙周袋。若不修整骨外形，术后仍会形成深牙周袋。

（5）将已被翻开的颊、舌侧瓣复位，覆盖牙槽骨面，修整龈瓣的边缘，避免颊、舌侧瓣的重叠，使颊、舌侧瓣恰好对接，与骨面紧密贴合，缝合固定，远中作锚式缝合。放置牙周塞治剂。

（6）1周后去除塞治剂，拆除缝线。

十一、切除性骨手术

牙周炎的病理改变包括牙槽骨的破坏，大部分为牙槽骨嵴吸收，同时也有部分区域有骨质代偿性的异常增生，从而导致牙槽骨外形改变，失去其原有的生理外形，如牙槽骨边缘变钝、变厚呈平台状、高低不齐、垂直吸收形成骨下袋、牙间的凹坑状吸收等。而骨的形态与牙龈的形态直接相关，由于骨的畸形，往往使牙龈失去正常的生理外形，增加菌斑的堆积。因此，要恢复牙周软、硬组织的正常生理外形，必须在翻瓣术中同时纠正骨病损和畸形，为良好的牙龈外形创造条件。

切除性骨手术（resective osseous surgery）是在翻瓣术中用手术方法修整病变区的牙槽骨，使之恢复正常的形态和生理功能。包括骨成形术（osteoplasty）和骨切除术（ostectomy）。骨成形术和骨切除术的目的都是修整牙槽骨的边缘部分，使之恢复或接近其生理外形，骨成形术强调修整骨外形而不除去支持骨，而骨切除术则是切除一部分起支持作用的牙槽骨。在临床上，这两种方法往往需同时使用，很难严格区分。这类手术的优点是能有效地消除牙周袋，改善牙龈外形；缺点是牺牲骨质。

（一）适应证

（1）浅的一壁骨袋或宽而浅的二壁骨袋难以有新骨修复者。骨缺损的形态决定着所应采用的手术方法。浅的一壁骨袋和宽而浅的二壁骨袋，因植入的骨或骨替代材料难以固位成活和形成再生，不适合再生性治疗，因此，通常用骨成形术来修整牙槽骨的外形，以消除骨袋。

（2）邻面骨凹坑状吸收，骨再生的可能性较小，可切除较薄而低的一侧骨壁，形成斜坡状，或将颊、舌两侧的骨壁均除去，以消除凹坑状外形。

（3）正常的骨生理外形应在嵴顶处较薄，呈移行状态，牙根间的骨面有纵向凹陷。若牙槽骨嵴圆钝肥厚或突出呈壁架状，则需修整成形。

（4）向邻近缺牙区倾斜的牙齿，常在缺牙侧形成窄而深的骨下袋，如无条件通过正畸方法将倾斜牙竖直，可通过手术方法，将骨修整成逐渐移行的长斜面，以便消除牙周袋。

（5）正常的外形应是邻间骨嵴较高，而颊舌面的骨嵴较低，且相邻牙齿的骨嵴顶高度较一致。若骨边缘线高低不齐或邻面骨低于颊、舌面而使骨缘线呈反波浪形者，则需加以修整成形，必要时可切除少量支持骨。

（6）根分叉病变为Ⅱ度但附着龈宽度较窄或根分叉病变为Ⅲ度时，再生性治疗难以成功因此常采用根向复位瓣术，暴露分叉区，并修整分叉区的根间骨缘，形成薄而有根间纵凹的外形在牙龈附着后可形成良好的外形，从而利于菌斑控制和良好口腔卫生的维护。

（二）手术方法

（1）切口及翻开黏骨膜瓣。同翻瓣术，根据龈瓣复位的要求决定内斜切口的位置，如根向复位瓣、原位复位瓣等。常规翻瓣和刮除根面的菌斑、牙石及肉芽组织，充分暴露骨的外形。

（2）用涡轮手机上的8号圆钻轻轻、断续地磨除肥厚及不齐的骨缘或一壁骨袋，使成移行的斜坡状。去骨过程中必须有冷却水，以免引起骨坏死。还应避免损伤牙齿。在牙间和根间的唇颊侧骨面应形成生理性的纵凹沟。也可用骨凿修整骨缘。

龈瓣复位时应完全覆盖骨面，以减少牙槽骨的吸收。

十二、再生性手术

牙周组织再生是指由于牙周炎所造成的已丧失的牙周组织得以重建，有新的牙骨质和牙槽骨形成，其间有新的牙周膜纤维将其连接，新形成的结合上皮位于治疗前牙周袋底的冠方。这是理想的牙周治疗结果。目的在于获得牙周组织再生的手术治疗方法称为再生性手术，主要包括引导性组织再生术和植骨术，也可两者联合应用或与其他一些促进再生的方法（如根面的生物处理和使用生长因子等）联合应用。

（一）引导性组织再生术

20世纪80年代以前，通过牙周治疗获得的牙周组织再生非常有限。20世纪70年代末、80年代初，以Nyman、Lindhe、Karring、Gottlow等为代表的学者进行了一系列研究，证明在牙周组织愈合过程中只有牙周膜细胞具有牙周组织再生的潜能。然而，在术后愈合过程中，牙龈上皮生长最快在数天内即从创缘爬行到牙面并沿牙根面向根方生长，形成长结合上皮，妨碍了再生的形成。随后作者们提出了一系列促使牙周膜细胞冠向生长从而形成牙周组织再生的手术方法。从那时至今，这方面的研究方兴未艾，使牙周治疗进入一个新的时代。

引导性组织再生术（guided tissue regeneration，GTR）是在牙周手术中利用膜性材料作为屏障，阻挡牙龈上皮在愈合过程中沿根面生长，阻挡牙龈结缔组织与根面的接触，并提供一定的空间，引导具有形成再生能力的牙周膜细胞优先占据根面，从而在原已暴露于牙周袋内的根面上形成新的牙骨质，并有牙周膜纤维埋入，形成牙周组织的再生。

用于GTR的膜性材料分为两类：不可吸收性膜和可吸收性膜。

不可吸收性膜在人体内不能降解吸收，需要手术后6～8周时第二次手术将膜取出。产品主要成分为聚四氟乙烯（polytetrafluoroethylene，PTFE）。其分子结构稳定，不引起任何组织反应，是临床应用最早最多的膜材料，临床效果肯定。可吸收性膜在手术愈合过程中可降解而被吸收，不需要第二次手术取出。这类膜有胶原膜、聚乳酸膜等，国外已有胶原膜的商品化产品和聚乳酸产品等，国内也有用牛腱提取胶原制备成的胶原膜等。

1.适应证

（1）窄而深的骨内袋为GTR的适应证，骨袋过宽则效果差。三壁骨袋因牙周膜细胞来源丰富且易于提供牙周膜细胞生长的空间，故效果最好，窄而深的二壁骨袋也是较好的适应证。

（2）Ⅱ度根分叉病变为GTR的适应证，但需有足够的牙龈高度，以便能完全覆盖术区。尤其以下颌牙的Ⅱ度根分叉病变效果好。有学者报告Ⅲ度根分叉病变的早期有一定的疗效，但结果不确定。

（3）仅涉及唇面的牙龈退缩，邻面无牙槽骨吸收且龈乳头完好者。

符合上述适应证者，需经过牙周基础治疗，包括口腔卫生指导、洁治、刮治和根面平整、调殆等将牙周感染控制之后，才能进行CTR术。如患者为吸烟者，会影响术后的愈合，手术效果差。

2.手术方法

（1）麻醉、消毒：局部麻醉时注意在龈缘及牙间乳头处不要过度浸润麻醉，以减轻边缘组织的局部缺血。术前患者用0.12%氯己定液含漱1分钟，口周常规消毒。

（2）切口：切口的设计应尽量保存牙龈组织，内斜切口切入的位置应在龈缘处，必要时作保留龈乳头切口。另外，水平切口应向患牙的近远中方向延伸1～2个牙，以充分暴露骨病损。在需要增加瓣的移动性时，可在颊侧作垂直松弛切口，切口应超过膜龈联合。

（3）翻瓣：翻起全厚瓣，以充分暴露骨缺损及邻近骨质3～4mm为度。

（4）清创及根面平整：去除袋内所有肉芽组织，彻底刮净根面牙石等刺激物，平整根面，清除牙骨质内的内毒素对于组织再生形成至关重要。

（5）膜的选择和放置：根据骨缺损的形态选择合适形状的膜，可对膜进行适当修剪，膜放置时应将骨缺损全部覆盖，并超过缺损边缘至少2～3mm。膜材料应与缺损周围的骨质紧密贴合，避免折叠，还应注意防止膜向骨病损内塌陷，在膜的下方应保留一定的间隙，给具有形成再生能力的组织提供生长的空间。聚四氟乙烯膜需通过悬吊缝合将其固定于牙齿上，保证膜在龈瓣下的稳定。

（6）瓣的复位和缝合：瓣应将膜完全覆盖，勿使膜暴露，并避免瓣的张力过大，必要时可做冠向复位。缝合时应首先在龈乳头处做纵向褥式缝合，以保证邻面颊、舌侧瓣的闭合。

（7）牙周塞治剂的使用：可使用牙周塞治剂，也可不使用，术后10～14天拆线。

（8）取屏障膜手术：若使用不可吸收性膜，在术后6～8周应做第二次手术将膜取出。手术取膜时，切口的范围仅包括治疗牙，将软组织轻轻翻起，用锐切除法将膜分离，若膜的外表有袋形成，则一定要去除袋上皮。第二次手术过程中重要的是不要损伤新生组织，龈瓣复位时应将创面完全覆盖。

3.术后护理

（1）术后1～2周内可口服抗生素，并用0.12%氯己定液含漱4～12周，控制菌斑，防止感染。二次取膜手术后，用0.12%氯己定液含漱2～3周。

（2）术后8周内每1～2周复查1次，简单洁治，清除菌斑。

（3）术前教会患者用软毛牙刷刷牙，术后4～6周后可恢复刷牙和牙间清洁措施（牙线、间隙刷等）。并定期复诊，进行常规的牙周维护。

4.影响疗效的因素

菌斑控制不佳、牙周维护阶段的依从性差、术后不按期复查清除菌斑、吸烟都会影响CTR术后的疗效，手术中瓣的设计不能将膜完全覆盖，骨袋宽而浅、所使用的膜材料过早降解、膜与根面之间不能保持一定的间隙也会影响疗效。术后膜如果暴露，则易引起感染，一旦感染将使得再生不能形成。因此，在GTR术前，术中和术后应在上述各方面加以注意，避免不利因素，才能获得理想的治疗效果。

（二）牙周植骨术或骨替代品的植入术

牙周植骨术（bone grafts）或骨替代品的植入术（graft of bone substitute）是采用骨或骨的替代品等移植材料来修复因牙周炎造成的牙槽骨缺损的方法。曾有报道，有些植入材料能够在根方形成一定的再生性愈合，因此，此类手术归属于再生性牙周手术。这类手术的目的在于通过移植材料促进新骨形成，修复骨缺损，恢复牙槽骨的解剖形态，并期望获得理想的牙周组织再生。适用于二壁及三壁骨下袋，或Ⅱ度根分叉病变，牙龈瓣能覆盖骨面及根分叉区者。

1.骨或骨替代品植入用材料

所用材料的性能主要看材料是否具有骨生成潜力、骨诱导潜力和骨引导潜力。骨生成是指植骨材料中含有的细胞能形成新骨；骨诱导是一种化学过程，在这个过程中，植骨材料中的分子（例如骨形成蛋白）能使邻近的细胞转化为成骨细胞，从而形成新骨；骨引导是一种物理作用，植骨材料的基质形成支架以利于邻近组织中的细胞进入植骨材料，从而形成新骨。选择骨材料时，还应考虑材料的生物相容性、临床可操作性、手术损伤小、术后并发症少、术后效果的可预测性和患者的接受度。

目前，用于这类手术的材料有以下4类。

（1）自体骨：植骨材料取自患者本身。可取自口腔内的拔牙创、上颌结节、无牙区牙槽嵴、磨牙后区及颏部等处的骨质，或在骨成形和骨切除术中获得的骨碎片。也可取自髂骨。但因从髂骨取骨痛苦较大，且易引起植入处的牙根吸收，现已不用。

研究显示，自体骨具有骨生成能力，自体骨移植治疗牙周骨缺损，可以获得新的结缔组织附着，但结果不易预测。缺点是自体取骨增加了患者供区的手术创伤。

（2）异体骨：来自同一物种的不同个体。有健康捐献者的新鲜冷冻骨和骨髓、冻干骨、脱矿冻干骨。然而，异体骨的供者须经过严格的健康筛选，异体骨也须经过冷冻、辐射或化学方法处理，以消除其抗原性，并消除可能存在的病毒等感染造成疾病传播的危险。

异体骨的优点是骨源丰富，简化操作，并免除患者因取骨造成的创伤和痛苦。缺点是仍不能完全排除抗原性及疾病传播的危险性。有研究显示，冻干骨具有骨引导作用，而脱矿冻干骨在脱钙处理后暴露了骨基质中的骨形成蛋白，因而具有骨诱导作用，临床上的骨再生效果也优于冻干骨。

（3）异种骨：来自不同的物种。近年来，有对小牛骨进行特殊处理后，只留下骨的无机成分支架结构，为自然、多孔的无机骨基质。研究显示，临床应用后在多孔结构内有新骨形成。

（4）非骨移植材料：作为骨替代品的非骨移植材料，有磷酸钙生物材料，如羟基磷灰石（hydroxyapatite，HA）、β-磷酸三钙（β-tricalcium phosphate，β-TCP）；有珊瑚来源的材料，如自然珊瑚材料、珊瑚材料制成的多孔羟基磷灰石；其他材料如生物活性玻璃等。磷酸钙生物材料自20世纪70年代中期至今一直用于临床，具有良好的生物相容性，不引起任何炎症反应和排异反应，这类材料具有骨引导性，而不具有骨诱导性。

羟基磷灰石HA中钙磷的比例为1.67，与骨相似，HA一般不能被吸收。β-磷酸三钙中钙磷的比例为1.5，β-TCP能被部分吸收。

珊瑚来源的材料具有生物相容性，并已应用于牙周临床；自然珊瑚材料被吸收得较慢，需数个月；而多孔羟基磷灰石不吸收或经数年才被吸收。

生物活性玻璃由钠盐、钙盐、磷酸盐和二氧化硅组成，在口腔科应用的是不规则颗粒的生物玻璃，颗粒大小直径为90～170μm或300～350μm。在植入体内与组织液接触后，颗粒的表面发生化学变化，吸引成骨细胞，从而形成新骨。

2.手术方法

（1）消毒与麻醉：常规消毒，局部浸润麻醉或传导阻滞麻醉（受骨区及供骨区）。

（2）切口：受骨区的切口设计要保证黏骨膜瓣对受骨区能完全覆盖。为保留更多的龈瓣组织，内斜切口的位置应尽量靠近龈缘，甚至有人认为不用内斜切口而使用沟内切口。为保留邻面牙龈组织，可考虑采用保留龈乳头切口。

（3）翻瓣：充分暴露病变牙槽骨。

（4）清创及根面平整：刮净骨袋内的病理性组织及结合上皮，如采用的是沟内切口，则还应修剪龈瓣内壁的袋内上皮和肉芽组织，清除牙石，平整根面。观察骨袋的形态、类型及骨缺损大小。

（5）骨或骨替代品的植入：将取到的骨组织或其他植入材料送入骨袋内，注意植入的量要适当，平齐骨袋口即可。

（6）软组织瓣复位、缝合：一定要使龈瓣将植入材料严密覆盖，必要时做冠向复位。缝合时，为加强龈瓣的贴合，可配合使用水平褥式缝合或垂直褥式缝合。

（7）牙周塞治：术区冲洗后放置牙周塞治剂。也有学者认为不必放置牙周塞治剂。

（8）术后护理：手术后和口腔护理极为重要，尤其是龈瓣的稳定性及预防术后感染最为重要。术后可给予抗生素口服1周，并用0.12%氯己定液含漱，至少4周。一般术后10～14天拆线，之后仍需每1～2周复查，密切观察并清除菌斑。

植骨术如果与引导性组织再生术联合应用，可利用植骨术和引导性组织再生术的共同优势，进一步提高再生手术的效果。联合应用时，先行植骨或植入骨替代材料，之后放置屏障膜，此膜应将植入材料完全覆盖，并扩展至骨缘外2～3mm，其余同引导性组织再生术。

3.牙周组织再生性手术治疗效果的评价

对牙周再生性手术治疗效果的评价，主要通过以下4种方法

（1）组织学评价。只有从愈合区获得组织块进行组织学分析，才能确定附着的类型，提供明确的证据证明有牙周附着的再生。但此方法需在治愈后再拔除牙齿并切除其周围的牙周组织，临床上不可能实施。

（2）牙周探诊。探查术前和术后的牙周袋深度、附着水平以及骨高度。临床附着丧失是常用的指标，但探查到的临床附着水平并不能精确地反映结缔组织最冠方的水平，而且探诊所得到的深度受牙龈炎症的影响，并受探诊位置、探诊角度、探诊力量等的影响，有一定的误差。用压力探针能在一定程度上减少误差。

（3）放射学检查。采用X线片评价骨的再生需要标准投照技术，才能进行术前术后的比较，但仍有误差，常常会低估术前骨吸收量及术后骨增加量。数字减影分析则可提高准确性。

（4）再次手术翻开观察。能直接观察到术后骨的修复情况。缺点是患者难以接受，也不宜作为常规。肉眼只能观察到新骨的形成，但无法观察到是否有牙周膜结构。

在上述这些评价方法中，只有组织学评价能最准确地确定组织再生和新附着的形成，但无法用于临床；再次手术翻开观察能提供牙槽骨再生的证据，然而患者也往往

不愿接受再次手术。因此，在临床工作中主要依靠的是牙周探诊和X线检查方法。医师对这些不同检查方法所获得的结果应有清醒的认识。

关于牙周再生治疗的效果，到目前为止，人类临床研究及组织学研究显示，GTR在治疗骨下袋和下颌Ⅱ度根分叉病变中能获得牙周组织的再生，在对这两种病损的治疗中，GTR治疗所获得的临床效果远远超过单纯翻瓣术。而对Ⅲ度根分叉病变和上颌的Ⅱ度根分叉病变，CTR治疗的效果不能肯定，有些效果好，有些则效果差，结果难以预测。GTR与其他再生治疗方法（如植骨术、根面处理等）的联合应用，能提高再生治疗的效果。研究还显示，只要患者能适时复查，保持良好的口腔卫生，通过GTR所获得的再生牙周组织可以保持长期的稳定。总之，尽管目前可用于牙周再生治疗的病变类型依然有限，但毕竟已能获得成功。相信，随着研究的不断展开和深入，新方法的不断提出，牙周再生治疗的效果将会更加满意，结果的可预测性将会不断提高，应用范围也将会更加广泛。

十三、根分叉病变的手术治疗

由于根分叉区的特殊解剖条件，洁治和刮治术很难彻底清除根分叉区的牙石、菌斑，也难以进行长期有效的菌斑控制，因此往往需要进行手术治疗。手术治疗的理想目标是在根分叉病变区形成组织再生，建立新附着，使根分叉病变完全愈合。然而，由于病情不同，并非所有的病例都能达到这一理想的效果，因此，根分叉病变手术治疗的次级目标包括去除根分叉部位的牙石、菌斑，建立便于进行自我菌斑控制和维护治疗的良好的解剖外形。对不同程度的根分叉病变应选用不同的手术方法。

（一）根分叉病变的手术治疗方法

（1）Ⅰ度根分叉病变建议使用洁治、刮治、根面平整治疗；如果根分叉有深牙周袋或有骨外形不良，在刮治和根面平整后还可采用翻瓣术和骨成形术，从而使牙周袋变浅，并通过骨外形的修整，形成良好的牙龈外形，利于菌斑控制，达到长期维护牙周健康的目的。

（2）下颌磨牙的Ⅱ度根分叉病变可考虑植骨术或骨替代品植入术、引导性组织再生术或两者联合治疗，以期获得再生。难以获得再生性愈合的深Ⅱ度根分叉病变可考虑根向复位瓣术等，以消除牙周袋，暴露分叉区，建立便于进行自我菌斑控制的良好的解剖结构。

（3）Ⅲ度根分叉病变常用截根术、半牙切除术或分根术治疗，或者拔牙。对于Ⅲ度根分叉病变，也有人主张采用根分叉成形术、隧道成形术，但易造成牙根敏感和根面龋，应慎用。

（二）截根术

截根术（root amputation，或root resection）是指将患根分叉病变的多根牙中破坏最严重的一或两个牙根截除，消灭分叉区病变，同时保留牙冠和其余的牙根，继续行使功能。常用于磨牙的Ⅲ度或Ⅳ度根分叉病变。

1.适应证

（1）多根牙的某一个或两个根（上颌磨牙）的牙周组织破坏严重，且有Ⅲ度或Ⅳ度根分叉病变，而其余牙根病情较轻，牙齿松动不明显者。

（2）磨牙的一个根发生纵裂或横折，而其他根完好者。

（3）磨牙的一个根有严重的根尖病变，根管不通或器械折断不能取出，影响根尖病变的治愈者。

（4）牙周-牙髓联合病变，有一根明显受累，患牙可以进行彻底的根管治疗。

术前应对患牙做牙髓治疗，并调殆以减轻该牙的负担，也可缩减牙冠的颊舌径。患者必须已经掌握正确的菌斑控制方法，否则手术的长期疗效必定不佳。

选择适应证时，还应考虑以下因素：①牙根的长度和形态，如病变较轻、能保留的牙根过短或牙根弯曲，手术后不足以支持牙齿行使功能的患牙，不适合截根术。②根柱（从釉牙骨质界到分叉处的距离）的长度，根柱短的牙适合截根术，且操作容易；相反，根柱长、分叉部位接近根尖区的牙，不适合截根术。③根分叉的角度、有无牙根融合，根分叉的角度大，易于治疗和手术；分叉角度小，操作难度增加，如牙根部分融合，则不适于截根术。④余留根周围支持组织的量，支持组织量少，不足以支持牙齿，则不适合截根术。⑤牙齿动度，如牙齿动度已超过Ⅱ度，则不适合截根术治疗。⑥术后牙间隙刷等口腔清洁用具能否进入截根后的原根分叉区，这将会影响术后口腔卫生的维护，如不能进入该区域进行清洁，无法进行术后的维护，则不适合截根术。⑦保留的患根需进行彻底的根管治疗。

2.手术方法

（1）做内斜切口及垂直切口，常规翻瓣，充分暴露分叉区，彻底清创、根面平整，方法同翻瓣术。

（2）用灭菌的涡轮手机，安装细裂钻，在分叉的水平将患根截断并取出，注意要将分叉处完全切去，切忌残存树桩状的根面倒凹。修整截根面的外形，使从分叉区到牙冠接触区处形成流线型斜面，类似固定桥桥体的外形，以利于日后保持口腔卫生。

（3）在断面暴露的根管处备洞，用银汞合金或牙色充填材料倒充填，注意不要将银汞碎屑掉入伤口内。为了手术方便和缩短时间，可在做牙髓治疗时，将需截除根的根管口稍扩大加深，从髓腔内填入银汞合金或其他永久充填材料，以省去截根过程中的倒充填术。

（4）将根分叉深部及拔牙窝内的病变组织刮净，必要时修整不规则的骨嵴外形。

（5）清洗创面后，将龈瓣复位缝合，拔牙后可自行愈合。

如果在进行翻瓣等手术过程中，临时发现有重度受累的牙根必须作截根术，而未能于术前预先进行根管治疗者，此时可用氢氧化钙糊剂直接盖髓后充填术后定期复查牙髓状态，牙髓活力可能保持一段时间后逐渐退行性变或坏死，届时再作根管治疗。

3.截根术后的愈合及护理

截根术后即刻，患牙会有较明显的松动，应注意调䬃，以减轻䬃力，并嘱患者尽量不用患牙咀嚼，3～4周后患牙将逐渐恢复到术前的稳固度。截根后的牙槽窝愈合与拔牙窝愈合过程相同。

截根术后最可能发生的并发症是余留牙根的牙周破坏继续加重或根折。根折的主要原因是患牙支持作用减少，受力方向改变，原有的轴向力变为侧向力，对患牙造成创伤；或术前未做调䬃；或根管治疗过程中造成根管壁过薄，或根管有内吸收后导致牙根脆弱而根折。

有研究显示，截根术后的牙齿通过简单的牙周维护治疗能长期保留，并能成功地行使功能长期成功治疗的关键是正确的诊断、适应证的选择、患者良好口腔卫生的维护以及正确的手术操作和修复。

（三）分根术

分根术（root separation）仅适用于下颌磨牙，是将下颌磨牙连冠带根从正中沿颊舌方向截开，使其分离为近中、远中两半，形成两个独立的类似单根牙的牙体。这样能较彻底地清除根分叉区深在的病变组织，消除该处的牙周袋，也消除了原有的根分叉病变，有利于菌斑控制和自洁。被切割后暴露的牙本质和牙骨质部分，可用全冠修复体覆盖，以减少患龋的可能。

1.适应证

（1）下颌磨牙根分叉区Ⅲ度或Ⅳ度病变，局部的深牙周袋不能消除者

（2）患牙两个根周围有充分的支持骨，牙无明显松动。

2.手术方法

（1）术前先进行根管治疗，髓室内用永久充填材料充填

（2）先行翻瓣术，内斜切口尽量保留龈缘组织，尤其是根分叉处，以利于形成术后两个“单根牙”间的龈乳头。可在近、远中做垂直切口。

（3）翻开全厚瓣，充分暴露分叉区，并刮除病变组织

（4）然后使用金刚砂钻或涡轮裂钻，从正对根分叉部位沿患牙牙冠的颊舌向发育沟切开，分为近、远中两半。形成两个独立的单根牙，修整近、远中两半牙体的外形

（5）彻底清创，刮除深部的病变组织。冲洗、止血，龈瓣复位、缝合。放置牙周塞治剂。

伤口愈合期间最好制作暂时冠，以利形成牙间乳头，待6-8周后进行牙冠修复。

（四）牙半切除术

牙半切除术（tooth hemisection）又称半切术，是将下颌磨牙的牙周组织破坏较严

重的一个根连同该半侧牙冠一起切除，而保留病变较轻或正常的半侧，成为一个“单根牙”，从而消除根分叉病变。

1.适应证

（1）下颌磨牙根分叉病变，其中一根受累，另一侧较健康，有支持骨，不松动，并能进行根管治疗者。

（2）需留作基牙的患牙，尤其当患牙为牙列最远端的牙时，保留半个牙可作为修复体的基牙，避免作单端修复体。

2.手术方法

（1）术前进行根管治疗，髓室内以永久充填材料充填。

（2）切口、翻瓣同截根术。如根分叉已完全暴露，也可不做翻瓣。

（3）使用金刚砂钻或涡轮裂钻，将患牙从牙冠向根分叉部位分为近、远中两部分，切割的位置可稍偏向患侧处，以多保留健侧的冠根。

（4）拔除患侧冠根，刮净拔牙窝及原根分叉区的病变组织，必要时做骨修整。

（5）修整保留侧的断面边缘，形成良好的牙体外形。

（6）龈瓣复位缝合。

十四、膜龈手术

膜龈手术是多种牙周软组织手术的总称，它们涉及附着龈、牙槽黏膜、系带或前庭沟区。这些手术也包括在牙周成形手术之内。膜龈手术的目的如下。

（1）增加附着龈的宽度，以支持龈缘。附着龈的宽度因人而异、因牙位而异，其正常范围在1～9mm。由于其表面为角化上皮，一般认为较宽的附着龈有保护作用，并有利于口腔卫生措施和菌斑控制。但文献报告，若能认真控制菌斑，即使附着龈很窄或无附着龈者，也能保持健康的牙周组织。然而，对于口腔卫生不够理想者，则需要一定宽度的附着龈。附着龈过窄时易受附近牙槽黏膜及肌肉的牵拉而使龈缘与牙面分离。附着龈过窄还常伴有前庭沟过浅，有碍口腔卫生的保持和佩戴可摘义齿，可用手术方法增宽附着龈或加深前庭沟。

（2）治疗局限性牙龈退缩，用牙龈组织覆盖裸露的根面。

（3）用系带成形术矫正系带或肌肉的异常附着。

膜龈手术的术式多样，可根据不同情况选用下列手术。

（一）游离龈移植术（free gingival graft，FGG）

游离龈移植术是将自体健康的角化牙龈组织移植到患区，以加宽附着龈，加深前庭沟。较多用于下颌前牙多个牙齿的唇侧。

1.适应证

（1）附着龈过窄，附近牙槽黏膜及肌肉的牵拉使龈缘与牙面分离者。

（2）附着龈过窄并伴有前庭沟过浅，有碍口腔卫生的保持和可摘义齿配戴者。

（3）个别牙唇侧龈退缩致附着龈过窄或几乎无附着龈者。

（4）种植体周缺乏角化组织，或角化组织过窄者，以及伴有前庭沟过浅者。

2.手术方法

（1）常规消毒。局麻时注意勿将麻药注入受植区，可采用传导阻滞麻醉或术区四周浸润麻醉。

（2）受植区准备。沿膜龈联合做水平切口，勿切透骨膜，切口长度根据所需治疗的牙位数决定可长达3～4个牙位。锐分离切口根方的牙龈，保留骨膜和部分结缔组织在骨面上，将半厚瓣推向根方，瓣的边缘缝合固定于根方的骨膜上，形成一个受植区的创面。用锡箔剪成受植区大小及形状，然后用浸有生理盐水的纱布覆盖创面。由于半厚瓣推向根方，可使前庭沟加深。

（3）供区取龈组织。选择上颌前磨牙至第一磨牙腭侧的角化牙龈，距龈缘2～3mm处，用#15C刀片按锡箔形状作浅切口，用锐剥离切取龈组织，从一侧锐剥离少许后，可穿进一针并留长线以便牵引此瓣，继续锐剥离。切取的牙龈组织厚度以1.0–1.5mm为宜，包括角化上皮及其下方少许结缔组织。薄的游离牙龈组织有利于与受植区密贴，并于移植后的最初期内靠受区的组织液提供营养，过厚不利于营养的提供，且造成供区过深的创面。若切取的游离牙龈组织较厚应进行修剪，除去组织上带有的腺体和脂肪组织。

（4）游离牙龈组织的移植与缝合。将获得的游离的牙龈组织移植并缝合于受植区，缝合前应清除受植区的血凝块，使移植组织能与受区的结缔组织紧贴，并避免卷边，以利愈合。缝合时用细针和细线（5–0号）尽快将游离组织的两角缝于受植区冠方端的牙龈上，只缝1～2针使其固位即可，根方不缝使之呈“垂帘”状。尽量减少移植组织的操作和损伤。用湿纱布轻压1～2分钟，排除组织下方的积血和空气，表面放置锡箔，然后放置牙周塞治剂。移植的牙龈组织必须固位良好，以利愈合。供区也可放锡箔后用塞治剂保护伤口。

（5）术后3天内应避免唇（颊）部的剧烈活动，以免使移植来的组织移位，妨碍愈合。术后10～14天拆线，必要时可再放塞治剂1周，指导患者保持良好的口腔卫生。

3.术后愈合过程

游离牙龈组织的成活取决于结缔组织能否在短期内与受植区的组织愈合。在术后即刻游离牙龈组织靠受植床处的血浆渗出物来维持营养和水分。第2～3天时开始有血管长入组织内并与残存的部分毛细血管吻合，移植组织中心的血管最后生成，约需10天。同时有结缔组织的纤维连接。约从术后14天开始，移植组织中的血管数目减少至正常，组织逐渐成熟，上皮角化层形成。大多数病例的游离组织在移植后初期上皮发生退行性变和坏死，由受植区边缘处的上皮爬行将其覆盖约需4天，第7天时有上皮钉突形成。显微镜下组织的完全愈合根据移植组织厚度的不同约需10-16周。愈合后移植组织的颜色质地虽为正常，但与周围原有的牙龈有明显的区别，略微发白或厚些。

游离移植组织在愈合后均会有一定程度的收缩。术后24周时，覆盖牙根面的组织约收缩25%；覆盖于骨膜上者则可收缩约50%，在最初的6周中收缩最剧烈。

（二）侧向转位瓣术

侧向转位瓣术是利用相邻牙的健康牙龈形成带蒂的龈黏膜瓣，向牙龈退缩病变区转移，以覆盖裸露根面的手术方法。用以治疗个别牙较窄的牙龈退缩。

1.牙龈退缩的分度

牙龈退缩可造成个别牙或多个牙的牙根裸露，影响美观，还伴有附着丧失，角化龈变窄。Miller于1985年将牙龈退缩使牙根暴露的病损进行了分类。

（1）Ⅰ类：龈缘退缩未达到膜龈联合处，邻面无牙槽骨或软组织的丧失。

（2）Ⅱ类：龈缘退缩达到或超过膜龈联合，但邻面无牙槽骨或软组织的丧失。

（3）Ⅲ类：龈缘退缩达到或超过膜龈联合，邻面牙槽骨或软组织有丧失，位于釉牙骨质界的根方，但仍位于唇侧退缩龈缘的冠方。

（4）Ⅳ类：龈缘退缩超过膜龈联合，邻面骨丧失已达到唇侧龈退缩的水平。

对于Ⅰ类和Ⅱ类龈退缩，可采用GTR治疗、侧向转位瓣术或上皮下结缔组织移植术来治疗，如达到预期的效果，可获得根面的完全覆盖；对Ⅲ类龈退缩，根面可获得部分覆盖；Ⅳ类龈退缩则不是适应证。

2011年，Cairo等根据牙龈退缩和附着丧失情况对牙龈退缩进行了分类，分为以下3度。

Ⅰ度牙龈退缩（recession type 1，RT1）：唇颊侧牙龈退缩，邻面无附着丧失，临床上在牙齿的近中和远中都探不到CEJ。

Ⅱ度牙龈退缩（recession type 2，RT2）；唇颊侧牙龈退缩，邻面有附着丧失，邻面附着丧失（邻面CEJ至袋底的距离）小于或等于颊侧的附着丧失（颊侧CEJ至袋底的距离）。

Ⅲ度牙龈退缩（recession type 3，RT3）：唇颊侧牙龈退缩，邻面有附着丧失，邻面附着丧失量（邻面CEJ至袋底的距离）大于颊侧附着丧失（颊侧CEJ至袋底）。

2.适应证

个别牙的唇侧龈裂或牙龈退缩，部分牙根暴露但暴露面较窄，邻牙的牙周组织健康，附着龈较宽，牙槽骨有足够高度和厚度，前庭沟深度足够，可供给龈瓣，并能侧向转移以覆盖裸露的根面。

3.手术方法

（1）受瓣区的准备。沿着牙龈缺损区的龈边缘0.5～1mm处做一V形或U形切口，将所暴露根面周围的不良龈组织切除。注意切口线一定要在健康组织上。刮除根面与骨之间的一部分牙周膜，开放牙周膜间隙以利细胞爬行附着根面。牙根面若较凸，可略磨平，以利瓣贴合。

（2）供瓣区的准备。测量受瓣区缺损的宽度，在患牙的近中或远中形成一个相当于受瓣区1.5-2倍宽的半厚瓣，如牙龈较薄也可为全厚瓣，高度与受瓣区相同。一般在距受瓣区创面包括2个龈乳头处，在健康牙龈上作垂直于骨面的纵行切口，翻起黏骨膜瓣，将此瓣侧向转至受瓣区覆盖根面。如瓣的张力较大，可在切口的基底远端处稍延长做松弛切口，以增加带蒂瓣的活动性，便于转移。

（3）清洗创口，修剪龈乳头使之与受瓣区的舌侧龈乳头相对应，即可缝合。为防止瓣滑向根方，可用悬吊缝合。在受瓣区以及供瓣区遗留的裸露创面或骨面表面置油纱布、碘仿纱布或锡箔后，放置塞治剂。

当牙根暴露区的近远中径太宽，单侧瓣太窄不能完全覆盖时，则可在近中和远中邻牙各转一带乳头瓣，两瓣在受瓣区中线处缝合。有时两瓣连接的龈缘处需用悬吊缝合，然后放置牙周塞治剂。也有将此法称为双乳头转位瓣术。

（三）冠向复位瓣术

冠向复位瓣术是指在牙龈翻瓣术中，将带蒂的全厚瓣、黏骨膜瓣或半厚瓣（黏膜瓣）复位时向冠方移位，复位至较原来龈缘位置更冠方的位置处。在牙周再生性手术中有时会联合应用全厚瓣的冠向复位瓣术。在膜龈手术中主要采用半厚瓣冠向复位瓣术，或半厚—全厚—半厚瓣的冠向复位瓣术，用于治疗牙龈退缩的导致的少量根面裸露。在此介绍膜龈手术中应用的冠向复位瓣术。

1.适应证

（1）Miller Ⅰ类龈退缩，因牙龈退缩导致的少量根面暴露，一般牙龈退缩<4mm，邻面骨高度和牙龈高度正常，并有一定宽度的角化龈。

（2）Miler Ⅱ类龈退缩，需冠向复位瓣术与结缔组织移植术联合应用，单纯冠向复位瓣术往往效果不佳。

2.禁忌证

（1）因全身疾病不能进行牙周手术者。

（2）Miller Ⅳ度龈退缩

（3）患牙的角化龈宽度不足，角化龈宽度<3mm。

（4）薄龈生物型牙龈，单纯冠向复位瓣术效果可能不佳，但可以与上皮下结缔组织移植术联合应用。

3.手术方法

（1）麻醉。局部浸润麻醉，注意不要将局麻药注入术区牙龈。

（2）根面处理。在裸露的根面上用刮治器进行根面平整，清除根面上的菌斑、内毒素等。也可配合使用四环素或EDTA进行根面处理。

（3）切口。使用#15或#l5C刀片作切口，水平切口的位置根据龈退缩的量决定，即根据龈退缩的距离，测量龈乳头顶端至根方相同的距离，该处为水平切口的位置，例如，牙龈退缩3mm，龈乳头顶端向根方3mm处为水平切口的位置。水平切口为半厚瓣切口，不切透骨膜。水平切口在距邻牙龈缘有一定距离时，切口转向根方做纵行切口，切口要斜向根方，超过膜龈联合，形成根方较宽的梯形龈瓣。

（4）翻瓣。单纯采用冠向复位瓣治疗牙龈退缩时，冠向复位瓣术的翻瓣可采用半厚—全厚—半厚瓣的方式，在龈退缩的近、远中侧牙龈处进行锐分离，翻半厚瓣；在龈退缩的根方则翻全厚瓣，全厚瓣的宽度与龈退缩的量相同：之后再向根方进行锐分离，翻半厚瓣，直至龈瓣可以无张力的冠向移动至可将原来裸露的根面完全覆盖。进行半厚瓣的翻瓣时要注意龈瓣不能过薄，过薄的龈瓣易发生坏死，导致手术失败。

（5）去除龈乳头表面上皮。用刀片将患牙近、远中龈乳头表面的上皮切除，或用弯剪刀将龈乳头表面的上皮剪除。

（6）龈瓣复位。将翻开的半厚－全厚－半厚瓣进行冠向复位，近、远中端的龈瓣覆盖在去除了上皮的龈乳头表面的创面上，龈瓣中央处可达釉牙骨质界，即全厚瓣部分将裸露的根面完全覆盖。

（7）缝合。使用5-0或6-0或更细的可吸收缝线或不可吸收缝线进行缝合，在龈乳头处采用间断缝合或联合使用悬吊缝合，在纵切口处做间断缝合，将冠向复位的龈瓣固定。

（四）上皮下结缔组织移植术

上皮下结缔组织移植术简称为结缔组织移植术，是20世纪80年代提出的一种旨在覆盖裸露根面的膜龈手术。其特点是将带蒂的半厚瓣与自体的游离结缔组织相结合，治疗单个牙或多个牙的宽而深的牙龈退缩。将取自腭部的结缔组织移植于受植区翻起的半厚瓣的下方，有利于移植物的成活，并提高覆盖成功率。供区的创面小，愈合快。

这种手术的操作难度较大，然而成功率较高，术后牙龈退缩较少。有研究报告，这种手术与游离龈移植术相比，造成的腭侧伤口小，术后牙龈的颜色与邻牙区也更相近，美观效果更好。因此，这种手术的应用逐渐增多

1.适应证

单个牙或多个牙的Miller Ⅰ类和Ⅱ类牙龈退缩，尤其是上颌牙。Ⅲ类龈退缩，根面只能获得部分覆盖。牙龈有一定的厚度，可做半厚瓣且具有充足的血供。

2.手术方法

（1）受植区。在被治疗牙的唇面按冠向复位瓣的方法做水平切口和翻瓣，即在距龈乳头顶部约龈退缩的距离做一水平切口，应注意不包括龈乳头。在水平切口的近、远中末端做两个斜向的纵切口，切口超过膜龈联合。锐分离制备半厚瓣，直至半厚瓣能无阻力地复位至釉牙骨质界处。彻底刮净受植区的根面，降低其凸度。

（2）供区。从上颌前磨牙及磨牙的腭侧供区牙龈处切取上皮下结缔组织。在切取前用注射器针头估计黏膜可获得的厚度。在供区做矩形的3个切口，并翻起一个半厚瓣，从瓣下方切取一块大小合适的结缔组织，其表面可带一窄条上皮，随结缔组织移植至受植区，也可不带上皮。

（3）将结缔组织立即放在受植区，覆盖根面，如带窄条上皮，将窄上皮放在患牙的釉牙骨质界处或其冠方，用可吸收缝线将其缝合固定在骨膜和被保留的龈乳头处，随即将受瓣区的半厚瓣冠向复位，覆盖住移植来的结缔组织，最好完全覆盖住，如不能完全覆盖，也要覆盖至少1/2–2/3，缝合固定。

（4）如果采用的是隧道技术，则应将结缔组织放置在隧道内，并将退缩部位的裸露根面完全覆盖住。

（5）将供瓣区翻起的半厚瓣复位缝合，可达一期愈合。

（6）术区可以覆以锡箔和牙周塞治剂，以保护术区伤口，也可不放置塞治剂，只要保持口腔卫生，伤口也可愈合良好。

（7）术后10~14天拆线。

十五、系带切除术

系带是由黏膜折叠所形成，通常包含一些肌纤维，将唇、颊或舌连接于牙槽黏膜和（或）牙龈及其下方的骨膜。如果系带附着位置过于靠近龈缘，则当唇或颊活动时可牵拉龈缘，使该处易于堆积菌斑等刺激物，较易形成牙周袋或使病变加重，也会妨碍翻瓣术的愈合，因此应进行系带修整术或系带切除术。前者是将系带切断以改变其附着位置，不致妨碍龈缘；而系带切除术则将系带连同它与骨面的联系一起切除，例如，上颌中切牙之间因粗大的唇系带相隔而出现较大间隙，此时可用系带切除术。

（一）适应证

（1）系带附着位置过于靠近龈缘，牵拉龈缘与牙齿分离者，或影响翻瓣术愈合者。

（2）系带粗大并附着至龈缘处，致使上颌中切牙出现间隙者。

（二）手术步骤

（1）局部浸润麻醉。

（2）用止血镊夹住系带，镊喙方向直指移行沟。

（3）在镊喙的上、下两侧各做一切口直达移行沟。两切口之间呈V形，止血镊所夹部分即被切除。

（4）钝剥离创口下的纤维组织，使系带完全松弛，创口呈菱形。

（5）沿系带纵行方向作间断缝合，如中间张力大，可作褥式缝合。压迫止血。

（6）1周后拆线。

系带切除术常可与翻瓣术或游离龈移植术同时进行。

十六、多学科联合治疗—辅助正畸的牙周手术

（一）辅助正畸的骨皮质切开术

辅助正畸的骨皮质切开术（orthodontic-drivencorticotomy，ODC）是利用手术方法在正畸治疗开始前进行骨皮质切开，利用随之而来的骨愈合过程加速牙齿移动，以达到缩短正畸治疗时间的目的。众多学者不断改良这一技术，使之越来越成熟，并广泛应用于临床。

1.发展简史

患者对于正畸治疗的最大顾虑莫过于治疗时间长，较长的治疗时间不仅会影响美观，而且增加了患者清洁口腔的难度，是危害牙周健康的风险因素。早在18世纪便出现了利用外科方法帮助牙齿移动的先例，其后Cunningham（1894）应用了牙连同牙槽骨一起移动的方法矫正错位牙。20世纪中叶，Kdle（1958）将皮质骨切开术带到美国，他认为正畸时牙移动的最大阻力来自骨皮质，而切断骨皮质则可提高牙齿移动的速度。另一方面，切开的骨块能够帮助其内的牙齿更快速地移动。Duker（1975）证实了骨皮质切开术对于牙髓和牙周组织的安全性。Frost（1983）发现在手术区域发生了成骨更快的现象，并称为区域性加速现象（regional accelerated phenomenon，RAP）。RAP的发现加速了ODC术式的发展。20世纪末，Wilcko（1998）等医师提出了一种改良的皮质骨切开术，将其和骨增量手术结合在一起，称为维克正牙法、加速成骨的正畸治疗（accelerated osteogenic orthodontics，AOO®），以及后来进一步改良的牙周手术加速成骨的正畸治疗（periodontally-AOO，PAOO®）

2.手术机制

手术中最关键的步骤是骨皮质切开—可制造RAP，促使机体向术区运送促进愈合的细胞而这一过程可加速牙齿的移动。Lino等学者在动物实验中验证了这一理论。实验对比了骨皮质切开区（实验组）和未切开区（对照组）牙周膜、牙槽骨及牙根的情况，发现第1周时，两组牙周膜均出现玻璃样变，从而导致牙槽骨未发生吸收，牙齿未移动。第2周时，对照组仍然维持这种状况，且发生牙根吸收；而实验组的玻璃样变已消除，牙齿开始移动且未发生牙根吸收。第4周和第8周时，对照组的玻璃样变消除，牙槽骨出现吸收，牙根开始移动，然而牙根发生进一步吸收；实验组牙齿移动

情况良好。实验组的牙周膜在早期就消除玻璃样变的原因可能是骨皮质切开术引发的巨噬细胞趋化作用，比对照组更快地吞噬了玻璃样变的牙周膜，这一现象加速了骨吸收的速度，减少了牙根吸收的风险。结果显示，实验组牙齿移动距离是对照组的2倍。RAP的效应从骨手术后的2～3天内开始，在1～2个月时达到顶峰，通常维持4个月左右，但可能需要6～24个月完全消失。Aboul-Elaet等学者在人体上比较了骨皮质切开术组与对照组上颌尖牙区牙齿移动的速度，移动速度比对照组快1.06倍。

3.适应证

（1）为了减少正畸治疗的时间，针对接受传统非正颌手术正畸方案的患者。

（2）缩短正畸-正颌手术联合治疗患者的术前正畸时间。

（3）选择性改变组间支抗，加速促进目标牙齿的移动，并减少非目标牙位的反作用力。

（4）为了扩大基骨，减少拔除前磨牙的需求，加强牙周组织，降低正畸可能带来的牙周破坏。

（5）作为多学科治疗的手段，包括治疗成年和未成年部分无牙颌患者。

（6）改变面下1/3的面型。

（7）纠正阻生牙位置的辅助手段。

（8）替代部分牙颌畸形患者的正颌手术。

（9）正颌手术后㼌相关并发症处理的辅助手段。

4.手术方法

（1）切口设计。传统方式是同颌双侧第一磨牙间龈沟内切口，前牙区唇侧建议行龈乳头保留切口，以保护龈乳头利于美观，还可在第一磨牙后作附加切口，以充分暴露术区。改良方式是不作水平切口，仅在各牙间作平行于牙根的垂直切口，以供超声骨刀进入。

（2）翻瓣。暴露术区翻起全厚黏骨膜瓣，暴露出唇颊侧骨板，注意勿伤及血管神经束。

（3）皮质骨切开。传统的骨皮质切开采用高速手机配球形车针来实现，注意用生理盐水冷却防止骨坏死，促进术后骨愈合。目前，超声骨刀也开始应用于ODC，超声骨刀在切割骨皮质的同时可避免伤及周围的软组织、血管、神经，因此，可用于牙根间垂直切口设计的ODC中。骨皮质切开的深度以穿透骨皮质为准，形成骨髓通向外界的隧道，在切开处看到有血冒出即可。皮质骨切开的外形可以是孔、线条及任何几何形状。无论何种形状，切开处应距离牙槽嵴顶23mm以上，以避免术后不必要的软组织退缩和牙周支持组织的丧失。此外，还应避免损伤各种重要的解剖结构如上颌窦、下牙槽神经、牙根等

（4）骨移植材料的选择。并非所有的ODC都需要放置骨移植材料，如果皮质骨

较薄（厚度<2mm）或者有骨开窗、骨开裂的情况，则建议放置骨移植材料，以促进骨愈合，使软硬组织外形更饱满。将骨材料放置在皮质骨切开的骨板表面，切勿放置过多骨移植材料，否则可能会影响瓣的复位缝合，其外不需要盖膜。

（5）瓣的复位和缝合。瓣无张力复位缝合，通常可采用间断缝合、连续缝合、褥式缝合等方式。打结时勿过紧，避免龈瓣边缘缺血。

（6）术后护理。术后7～10天口服抗生素，1～3周含激氯己定漱口液。术后3～7天服用镇痛药物，之后可以服用非处方镇痛药物。

5.术后正畸的时机

通常正畸托槽在术前1～2周时黏接，术后3～14天开始加力，直到纠正错骀畸形。在RAP达到峰值以及RAP效应存在的时候，尽可能快地移动牙齿，以加速整个正畸治疗的进程，但在治疗完成后仍需进行常规的正畸保持。

（二）嵴上纤维环切术

在正畸过程中常会遇到牙扭转的情况，为了预防扭转牙的复发，早年采用过矫正的方法来补偿复发的情况，但过矫正的度较难控制。1970年，Edwards提出嵴上纤维环切术（circumferential supracrestal fibrotomy，CSF），成功地将CSF应用于正畸扭转的患牙。他将320例正畸患者分为CSF组和对照组，经过12～14年随访，发现CSF可将复发率降低30%，且应用于扭转牙更有效。此外，将CSF应用于正畸助萌时，可避免正畸后的牙冠延长术。当正畸过程发生牙齿的旋转、牵引和压入移动时，嵴上纤维会发生形变，而这种形变可能会造成正畸结束后纤维的回弹。因此，CSF的原理就是将发生形变的嵴上纤维切断，以防止回弹力的产生，降低正畸治疗后的复发率。

1.适应证

（1）各种形式的牙扭转矫治。

（2）中切牙间隙矫治

（3）正畸过程中牙的牵引、压入移动。

2.手术方法

CSF主要有以下3种切口：指向牙槽嵴顶的龈沟内切口；指向牙周间隙的龈沟内切口；指向牙槽嵴顶的近龈缘切口，但在附着龈窄或骨板薄的区域应尽量避免行该切口，以预防牙龈的退缩。

3.手术时机

大多数正畸后复发发生在拆除托槽后的5小时内，为了减少正畸后的复发，应该在正畸结束前几周内进行CSF，并在此基础上形成嵴上纤维的重新连接。但在托槽拆除前进行手术可能遭遇托槽阻挡手术器械的情况，影响嵴上纤维的离断。

第六章　口腔颌面外科

第一节　口腔颌面部解剖

一、三叉神经、面神经的走形和分支分布

（一）三叉神经

三叉神经为最大的一对脑神经，属混合性神经，由两根组成。三叉神经节的中枢突聚集成感觉根从腹外侧入脑桥，由一般躯体感觉纤维传导口腔颌面部的感觉；三叉神经运动根是由脑桥中部发生的特殊内脏运动纤维，经三叉神经节深面入下颌神经，支配咀嚼肌的运动。

三叉神经节为最大的脑神经节，又称半月神经节，在颞骨岩部尖端的三叉神经压迹处，距颧弓根后端深4.5～5cm，位于硬脑膜两层所形成的三叉神经腔内，上方为大脑颞叶，内缘邻近海绵窦部和颈内动脉，外侧有卵圆孔、棘孔走行。

三叉神经节内假单极神经元的中枢突汇聚为感觉根，其触、压觉纤维终止于三叉神经感觉主核（脑桥核），痛、温觉纤维终止于三叉神经脊束核；咀嚼肌本体感觉纤维穿经三叉神经节，上行终止于三叉神经中脑核。神经元之周围突聚成三条神经干，分别称为眼神经、上颌神经和下颌神经，三者之感觉纤维在面部的分布约以睑裂、口裂为分界。

1. 眼神经

眼神经属感觉性神经，为三叉神经中最细小者，起自三叉神经节的前内侧，穿行于海绵窦外侧壁，在近眶上裂处分为泪腺神经、额神经及鼻睫神经三个终末支，而后向前经眶上裂入眶，分布于眶、眼球、结膜、泪腺、上睑、睑裂以上前额及顶部皮肤、鼻的大部分皮肤以及鼻黏膜部分皮肤。

2. 上颌神经

上颌神经为感觉性神经，起自三叉神经节前缘的中部，向前循海绵窦外侧壁下

方，经圆孔达翼腭窝上部，由眶下裂入眶更名为眶下神经，向前行于眶下沟、眶下管，出眶下孔达面部。依其行程，可将上颌神经分为四段。

（1）颅中窝段：上颌神经在颅中窝段发出脑膜中神经，分布于硬脑膜。

（2）翼腭窝段：上颌神经在翼腭窝段发出颧神经、翼腭神经及上牙槽后神经。

颧神经：经眶下裂入睑，穿过眶外侧壁之颧骨管，分为额支和颧面支，布于颧、颞部皮肤。颧神经还借交通支将来源于面神经的副交感神经节后纤维导入泪腺神经内，控制泪腺分泌；

翼腭神经：翼腭神经亦称神经节支常为两条小支，在翼腭窝内下降，穿经翼腭神经节，与其节后纤维共同组成眶支、鼻支、腭神经和咽神经等。①鼻支：鼻支经蝶腭孔入鼻腔，分布于鼻甲和鼻中隔的黏膜。其中一支称为鼻腭神经，沿鼻中隔黏膜深面行向前下，分布于鼻中隔，经切牙管出切牙孔，分布于上颌前牙的腭侧黏骨膜及牙龈，且发出分支与上牙槽前神经交通，共同分布于上颌中切牙，另有分支在上颌尖牙的腭侧与腭前神经吻合。拔除上颌前牙时，可采用切牙孔注射法行鼻腭神经阻滞麻醉。②腭神经：分为前、中、后三支，均下行于翼腭管内。腭前神经又名腭大神经，出腭大孔向前，行于上颌骨腭突下面纵行的沟内，分布于上颌后牙及尖牙的腭侧黏骨膜及牙龈，并在上颌尖牙的腭侧黏骨膜内与鼻腭神经吻合。腭中、后神经下行出腭小孔，分布于软腭及腭扁桃体。

上颌神经阻滞麻醉常用的翼腭管注射法即由腭大孔进针。另外，拔除上颌前磨牙及磨牙时，常采用腭大孔注射法行腭前神经阻滞麻醉。

上牙槽后神经：是上颌神经在翼腭窝内发出的分支，经翼突上颌裂进入颞下窝。有一支沿上颌骨体后面下降，分出上牙龈支布于上颌磨牙颊侧的黏膜及牙龈。另有分支与上牙槽后动脉伴行进入牙槽孔，经上颌窦后壁之牙槽管前行，与上牙槽中神经及前神经相互交织成上牙槽神经丛。神经丛后部的分支至上颌磨牙根部（上颌第一磨牙的近中颊根除外），自根尖孔进入牙髓腔，或分布于相应的牙周膜、牙槽骨及上颌窦黏膜。有时上牙槽后神经的分布范围也可向前延伸至前磨牙或尖牙区。

（3）眶内段：上颌神经进入眶下裂后更名为眶下神经，发出上牙槽中神经及上牙槽前神经。①上牙槽中神经：在眶下管的后段起自眶下神经，经上颌窦前外侧壁的牙槽管下行，参与上牙槽神经丛的构成。分布于上颌前磨牙和上颌第一磨牙的近中颊根及其牙周膜、牙槽骨、颊侧牙根及上颌窦黏膜。国人约有1/3上牙槽中神经缺如，其分布区由上牙槽前神经和/或上牙槽后神经替代。②上牙槽前神经：自眶下管的中点起自眶下神经，经上颌窦前外侧壁的牙槽管下行，加入上牙槽神经丛，分布于上颌前牙及其相应的牙周膜、牙槽骨、唇侧牙根及上颌窦黏膜。上牙槽前神经发出一鼻支，分布于下鼻道外侧壁前区及鼻腔底的黏膜，并与鼻腭神经相吻合。

（4）面段：上颌神经于眶下孔处发出睑下支、鼻外侧支、鼻内侧支及上唇支；睑下支：①分布于下睑皮；②鼻外侧支：分布于鼻侧部的皮肤；③鼻内侧支：分布于鼻腔前庭的皮肤；④上唇支：分布于上唇皮肤和黏膜。

临床上可将注射针头经眶下孔刺入眶下管，行眶下神经阻滞麻醉（麻醉上牙槽前、中神经）。在上颌骨体后方上颌结节上方可行上牙槽后神经阻滞麻醉。当外伤骨折或上颌窦肿瘤破坏眶底波及眶下神经时，均可导致同侧下睑、眶下区、上唇皮肤及相关牙、牙龈的疼痛或麻木。

3.下颌神经

下颌神经是以感觉神经为主的混合性神经，是三叉神经中最大的分支，由起于三叉神经节前缘之外侧的粗大感觉根，与行于神经节下方的细小运动根共同穿卵圆孔出颅，进入颞下窝时，感觉根与运动根合并，下行于腭帆张肌与翼外肌之间，发出脑膜支和翼内肌神经后分成前、后两干。

（1）脑膜支即棘孔神经，经棘孔入颅，与脑膜中动脉伴行，分布于硬脑膜。

（2）翼内肌神经自翼内肌深面进入该肌，分布于翼内肌，并有1～2细支穿经耳神经节，分布于鼓膜张肌及腭帆张肌。

（3）下颌神经前干：较细，走行于翼外肌深面，大部分为运动纤维，分别分布于颞肌、咬肌和翼外肌。感觉纤维几乎全部集中于颊神经。①颞深神经：前后各一，分别称为颞深前神经和颞深后神经，均经翼外肌上缘进入颞肌深面，布于该肌；②咬肌神经：常与颞深后神经共干，两者分开后，咬肌神经向外，经翼外肌上缘，与咬肌动脉伴行，在颞肌与颞下颌关节之间，跨越下颌切迹至咬肌深面，布于该肌。在翼外肌上缘，咬肌神经发出细支至颞下颌关节；③翼外肌神经：行于翼外肌深面，分支布于翼外肌上下头；④颊神经：或称颊长神经，前干中唯一的感觉神经，行向前外，自翼外肌两头之间穿出，在喙突内侧缘沿下颌支前缘行向前下，在颞肌和咬肌前缘的覆盖下，穿过颊脂垫，布于下颌磨牙及第二前磨牙的颊侧牙根及颊部的黏膜和皮肤。颊神经的变异较大，可被上牙槽后神经的分支或下牙槽神经入下颌孔前分出的一支所代替；在颊侧牙根分布时可能前伸至下颌尖牙或后缩至下颌第二磨牙；有时可替代上牙槽后神经的上颌牙龈支或参与支配下颌前磨牙和第一磨牙。

（4）下颌神经后干较粗，主要分为3条神经，即耳颞神经、舌神经和下牙槽神经。前两者为感觉神经，下牙槽神经为混合性神经。

耳颞神经：多以两根包绕脑膜中动脉后合为一干，向后走行于翼外肌深面与腭帆张肌之间，穿过蝶下颌韧带与髁突颈之间，沿颞下颌关节后方进入腮腺上部分上、下两支。①上支：从耳颞神经主干分出后，几成直角弯曲向上，经腮腺上缘穿出，沿颞浅动脉后方上行，越过颧弓根部进入颞区，分为关节支、耳前支、外耳道支、腮腺支及颞浅支，分布于颞下颌关节、耳郭前上部及外耳道、腮腺及颞区的皮肤。颞浅支上行越过颧弓浅面，经耳郭前方在颈浅动、静脉之间上行成为耳颞神经的终末支。②下支：在腮腺实质内下行，与面神经相交通。

耳颞神经与面神经、耳神经节及上颌动脉交感丛相交通。来自舌咽神经的副交感节前神经纤维经鼓室支、岩小神经至耳神经节，在此交换神经元后，副交感节后神经纤维随耳颞神经的腮腺支进入腮腺，司腮腺分泌。来自交感神经颈上节的节后神经纤维，随上颌动脉的分支进入耳颞神经，分布于腮腺、腮腺血管及耳颞部皮肤的血管、汗腺及立毛肌，司腺体的分泌和血管的舒缩。

行颞下颌关节区或腮腺区手术时，要注意防止耳颞神经的损伤，以免发生交感与副交感神经纤维的错位愈合，形成“错配”，引起耳颞神经综合征，即当味觉刺激时，耳颞部皮肤潮红或出汗，临床上又称为味觉出汗综合征。

舌神经：起自下颌神经后干，经翼外肌深面至其下缘，于翼内肌和下颌支之间下行向前内呈一弓形，越过下颌第三磨牙的远中至其舌侧下方，继向前下经舌骨舌肌与下颌舌骨肌之间，居下颌下腺及其导管之上。当其越过舌骨舌肌前缘附近时，舌神经先从导管的上方至其外侧行向下内侧“钩绕”导管，继续在导管的内侧前行，沿颏舌肌外侧与舌深动脉伴行至舌尖。分布于下颌舌侧牙根（有时向前仅止于尖牙区，其变更的范围由对侧的舌神经支配）舌前2/3黏膜、口底黏膜和舌下腺。

舌神经在经过翼外肌下缘时，收纳面神经的鼓索，将面神经的味觉纤维分布于舌前2/3的味蕾；将副交感纤维导入舌神经下方的下颌下神经节，该节后纤维分布于舌下腺及下颌下腺，司腺体的分泌。舌神经在下颌第三磨牙远中及舌侧，位置表浅，表面仅有黏膜覆盖，在行舌下腺、下颌下腺、口底区手术时，要注意防止舌神经的损伤。下牙槽神经：为下颌神经分支中之最大者，在翼外肌内侧下行，从翼外肌下缘处穿出，在蝶下颌韧带与下颌支之间与下牙槽动、静脉相伴沿下颌神经沟下行，穿经下颌孔入下颌管，沿途分支在下颌骨下牙槽基底部吻合成下牙槽神经丛，由该丛再分出终末支，布于下颌牙之牙髓及其牙周膜和牙槽骨。另有终末支出颏孔为颏神经，分布于下颌前牙及第一前磨牙的唇颊侧牙龈、下唇黏膜及皮肤和颏部皮肤。下牙槽神经在进入下颌孔前还发出下颌舌骨肌神经，向前下方行于下颌舌骨沟内，支配下颌舌骨肌及二腹肌前腹。下颌舌骨肌神经内有时混有感觉纤维，由下颌骨正中内面进入下颌骨内，分布于下颌切牙及牙龈或参与同侧或对侧的下颌切牙神经。临床上常在下颌孔上方的下颌神经沟行下牙槽神经阻滞麻醉，此处舌神经恰位于下牙槽神经前内方约1cm处。因此，只需将注射针褪离下颌神经沟约1cm，注射局麻药液，即可麻醉舌神经。

双侧下牙槽神经终末支在中线与对侧同名神经相吻合，故行下颌中切牙区手术时除阻滞麻醉同侧下颌神经外，尚需追加局部浸润麻醉。

颈横神经上部分支可经下颌骨内面前磨牙区的舌侧骨孔穿入下颌骨内，分布于下颌前磨牙区。故成功的下牙槽神经阻滞麻醉后，仍有5%～24%的人有痛觉，常在追加颊侧或磨牙后三角等处的浸润麻醉后得以止痛。

下颌管在下颌第三磨牙下方距根尖很近，拔阻生智齿时要注意避免损伤下牙槽神经。

（二）面神经

面神经为混合性神经，由两个根组成，一是较大的运动根，含特殊内脏运动纤维，起于脑桥下部网状结构腹外侧部的面神经核，其纤维支配面部表情肌、颈阔肌、镫骨肌、三腹肌后腹和茎突舌骨肌。另一个是较小的混合根，由副交感纤维、味觉纤维和一般躯体感觉纤维合并形成。前两者分别支配舌下腺、下颌下腺、泪腺、腭及鼻腔黏膜的腺体和舌前2/3的味蕾，感觉纤维则主要传导外耳道、外耳门周围及小部分耳后皮肤的痛、温、触觉冲动。

面神经于脑桥延髓沟的外侧部出脑后入内耳门，穿内耳道底入颞骨岩部的面神经管，在面神经管内先向前外，继呈直角转向后外，在转折处膨大形成面神经膝（外膝），此处前缘面神经干上有感觉性的膝神经节。继而主干再向下行，出茎乳孔，向前穿过腮腺形成腮腺丛，终支呈扇形分布于面部表情肌。因此，以茎乳孔为界，可将面神经分为面神经管段及颅外段。

1. 面神经管段的分支

（1）岩大神经也称岩浅大神经，为面神经第一个分支，主要含有副交感节前纤维。自面神经膝分出后，经翼管至翼腭神经节，副交感纤维在此节交换神经元后，随神经节的一些分支及三叉神经的分支到达泪腺、鼻和腭黏膜的腺体，支配其分泌。

（2）镫骨肌神经在鼓室后壁后方自面神经干发出，向前经一小管至镫骨肌。如果面神经在发出镫骨肌神经以上处受损，除面瘫外，患者还会发生镫骨肌麻痹和听觉过敏。

（3）鼓索在茎乳孔上方约6mm处自面神经干发出，向前上行进入鼓室，继而穿经岩鼓裂出鼓室至颞下窝，向前下行以锐角从后面并入舌神经并随其走行分布。鼓索包含有味觉纤维及副交感纤维，前者随舌神经分布于舌前2/3的味蕾，传导味觉冲动；后者进入舌神经下方的下颌下神经节交换神经元，节后纤维至下颌下腺及舌下腺支配腺体分泌。

2. 面神经颅外段及其分支

（1）面神经主干：是指面神经出茎乳孔至面神经分叉处的一段，长约2cm，直径约2.5mm。面神经自茎乳孔穿出时，位于茎突与乳突之间的间隙内。在茎乳孔前缘相当于乳突尖上方约1cm处，距皮肤表面深约2cm处，面神经向前、外并稍向下经外耳道软骨与二腹肌后腹之间，前行越过茎突根部的浅面进入腮腺，而后横过颈外动脉及下颌后静脉的外侧。新生儿及儿童由于乳突尚未发育完全，面神经位置表浅，手术时容易受到损伤。

（2）面神经腮腺前分支：①耳后神经于茎乳孔下方1～2mm处发出，沿乳突前方上行，在此有迷走神经的耳支加入，并与枕小神经、耳大神经的后支相交通。耳后神经在外耳道和乳突之间，分为耳支及枕支，前者支配耳后肌，后者支配枕肌。②二腹肌支：在近茎乳孔处发出，支配二腹肌后腹。③茎突舌骨肌支：较为细长，常与二腹肌支共干发出，支配茎突舌骨肌。

（3）面神经腮腺内分支

面神经主干进入腮腺后，在腮腺深浅两叶之间前行至颈外动脉外侧，于下颌支后方分叉，通常为颞面干和颈面干两大分支，颞面干行向上前方，约在髁突颈处分为颞支、颧支和上颊支；颈面干行向前下分出下颊支、下颌缘支及颈支。面神经两干及分支间相互吻合成网状分布，在某分支损伤时可代偿部分功能。①颞支：有1~2支，自颞面干发出后，经髁突浅面或前缘距耳屏前10~15mm，出腮腺上缘，紧贴骨膜表面，越过颧弓后段浅面，行向前上，分布于额肌、眼轮匝肌上份、耳前肌和耳上肌。该支受损，同侧额纹消失。在腮腺前缘处，颞支位置表浅，且与其他面神经分支间缺少吻合支，受损后功能不易恢复，在该区手术时注意保护。②颧支：生为2~3支，由颞面干发出，自腮腺前上缘穿出后行向前上，分上下两部分，上部分支较细，行向前上，越过颧骨表面，支配上、下眼轮匝肌；下部分支较粗，沿颧弓下方区面横动脉之下平行前行，在颧大肌、颧小肌及提上唇肌、提上唇鼻翼肌之深面进入并支配之。另在眶下区与三叉神经之眶下神经组成眶下丛。颧支损伤后眼睑不能闭合。临床在行腮腺或颞下颌关节手术时，以紧贴耳前的纵弧形切口为宜，在发际内可斜向前上方，这样既可减少手术瘢痕又可避免损伤颧支及额支。③颊支：主为3~5支，由颈面干发出，或来自颞面、颈面两干。出腮腺前缘，行于咬肌筋膜的表面，据其与腮腺管的关系，可分位于其上方的上颊支及位于其下方的下颊支，两者分别走行于腮腺管上、下方各10mm的范围内。上颊支较粗，位置较恒定，其体表投影约在耳屏前切迹与鼻翼下缘的连线上，平行于腮腺管上方。下颊支位置不恒定，在口角平面或其稍上方前行。上、下颊支布于颧大肌、颧小肌、笑肌、提上唇肌、提上唇鼻翼肌、提口角肌、切牙肌、口轮匝肌、鼻肌及颊肌等。各颊支间相互吻合形成不规则的颊面襻，吻合支可位于腺管的深面或浅面。颊支与腮腺管关系密切，在行腮腺切除手术时，可以腮腺管为标志，寻找并解剖面神经颊支。颊支损伤可出现鼻唇沟变浅或消失、鼓腮无力。上唇运动力减弱或偏斜以及食物积存于颊龈沟等。但由于颊支在腮腺内的吻合丰富，个别小支的损伤不致影响表情肌的活动。④下颌缘支：多为2支，由颈面干发出，穿经腮腺途径较长，位置变异较大。自腮腺的下前缘穿出，在下颌角下方前行于颈阔肌深面与颈深筋膜浅层之间，起初行于下颌下三角上部，而后转向上前跨过下颌下缘，行于降口角肌深面，支配降口角肌、降下唇肌、笑肌及颏肌。约于下颌下缘平面，由后向前依次越过下颌后静脉、下颌角、面静脉浅面。由于下颌缘支紧贴下颌后静脉表面，因此，下颌后静脉是寻找下颌缘支的一个重要标志。大部分下颌缘支行于下颌骨下缘之上，下颌缘支损伤，可导致患侧口角下垂及流涎。行下颌下区切口时，为避免损伤下颌缘支，应在下颌骨下缘下方15mm处切口，低位结扎面动脉及面静脉，并应切开颈深筋膜浅层，在其深面向上翻瓣，可达到保护下颌缘支的目的。在行腮腺手术时，可以下颌后静脉和下颌角为标志，采用先寻找面神经下颌缘支再寻找面神经主干的手术方法。⑤颈支：多为1支，为颈面干的终末支，出腮腺下缘后，在颈阔肌深面，行向前下至下颌下三角，分布至颈阔肌，可发出分支与颈横神经相交通。颈支有时发出一条返支行向前上并入下颌缘支。

3.面神经的应用解剖

面神经损伤可导致面瘫，依其损伤部位不同分为核上瘫和核下瘫。

（1）核上瘫　又称核上性（中枢性）面神经麻痹，常由脑血管疾患或脑肿瘤等引起。面神经核上部的细胞接受双侧皮质脑干束的纤维，其轴突组成的面神经运动纤维，支配同侧眼裂以上的表情肌。面神经核下部的细胞只接受对侧皮质脑干束的纤维，其轴突组成的面神经运动纤维，支配同侧睑裂以下的表情肌。因此，当一侧皮质脑干束受损时，则引起病变对侧眼裂以下表情肌瘫痪，如鼻唇沟平坦、口角上提障碍、鼓腮无力、食物易存留于口腔前庭等，但不影响闭眼及皱额，常伴有与面瘫同侧肢体的瘫痪，而无味觉和唾液分泌障碍。

（2）核下瘫　又称核性或核下性（周围性）面神经麻痹，面神经核或面神经的运动纤维受损均可引起核下性面神经麻痹。病变（如出血、肿瘤等）可在脑桥下部、中耳或腮腺等部位，其临床表现为患侧全部表情肌瘫痪（提上睑肌除外，该肌受动眼神经支配），如额纹消失、不能闭眼及皱眉、鼻唇沟平坦、口角上提障碍、鼓腮无力等。根据受损部位的不同，核下性面神经麻痹可伴有听觉改变、舌前2/3味觉减退以及唾液、泪腺分泌障碍。临床上可依患者的症状及体征做出面神经损伤的定位诊断。

表6–1　面神经损伤的定位诊断

面神经损伤部位	症状及体征
茎乳孔以外的面神经主干受损	同侧面肌麻痹
鼓索与镫骨肌神经分出处之间（面神经主干及鼓索）	同侧面肌麻痹，同侧舌前2/3味觉丧失，唾液分泌障碍
镫骨肌神经分出处与膝神经节之间（面神经主干、鼓索及镫骨肌神经受损）	同侧面肌麻痹，同侧舌前2/3味觉丧失，唾液分泌障碍
膝神经节与内耳门之间（面神经主干、鼓索、镫骨肌神经及岩大神经受损）	同侧面肌麻痹，同侧舌前2/3　味觉丧失，唾液分泌障碍，角膜干燥（泪腺分泌障碍），听觉过敏

第二节　牙䶮系统解剖生理学特点

一、咬合关系

（一）牙列

牙弓或牙列：牙冠连续排列形成近似抛物线的弓形。

1.牙列形态

根据两侧尖牙区间牙排列的特点，牙弓有3种基本形态：方圆形、椭圆形、尖圆形。

（1）尖圆形：上颌牙列自侧切牙切缘起开始向后弯曲，弓形牙列的前牙段向前突出比较明显，约占26%，在美学形态理想的牙弓中多见。

（2）方圆形：上、下颌牙列中四个切牙的切缘连线略直，弓形牙列从尖牙的远端开始弯曲向后，约占24%。

（3）椭圆形：介于方圆形与尖圆形之间，约占45%，自上颌侧切牙的远中逐渐转向后端，使前牙所连成的弓形较圆。

另外，有部分为以上2种或3种形态的混合型（约占4%）。

2.牙排列特点

牙在牙槽中的位置并不都是垂直的，而是有的牙较直，有的牙则有一定的倾斜度。一般以牙冠的倾斜方向表示牙的倾斜情况。

牙的倾斜度有两个方向：近远中向和唇（颊）舌向。

（1）牙体近远中向的倾斜规律：①前牙：上颌2>3>1；下颌3>2>1；②前磨牙位置较直；③磨牙：6<7<8。

（2）牙体唇（颊）舌向的倾斜规律：牙体长轴的冠部向唇、颊侧倾斜：向舌侧倾斜③较正；上颌切牙与下颌切牙：向唇侧倾斜；上颌3、4、5、6与下颌3、6：较正；上颌7、8：向颊侧倾斜；下颌前磨牙以及下颌第二、三磨牙：向舌侧倾斜。

（二）䶮曲线

1.䶮平面

连接上颌中切牙的近中切点，到第一磨牙近中或远中颊尖的连线所构成的假想平面，该平面与鼻翼耳屏线近似平行。

（1）䶮曲线：牙冠咬合面不是一个平面，而是一个由尖窝沟嵴构成的曲面。解剖学上常用䶮曲线来描述这一牙列平面的形态特征。

（2）横䶮曲线：矢状方向的䶮曲线称为纵䶮曲线，冠状方向的䶮曲线称为横䶮曲线。

（3）纵𬌗曲线：在下颌，从侧面观，连接下颌切牙的切缘、尖牙牙尖、前磨牙颊尖、磨牙颊尖，形成一条凹向上的弧形线，在前磨牙和第一磨牙区域最低，向后逐渐抬高，一直延伸至髁突颈的前缘，称为Spee曲线或者下颌的纵𬌗曲线。连接最后磨牙远中颊尖与该侧中切牙近中切点的连线与Spee曲线最低点之间的垂直距离称为Spee曲线的曲度，一般在1.5mm以下。在上颌，连接上颌切牙切缘、尖牙牙尖、前磨牙颊尖和磨牙颊尖，也形成一条凸向下的曲线，称为上颌纵𬌗曲线，该曲线在第一磨牙近中颊尖以前部分较平坦，从第一磨牙远中颊尖开始，逐渐向上弯曲，此段曲线也称为补偿曲线、横𬌗曲线。从正面观，连接上颌两侧同名磨牙的颊尖、舌尖，形成一条凸向下的弧形线，称为Wilson曲线或者上颌横𬌗曲线。下颌相应的也有一条，只是上颌横𬌗曲线是凸向下，而下颌横𬌗曲线是凹向上，上、下颌横𬌗曲线彼此吻合。

2.𬌗

𬌗泛指上下颌牙列之间的一切咬合接触关系，包括运动和静止的接触状态。一般习惯于将静态的牙接触称为𬌗，运动中的牙接触称为咬合。

（1）牙尖交错𬌗（ICO）：牙尖交错𬌗是指上、下颌牙牙尖交错，达到最广泛、最紧密接触时的一种咬合关系。正常的牙尖交错𬌗，上、下颌牙最广泛、最紧密地接触，整个牙列及牙周组织受力均匀，便于承受和分散咬合负荷，最大限度发挥咀嚼食物的潜能，因此是一种非常重要的咬合接触关系。

牙尖交错𬌗的特征：牙尖交错𬌗的咬合接触特征可按照近远中向、唇（颊）舌向以及垂直向三个不同方向的接触关系来分别描述。

近远中向关系：牙尖交错𬌗时，上、下𬌗牙列中线与面中线一致，一般正对上唇系带。除下颌中切牙和上颌最后一个磨牙外，其他牙均为一颗牙对应于对颌两颗牙，上、下颌牙前后交错排列，除与对颌同名牙接触外，上颌牙（中切牙除外）通常还与下颌同名牙远中邻牙的近中部分相接触，下颌牙还与上颌同名牙近中邻牙的远中部分相接触。临床上常以尖牙接触关系和第一磨牙接触关系为标志，来描述上、下颌牙列的近、远中接触关系，并作为个体间比较的重要指标。正常𬌗时上颌第一磨牙近中颊尖对着下颌第一磨牙的颊沟，下颌第一磨牙远中颊尖对着上颌第一磨牙的中央窝，上、下颌第一磨牙的这种接触关系也称为中性关系。

唇（颊）舌向的关系：正常情况下，上颌牙列略大于下颌牙列，上颌牙列盖着下颌牙列唇（颊）侧，下颌牙列盖着上颌牙列舌侧，通常用覆𬌗、覆盖作为描述这一解剖关系的指标。

覆𬌗：是指牙尖交错𬌗时，上颌牙盖过下颌牙唇（颊）面的垂直距离。对于前牙，它是指上颌切牙切缘与下颌切牙切缘之间的垂直距离；对于后牙，它是指上颌后牙颊尖顶与下颌后牙颊尖顶之间的垂直距离。正常覆𬌗：在前牙，盖过的部分不超过下前牙唇面切1/3者；Ⅰ度深覆𬌗：咬在中1/3以内者；Ⅱ度深覆𬌗：咬在颈1/3以内者；Ⅲ度深覆𬌗：超过颈1/3者；反𬌗：牙尖交错𬌗时上颌牙反盖着下颌牙；对刃𬌗：牙尖交错𬌗时上下牙齿彼此以切缘相对，或以颊尖相对。

覆盖：是指牙尖交错𬌗时，上颌牙盖过下颌牙的水平距离，亦名超𬌗。对于前牙，它是指上颌切牙切缘与下颌切牙切缘之间前后向的水平距离；对于后牙，它是指上颌后牙颊尖盖至下颌后牙颊尖的颊侧，两颊尖顶之间的水平距离。正常距离在3mm以内；Ⅰ度深覆盖距离在3～5mm；Ⅱ度深覆盖距离在5～7mm；Ⅲ度深覆盖超过7mm者。

反覆盖：下颌切牙切缘突出于上颌切牙的唇侧，或下颌后牙的颊尖突出于上颌后牙的颊侧。

后牙𬌗关系：①后牙反𬌗：牙尖交错𬌗时下后牙颊尖咬在下后牙颊尖的颊侧；②锁𬌗：牙尖交错𬌗时上后牙舌尖咬在下后牙颊尖的颊侧；③反锁𬌗：牙尖交错𬌗时下后牙舌尖咬在上后牙颊尖的颊侧。

（2）异常牙尖交错𬌗。从形态学的角度理解，牙尖交错𬌗异常统称为错𬌗。最简单、常用的错𬌗分类是1899年安格（Angle）提出的错𬌗分类法，该方法以上、下颌第一磨牙的近远中咬合关系为例，将咬合分为Ⅰ类、Ⅱ类、Ⅲ类。

安氏Ⅰ类错𬌗：上、下颌第一磨牙为中性关系，而其余牙的𬌗关系有异常表现。

安氏Ⅱ类错𬌗：上、下颌第一磨牙为远中关系，该类错𬌗患者面型可表现为下颌后缩。

安氏Ⅲ类错𬌗：上、下颌第一磨牙为近中关系，该类错𬌗患者面型可表现为下颌前突。

（三）𬌗的发育阶段及影响因素

约在婴儿第6个月时乳牙萌出，开始建𬌗，经过3个发育阶段：乳牙𬌗、替牙𬌗、恒牙𬌗。

1.乳牙𬌗特征

约在2岁半时，完整的乳牙建成，且形成了稳定的乳牙关系。从2岁半到6岁左右皆属乳牙𬌗时期。乳牙𬌗分为早期和晚期，以4岁为界。

（1）2.5～4岁的特征：牙排列紧密而无明显间隙；切缘及𬌗面尚无显著磨；位置较正；覆𬌗深，覆盖小，曲线不明显；上、下颌第二乳磨牙的远中面相齐，成垂直平面（称为齐平末端）。

（2）4～6岁的特征：排列不紧密，前牙间隙逐渐形成；牙的切缘及𬌗面产生显著磨耗；下颌第二乳磨牙会移到上颌第二乳磨牙的稍前方；随着下颌升支的发育，暂时性的深覆𬌗会减小。

2.替牙𬌗特征

正常情况下，从6～12岁，皆属替牙𬌗。替牙𬌗期常表现为暂时性错𬌗，在发育的过程中常常可自行调整为正常。

替牙殆特征：上唇系带位置过低；上颌中切牙间隙：待侧切牙继续萌出，间隙逐渐消失；上中切牙、侧切牙牙冠偏远中；暂时性前牙拥挤；暂时性远中殆；暂时性深覆殆。

3. 前伸殆和侧方殆的特征

（1）前伸殆：下颌由牙尖交错位依切导向前、下运动的过程中的咬合关系皆为前伸关系。其中，最重要和最易重复的是对刃殆。

当前牙切缘相对时，后牙无接触或轻接触。

（2）侧方殆：下颌向一侧运动，工作侧牙尖接触，非工作侧牙不接触。两种类型：尖牙保护殆——年轻人，组牙功能殆——年长者；随着年龄的增长及牙的磨耗，尖牙保护殆可以变为组牙功能殆。

（四）颌位

颌位：下颌骨相对于上颌骨或颅骨的位置关系。具有重复性，相对稳定又有临床意义的有：牙尖交错位、后退接触位、下颌姿势位。

1. 下颌姿势位（MMP）

当头直立位时，口腔不咀嚼、不吞咽、不说话的时候，下颌处于休息状态，上下颌牙弓自然分开，保持着一个楔形间隙，为1～3mm，称之为息止殆间隙。这是下颌所处的位置，称为下颌姿势位。

机制：升降下颌诸肌的张力平衡产生，即升殆肌肉处在最小的收缩状态克服下颌骨重力。

2. 牙尖交错位（ICP）

牙尖交错殆时下颌骨的位置称牙尖交错位，也称牙位。当牙尖交错殆位于正中时（可称为正中殆时），也称为正中颌位。

特点：

（1）上、下颌牙处于牙尖交错最广泛、最紧密的接触状态。

（2）大部分人的髁突基本处于关节窝中央的位置。

（3）双侧口颌肌群收缩对称、有力，作用协调。

（4）牙尖交错位可重复。

（5）牙尖交错位在人的一生中相对稳定，但也是逐渐变化的。

（6）该位置是咀嚼肌肌力闭合道的终点。

3. 正中关系与后退接触位（RCP）

（1）正中关系：是指下颌不偏左、不偏右，适居正中，髁突位于关节窝的最上，最前位，在适当的垂直距离时，下颌骨对上颌骨的位置关系。髁突在关节窝的最上，最前位时，髁突对上颌的位置称为正中关系位（CRP）。它是一个稳定而可重复性的位置，是一个功能性的后退边缘位，如果迫使下颌再向后退，则会由于附着在下颌骨上的肌肉牵拉，髁突后方的软组织受压而感到不适。髁突在正中关系位时，又称为铰链位，下颌依此为轴可做18～25mm转动（切点测量），为铰链开闭口运动，称为正中关系范围。在此范围内，上下牙齿发生接触（一般在磨牙区），称为正中关系，亦称后退接触位。

（2）后退接触位：从牙尖交错位下颌可以向后移动约1mm，此时前牙不接触，只有后牙牙尖斜面部分接触，髁突位于关节窝中的功能最后位置，从此位置开始下颌可以做侧向运动和单侧的铰链运动，下颌的这个位置称为后退接触位（RCP）。后退接触位与正中关系位两者确定的方法不同，但后退接触位也是髁突在关节窝的最后退位时发生的被诱导的关系：因此一般认为与正中关系位是同一位。基于颞下颌关节韧带有一定的可让性，因此才存在后退接触位。

二、咀嚼肌群的解剖生理特点

咀嚼肌是位于颌面部与咀嚼运动密切相关的一组肌群。狭义的咀嚼肌仅指咬肌、颈肌、翼内肌和翼外肌，广义的咀嚼肌又称颌骨肌，尚包括与下颌骨运动相关的舌骨上肌群。咀嚼肌位于颌骨周围，起于颅骨和上颌骨止于下颌骨；肌束的排列与走行与颞下颌关节的运动特点相适应，颞肌、咬肌及翼内肌附着于下颌的起点高于其止点，故收缩时可上提下颌产生闭口运动，翼外肌位于水平方向，主要参与前伸和开颌运动；在发生与演化上，4对肌肉均起源于第一对鳃弓（颌弓），其运动神经均由三叉神经下颌支支配。

（一）咀嚼肌形态特征

（1）颞肌位于颞部皮下，颞深筋膜的深面，为扇形的扁肌。肌纤维起自整个颞窝（上自颞上线，下至颞下嵴）及颈深筋膜的深面。前部肌纤维垂直向下，后部大部分纤维几乎水平向前，中部纤维向前下，三部纤维逐渐集中向下聚拢穿过颧弓深面，移行为强大的肌腱止于喙突的内侧面、尖部、前缘和后缘，以及下颌支的前缘直至第三磨牙远中部位。颞肌位置相对表浅，其收缩时，可以在体表明显感触到。

颞肌的主要作用是上提下颌骨，产生咬合力，维持下颌姿势。双侧收缩使下颌作对称性运动，一侧收缩使下颌向收缩侧运动。与产生咬合力比较，颞肌更多的作用是运动下颌骨。不同部位肌束收缩所产生的下颌运动略有不同，例如：前部肌束收缩主要使下颌向上运动，中、后部肌束主要使下颌向后运动。在咬合运动中，既需要前部肌束向上牵拉，又需要后部肌束向后牵拉以完成上下颌牙的咬合接触。颞肌后部肌束是翼外肌的拮抗肌。颞肌受下颌神经的颞深神经支配。

（2）咬肌位于下颌支外侧，呈四边形，可分为三层，但在前部三层相互融合。浅层最大，以一厚腱膜起于颧骨的上颌突和额弓下缘的前2/3，其纤维行向后下方，止于下颌角咬肌粗隆和下颌支外侧面的下后部；咬肌中层起于颧弓前2/3的内侧面和后1/3的下缘，止于下颌支中部；咬肌深层起于颧弓深面止于下颌支上部和喙突。中层和深层肌束间无明显界限，此两层合称咬肌深部。浅、深两层肌束形成交叉。咬肌位于皮下，当其收缩时很易于触及并从体表即可观察到。

双侧咬肌收缩可使下颌向前上运动，单侧收缩可使下颌向收缩侧方向运动。与咬肌的闭颌作用相比，其在产生咬合力方面更为重要，尤其在磨牙区。因咬肌浅部收缩所产生的向前上的力与Spee曲线上升走向的磨牙区段呈正交角度，因此可产生与牙体长轴方向接近的、有利于牙周组织健康的最大咬合力。咬肌深部走行向下、略向前，在下颌处于前伸位时，深部收缩可使下颌向上、向前，有助于将下颌从前伸位拉向后上。咬肌受下颌神经的咬肌神经支配。

（3）翼内肌位于颞下窝和下颌支的内侧面，位置较深，呈四边形，有深浅两个头。深头起自翼外板的内面和腭骨锥突，浅头起自腭骨锥突和上颌结节。深、浅两头环抱翼外肌下头，其肌束行向下、后、外，以一强劲的腱板止于下颌角内面的翼肌粗隆。翼内肌与咬肌类似，主要是上提下颌骨，并辅助下颌前伸和侧方运动。翼内肌和咬肌附着部借“下颌吊索”相连，通过这一结构，两肌在下颌运动中可更协调地工作。翼内肌受下颌神经的翼内肌神经支配。

（4）翼外肌位于颞下窝，主要位居翼内肌上方，呈三角形，有上下两头。上头较小，起自蝶骨大翼的颞下面和颞下嵴；下头较大，起自翼外板的外侧面。翼外肌肌束几乎呈水平方向从前内向后外走行，两头肌纤维于止点处汇聚。上头小部分肌纤维止于颞下颌关节的关节囊前内面和关节盘前缘，上头大部分肌纤维与下头大部或全部肌纤维一并止于髁突颈部的关节翼肌窝。

（二）咀嚼肌应用解剖

（1）咀嚼肌与下颌骨骨折的位移闭颌肌群和开颌肌群均直接附着于或作用于下颌骨，由于各肌的大小、位置、附着点及肌束走向的不同，各肌产生张力的强度和方向也不同。基于下颌骨左右两侧肌群呈对称性分布，在静息状态和下颌骨外形完整的前提下，作用于下颌骨两侧的肌力处于平衡状态，使下颌位于正中，保持姿势位。当下颌骨骨折时，由于下颌骨失去外形及结构的完整性，使外部肌力的作用路径（即力臂）发生改变，打破了原有肌群间的平衡关系，致使骨折断端在肌力重新分配下沿肌合力的方向移位。骨折两端肌力分布的大小和方向随骨折部位的不同而不同，故骨折段的移位也有所不同。如单侧颏孔区完全性骨折，颏孔区后方的短骨折段受患侧闭颌肌群的牵引，向前上、偏内侧方移位；颏孔区前方的长骨折段，主要受患侧大部分开颌肌群牵引，故向下、偏患侧方移位，以致重合于短骨折段的外侧。

（2）颞肌组织瓣的应用解剖　颌面部软组织缺损和面瘫的整复术中，也有应用颞肌组织瓣来修复缺损或矫正面瘫畸形的情形。

三、颞下颌关节的解剖生理特点

（一）颞下颌关节

颞下颌关节又称颞颌关节、下颌关节、颌关节或颞下颌关节，是颌面部唯一的活动关节。下颌骨体部通过两侧下颌支将双侧髁突连为一体，形成左右联动的颞下颌关节，支持咀嚼、吞咽-言语以及部分表情等功能活动。咀嚼时，颞下颌关节需承受来自咀嚼肌收缩所产生的负荷；而在言语和表情等活动中，又表现出极为灵活的运动形式。因此，颞下颌关节的主要功能包括承载咬合时，咀嚼肌的收缩力和支持下颌运动。

1.颞下颌关节的构成

颞下颌关节由上方的颞骨关节窝和关节结节（两者合称颞骨关节面）、下方的下颌骨髁突居于两者之间的关节盘，以及其外侧包绕的关节囊和囊内外韧带等部分构成。

（1）颞骨关节面：颞下颌关节窝位于颞骨鳞部下表面，大致呈三角形，其底在前，为关节结节嵴，其内后边为鼓鳞裂及岩鳞裂，外边为颧弓的后续部分。内外两边相交于后方三角形关节窝的顶点。有的顶点呈一锥形骨状突起，称为关节后结节。人体处于端坐位时，关节窝的前缘低于后缘，外缘低于内缘。关节窝后方经鼓鳞裂与中耳相邻，所以中耳的炎症可扩散到颞下颌关节（如幼儿时期的化脓性中耳炎可造成颞下颌关节强直）；反之，该关节的炎症亦可波及中耳。关节窝也与颅中窝相邻，其间仅有薄层骨板相隔，中央最薄处仅厚1～2mm。

（2）关节结节：为颞骨颧突根部的前脚，侧面观略呈圆丘形，由一骨嵴将其分为前后两斜面前斜面坡度较小，后斜面构成关节窝的前壁，向前下倾斜，与水平面的夹角称为结节后斜面斜度。

（二）髁突

髁突呈梭形，其前后径较短，8～10nm；内外径较长，15～30mm。髁突内、外两侧的突起分别被称为内、外极，内极较外极突，开口运动时，在耳屏前可扣及髁突外极。在髁突顶有一内外向走行的骨性隆起，称为横嵴，横嵴有时不明显。横嵴将髁突关节面分为前、后两部分，称为髁突前斜面和髁突后斜面。髁突前斜面呈窄长形，为主要的负荷部位，与关节结节后斜面构成一对负荷区，其表面覆盖的纤维软骨较厚。髁突后斜面成圆三角形。

徐樱华（1979）将两侧髁突头长轴延长线的夹角分为3型：斜型：双侧髁突长轴延长线相交于枕骨大孔前缘夹角成145°～160°，此型最多（占78.3%）；中间型：双侧髁突长轴延长线相交的夹角大于160°，此型较少（占13%）；横型：双侧髁突长轴延长线不相交，此型最少（占8.7%）。

髁突向下至颈部内外径明显缩窄，系下颌骨骨折的好发部位。髁颈的前内区域骨表面粗糙，为翼外肌的附着处，其外形略凹陷，称为翼肌窝。髁突形态个体差异较大，其对称性与咬合的对称性有关。

张震康对100例发育正常的成人颞下颌关节X线片测量结果表明：正常人两侧髁突在形状和大小等方面都是对称的。而王美青等对髁突形态的解剖学观察研究结果表明，双侧髁突的对称性与咬合关系的对称性有关。

（三）关节盘

颞下颌关节盘具有吸收震荡、缓解关节内压的作用。同时，由于髁突与颞骨关节面的形态、大小都有较大的差异，这不利于其功能运动的稳定性，位于这两骨关节面之间的纤维性关节盘，具有较好的形态可塑性，对于调节两者之间形态、大小的差异，进而维持关节运动等功能的稳定，起着重要作用。

（1）关节盘的形态。关节盘位于颞骨关节面与髁突之间，略呈椭圆形，内外径长于前后径。其上表面与颞骨关节面形态相适应，后方突起，与较深的关节窝匹配；前方略凹，与较平缓的关节结节相一致，与关节结节顶相对应的地方有一个反折，因而其断面呈S形。关节盘下表面与髁突外形契合，从下面观呈凹形。

斜矢状方向上可根据厚度将关节盘分为前、中、后三带，其厚度依次约为2mm、1mm和3mm，其主要成分为胶原纤维，其中前带和后带的胶原纤维呈多向排列，而中带的胶原纤维以前后向走行为主，没有血管神经分布。正常情况下关节盘中带与髁突前斜面、关节结节后斜面相对，为关节盘主要的功能负荷区。另外，在前带和后带，可有少许弹力纤维、神经、血管分布。斜冠状方向上，关节盘呈凹向下的C形，内侧较厚，外侧较薄。

（2）关节盘周边附着关系及关节腔。颞下颌关节盘四周均与关节面周围的骨组织有附着关系，把关节腔分为上、下完全不相通的上、下腔，两腔均为潜在性腔隙。关节盘与周边组织的关系在矢状方向上较为疏松，称为附着，在冠状方向上较为致密，称为韧带。

（四）关节囊

颞下颌关节的关节囊由韧性较强的纤维结缔组织构成，呈袖套状，上前方附着于关节结节前斜面的前缘，上后方附着于鼓鳞裂及岩鳞裂的前方，内外侧附着于关节窝的边缘。

关节囊连于关节盘的周缘后，向下附着于髁突颈部。正常情况下，髁突及关节盘的运动均受到关节囊包被与限制。

在颞骨鼓部及岩部的下表面，关节囊后界的后方，常有一骨性凹陷，因在X线、CT等影像检查中与关节窝之间无明显界限，此凹陷其前方的关节窝常被合称为下颌窝。该凹陷表面无软骨覆盖，位于颞下颌关节囊外，常容纳部分腮腺及结缔组织。关节囊内表面衬以结缔组织组成的滑膜，滑膜可分泌滑液，具有营养、润滑和减少摩擦的作用。

（五）关节囊外韧带

颞下颌关节囊外韧带的主要功能为悬吊下颌骨，并限制下颌在正常范围内进行运动。颞下颌关节主要的囊外韧带每侧各有3条。

（1）颞下颌韧带位于关节囊的外侧，故又称关节外侧韧带，实际上它是关节囊外壁增厚的部分。颞下颌韧带的纤维均起于关节结节的外侧面，分为浅、深两层，浅层斜向后下，附着于髁突的外侧面；深层水平向后，附着于髁突外极和关节盘后部。由于颞下颌韧带系关节囊外侧增厚的部分，可防止髁突向外侧脱位，并与下颌后退运动关系密切，对悬吊下颌的作用并不明显，大开口时呈松弛状态。

（2）蝶下颌韧带位于下颌支的内侧，又称为关节内侧韧带，起于蝶骨蝶棘，止于下颌支的下颌小舌和下颌孔下缘。该韧带实际为一薄层结缔组织，对进入下颌孔的血管、神经起一定的保护作用。在迅速大张口时，具有悬吊下颌、防止张口过大的作用。

（3）茎突下颌韧带位于下颌支后方，又称为关节后韧带，起于茎突，向下止于下颌角和下颌支后缘，部分与翼内肌的筋膜相连续，与颈深筋膜相融合。张口时该韧带松弛，前伸时被牵拉，所以可限制下颌过度前伸。

单侧颞下颌关节没有以限制向内侧运动为主要功能的韧带结构，但是正常情况下左侧髁突向内运动，必然伴随右侧髁突的相应运动（向外），此时右侧髁突的外侧韧带在一定程度上起着限制左侧髁突向内侧过度运动的作用，反之亦然。

（4）翼外肌上头与颞下颌关节的解剖关系：翼外肌与颞下颌关节的关系非常密切，髁突颈部有翼肌窝，为翼外肌附着部位。翼外肌分为上、下两头，其上头的纤维与关节盘前方也存在附着关系。长期以来翼外肌上头与关节盘的关系一直存在争论，一些学者认为翼外肌上头止于关节囊和关节盘前方，在开口运动中牵拉关节盘向前下运动。但也有许多学者研究报道，翼外肌上头在髁突上也有大量附着。这样翼外肌上头收缩也具有牵拉髁突向前运动的作用。

早期的肌电、影像学研究显示，翼外肌上头在闭口时收缩，而翼外肌下头则在开口时收缩，闭口运动时翼外肌上头的收缩有利于稳定关节盘，以免因闭口时双板区上板中弹力纤维收缩而使关节盘后退过快，髁突后移时伤及双板区等重要组织结构。近来一些肌电和磁共振等研究表明，翼外肌上头在开口时也有明显收缩活动。这样，翼外肌上头在开口运动和闭口咬合运动中都有明显收缩活动，说明翼外肌上头的主要作用是维持关节盘与髁突之间的关系稳定，无论开口运动还是闭口运动，凡需要维持关节盘与髁突之间稳定关系时，翼外肌上头都会收缩，发挥相应的协调作用。

四、咬合、肌群和关节的相互关系

（一）咬合与咀嚼肌

1.ICP正常

ICP正常，双侧咀嚼肌的解剖正常、功能协调，下颌运动自然。

ICP不正常，下颌运动必然偏斜，双侧咀嚼肌功能不协调，可引起肌功能紊乱。

2.ICP稳定

ICP稳定必然ICO的正中接触良好，能防止下颌在关系内有移动的余地。如牙尖交错𬌗的接触不够广泛、紧密，正中接触数量不够，不能使下颌保持ICP位，ICP有游移现象，下颌运动不能到此即止，在ICP的游动中，咀嚼肌需继续工作，且不停地改变方位，超过肌肉的适应能力，可发生肌功能紊乱。

3.牙位与肌位一致

下颌的牙位与肌位一致：下颌从其姿势位自然闭合，到下颌牙与上颌牙相接触的颌位。经过姿势位，顺其自然，到肌力闭合道的终点即ICO。这种情况表示牙位与肌位一致，代表咬合与咀嚼肌的协调。

（二）咬合与颞下颌关节

1.ICO的稳定性与TMJ

（1）ICO稳定：当下颌进入ICP后，无论牙齿轻咬和重咬，下颌均无移动，髁突也不移位。表明与颌位完全协调，牙位与肌位的一致，髁突在关节凹内位置稳定，关节在受力（ICP力最大）时无移动，无摩擦。这个位置受到ICO的支持，关节各部结构处于受力的最适状态，既能接受较大的力传导，能使组织不受创伤而保持正常。

（2）ICO不稳定：如果ICO不稳定，轻咬和重咬不一致，下颌从轻咬到重咬有移动，髁突在关节凹内的位置也随之移动，关节此时的内压最大，髁突的移动不仅牵拉关节各部，而且有摩擦，使关节组织蒙受创伤，引起关节组织发生病变。这就是关节内微小创伤的基本来源。

2.ICO的高度与TMJ

上下牙咬合时的高度对于支持关节，承受力有非常重要的关系，此高度靠牙冠的长度及咬合关系来维持。正常的咬合高度，使关节各部保持正常的位置和密切接触，但不过分受压。如果此咬合高度有变化，超过关节的适应能力，关节就要发生组织病变。

第三节　口腔颌面部局部麻醉

一、常见的麻醉药

理想的局麻药应具备以下条件：局部麻醉作用确切可靠；对不同种类的神经（交感神经、感觉神经及运动神经等）有一定选择性；麻醉作用完全可逆；潜伏期短，维持时间能满足临床需要；全身毒性小；对局部组织无刺激作用；不造成神经组织的损伤；理化性能稳定，易于灭菌和储存。常用的有普鲁卡因、利多卡因、丁卡因、丁哌卡因。在牙槽突外科及牙齿治疗中，应用渗透性强、浓度较高、毒性较小的麻醉剂进行局部浸润麻醉，用来替代阻滞麻醉是今后的发展方向。碧兰麻（复合阿替卡因注射液，含4%阿替卡因和1∶100000肾上腺素）是应用在口腔科的专用麻醉药。

（一）普鲁卡因

短效酯类局麻药。其盐酸盐水溶液不稳定，久存或高压灭菌后容易变质氧化呈淡黄色，虽然麻醉效价不变，但pH可降低。如为深黄色则不宜使用。此药的脂溶性、蛋白结合率和麻醉强度均较低、作用时效短，弥散能力差，不适用于表面麻醉。临床常用0.5%或1%普鲁卡因行局部浸润麻醉，用2%溶液行神经阻滞麻醉。成人一次最大剂量为1g。有一定的概率引起过敏。

（二）丁卡因

为酯类长效局麻药。盐酸丁卡因水溶液不太稳定。麻醉强度为普鲁卡因的10倍。脂溶性高，穿透性强，表面麻醉效果可靠。丁卡因对中枢系统有明显抑制作用。对心肌抑制较强，对血管平滑肌有松弛作用。丁卡因表面麻醉的浓度为1%～2%，常用于口腔牙龈黏膜、咽喉、鼻腔及气管黏膜的表面麻醉。由于丁卡因时效长、起效慢的特点，临床常用0.3%丁卡因与2%利多卡因混合应用，以求速效和长时间的阻滞。成人一次剂量不超过100mg。

（三）利多卡因

为酰胺类中效局麻药。其盐酸水溶液稳定，可长时间储存和耐高压灭菌。麻醉强度大，起效快，弥散力强。利多卡因对血管平滑肌无明显舒张作用，故可用于不适合加肾上腺素的患者。血药浓度升高时，可引起心脏传导速度减慢、房室传导阻滞，抑制心肌收缩力使心输排血量下降。可用于治疗室性心律失常，对原有室内传导阻滞者应慎用。利多卡因可用于表面麻醉，浓度为2%～4%。局部浸润麻醉用0.25%～0.5%溶液。1%～2%溶液用于阻滞麻醉，成人一次最大量为350～400mg（5%利多卡因20mL）。

（四）丁哌卡因

为酰胺类长效局麻药。盐酸丁哌卡因水溶液性能稳定，可耐重复高压灭菌。麻醉性能强，作用持久。其毒性较大，尤以心脏明显，往往心脏虚脱与惊厥同时发生。成人一次或4小时内用量不应超过150mg，低浓度丁哌卡因（0.125%～0.25%）可用于局部浸润麻醉，0.25%～0.5%溶液可用于神经阻滞。此药无表面麻醉作用。

（五）阿替卡因

为酰胺类局部麻醉药，临床上常用的复方制剂成分为4%阿替卡因和1：10000肾上腺素（阿替卡因肾上腺类注射液，每支1.7mL），在阿替卡因溶液中添加1/100000肾上腺素的作用在于延缓麻醉剂进入全身循环，维持活性组织浓度，同时亦可获得出血极少的手术野。局麻作用在给药后2～3分钟出现，对牙龈的麻醉可持续约60分钟。盐酸阿替卡因最大用量不超过7mg/kg体重。高血压或糖尿病患者慎用，本品可能引起局部组织坏死。需行缓慢注射，严禁注射于血管中，注药前必须反复抽血检查是否误入血管，尤其行神经阻滞麻醉时。

表6-2　常用局部麻醉药

药名	类型	显效时间（min）	持续时间（min）	一次性最大用量（mg）
普鲁卡因	短效酯类	1～3	45～60	1000
丁卡因	酯类长效	5～10	120～150	100
利多卡因	酰胺类中效	1～3	90～120	400
丁哌卡因	酰胺类长效	5～10	180～480	200
阿替卡因	酰胺类	2～3	60	≤7mg/kg

二、麻醉的影响因素

（一）剂量

局麻药必须与神经组织直接接触后才能发生作用。从注射部位到神经组织，局麻药必须穿透神经组织外周数层组织及包膜方能与神经组织接触。在这运转过程中，局麻药是依靠其浓度梯度而弥散。增加药物剂量和浓度对神经阻滞的显效快慢、麻醉强度和作用持续时间均有正性增强作用。在临床应用中，还必须掌握各种局麻药的最大剂量，以避免片面追求麻醉效果而忽略过量引起的毒性反应。

（二）缩血管药

局麻药液中加入适量缩血管药，通过减少血液对局麻药的吸收，使神经细胞膜处药量增加，从而达到增强麻醉强度、延长时效和减少毒性反应的目的。局部浸润麻醉时还可减少出血，使术野清晰。肾上腺素是临床常用的缩血管药。肾上腺素与局麻药液的比例为1:（100000～200000）（1mg肾上腺素加入100～200mL局麻药液），局部浸润麻醉时以1：200000为宜，肾上腺素最大剂量不得超过200ug。如果用量过大或注射时误入血管，可引起烦躁、心动过速、血压升高等症状，严重者可导致肺水肿及心脑血管意外。局麻药中是否加入肾上腺素等血管收缩剂，需要考虑手术时间、术中止血、患者全身情况等因素。

禁用肾上腺素的情况：①严重或不稳定心绞痛；②窦性心律失常；③未经治疗或控制的严重高血压；④甲状腺功能亢进；⑤肢体末端或供血差的部位行局部麻醉时。近年来有关研究认为：局麻药溶液中加入微量肾上腺素不会引起血压的明显变化，对心血管病、甲状腺功能亢进的患者一般不会导致不良反应。良好的麻醉效果反而可避免因疼痛引起的血压剧烈波动。

（三）注药部位

由于口腔颌面部各神经、血管的组织结构及解剖特点各异，因此不同部位应用局麻药时，其效果也可不同，阻滞剂量和起效时间各有差异。

（四）pH

pH升高，碱基浓度增加，局麻作用增强。在临床上当人体发生组织感染或脓肿时，因该部位堆积着许多的乳酸和其他酸性物质，使局部pH下降而影响到局麻药碱基的产生，导致局麻效能削弱，甚至失败。

（五）局麻药联合应用

临床常采用两种局麻药混合液，其目的在于利用不同局麻药的优缺点相互补偿，以期获得更好的临床效果。一般都以起效快的短效药与起效慢的长效药联合应用，例如利多卡因与丁卡因合用于颈丛神经、下颌神经的阻滞。

三、麻醉方法

口腔颌面外科局部麻醉方法有：冷冻麻醉法、表面麻醉法、浸润麻醉法和神经阻滞麻醉法。对难以合作或主观拒绝局麻的患者，应视为局麻禁忌证。

（一）冷冻麻醉

冷冻麻醉是应用沸点低而极易挥发的药物喷散于局部组织，借局部温度迅速蒸发，使局部组织温度骤然下降，削弱神经的传导功能，从而达到局部镇痛的目的。常用药物是氯乙烷。冷冻麻醉适用于浅表而局限的脓肿切开。操作时用氯乙烷从20～30cm的距离向手术区表面喷射，当表面颜色变白时即可施行手术。氯乙烷对组织刺激性强，麻醉前对手术区周围的皮肤、黏膜应加以保护，可涂凡士林或用消毒孔巾遮盖。氯乙烷不能用量过大，更不能进入眼内或被吸入。

（二）表面麻醉

表面麻醉是利用渗透性强的局麻药涂抹或喷雾在手术区表面，使该区域表面的神经末梢被阻滞的一种麻醉方法。常用药物为1%～2%丁卡因和2%～4%利多卡因。临床上表面麻醉主要用于黏膜麻醉，如表浅的黏膜下脓肿切开；极松动牙的拔除；上颌窦根治术下鼻道开窗时鼻黏膜的表面麻醉；气管插管前的气管黏膜麻醉等。腭部、舌根行手术前实施喷涂表面麻醉，可减少手术操作时恶心反射的发生。麻醉前需将黏膜表面擦干，用棉球蘸麻醉剂涂抹或用喷雾法喷射于手术区，2～3分钟后即可施行手术。

（三）浸润麻醉

浸润麻醉是将局麻药注射于手术区组织内麻醉神经末梢，使该区组织无痛的麻醉方法。口腔颌面部软组织浸润麻醉适用于脓肿切开引流，外伤的清创缝合、成形和肿物切除等软组织手术。操作时先在切口的一端将注射针斜行刺入皮内，注入少许麻药，使局部成一小皮丘，再沿手术切口线分层注射。需要向远方或深层部位浸润时，应由已浸润过的组织进针，以减少疼痛。注射局麻药时应适当加压，使其在组织内形成张力性浸润，达到与神经末梢广泛接触，以增强麻醉效果，进针时不应穿过感染灶和肿瘤，以防炎症扩散和肿瘤细胞的种植。

拔除上颌前牙、前磨牙、下颌切牙和乳牙时也可采用浸润麻醉。这些部位的牙槽骨骨质疏松、多孔，麻醉液能通过这些小孔渗透到牙根部神经丛。注射方法是在手术区的唇颊侧黏膜转折处进针，先注入少量麻药，然后针尖沿骨膜面滑行至牙齿根尖，注入麻药1～1.5mL。为了避免针尖直接刺入骨膜下，当针头触抵骨面后，应退针2mm左右再注入麻药。若需要麻醉几颗牙齿的区域，可将针斜向前后到各牙齿的根尖部分别注射麻药。此方法也称骨膜上浸润麻醉。如果麻醉效果不佳，可行骨膜下浸润麻醉。针尖刺入牙根中部骨膜下，沿骨面滑行至根尖处注药1mL。骨膜下浸润麻醉应在骨膜上浸润麻醉后施行，避免针刺骨膜及注药加压造成的剧痛。

对于伴有血友病和类似出血倾向的患者，在牙齿治疗时可采用牙周膜注射法。这种麻醉方法的缺点是注射时比较疼痛，但因注射所致的损伤很小，所以可避免其他浸润麻醉或阻滞麻醉时产生的血肿，特别是上牙槽后神经阻滞麻醉时容易发生的颌下间隙严重出血。其次，单纯用黏膜下浸润或阻滞麻醉镇痛效果不全时，加用牙周膜注射，常可取得较好的镇痛效果。操作时需选用短而较细的注射针头，自牙的近中和远中侧刺入牙周膜，深约0.5cm，分别注入局麻药0.2mL，即可麻醉牙及牙周组织。阿替卡因对软硬组织具有较强的穿透性，在行上下颌单个磨牙的治疗和拔除时，多采用局部浸润麻醉法，可取得很好的效果。

（四）阻滞麻醉

神经阻滞麻醉也称传导麻醉，是将局麻药注射至神经干周围暂时地阻断神经末梢传入的刺激，使该神经分布的区域产生麻醉效果。分布于颌骨和牙齿的神经分支多位于颌骨深部，下颌骨的骨组织结构致密，用浸润麻醉效果差，瘢痕组织浸润麻醉注射困难，药液不易扩散，麻醉效果不好，局部有炎症或其他病灶，亦不宜用浸润麻醉。这些均以神经阻滞麻醉为佳。

神经阻滞麻醉用药量少，麻醉区域广，麻醉时间长，是口腔颌面部手术常用的麻醉方法。神经阻滞的成功，有赖于穿刺入路和注药点的准确，需要利用体表标志，并且通过触摸、测量和针感，正确掌握进针方向和进针深度。操作时，应严守无菌原则，以防感染。每次注射麻醉药之前，必须回抽注射器，如有回血，应稍退出注射针，改变方向后再进针，直至回抽无血时方可注药。

1.上牙槽后神经阻滞麻醉

将麻醉剂注射于上颌结节处上牙槽后神经孔附近，麻醉上牙槽后神经及上牙根支，使其分布的上颌黏膜、第二、三磨牙及第一磨牙的远中颊根和腭根以及相应的牙周组织、骨膜和牙龈无痛。此方法又称上颌结节注射法。

（1）口内注射法：患者取坐位，头稍后仰，半张口，术者将患者口角和颊部尽量向外上方拉开，充分暴露上磨牙区。以上颌第二磨牙颊侧远中根部黏膜转折处为进针点，针尖斜面向着骨面，注射针沿着骨膜面并与上颌牙𬌗面成45°角向上、向后，同时向内推进，进针2～2.5cm，注药1.5～2mL，一般5～10分钟后显效。上颌磨牙已缺失的成年患者，则以颧牙槽嵴后1cm作为进针点。在上颌第二磨牙未萌出的儿童，则以上颌第一磨牙远中颊侧根部的黏膜皱折处为进针点。操作时进针不宜过深及过上，以免刺破上颌结节后上部的翼静脉丛，引起血肿。如果进针方向不正确或向内转不够，使注药点远离上颌结节亦使麻醉失败。进针点太靠前，易被颧牙槽嵴阻挡，不能进针。

（2）口外注射法：如果口内注射法进针点有炎症或其他病灶时可采用口外注射法。用手指在颊部打出颧牙槽嵴，在颧牙槽嵴后方颧骨下缘与上颌骨颧突所形成的交角处为进针点。注射针刺入皮肤直达骨面，然后针尖沿骨膜面向上、向内、向后进针2cm，即可注射麻药2mL。

2.腭前神经阻滞麻醉

将麻醉剂注射于腭大孔稍前处，麻醉腭前神经，使其分布的前磨牙、磨牙腭侧牙根及黏骨膜产生麻效，又称腭大孔注射法。腭大孔位于上颌第三磨牙腭侧龈缘至腭中线弓形凹面连线的中点；覆盖其上的黏膜可见小凹陷。如第三磨牙尚未萌出，腭大孔则位于第二磨牙之腭侧。如果磨牙缺失，腭大孔位于软硬腭交界前0.5cm处，如从𬌗平面观，腭大孔的位置应在腭侧龈缘至腭中线连线的中外1/3交界处。操作时，让患者头后仰，大张口，充分暴露腭部，注射针在腭大孔的表面标志稍前处刺入腭黏膜，注药0.5mL。腭前神经与鼻腭神经在尖牙腭侧相吻合，如手术涉及尖牙腭侧组织时，应同时行鼻腭神经麻醉，或行尖牙腭侧黏骨膜局部浸润麻醉。腭大孔麻醉注射部位不宜过后，麻醉液量亦不宜过大，否则腭中、腭后神经被麻醉后产生异物感，可引起患者恶心、呕吐。如遇此种情况时，令患者深呼吸，可减轻其症状。

3.鼻腭神经阻滞麻醉

将麻醉剂注射于切牙孔内，以麻醉鼻腭神经，使上前牙区腭侧牙龈及黏骨膜麻醉，也称切牙孔麻醉。切牙管在腭中缝上，斜向前下与中切牙的长轴平行，其下端开口在上颌左右中切牙间腭侧牙槽突后方6～7mm处，称为切牙孔。在切牙孔浅面有一前后方向呈梭形的切牙乳突，是注射的标志。操作时让患者头后仰，暴露腭前部，自切牙乳突侧方进针，在黏膜下注射少量麻药，然后改变针的方向，使之与中切牙长轴方向一致，进针5～7mm达切牙管内。该处组织致密，注射麻药时需用较大压力，一般注入量为0.2～0.3mL，3～5分钟显效。尖牙腭侧远中的组织因有腭前神经交叉分布，所以，该处不能获得完全的麻醉效果，必要时应辅以局部浸润麻醉。

4.眶下神经阻滞麻醉

将麻醉剂注射于眶下孔内，以麻醉上牙槽前、中神经和眶下神经终末支，使其分布的上前牙、前磨牙、第一磨牙近中颊根和相应的唇颊黏膜、骨膜、上颌窦黏膜、同侧从下眼睑到上唇的皮肤和黏膜等组织产生无痛。此方法又称眶下孔注射法。

（1）口外注射法：眶下孔位于眶下缘中点下方0.5～1cm处。注射时用左手食指置于眶下缘，以示标记。右手持注射器，注射针自同侧鼻翼旁约1cm处刺入皮肤，注射少许麻药后，使注射针与皮肤呈45°，向上、后、外进针约1.5cm，可直接刺入眶下孔，有时针尖抵触骨面不能进入管孔，可注射少量麻药，使局部无痛，然后移动针尖寻探眶下孔，直到感觉阻力消失，表明已经进入孔内，随即注射麻药1～1.5mL。一般3～5分钟后即显麻醉效果。注射针进入眶下管不应过深，以防刺伤眼球。

（2）口内注射法：牵引上唇向前向上，注射针与上颌中线呈45°角，向上于侧切牙根尖相应部位的黏膜皱折处刺入，向上、后、外方向进针，即可达到眶下孔，但不易进入眶下管。

5.上颌神经阻滞麻醉

将麻醉剂注射于翼腭凹内，麻醉出圆孔的上颌神经，使一侧上颌骨及同侧鼻、下睑、上唇和软硬腭获得麻醉效果，又称为圆孔注射法，或翼腭凹注射法，这是一种深部注射麻醉，适应证：手术范围涉及上颌窦，高位埋伏的第三磨牙拔除术，上颌骨部分切除术，上颌骨骨折复位或上颌骨畸形矫治术等；因局部炎症而不宜进行眶下神经阻滞或浸润麻醉时；诊断需要，特别是鉴别第二支三叉神经痛时。上颌神经阻滞麻醉常用方法有翼腭管注射法及口外注射法两种。

（1）翼腭管注射法（又称翼腭管麻醉）：翼腭管的浅面为腭大孔。操作时让患者头后仰，大张口，以最后一颗磨牙近中距腭侧龈缘1cm处为进针点，由对侧刺入黏膜，注入少许麻药后将注射器移至同侧，寻找腭大孔，如无阻力即为进入翼腭管，在沿牙长轴平行方向进针约3cm，注射麻药2～3mL，7～8分钟显效。有时很难将注射针推到应有的深度，此时可借渗透作用使麻药渗透出翼腭管上端而麻醉上颌神经。如果触及骨面不能进入翼腭管，可稍改变进针点和进针方向，重新刺入。也有少数患者由于翼腭管弯曲注射针不能进入。回吸有气泡者，说明注射针刺入后进入鼻咽腔，应退出更换注射器及麻醉剂，进针点向前移，重新刺入。无磨牙患者可于软硬腭交界线前7～8mm，距牙槽嵴约1.5cm处进针。

（2）口外注射法：避开下颌骨喙突，在其前方或后方，从颧弓下方进针直达翼腭凹以麻醉上颌神经的方法。较常用的为喙突后注射法，也称颧下翼突法。选用7～8cm长的针头，置一消毒橡皮片于距针尖5cm处，作为进针的限制深度。以颧弓下缘，乙状切迹中点为进针点。注入少量麻药于皮下，再自皮肤垂直进针直抵翼外板。此时，调整橡皮片的位置使之距皮肤约1cm，即欲进针至翼腭凹的深度，一般总深度不超过5cm。然后退针到皮下，针尖重新向上10°、向前15°进针，直到橡皮片标志处即已达到翼腭凹圆孔附近，注射麻药4～5mL。

6.下牙槽神经阻滞麻醉

下牙槽神经阻滞麻醉：将麻药注射到下颌骨升支内侧面的下颌孔附近，麻药扩散后可麻醉下牙槽神经。使同侧下颌骨、下牙、牙周膜和第一前磨牙之前的唇侧牙根、黏骨膜及下唇产生无痛。注射麻药时，针尖达到翼下颌间隙内，故称翼下颌注射法。下牙槽神经阻滞麻醉有口内、口外两种注射方法。口内注射法是临床常用的方法。

（1）口内注射法：操作时让患者头稍后仰，大张口，并使下𬌗面与地面平行，将口角拉向对侧。磨牙后方的一纵向黏膜皱襞-翼下颌皱襞，其深面为翼下颌韧带。颊部有一底边向前、尖端正对翼下颌韧带中点的三角形颊脂垫。此二者为重要的体表标志。将注射器摆向对侧前磨牙区，与中线呈45°角，在𬌗平面上1cm平行进针，以颊脂垫尖为进针点。若颊脂垫不明显，可在翼下颌皱襞中点外3mm处作为进针点。当进针深度2.5cm左右时即可触及下颌升支内侧下颌孔上方的下颌神经沟骨面，注射麻药1.5～2mL，约5分钟后，患者即感同侧下唇口角区麻木、肿胀感，刺激无痛；如超过10分钟仍未出现麻醉征，可能是注射部位不准确，应重新注射。

进针点和进针方向不准确是麻醉失败的主要原因：①进针点偏高，进针方向太向上，使针尖高于乙状切迹，不能触及骨面；②进针点偏低或进针方向太向下，使针尖的终点位于下颌小舌以下；③进针点偏后，使针尖不能触及骨面，超出下颌升支后缘，会将麻药注射于腮腺内，造成面神经麻醉后的暂时性面瘫；④进针点靠前，则进针很浅就触及骨面（下颌骨升支前部），使注药点远离下牙槽神经，因此失败。

行口内法注射时，为防止注射失败，在注射麻药之前，应注意观察下颌骨形态，可能影响下颌孔位置的因素有：①下颌支的宽度越大，下颌孔到下颌支前缘的距离越大，进针深度应增加。②下颌骨弓越宽，注射针管应尽量靠向磨牙区，加大与中线的夹角角度，使针头避开下颌骨内斜线的阻挡。③下颌角的角度越大，下颌孔的位置相应变高，注射时进针点应适当上移。

（2）口外注射法：如果患者张口受限或口内进针区有化脓性炎症及肿瘤，可采用此方法。自耳屏前至咬肌前缘与下颌骨下缘相交点做连线，连线的中点即为下牙槽神经沟的投影位置，亦为麻醉注药点。在下颌下缘内侧，自下颌角至咬肌前缘的中点为注药进针点。进针点至注药点之间的连线，即指示针刺入后的行径和深度，注射前可用消毒橡皮片，按进针点至注药点的长度做标记。由进针点刺入，紧贴下颌骨升支内侧，沿指示线推进至橡皮片所标记的深度，可注射麻药2～4mL。

7.舌神经阻滞麻醉

舌神经由下颌神经分出后在下牙槽神经前内侧下行，在下颌神经沟的水平时，舌神经位于下牙槽神经前内方约1cm处。在行下牙槽神经阻滞口内法注射后将注射针退出1cm，此时注射麻药1mL即可麻醉舌神经。另外，舌神经在行经下颌第三磨牙内侧时，其位置十分表浅，仅有黏膜覆盖。也可在此处进行舌神经的阻滞麻醉。舌神经阻滞麻醉后可使同侧下颌舌侧牙龈、黏骨膜、口底黏膜及舌前2/3区域无痛。舌可有麻木、烧灼、肿胀感，尤以舌尖部更为明显。如同时行下牙槽神经阻滞麻醉，一般舌神经出现麻醉征早于下牙槽神经。

8.颊神经阻滞麻醉

颊神经又叫颊长神经。该神经自下颌神经分出后向下前行，在颊肌止端上份进入颊肌鞘膜，在下颌升支前缘内侧与额肌腱平行向下。约在下颌磨牙𬌗面水平，颊神经离开鞘膜，其终末支分布于颊部黏膜、颊肌、皮肤及下颌第二前磨牙以后的颊侧牙龈、黏骨膜。由于行下牙槽神经麻醉的进针点在翼下下颌韧带中点外侧3mm处，此进针点接近颊神经干，所以，在行下牙槽神经阻滞麻醉过程中，针尖退至黏膜下注射麻药0.25～1mL，可一并将颊神经阻滞，2～3分钟即可产生麻效。亦可以下颌磨牙𬌗面的水平线与下颌支前缘交界点的颊黏膜（大致在腮腺导管口下、后约1cm处）作为进针标志，进针后在黏膜下注射麻药0.5～1mL。如行下磨牙拔除术还可在该磨牙远中根颊侧黏膜处做局部浸润麻醉来替代颊神经阻滞麻醉。

9.下牙槽、舌、颊神经一次阻滞麻醉

此法亦称下颌升支内侧隆突注射法。下颌升支内侧隆突位于下颌小舌的前上方，是由髁突向前下与喙突向后下汇合成的骨嵴。在此区域内由前往后有颊神经、舌神经、下牙槽神经通过，三条神经之间相距较近。当大张口时，下颌升支内侧隆突可随下颌骨的运动向下移，不致被上颌骨后缘所遮挡。在翼下颌皱襞外侧，相当于上颌第三磨牙𬌗平面下0.5cm处为进针点。若上颌无牙，则在相当于第三磨牙牙槽嵴下1.5cm处作为进针点。操作时，将针管置于对侧口角，并尽量后推，使针体与患侧颊黏膜面垂直，进针1.5cm左右时，针尖触及骨面，即可注射麻药2mL。麻药经渗透作用可同时将下牙槽、舌、颊神经麻醉。

10.颏神经、切牙神经阻滞麻醉

此方法也称颏孔注射法。切牙神经是下牙槽神经的终末支，切牙神经分支到第一前磨牙、尖牙和切牙、牙槽骨和牙周膜。出颏孔的颏神经分布到下唇黏膜，皮肤和颏部，口内分布至第一前磨牙、尖牙和切牙的唇侧龈。颏孔位于下颌第一和第二前磨牙根尖的下方，距下颌骨下缘lcm处。

（1）口内注射法：轻拉开口角，在下颌第二前磨牙根尖相应的口腔前庭沟进针，向前、下内方寻找颏孔，注入麻药0.5～1mL。

（2）口外注射法：从下颌第二前磨牙根尖部稍后处皮肤进针，先注入少量麻药做一皮丘，然后推进到骨面，再用针尖向前、下、内方寻找颏孔，有落空感即进入颏孔，注入麻药0.5～1mL。

11.下颌神经阻滞麻醉

将局麻药注射于卵圆孔附近，以麻醉出卵圆孔的下颌神经，使其分布的同侧下颌骨、下颌牙、舌、口底以及下颌骨周围组织、颊部组织、颏部皮肤得到无痛，也称为卵圆孔注射法。本法与上颌神经阻滞麻醉喙突后注射法相似。用7～8cm长的针头套上消毒橡皮片，以颧弓下缘与下颌切迹中点为进针点，与皮肤垂直进针，直抵翼外板。将橡皮片固定于距皮肤1cm处，标记深度。然后退针至皮下，重新使注射针向后、上、内偏斜15°，推进至标记的深度，针尖即达颞下窝上壁后内份卵圆孔附近。回抽无血，注射麻药3～4mL，5～10分钟显效。

12.咬肌神经阻滞麻醉

三叉神经第三支的运动神经分支，分别分布于咬肌、额肌、翼外肌和翼内肌，因而叫咀嚼肌神经。麻醉该神经可以暂时解除或减轻某些炎症造成的肌肉痉挛，如冠周炎，牙源性感染等引起的牙关紧闭，增大张口度，以利病灶牙的早期拔除，缩短病程。咬肌神经封闭还可用以治疗颞下颌关节紊乱病。注射时按照下颌神经阻滞麻醉的进针标志垂直刺入皮肤，进针2.5～3.5cm，注射麻药4～6mL，5～10分钟显效后，患者有同侧面部灼热、麻木感。张口度有不同程度改善，下颌活动度加大。

13.颈丛神经阻滞麻醉

颈丛神经由第1～4颈神经前支组成，除第1颈神经主要是运动纤维外，其他均为感觉纤维。第2～4颈神经出椎间孔后，从后面穿过椎动脉和椎静脉，到达横突的尖端，分为升支和降支。这些上下相邻的分支，在胸锁乳突肌深面相互连接形成神经袢，并发出多数分支。深支组多为分布到颈部肌的神经和膈神经。浅支组包括枕小神经、耳大神经、颈横神经（颈皮神经）和锁骨上神经，又统称为颈神经丛的皮支。颈浅丛分布于颈部皮肤，上达枕部、腮腺咬肌区和耳郭（廓），下达肩部皮肤。

（1）颈浅神经丛阻滞麻醉。患者仰卧位，头偏向对侧。在胸锁乳突肌后缘颈外静脉交叉点的后下方，注射针垂直刺入皮肤，达胸锁乳突肌后缘，分别向上、中、下三个方向注射麻醉药，即可阻滞颈丛浅支。

（2）颈深神经丛阻滞麻醉。患者体位同上，表面标志可自乳突至第6颈椎横突前结节（相当于环状软骨水平）成一直线。在中线上确定相当于颈2（即下颌角水平）、颈3（相当于舌骨体水平）、颈4（胸锁乳突肌后缘与颈外静脉交叉点之上1.5cm处，相当于甲状软骨的上缘）平面的三点，分别注射麻药做小皮丘。注射针刺入皮肤向后内方向推进2cm左右，可触及横突侧缘；然后沿其前缘再向中线推进少许，便是脊椎前结节外侧所在。分别注射局麻药4～5mL。改良颈丛阻滞技术已为临床广泛应用，可在颈4点穿刺，针尖抵达颈4横突后注入麻药10～15mL，同时手指压迫颈5横突处，以防药液向下扩散，这样可获得整个颈神经丛的阻滞。

第四节　牙拔除术

一、阻力分析

以下颌第三磨牙为例介绍牙拔除术中的阻力分析。下颌第三磨牙的阻生状况具有多样性，将其拔除的关键是如何解除牙周围的各种阻力，因此手术前对阻力的来源和部位进行必要的分析，设计相应的手术方案，可避免手术的盲目性，对减小手术创伤，缩短手术时间，降低并发症的发生具有积极的意义。阻力分析是下颌第三磨牙拔除术的必要步骤之一。下颌阻生智牙拔除时的阻力产生于3个部位。

1.冠部阻力

牙冠部的阻力有软组织阻力和骨组织阻力。

（1）软组织阻力来自第三磨牙上方覆盖的龈片，此龈片组织质韧并保持相当的张力包绕牙冠，对智牙向远中向运动形成阻力。解除软组织阻力的方法是切开。龈片覆盖超过冠部远中1/2常产生阻力，通过切开、分离即可解除。

（2）骨阻力来源于包裹牙冠的骨组织，主要是牙冠外形高点以上的骨质。冠部骨阻力主要应根据临床所见牙位的高低和骨覆盖的多少判断，单从X线片判断常有误差。解除冠部骨阻力主要采用去骨法，有时截冠或增隙也可达到减除冠部骨阻力之目的。垂直阻生时，冠部骨阻力多在远中；近中或水平阻生智牙的冠部骨阻力则多在远中和颊侧。

2.根部阻力

根部阻力是来自牙根周围的骨组织。是拔牙需克服的主要阻力。根部阻力的大小取决于牙的阻生情况，牙根的数目、形态，根尖的形态和周围的骨质情况。牙根多、粗长、分叉大；根尖弯曲、肥大；根周骨质致密或与牙根形成粘连，都是增大根部骨阻力的因素。根部骨阻力可利用X线片分析。去除根部骨阻力的方法有分根、去骨、增隙。多根牙可用劈开或钻磨的方式分开后，分别取出。单纯去骨创伤较大，用摇动、骨凿楔入、细钻磨扩大根周间隙，亦可解除阻力。术中应综合利用各种方法。

3.邻牙阻力

邻牙阻力是第二磨牙在拔除智牙时产生的妨碍脱位运动的阻力。邻牙阻力视第二磨牙与阻生智牙的接触程度和阻生的位置而定。Thoma提出在X线片上，以近中阻生牙的根尖为圆心，以根尖到冠部近中牙尖为半径划弧线，如果弧线与邻牙冠部远中面相重叠，可判断会有邻牙阻力。这种方法只能做参考，临床观察十分重要。不能仅靠X线片显示的两牙抵触紧密情况来决定，因为X线的投照角度、牙位高低、牙根长短对阻力的判断都产生影响。邻牙阻力的解除可采取分冠和去骨的方法。

二、力学原理

为了让牙齿或牙根脱位，主要依靠压缩牙槽骨骨质、扩大牙槽窝来去除阻力而脱位。

（一）牙钳

（1）牙钳的握持一般多为右手握钳，将钳柄置于手掌，以示指和中指把握一侧钳柄，另一侧钳柄紧贴掌心，而拇指按于关节上，无名指与小指深入两钳柄之间，以便分开钳柄。在钳住牙冠后，将无名指和小指退出两钳柄之间，和示、中指同居一侧再紧握钳柄，即可开始拔牙动作。也可采用反向握钳法，其动作与正握法的区别是右手拇指位于钳柄末端一侧。反握法夹持及摇动力度较大，多用于拔除牢固的牙。牙钳持握时，应注意握持区尽量靠钳柄的末端区，以增大牙钳的杠杆机械效率。

（2）钳的安放子般应与患牙的长轴平行，以防断根及伤及邻牙。在拔牙的全过程应始终夹紧患牙，以完成各种拔牙动作，并向根方推进。力量的控制极为重要，绝不允许使用未受控制的暴力，操作中力的控制依靠正确的患者体位、术者合理的位置、以上臂和肩作为前臂及手的控制点、正确的握钳、适宜的力度。

（3）使用牙钳时应注意保护。拔上颌牙，术者可用左手两指捏触患牙和邻牙；拔下颌牙用左手拇指扶于钳喙与钳柄交界区，起到辅助加力和防止伤及对牙，其他手指托住下颌下缘，起固定颌骨及减小对颞下颌关节损伤的作用。

（二）牙挺

牙挺也是拔牙主要的器械。对牢固的或无法直接夹持的患牙，牙挺常为首选使用的器械。牙挺对牙槽突的创伤较大，术中要与牙钳配合使用。当所拔患牙松动后，应使用牙钳拔除，以达到最小创伤下拔除患牙，并可防止牙滑脱造成误吸。

1.牙挺的工作原理

（1）杠杆原理：牙挺可被视作一个杠杆。根据力学公式：力×力臂=重×重臂。力

臂比重臂越长，所获得的机械效率越大。牙挺使用时以牙槽骨为支点的撬动，挺刃抵于牙槽突的转动，都产生杠杆力

（2）楔的原理：临床上使用的根挺和根尖挺都有楔形的挺刃，当插入牙根与牙槽骨之间时，由楔产生鞋面的机械效应，将牙根自牙槽窝内挤出。

（3）轮轴原理：公式为：力×轮半径=重×轴半径。轮半径比轴半径越大越省力。临床上挺刃，特别是三角挺的旋转使用的就是轮轴原理。

通常情况下，牙挺使用3种力学原理的组合性动作，以达到高效、低创伤的效果。使用单一力量，特别是撬动的杠杆力，可能导致暴力产生，引起较大的创伤乃至并发症。

（三）微创拔牙器械

随着患者对牙缺失后修复要求不断提升，现代口腔修复学在不断提高自身技术和材料的同时，也在对维护牙槽突骨量、保持牙龈丰满度提出了新的要求。特别是近年来口腔种植修复的发展，使种植体可以在更理想的位置和状态下植人也要求拔牙后的牙槽突吸收应尽量减小。目前减小拔牙后牙槽突吸收最基本也是行之有效的临床环节就是减轻拔牙术中的创伤，微创拔牙的理念也由此产生。达到这一目的的关键是尽力做到不去骨，减少微小骨折，不使骨膜与骨面分离。为此已有系列微创拔牙器械诞生。

微创拔牙器械最常见的形态是以原有牙挺为雏形，其挺刃部分薄且有锐利刃端；宽度为适应不同直径的牙根而成系列，并有不同的弯角；其握持手柄部分更符合人体工学要求，握持舒适，易于操控，并最大限度地发挥杠杆省力作用。这类微创拔牙器被在使用时的要点是依据所拔牙根的外弧面选择一个或系列器械，从不同方位渐次将挺刃手法楔人根面与牙槽骨之间，离断牙周纤维，稍扩大根周间隙，最终使牙脱离牙槽窝。操作必须遵循循序渐进、逐步扩展，稳定的支点和妥善保护的原则。另一类微创拔牙器械是将薄刃牙周纤维剥离刀与螺栓牵引器相结合。先使用牙周膜剥离刀尽量多和深入地剥离牙周纤维，然后将螺栓打入根管，使用滑轮牵引器将牙根拉出。

目前的微创拔牙器械主要用于单个牙根的拔除，特别是前牙和前磨牙。对牙根断面在龈下和骨下的断根，常可取得微创的效果。对多根牙、骨粘连、弯根、根端肥大的情况使用微创拔牙器械也可以达到减小创伤的目的。

第五节　口腔颌面部感染

口腔颌面部间隙感染以牙源性、腺源性的继发感染最为常见，且多为需氧菌和厌氧菌引起的混合性感染。

口腔颌面部间隙感染临床表现除有感染共同的表现外，由于间隙解剖部位不同，感染涉及的间隙数量不同而有不同的表现，如张口受限、吞咽困难等。其全身症状也因此而有所不同。口腔颌面部间隙感染治疗原则为全身应用抗菌药物联合局部治疗，局部治疗中以脓肿切开引流为主。

一、颌面部间隙感染

口腔颌面及颈部深面的知名解剖结构均有致密的筋膜包绕。在这些解剖结构的筋膜之间有数量不等彼此连续的疏松结缔组织或脂肪组织填充。由于感染常沿这些阻力薄弱的结构扩散，故将其视为感染发生和扩散的潜在间隙。根据口腔颌面颈部各个间隙的解剖部位和相互关系，临床上可以将这些间隙分为4组：皮下间隙，包括眶下间隙和颊间隙；下颌骨周围间隙，包括颌下间隙、舌下间隙、下颌下间隙；咀嚼肌间隙，包括嚼肌间隙、翼颌间隙、颊间隙、颊下间隙，颌深间隙，包括咽旁间隙、咽后间隙及气管前间隙。口腔颌面部间隙感染均为继发性，常见为牙源性或腺源性感染扩散所致，损伤性、医源性、血源性较少见。

感染多为需氧和厌氧菌引起的混合感染，也可为金黄色葡萄球菌、链球菌等引起的化脓性感染，或厌氧菌等引起的腐败坏死性感染。感染累及潜在筋膜间隙内结构，初期表现为蜂窝织炎；在脂肪结缔组织变性坏死后，则可形成脓肿；化脓性炎症可局限于一个间隙内，也可波及相邻的几个间隙，形成弥散性蜂窝织炎或脓肿，甚至可沿神经、血管扩散，引起海绵窦血栓性静脉炎、脑脓肿、脓毒症、纵隔炎等严重并发症。在感染发生、发展过程中表现出程度不同的化脓性感染的全身症状。

根据间隙感染对重要解剖结构或器官，如颅脑、气道及纵隔等的威胁程度，可以对间隙感染的严重程度进行划分，颊间隙和眶下间隙由于不会危害气道和其他重要解剖结构，但是如果眶下间隙感染向眶内和颅内扩散，则严重程度就很高，咀嚼肌间隙和下颌骨周围间隙可造成肿胀和张口受限，可能妨碍气道；而颈深间隙感染可直接阻塞气道，并威胁纵隔等部位。

二、颌骨骨髓炎

颌骨骨髓炎是指由细菌感染或物理、化学因素使颌骨的骨膜、骨皮质、骨髓及骨髓腔内的血管、神经等产生的炎性病变。

化脓性颌骨骨髓炎以牙源性感染为常见，主要发生于下颌骨。临床上分为中央性颌骨骨髓炎和边缘性颌骨骨髓炎（表6-3）。急性期治疗原则与一般急性炎症相同，慢性期则以手术清除病灶死骨为主。婴幼儿颌骨骨髓炎大多发生于上颌骨。主要为血源性感染，临床上起病急，发展快。治疗除全身应用抗生素外，必要时行早期切开引流以防感染扩散。放射性颌骨坏死是指由放射线引起的颌骨坏死，常继发颌骨骨髓炎。病程发展缓慢，表现为局部疼痛，软组织破溃，死骨形成的发展过程。放射性颌骨坏死的预防是关键。双膦酸盐相关性颌骨坏死是由双膦酸盐药物治疗所引起的颌骨坏死。病程发展缓慢，局部有牙痛、松动，死骨形成等表现。其治疗方案尚无定论。

表6-3　中央型颌骨骨髓炎与边缘型颌骨骨髓炎的鉴别诊断

中央性颌骨骨髓炎	边缘性颌骨骨髓炎
1.感染来源以根尖周炎、牙周炎多见	1.感染来源以下颌智齿冠周炎为主
2.感染途径是先破坏骨髓，后破坏骨密质，再形成骨膜下脓肿或蜂窝织炎。病变可累及松质骨恶化密质骨	2.感染途径是先形成骨膜下脓肿或蜂窝织炎，主要破坏密质骨，很少破坏松质骨
3.临床表现可以是局限性的，但以弥漫性较多	3.临床表现多为局限性，弥漫性较少
4.累及的牙多数松动，牙周有明显的炎症	4.病源牙多无明显炎症或松动
5.病变多在下颌体，也可波及下颌支	5.病变多发生在下颌角及下颌支，很少波及下颌体
6.慢性期影像学所见可以有大块死骨形成，与周围骨质分界清楚或伴有病理性骨折	6.慢性期影像学所见系皮质骨疏松脱钙或骨质增生硬化，或有小死骨块

口腔软组织对射线平均耐受量为6～8周内给子给予60～80Gy，而颌骨的放射剂量超过50Gy即可导致骨细胞坏死及进行性阻塞性动脉炎。

放射性颌骨坏死预防的关键在于，根据肿瘤对射线敏感度及放疗在综合治疗中的地位，确定选择指征，在放射源、照射方式，分次照射方案以及剂量选择等方面全面安排治疗计划，其中剂量的正确掌握是最主要的因素。放射治疗前即应估计到有可能发生放射性骨坏死的可能性，采取相应的预防措施。

（1）放疗前准备　放疗前应常规行牙周洁治，注意口腔卫生。对口腔内可引起感染的病灶牙要进行处理，对仍能保留的龋齿、牙周炎等病牙应先予以治疗，而无法治愈的病牙应予以拔除。放射前应取出口腔内已有的金属义齿；活动义齿需在放射疗程终止，经过一段时间后再行佩戴，以免造成黏膜损伤。

（2）放疗过程中　可局部涂抗生素软膏并加强口腔护理，以防发生感染。局部应用氟化物有预防放射后继发性龋的效果。对非照射区应用屏障物予以隔离保护。

（3）放疗后3～5年应避免拔牙等有创操作，放疗后一旦发生牙源性炎症，必须进行手术或拔牙时，应尽量减少手术损伤，术前术后均应使用有效的抗生素，以避免可能发生的继发感染。

三、双膦酸盐相关的骨坏死

目前尚无国际公认的双膦酸盐相关性颌骨坏死的诊断标准。美国口腔颌面外科医师协会（AAOMS）提议，如果存在如下两个特征，可以考虑该诊断：①有双膦酸盐药物治疗史；②颌面部有暴露的死骨，并持续存在8周以上；③颌骨未曾接受放射治疗。

双膦酸盐相关性颌骨坏死大多发生在牙槽外科术后。在静脉给予双膦酸盐药物治疗之前，应对患者进行全面的口腔检查，拔除不能保留的牙齿，创伤性口腔治疗应在用药前完成。给予双膦酸盐药物治疗后，应告知患者保持良好的口腔卫生，保护好牙齿，避免进行可能导致颌骨损伤的任何治疗。

第六节　颞下颌关节疾病

颞下颌关节是口腔颌面部唯一的活动关节，也是颅颌面部唯一活动的关节。

颞下颌关节疾病中常见的有颞下颌紊乱、颞下颌创伤（包括骨折）、颞下颌关节强直、颞下颌关节脱位、颞下颌关节感染、颞下颌关节发育异常及颞下颌关节肿瘤等。其中最为多见的是颞下颌关节紊乱病，是口腔科中继龋病、牙周病和错𬌗畸形之后发病率第四的常见病。

一、颞下颌关节紊乱病（TMD）

颞下颌关节紊乱病是指累及颞下颌关节或（和）咀嚼肌，具有一些共同症状（如疼痛、弹响、张口受限等）的许多临床问题的总称。

颞下颌关节紊乱病的发病率和患病率很高，国内外统计资料显示为28%～88%之间。颞下颌关节紊乱病任何年龄都可以发病，发病率男女无明显差别，多见20～30岁青壮年期，女性明显多于男性。主要症状为关节和相应肌群在咀嚼运动、开闭口运动时疼痛、开口困难或下颌运动异常，常伴有关节的弹响、破碎音和杂音等。开始发生在一侧，常常两侧均可累及。颞下颌关节紊乱病可以是功能紊乱性质，也可以是关节结构的异常，甚至是器质性改变如关节软骨和骨的破坏，严重者会引起牙和颌骨的畸形，但是一般有自愈性或自限性，属肌骨骼类疾病，一般不发生关节强直。

（一）临床表现

1.关节及相应肌群的疼痛

这是TMD患者就诊的第一主诉。主要表现为开口和（或）咀嚼时关节区和（或）关节周围肌群的疼痛。一般无自发痛，急性滑膜炎时可自发痛。关节区或相应的肌群有压痛点，有的患者有肌和肌筋膜的疼痛扳机点，压迫扳机点可引起远处的牵涉痛。另有一些患者表现为关节及相应肌群发沉、酸胀，或面颊、颞眶、枕区钝痛，或主诉不适等感觉异常，有时表现为咀嚼肌群疲劳感。

2.弹响和杂音

当存在有关节盘移位、变形、破损或关节表面器质性改变，下颌髁突运动时会出现弹响或杂音等关节异常音。常见的异常声音有：1、弹响声，即开闭口运动或咀嚼运动中发生“咔，咔”的声音，多为单声，有时为双音，患者自己可感到。2、破碎音，在关节运动中出现“咔叭，咔叭”的破碎声音，多为双声或多声，患者自己可感到，听诊器可查听到，但他人不能耳闻；3、摩擦音，在关节运动中有连续的似揉玻璃纸样的摩擦音，患者可感到，听诊器可查听到，但他人不能耳闻。

3.下颌运动异常

TMD患者的下颌运动异常表现为：1.开口型异常，可以向一侧偏斜，也可呈曲折状左右摆动；2.开口度异常，表现为开口过小呈开口受限或开口困难，一般小于3.5cm。也可相反，表现为开口过大，可达6～7cm。开口过大者常伴有半脱位；3.开口运动中出现停顿，表现为开口过程中突然出现障碍而停顿，即关节绞锁症状。

TMD常常伴有头痛，还伴有如各种耳症，包括耳闷、耳鸣、听力下降等，各种眼症包括眼痛、视力模糊、复视。

（二）诊断

根据病史和临床体检，有时结合影像学检查，辅助诊断常用的方法有：①X线平片，有颞下颌关节的许勒位片和髁突经咽侧位片；②口腔颌面锥形束CT；③关节造影；④关节内镜检查；⑤CT扫描；⑥MRI。

（三）鉴别诊断

1.肿瘤

颌面深部肿瘤也可引起开口困难或牙关紧闭，也常伴有关节区疼痛。因为肿瘤在深部不易被查出，应特别提高警惕。当开口困难、关节疼痛，尤其出现自发痛、夜间痛，同时还伴有脑神经症状或其他症状者应排除以下部位的肿瘤：①颞下颌关节良性或恶性肿瘤，特别是髁突软骨肉瘤；②颞下窝肿瘤，③翼腭窝肿瘤；④上颌窦后壁癌；⑤腮腺恶性肿瘤；⑥鼻咽癌等。其他如髁突良性肥大、髁突骨瘤、滑膜软骨瘤病、纤维骨瘤等也常常有TMD的三大主要症状。

2. 颞下颌关节区感染或类风湿性关节炎

急性化脓性颞下颌关节炎关节区可见红肿，压痛明显，常有自发性跳痛，有全身症状，关节腔有渗出时，后牙开骀，稍用力即可引起关节区剧痛。类风湿性颞下颌关节炎常伴有全身游走性、多发性关节炎，尤以四肢小关节最常受累，晚期可发生关节强直。

3. 耳源性疾病

外耳道疖或中耳炎疼痛，也常放射到关节区并影响开口和咀嚼。

4. 颈椎病

可引起颈、肩、背、耳后区以及面侧部疼痛，但疼痛与开口、咀嚼运动无关。

5. 茎突过长症

除了吞咽时咽部疼痛和感觉异常外，常常在开口、咀嚼时引起髁突后区疼痛以及关节后区、耳后区和颈部牵涉痛，影像学检查可以确诊。

6. 第一颈椎横突过长

可引起下颌后区疼痛，并有开口或咀嚼运动时不适感，触之局部有突起和压痛，影像学检查可以确诊。

7. 破伤风牙关紧闭

由破伤风杆菌引起的一种以肌阵发性痉挛和紧张性收缩为特征的急性特异性感染。破伤风牙关紧闭一般有外伤史，痉挛通常从咀嚼肌开始，先是咀嚼肌少许紧张。即患者感到开口受限，继之出现强直性痉挛，呈牙关紧闭：同时还因表情肌的紧缩使面部表情特殊，形成“苦笑”面容，并可伴有面肌抽搐。

8. 癔症性牙关紧闭

多发于女青年，既往有癔症史，有独特的性格特征，一般在发病前有精神因素，然后突然发生开口困难或牙关紧闭状，此病用语言暗示或间接暗示（用其他治疗法结合语言暗示）常能奏效。

9. 其他

如冠周炎、根尖周炎、放射性骨髓炎等炎症累及咀嚼肌可以引起开口受限和面部疼痛。

10. 肌筋膜疼痛

肌肉源性的疼痛，包括疼痛主诉及主诉相关的局部肌肉疼痛。①主诉颌面、颞面部、耳前区疼痛，下颌功能运动时疼痛加重；②临床触压左右颞肌前、中、后束和咬肌起始处、咬肌体部、咬肌终止部共12个部位，患者报告有局部疼痛或远处牵涉痛。

（四）治疗原则

1. 尽可能找出各种致病因素。

2. 制订针对消除或减弱致病因素和对症治疗相结合的综合性程序性的治疗方案。

3.以非侵入性、可逆性、保守治疗为主，遵循逐步升级的治疗顺序：可逆性保守治疗-不可逆性保守治疗-关节镜治疗-开放性手术治疗。

4.根据疾病不同类型和患者个人情况选择好适应证，组合好不同的治疗方法进行综合治疗。

5.对患者的健康教育以及积极的心理支持和临床治疗同等重要。

（五）治疗方案

（1）尽可能找出肌筋膜痛的致病因素，对症治疗的同时强调对致病因素的干预，如创伤、咬合不良、应激、生活事件、口腔习惯等。

（2）肌筋膜痛应早期给予合理的治疗。

（3）物理治疗和药物治疗首选。药物有非甾体类消炎止痛药（吲哚美辛、布洛芬、双氯芬酸钠、美洛昔康等）、小剂量三环类抗抑郁药阿米替林或肌松弛剂。

（4）如有明确的扳机点可行局部喷雾或局麻药注射。

（5）一些类型的𬌗垫对肌肉疼痛有效。

（6）如有开口受限，可配合姿势和肌功能训练如开口训练等。

二、可复性关节盘前移位

关节盘在髁突与关节结节之间发生移位，向前和向内或外移位，但大张口后能充分恢复。通常有弹响声，没有开口受限。可伴有关节疼痛或关节退行性改变。

（一）诊断

（1）主诉关节弹响。

（2）开闭口运动或前身伸侧向运动有关节弹响，连续3次检查出现2次以上。

（3）必要时可行关节造影或磁共振（MRI）检查，可见闭口位关节盘前下移位，开口时恢复正常盘-髁突位置关系。

（二）治疗

（1）如果仅有弹响，无疼痛和开口障碍，可不必进一步治疗。

（2）对于青少年关节弹响患者或进展有关节盘绞锁开口，可考虑再定位𬌗垫治疗，但𬌗垫治疗后复发机会大。

（3）如弹响等症状明显影响患者的生活质量，又不能选行𬌗垫治疗的，可行关节镜下关节盘复位治疗。

（4）合并咀嚼肌疼痛或滑膜炎者，应进行相应的治疗，以缓解疼痛症状。

三、关节盘绞锁

是可复性盘前移位与不可复性盘前移位之间的一种过渡状态。临床上常表现为在张口过程中“卡”住，需要晃动下颌或者用手推按关节区方可大张口。

（一）诊断

（1）主诉有关节弹响史，有时发生开口“卡住”，特别是晨起或咀嚼时。

（2）检查有关节弹响，有时病变侧关节开口受限，患者晃动下颌或者用手推按后可以充分大张口。

（二）治疗

（1）治疗教育和随访。

（2）关节盘绞锁患者发生不可复性盘前移位的风险增大，适合用再定位殆垫治疗。

四、不可复性关节盘前移位，伴开口受限

关节盘在髁突和关节结节之间的正常位置上发生移位，向前和向内或向外移位，无论闭口位还是开口过程中关节盘始终位于髁突前方，且有下颌开口受限。可伴有关节区开口或咀嚼疼痛。

（一）诊断

（1）患者一般曾有典型的关节弹响史，继而有间断性关节绞锁史，进一步发展则弹响消失，开口受限。

（2）开口受限，但有一定的被动开口。开口或前伸时下颌偏向患侧，触诊患侧髁突滑动明显减低。

（3）无关节弹响或有关节弹响但完全不同于可复性前移位诊断的关节弹响。

（4）必要时关节造影或MRI检查，可见关节盘前移位，开口时髁突运动受限，关节然仍位于髁突的前方。

（二）治疗

（1）急性期（2～3个月内）的不可复性关节盘前移位，通常有明显的开口受限，可在关节腔局麻下试行手法复位。

（2）如果不能复位或病程超过2～3个月的，有开口受限和疼痛症状的，可以行关节腔灌洗。

（3）腔内注射皮质激素类药物或透明质酸钠。

（4）药物、理疗、封闭等对症处理，结合开口训练等康复治疗，也有很好的预后。

（5）上述治疗无效者，或病程较长、症状严重者，可在关节镜下行关节松解、关节盘复位术或开放性关节盘复位等手术治疗。

五、不可复性关节盘前移位，无开口受限

关节盘不可复性前移位，但没有明显的开口受限。

（一）诊断

（1）患者也曾有典型的关节弹响史，有突然的弹响消失和开口受限史。

（2）临床检查开口不受限。

（3）一般无关节弹响，有时检查到关节弹响，但不符合可复性前移位的诊断标准。

（4）做出这一诊断应明确说明是基于临床检查和病史，还是基于影像学检查结果。

（二）治疗

不必追求关节盘的复位，应对症治疗和充分的治疗教育。

六、关节痛

滑膜炎或关节囊炎，是颞下颌关节囊或韧带损伤、滑膜层炎症等引起的疼痛和触压痛。

（一）诊断

（1）主诉关节区疼痛，开闭口或前伸侧向运动或咀嚼时疼痛加重。

（2）髁突外侧或后方有明显的压痛，或推压下颌向后时关节区疼痛。被动开口时关节痛加重。

（二）治疗

（1）药物治疗口服非甾体消炎止痛药。

（2）理疗可采用各种理疗设备，也可以局部冷热敷及（或）辅以中药热敷。

（3）局部封闭。单纯局麻药封闭或醋酸曲安奈德0.5mL（5mg）加入2%利多卡0.5mL关节腔内封闭，一般封闭一次即可，3个月内不宜重复使用。

七、颞下颌关节脱位

颞下颌关节脱位是指髁突滑出关节窝以外，超越了关节运动的正常限度，以致不能自行复回原位者，临床上以急性和复发性前脱位较常见，后方脱位、上方脱位和侧方脱位较少见。外伤引起的脱位，其脱位的方向、位置由打击的力量和方向决定，并常伴有下颌骨骨折和颅脑损伤症状。

（一）分类

（1）颞下颌关节脱位：按部位分有单侧脱位和双侧脱位。

（2）按性质分有急性脱位、复发性脱位和陈旧性脱位。

（3）按脱位方向分有前方脱位、后方脱位、上方脱位和侧方脱位，后三者主要见于外力创伤时。

（4）半脱位：由于翼外肌功能亢进或关节囊（韧带）松弛使下颌运动过度，以至于在最大开口位时髁突或连同关节盘过度地越过关节结节。

（5）急性前脱位：暴力所致的脱位，中线偏向患侧（单侧骨折）或前牙呈开合状态（双侧骨折）。髁突部有明显压痛，皮下血肿。X线片检查可证实。

双侧脱位症状：①下颌运动失常，患者呈开口状，不能闭口，唾液外流，语言不清，咀嚼和吞咽均有困难，检查时可见前牙呈开颌、反颌，仅在磨牙区有部分接触；②下颌前伸状，两颊变平，因此脸形也相应变长；③耳屏前方触诊有凹陷，在颧弓下可触到脱位的髁突。X线片可见髁突脱位于关节结节前上方。单侧急性前脱位的表现为以上症状在患侧，开口困难，下颌切牙中线偏向健侧，健侧后牙反𬌗。

（二）治疗

口外法：由于脱位时间长，咀嚼肌发生严重痉挛，关节局部水肿、疼痛或者由于患者不能很好配合，手法复位常较困难，宜先行局部热敷或行关节周围和咬肌神经封闭后再用上述方法复位。个别情况脱位长达数日或数周，可使用全身麻醉，配合肌松弛剂进行复位。

（三）复发性脱位

颞下颌关节前脱位反复发作，又称“习惯性”脱位。

1.病因

复发性脱位常发生在急性前脱位后未予以适当治疗，如复位后未制动或制动时间不够，老年人慢性长期消耗性疾病、肌张力异常、韧带松弛也常发生顽固性、复发性脱位。

2.临床表现

复发性脱位可为单侧，亦可双侧。在大哭、打哈欠、进食等大开口时，患者突然感到下颌骨不能自如运动，前牙不能闭合，其临床表现与急性前脱位相同。

3.治疗

对于复发性关节脱位，单纯限制下颌活动不能达到防止再脱位的目的。一般可注射硬化剂，如硬化剂治疗无效，可以采用手术治疗，如关节结节增高术、关节囊紧缩以及关节结节凿平术等。

（四）陈旧性脱位

无论急性关节前脱位或复发性脱位，如数周尚未复位者，称为陈旧性脱位。治疗一般以手术复位为主。全麻下给肌松剂后，先行手法复位，如失败再进行手术复位。手术可选用耳前切口，显露髁突，用骨膜分离器插在脱位于关节结节前上方的髁突和颧弓之间，用力反复撬动，使之复位。如果脱位时间长久，由于关节后部结缔组织增生，以及咀嚼肌群张力失调，一般不能完全退回到原关节窝内，术后配合颌间牵引，数天后可使下颌逐渐回复到正中𬌗位。如果脱位时间长，发生纤维粘连，则可高位切除粘连的髁突。复位后应进行颌间结扎术，使下颌制动20天左右。

八、颞下颌关节强直

关节内或关节外器质性病变导致患者长期开口困难或完全不能开口的疾病。临床分两类：一类是发生在关节内的病变，导致关节纤维性或骨性粘连，称为关节内强直，也称作真性关节强直；另一类是发生在关节外的病变，如颌间挛缩，致使关节不能运动，称为关节外强直，也称作假性关节强直。

（一）关节内强直

1.病因

关节内强直的高发年龄是儿童和青少年。关节创伤是主要原因，轻者造成关节挫伤，重者造成髁突骨折，临床以后者为多。在髁突骨折类型中，矢状骨折和粉碎性骨折是最容易继发关节强直的两种骨折类型，两者的共同损伤特点是关节面受到破坏和关节盘发生移位。关节感染是次位原因。局部感染多源自化脓性中耳炎，也可源自血源性感染，如脓毒血症、败血症等所致的血源性化脓性关节炎。其他原因还见于产钳损伤、强直性脊柱炎、骨化性肌炎、类风湿关节炎等。

2.临床表现和诊断

（1）开口困难。关节内强直的主要症状是进行性开口困难或完全不能开口。

（2）下颌骨发育障碍。儿童期发生关节强直可以继发面下部发育畸形。

（3）咬合关系紊乱。下颌骨发育障碍造成面下部垂直距离变短，牙弓变小而狭窄。

（4）髁突活动减弱或消失。

（5）影像学检查。

3.治疗

关节内强直的治疗一般都需采用外科手术

（二）关节外强直

关节外强直常见的病因，过去以坏疽性口炎（走马疳）最多。但现在坏疽性口炎已极为罕见。目前，常见病因是创伤，如上颌结节和下颌支的开放性骨折或火器伤以及伤后感染，均可在上下颌间形成挛缩的瘢痕；颜面部各种物理的或化学Ⅲ度烧伤后造成面颊部组织广泛瘢痕。此外，口腔内手术时创面处理不当遗留关节外瘢痕挛缩，鼻咽部、颞下窝肿瘤放射治疗后，颌面软组织广泛的纤维性变等。

1.临床表现

（1）开口困难。

（2）口腔或颌面部瘢痕挛缩或缺损畸形。

（3）髁突活动减弱或消失。

（4）X线检查在关节侧位X线片上，髁突、关节窝和关节间隙清楚可见。

2.治疗

关节外强直的治疗一般都需要采用外科手术。在施行手术前必须鉴别是关节内强直，还是关节外强直。关节外强直手术的基本方法是：切断和切除颌间挛缩的瘢痕，凿开颌间粘连的骨质，恢复开口度。如颌间挛缩的瘢痕范围较小，可用断层游离皮片移植消灭瘢痕切除松解后遗留的创面。如果疤痕范围较大或并有唇颊软组织畸形，应采用各种血管化或非血管化皮瓣修复。

九、颞下颌关节囊肿、肿瘤或瘤样病变

（一）颞下颌关节囊肿

发生于颞下颌关节区的囊性肿物，分为腱鞘囊肿和滑膜囊肿，均为罕见病。

1.临床表现

滑膜囊肿可表现为关节区疼痛或酸胀不适感，可伴有同侧面痛甚至头痛，缓慢加重的开口受限、开口偏斜、患侧牙咬合不紧等：多无明确的关节区肿块形成，但可表现出较对侧关节区丰满或轻度膨隆。影像学检查对于诊断具有重要价值，常可发现关节间隙增宽，关节盘受压变形或骨质吸收，MRI检查表现为与关节腔相通或不相通的囊性占位性病变。腱鞘囊肿则常表现为耳前区肿块、生长缓慢、可无明显疼痛或仅有轻微的酸胀痛等。一般无明显的开口受限，但开口型可稍偏向患侧。

2.诊断

颞下颌关节囊肿的临床诊断可依据上述的临床表现及相应的CT和MRI检查而获得。

（二）颞下颌关节良性肿瘤及瘤样病变

颞下颌关节良性肿瘤及瘤样病变包括髁突骨软骨瘤、髁突骨瘤、滑膜软骨瘤病、色素沉着绒毛结节性滑膜炎、软骨母细胞瘤及髁突黏液瘤等。

1.髁突骨瘤及骨软骨瘤

髁突骨瘤与骨软骨瘤表现为过度增生性改变。骨瘤只有骨性组织成分，软骨瘤则可见骨及软骨两种成分。骨瘤又可分为密质骨型和松质骨型两类。

（1）临床表现：髁突骨瘤及骨软骨瘤以青年人多见，常无明显自觉症状，而仅以关节区膨隆、下颌偏斜就诊。肿瘤生长缓慢，可长达数年，表现为缓慢发生的下颌偏斜，𬌗关系紊乱，健侧呈反𬌗或对刃𬌗状态。部分患者可存在患侧关节疼痛、弹响或杂音等关节紊乱症状。

（2）治疗：髁突骨瘤、骨软骨瘤较小，没有明显症状者，可予以观察。较大的髁突骨瘤、骨软骨瘤可经手术完整切除肿瘤。瘤体较小者可经耳前入路切除肿瘤；而瘤体大者，经耳前切口入路切除肿瘤常有困难，此时可经下颌下切口入路或口内入路行升支后缘垂直截骨的手术方法切除肿瘤，同时上颌升支后缘以重建髁突。切除骨癌、骨软骨瘤后，应注意恢复患侧下颌升支高度及咬合关系。此外，对于髁突骨癌、骨软骨瘤伴有颌面畸形，可同时进行正颌外科手术治疗，矫正颌骨畸形。

2.颞下颌关节恶性肿瘤

颞下颌关节恶性肿瘤分为原发性恶性肿瘤和转移瘤两类，以转移瘤相对较为常

见。关节原发性恶性肿瘤包括软骨肉瘤、骨肉瘤、滑膜肉瘤及纤维肉瘤等，均极少见。

（1）临床上可表现为关节区疼痛、开口受限、局部肿胀及感觉异常等症状，但亦可无明显临床症状。关节转移瘤可来自临近部位如腮腺、中耳、外耳道及咽部等处的恶性肿瘤；也可来自乳腺、肺、甲状腺、肾及前列腺、直肠等身体其他部位的恶性肿瘤。转移瘤以腺源性恶性肿瘤转移者较多，可表现为关节区肿块、疼痛、感觉异常及开口受限等。无论关节原发性恶性肿瘤或转移瘤，均因可出现与颞下颌关节紊乱病相类似的症状而混淆，从而导致临床上误诊、误治。

（2）治疗：按恶性肿瘤的治疗原则进行综合治疗，包括彻底的手术切除肿瘤及放、化疗等。

第七节　口腔颌面部肿瘤

口腔颌面部肿瘤，包括囊肿和瘤样病变在内，良性比恶性多，约为7∶3。癌瘤的患病率在（2.5～3.6）/10万，男女构成比约为2∶1，发生的年龄以40～60岁为最高峰，鳞状上皮细胞癌最为常见，占口腔颌面部恶性肿瘤的80%以上。使用烟草和过量饮酒可能是主要的外在致癌因素。口腔颌面部肿瘤按其生物学特性可分为良性与恶性两大类。对于生物学行为介于良性与恶性之间的肿瘤，称为“临界瘤”。无论是良性肿瘤还是恶性肿瘤都应早期诊断和早期治疗，恶性肿瘤更是如此。良性肿瘤一般以外科治疗为主，临界瘤则应切除肿瘤周围一定范围内的正常组织，恶性肿瘤一般需要综合治疗。

一、临床表现

（一）良性肿瘤

良性肿瘤一般生长缓慢，能够存在数年至数十年，重量可达数千克，如成釉细胞瘤、唾液腺多形性腺瘤等。有的良性肿瘤可呈间断性的生长，偶尔会停止生长或发生退化，如血管瘤、脂肪瘤等。良性肿瘤的生长方式大多为膨胀性生长，体积达到一定大小可推挤和压迫邻近组织。外形多为球形，在遇到邻近坚实组织时，肿瘤可因受压变形；肿瘤表面如受纤维条束的阻止，肿瘤继续可呈分叶状。位于颜面皮肤或口腔黏膜表面的肿瘤，常突出于皮肤或黏膜表面呈结节状或球形。良性肿瘤因有包膜，故与周围正常组织分界清楚，一般多能移动。除骨肿瘤较硬外，一般质地中等。如有坏死、液化则质地较软，内出血时可变得坚硬。良性肿瘤一般无自觉症状，但如压迫邻近神经，发生继发感染或恶变时，则出现疼痛等症状。不发生血行及淋巴转移，对人体危害较小。但是，如果肿瘤生长在一些重要部位，如舌根、软腭等，如不及时治疗，也可以肿瘤压迫发生呼吸、吞咽困难，严重者危及生命。

（二）恶性肿瘤

恶性肿瘤具有侵袭性，一般生长较快，大多无包膜，边界不清，与周围组织粘连而不能移动。口腔癌在临床上可表现为溃疡型、外生型（乳头状型或疣状型）及浸润型三种类型。癌细胞早期局限于被覆上皮之内，尚未侵及邻近组织称原位癌。溃疡型肿瘤多发生于皮肤或黏膜浅部，表现为边缘隆起的火山口状溃疡，外生型肿瘤表现为菜花样，常合并感染、坏死；浸润型肿瘤发展较快，早期向深部与周围组织生长，表面稍隆起而粗糙不平。口腔癌病变基底部扪诊均为不可移动的硬块，不同于普通溃疡。

肉瘤多起自深部组织。恶性度较低者早期可为活动肿块，易于和良性肿瘤混淆。恶性度高者大多呈边界不清、质地较硬、不能移动的肿块。肿瘤表面黏膜或皮肤完整。如肿瘤生长较快，可伴以皮下或黏膜下血管扩张充血。由于生长过快会因局部营养缺乏或继发感染而溃破。当其向周围浸润生长时，可以破坏邻近组织器官而发生功能障碍。例如，损害面神经造成面瘫；感觉神经受侵时，可引起疼痛，感觉迟钝或消失；波及牙及颌骨组织时可造成牙吸收，松动或病理性颌骨骨折；肿瘤侵犯翼腭窝、颞下颌关节、咀嚼肌群时，引起张口困难。

恶性肿瘤生长过程中，癌细胞可逐渐侵入其遇到的淋巴管和血管中，导致区域性淋巴结转移和远隔器官的转移。口鳞状细胞癌较易发生颈淋巴转移。口腔癌的颈淋巴结转移有一定规律。转移风险依原发灶的部位由前向后而增高。舌根部淋巴组织丰富，易于转移；硬腭、牙龈淋巴组织较少，转移率低，上颌窦癌局限于窦内时，淋巴结转移少见，但当穿破实壁侵入周用组织时，转移率明显增高，牙龈癌局限于附着跟时转移不多，一旦侵入龈颊沟，转移增生。舌及口底因运动频繁、动度大转移率高，牙龈及硬腭相对固定，转移率低。颈淋巴结转移率从高至低依次为舌、口底、下牙根、颊黏膜、上牙龈、硬腭及唇。

肿瘤厚度与淋巴结转移关系也很密切。当肿瘤侵入深度小于2mm时，隐匿性转移率为7.5%，2～8mm时，为25.7%，超过8mm时，高达41.2%。肿瘤的组织学分类及分化程度与颈部淋巴结的转移关系也很密切。恶性黑色素瘤容易转移，腺样囊性癌很少淋巴转移，高分化肿瘤较少转移，低分化肿瘤较多转移。口腔颌面部恶性肿瘤除晚期病例外，一般发生远处转移的机会不多，但有些组织类型的肿瘤，如腺样囊性癌、未分化癌、恶性黑色素瘤、骨肉瘤等易向肺、肝、骨等处转移。肿瘤迅速生长破坏过程中可产生毒性物质。可使机体不断消耗，患者可出现消瘦、贫血、机体衰竭等症状，称为“恶病质”或“恶液质”。

二、诊断与治疗

（一）良性肿瘤

一般以外科治疗为主。临界瘤则应切除肿瘤周围一定范围内的正常组织。良性肿瘤切除后，标本应送病理检查，如证实有恶变，应按恶性肿瘤进一步处理。腮腺良性肿瘤的处理有特殊性，一般不能进行摘除术。

（二）恶性肿瘤

应根据肿瘤的组织来源、生长部位、分化程度、发展速度、临床分期、患者机体状况等综合设计治疗方案。

第八节　口腔颌面部创伤

分类：可将创伤分为闭合伤和开放伤。擦伤、挫伤、扭伤、冻伤等属于闭合伤。刺伤、切割伤、撕裂伤、撕脱伤、咬伤、火器伤等属于开放伤。

中华医学会创伤分会（2001）定义了多处伤、多发伤和复合伤的概念。多处伤是指在特定解剖部位同时存在多个损伤，如上颌骨骨折同时伴有颧骨骨折，多发伤是两个或两个以上特定解剖部位同时存在的损伤，如口腔颌面部伤同时伴有颅脑伤、胸腹伤或四肢伤等；复合伤是指两种或两种以上的致伤原因同时造成多种损伤。

根据致伤原因可将创伤分为物理伤、化学伤和生物伤。

一、口腔颌面部创伤的特点

（1）口腔颌面部血运丰富，开放伤出血较多，闭合伤易形成血肿，伤后组织肿胀迅速而严重，发生在口底、舌根或颌下区的血肿，可以压迫呼吸道，引起呼吸困难，甚至发生窒息。血运丰富又有利于组织修复，由于再生能力与抗感染能力强，伤口容易愈合。伤后3～5天内，只要没有明显的化脓性感染，在彻底清创处理后，伤口仍可做初期缝合。

（2）口腔颌面部创伤常伴有牙齿损伤，牙齿错位和咬合紊乱常作为颌骨骨折的诊断依据，骨折段上存留的牙齿常被用来进行骨折复位和固定，恢复牙齿的正常咬合关系是颌骨骨折复位的金标准。

（3）口腔损伤常造成组织肿胀移位、舌后坠、误吸血凝块和分泌物等而阻塞上呼吸道，容易发生窒息。口腔损伤还可能造成张口、咀嚼和吞咽困难，妨碍正常进食，同时也失去了自洁能力。在清创处理时应首先关闭腔窦伤口，以减少感染的机会。

（4）颌面部创伤常见的伴发伤是颅脑损伤。

（5）口腔颌面部创伤往往造成伤员暂时性或永久性功能障碍和面部畸形，如颞下颌关节强直、咀嚼吞咽困难和语言障碍，口腔皮肤瘘、视力伤害、面瘫、瘢痕挛缩等，影响生存质量。

二、合并颅脑损伤的处理

如为轻度损伤，可同期处理颅脑损伤及颌面部创伤；如为中度以上损伤，应进一步做CT和MRI检查，请求会诊，及时转诊，待颅脑伤情平稳后，再处理颌面部创伤。

1.颅底骨折

颌面创伤常伴发颅底骨折和脑脊液漏，损伤部位以前颅窝居多，其次是额骨和眶顶，少数为颅骨和中颅窝。涉及中颅窝骨折可以损伤海绵窦内的颈内动脉，形成颈内动脉海绵窦瘘，通过血管造影确诊后，可同期行经股动脉穿刺的血管栓塞。前颅窝骨折常伴发脑脊液鼻漏，中颅窝骨折常伴发脑脊液耳漏。脑脊液漏禁忌冲洗和填塞，以防发生逆行性颅内感染继发脑膜炎。调整头高卧位，限制液体摄入，降低颅压，减少脑脊液漏，伤后24～48小时可预防性使用抗生素。脑脊液漏多数在7～10天内自行愈合，如超过3～4周持续不愈，应考虑手术修补。

2.颈椎损伤

主要表现为姿态畸形、颈部疼痛、活动受限和神经麻痹症状。通过影像学检查（颈椎正侧位、侧斜位、颈椎开口位、脊髓造影、CT）可以辨明损伤部位、范围和椎管内情况，并据此推断损伤机理，诊断骨折类型，尤其要明确有无脊髓损伤和骨折稳定程度。颈椎损伤的处理主要以牵引、制动和颈项固定为主，有脊髓压迫症状者，需早期会诊手术。

三、颌面异物的摘除

（一）异物摘除的时机

（1）对于表浅、容易取出而不致引起严重出血的异物，可以直接取出。

（2）有一定难度的，如深部异物，异物所处部位结构复杂，或者伤情严重者，均不宜当时取异物，应及时包扎、止血，转送医院处理。

（3）清创时，如发现异物存留，应同时取出；如果在取异物前伤口已经感染，应先做伤口冲洗、换药、引流。在感染基本得到控制而伤口未闭合时经伤口探取异物。

（4）由于各种原因错过早期摘除异物时机，伤口又已经愈合的伤员，可以择期取出异物。

（二）异物摘除的指征

（1）浅表异物。

（2）清创过程中发现的伤口内异物。

（3）引起反复化脓性感染的异物，经久不愈的单纯软组织伤口应考虑有异物存留。

（4）对功能有影响的异物，如舌、口底、咽旁、颞下颌关节和肌肉内的异物。

（5）大血管和重要神经旁的异物，因日后可能造成继发性损害或危险。

（6）患者要求取出的异物。

（三）禁忌证

（1）伤口有急性炎症者。

（2）定位不准确者。

（3）未做好技术准备者。

（4）异物与伤情无关者。

（5）手术可能造成严重损害而异物本身没有大的危害者。

第九节　口腔颌面部先天和后天畸形

先天性唇/腭裂是发生在口腔颌面部最常见的先天畸形，唇裂和腭裂为口裂畸形，与面裂畸形一同被称为口面裂。

一、牙颌面畸形

由于颌骨发育异常所引起的颌骨在体积上、形态上的异常，上、下颌骨之间以及颌骨和颅面其他骨骼之间的关系异常和随之伴发的牙颌关系及口颌系统功能的异常与颅面形态的异常。

（一）病因

1.遗传因素

胚胎发育障碍：在胚胎发育过程中，受到某些致畸因素的作用，造成组织、细胞和细胞成分的障碍进而引起异常的发育。

2.系统性疾病

最常见的是佝偻病及垂体性巨大症。

3.口腔不良习惯

不良口腔习惯常常造成牙颌畸形，如吮指不良习惯。

4.口腔颌面部创伤

在婴幼儿或青少年时期，颌骨受到外伤可造成其发育畸形。

5.肿瘤

常见肿瘤为髁突骨软骨瘤

（二）分类

1.颅面先天发育异常综合征

（1）尖头并指综合征。

（2）颅面骨发育不全综合征。

（3）眼睑-颧骨-下颌发育不全综合征。

（4）第一、二鳃弓综合征，又称为半侧颜面发育不全。

2.发育性颌骨畸形

3.后天获得性畸形

上、下颌骨肿瘤切除术后，大量的骨质缺损可造成严重畸形；上、下颌骨骨折后骨块错位愈合或骨缺损亦可造成颜面畸形；各种原因的颞下颌关节强直。

第十节　各类牙拔除术

在临床上牙拔除术之前，为了确保手术安全、提高手术成功率、减少并发症的发生、制定个性化方案以及增强患者信心，术前评估是必不可少的步骤。而根据牙的类型和难度的不同，评估其所对应适应证及禁忌证也会有所差异，可分为常规牙拔除术、复杂牙拔除术、阻生牙拔除术。

一、常规牙拔除术

常规牙拔除术：也称为普通牙拔除术，是指采用常规（普通）拔牙器械对简单牙或牙根进行拔除的技术。

（一）适应证

1.牙体病损

牙体组织龋坏或破坏严重、用现有的保留天然牙前提下的常用修复手段已无法恢复形态和功能的患牙可以拔除，如龋坏至龈下的残根、缺损至牙槽嵴根方的残冠等。

2.根尖周病

根尖周病变不能用根管治疗、根尖手术等方法治愈的患牙。

3.牙周病

重度牙周病损（Ⅲ期以上、C级），牙周骨组织支持大部分丧失，牙周治疗预后不佳者。

4. 牙外伤

冠根折至龈下的患牙。应依据断面位于龈下的位置、松动度、牙周组织状况、固定条件等综合考虑是否拔除，也可经冠延长等手术改良条件后留存患牙。松动、移位、脱位的患牙应依据松动度、牙周组织状况、固定条件、恢复效果等综合考虑是否拔除。

5. 错位牙

影响功能、美观、造成邻近组织病变或邻牙龋坏、食物嵌塞、不能用正畸等方法恢复正常位置者；或在义齿修复时妨碍义齿就位者。

6. 额外牙

引起正常牙的萌出障碍或错位，或造成错颌畸形，或影响美观者。

7. 滞留乳牙

影响恒牙萌出者应当拔除。如成人牙列滞留的乳牙，但对应恒牙先天缺失或无法就位，可暂保留。

8. 意向性拔除

因正畸、正颌、义齿修复等治疗需要拔除的牙；骨折、囊肿或良性肿瘤累及且可能影响治疗效果的牙；因恶性肿瘤放疗需要拔除的牙，对此为了减少并发症的发生，拔牙适应证可适当放宽。

9. 病灶牙

引起颌骨骨髓炎、牙源性上颌窦炎等局部病变且不能通过治疗得以保留的病灶牙；可能引起亚急性心内膜炎、肾炎、虹膜睫状体炎及可能因压迫局部神经引起疼痛等的患牙须经相关专科医师会诊并建议后可拔除。

10. 颌骨骨折

颌骨骨折线上的牙或牙槽突骨折所累及的牙，应根据牙本身的情况决定，尽可能保留。

（二）禁忌证

1. 全身禁忌证

（1）心脏病：半年内发生心肌梗死者；近期心绞痛频繁发作者；心功能Ⅲ-Ⅳ级或有端坐呼吸、发绀、颈静脉怒张、下肢浮肿等症状者；心脏病合并未能控制的高血压；有Ⅲ度或度Ⅱ型房室传导阻滞、双束支阻滞、阿-斯综合征（突然神志丧失合并心传导阻滞病史者。

（2）高血压：血压高于23.9/13.3kPa（180/100mmHg）的患者，应先行控制后再拔牙。

（3）造血系统疾病：贫血：血红蛋白在80/L（8g/dl）以下，血细胞比容在30%以下者；老年或动脉粥样硬化者，血红蛋白应先保持在100g左右，以防止术中出血白细胞减少症和粒细胞缺乏症：周围血白细胞＜4×10^9/L，粒细胞绝对计数＜1×10^9/L；白血病：急性白血病为拔牙禁忌证。慢性白血病患者经治疗而处于稳定期者，如必须拔牙，应与专科医师合作，并预防感染及出血；恶性淋巴瘤：低度恶性者经合理治疗可有较长生存期，可在专科医师合作下拔牙；高度恶性者预后差，拔牙应慎重；出血性疾病：原发性血小板减少性紫癜、血友病患者，拔牙或手术最好在血小板计数高于100×10^9/L时进行。

（4）糖尿病：空腹血糖在8.88mmol/L（160mg/dL）以上者，未控制而严重糖尿病应暂缓拔牙。糖尿病患者接受胰岛素治疗者，最佳拔牙时间为早餐后1～2个小时进行。

（5）甲状腺功能亢进：拔牙应在本病控制后，静息脉搏在100次/min以下，基础代谢率在+20%以下方可进行。麻药中勿加肾上腺素，注意预防术后感染。

（6）肾脏疾病：各类急性肾病及终末期肾病。

（7）肝炎：急性肝炎期。

（8）长期使用抗凝药物且凝血功能异常者。

（9）长期接受肾上腺皮质激素治疗者。

（10）神经精神疾患及智障患者。

（11）长期使用化学治疗药物的患者：如使用抗骨吸收类药物（双膦酸盐类药物等）、抗血管生成类药物（贝伐单抗等）。

这些禁忌证具有相对性，这类患者应全面评估权衡拔牙的受益与承担的风险，必要时应由口腔外科医师在监护、镇静、完备的围手术期治疗或住院条件下施行手术。

2.局部禁忌证

（1）放疗史：对位于照射区内的患牙，如必须拔除，要减少创伤，合理使用抗菌药物预防和控制感染。

（2）恶性肿瘤：如患牙位于恶性肿瘤中或已被肿瘤累及，一般应与肿瘤一并切除。

（3）口腔颌面部感染急性期：急性炎症期应根据具体情况决定。患牙已高度松动；拔牙有助于引流及炎症局限时，在抗菌药物控制下拔除。

二、复杂牙拔除术

复杂牙拔除术：也称为外科牙拔除术，是指采用常规及外科拔牙器械，通过外科技术（切开、翻瓣、去骨增隙、分割牙齿或仅通过分割牙齿的方法）对复杂牙或牙根进行拔除的技术。

（一）适应证

符合常规牙拔除术的患牙，出现以下情况应采用复杂牙拔除术：

1.牙冠脆性增加

因龋坏、修复体、死髓牙等原因导致的牙冠脆性增加。

2.牙根异常

多根、额外根、特长根、长细根、弯根、肥大根、U形根、根分叉高且根间距大、牙髓治疗后的牙根、有内或外吸收的牙根以及根尖弯曲。

3.牙周围组织异常

患牙周围牙槽骨骨质较厚且致密，牙周膜消失或根骨发生粘连。

4.患牙与重要解剖结构关系密切

患牙根尖与上颌窦或下颌管贴近且根分叉大或牙根弯曲。

5.年龄较大患者的死髓牙

老年人骨质致密，加之死髓牙常导致牙槽骨粘连。

6.患牙牙冠磨损严重

患牙牙冠表面严重磨损不仅导致牙冠变短，还会使根尖骨质致密甚至根骨粘连。

三、阻生牙拔除术

阻生牙拔除术：由于邻牙、骨或软组织的障碍而只能部分萌出或完全不能萌出，且以后也不能萌出的牙。阻生牙拔除术是指采用外科方法对这类患牙进行拔除的技术。

（一）适应证

（1）引起冠周炎反复发作或冠周炎经反复治疗无效的阻生牙。

（2）阻生牙龋坏及导致邻牙龋坏。

（3）阻生牙压迫导致邻牙牙根吸收。

（4）因阻生牙导致邻牙牙周组织破坏。

（5）阻生牙导致牙源性囊肿或肿瘤。

（6）因正畸治疗需要拔除的阻生牙。

（7）可能为颞下颌关节紊乱病诱因的阻生牙。

（8）因完全骨阻生而被疑为原因不明的神经痛或病灶牙者。

（9）𬌗手术需要。

（二）禁忌证

阻生牙拔除的禁忌证与“常规牙拔除术”相同。当阻生第三磨牙处于下列情况可考虑保留：

（1）正位萌出达到邻牙𬌗平面，切除远中覆盖龈瓣即可与对牙建立正常咬合关系者。

（2）第二磨牙已缺失或因病损无法保留时，第三磨牙近中倾斜角度不超过45者；

如第三磨牙牙根未完全形成，可自行前移替代第二磨牙者。

（3）邻牙龋坏可治疗，但骨质缺损过多，拔除阻生牙后可能导致邻牙严重松动，可同时保留邻牙和阻生牙。

（4）完全埋藏于骨内无症状的阻生牙，与邻牙牙周无相通，可暂时保留观察。

（5）阻生牙完整，其他牙齿因病损无法保留时，可将牙移植到其他牙齿处。

（6）磨牙龋坏无法保留，拔除磨牙后，间隙可能随牙齿的自然调整或配合正畸治疗而消失，第三磨牙颊舌位除外。

（7）阻生牙本身非病灶牙时，如果阻生牙的拔除会造成其周围神经、牙齿或原有修复体的损伤，可保留观察。

第十一节　口腔颌面部感染

口腔颌面部感染是指在口腔和颌面部区域内发生的细菌、病毒或真菌引起的炎症性疾病。这些感染通常源于口腔内的病变，如牙齿和牙周组织的问题，也可能由于外伤、手术或其他因素导致。这些感染可能涉及牙齿、牙周组织、口腔黏膜、颌骨以及周围的软组织和深部间隙。口腔颌面部感染的严重程度和类型各不相同，治疗方法也会因病情而异，但及时诊断和治疗是关键，以防止感染的进一步扩散和并发症的发生。

一、口腔颌面部感染的分类及其诊断

（一）牙源性感染

1.冠周炎

牙齿在萌出过程或阻生中引起的牙冠周围软组织的急性炎症，尤以下颌第三磨牙（或称智齿）冠周炎常见。

（1）诊断：局部：常可见牙齿部分萌出或只能探到牙冠。①急性期局部症状常常伴有剧烈疼痛，可能是持续的，也可能是触发性的，疼痛可因咬合或触碰受影响的牙齿而加剧，可伴有明显的压痛。同时受影响的牙齿周围的牙龈软组织可出现明显的红肿、压痛、龈瓣糜烂、溃疡，盲袋可出现脓性分泌物，特别是当感染形成脓肿时。②慢性期的疼痛比较轻微，牙周软组织轻微肿胀，反复的炎症会出现局部纤维化而有局限发硬浸润块，长期的炎症也可能导致牙周软组织退化，形成牙周袋，出现口臭及出血，且牙齿会逐渐松动；全身：在急性期会出现不同程度发烧、畏寒、头痛、食欲减退，严重时可跳痛并反射至耳颞区，伴有不同程度的张口受限。影像学检查：X线

片检查可帮助了解未全萌出或阻生牙的生长情况，在冠周炎的X线片上，有时可发现牙周骨质阴影（病理性骨袋的存在）。

（2）治疗原则：局部急性期治疗原则为控制感染、消除炎症、镇痛、切开引流；当炎症转为慢性期后，若无法萌出的阻生牙应尽早拔除，正位牙且有对殆牙则手术辅助其萌出。全身则以辅助支持治疗为主，增强免疫力，若出现全身感染症状时则口服或静脉注射抗生素、抗炎药等控制炎症蔓延。

（3）治疗方法：①局部：炎症初期盲袋用1%过氧化氢或1∶5000高锰酸钾液及生理盐水反复冲洗，然后盲袋内置入碘酊或碘甘油，起到消炎、清洁、止痛作用；冠周脓肿形成者可切开引流，可视情况放置引流条；正位智齿并有对殆牙者可行龈瓣切除术，消除盲袋；急性炎症控制后及早拔除病源牙；②全身：对于急性感染十分严重或者伴有系统性感染的表现患者，可选择口服或静脉注射相应抗生素控制感染；对应疼痛剧烈患者可选用非甾体消炎药，有效减少炎症及疼痛；加强营养，改善饮食，注意休息，提高免疫力。完成初步治疗后，患者应定期回访，进行专业清洁和评估，监测病情进展以预防疾病复发。

2.牙槽脓肿

牙槽脓肿是根尖区牙槽骨、骨膜、黏膜的化脓性炎症，分为根尖脓肿、骨膜下脓肿、黏膜下脓肿。根据病变发展的速度和持续时间，以及病情对机体的影响程度可分急性和慢性。

（1）诊断：①局部：急性牙槽脓肿有自发性、持续性跳痛，有牙浮出感，不能对殆，可伴有开口受限；患牙周围的牙龈及移行沟黏膜红肿、压痛，若移行沟变浅或凸起，有波动感，面颊部肿胀形成脓肿；慢性牙槽脓肿一般无明显自发痛或叩痛，有时感觉咀嚼无力或钝痛；患处牙有较深牙体缺损或充填物、牙折、牙冠变色、牙周袋变深；也可见牙龈瘘（近根尖处）或皮肤瘘口形成。智齿冠周炎所致牙槽脓肿可在下颌第一磨牙颊侧牙龈处形成流注脓肿，破溃后形成龈瘘，也可在咬肌前缘与颊肌后缘之间相应皮肤处形成皮肤瘘。②全身：急性牙槽脓肿可出现食欲不振、发热、便秘等全身不适；相应部位淋巴结肿胀压痛。慢性牙槽脓肿无明显全身症状。

X线：①根尖脓肿的根尖有弥散性、边缘不清低密度区；②根尖肉芽肿有边界清楚的圆形透射区；③根尖囊肿为圆形，病变周界清晰，有一条白线环绕。

（2）治疗原则：尽快排除脓液，消除感染源，缓解疼痛，防止病情扩展和复发。

（3）治疗方法：局部：①急性牙槽脓肿在脓肿未形成时外敷如意金黄散，采用凉茶水调和，敷于肿胀面颊部，厚度3～5mm，干燥后应及时更换；脓肿已形成，应及时切开引流，然后冲洗置入橡皮引流条；患牙及时开髓、拔髓，开放引流，后期根据患牙情况可进行根管治疗，如不能保留的牙应拔除，以免反复发作。对于不能保留的患牙，如拔除尚无困难，可于切开脓肿时一并拔除。术后应用抗生素，并嘱次日复诊。②慢性牙槽脓肿根据X线检查结果进行根管治疗，对根尖囊肿患牙，应常规根管治疗。如囊肿病变大，根管不通畅和根管治疗后根尖肉芽肿或囊肿无好转时应做根尖手术治疗。如根尖病变广泛、牙齿明显松动者则应拔除。全身：见冠周炎全身治疗。

3.牙周脓肿

牙周脓肿是发生在牙周袋壁的急性局限性化脓性炎症。

（1）诊断：局部：①急性牙周脓肿牙龈上形成圆形凸起、发红、水肿、表面光亮，脓肿形成后表面有波动感，轻压时脓液可于牙周袋内溢出；牙齿叩痛、松动、牙周袋变深。②慢性牙周脓肿牙龈松软暗红，近龈缘处有瘘孔形成、流脓；牙齿松动，合并牙周牙髓病变时可有牙髓炎等症状。全身：急性牙周脓肿可出现全身不适，体温升高，局部淋巴结肿大，白细胞增高。慢性牙周脓肿无明显症状。

（2）治疗原则：见牙槽脓肿。

（3）治疗方法：局部：①急性牙槽脓肿在脓肿未形成时洁治，冲洗牙周袋，上复方碘液或碘甘油；脓肿形成有波动时，可根据部位，从牙周袋内或牙龈表面引流，前者可用探针从袋内壁刺入脓腔，后者在局麻下切开脓肿，冲洗脓腔，牙周袋上复方碘液或碘甘油；调磨明显早接触点。②慢性牙周脓肿在基础治疗后，行翻瓣术或脓肿切除术，如牙槽骨破坏明显，松动牙可拔除，防止反复感染。

全身：见冠周炎全身治疗。

4.干槽症

为拔牙窝内的骨创感染，多发生于下颌第三磨牙拔除后。

（1）诊断：拔牙2～3天后有剧烈疼痛，并可向耳颞部、下颌区或头顶部放射，一般药物不能止痛；拔牙窝内空虚，或有腐败变性的血凝块，腐臭味强烈。

（2）治疗原则：通过彻底的清创及隔离外界对牙槽窝的刺激，以达到迅速止痛促进正常肉芽组织生长为原则。

（3）治疗方法：局麻无痛下使用小棉球醮3%过氧化氢液反复擦拭拔牙创，直到腐败物彻底清除，棉球干净无臭味为止，不要用刮匙反复搔刮牙槽骨壁。然后用外用生理盐水冲洗拔牙窝，再放入碘仿纱条或在碘仿条上再加消炎止痛药物如丁香油或2%丁卡因。10天后去除碘仿纱条，此时牙槽窝虽然空虚，但骨壁表面有一层肉芽组织覆盖，不需要再放入新的碘仿纱条。

（二）软组织感染

1.颜面部疖痈

痈为皮肤毛囊及皮脂腺的急性化脓性感染，发生在一个毛囊及其所属皮脂腺为疖；相邻多数毛囊和皮脂腺的急性化脓性感染，并涉及浅筋膜为痈。（图6-1）

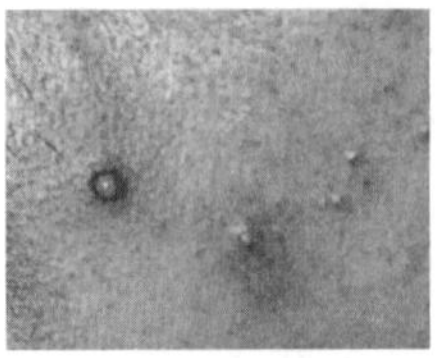
面部疖

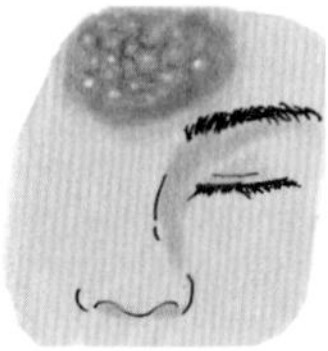
额部痈

图6–1　面部疖、痈

（1）诊断：根据典型临床表现可以做出诊断。多见于青壮年，以男性多见，特别是皮脂腺代谢旺盛者，可反复发作。初起为皮肤上有红肿、疼痛硬结，或锥形隆起，触痛点1～3天后随着炎症中央组织坏死、溶解而形成脓肿，可以自愈；痈好发于皮肤较厚的唇部，上唇多于下唇，男性多于女性。痈可先是一个疖，也可开始即为几个毛囊受累，形成迅速增大的紫红色炎性浸润硬块。在明显肿胀的唇部皮肤与口唇黏膜上出现多数剧烈疼痛的黄白色脓头，破溃后溢出脓血样分泌物，经较长时间后，多数脓栓脱落后形成蜂窝状腔洞；常常各个腔洞之间皮肤、黏膜或皮下组织也逐渐坏死，形成较大组织坏死创面，故痈痊愈后局部可遗留瘢痕；痈感染未控制可向四周和深部发展。同时，穿刺脓液可以明确诊断，同时为药敏和脓培养创造条件。

（2）治疗原则：药物治疗为主，局部与全身治疗并重，无显著全身症状时应注意局部治疗。

（3）治疗方法：①全身支持疗法：应注意卧床休息，加强营养。高热、失水及中毒症状明显者应输液、补充维生素或小剂量输血。高热不退，可采用物理降温或人工冬眠；痈合并败血症或脓毒血症后会导致致命的严重并发症，应积极采取综合措施，必要时行气管切开术以利分泌物的抽吸及改善缺氧状态；海绵窦血栓性静脉炎及脑膜炎，除以上处理外，应加强抗生素应用，必要时可给予激素或抗凝药物，以缓解颅内高压及海绵窦血栓的扩散。其他合并症，按有关原则治疗。②局部治疗：保持局部安静，减少活动，唇痈应少说话，进流体饮食，避免损伤，严禁挤压、挑刺，忌用热敷、苯酚或硝酸银烧灼，以防感染扩散；面疖一般可自行穿孔溢脓；药物治疗痈初起时可外敷鱼石脂，每天1次，保持局部清洁；痈的局部治疗可4%高渗盐水或含抗生素的盐水纱布持续湿敷，能促进早期痈的局限、软化及穿破；对已溃破者有良好的提脓效果。已被脓液污染的盐水纱布应及时更换；如脓栓浓稠，一时难于吸取，可试用镊子轻轻夹出，但对钳子夹不出的坏死组织不可勉强牵拉，以防感染扩散。此时应继续持续湿敷至脓液消失，直至创面趋于平复为止。过早停止湿敷，脓道可阻塞而造成肿胀再次加剧；面痈可在急性炎症得到控制，局部肿胀局限，已形成明显的皮下脓肿而又久不溃破时，可考虑在脓肿表面中心皮肤变薄或变软的区域做保守性切开，引出脓液。

2.面颈部淋巴结炎

（1）诊断：①可找到原发病灶如牙源性感染、上呼吸道感染（扁桃体炎、急性咽炎）、皮肤损伤与感染（化脓性创口、湿疹、疖痈）。②早期全身症状轻，后期或病情发展，则出现蜂窝织炎症状。③急性期局部淋巴结肿大最初常见颌下、颏下、颈深上等区域淋巴结肿大、压痛、周界清、活动无粘连。病情继续发展，淋巴结炎症波及周围组织时，淋巴结触诊不活动，疼痛加剧，进一步发展为腺源性蜂窝织炎。④慢性淋巴结炎常有反复消长史，累及2～3个淋巴结，中等硬度、活动、压痛。

（2）治疗原则：缓解局部症状，控制感染。

（3）治疗方法：①对肿大淋巴结中心区变软，有波动感，或经局部穿刺抽出脓液者，应及时切开引流。若因口腔病灶牙引起者，同时要进行病灶的治疗。②慢性淋巴结炎多见于成人，一般不需治疗病灶。③淋巴结增大明显经久不缩小，可行淋巴结切除；有反复急性发作者应寻找引起炎症的来源，有疼痛不适者采用手术将肿大的淋巴结切除。④可根据常见病因选择抗生素等药物，局部可用物理疗法（超短波等）、热敷或中药六合丹等外敷治疗。

（三）颌骨感染

1.化脓性颌骨骨髓炎

约占各类骨髓炎的90%以上，多发生于下颌骨。病原菌多为金黄色葡萄球菌，其次为溶血性链球菌等。感染途径多为根尖周炎、第三磨牙冠周炎等牙源性感染，也可由于开放性骨折感染或血源性感染所致。

（1）诊断：①急性颌骨骨髓炎主要诊断依据是全身及局部症状明显，与间隙感染急性期表现相似，病灶牙及相邻的多数牙出现叩痛、松动，甚至牙槽溢脓。下颌骨骨髓炎波及下颌管时可出现下唇麻木；病变波及下颌支、髁突及冠突时，翼内肌、咬肌等受到炎症激惹而可出现不同程度的张口受限；上颌骨骨髓炎波及上颌窦时可有上颌窦炎症状，导致鼻腔也有脓液外溢。②慢性期颌骨骨髓炎：主要诊断依据是局部口内或口外溢脓；死骨形成后可随脓液排出小块死骨，若有大块死骨或多数死骨形成，在下颌骨可发生病理性骨折，出现咬合错乱与面部畸形；用探针检查瘘或窦口可触及骨粗糙面。全身症状不明显，但若不进行及时有效的治疗，病情久而不愈可造成机体慢性消耗与中毒、消瘦、贫血等症状。③X线：慢性中央性颌骨骨髓炎可见大块死骨形成，周围骨质分界清楚或伴病理性骨折；慢性边缘性颌骨骨髓炎可见骨皮质疏松脱钙或骨质增生硬化，或有小死骨块，与周围骨质无明显分界。

（2）治疗原则：与一般炎症治疗原则相同。在治疗过程中应首先注意全身治疗，防止病情恶化，同时配合外科手术治疗。

（3）治疗方法：①急性颌骨骨髓炎。在炎症初期，应及时控制炎症发展；可望迅速治愈；如延误治疗，则常形成广泛死骨，造成颌骨体或下颌支骨质缺损。②外科治疗：目的为引流脓液及去除病灶。急性中央性颌骨骨髓炎，一旦判定骨髓腔内化脓性病灶，应及时拔除病灶牙及相邻松动牙，引流脓液，若未能达到引流目的，症状也不减轻，则应考虑凿去部分骨外板。若颌骨炎症自行穿破骨板，形成骨膜下脓肿或颌周间隙蜂窝织炎，可根据脓肿部位从低位切开引流。③药物治疗：应根据感染微生物的种类、细菌培养及药物敏感试验的结果，选用足量、有效的抗生素；同时注意高热及全身中毒情况下的水、电解质平衡；以及必要时给予全血、血浆蛋白等支持疗法。④物理疗法对急性炎症初期，可收到一定效果，如用超短波，能缓解疼痛，达到使肿胀消退以及促使炎症缓解的目的。

2.慢性颌骨骨髓炎

慢性期应视X线检查的情况，在死骨形成并与周围骨质分离时选择适当时期进行骨髓炎刮治或死骨摘除术。慢性中央性颌骨骨髓炎局限型病变死骨与周围组织分离时间约3～4周，而弥散型病变常需5～6周。慢性边缘性骨骨髓炎宜2～4周后施行手术。如病变确已局限，且周围骨质增生明显者，刮治术后可严密缝合，否则术后应保持引流观察为宜。其中高压氧对慢性骨髓炎有一定辅助治疗作用。

3.新生儿颌骨骨髓炎

一般指出生在3个月以内的化脓性中央性颌骨骨髓炎。

（1）诊断：多发生于上颌骨。发病急、病情重，全身症状变化快。早期可出现以眶部为中心的蜂窝织炎，眼睑、眶下及内眦皮肤红肿；以后病变迅速向眼睑周围扩散，甚至出现眼睑肿胀，结膜外翻甚至眼球外突。口内可见上颌、颊、腭侧均肿胀，特别在磨牙区特别明显，并可出现有波动或在牙槽嵴有排脓瘘管，甚至有小块死骨及牙胚排出。

（2）治疗原则：抗感染；波动区切开引流；死骨形成后可行刮治术，手术尽量保守，尽可能不损伤牙胚。

（3）治疗方法：①全身：给予必要的抗感染治疗，根据细菌培养及药物敏感试验结果调整抗菌药物的应用；②局部：如形成脓肿，扪及波动感，应及时切开引流；死骨形成后可行刮治术。

4.放射性颌骨骨髓炎

由放射线引起颌骨坏死，出现骨面外露，创口不愈而长期溢脓等症状，成为放射性颌骨坏死，继发感染者称为放射性颌骨骨髓炎。

（1）诊断：有放射治疗史。早期有持续性针刺样剧痛，黏膜破损，骨面暴露，呈黑褐色，如有继发感染，则长期排脓，久治不愈；病变位于下颌升支部时，可出现明显的牙关紧闭；死骨的分离速度非常缓慢，与正常骨常无明显界限；极易因创伤或感染而坏死，形成与口腔相通的洞穿性缺损。全身症状明显，表现为衰弱、消瘦、贫血等。

（2）治疗原则：治疗考虑全身及局部两方面。

（3）治疗方案：①全身治疗：抗感染与支持疗法伴有急性炎症时应使用抗生素、镇痛剂。增强营养，必要时少量输血、高压氧治疗等，以待死骨分离。②局部治疗：放射性骨髓炎的死骨未分离前，每天应进行创腔冲洗，更换敷料；对已露出的死骨，可用骨钳分次咬除，以减轻对局部软组织的刺激。③外科手术方法适用于已分离后的死骨给予摘除，原则上对正常骨质不应涉及，以免造成新的骨坏死，故手术多在局麻下进行，切口适当超过创口，以可摘除死骨为宜；遗留的组织缺损，可待二期整复。

5.化学性颌骨坏死

指颌骨组织因化学物质的刺激或损伤导致出现坏死现象。任何抗骨吸收药物（如唑来膦酸和地诺单抗）和抗血管生成药物（如贝伐珠单抗）引起的颌骨坏死统一命名为药物相关性颌骨坏死（MRONJ）。

（1）诊断：MRONJ诊断需满足：目前或既往使用过抗骨吸收或抗血管生成药物；持续8周以上的颌骨面部死骨暴露，或深达骨面的口内外相通的瘘管；颌骨既往未曾接受放射治疗，或明显的颌骨转移性疾病。

（2）治疗原则：控制疼痛及继发感染，预防出现邻近区域骨组织的坏死。

（3）治疗方法：停止使用相关药物，给予全身抗感染、止痛治疗；局部对症处理，行广泛的外科清创，去除死骨及病变的软组织，部分病例甚至需行颌骨部分切除术。

（四）深部间隙感染

口腔颌面部间隙感染是颌面部潜在筋膜间隙的感染，是口腔颌面部的常见疾病之一。根据解剖结构和临床表现可分为：眶下间隙、颊间隙、颞间隙、颞下间隙、咬肌间隙、翼下颌间隙、舌下间隙、咽旁间隙、下颌下间隙、颏下间隙和口底多隙感染等。

1.眶下间隙感染

（1）诊断：感染灶多为上颌前牙及前磨牙；以尖牙窝为中心眶下区常波及内眦、眼睑、颧部皮肤。肿胀区皮肤发红、张力增大，眼睑水肿、睑裂变窄、鼻唇沟消失；相当于上颌患牙处口腔前庭沟龈颊沟处变浅、红肿、压痛，如脓肿形成有波动感。

（2）治疗原则：一旦脓肿形成，则应及时切开引流；炎症控制后处理其他病源牙；给予必要的全身支持抗感染，注意全身并发症的防治。

（3）治疗方法：脓肿未形成时，全身抗感染。脓肿形成后应在口内上颌尖牙及前磨牙唇侧口腔黏膜转折丰满膨隆处作切口；横行切开黏膜直达骨面后钝性分离至脓腔，使其充分引流，生理盐水冲洗脓腔，留置引流条。待炎症控制后立即处理病源牙。

2. 颊间隙感染

（1）诊断：感染多来自病源牙如下颌第三磨牙冠周炎，上、下磨牙根尖周炎，也可为颊部皮肤损伤、颊黏膜溃疡继发感染或颊、颌上淋巴结的炎症扩散所致；颊部皮肤红肿、光亮，颊黏膜肿胀，常有牙印迹。

（2）治疗原则：同眶下间隙感染。

（3）治疗方法：按脓肿部位决定由口内或从面部切开引流。①如果脓肿位于颊肌和颊黏膜之间，应在脓肿低位或龈颊沟底作平行牙槽嵴的切口，切开黏膜、黏膜下直至脓腔；②如果脓肿位于颊肌和颊部皮肤之间且较局限，应在脓肿表面沿皮纹方向做切口，长约1cm，切开皮肤、皮下直至脓腔；③如果脓肿范围波及整个颊间隙，则应行下颌下切口，长约2cm，切开黏膜、黏膜下，分离至下颌骨外侧面，向上分离至脓腔，血管钳钝性分离至脓腔，反复撑开血管钳几次，引出脓液；切开后冲洗脓腔并放置橡皮引流条。注意避免损伤面神经下颌缘支及面动脉、面静脉等。

3. 颞间隙感染

（1）诊断：主要是牙源性感染，通过邻近间隙扩散而来，也可由耳源性感染、颞部外伤或痈肿感染所致；颞区及其周围凹陷性水肿、压痛，有张口受限和咀嚼痛，脓肿位于颞浅间隙时可扪及波动感，颞深间隙感染常需穿刺来帮助诊断；颞深间隙的脓肿如经久不愈可致颞骨的边缘性骨髓炎，一旦感染扩散至颅内可导致脑膜炎、脑脓肿等并发症。穿刺检查可帮助明确诊断。

（2）治疗原则：全身支持抗感染；及时地切开引流；控制炎症后同时处理其他感染。

（3）治疗方法：手术指征查体有脓肿形成，或穿刺出脓液。脓肿形成时，应根据脓肿大小及范围确定切口。①浅部的脓肿，可在颞部发际线内做放射状单个直切口，切开皮肤，钝分离至脓腔。②深部的脓肿，作两个以上与颞肌纤维方向一致的直切口。③当疑有颞骨骨髓炎，可沿额肌附着线作弧形切口，切开颞肌附着，由骨面翻起颞肌，使颞鳞部完全敞开引流。切忌在颞肌上做与肌纤维相交的横行切口，避免损伤颞肌的神经血管，破坏颞肌功能。④如为多间隙感染，还应在下颌下区另作切口，行上下贯通式引流。⑤颞间隙感染经久不愈者，应考虑是否发生颌骨骨髓炎，可通过X线片或经伤口探查证实，如有骨质破坏吸收的影像或是骨面粗糙不平，尽早行死骨刮治术。

4. 颞下间隙感染

（1）诊断：多来自上、下磨牙感染，个别病例是在上颌结节或圆孔、卵圆孔麻醉时将外界感染带入；表现出明显的张口受限，仔细检查可发现颧弓上下及下颌后区有轻微的肿胀和深压痛，常伴有邻近间隙的感染，当感染扩散入颅后会出现颅内高压及脑膜激惹的表现；上颌磨牙区或上颌结节颊侧黏膜皱襞红肿、压痛明显。可从口内上颌结节外侧向后上方穿刺，或从口外、颧弓下方与乙状切迹间向内穿刺，如有脓应及时切开引流。

（2）治疗原则：同颞间隙感染。

（3）治疗方法：查体有脓肿形成，或穿刺出脓液，即可切开引流，口外切口在额弓上方即额骨的额突与额突交角处纵向切口。伴有翼颌间隙或多个间隙感染还需作下颌角部切口，通过翼颌间隙达脓腔；口内切口在上颌结节龈颊沟外。

5. 咬肌间隙感染

（1）诊断：常由下颌第三磨牙冠周炎或第一、二磨牙根尖周炎所致；以下颌角为中心肿胀，皮肤发红、光亮、疼痛。有的肿胀中心在此间隙之上份；重度开口困难；由于咬肌强大，脓肿形成后不易扪及波动，一旦有深部脓肿形成指征时，穿刺可帮助诊断；感染长期存在得不到引流可并发下颌升支边缘性骨髓炎。

（2）治疗原则：同眶下间隙感染。

（3）治疗方法：查体有脓肿形成，在下颌角下2cm平行下颌骨下缘作弧形切口，一般长5～7cm，向咬肌与下颌升支之间分离达脓腔引流。

6. 翼下颌间隙感染

（1）诊断：感染多为下颌磨牙感染扩散，尤以第三磨牙冠周炎为多，偶见翼下颌传导麻醉时针头污染所致；早期常先有牙痛史，进而出现张口受限，张口疼痛和吞咽疼痛；病情的发展常出现邻近间隙的受累症状，检查可见张口受限，但面部肿胀不明显，仅下颌支后缘稍有肿胀，口内可见翼颌韧带区的丰满和压痛；翼下颌皱襞处红肿、压痛，穿刺出脓液可以确定脓肿的形成。

（2）治疗原则：同颞间隙感染。

（3）治疗方法：查体有脓肿形成，或穿刺出脓液；口内切口在下颌支前缘稍内侧，即翼下颌皱襞稍外侧，纵行切开2～3cm，血管钳钝性分离开颊肌后，即可沿下颌喙突内侧分离至脓腔，进入翼下颌间隙；口外切口与咬肌间隙切口相类似，在分离暴露下颌角下缘时，在其内侧切开部分翼内肌附着及骨膜，用骨膜分离器剥开翼内肌后，进入间隙放出脓液，用盐水或1%～3%过氧化氢冲洗脓腔，以盐水纱条堵塞，次日交换敷料以橡皮管或橡皮条引流。

7. 舌下间隙感染

（1）诊断：来自下颌前牙根尖周炎、下颌磨牙根尖周炎、牙周炎或颌下腺导管结石感染；口底单侧或双侧的舌下肉阜肿胀，黏膜发红，舌体被推抬高，舌活动受限，语言、进食、吞咽不适，脓肿形成后可扪及波动感。

（2）治疗原则：脓肿未形成时，全身抗感染；脓肿形成后采用口内途径在口底肿胀最明显处或波动区行切开引流，置入橡皮引流条；如已波及颌下间隙，则应早期由颌下区行切口切开引流。

（3）治疗方法：脓肿形成时，在靠近病灶牙的脓肿表面沿下颌下腺导管方向作切口，长约2cm，切开黏膜、黏膜下，分离至脓腔，血管钳钝分离至脓腔，反复撑开血管钳几次，引出脓液，切开后冲洗脓腔并放置橡皮引流管，避免堵塞引流通道，使脓液可以充分引流。

8.咽旁间隙感染

（1）诊断：多来自第三磨牙冠周炎或扁桃体炎；患侧咽部疼痛及吞咽困难；下颌角内侧肿胀及压痛；开口轻度或中度困难；患侧软腭、舌与咽腭弓红肿，悬雍垂水肿并偏向健侧。

（2）治疗原则：脓肿未形成时支持抗感染，脓肿形成后及时切开引流。

（3）治疗方法：感染形成时可全身抗感染治疗，在翼下颌皱襞内侧行切口，长约2mm，在有负压吸引及气管切开设备条件下行口内切开引流，脓腔大时可从口外行下颌下缘切口，分离至脓腔。

9.下颌下间隙感染

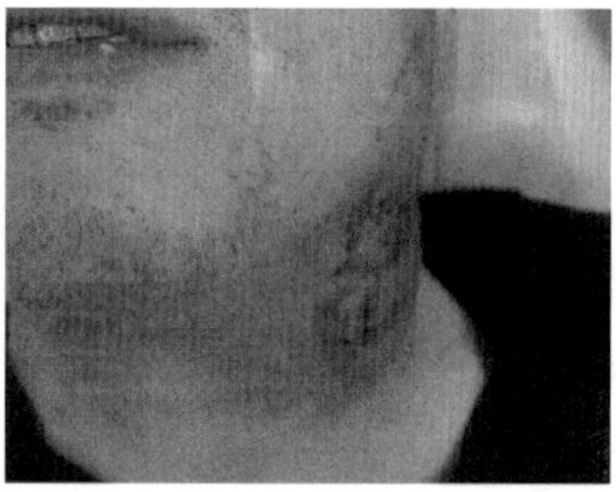

图6-2　左侧下颌下间隙感染

（1）诊断：常为下颌第三磨牙冠周炎或下颌磨牙根尖周炎、牙槽脓肿等牙源性感染扩散而来。由淋巴结炎所致腺源性感染多见于儿童。也可由于颌下腺导管结石引起急性颌下腺炎的感染扩散所致；早期表现为下颌下淋巴结炎，下颌下三角区肿胀，下颌骨下缘轮廓消失，皮肤紧张、压痛（图6-2）；轻度开口困难；患侧舌下区粘膜轻度水肿、充血。

（2）治疗原则：同颞间隙感染。

（3）治疗方法：脓肿形成后，颌下间隙切开引流的切口部位、长度参照脓肿部位、皮肤变薄的区域决定。一般在下颌骨体部下缘以下2cm作与下颌骨下缘平行之切口，切开引流，放置引流条，切开引流时必须分开形成脓肿的淋巴结包膜，方能达到引流的目的，对于多个脓腔应分别引流。

10.颏下间隙感染

（1）诊断：来自下前牙感染或颏下淋巴结炎；颏下区皮肤红肿、发红、压痛，下颌骨下缘外形消失。

（2）治疗原则：同颞间隙感染。

（3）治疗方法：脓肿形成后可在颏下肿胀最突出处做横行皮肤切口，分开颈阔肌达颏下间隙，建立引流。

11.口底多间隙感染

是口腔颌面部最严重感染。感染同时波及下颌下、颏下、舌下间隙。可以是金黄色葡萄球菌引起的化脓性口底蜂窝织炎，也可以是厌氧菌或腐败坏死细菌为主引起的腐败坏死性口底蜂窝组织炎，又称为路德维希咽峡炎，其临床上全身及局部反应均甚严重。

（1）诊断：病情来势凶猛，一侧或双侧颌下、舌下及颏部均有弥散性的肿胀。口底与颈部广泛性红肿、浸润、压痛及可凹陷性水肿。如为腐败坏死性感染触之呈木板样硬或有捻发音，切开见肌肉坏死；口底组织抬高而影响说话、进食，导致吞咽困难、流涎，常因缺氧被迫张口呼吸；全身症状严重，高热、寒战，有的患者体温不高，白细胞计数正常；患者可发生败血症，感染中毒休克或窒息等严重并发症。

（2）治疗原则：一般为综合治疗，包括预防性使用抗生素、预防性气管切开、脓肿切开引流、全身基础疾病的处理及对症支持治疗等。

（3）治疗方法：注意呼吸道的阻塞，口底蜂窝织炎宜积极早期行切开减压及引流术；如果出现呼吸困难或窒息症状时，更应及早作气管切开，保证呼吸道通畅。早期积极使用抗菌药物，应首先按照经验性用药选择抗菌药物，然后根据细菌培养及药物敏感试验，再调整抗菌药物；早期习惯广泛切开引流：根据肿胀范围或脓肿部位，从口外选择皮肤发红，有波动感的部位切开；若脓肿难以确定可先行局部穿刺；可作与下颌骨下缘平行的广泛横行切口或做倒T形切口。对于腐败坏死蜂窝织炎或坏死性筋膜炎除伤口充分敞开引流外，要用1%～3%过氧化氢或1∶5000高锰酸钾液冲洗；全身支持疗法：给予充足营养，静脉输液补充维生素，对于严重多间隙感染合并颈部及纵隔感染患者，由口腔颌面外科、胸外科、内科、麻醉科、急诊科等多学科联合治疗。

（五）特异性感染

1.颌面部结核

由结核分枝杆菌所致颌面骨包括下颌骨、额骨、眶下缘相邻部位的特异性感染。

（1）诊断：常见儿童及青少年，好发上颌骨颧骨结合部和下颌支；病变部位软组织弥漫性肿胀，但表面皮肤或黏膜常无化脓性感染的充血表现，可在黏膜下或皮下形成冷脓肿，继而形成经久不愈的窦道，可见稀薄脓性分泌物溢出；涂片检查可见抗酸杆菌；X线表现边缘清晰而不整齐的局限性骨破坏，但死骨及骨膜增生均少见。

（2）治疗原则及方法：全身支持、营养疗法和系统正规的抗结核治疗；颌骨病变处于静止期而局部已有死骨形成者，应行死骨及病灶清除术。

2.颌面部放线菌病

是一种罕见的深部软组织感染性疾病，通常由放线菌引起。

（1）诊断：以20～45岁男性多见，病变发展缓慢，病程长；初期无自觉症状，表现为局部皮肤深部有坚如木质的无痛性硬结，范围逐渐发展变大并和深面粘连；表面皮肤呈红棕色，也和硬结粘连，形成一片广泛的硬结区。可有明显张口障碍及自发痛，局部有压痛，当咀嚼、吞咽时可诱发疼痛加重；晚期皮肤发红或紫红色。脓肿破溃形成瘘管，在新鲜脓液中可见硫黄颗粒（由一个或几个霉菌团和小部分脂肪变性的肉芽组织组成）；新鲜脓液涂片可发现菌丝；疑有颌骨放线菌病者，可取小块骨质，在厌氧菌培养基的条件下，可找到放线菌。颌骨放线菌性骨髓炎者，X线可见骨质疏松与破坏；面颈部软组织放线菌病，X线片检查很少见骨质受侵犯。

（2）治疗原则：抗感染治疗配合手术治疗，对症治疗。

（3）治疗方法：颌面部软组织的放线菌病的治疗以抗生素应用为主，大剂量较长时间使用抗生素，青霉素为首选药物，症状消失后再持续用药4～6周；慢性期有不同程度纤维组织增生，为促使其软化、有利于药物渗透，可服用5%～10%碘化钾，每天100mL；如已形成脓肿，也应手术切开排脓，可收到减轻炎症的效果；颌骨放线菌病有骨质破坏时，应施行病灶根治术，并配合抗菌药物综合治疗；全身支持疗法，增强营养以增加抵抗力。

3.颌面部梅毒

颌面部梅毒是一种由梅毒螺旋体（TP）引起的慢性传染病，其特点在于它主要影响颌面部区域。

（1）诊断：①后天梅毒在口腔颌面部表现根据病程可分为口唇下疳、梅毒疹和树胶样肿（梅毒瘤）；②先天性梅毒可出现哈钦森三征：角膜混浊、损害第8神经的神经性聋、哈钦森牙；③X线及病理学检查可明确诊断。

（2）治疗原则及方法：药物治疗首选青霉素G。

第十二节　口腔颌面部创伤

一、牙外伤

（一）牙震荡

1.诊断

（1）牙外伤史。

（2）牙齿无折裂和缺损。

（3）患牙有伸长感和冷热刺激疼。

（4）牙齿轻度松动和叩痛。

（5）牙髓活力降低。

2.治疗

（1）调𬌗，避免创伤性早接触。

（2）Ⅱ度以上松动者，应结扎、固定等处理。

（二）牙脱位

1.诊断

（1）牙外伤史。

（2）牙齿伸长或变短，有时伴有倾斜和扭转。

（3）牙齿松动，叩痛，牙龈出血。

（4）X线片可见牙周膜间隙增宽（脱出型脱位），或消失（嵌入型脱位）。

2.治疗

（1）局麻下将脱位的牙齿复位并结扎固定。

（2）调𬌗，避免创伤性早接触。

（3）急性期后及时作根管治疗。

（三）牙脱臼

1.诊断

（1）牙外伤史。

（2）牙齿完全脱出牙槽窝，牙槽窝空虚。

2.治疗

（1）局麻下牙齿再植。

（2）钢丝结扎固定，并用釉质黏合剂加固。

（3）调𬌗，避免创伤性早接触。

（4）两周后根管治疗。

（四）牙折

1诊断

（1）牙外伤史。

（2）冠折可见明显的折损线或折损面，可以发生牙本质外露或牙髓外露，相应出现牙齿敏感或牙髓炎症状。

（3）根折牙通常有牙齿叩痛和松动，X线片上可见根折线。

2.治疗

（1）釉质缺损和牙本质暴露，可以Ⅰ期或Ⅱ期做修复。

（2）冠折露髓，应先做牙髓和根管治疗，后期修复牙冠。

（3）根尖1/3折，牙齿不松动，无须特别处理，仅做调𬌗即可。

（4）根中1/3折，通常上段牙齿有松动，需固定。后期作根管治疗。

（5）根上1/3折，如牙根不松动，可拔除牙冠，试作切龈、牵根、根管治疗和桩冠修复。

（6）根折伴牙根松动或冠根联合折断，多数需拔牙。

二、颜面口腔软组织损伤

（一）擦伤

为皮肤与粗糙物体相摩擦，引起表皮和真皮的浅层损伤。

1.诊断

（1）多发于额部、鼻尖、颏部等面部突出部位。

（2）创面有毛细血管渗血和组织液渗出。

（3）损伤早期疼痛明显，伴烧灼感。

2.治疗

清洁创面，去除污染物，保持干燥。如有感染，可先湿敷。一般1周左右自愈。

（二）挫伤

挫伤是钝物直接打击，导致皮下结缔组织、肌肉、骨膜及关节周围软组织的闭合性损伤，颌骨有时可伴发骨折。

1.诊断

（1）皮下软组织损伤伤区疼痛、肿胀、皮下血肿、皮肤瘀斑。肌肉损伤时，可出现不同程度的功能障碍，如张口受限。

（2）颞下颌关节挫伤关节区疼痛、肿胀、张口受限、轻度错𬌗。临床上应与髁状突囊内骨折相鉴别。

2.治疗

（1）止血、止痛及预防感染，促进血肿吸收，减轻组织肿胀，恢复功能。

（2）关节挫伤，应于磨牙后垫放置2～3mm厚的橡皮垫，使髁状突下降，达到降低关节内压力和减轻压痛的目的，7～10天后开始张口训练。

（三）刺伤

尖锐物刺入组织所致的损伤。

1.诊断

（1）创口小、伤道深。

（2）软组织可为双口贯通伤；经软组织达骨组织多为盲管伤（非贯通伤）。

（3）伤道内多有污染，可能存留异物。

2.治疗

（1）清创、止血、缝合。

（2）预防感染。

（四）裂伤

裂伤包括钝器所致挫裂伤和其他致伤因素所致组织撕脱伤。此类损伤是软组织损伤中较严重的一种。

1.诊断

（1）挫裂伤一般创缘不齐，软组织高度水肿，表面组织常有缺损、淤血、坏死。深部软组织水肿、出血。可以伴有开放性骨折。

（2）撕裂伤损伤面积较大，可形成组织缺损。常伴有腮腺、腮腺导管、面神经等损伤。

2.治疗

进行软组织清创缝合术。吻合断裂的导管、面神经。

（五）切割伤

切割伤是由于锐利器械或玻璃等割裂组织引起的损伤。

1.诊断

（1）此类伤口皮肤边缘整齐，无组织缺损，创口污染不重。

（2）伤情较重时，易伤及大血管引起严重出血。也可切断面神经分支或腮腺及导管，导致面瘫、腺瘘。

2.治疗

（1）清创处理。

（2）止血，早期吻合神经、导管。

（六）蜇、咬伤

1.诊断

（1）蜇伤多为带毒刺的昆虫对软组织的刺蜇伤。一般创伤小，但可引起严重的局部肿胀和疼痛。

（2）咬伤一般伤处可见与牙印相应的伤口，也可造成不同程度的组织缺损。此类创口污染重，易感染。

2.治疗

（1）蜇伤应先拔出毒刺，然后局部涂以5%～10%氨水以中和毒素，同时可辅助使用消肿止疼的药物。

（2）咬伤伤口应严格清创，预防感染，消灭创面，遗留的缺损Ⅱ期整复。对狗咬伤的病例，应预防狂犬病。

三、颜面部骨组织损伤

（一）牙槽突骨折

牙槽突骨折是因外力直接作用于局部的牙槽突而引起，多见于前牙。

1.诊断

（1）明确的颌骨及颌周损伤史。

（2）骨折区唇与牙龈肿胀、撕裂、出血。

（3）摇动单个牙，可见邻近数牙随之活动。

（4）可伴有牙齿松动、移位、脱位。

（5）X线片上可见骨折线。

2.治疗

牙槽骨骨折的治疗原则是准确复位，妥善固定。准确复位的要求是：将骨折段恢复到正常的解剖位置，骨折段上的牙恢复原有的咬合关系。采用牙弓夹板、金属结扎丝、正畸托槽方丝弓和接骨板等方法固定骨折。注意牙弓夹板和正畸托槽的放置位置均应跨过骨折线至少3个牙位，才能固定可靠。

（二）上颌骨骨折

上颌骨是面中部的重要骨骼，内有上颌窦，结构较薄弱，受损伤后易于发生骨折，并常伴发邻位结构和颅脑的损伤。

1.诊断

上颌骨骨折的诊断，除具有一般骨折的共同症状和体征如肿胀、疼痛、出血、移位及畸形外，还有一些特有的表现。

（1）可见明显骨折线：临床最常见的是横断形骨折和分离性骨折，影像学诊断通过鼻颏位、眼眶正位、颅底位、头颅侧位等普通X线片可以明确骨折线部位：

Le Fort Ⅰ型骨折：又称为上颌骨低位骨折或水平骨折。骨折线沿梨状孔水平、牙槽突上方向两侧水平延伸到上颌翼突缝；Le Fort Ⅱ型骨折：又称为中位骨折或锥形骨折。骨折线自鼻额缝向两侧横过鼻梁、眶内侧壁、眶底和颧上颌缝，再沿上颌骨侧壁至翼突；Le Fort Ⅲ型骨折：又称上颌骨高位骨折或颅面分离骨折。骨折线自鼻额缝向两侧横过鼻梁、眶部，经颧颌缝向后达翼突，形成颅面分离，常导致面中部拉长和凹陷。

（2）骨折段移位：上颌骨受肌肉牵拉影响较小，一般因撞击力及重力而发生移位，多向后下方向移位，出现面中塌陷。

（3）咬合关系错乱：上颌骨骨折段移位必定引起咬合关系错乱。

（4）眼眶及眶周变化：眶区淤血和“眼镜”状瘀斑这是上颌骨Le FortⅡ、Ⅲ型骨折后，出现的一种特殊体征，表现为眶周瘀斑，上下眼睑及球结膜下出血，或有眼球移位而出现复视。

（5）颅脑损伤：Le FortⅡ、Ⅲ型骨折常伴发颅脑损伤或前颅底骨折，出现脑脊液漏等。

2.治疗

（1）治疗时机：颌骨骨折患者应及时治疗，但对上颌骨骨折的伤员应特别注意有无颅脑、胸、腹及骨盆等处合并伤，有严重合并伤的伤员，以处理合并伤为主，对上颌骨的创伤可作简单应急处理，以减轻症状，稳定骨折片。待全身症状稳定后尽早处理，防止骨折错位愈合；

（2）复位：治疗原则是使错位的骨折段复位，并获得上、下颌牙的原有咬合关系。手法复位：在新鲜的单纯性骨折的早期，骨折段比较活动，用手或借助于上颌骨复位钳，将错位的上颌骨恢复到正常位置。①手法复位，方法简单，一般在局麻下即可进行，对简单的骨折也可不用麻醉。②牵引复位：骨折后时间稍长，骨折处已有部分纤维性愈合，或骨折段被挤压至一侧或嵌入性内陷，或造成腭部分裂，向外侧移位，用手法复位不能完全恢复到原有位置，或一时无法用手法复位时，则可采用牵引复位，多数低位骨折通过颌间弹力牵引可使骨折复位，然后颌间固定3～4周可达到临床愈合。有口内的颌间牵引法和口外的颅颌牵引法两种：颌间牵引法：即在上、下颌牙列上安置有挂钩的牙弓夹板，按骨折段所需复位的方向，挂上橡皮圈做牵引，使移位的骨折段逐渐恢复到正常的咬合的位置。单纯使用时下颌应固定4～6周，上颌骨固定3～4周；颅颌牵引法：上颌骨骨折后，骨折段向后移位，可应用颅颌牵引法，将其向前拉出。此法是在上颌牙列上安置牙弓夹板后，在头部制作石膏帽，在石膏帽中埋置向前伸出的粗铁丝支架，利用橡皮条作牵引，可将向后移位的骨折段牵拉复位。③手术复位：如有开放性创口骨折、闭合性颌骨复杂骨折或骨折段移位时间较长，骨折处已发生纤维愈合或骨性愈合，用上述两种方法都难以复位时，则需采用手术复位，即重新切开错位愈合的部位，造成再次骨折，而后用合适器械撬动、推、拉，使骨折段恢复到正常解剖位置，尽量做到解剖复位。

（3）手术入路：①冠状切口入路：主要用于面中部诸骨骨折的显露，在前额发际后从一侧耳屏前向上，经颞部转向额部发际线后2～3cm经头顶至对侧耳屏前，做冠状切口。切开头皮、皮下组织、帽状腱膜、蜂窝组织和骨膜，向下翻转头皮瓣，剥离显露鼻骨、泪骨、眶外缘额骨额突、额骨；显露骨折线，复位后以钛板固定。②局部切口上颌骨骨折骨内固定法：Le Fort Ⅰ型做前庭沟切口；Le Fort Ⅱ型骨折，采用下睑切口，即在下睑缘下0.5cm，切开皮肤、皮下组织，向眶下缘分离；Le Fort Ⅲ型骨折，做眶外侧切口，即沿眶外缘做2cm长弧形切口，切开皮肤、皮下组织及眶外缘骨膜，沿骨面剥离，显露骨折线。骨折复位后以钛板行坚固内固定。

（4）固定：上颌骨骨折固定的原则是用正常和固定的骨作为固定体。目前常用的是骨折处直接固定法，即根据X线片上显示的骨折部位，在口内黏膜或面部皮肤上做切口，分离、显露骨折处，将骨折段复位，然后再用小型或微型钛板进行内固定。在上颌骨复位固定时应首先恢复其在水平和垂直方向上的三对支柱的解剖位置才能恢复面中部的高度、宽度、突度和弧度：水平方向为眶上缘支柱、眶下缘支柱、牙槽突支柱；垂直方向为鼻上颌支柱、颧上颌支柱、翼上颌支柱。此外，面中部骨折固定应力争多点固定，最少达到三点固定。

（三）下颌骨骨折

下颌骨是颌面部体积最大、位置较突出的骨骼，容易遭受损伤。

1.诊断

（1）骨折段移位：影像学诊断应注意三维观察骨折移位。通常选择下颌曲面断层、横断位片、下颌开口后前位片等。

正中联合部骨折：骨折线可为单一的，也可为多骨折线和粉碎性骨折。单发的正中骨折，由于骨折线两侧的牵引力量基本相等，常无明显错位；如为双骨折线，正中骨折段由于颏舌肌和颏舌骨肌的牵引，骨折片可向下、后移位；如为粉碎性骨折，或有骨质缺损，两侧骨折段由于下颌舌骨肌的牵拉而向中线移位。注意后两种骨折可使舌后坠而引起呼吸困难，甚至有窒息的危险。

颏孔区骨折：又称下颌骨体部骨折。一侧颏孔区骨折时，前骨折段因降颌肌群的牵拉作用而向下方移位，并稍偏向外侧，后骨折段因升颌肌群的牵拉作用而向上前方移位，且稍偏向内侧，两骨折段可有错位。双侧颏孔区骨折时，两侧后骨折段因升颌肌群的牵拉向上前方移位，前骨折段因降颌肌群的作用向下后方移位，可致颏后缩及舌后坠。

下颌角部骨折：骨折线位于咬肌和翼内肌附着之内，骨折片可不发生移位；若骨折线在这些肌附着之前，则后骨折段骨因升颌肌群牵拉向上移位，前段因降颌肌群的牵拉，向下内移位。

髁突骨折：①囊内骨折或脱帽骨折：骨折发生于翼外肌附着上方，仅在关节面上发生骨折或损伤，不受翼外肌牵拉影响，不发生移位；②髁突矢状骨折（图6-3），骨折段可发生向前下内移位；③髁突颈部骨折（图6-3）：骨折线位于关节囊外，翼外肌附着以下。折断的髁突由于受翼外肌的牵拉而向前、内移位，但仍可留于关节囊内。打击力过大则可撕破关节囊从关节窝内脱出，向内、向前或向外移位，个别情况下髁突可被击入颅中窝。一侧髁突颈部骨折时，耳前区有明显的疼痛，局部肿胀、压痛。患侧下颌支向外侧及上方移位，不能作侧运动，可使后牙早接触前牙及对侧牙出现开骀；双侧髁突骨折者，下颌不能作前伸运动，下颌支由于升颌肌群的牵拉向后上移位，导致后牙早接触，前牙开骀更明显，侧方骀运动受限。局部肿、痛及功能障碍程度较单侧髁突颈部骨折为重，还可合并不同程度的脑震荡。

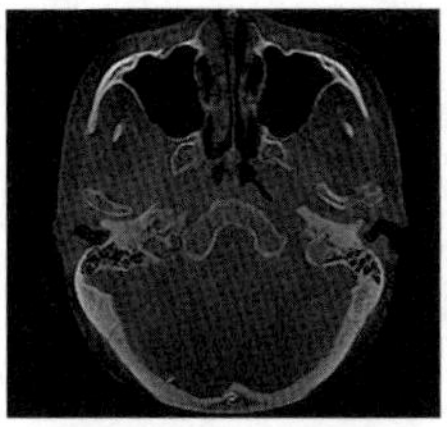
左侧髁突矢状骨折

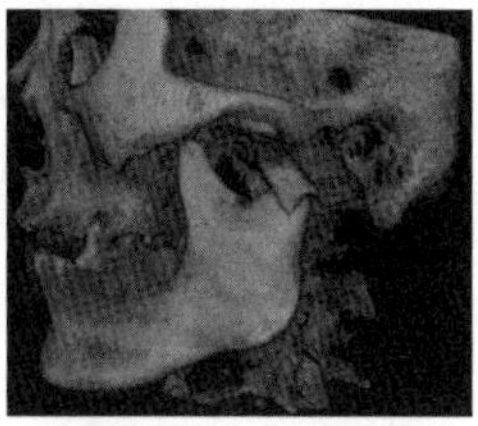
左侧髁突颈部骨折3D

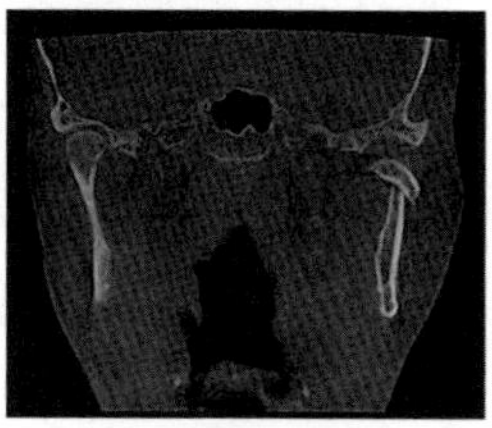
冠状位片

图6-3　髁突骨折

（2）咬合错乱：咬合错乱是颌骨骨折中最常见和最有特点的体征。下颌骨骨折后，骨折段多有移位，有时即使只有轻度移位，也可出现咬合错乱。自觉症状是牙咬不上，咬合无力或咬合疼痛。客观检查则发现咬合错乱，多数牙无接触关系或咬不住置于上下牙间的压舌板。

（3）骨折段异常动度：下颌骨虽是可以活动的骨骼，但在正常情况下，是全下颌骨整体协调的生理运动。当下颌骨骨折后，则可出现分段的不协调的异常动度，尤其在检查时容易发现。同时可能出现骨折段间的异常摩擦感、摩擦音或骨断端形成的台阶。

（4）下唇麻木：下颌骨骨折时，突然的撕裂或牵拉通常会引起下牙槽神经损伤，出现同侧下唇麻木。

（5）功能障碍：下颌骨骨折患者可出现张口受限，影响咀嚼、吞咽和呼吸等功能。

（6）牙龈撕裂：骨折导致骨接触的牙龈和黏膜撕裂，变色及水肿。

2.治疗

（1）治疗时机同上颌骨骨折。

（2）复位同上颌骨骨折，其中髁突骨折，髁突头的矢状骨折可采取保守治疗，即在手法复位并恢复咬合关系后行颌间固定；翼外肌附着上方的高位骨折而移位不大者，可采用弹性吊颌帽限制下颌运动，保持正常咬合关系；轻度开𬌗者可在患侧磨牙区垫上2～3mm厚的橡皮垫，用前牙区颌间弹性牵引复位固定，使下颌支下降，髁突复位，恢复咬合关系，然后撤除橡皮垫，继续颌间固定3周。保守治疗应重视早期开口训练，以防止关节内、外纤维增生，导致关节强直；手术复位：髁突颈部骨段明显向内下移位，成角畸形大于45°、下颌支高度明显变短（通常大于5mm），闭合复位不能获得良好咬合关系、髁突骨折段向颅中窝移位、髁突向外移位并突破关节囊者应视为手术适应证。

（3）手术入路：下颌骨正中联合、体部和下颌角骨折多主张作前庭沟切口及外斜线黏膜切口进行复位与固定；下颌角、髁突颈基部和下颌支骨折的显露可用下颌下切口。切口从下颌支后向前约7cm，呈弧形位于下颌体下缘1.5～2cm，切开皮肤、皮下后即可切开颈阔肌层，在下颌骨角前切迹或咬肌附着前缘处钝性分离，即可寻找到面神经下颌缘支，并将其分出来牵开保护，同时结扎面动脉和面静脉，然后切开骨膜，分离下颌骨颊侧，自骨面将咬肌附着抬起，确认并找到骨折线。

（4）固定：①单颌固定：是指在发生骨折的颌骨或其牙上进行固定，而不将上下颌同时固定在一起。固定后仍可张口活动，仅可用于完全复位的病例，对进食和语言的影响较小。但有单颌固定法的固定力量有限，不能对抗较大的移位力量，一般用于无明显移位的牙槽突骨折和颏部线性骨折。一般为单颌牙弓夹板固定：是指用成品或弯制的牙弓夹板，弯制成与下颌牙列唇颊面弧度一致的形状，在颌骨骨折段复位后，用直径0.3mm的不锈钢丝将其结扎固定在骨折线两侧的一些牙上。②颌间固定：颌间固定是颌骨骨折常用的固定方法。尤其对下颌骨骨折，可利用上颌骨来固定折断的下颌骨，并使上、下颌的牙固定在正常的咬合关系的位置上，这种固定的缺点是在固定期间不能张口活动，影响咀嚼和进食，也不易进行口腔清洁和保持口腔卫生，一般只能摄入流质饮食，并要加强口腔护理。临床上常用的是带钩牙弓夹板颌间固定法。此法是先在上、下颌牙列上安置好成品带钩牙弓夹板后，用小橡皮圈（一般为输液用乳胶管剪成）根据需要牵引下颌的方向，套在上、下颌牙弓夹板的挂钩上，即可产生牵引、复位和固定的作用。③坚强内固定：是一种通过手术切口，暴露骨折线两端的骨面，然后采用接骨板、加压板、拉力螺钉、修复重建板等器材和方法，对骨折进行固定的治疗方法。这种固定方式旨在确保骨折片保持在复位后的正常位置，避免再次移位，并减少骨折断端受到不良应力的干扰，从而促进骨折的愈合。目前已成为颌骨骨折治疗的首选方法。

（四）颧骨及颧弓骨折

由于颧骨在面中部两侧处于突出的位置，所以较易遭受外力撞击而发生骨折。对颧骨、颧弓骨折，应早期复位，若延误治疗，则常导致张口受限、面部畸形或眼部并发症，增加手术矫治的难度。

1.诊断

（1）颧面部塌陷畸形：颧骨、颧弓骨折因常向后下移位（图6-4），使颧部外突的形状变为平塌下陷。颧弓单纯骨折常在颧弓中部出现凹陷。但当局部软组织伤后肿胀时，这种塌陷畸形往往被掩盖，而易误诊为单纯软组织挫伤，应加以注意；仔细触摸眶外缘、眶下缘、额弓、额骨及口内颧牙槽嵴区骨面，注意有无压痛、骨连续性中断或台阶状畸形。

（2）张口受限：颧骨、颧弓骨折内陷，移位骨折片压迫咬肌和颞肌，阻挡喙突运动，可发生张口困难。由于伤后疼痛所致的颞肌和咬肌反射性痉挛，也可使被动张口度加大。

（3）复视：颧骨构成眶外侧壁和眶下缘的大部分。颧骨骨折移位后，可因眼球移位、外展肌出血、局部水肿及撕裂的眼下斜肌嵌入骨折线中，而限制眼球运动所致复视。

（4）神经损伤体征：颧骨骨折累及眶下神经损伤，可出现同侧眶下、鼻旁及上唇皮肤感觉迟钝，大部分病例于骨折复位后能逐渐恢复。开放性额骨骨折也可损伤面神经颧支而引起眼睑闭合不全。

（5）其他症状：颧骨骨折伴有眶壁、眼底损伤时，眼睑、眶周皮肤及球结膜下可发生出血性瘀斑及肿胀，眼球运动受限或向下移位；伴上颌窦壁骨折时，窦内积血，可有鼻出血；窦内空气逸出至面颊组织，出现皮下气肿等。

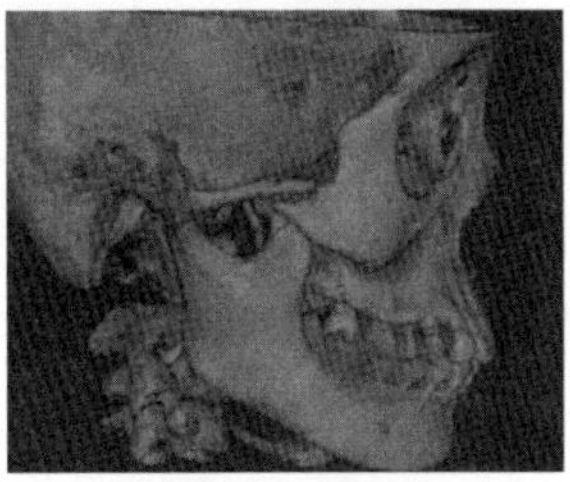

右侧颧弓骨折3D

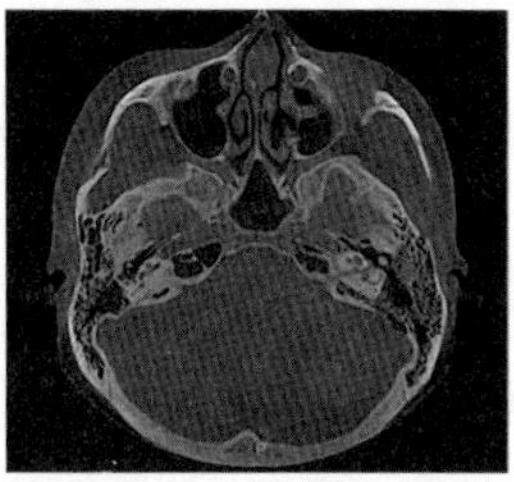

右侧颧弓骨折横断位片

图6-4　颧弓骨折

2. 治疗

颧骨、颧弓骨折后骨折段移位和面部畸形不明显，无张口受限或复视等功能障碍者，可做保守治疗。反之，如有明显的移位、面部塌陷畸形、复视及功能障碍者，则应在明确诊断后及时手术，或在局部肿胀基本消退后早日进行。

（1）巾钳牵拉复位：适用于单纯颧弓骨折。消毒麻醉后利用巾钳的锐利钳尖刺入皮肤，深入到塌陷的骨折深面或夹住移位骨折片，紧握钳柄向外提拉，牵引复位，复位后防止受压和撞击。颧弓复位标准是患者不再有张口受限和塌陷畸形。

（2）颧弓单齿钩切开复位：于颧弓骨折处表面下方作一横切口，切开皮肤、皮下组织，直达颧弓表面，探明骨折移位后，用单齿钩插入骨折片深部，将移位骨折片拉回原位。

（3）手术切开复位：可从前庭沟、下颌支前缘、颞部、头皮冠状切口及面部小切口入路，暴露骨折线，行内固定。

（五）眼眶骨折

累及眶缘及眶腔骨壁的骨折。常于面部其他骨骼合并骨折，若治疗不及时，常遗留明显畸形。

1. 诊断

（1）骨折移位：当面中部多发性骨折时，应注意有无眼眶的骨折，常可在眶下缘和颧额缝触及台阶感。鼻眶筛骨折的重要特征是鼻根区塌陷、内眦距离变宽，内眦角圆钝。

（2）眼球内陷：是眶底骨折和鼻眶筛骨折的重要体征。

（3）复视：是一个重要症状。爆裂性骨折时，眶内的软组织，包括下直肌、下斜肌、眶壁骨膜及筋膜向下脱出，眼外肌出现垂直方向运动受限时，即可产生复视。动眼神经受伤也可引起复视。

（4）眶周淤血肿胀：可有眶周皮下及结膜下出血。

（5）眶下区麻木：眶骨骨折合并颧骨骨折时常挫伤或挤压眶下神经，引起该神经支配区域的麻木。

2.治疗

确诊有眶底骨折时应行手术复位。手术治疗的目的在于：恢复被嵌顿的眼球肌组织和眼球的活动；将疝入上颌窦的脂肪组织回纳到眶内，恢复眼眶的大小，尽可能改善眼球内陷和复视。

（1）手术时机：伤后不需立即手术。一般为几天之后水肿消退，不超过伤后7日为宜；通常X线检查有骨折，加上有复视或眼球内陷，即应手术。

（2）手术入路：眶底骨折多用睑缘下切口。在下睫毛2～3mm做横切口，切开皮肤、皮下组织，在适当位置切开眼轮匝肌，向下直达眶下缘骨壁，然后横行切开骨膜，沿骨面剥离，显露眶下缘及眶下壁骨折，剥离时注意保护眶下神经。

第十三节　口腔颌面部良恶性肿瘤

一、口腔颌面部囊肿

（一）皮脂腺囊肿

1.诊断及鉴别诊断

（1）病程长，生长缓慢，往往颌面部反复有“粉刺”史，大小可不等，但直径很少有超过4cm的。囊肿位于皮内，向皮肤表面突出并与皮肤紧密粘连，中央可有一小色素点。临床上可以根据这个主要特征作为与皮样、表皮样囊肿鉴别的主要依据。

（2）囊肿内容物呈乳白色粒状或油脂状，有时可因压力而自行挤出。

（3）继发感染时可有疼痛、化脓。

（4）此类囊肿在极少情况下可能发生恶变形成皮脂腺癌。

2.治疗

一般采用局部浸润麻醉，沿颜面部皮纹方向做梭形切口，切除包括与囊壁粘连的皮肤。切开皮肤，显露囊肿，锐性分离囊壁，将囊肿完全摘除，用细针细线缝合，注意美观。

（二）皮样或表皮样囊肿

皮样囊肿及表皮样囊肿为胚胎发育时期遗留于组织中的上皮细胞发展而形成囊肿；后者也可以由于损伤、手术使上皮细胞植入而形成，称为植入性表皮样囊肿。皮样囊肿囊壁较厚，由皮肤和皮肤附件所构成，囊肿内含有皮脂腺、汗腺和毛发等结构。囊壁中无皮肤附件者，则为表皮样囊肿。

1.诊断

（1）好发于青少年的口底部，生长缓慢，皮样囊肿好发于口底、颏下，表皮样囊肿还好发于眼睑、额、鼻、眶外侧、耳后、耳下等部位。

（2）囊膜表面的黏膜或皮肤光滑，囊肿与周围组织、皮肤或黏膜均无粘连，触诊时囊肿坚韧而有弹性，似面团样。

（3）一般无自觉症状，位于口底正中、下颌舌骨肌、颏舌骨肌或颏舌肌以上的囊肿，多向口内发展；囊肿体积增大可将舌体推向后上方，使舌体抬高，影响语言、吞咽和呼吸功能；位于下颌舌骨肌或颏舌骨肌以下者主要向颏部发展。

（4）皮样囊肿穿刺无物或可抽出黄白色豆渣样物质，有时大体标本可见毛发。在镜下可见有脱落的上皮细胞、毛囊和皮脂腺等结构。

2.鉴别诊断

根据其内容物及囊肿发生部位与甲状舌管囊肿、鳃裂囊肿、口外型舌下腺囊肿等鉴别。

3.治疗

手术摘除。根据囊肿与下颌舌骨肌的位置关系选择口底或颏下切口，切开显露囊壁，因囊壁较厚，可用手指或钝器分离囊肿，囊肿完整摘除后分层缝合创口。

（三）甲状舌管囊肿

为胚胎时甲状舌管退化不全的残留上皮发育而来的先天性囊肿。

1.诊断

（1）多见于1～10岁儿童。

（2）可发生于颈正中线自舌盲孔至胸骨切迹的任何部位，但以舌骨上下最为常见。

（3）生长缓慢、圆形、质软、无粘连。位于舌骨以下者可随吞咽及伸舌动作而移动。

（4）穿刺可抽出透明或微浑浊的黄色稀薄或黏稠液体。

（5）可反复继发感染破溃，或因误诊为脓肿切开引流后，形成甲状舌管瘘。对甲状舌管瘘行碘油造影可显示瘘管的方向。

（6）甲状舌管瘘如长期不治，可发生癌变。

2.鉴别诊断

舌异位甲状腺鉴别。甲状腺异位有两种情况，一种是完全异位于舌根部，颈部无任何甲状腺组织，称为迷走甲状腺，呈瘤状突起，表面紫蓝色，质地柔软；另一种情况是除舌根有异位甲状腺体外，颈部还有残留的甲状腺，此种异位的甲状腺称为副甲状腺。病员有典型的“含橄榄”语音，较大时有不同程度的吞咽及呼吸困难。核素I扫描可见有核素浓集。

3.治疗

手术彻底切除囊肿或瘘管，否则容易复发。手术的关键是，应将舌骨中部与囊肿或瘘管一并切除。若仅切除囊肿或瘘管，由于舌骨中可能存在微细的副管，容易导致复发。

（四）鳃裂囊肿

属于鳃裂畸形的一种。

1.诊断及鉴别诊断

（1）常见于20～50岁。

（2）囊肿位于颈部侧方。发生于下颌角部水平以上及腮腺区者，常为第一鳃裂来源；发生于颈中上部者多为第二鳃裂来源；发生在颈下部者多为第三、四鳃裂来源。其中以第二鳃裂来源者最为多见，多位于舌骨水平，胸锁乳突肌上1/3前缘附近。

（3）囊肿质地柔软，有波动感。无搏动感为与颈动脉体瘤鉴别的要点之一。

（4）穿刺可抽出黄绿色或棕色的清亮液体，含或不含胆固醇结晶。

（5）囊肿穿破后可长期不愈，形成鳃裂瘘；也有先天未闭合者，称原发性鳃裂瘘。鳃裂瘘可同时有内外两个瘘口。第一鳃裂内瘘口在外耳道；第二鳃裂内瘘口通向咽侧扁桃体窝；第三、四鳃裂内瘘口则通向梨状窝或食道上段。碘油造影可明确瘘管走向及开口部位。

（6）鳃裂囊肿要与腮腺囊肿（囊液有淀粉酶）、囊性水瘤（囊液为淋巴液）、甲状腺转移癌（可抽出棕色液）等鉴别。

2.治疗

根治的方法是外科手术彻底切除，如遗留有残存组织，可导致复发。第二鳃裂囊肿或瘘手术时应慎勿损伤副神经；行第一鳃裂囊肿或瘘手术时应特别注意保护面神经。对于复发性的鳃裂囊肿，可采用区域性的颈清扫术术式治疗。

（五）牙源性颌骨囊肿

牙源性颌骨囊肿可根据产生原因分为炎症性和发育性两大类，前者如根端囊肿，后者有含牙囊肿，牙源性角化囊肿等。

1.诊断和鉴别诊断

（1）发生部位：根端囊肿多发生于前牙；含牙囊肿多发于下颌第三磨牙区及上颌

尖牙区；角化囊肿好发于下颌第三磨牙区及下颌支部。

（2）颌骨内表现：颌骨内有一含液体的囊性肿物，逐渐增大可使颌骨膨隆造成面部畸形。骨质受压变薄时，触诊有压乒乓球样感，并发出所谓羊皮纸样脆裂声。

（3）口内可见：根端囊肿系根尖肉芽肿演变而形成，口腔内可见深龋、残根或死髓牙，牙已拔除者称残余囊肿；牙冠和牙根形成之后，在缩余釉上皮和牙冠面之间出现液体渗出而形成的囊肿称含牙囊肿，角化囊肿源于原始的牙胚或牙板残余，二者均有缺牙；囊肿如有继发感染，则出现炎症现象，患者感觉胀痛、发热、全身不适。

（4）穿刺是一种比较可靠的诊断方法。含牙囊肿穿刺可见草黄色液体，内含胆固醇结晶；角化囊肿内容物为黄、白色角蛋白样或皮脂样物质。

（5）角化囊肿如伴有皮肤基底细胞痣、肋骨畸形、小脑镰钙化、蝶鞍融合者，可诊断为颌骨角化囊肿综合征。

（6）X线片见圆形或卵圆形透光阴影（可为单房或多房）。根尖囊肿为单房阴影，根尖在囊腔内；含牙囊肿单房或多房阴影，含牙，牙冠在囊腔内；角化囊肿单房或多房阴影，一般不含牙，常表现为沿颌骨长轴生长。（图6–5）

（7）应特别注意与成釉细胞瘤等牙源性肿瘤鉴别。尤其是角化囊肿与成釉细胞瘤呈多房改变时很难区别，需借助病理检查方能最后确诊。

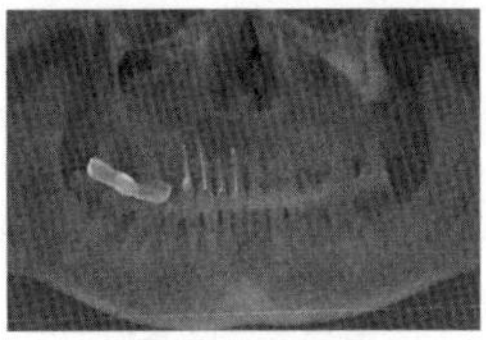

上颌骨根端囊肿

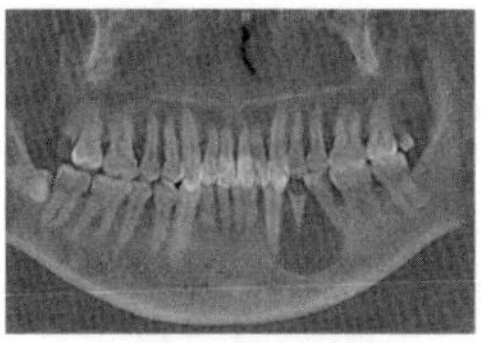

下颌骨角化囊肿

图6–5　颌骨囊肿

2.治疗原则

手术治疗，目的是治愈囊肿，减少复发，保留功能。

3.治疗方法

应采用外科手术治疗。治疗颌骨囊肿的手术方法很多，根据囊肿的部位、大小、范围、性质、是初发还是复发、有没有穿破骨膜等因素决定，此外还要考虑到患者的年龄、意愿和对治疗的依从性。如伴有感染，需先用抗生素或其他抗菌药物控制炎症后再行手术治疗。术前应摄X线片或CT，以明确囊肿的范围与邻近组织关系。

（1）麻醉方式：根据囊肿大小、部位及年龄等情况选用局麻或全麻。成人、小型囊肿、位置较前可采用局麻；儿童、大型囊肿、位于磨牙区及下颌支的囊肿宜用全麻。

（2）切口大小：应根据囊肿部位及波及范围而定。切口以能充分暴露手术视野，便于彻底清除囊壁为原则。

（3）切口位置；颌骨囊肿宜从口内做切口摘除，只有当颌骨囊肿位于下颌骨体、下颌角或下颌支等，累及范围较广，口内入路无法完成时，考虑从口外作切口。口内切口在口腔前庭沟处切开黏膜及骨膜，黏骨膜瓣底应部应较宽一些，以保证有充分的血液供应，并注意缝合处要有骨壁支持，翻转组织瓣，用骨凿在骨壁最薄弱处开一小洞，用骨钳去除囊肿表面的骨质，注意尽量保留牙槽突骨质；口外切口切开皮肤、皮下组织、肌组织，结扎面动脉、面静脉，翻起骨膜，将波及的牙拔除，去骨后将囊肿摘除；分层缝合，放置引流，加压包扎。

（4）摘除方式：对于根端囊肿及含牙囊肿单纯行颌骨囊肿完整摘除术即可，术后很少复发；而角化囊肿术后易复发，可癌变，手术应彻底。在分离囊壁时，下颌管内的血管神经束，应注意保护。囊腔内如有埋伏牙应一并拔除。暴露在囊腔内的牙根，有可能保留者，尽量保留；可于术前先进行根管治疗，待手术中再行根尖切除。也可在术中同时进行根管治疗和根尖切除术。①囊肿刮治术：是指使用刮、挖、磨、分离等手工器械，根除任何可能存在于囊壁上或者骨腔内的上皮成分，防止术后复发。特别是角化囊肿容易复发，要求刮除更加彻底；石炭酸或硝酸银等腐蚀剂涂抹骨创，或辅以冷冻治疗；以消灭子囊。②周围骨切除术：囊肿摘除后，用有动力的钻头或磨头去除囊腔周围1～2mm厚的骨壁，可消除骨腔壁内的囊肿的侵袭和子囊。③骨切除术：包括颌骨的不破坏骨连续性的方块切除和破坏骨连续性的部分切除术。范围较大的角化囊肿或复发性的角化囊肿常采用此法。④上颌后牙区的颌骨囊肿如与上颌窦相通，如缺口不大，且未伴发上颌窦炎，可不必行上颌窦根治术；否则应同时进行上颌窦根治术，将囊壁与上颌窦整个黏膜同时刮除，严密缝合口内切口，在下鼻道开窗，骨腔内填塞碘仿纱条，并从下鼻道开口处引出，3～5日后逐步由此抽出纱条。

（5）骨腔的处理：囊壁彻底除净后，止血，盐水冲洗，有感染者，可撒入抗生素粉末。①小的囊腔，可初期缝合，不必引流，由血块充填。②口内切口入路的较大囊腔，应用碘仿纱条填塞，由口内引流；或在遗留的囊腔内植骨促使其尽快骨化，以消灭无效腔及防止手术后继发颌骨骨折；可用髂骨松质骨植骨，也可用人工骨材料充填囊腔。③口外进路的囊腔，须将囊腔制成口大底浅的碟形，置引流条由口外引流。

（六）面裂囊肿

胚胎发育过程中残留的上皮发展而来，故亦称非牙源性外胚叶上皮囊肿。临床上又可分为正中囊肿、鼻腭囊肿、球上颌囊肿、鼻唇囊肿。

1.诊断

面裂囊肿多见于儿童及青少年除鼻唇囊肿外，临床症状与牙源性颌骨囊肿基本相同，相当于各面突融合处特定部位的颌骨膨隆及两侧牙侧方移位是其临床特征，结合X线片的论证，可较易得出诊断。

2.鉴别诊断

面裂囊肿时口内牙齿可有倾斜、移位。一般牙无变色及龋坏，面裂囊肿主要凭借相当于各面突融合处的特定部位以及其与牙齿的关系，从而得以与牙源性囊肿相鉴别。

表6-4　面裂囊肿的鉴别诊断

项目	正中囊肿	鼻腭囊肿	球上颌囊肿	鼻唇囊肿
病因	突正中融合处上皮残余	鼻腭管上皮残余	中鼻突、球状突、上颌突联合处上皮残余	侧鼻突、球状突联合处上皮残余
部位	切牙管后的腭中线或上、下颌正中联合处	切牙管内或尖牙之间	上颌侧切牙与尖牙之间	上唇底、鼻前庭内
鉴别要点	腭中部或下颌中线部肿胀，X线片示单房阴影，与牙无关	腭乳头部膨隆，压迫鼻腭神经可有疼痛，X线片示单房阴影大，与牙无关	上颌侧切牙与尖牙被压迫移位，X线片示单房阴影在根之间，不波及根尖	上唇底、鼻前庭肿起，鼻翼抬高，X线片示骨质无变化影或切牙管扩大

3.治疗

一旦诊断明确，应尽早手术摘除囊肿，以免引起邻近牙的继续移位和造成咬合紊乱。手术方法与牙源性囊肿相同，但一般均从口内入口，无须口外切口。

二、良性肿瘤和瘤样病变

（一）色素痣

色素痣来源于上皮基底层能产生黑色素的色素细胞。组织学上分为3型：交界痣、皮内痣和复合痣。其临床重要性在于有些可发生恶变，故应予识别。

1.诊断和鉴别诊断：

（1）交界痣为扁平、棕黑或蓝黑的色素斑，边界清楚或模糊，体积较小，表面光滑无毛。当交界痣出现明显增大、色变深黑、痛、痒、出血、破溃、周边有卫星状黑色素小结时，应考虑恶变。

（2）毛痣、雀斑样痣一般为皮内痣，很少恶变。

（3）复合痣因含有多种组织而得名，如皮脂腺痣、纤维痣、脂肪痣、乳头状瘤样痣等。儿童期的痣大多属此类型，少数见于成人。大部分病变微突出皮肤，少数呈乳头状瘤样改变，一般无毛发。

（4）口腔黏膜内的痣甚少，而以黑色素斑为多。如为黑色素痣，则以交界痣及复合痣多见。

2.治疗

（1）面部较大的痣，无恶变证据者，可考虑分期切除，容貌、功能均保持较好。也可全部切除，临近皮瓣转移或游离皮肤移植。

（2）怀疑有恶变的痣，采用外科手术一次全部切除活检；手术应在痣的边界以外，正常皮肤上做切口。

（3）比较小的痣切除后，可潜行游离皮肤创缘后拉拢缝合。

（二）牙龈瘤

是以形态和部位命名的诊断学名词，是源于牙周膜及颌骨牙槽突结缔组织的炎性增生物或类肿瘤性病变。不属于真性肿瘤。

1.诊断和鉴别诊断

（1）女性多见，多发生于青年及中年人。

（2）多位于牙龈乳头部，肿块较局限，呈圆球或椭圆形，有时呈分叶状，大小不一。有蒂或无蒂，有蒂如息肉状，无蒂基地宽广。唇颊侧较舌腭侧多见。最常见部位为前磨牙区。牙齿可有松动或被压移位。

（3）局部可有残根、牙石、不良修复体等刺激因素存在。妇女怀孕期间容易发生。(图6-6)

（4）纤维型、肉芽肿型、血管型依次因血管分布的多寡而致瘤体颜色表现为苍白色、粉红色、紫红色。

（5）X线检查可见骨吸收与牙周膜增宽阴影。

（6）注意与牙龈癌区别。

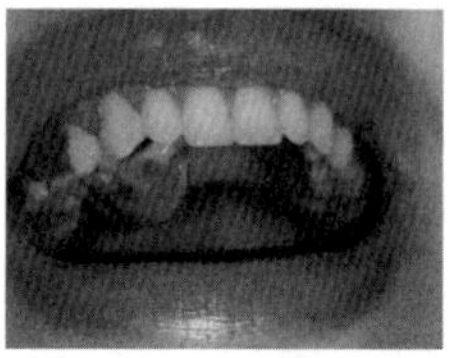

图6-6　妊娠期牙龈瘤

2.治疗原则

牙龈瘤治疗采用手术彻底切除为主，同时去除局部刺激因素，但妊娠期牙龈瘤应先密切观察，如妊娠后不再消退可手术切除。

3.治疗方法

（1）首次治疗牙龈瘤时，尽量保留无明显骨吸收的牙，并适当处理相应牙槽嵴。

（2）若为复发病例：则在病变蒂周围的正常组织上做切口，将肿块完全切除，拔除波及的牙，并用刮匙或骨钳将病变波及的牙周膜、骨膜及邻近的骨组织去除。

（3）创面较小，直接拉拢缝合；如创面较大不能缝合时，可用碘仿纱条覆盖，或在创面上用牙周塞治剂保护。

（4）牙龈瘤容易复发，大多数患者复发的主要原因是局部菌斑和结石去除不全或手术切除不彻底。应定期复查，半年1次。

（三）纤维瘤

颜面部和口腔内的纤维瘤可起源于面部皮下、口腔黏膜下或骨膜的纤维结缔组织。纤维瘤主要由纤维组织构成，细胞及血管很少。

1.诊断

（1）生长缓慢，发生在面部皮下的纤维瘤为无痛性肿块，质地较硬，大小不等，表面光滑，边缘清楚，可移动。（图6-7）

（2）口内好发于牙槽突、颊、腭等部位。肿瘤较小，呈圆形突起，有蒂或无蒂，表面覆盖正常黏膜。发生在牙槽突者，可使有关的牙齿松动移位。若咬伤则表面破溃、糜烂、继发感染，此时可引起疼痛或功能障碍。

（3）易复发，可能恶变。生物学行为较身体其他部位的纤维瘤差。

2.治疗

手术完整切除。牙槽突的纤维瘤需拔除有关的牙并刮除受侵犯的骨膜。术中有必要做冰冻切片，以排除恶变可能，若为恶性，则按恶性肿瘤原则处理。

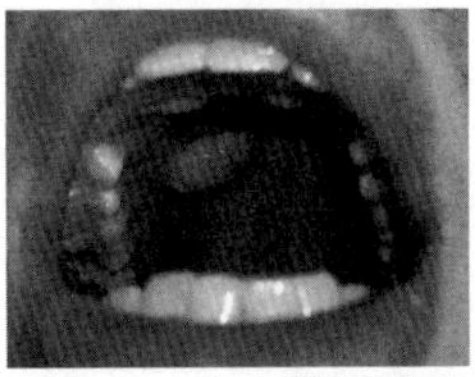

图6-7　右上腭纤维瘤

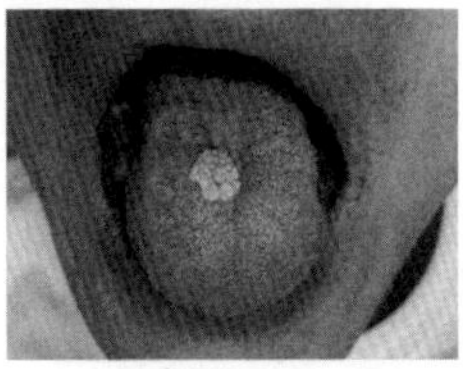

图6-8　舌鳞状上皮乳头状瘤

（四）乳头状瘤

乳头状瘤是局部上皮呈外生性和息肉样增生形成的菜花状或疣状肿物，在口腔中较为常见。肿瘤分类中乳头状瘤包含鳞状细胞乳头状瘤、寻常疣、尖锐湿疣和多灶性上皮增生。

1.诊断及鉴别诊断

（1）鳞状细胞乳头状瘤以20～50岁人见。最常见部位是硬软腭、唇黏膜、舌和牙龈。质软有蒂，表面呈结节、乳头状或疣状。（图6-8）

（2）寻常疣常发生于儿童，常见部位唇红黏膜、舌前部，表现为无痛性丘疹。

（3）尖锐湿疣以青少年和青年为高发，常发生于唇黏膜、舌前份和腭，表现为无痛、圆形和外生性结节，较鳞状细胞乳头状瘤和寻常疣大，可以多发。

（4）多灶性上皮增生多发于儿童，常发生于唇颊、舌、牙龈，表现为多发、质软、扁平丘疹，单个病变较小，颜色与正常黏膜相近。

2.治疗：乳头状瘤可以采用手术、激光、冷冻完整切除。治疗彻底，一般无复发。尖锐湿疣复发风险较一般乳头状瘤高。

（五）牙源性肿瘤

1.牙瘤

牙瘤是颌骨内较少见的牙源性肿瘤，在牙胚发育到牙本质和釉质形成阶段时发生。根据组织排列不同，分为混合性牙瘤和组合性牙瘤两类。二者临床表现基本相同。

（1）诊断及鉴别诊断：多发生于青年人，女性多于男性，男女之比为1∶2；生长缓慢、有自限性，一般无自觉症状，可发生于上下颌骨。疾病区可有乳牙滞留或缺牙现象；肿瘤生长可引起骨质膨隆或压迫神经产生疼痛、麻木等症状。如穿破粘骨膜可发生继发感染；X线片可见骨膨胀，内有许多大小、形态不同的牙样结构（组合性牙瘤），或透射度似牙组织的一团影像（混合性牙瘤），在影像与正常骨组织之间见有一条清晰的阴影包绕，系牙瘤之被膜。牙瘤与囊肿同时存在者称为囊性牙瘤。

（2）治疗：手术摘除。

2.牙骨质瘤：来源于牙胚的牙囊或牙周膜。

（1）诊断和鉴别诊断：多见于年轻人，女性居多；肿瘤常贴于牙根部，可单发或多发，硬度与骨质相似；牙髓活力检查正常，可与根尖周囊肿和根尖周肉芽肿相鉴别；生长缓慢，一般无自觉症状，X线显示根尖周有不透光阴影。

（2）治疗：手术摘除。如肿瘤较小，又无症状时，可无须治疗。

3.成釉细胞瘤

为颌骨中心性上皮肿瘤，为最常见的牙源性良性肿瘤。

（1）诊断及鉴别诊断：好发于青壮年，有无痛性、渐进性颌骨膨隆病史；

颌骨膨隆多位于下颌骨磨牙区、下颌角和升支部位，多向唇颊侧骨壁膨大，可有乒乓感。①肿瘤侵犯牙槽突时，可使牙松动、移位、脱落；②肿瘤表面常见对颌牙的压痕，若发生溃疡，可能造成继发感染而化脓、溃烂、疼痛；③肿瘤压迫下牙槽神经时，患侧下唇及颊部可能感觉麻木不适；④肿瘤侵及鼻腔、上颌窦、眼眶和鼻泪管等结构时，可出现鼻阻塞、眼球突出、移位及流泪等；⑤肿瘤发展很大，骨质破坏较多，可能发生病理性骨折。

成釉细胞瘤大多为实质性，如囊性成分较多时，穿刺检查可抽吸出褐色液体，可与颌骨囊肿液多为淡黄色相鉴别。

X线：成釉细胞瘤分多房型、单房型、蜂窝型和局部恶性征型四种类型，其中以多房型和单房型为主。其共同的X线特征（图6-9）为：①颌骨膨隆，以向唇颊侧为主。②肿瘤区的牙齿可移位或脱落，牙根呈锯齿状吸收。③肿瘤侵入牙槽侧，造成牙根之间的牙槽骨浸润及硬骨板消失。④肿瘤边缘可有部分增生硬化。⑤瘤内有罕见钙化。⑥肿瘤内可含牙或不含牙。

活组织检查对于临床难以明确诊断的不典型病例，特别是难以与恶性肿瘤鉴别的局部恶性征型、周边型成釉细胞瘤，术前应行活组织检查。临床特征典型的病例可选择术中冰冻快速活检，以争取诊断与治疗一起完成。

（2）治疗：手术治疗。切缘应在正常组织0.5cm以上处。能保留下颌骨下缘者可行方块切除术；下颌骨无足够边缘者，应行下颌骨部分切除术；对年轻患者，尚可做保守性的彻底刮治术，术后长期复查，如有复发再行截骨术。软组织成釉细胞瘤行局部切除术即可。

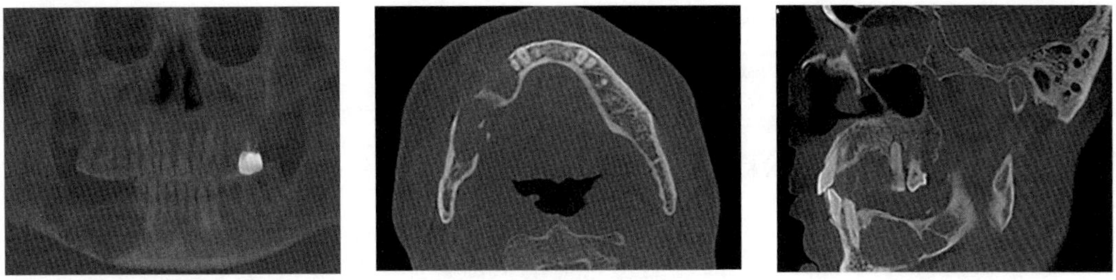

右下颌骨成釉细胞瘤　　横断位片　　矢状位片

图6-9　成釉细胞瘤

（六）血管瘤

一般认为，血管瘤并非真性肿瘤，而系脉管发育异常。是婴幼儿最常见的血管性良性肿瘤。

1.诊断

独特的生物学行为：发展经历新生、早期增值、晚期增值、平台、消退和终止6个阶段，病程可分为增值期（1岁内）、消退期（1岁以后）及消退完成期3期。

2.治疗

婴幼儿血管瘤除生长在非美观部位、处于稳定期、不影响美观和功能的中、小型病变可以采用等待观察策略外，其他情况下均应积极治疗，以控制血管瘤生长，加速其消退，最大限度地减少并发症的发生。过去曾经使用冷冻、放射性核素和浅层X线治疗血管瘤，因其疗效不确切，并发多，目前已经摒弃。

（七）脉管畸形

属于先天性发育畸形，出生时即已发生，但可能一开始不太明显待体积增大后方被发现。其的体积增大是脉管结构的渐进性扩张所致，而不是血管内皮细胞异常增殖所致。

1.微静脉畸形

过去被误称为毛细血管型血管瘤，其组织学和临床表现实际上为真性畸形，俗称胎记、鲜红斑痣或葡萄酒色斑。

（1）诊断：多发于颜面部皮肤，常沿三叉神经分布区分布，口腔黏膜少见；出生后即有，呈鲜红或紫红色，与皮肤表面平，边界清楚，外形不规则，大小不一，从小的斑点到数厘米，大的可以扩展到一侧面部或越过中线到对侧；指压试验阳性：以手指压迫病损，表面颜色褪去；解除压力血液立即充满病损区，恢复原有大小和色泽；除颜面部微静脉畸外，患者可伴有青光眼和脑血管畸形；中线型微静脉畸形（midline venular malformations）是特殊类型的微静脉畸形。临床上，病变总累及中线结构，以颈部最常见（30%～40%），其次是上睑、额、眉间、鼻翼、上唇人中以及腰骶部。普通微静脉畸形不同的是，大多数（60%以上）中线型微静脉畸形在6岁左右能自行消退，或病变状很轻微，而不需要治疗。

（2）治疗：微静脉畸形主要采用脉冲染料激光治疗，国内则主要使用铜蒸气或氦激光进行光动力治疗。过去曾使用放射性核素、X射线、冷冻等治疗微静脉畸形，但因疗效差，并发症多，目前已不再使用。

2.静脉畸形

过去被误称为海绵状血管瘤，是最常见的低流速脉管畸形，由大小不等的扩张脉构成，犹如海绵样结构。

（1）诊断：静脉畸形好发于颊、颈、眼睑、唇、舌或口底部；病变位置深浅不一，如果位置较深，则皮肤或黏膜颜色正常；表浅病损则呈现蓝色或紫色。边界不清，扪之柔软，可被压缩，有时可摸到静脉石；体位移动试验阳性：当头低于心脏水平时，病损区充血膨大；恢复正常位置后，肿胀随之缩小，恢复原状。

（2）治疗：静脉畸形可采用激光治疗、硬化治疗和手术治疗，以硬化治疗为主，常用的硬化剂有博莱霉素（平阳霉素）、聚多卡醇（聚桂醇）、无水乙醇等。病损内注射后，血管内皮细胞被破坏，病损组织逐渐纤维化、闭锁，最终缩小或消失。注射时，可暂时压迫周围组织，阻断血液回流；间隔3～4周注射1次，硬化剂的选择和注射剂量视病变大小和静脉回流速度而定。

3.动静脉畸形

静脉畸形即传统分类中的蔓状血管瘤，是由动脉与静脉间交通的多个瘘管所构成的先天性畸形。

（1）诊断：病损高起呈念珠状，表面温度较正常皮肤高；患者可能自己感觉到搏动；诊有震颤感，听诊有吹风样杂音；病变可侵蚀基底的骨质，也可突入皮肤或黏膜，使其变薄，甚至溃烂、坏死、出血。局部病灶组织可明显扩张增大，少数患者的耳、鼻、唇或四肢累及后体积逐渐增大，甚至扩大为原来的数倍，外观遭到完全破坏；病变后期，可出现心力衰竭；颌骨动静脉畸形过去称为颌骨中心性血管瘤，临床上少见且隐匿，多数在20岁左右出现症状，约65%发生在下颌骨。颌骨动静脉畸形是一种具有潜在危险性的疾病，往往在门诊施行常规拔牙术时出现汹涌大出血，由此造成的死亡者并非罕见。

（2）治疗：动静脉畸形以往主要采用手术治疗，但治疗后复发率高，对外形和功能破坏大。随着介入放射学的发展，经导管动脉栓塞技术成为主要的治疗手段。软组织动静脉畸形一般采用无水乙醇栓塞，弥漫性病变后期可能需要手术切除，以修整外形以及栓塞术后感染的清创。累及范围较小的（局限型）软组织动静脉畸形可手术切除，但切除需彻底，否则会促进病变发展。若病灶侵犯范围大，手术后留有大面积缺损，可以利用游离皮瓣进行修复重建。应当强调的是，过去曾试图单独应用颈外动脉结扎术或供血动脉栓塞术治疗动静脉畸形，经验和实验研究证明不但无效，反而会促进未开放的侧支循环形成，加重病变发展，给后期治疗带来困难。

4.淋巴管畸形

过去称为淋巴管瘤，是淋巴系统的发育畸形。根据临床特征和组织学结构分为微囊型和大囊型两类。

（1）诊断：①微囊型：包括传统分类中的毛细管型及海绵型淋巴管瘤。在皮肤或黏膜上呈现孤立的或多发性散在的小圆形囊性结节状或点状病损，无色、柔软，一般无压缩性，病损边界不清；口腔黏膜的淋巴管畸形有时与微静脉畸形同时存在，出现黄、红色小疱状突起，称为淋巴管-微静脉畸形；发生于面部、唇、下颌下区的深部微静脉畸形，常使患处显著肥大畸形，引起颌骨畸形等；舌黏膜表面粗糙，呈结节状或叶脉状，有黄色小疱突起。在长期发生慢性炎症的基础上，舌体可以变硬。②大囊型：即传统分类中的囊肿型或囊性水瘤。主要发生于颈部、锁骨上区，亦可发生于下颌下区及上颈部；一般为多房性囊腔，彼此间隔，内有透明、淡黄色水样液体。当伴有出血或感染时，穿刺液可为血性或脓性；病损大小不一，表面皮肤色泽正常，呈充盈状态，柔软，有波动感；与深部血管瘤不同的是体位移动试验阴性，但透光试验阳性；发生于口底、下颌下区和颈部的大囊型淋巴管畸形，如体积较大或并发感染、出血，可压迫呼吸道。

（2）治疗：包括手术治疗、激光治疗、硬化治疗；以硬化治疗为主。激光治疗唇、舌、颊等浅表的微囊性病变有效，但治疗大中型病变疗效差。硬化治疗不仅能治愈多数大病变，而且对相当多的弥漫性微囊型病变及混合型病变也取得了良好的治疗效果。常用的硬化剂包括：博莱霉素（平阳霉素）、聚多卡醇（聚桂醇）、无水乙醇等，可根据病、部位和类型选择使用。

5.混合型脉管畸形

存在一种类型以上的脉管畸形时，都可称为混合型脉管畸形。如前述的微静脉畸形与微囊性淋巴管畸形并存，微静脉畸形与静脉畸形并存等。

表浅的血管瘤或脉管畸形的诊断并不困难。位置较深的血管瘤或脉管畸形应行体位移动试验和穿刺检查予以确定。有时深部血管瘤与静脉畸形难以鉴别，可采用普萘洛尔进行诊断性治疗。对动静脉畸形以及深层组织内的静脉畸形、大囊型淋巴管畸形等，为了确定其部位、大小、范围及其吻合支的情况，可以采用超声、动脉造影、病变腔造影、CT血管成像（CTA）、磁共振或磁共振血管成像（MBL或MBA），数字减影血管造影（DSA）等协助诊断。

（八）神经鞘瘤

神经鞘瘤，又称施万瘤，是神经鞘细胞（或施万细胞）发生的良性肿瘤。头颈部神经鞘瘤主要发生于脑神经，如迷走神经、舌下神经、面神经、听神经干；其次是周围神经，以舌部、面部、头部多见；交感神经发生者较为少见。

1.诊断和鉴别诊断

（1）多见于中年人。

（2）肿瘤圆形或卵圆形，周界清楚，质韧。

（3）来自感觉神经者常有压痛或放射痛；来自颈交感神经者可出现颈交感神经综合征（Homer征）；来自迷走神经者，可出现声嘶等症状。

（4）肿瘤越大者越易出现黏液样变，此时瘤体柔软如囊肿，穿刺可抽出血样液体，但经久不凝，此点可与血管瘤鉴别。

（5）肿瘤可沿神经轴向侧方移动，但不易沿长轴上下活动。

（6）位于颈动脉三角区的肿瘤可将颈动脉向外侧推移，触诊有搏动，应与颈动脉体瘤区别。B超、颈动脉造影及MRI检查有助于二者的鉴别。

（7）位于腮腺区的肿瘤易诊为混合瘤。术中发现肿块与面神经不能分离时，应考虑此瘤，不可轻易切除面神经。

2.治疗

手术切除。术式应根据肿瘤部位、大小而定。周围神经来源者，可将肿瘤完整切除；发生于重要神经干者，应沿纵轴细心分离，不要贸然切除神经，导致后遗症。

（九）神经纤维瘤

神经纤维瘤是来源于神经组织（神经外膜、神经束膜、神经内膜和神经鞘细胞）的良性肿瘤。可发生于周围神经的神经干、神经支或神经末梢等任何部位，口腔颌面部神经纤维瘤常来自第5或第7对脑神经，位于面、颞、眼、颈、舌、腭等处。

1.诊断和鉴别诊断

（1）多见于青年人，生长缓慢。

（2）颜面部神经纤维瘤的主要特征是表面皮肤呈大小不一、不隆起的棕色斑，也称咖啡牛奶斑。

（3）皮肤内有质地较硬的多发性瘤结节，沿皮下神经分布，呈念珠状或丛状。如来自感觉神经可有明显触痛。

（4）结缔组织可呈异样增生，导致皮肤松弛下垂，造成颜面畸形、功能障碍。

（5）肿瘤质地柔软，但无压缩感。

（6）颌骨受侵时，可引起颌骨发育畸形。

（7）神经纤维瘤病为全身显性遗传疾病。病变可累及皮肤、周围神经、中枢神经、骨骼、肌肉及内分泌器官。约10%可发生恶变。

（8）皮肤上的咖啡色或棕色斑块直径大于1.5cm、有5～6个以上时，即可确定为神经纤维瘤病。

2.治疗

手术切除：小而局限的肿瘤可一次完全切除；巨大的神经纤维瘤可做部分切除，以纠正畸形、改善功能；巨大病变一次切除时，要有充分准备。因病变弥漫、无清楚的边界且组织脆、血运丰富，术中极易出血，需充分备血，必要时行低温麻醉；手术操作宜采用锐性切除，配以电刀及氧气刀。

（十）嗜酸性淋巴肉芽肿

病因不清，主要为淋巴结肿大，淋巴细胞增生与嗜酸性粒细胞浸润。淋巴结以外的病变表现为肉芽肿。

1.诊断和鉴别诊断

（1）多见于成年男性。病程长，可有时大时小的病史。

（2）好发于腮腺、眶部、额颊部及颌下区。

（3）肿块界限不清，可扪及多个结节，质地软至中度硬。病损区可伴皮肤增厚及色素沉着，患者常觉肿块区及皮肤瘙痒。

（4）嗜酸性粒细胞明显增多（60%～70%），淋巴细胞也相应增多。

（5）侵犯骨质者罕见。

2.治疗：主要为放射治疗，总量给10～20Gy即可使其消退。

（十一）骨化纤维瘤

骨化性纤维瘤是颌面骨比较常见的良性肿瘤，是一种纤维-骨病变，来源于颌骨内成骨性结缔组织。

1.诊断和鉴别诊断

（1）大多数在儿童期即已发病，生长缓慢，久之常造成面部畸形。

（2）上下颌骨均可发生，但以下颌骨较为多见。肿瘤质硬，界限多不清楚。

（3）X线表现为骨质膨隆，骨小梁正常结构消失，同时伴有密度减低阴影与不同程度的钙化，有的呈毛玻璃状，有的呈棉絮状，有的近似骨瘤样，有的为多房状囊性阴影。

（4）临床上很难与骨纤维异常增殖症鉴别，诊断主要以组织学表现为依据。

2.治疗

（1）能全部切除且功能影响不大者，宜早期手术。

（2）不能全部切除或切除后功能影响较大者，宜在青春期后做部分切除，以改善部面畸形。

（3）肿瘤巨大、面部畸形严重者，可连同肿瘤做彻底截骨术。

（十二）骨巨细胞瘤

又称破骨细胞瘤，由骨髓腔内原始间叶细胞发生，占骨肿瘤的4%，发生在颌骨者少见。

1.诊断和鉴别诊断

（1）多发生在20～40岁，上下颌骨均可发生，但以下颌骨正中联合和前磨牙区多见。

（2）发生在颌骨中央者称中央性巨细胞瘤，发生在骨外者称周围性巨细胞瘤。

（3）一般生长缓慢。如生长加快，提示有恶变可能。

（4）中央型者骨膨胀明显时，有羊皮纸样感觉。肿瘤如穿破颌骨可呈暗紫色或棕色。周围性巨细胞瘤呈棕褐色，易出血。

（5）X线片示肥皂泡沫状或蜂房状囊性阴影，伴骨质明显膨胀。

2.治疗

主要为手术切除。放疗也较敏感，适用于不宜手术病例。

三、恶性肿瘤

（一）舌癌

最为常见。发生在以轮廓乳头为界的舌前2/3的癌性病变，而舌后1/3即舌根部的癌性病变属口咽癌范畴。

1.诊断

（1）最常见的发生部位为舌侧缘中1/3，其次为舌腹、舌背、舌尖等处，常为溃疡型或浸润型。

（2）随溃疡向深部浸润，疼痛逐渐加重，并向患侧外耳道、颞区放射。

（3）舌肌广泛受侵，因运动受限而致言语、吞咽功能障碍。

（4）晚期多向口底浸润、破坏下颌骨。

（5）常于早期出现颈淋巴结转移，舌癌颈淋巴结转移常在一侧，如发生于舌背或越过舌体中线的舌癌可以向对侧颈淋巴结转移；位于舌侧缘多向下颌下及颈深淋巴结中群转移；舌尖部癌可以转移至颏下或直接跳跃转移至颈深中淋巴结。还可发生远处转移，一般转移至肺部。

（6）活体组织检查可明确诊断。

2.鉴别诊断

舌癌应与创伤性溃疡、结核性溃疡等相鉴别。

（1）舌创伤性溃疡：有残根、锐利牙尖、不良修复体等长期摩擦，凹陷性溃疡，边缘隆起，下方有炎性浸润块，基底部较软，有自发疼痛。去除刺激物，抗感染治疗后逐步好转。

（2）舌结核性溃疡浅表、微凹的溃疡，表面有少许脓性分泌物，溃疡边缘微隆，呈鼠啮状，向中央卷曲，呈潜掘状，边缘有时可见黄褐色粟粒状小结节，基底部可见红色桑葚样肉芽肿。结核菌素试验阳性。X线胸片有时可见结核灶。活检可确诊。抗结核药物治疗后逐渐好转。

3.治疗原则

尽量早期发现，及早确诊，以手术为主、辅以化疗和放疗等。

4.治疗方法

（1）早期病变，可采用局部扩大切除或放射治疗。

（2）中等大小病变局部行扩大切除；波及口底与颌骨者，应酌情扩大切除范围，行颌骨矩形或阶段性切除，遗留组织缺损者，酌情采用皮瓣修复。颈淋巴结肿大者，应行根治性颈清除术。未触及肿大淋巴结、但浸润厚度超过3.0mm者，也应行选择性颈清除术。

（3）晚期病变原则上应行舌颌颈联合根治术。在肿瘤彻底切除的前提下，酌情选用皮瓣修复。中晚期病变者，应辅以化疗、放疗。一般先主张诱导化疗，再手术联合根治，术后放疗。

（二）牙龈癌

发生在上下颌游离龈、附着龈的癌性病变，多为鳞状细胞癌。磨牙后三角区癌性病变属颊癌范畴。在口腔鳞癌构成比中居第二位或第三位。

1.诊断

（1）多见于磨牙区，下颌较上颌多见，男性多于女性。临床表现多为菜花样溃疡。

（2）早期症状为牙痛。肿瘤破坏牙槽突时则引起病变区牙齿松动。

（3）下颌牙龈癌侵犯颌骨、下牙槽神经受累时可致患侧下唇麻木；上颌牙龈癌可侵犯至上颌窦及腭部；肿瘤侵犯咀嚼肌群，伴开口受限。

（4）可伴颈淋巴结转移，下颌牙龈癌较上颌转移率高。下颌牙龈癌多转移至患侧下颌下及颏下淋巴结，以后到颈深上淋巴结；上颌牙龈癌转移至患侧下颌下及颈深上淋巴结。远处转移少见。

（5）X线片上，多显示为牙槽突破坏吸收，下牙龈癌继续发展，可使颌骨呈扇形骨质破坏，边缘可较光滑，也可凹凸不平；对生长缓慢者，其破坏区边缘可有骨增生现象。

（6）活体组织检查可明确诊断。

2.鉴别诊断

（1）早期牙龈癌局限于牙间乳头或牙龈缘者，容易误诊为牙龈炎或牙周炎，少数患者因牙齿松动拔牙后出现日渐扩大的溃疡或增生组织前来就诊。早期呈弥散性牙龈边缘溃疡伴疼痛的牙龈癌患者还可误诊为牙龈结核。

（2）晚期牙龈癌应与中央性颌骨癌、上颌窦癌鉴别。

3.治疗原则

以手术为主，辅以化疗和放疗等的综合治疗。

4.治疗方法

（1）原发癌的治疗：早期病变：病变仅限于牙槽突者，下颌牙龈癌可行保留下颌骨下缘的颌骨矩形切除；病变超过根尖水平者，应行节段性下颌骨切除。上颌牙龈癌可行低位上颌骨切除；中等大小病变：原则上应行半侧下颌骨切除或上颌骨次全切除术；晚期病变：通过临床和影像学检查估计可彻底切除者，应行包括颌骨在内的扩大切除术。肿瘤切除后的组织缺损酌情用皮瓣修复。

（2）下颌骨部分或一侧切除者，酌情行钛接骨板连接缺损两端或用斜面导板，保证下颌骨的连续性，以免下颌偏斜而发生咬合紊乱，并有利于恢复功能。

（3）颈淋巴结的处理临床检查有肿大淋巴结者，应行颌颈联合根治术。未触及肿大淋巴结、原发病变为T2或T3者，可行选择性颈淋巴清除术。对中、晚期病变者应强调包括手术、化疗、放疗等的综合治疗。

（三）颊黏膜癌

颊癌是常见的口腔癌之一，在口腔癌中居第二或第三位。发生在上下唇内侧黏膜、颊部黏膜、磨牙后区和上下龈颊沟的癌性病变。以鳞状细胞癌最为多见。

1.诊断

（1）病变区可见糜烂、溃疡及癌性浸润。

（2）常在病变区周围伴有白斑、扁平苔藓。如为多灶中心癌，上述黏膜病变更为常见。

（3）侵犯肌肉、皮肤及颌骨，向后发展波及软腭及翼下颌韧带，引起张口困难。

（4）颈淋巴结转移率较高，最常见的转移部位是颌下和颈上深淋巴结，有时也转移至腮腺淋巴结，远处转移少见。

（5）活体组织检查可明确诊断。

2.鉴别诊断

（1）临床上要注意鉴别颊部白斑、扁平苔藓等癌前病变是否癌变。对于癌前病变应严密随访，一旦发现可疑癌变，应及时取材活检明确诊断。

（2）颊癌还应与创伤性溃疡、结核性溃疡等相鉴别。

3.治疗原则

同牙龈癌。

4.治疗方法

（1）原发灶的治疗直径1.0cm以下且表浅者，可行局部扩大切除，遗留创面可拉拢缝合或植皮。病变区直径＞1.0cm，浸润深度达肌层者，局部扩大切除后，应行皮瓣修复组织缺损。侵犯颌骨者应视其受累情况，按肿瘤外科原则设计颌骨切除范围。

（2）颈淋巴结肿大者，应行治疗性颈淋巴清除术。临床检查未见肿大淋巴结，但肿瘤浸润深度3.0mm以上或原发灶为T2以上者，原则上应行选择性颈淋巴清除术。

（3）中、晚期病例，术前、术后应辅以化疗或放射治疗。

（四）腭癌

指原发于硬腭的癌肿。口底癌、硬腭癌以来自唾液腺者为多，其中最易发生腺上皮癌；鳞癌少见，癌细胞多高度分化。腭癌的发生与烟、酒有较密切关系，尤其多见于嗜烟者。

1.诊断

（1）鳞癌以溃疡多见，腺癌则以肿块多见，可伴溃疡。

（2）侵及牙槽突可致牙齿松动，鼻腔、上颌窦受累可出现相应症状。软腭癌可伴有吞咽痛、重听、耳鸣等症状。

（3）淋巴结转移者以颈上深淋巴结为多见；接近中线或超过中线者，可见双侧淋巴结转移。

（4）活体组织检查可明确诊断。

2.鉴别诊断

腭癌应与腭结核性溃疡、梅毒、恶性肉芽肿、上牙龈癌、上颌窦癌相鉴别。

（1）腭结核性溃疡溃疡浅表、微凹而平坦，基底部呈暗红色桑葚样肉芽肿，表面有少许脓性物，溃疡边缘微隆，呈鼠啮状，向中央卷曲，边缘有时可见黄褐色粟粒状小结节。X线胸片有时可见结核灶。结核菌素试验阳性；活体组织病检可确诊。用抗结核药物治疗可逐步好转。

（2）梅毒有性接触史。腭部坏死呈树胶样肿，脱落后形成腭部穿孔，穿孔边缘较整齐，呈暗灰黄色坏死区。梅毒血清学检查阳性。

（3）恶性肉芽肿主要发生在中线部位，受侵软组织及骨组织糜烂、溃疡、坏死。放疗、化疗和激素治疗均有效。

（4）上牙龈癌早期多为牙龈部溃疡，向牙槽突及颌骨浸润，使骨质破坏，引起牙松动、疼痛或脱落，可侵入腭部及上颌窦。X线片显示：上颌窦无破坏或有底壁破坏。

（5）上颌窦癌先有鼻部症状，后有牙槽部症状；肿瘤位于下部者也可同时有鼻部和牙槽部症状。牙龈或腭部先肿胀，后破溃，牙松动、脱落较早，常为多个牙。X线片显示：上颌窦占位性病变及广泛骨质破坏。

3.治疗原则

腭癌的治疗是以手术为主的综合治疗。

4.治疗

（1）硬腭癌仅见腭骨或上颌窦底破坏者，可行低位上颌骨切除术。

（2）软腭癌局部扩大切除后所致组织缺损，可考虑舌瓣或其他组织瓣修复，术后辅以放射治疗。

（3）患侧颈部有肿大淋巴结者，应行治疗性颈淋巴清除术。病变位于软腭、临床未扪及肿大淋巴结者，可考虑选择性颈淋巴清除术或颈部放射治疗。

（五）口底癌

是指原发于口底黏膜的癌，口底癌在我国较为少见，居口腔及唇癌的第六位，主要为鳞状细胞癌。

1.诊断

（1）多发于舌系带两侧的前部区域和相当于第一磨牙位置的后部区域，常表现为溃疡和浸润块并存。

（2）侵及口底肌肉、舌肌时，舌体运动受限；侵及舌神经时可致舌麻木；侵及舌下神经时伴患侧舌肌萎缩、伸舌时偏向患侧；侵及下颌骨时，X线片表现为骨质破坏。

（3）淋巴结转移率较高，转移位置以须下、颌下和颈上深淋巴结多见。接近中线者可发生双侧颈淋巴转移。

（4）活体组织检查可明确诊断。

2.鉴别诊断

口底癌应与口底创伤性溃疡、舌下腺癌等鉴别。

（1）口底创伤性溃疡：多因不良修复体等长期刺激引起，呈凹陷性溃疡，边缘隆起，下方为炎性浸润块，基底部较软。去除刺激因素，并积极进行抗炎药物治疗后逐步好转。

（2）舌下腺癌肿瘤位于舌下区，位置较口底癌深。多为硬性肿块，表面黏膜大多完整，肿瘤有时与下颌骨舌侧骨膜粘连而不活动。

3.治疗原则

以手术为主，辅以化疗和放疗等的综合治疗。

4.治疗方法

（1）早期病变：病变范围小于1.0cm、浸润厚度小于2.0mm者，可行局部扩大切除。切除范围涉及颌下腺导管者，应将其断端与口底黏膜缝合形成新的导管开口，以预防颌下腺潴留性肿胀。

（2）中等大小病变按肿瘤外科手术原则行扩大切除术，并根据缺损范围行皮瓣修复术。切除须舌肌、须舌骨肌等口底肌肉时，应行气管切开术。颈淋巴结肿大者，应行颈淋巴清除术。病变在中线附近者，应行对侧舌骨上或双侧颈淋巴清除术。未触及肿大淋巴结但浸润厚度在3.0mm以上者，应行选择性颈淋巴清除术。

（3）晚期病变原则上应行综合治疗，外科治疗包括原发灶扩大切除、根治性颈淋巴切除术、组织缺损的修复等。

（六）唇癌

为发生于唇红缘黏膜的癌。包括自然闭口状态下外显唇红黏膜组织、口角联合黏膜（从口裂向后1cm范围）发生的癌。发生在上下唇内侧黏膜的癌应属颊黏膜癌；发生在唇部皮肤的癌应划为面部皮肤癌。绝大多数为鳞状细胞癌，可在红白斑的基础上发生，也可见腺癌及基底细胞癌等。

1.诊断

（1）多见于下唇，以下唇中外1/3间的唇红缘黏膜多发。

（2）生长较慢，常无明显自觉症状。

（3）早期为疱疹状结痂的肿块，或局部黏膜增厚，随后出现火山口状溃疡或菜花状肿块；晚期可波及口腔前庭及下颌骨。

（4）淋巴结转移率较其他口腔癌低，下唇癌向颏下及下颌下淋巴结转移；上唇癌则向耳前、下颌下及颈淋巴结转移。

（5）活体组织检查确定诊断。

2.鉴别诊断

唇癌应注意与慢性唇炎、盘状红斑狼疮、角化棘皮瘤、梅毒性唇下疳、乳头状瘤相鉴别。

（1）慢性唇炎与维生素缺乏、日光或紫外线照射、吸烟等因素有关，多发生于下唇，有时亦出现在口角。唇黏膜皲裂、糜烂、渗出、出血。经对症治疗后，可好转，但不易彻底治愈。

（2）盘状红斑狼疮是一种自身免疫性疾病。病变多见于下唇。早期呈局部增厚的红斑，以后出现溃疡，两侧额面部可形成蝶形斑。血清免疫学检查及病理检查可以确诊。

（3）角化棘皮瘤多见于唇红部，初起为一小乳头状病损，单发或多发，可自行停止生长或自愈。

（4）梅毒性唇下疳唇黏膜红斑，多数单发，明显水肿，溃疡面有痂皮覆盖，除去痂皮可见圆形浅溃疡。梅毒血清学检查阳性。

（5）乳头状瘤位于唇部，呈乳头状突起表面高低不平，有或无蒂，周界清楚。

3.治疗原则：尽量早期发现，及早确诊，采用以手术为主、辅以放疗等的综合治疗。

4.治疗方法

（1）早期病变、范围局限者可采用手术、放射、激光治疗，均可获得良好效果。

（2）病变直径超过2.0cm者，手术切除原发灶后需行局部皮瓣修复。

（3）早期病例不做选择性颈淋巴清除术，可严密观察。病变范围较大者，可考虑行选择性颈淋巴清除术或放射治疗；临床诊断颈淋巴结转移者，应行颈淋巴清除术。

（七）口咽癌

指原发于口咽部黏膜的癌。在舌根部（舌后1/3）、会厌谷、口咽侧壁（扁桃体、腭舌弓、咽腭）、口咽后壁以及软腭与腭垂均属于口咽癌范畴。

1.诊断

原发于口咽不同部位的肿瘤临床上可出现一些特有的症状。

（1）舌根癌可出现反射性耳根部疼痛，讲话时可有含橄榄语音；晚期肿瘤可向舌体、口底、咽侧、会厌区侵犯。

（2）咽侧壁癌可出现反射性耳内痛、耳聋、耳鸣等耳咽鼓管阻塞症状；晚期肿瘤可向咽后、舌根侵犯，并向咽旁间隙侵犯。

（3）软腭癌可向上发展到鼻咽腔，向前波及硬腭，向两侧波及咽侧壁、翼下颌韧带及磨牙后区，并引起张口受限。

（4）咽后壁癌瘤可向咽侧侵犯，还可向上蔓延至鼻咽部。

（5）口咽癌转移主要通过咽后或下颌下淋巴结再至颈深上淋巴结，颈淋巴结转移率达50%～75%；远处转移达8%～10%，主要转移到肺和脑。

2.鉴别诊断

口咽癌应与舌根淋巴组织增生、慢性扁桃体炎、会厌囊肿、甲状舌管囊肿等鉴别。

（1）舌根淋巴组织增生有反复咽痛史。常有咽阻塞感、异物感等，检查可见舌根淋巴组织大量增生。可采用等离子低温射频等进行治疗。

（2）慢性扁桃体炎有反复咽痛史。咽部有不适、异物感，发作时常伴有低热、头痛等全身反应。经抗生素治疗效果不佳者应手术切除。

（3）会厌囊肿咽喉部有异物感、吞咽梗阻感，发音常含糊不清。可采用手术切除、激光治疗等。

（4）甲状舌管囊肿位于颈正中线，多呈圆形，质地软，随吞咽、伸舌上下活动；穿刺为黄色稀薄或黏稠液体。一般行手术切除。

3.治疗

对早期的口咽癌仍宜首选放疗；如不能控制再行手术，手术应行原发灶根治性切除并对缺损组织或器官行立即修复；口咽癌术后还可再补充放疗。

（八）皮肤癌

以基底细胞癌较为多见，鳞状细胞癌次之。

1.诊断

（1）好发于鼻部、额部、额颞部等处皮肤。

（2）病变区表现为经久不愈溃疡，呈菜花状，表面附有坏死组织，边缘和基底有浸润，向深部浸润可累及肌肉和骨质。

（3）淋巴结转移率低，可转移至耳前、颌下或颈深淋巴结。

（4）癌变范围小者，可行切除活检；较大者，应行活体组织检查确定病理学诊断。

2.治疗

（1）手术治疗病变范围小、表浅而局限者，扩大切除术后，酌情潜行剥离，拉拢缝合。术后组织缺损较大者，应行局部皮瓣或其他皮瓣整复。

（2）激光治疗适用于病变范围小而表浅者。

（3）颈淋巴结有转移者，应行颈淋巴清除术。

（九）上颌窦癌

指原发于上颌窦内的癌症。上颌窦癌以鳞癌为最常。

1.诊断

早期常无明显自觉症状，肿瘤破坏窦壁侵及周围组织时，则表现出相应的症状与功能障碍。

（1）肿瘤发生于上颌窦下壁者，常有牙齿疼痛，牙龈麻木，牙齿松动和龈颊沟肿胀。

（2）肿瘤发生于上颌窦前外壁者，可有面颊部感觉迟钝、麻木，面部及龈颊沟肿胀。

（3）肿瘤发生于内侧壁者，可有鼻塞、异常分泌物、鼻涕及流泪。

（4）肿瘤发生于上颌窦上壁者，可有眼球突出、运动受限、复视，并可伴眶下区麻木。

（5）肿瘤发生于上颌窦后壁者，可有张口受限，眶下区、上腭麻木、耳鸣等症状。

（6）晚期可出现上述上颌窦各壁的受累症状。

（7）可扪及颌下和颈上深肿大淋巴结。

（8）CT及MRI检查可见上颌窦内肿物，窦壁及周围结构破坏受累影像。X线平片宜投照上颌骨正位及侧位体层片、颅底片等。

（9）活体组织检查可明确诊断。

2.治疗

（1）术前原发灶放射治疗（4000～5000cGy），休息两周后手术。

（2）根据手术切除范围，术前制作腭护板。

（3）手术治疗病变局限于上颌窦下部结构者，可行保留眶板上颌骨切除术。肿瘤充满上颌窦者，应行包括眶板的上颌骨全切除术。肿瘤已破坏后壁或接近后壁者，应行包括翼突的上颌骨全切除术。眶下板被破坏、突入眶内者，应行眶内容物清除术。颈淋巴转移者，应行治疗性颈淋巴清除术。无明显淋巴结肿大的病例，可严密观察或行选择性颈淋巴清除术。

（4）术后辅以化疗。

（5）上颌骨缺损可在手术后4周以赝复体修复，恢复与改善咀嚼、语音及吞咽等功能。

（十）中央性颌骨癌

来源于牙胚成釉上皮的剩余细胞，多见于鳞状细胞癌，也可见腺性上皮癌。

1.诊断

（1）好发于下颌磨牙区。

（2）早期症状为牙痛、下唇麻木，继之相应部位牙齿松动、脱落。

（3）局部可见骨性膨隆、肿块、黏膜溃疡及皮肤浸润。

（4）病理性骨折、咀嚼肌和皮肤受累可致张口受限。

（5）可向颈部淋巴结及远处转移。

（6）X线片表现为溶骨性破坏，边缘不规则。

（7）可于拔除罹患牙的牙槽窝内或颊侧肿块处切取组织作病理学检查确诊。

2.治疗

（1）手术治疗行半侧下颌骨切除术。病变邻近或超过中线者，应扩大切除范围，甚至行全下颌骨切除术。颈淋巴结有转移者，须行治疗性颈淋巴清除术，淋巴结无明显肿大者，也可行选择性颈淋巴清除术。

（2）术后辅以放疗治疗和化疗。

（十一）恶性淋巴瘤

分为非霍奇金淋巴瘤（NHL）与霍奇金淋巴瘤（HD）。在常见恶性肿瘤中占第九位（男性）和第十一位（女性）。我国患者以非霍奇金淋巴瘤为多见。

1.诊断

（1）多见于青、中年，但近年来中、老年病例逐渐增加。

（2）结内型以颈部、颌下多发；结外型可发生于牙龈、腭、颊、舌根、口咽、扁桃体、咽、颌骨等部位；结内型者早期表现为淋巴结肿大，中等硬度、逐渐增长至相互融合。结外型者早期多表现为溃烂、坏死及肿块。

（3）随病情进展可伴全身症状发热、多处淋巴结肿大、贫血、乏力、肝脾肿大等。部分病例伴皮肤瘙痒、色素沉着。

（4）颌骨受侵者，X线片示不规则性溶骨性破坏。

（5）血常规检查见白细胞总数、血小板、血红蛋白下降。

2.治疗

（1）NHL的综合治疗：对于较为局限的肿瘤，如颈部或颌下区者，可先行手术切除，而后进行化疗和放疗。对于多个部位发生的淋巴瘤先行化疗，辅以生物治疗。必要时考虑局部手术切除或区域性放疗以加强局部治疗效果。

（2）HD的综合治疗病变较为局限者，首选放射治疗，而后进行定期化疗。对于多个部位病变者，应以化疗为主，辅以生物治疗，必要时在化疗2个周期后，局部放疗。

（十二）浆细胞肉瘤

来源于骨髓内浆细胞，亦称骨髓瘤。根据病变部位分为单发性和多发性两种，以多发性为多见。

1.诊断

（1）多见于中老年男性。

（2）好发生胸骨、肋骨、颅骨、盆骨及下颌骨等。也可单发于下颌，但极为少见。

（3）局部表现为罹患骨骼疼痛、活动时加剧、压痛性肿块等。

（4）可伴低热、进行性贫血及恶病质。

（5）实验室检查多发性患者表现为红细胞、血红蛋白、血小板下降，高球蛋白血症，白蛋白和球蛋白比例常倒置。尿中见凝溶蛋白。骨髓穿刺检查见肿瘤性浆细胞。

（6）X线片检查呈圆形或椭圆形凿孔样溶骨性病变。

2.治疗

（1）多发性者以化疗为主，辅以对症支持疗法、局部放疗。

（2）单发性者可行手术切除，术后辅以放疗、化疗。

（十三）恶性黑色素瘤

恶性黑色素瘤常由口腔黏膜黑斑、皮肤交界痣或复合痣中的交界痣部分恶变而来，是一种高度恶性的肿瘤。

1.诊断

（1）多见于男性，男女比例约为2∶1。

（2）发病年龄多在40岁以上。

（3）既往有黏膜黑斑或皮肤痣，可有局部刺激史。发生恶变时，迅速生长，伴溃疡出血。

（4）发生于口腔黏膜者，多见于牙龈、腭及颊部。为蓝黑色肿块、软、伴溃疡，周围可见色素小结节。也有病变不呈黑色者，称“无色素性恶性黑色素瘤”，但其完全具有恶性肿瘤的特征。

（5）发生于皮肤者，呈深褐色，基底及其周围有浸润。

（6）早期转移至区域淋巴结，并可远位转移至肺、肝和骨等器官。

（7）禁忌做活组织检查，以防肿瘤扩散及转移。小的病变可行切除活检。

2.治疗

（1）局部行肿瘤扩大切除术，因其侵袭性极强，极易复发，故应有足够的正常周界。

（2）颈淋巴结的处理颈淋巴结无肿大、肿瘤小而表浅者，可严密观察。肿瘤厚度超过2mm者，行选择性颈淋巴清除术。临床怀疑颈淋巴结转移者，应行治疗性颈淋巴清除术。位于中线附近的肿瘤，酌情考虑同期或分次双侧颈淋巴清除术。

（3）术后辅以化疗。

第十四节　常见唾液腺炎症

一、流行性腮腺炎

系由流行性腮腺炎病毒引起的急性传染病。

（一）诊断

（1）12～14岁儿童多见，多有传染接触史。

（2）本病潜伏期2～3周，临床症状一般维持1～2周。感染一次后多可获得终身免疫，但也有第二次，甚至第三次发病者。

（3）常双侧同时或先后发生，单侧少见，颌下腺可同时受累，也可能仅有颌下腺受累而无腮腺异常表现。

（4）腮腺弥漫性肿大，轻度压痛。张口咀嚼及进食酸性食物时肿胀明显，局部皮肤紧张发亮但不红。腮腺导管口不红，唾液分泌清亮。

（5）常伴有全身症状，如发热、疲倦、厌食、头痛、全身不适等。

（6）白细胞总数正常或稍有增加，分类计数时淋巴细胞比例增高。90%的患者早期即有血清淀粉酶轻度或中度升高，以后出现尿淀粉酶增高，补体结合反应有助于诊断，抗体滴度至少增高4倍方能确定诊断。

（7）少数病例可并发睾丸炎、脑膜脑炎、听神经受损、胰腺炎、肾炎、心肌炎及乳腺炎等。

（8）禁做腮腺造影，以免感染扩散。

（9）有时需与过敏性腮腺炎鉴别，后者常有其他过敏史，腮腺反复肿胀，肿大突然，消肿迅速，局部肿胀呈血管神经性水肿样病变。

（二）治疗

（1）患者发热期间宜卧床休息。

（2）注意口腔卫生，进食稀软饮食，避免酸性食物，多饮水

（3）对症治疗，给予适量镇静剂及退热剂。

（4）抗病毒药物，如板蓝根冲剂或针剂。

（5）适当使用抗菌药物，预防继发性化脓性感染。

（6）已发生并发症者，会同相关科室共同诊治。

（7）出现症状后，应至少隔离3周，以免引起传染流行。

（8）青春期患者，用Y球蛋白可预防睾丸炎发生。皮质激素也可预防或减轻睾丸炎及中枢神经系统的感染。儿童期进行计划免疫，可预防流行性腮腺炎发生。

二、急性化脓性腮腺炎

本病以前见于腹部大手术以后，称之为“手术后腮腺炎”。现在由于加强了手术前后处理、体液平衡及口腔清洁，以及有效抗菌药物的应用，手术后并发腮腺炎者已很少见，所见的大多是慢性腮腺炎基础上的急性发作。

（一）诊断

（1）常为单侧腮腺受累，双侧同时发生者少见。

（2）腮腺肿大、疼痛、触压痛，导管口充血、肿胀，按摩腺体可见脓液自导管口溢出，有时见脓栓堵塞于导管口。

（3）炎症可扩散到腮腺周围组织，伴发蜂窝织炎。由于肿胀压迫，可发生暂时性面瘫，炎症消退后可复原。

（4）可有全身中毒症状，高热、白细胞总数及中性粒细胞比例增高，核左移或出现中毒颗粒。

（5）应与流行性腮腺炎和嚼肌间隙感染相鉴别。后者多系牙源性感染，有牙痛史，肿胀中心及压痛点位于下颌角部，张口受限明显，腮腺导管口无红肿，分泌清亮。

（二）治疗

（1）针对发病原因，纠正机体脱水及电解质紊乱，维持体液平衡。

（2）选用有效抗生素。

（3）保守治疗炎症早期可用热敷、理疗、外敷如意金黄散。饮用酸性饮料或口含维生素C片，或口服1%毛果芸香碱3～5滴（2～3mg），每天2～3次，增加唾液分泌。硼酸、苏打溶液等温热消毒漱口剂含漱。

（4）切开引流当出现下列征象时，应切开引流：①局部有明显的可凹性水肿；

②局部有跳痛并有局限性压痛点，穿刺抽出脓液；③导管口有脓液排出，全身感染性中毒症状明显。因常为多发性脓肿，应注意向不同方向分离，分开各个腺小叶的脓腔。

三、慢性复发性腮腺炎

儿童及成人均可发生，但以儿童常见。

（一）诊断

（1）儿童复发性腮腺炎发病年龄以5岁左右最为常见，10岁以前发病者占95%，男性多于女性。

（2）成人复发性腮腺炎为儿童复发性腮腺炎延期愈合而来，有自幼发病史。

（3）半数以上患者首次发病有流行性腮腺炎接触史。

（4）腮腺反复肿胀并伴不适，挤压腺体可见导管口有脓液或胶冻状液体溢出。

（5）间隔数周或数月发作一次，年龄越小，间隔时间越短，越易复发。随着年龄增长，间隔时间延长，发作减少且症状减轻，青春期后一般逐渐自愈，少数延至成人期后痊愈。

（6）腮腺造影示主导管与腺内导管无异常，末梢导管呈点状、球状扩张，排空迟缓。临床表现为单侧腮腺肿胀者，约半数可见双侧腮腺末梢导管点状扩张。

（7）儿童复发性腮腺炎应与流行性腮腺炎鉴别，后者肿胀更明显，腮腺导管口分泌正常，罹患后多终身免疫，无反复肿胀史。

（二）治疗

（1）本病具自愈性，故以增强抵抗力、防止继发感染、减少发作为原则，嘱患者多饮水，按摩腺体帮助唾液排出，淡盐水漱口，保持口腔卫生。

（2）有急性炎症表现者，可用抗生素。

（3）腮腺造影对本病有一定治疗效果。

四、慢性阻塞性腮腺炎

又称腮腺管炎。

（一）诊断

（1）大多由局部原因所致，如导管口周围瘢痕、导管结石或异物等。

（2）大多发生于中年，多为单侧受累。

（3）腮腺反复肿胀，多数与进食有关。

（4）晨起腮腺区有胀感，稍加按摩后即有“咸味”液体自导管口流出，随之感到松快。

（5）导管口轻度红肿，挤压腮腺可见导管口流出浑浊的“雪花样”或黏稠的蛋清样唾液，有时可见黏液栓子。病程久者，可在颊黏膜下扪及粗硬、索条状腮腺导管。

（6）腮腺造影示主导管、叶间、小叶间导管部分狭窄、部分扩张，呈腊肠样改变。

（二）治疗

（1）以去除病因为主，有涎石者先去除涎石，导管口狭窄者用钝头探针扩张导管口。

（2）导管内注入药物，如碘化油等。

（3）其他保守治疗按摩腺体，口含维生素C片或进食酸性食物，促使唾液分泌。温热盐水漱口以减少逆行性感染。

（4）保守治疗无效者，可考虑手术治疗，做导管结扎术或保留面神经的腮腺切除术。

五、唾液腺结石和下颌下腺炎

下颌下腺炎主要是由于涎石、异物或损伤等引起下颌下腺导管的炎症、狭窄或阻塞而导致的腺体逆行性感染。

（一）临床表现

进食时下颌下腺肿大和酸胀感，有反复发作的病史，导管口有红肿及脓性分泌物，口底可扪及硬物或伴有压痛症状，下颌下腺肿大、压痛，长期反复发作者腺体纤维化，呈硬结性肿块。

（二）专科检查

（1）下颌下腺有肿大和压痛，导管口可有红肿，挤压腺体有脓性分泌物溢出。

（2）双手口内外触诊，可扪及下颌下腺增大、界限清楚、质地较硬和伴有压痛。

（3）口底下颌下腺导管行经部位可呈硬条索状改变，有时可扪及涎石样异物和伴有压痛。

（4）当炎症急性发作时，口底和下颌下腺界限不清和有压痛，皮肤红肿，导管口红肿，有脓液流出。可并发下颌下间隙感染。

（三）辅助检查

临床常用下颌横断咬合片、全口牙位曲面体层片及下颌下腺侧位片。而对于钙化较低的结石即阴性结石，在X线平片上难以显示，超声和CT对其的诊断率较高。

（四）治疗

（1）治疗原则早期以保守抗感染治疗为主，必要时行手术摘除下颌下腺。

（2）治疗要点首次发病者予以保守治疗，明确有导管涎石者可手术摘除涎石；腺体内或导管后段涎石，继发性硬化性下颌下腺炎，可按涎石症治疗和应用抗生素控制炎症。经保守治疗无效或炎症反复发作、腺体硬化者，可行下颌下腺摘除术。

第十五节　唇　腭　裂

一、唇裂

唇裂是口腔颌面部最常见的先天性畸形，由于受遗传和环境等诸多因素的影响，在胚胎发育过程中上颌突与球状突未融合或融合不全，从而导致唇部有不同程度的裂开，常与腭裂伴发。发病率为1.624：1000。男女性别之比为1.5：1，男性多于女性，其中以单侧唇裂最为多见，左侧大于右侧。

（一）诊断及分类

根据临床表征对唇裂的诊断并不难，主要在于掌握其分类。（图6-10）

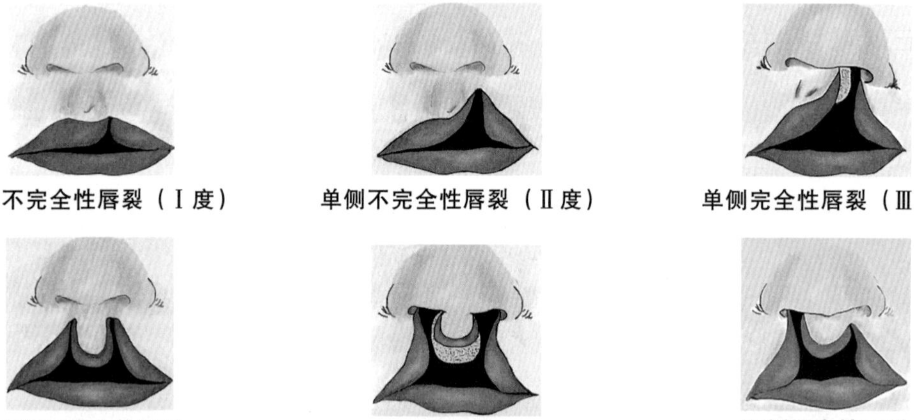

单侧不完全性唇裂（Ⅰ度）　单侧不完全性唇裂（Ⅱ度）　单侧完全性唇裂（Ⅲ度）

双侧不完全性唇裂（双侧Ⅱ度）　双侧完全性唇裂（双侧Ⅲ度）　双侧混合性唇裂（左侧Ⅲ度右侧Ⅱ度）

图6-10　唇裂分类

国际常用分类法

1.单侧唇裂

（1）单侧不完全唇裂（裂隙未裂至鼻底）。

（2）单侧完全性唇裂（整个上唇至鼻底完全裂开）。

2.双侧唇裂

（1）双侧不完全性唇裂（双侧裂隙均未裂至鼻底）。

（2）双侧完全性唇裂（双侧上唇至鼻底完全裂开）。

（3）双侧混合性唇裂（一侧完全裂，另一侧不完全裂）。

国内常用的分类法

1.单侧唇裂

（1）Ⅰ度唇裂：仅限于唇红部分的裂开。

（2）Ⅱ度唇裂：上唇部分裂开，但鼻底尚完整。

（3）Ⅲ度唇裂：整个上唇至鼻底完全裂开。

2. 双侧唇裂

按单纯唇裂方法对两侧分别进行分类，如双侧Ⅲ度唇裂，左侧Ⅱ度右侧Ⅲ度混合唇裂等。

二、腭裂

腭裂可单独发生也可与唇裂同时伴发。腭裂不仅有软组织畸形，更主要是骨组织畸形。腭裂患者的吮吸、进食及语言等生理功能障碍比唇裂更严重。又因颌骨发育不良而导致面中部塌陷，严重者呈碟形脸，咬合错乱（常见反𬌗或开𬌗），严重影响患者的咀嚼功能和面容。因此，腭裂畸形造成的多种生理功能障碍，特别是语言功能障碍和牙颌错乱对患者的生活、学习、工作均带来不利影响，也易造成患者的心理障碍。

（一）分类：按腭裂程度可分为以下3度。

Ⅰ度：限于腭垂裂；Ⅱ度：部分腭裂，裂开未到切牙孔；根据裂开部位分为浅Ⅱ度裂，仅限于软腭；深Ⅱ度裂，包括一部分硬腭裂开（不完全性腭裂）；Ⅲ度：全腭裂开，从腭垂到牙槽突裂开，常伴发唇裂。（图6-11）

此外对于局部组织发育（软腭）极差表面呈半透明状，硬腭骨组织部分有时缺损，软腭过短，腭咽腔常深而大，称为腭隐裂。

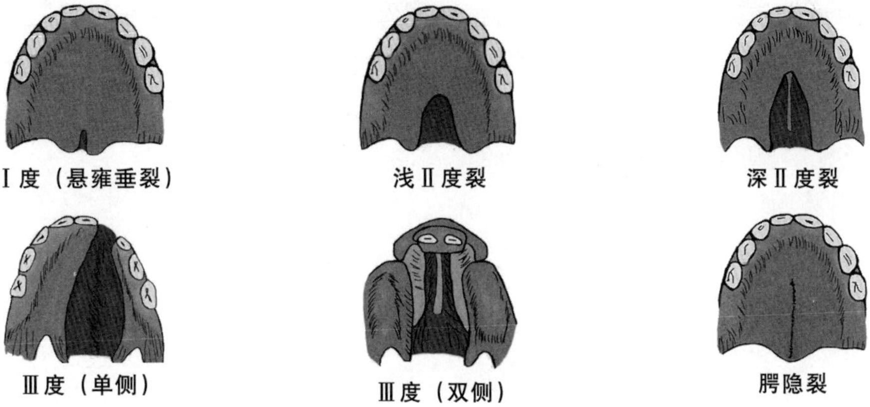

图6-11　腭裂分类

（二）诊断

（1）腭部解剖形态异常。

（2）吮吸功能障碍：因腭部裂开，使口、鼻相通，致患儿吸母乳时乳汁易从鼻孔溢出，从而影响患儿的正常母乳喂养。

（3）腭裂语音：是腭裂患者特有的临床特点。

（4）口鼻腔自洁作用改变：因口、鼻相通，进食时食物易逆流到鼻腔和腭咽部，既不卫生，也容易引起局部感染，严重者可造成误吸。

（5）牙列错乱。

（6）听力障碍。

（7）颌骨发育障碍：一些腭裂患者上颌骨发育不足，随年龄增长而越来越明显，导致反𬌗或开𬌗，及面中部凹陷畸形。

第十六节　三叉神经痛及面瘫

一、三叉神经痛

三叉神经痛又称“痛性痉挛”，是指在三叉神经分布区域内出现阵发性针利样、电击样剧烈疼痛，历时数秒至数分钟，疼痛呈周期性发作，间歇期无症状。任何刺激口腔颌面部的扳机点可引起疼痛。多发生于中老年，女性多见，多数为单侧。

临床上通常将三叉神经痛分为原发性（真性或特发性）和继发性（症状性）两种。原发性三叉神经痛系指无神经系统体征，如三叉神经分布区的感觉、运动正常，而且应用各种检查并未发现明显与发病有关的器质性病变。而继发性者则是指由于机体的其他病变如炎症外伤肿瘤、颅骨的畸形以及多发性硬化等疾病侵犯三叉神经所致，此型有明确病因可查，其特点是除表现疼痛症状外，一般尚有神经系统体征，如在三叉神经分布区内存在感觉减退、麻木、角膜反射迟钝或消失、疼痛呈持续性等，常合并其他脑神经病变症状。在此讨论原发性三叉神经痛。

（一）诊断

（1）40岁以上的中老年多见，男女比例为2∶3。

（2）发作特点反复发作史，发作时间随病程逐渐延长。发作时每天疼痛数次至数十次不等，睡眠时不发作。间歇与缓解期如常人。

（3）疼痛性质阵发性剧痛，突然发生，似电击、针刺、烧灼、刀割样，沿神经分布区放射，持续数秒至数分钟后骤然消失。可伴有患侧面肌抽搐、流泪、流涕、结膜充血。

（4）疼痛部位多为单侧，为典型的三叉神经某分支的分布区域。

（5）扳机点多在神经分布区域内，为单一或多个敏感部位，洗脸、说话、进食，甚至风吹等均可引起疼痛发作。

（6）口腔颌面部与神经系统检查无阳性体征。久病者可见局部皮肤粗糙、色素沉

着。曾做神经毁损治疗者，相应部位的皮肤感觉异常

（7）神经干阻滞麻醉可暂时抑制疼痛发作，也可用于确定和鉴别患支。卡马西平初期治疗有效，可作为诊断参考。

（8）疼痛发作与冷热无关，晚上疼痛较白天轻。

二、面瘫

面瘫又称为面神经麻痹，是部分或完全丧失面神经功能，主要表现为面部表情肌运动功能障碍。

诊断

（1）20～40岁者多发，男性多于女性。

（2）有局部寒冷刺激史。起病急，多在晨起时发现。发展快，24小时可达高峰。

（3）患侧额纹消失，颦蹙额眉功能障碍。

（4）患侧睑裂增大，眼睑闭合不全。可伴下睑外翻、溢泪。

（5）患侧鼓腮、吹哨功能障碍，鼻唇沟变浅或消失，口角下垂，口裂向健侧歪斜，笑时尤甚。

（6）可根据味觉、听觉、泪液分泌的检查结果，判断面神经的病变部位：

茎乳孔外：面瘫。

鼓索与镫骨肌神经之间：面瘫，舌前2/3味觉、唾液腺分泌功能障碍。

镫骨肌与膝状神经节之间：面瘫，舌前2/3味觉、唾液腺分泌及听觉改变。

膝状神经节：面瘫，舌前2/3味觉、唾液腺及泪腺分泌功能障碍、听觉改变。

脑桥和膝状神经节之间：除面瘫外，感觉和分泌障碍一般较轻；如损害影响听神经时，尚可发生耳鸣眩晕。

核性损害：面瘫+轻度感觉与分泌障碍，但往往影响展神经核而发生该神经的麻痹，若损害累及皮质延髓束时可发生对侧偏瘫。

第七章　口腔修复学

第一节　牙 体 缺 损

一、诊断要点

牙体缺损是指牙体硬组织不同程度的外形和结构的破坏、缺损或发育畸形，造成牙体形态、咬合和邻接关系的异常，影响牙髓和牙周组织甚至全身的健康，对咀嚼、发音和美观等产生不同程度的影响。

牙体缺损的诊断主要根据缺损牙的部位、范围及其影响确定。前牙可诊断为切角缺损、切缘缺损、牙冠横折等；后牙可诊断为牙尖折断、𬌗面的缺损及邻面的缺损；其他的诊断包括先天等致病因素导致的过小牙、锥形牙及楔状缺损等。诊断应确定其对牙髓、牙周的影响以及是否伴有牙根折裂、折断及根尖周、牙周等病变；牙冠大部分缺损诊断为残冠，牙冠全部缺失诊断为残根。

牙体缺损的诊断有以下注意事项。

（1）龋病导致的牙体缺损早期可无自觉症状，待缺损加深可出现牙髓刺激症状甚至出现牙髓炎、牙髓坏死及根尖周炎等。

（2）外伤导致的牙体缺损，一般有明显的受伤过程，如累及牙髓也可出现上述症状。

（3）邻面牙体组织缺损可破坏正常邻接关系，产生食物嵌塞等症状。

（4）大范围及严重的牙体缺损不但影响到咀嚼效率，还可形成偏侧咀嚼习惯，严重者会影响垂直距离及出现颞下颌关节的功能紊乱。

（5）牙列存在多数残根、残冠会降低垂直距离，影响患者的面容及身心健康。

（7）残根、残冠未及时治疗常成为病灶而影响全身健康。

二、治疗原则

（一）正确地恢复形态与功能

1.轴面形态

轴面凸度：在颈1/3应有保护性凸度，从䝢面排溢出的食物顺着牙冠轴面凸度滑过，对牙龈起生理性的按摩作用，便于洗刷，易于清除菌斑。凸度过大：牙龈得不到食物的按摩，邻近牙龈组织炎症增加。凸度过小：食物将直接冲击牙龈，产生创伤，并进入龈沟而诱发炎症。

2.邻接关系

相邻两牙邻接之处，在初期，接触处为点状，随着咀嚼运动中牙的生理运动，使邻接点磨耗而由点扩大为面的接触。正常的邻接面接触紧密，可防止食物嵌塞，同时使邻牙相互支持，维持牙位、牙弓形状的稳定和分散咀嚼压力。

前牙接触区：靠近切缘，接触区的切龈径大于唇舌径；

后牙接触区：靠近䝢缘，近中靠近䝢缘，远中在䝢缘稍下，接触区的颊舌径大于䝢龈径。前磨牙和第一磨牙近中接触区在邻面的颊1/3与中1/3交界处；第一磨牙远中与第二磨牙的近中接触区在邻面的中1/3处。

在恢复邻接区时，应注意恢复其正常的位置和良好的邻接关系，接触过紧可导致牙周膜的损伤，妨碍修复体就位，造成患者感觉不适，患者不能用牙线清洁邻面，过松则可致食物嵌塞。

邻接关系的检查：应在修复体彻底就位的基础上进行。①牙线：牙线加力不能通过说明邻接过紧，牙线不加力即可轻松通过则说明邻接过松；②邻面接触检查片：正常松紧度在50μm以上和110μm以下，如50μm检查片不能通过表明邻接过紧，110μm可轻松通过则表明邻接过松。

邻接异常的处理：邻接过紧时用薄层咬合纸检查高点，通过反复调磨修复体的邻面高点达合适的松紧度；邻接过松可通过修复体邻面金属加焊或加瓷调整，间隙过大则需返工。

3.外展隙和邻间隙

（1）外展隙：邻接区四周环绕着向四周展开的空隙，可作为食物的溢出道，在咀嚼时，一部分食物可由外展隙排溢。

（2）邻间隙：位于邻接点的龈方，呈三角形，其底为牙槽骨，两边为邻牙的邻面，顶则为邻接点。正常时，邻间隙被龈乳头充满，对牙槽骨和邻牙起保护作用。邻间隙随邻面的磨耗而变小，龈乳头随年龄的增长而逐渐退缩。在修复时，应根据具体情况，尽可能恢复到原状。

4.咬合关系

咬合关系的修复，应在良好的咬合基础上进行，如发现有不协调的情况，在修复前应先做咬合调整。

（1）从正中关系位到牙尖交错位的过程中无障碍点；牙尖交错位时，上下颌尖窝相对，有广泛的接触而无早接触；上下颌牙列存在着合适的覆殆与覆盖关系。

（2）非正中关系协调：前伸殆时，前牙组牙接触，两侧后牙不接触，否则容易引起颞下颌关节功能紊乱。侧方殆时，工作侧组牙接触，发挥咬合功能，有更多的牙分担殆力，避免个别牙受力过大，造成创伤；非工作侧不接触，否则容易引起颞下颌关节功能紊乱。

（3）咬合力的方向应接近牙的长轴方向，与牙周支持能力相协调。

（4）咬合功能恢复的程度应与牙周条件相适应，必要时，可以适当改变殆面形态，充分建立牙尖交错殆，争取轴向殆力；降低高尖陡坡，减小侧向殆力；加深沟槽，以提高咀嚼效能。

（二）修复体的外形要符合美学形态要求

修复体的唇面或颊面的龈边缘是影响美观的重要因素，冠边缘的位置取决于笑线的高度、牙龈的厚度和患者的期望值。如笑线较低，上颌修复体的龈边缘位置对最终美观效果影响较小，也可选用金属边缘；如笑线较高，宜将上颌修复体的边缘置于龈下，若是瓷边缘也可平齐龈缘，对于金属边缘修复体或是变色基牙，将修复体龈边缘置于龈下。

（三）修复体龈边缘设计应合乎牙周组织健康的要求

患牙预备形态的决定、冠修复体边缘的处理必须避免侵害或破坏生物学宽度。在对预备牙牙周组织修整必须去除牙槽骨的情况下，应防止破坏生物学宽度。

（1）修复体龈边缘位置。

①龈下边缘：防龋，增进美观，加强固位，应防止修复体边缘超过龈沟底，进入牙周生物学宽度的范围内，易积存食物，形成菌斑，以致破坏上皮附着，加深龈袋，产生牙周炎；②龈上边缘：不损伤龈组织，便于检查和修改修复体的边缘，使边缘密合，减少或消除对龈组织的刺激，容易制备和取模；③齐龈边缘：避免对龈组织的刺激，减少牙体磨切，也不影响美观，容易制备和取模。

（2）修复体龈边缘位置、密合度与组织健康的关系。

修复体龈边缘的龋病，主要是修复体边缘不密合引起的。为了防止修复体龈缘处发生龋坏，保证修复体龈缘与患牙的密合性和强调牙的自洁作用及便于洗刷才是最重要的，没有必要为了防龋而常规地将修复体的边缘止于龈下。一般而言，考虑修复体边缘位置时应尽可能设计龈上边缘，这是因为龈上边缘或与龈缘平齐不仅容易制备和取模，而且不会激惹牙周组织，保持牙周组织的生理状态。不过下列情况设计龈下边缘被认为是合理的：①龋坏、楔状缺损达到龈下；②邻接区到达龈嵴处；③修复体需要增加固位力；④要求不显露修复体金属边缘；⑤牙根部过敏不能用其他保守方法消除；即使设计龈下边缘，修复体的边缘也要尽可能离开龈沟底的结合上皮，减少对牙龈的刺激。一般要求龈边缘距龈沟底至少0.5mm。

（3）修复体龈边缘外形的选择应用。（表7–1）

表7–1　各种边缘设计的优缺点

形态	优点	缺点	适应证
刃状	保存牙体组织多	边缘位置难以确定	倾斜牙、年轻恒牙、操作空间有限的部位
斜面	防止产生无基釉	限于金属	上颌部分冠的唇颊面
凹槽	边缘清晰，厚度合适，容易控制掌握	可能形成无基釉边缘	铸造金属全冠、部分冠及烤瓷冠舌腭面
深凹槽	边缘清晰，强度好	可能形成无基釉边缘	烤瓷冠唇颊面、全瓷冠
肩台	边缘强度好	磨除牙体组织多	烤瓷冠唇颊面、全瓷冠
带斜坡肩台	可消除无基釉，密合性好	磨牙多且向根端延伸，颈部美观性受影响	后牙烤瓷冠颊面，位于龈上

刃状边缘：牙体组织磨除量少，但修复体边缘的位置不易确定，边缘薄，其蜡型易变形，修复体边缘强度不足，只能用强度高的金属材料制作。一般用于倾斜牙的倾斜面，如下颌磨牙近中倾斜面或舌面。年轻恒牙有时也用于刃状边缘以免伤及牙髓。对操作空间受限的部位也可采用刃状边缘，如上颌磨牙远中邻面。

斜面边缘：一般为45°角斜面。当龋、楔状缺损或以前的修复体已经形成了颈部斜面时，修复体可选用斜面边缘，其优点是能消除无基釉。斜面只能用于强度高、边缘性能良好的金属边缘。斜坡多用于嵌体洞形的<ins>𬌗</ins>面洞边缘，嵌体邻面形的颊舌轴面和3/4冠邻面轴沟的颊舌轴面的竖斜面。

凹槽边缘：修复体边缘有一定的厚度，能保证边缘的精确性。牙体预备时，用鱼雷状金刚石钻针容易形成0.5mm宽的浅凹槽边缘。临床上常用于铸造金属全冠、部分冠以及烤瓷熔附金属冠的舌侧金属边缘。

深凹槽边缘：增加凹槽边缘的宽度。修复体边缘具有足够的厚度，准确清晰。牙体预备时用圆头金刚石车针容易形成深凹槽边缘，但应注意凹槽不要宽于所选金刚石车针圆头的半径，防止无基釉的产生。深凹槽边缘是临床上常用的一种设计，可用于烤瓷熔附金属冠的唇面边缘及全瓷冠的边缘。

肩台边缘：一般为90°直角肩台，宽1mm，边缘位置明确，能为陶瓷提供足够的空间，满足强度及美观的要求。常用于烤瓷熔附金属冠唇侧边缘及全瓷冠边缘。

带斜坡肩台边缘：斜坡与深凹槽及肩台边缘联合使用，形成冠周金属领圈，增加边缘密合度，保护边缘薄弱的牙体组织。斜面能消除无基釉，同时也减少了肩台的厚度，使颈部美观性受到影响，可用于烤瓷熔附金属冠，不能用于全瓷冠。

（四）修复体应合乎抗力形与固位形的要求

（1）抗力形：牙体缺损的患牙，在修复完成后，要求修复体和患牙都能抵抗压力而不致被破坏或折裂。首先要去除无基釉和薄壁弱尖，牙体预备时要避免形成锐角和薄边缘。特别对死髓牙，因丧失了牙髓的代谢机能，牙体组织较脆，易于折裂；同时亦因龋坏范围过大，或在牙髓治疗时，牙体磨切较多且深，缺乏足够的健康牙本质支持，故需制成适当的抗力形以预防牙折，必要时可在牙本质内植入牙本质钉，在根管内植入纤维桩或金属桩以增强患牙的抗力。根据修复体的要求，选择合适的优质材料。如果牙体严重缺损，修复时可采用先做金属或非金属“核桩”，在“核桩”的基础上再做修复体的方法。那么“核桩”就应该具备足够的抗力形与固位形，使修复体具有良好的基础。

（2）固位形：人造冠固定在患牙上，不因咀嚼外力而致移位、脱落，这种抵御脱落的力称为固位力。为增强修复体的固位力，根据患牙余留牙体组织的具体情况，在患牙上合理设计并预备成面、洞、钉洞、沟等各种几何形状，这种具有增强固位力的几何形状，称为固位形。

环抱面固位形：基本的固位形式，在环抱面固位形中，𬌗龈高度是重要因素，𬌗龈高度越大，固位力越强。𬌗龈高度过低者，当牙体缺损修复体，特别是全冠的一侧受力时，将产生以一侧冠边缘为支点的旋转，对侧因无牙体组织的阻挡而易脱位。所以在牙体预备时，应该尽量保留适当的牙尖高度和牙尖斜坡的形态，既保持了𬌗龈高度，增加了接触面积，又使牙尖的三角嵴抗衡了各种相对方向的𬌗力。必要时增设洞、沟、钉等来辅助固位，以增强抗旋转能力。

钉洞固位形：牙体磨除较少，与钉之间可获得较大的固位力。钉洞的一般要求如下：

①深度：固位力的大小主要决定于钉的长度，而钉的长度又取决于钉洞的深度。钉洞一般深1.5mm，根据需要可增加到2mm，只要不伤及牙髓即可，短于1mm的钉缺乏最低限度的固位力；②直径：约1mm，太细则钉容易折断，特别在与金属面的交界处；③分布：两个以上，分布越分散，可获得的固位力也越大，一般前牙1–3个，后牙2～4个钉洞；④位置：一般预备在接近釉牙本质界的牙本质内，远离牙髓，也不易造成牙釉质折裂，前牙一般位于舌面窝的深处和舌面切缘嵴与近远中边缘嵴交界处，后牙一般位于牙尖之间的沟窝处；⑤方向：与人造冠的就位道平行；⑥钉的表面形态有光滑状、锯齿状和螺纹状，螺纹状者固位力最强。

沟固位形：有一个面不被牙体组织包围，常用于患牙轴面，以取得较长的长度。

①深度：固位力的大小取决于沟的深度，一般为1mm，过深易损伤牙髓；②长度：沟越长，固位越好，加大长度是在牙体浅层切割，对牙髓的刺激也较小，应尽量争取，但止端必须在边缘内0.5mm；③方向：如果一个患牙上有2条以上的沟，那么它们必须彼此平行并与就位道方向一致，2条沟之间的距离越大，则固位越好；④形态：可做成锥形，从起点到止点，逐渐变浅变细，其止端有三种形式。最常用的形式是逐渐变浅，但有一定的止端，这样固位较好，对患牙损伤较小，也便于预备；另一种形式是基本等深，止端形成明确的肩台，这种形式固位力最强，但对牙体切割要深一些，适用于牙体较厚而牙冠较短的后牙；还有一种形式是逐渐变浅而无明显的止端，它对牙体损伤较小，适用于切龈高度大的前牙。

洞固位形。

①深度：固位力强弱的主要因素，洞深应该在2mm以上，洞越深固位越强。②底平：平底可以抗衡来自垂直方向的咬合压力，洞越浅则越需要底平，否则在受到不同方向的力作用时会出现修复体的松脱。洞深，修复体在受到不同方向力作用时，较高的轴壁就能抗衡而不会松脱，所以深洞不一定强调底平，否则容易损伤牙髓。③壁直：所有的轴壁要求与就位道方向一致，相互平行，不能有倒凹，可微向洞口敞开，一般不超过2°–5°，否则会影响其固位力，点角、线角明确，可增加固位。④鸠尾扣：邻𬌗洞应在𬌗面做成鸠尾扣，防止水平方向的移位。鸠尾扣的形状、大小应根据𬌗面形态而定，要能起扣锁的固位作用，又不削弱余留牙体组织的抗力形；在𬌗面沟槽处适当扩展，保留牙尖的三角嵴；在邻𬌗交界处的峡部，其宽度为磨牙颊舌尖宽度的1/3，前磨牙颊舌尖宽度的1/2，过窄修复体容易折断，过宽则牙尖容易折裂。⑤洞缘斜面：在箱状洞形的洞面角处做成斜面，其作用是为了防止无支持的牙釉柱折断，以保护薄弱的洞壁和脆弱牙尖，也可使修复体边缘与洞形边缘更加密合，使水门汀不易被唾液溶解。根据釉柱方向与材料的强度和性能，在洞的边缘上做成长短、斜度不同的斜面，𬌗面的洞缘斜面与轴壁约成45°角，如果斜面过深过大，则降低了洞的深度，会削弱固位。

三、治疗计划

（1）牙体缺损较小，可采用充填治疗方法；但如果在牙体缺损范围大，缺损程度严重，单纯的充填治疗不能获得良好的抗力和固位效果时，应采用修复治疗的方法。此外，对于根管治疗后或伴有变色的前牙，为取得良好的保护和美观的效果，也应该考虑采用修复治疗的方法。常用修复方法有嵌体、贴面、部分冠、全冠、桩核冠等。

（2）当牙体缺损范围较大，已平齐牙龈，应根据牙周、牙槽骨的状况，采取牙龈切除术、牙冠延长术或正畸牵引的方法，以桩核冠修复；当牙体缺损范围达牙龈下过深或根尖周及牙周病变过重致牙齿不能保留，则应拔除后设计种植义齿、可摘或固定局部义齿修复。

四、修复方式选择

针对不同的牙体缺损的部位、范围及特点，制定正确完善的治疗方案，选择合理的修复方法。常用修复方法有嵌体、贴面、部分冠、全冠、桩核冠等。在选择修复方式时，应该遵循治疗原则，以最小的损伤争取最佳的修复效果。在材料选择上，应根据功能特点进行选择，例如前牙应该选择美观性更好的材料，后牙应选择强度更佳的材料。

（1）前牙牙体较为完整时，可以考虑磨除牙体组织较少的瓷贴面修复，在瓷材料的选择上，还应该考虑材料的遮色性能对变色牙修复效果的影响。前牙全瓷冠修复时，要考虑咬合关系、牙体形态、牙髓状态等是否适合。如果选择烤瓷熔附金属全冠修复，应该考虑材料对远期美观效果的影响。

（2）后牙修复中，视牙体缺损的程度可以考虑嵌体、部分冠或全冠，一般情况下，根管治疗后的牙不采用没有牙尖保护功能的嵌体修复；仅有开髓孔的较完整后牙，可以直接充填，而不必全冠修复。全冠修复会破坏患牙原有的邻接关系，在修复时应该注意恢复正常的邻接关系，避免出现食物嵌塞。对于牙体过短可能影响修复体固位的牙体修复，可以考虑采用金属𬌗面，减少牙的磨除。

（3）残冠与残根需要首先进行完善的根管治疗，再以桩核冠进行修复。目前临床以桩核冠的应用为主要选择，一体化的桩冠少有应用。根管治疗后的前牙和前磨牙，因为牙体形态及受力的特点，通常需要使用桩核来增加强度和固位。磨牙是否需要采用桩核，根据需要而定，当缺损较大、充填体难以固位时，可采用桩核增加固位力和抗力。

五、预后判断

牙体缺损修复不仅仅是人工替代物修复缺损的牙体，重点是在恢复正常生理功能的基础上，起到防止牙体病变进一步发展，预防牙体、牙周支持组织病变的发生，保证口颌系统健康的作用。

修复后维护和常见问题的处理很重要，各类牙体缺损修复后需要患者与医者共同认真的维护，要仔细地清除牙菌斑，定期随诊复查，及早发现修复后问题采取有效措施处理，保证缺损修复的远期效果。牙体缺损修复7～10天后即应定期复诊检查，注意了解口腔卫生的情况并指导维护，检查有无牙齿敏感、酸痛；检查邻接关系，注意有无食物嵌塞；检查咬合，注意有无咬合创伤。而长期随诊，重点关注有无继发龋、牙髓和根尖周炎的检查，以及牙周与咬合的复查。

牙体缺损修复常见的问题包括：

（1）牙齿敏感，可在活髓牙进行牙体缺损修复术后即可出现敏感症状或修复体使用一段时间后出现敏感症状。

（2）疼痛，常见于牙髓炎引起的疼痛，牙周炎、根尖周炎引起的疼痛以及咬合引起的疼痛。

（3）牙龈炎，可见于食物嵌塞及修复体边缘或轴面外形不良等所致。

（4）修复体松动、脱落，由于修复体固位不足、预备体固位形不良，修复体不密合，以及修复体咬合的影响，侧向力过大等导致修复体松动或脱落。

（5）修复体穿孔或破裂，多见于牙体预备不足、修复体厚度过薄及𬌗力过大所致。牙体缺损修复一旦发生问题，通常需要拆除修复体后进行再治疗，需要根据正确的诊断，针对不同的问题进行处理，确定再修复的方案。

第二节　牙 列 缺 损

一、诊断要点

（1）上颌或下颌牙列有数目不等的牙缺失并仍余留不同数目的天然牙，导致咬合功能的部分或全部丧失。

（2）牙列缺损的分类，Kennedy分类——根据缺隙所在部位，结合义齿鞍基与基牙之间的关系。（图7-1）

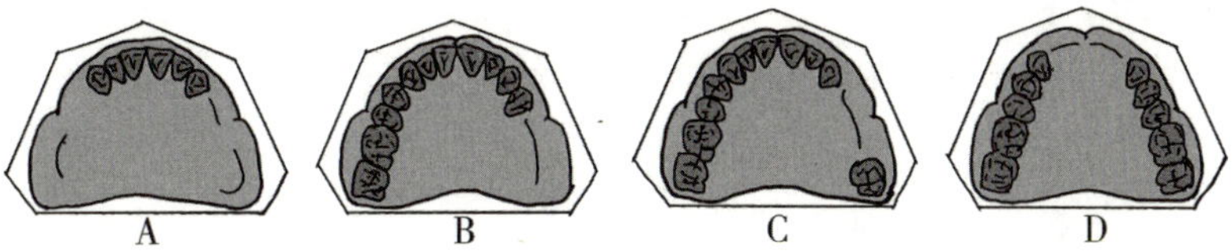

图7-1　牙列缺损Kennedy分类

A为第一类：牙弓两侧后部牙缺失，远中无天然牙存在。B为第二类：牙弓一侧后部牙缺失，远中无天然牙存在。C为第三类：牙弓的一侧牙缺失，且缺隙两端均有天然牙存在。D为第四类：牙弓前部牙连续缺失并跨过中线，天然牙在缺隙的远中。

分类法则：以最后部的缺隙为主要缺隙来确定主类，除主缺隙外，每增加一个缺隙算一个亚类，第四主类无亚类，在拔牙后进行分类，不修复的牙不算缺失。（图7-2）

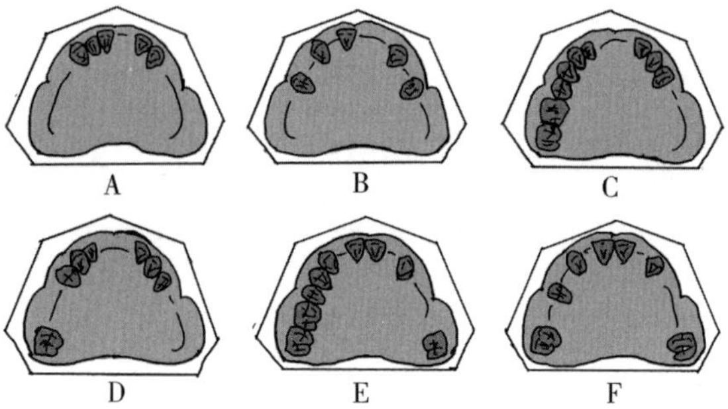

图7-2 牙列缺损Kennedy分类

A为Kennedy第一类第一亚类。B为Kennedy第一类第四亚类。C为Kennedy第二类第一亚类。D为Kennedy第二类第二亚类。E为Kennedy第三类第二亚类。F为Kennedy第三类第四亚类。

二、治疗原则

（一）恢复形态与功能的原则。

恢复牙列的完整、重建良好的关系，形成协调的下颌运动；修复体外形有助于美观，与余留牙及对颌牙协调，与肌肉、颞下颌关节及面部等协调。

（二）保护口腔组织健康的原则。

修复体对口腔组织有良好的生物相容性，无不良刺激，机体容易适应；修复体的解剖外形有助于口腔卫生，容易自洁，促进局部组织的健康；余留牙进行必要的基础治疗；修复体设计要尽量保证剩余牙齿的健康状况。

（三）及时修复。

一般在牙齿缺失之后3个月左右尽早进行修复。

（四）微创化。

包括修复设计的微创化和临床操作的规范化。

三、治疗计划

一般是先取研究模型，然后在模型上观察分析，制订余留牙治疗和修整计划以及修复体的初步设计。

（一）口内检查

缺牙区检查：了解缺牙的部位和数目，缺牙间隙的大小和高度，牙列是间隔缺损还是连续缺损；是末端游离缺失还是非末端游离缺失；缺牙区伤口愈合情况，剩余牙槽嵴高低、形态和丰满度，有无骨尖倒凹等；此外还应检查软组织的形态、色泽、弹性、厚度等，以及设计中的义齿边缘与软组织的关系等。

余留牙检查：了解余留牙数目和位置，有无牙体缺损和龋坏、牙齿松动、牙周病变、根尖周病变牙齿畸形或位置异常等情况，这些非正常牙若对修复有利者，应尽量保留。对拟作基牙者要注意其牙冠形态和牙周支持组织的健康状况。必要时需进行进一步检查，如牙髓活力测试，X线片检查。根据尽量保留天然牙的原则，有利于义齿固位与稳定的天然牙，若有病变而不能保留牙冠，可保留牙根，加以利用。检查过程中，必须充分考虑上下颌余留牙咬合关系，有无开𬌗、深覆𬌗、深覆盖、对刃𬌗、反𬌗和锁𬌗等存在，余留牙是否有早接触和创伤；余留牙排列是否正常，或是否存在伸长、倾斜、稀疏、错位等现象。同时要注意颌位关系情况，有无不能维持正常垂直距离和正中关系的现象。

（二）旧义齿检查

口腔内已有修复体者应检查其形态、功能和适应性是否良好，结构是否合理，有无折裂破损，对邻近软、硬组织有无不良刺激和损伤，以及义齿需要重新制作的主要原因。

（三）颌面部检查

主要包括颜面部发育是否正常，颜面对称比例关系，患者的闭口型和开口型是否异常，以及颞下颌关节是否异常。口唇的形态和位置。对缺牙而造成垂直距离改变，出现下颌运动异常者，如关节弹响，张口受限，肌肉疼痛，头晕，耳鸣等，需做进一步的专科检查。根据需要也可在修复治疗时先采用临时修复体或𬌗垫治疗，待症状解除后再做永久修复体。

（四）X线检查

根据患者不同临床症状和主诉，其检查目的主要包括确定感染及其他病变部位，检查缺牙区是否有残根或异物存在，余留牙有无根折，龋齿以及龋坏部位与牙髓的关系。检查已做充填或冠修复的牙有无继发龋和悬突，显示根管内充填情况，基牙牙根长度、形态和牙槽骨支持情况，帮助评价余留牙牙周情况，以便做出是否需要牙周治疗的诊断。

（五）诊断性研究模型

诊断模型能够克服口内观察受限的问题，帮助医师更好地了解患者的口腔特点，包括牙齿的位置、外形，牙槽嵴形态、大小和黏膜的连续性，上下颌牙齿的咬合关系以及修复体延伸到的口腔解剖标志。通过用模型观测仪对诊断模型的观测分析，可以对义齿卡环、支托、连接体等部件进行初步设计，对余留牙的磨改修整及导平面的设置进行规划，以指导基牙预备。同时，诊断模型还可用于制作个别托盘。

四、修复方式选择（表7–2）

表7–2 修复方式选择

项目	固定义齿	可摘局部义齿	种植义齿
支持方式	牙支持	牙、黏膜或牙–黏膜联合支持	种植体或种植体–黏膜联合支持
固位方式	固位体及黏接剂	固位体、基托	螺钉固位或黏接固位
适应证	少数牙缺失，无软硬组织缺损	广泛	广泛
基牙条件	要求高，需牙周健康、牙齿位置和牙体形态正常	要求较低	种植体支持
舒适度	较好	差	较好
发音	影响小	有一定影响	通常无影响
咀嚼效能	好	稍差	好
牙体预备	量多	量少	无
摘戴方式	无法取戴	患者自行取戴	可设计为取戴或无须取戴
后期维护	注意清洁，定期复诊，修理困难	注意清洁，定期复诊，可修补、添加	注意清洁，定期复诊
费用	中等	低	高

五、预后判断

可摘局部义齿在戴用一段时间后，由于牙周组织和牙槽嵴情况的变化，金属的疲劳或患者使用不当，或修复体设计制作缺陷等原因，使可摘局部义齿发生折断、损坏、基托不密合和咬合不良等，需修理后才能继续使用。因邻近牙过度松动而拔除，需增加人工牙，改变卡环位置。如修理后尚能符合修复治疗要求的，可进行修理，否则应取模重新制作。

第三节　牙 列 缺 失

一、诊断要点

牙列缺失是指整个牙列所有天然牙（包括牙根）全部缺失。可以根据缺失牙部位进一步诊断为，上下颌牙列缺失，上颌牙列缺失，下颌牙列缺失（后二者为单颌牙列缺失）。牙列缺失患者的颌骨称为无牙颌，4个功能分区：主承托区、副承托区、缓冲区、边缘封闭区。

二、治疗原则

牙列缺失的修复治疗，是通过修复体重建缺失的牙列及颌骨软硬组织，恢复口腔功能及颌面部美观，同时恢复患者的心理健康。牙列缺失的修复原则为恢复咀嚼功能，改善发音，维护颞下颌关节的正常功能，恢复正常面容，对相关口腔颌面组织起保健作用。修复体应坚固，佩戴舒适等，此外，要注意根据组织缺损情况、患者自身的特点及对修复体的要求，设计符合其个体需要的修复形式。牙列缺失的修复方式包括常规的黏膜支持式全口义齿，种植体支持的全口覆盖义齿和种植固定义齿。

（一）牙列缺失的全口义齿设计原则

全口义齿的设计，应尽可能提高义齿的固位，稳定与支持。印模制取在不妨碍周围组织功能运动的情况下，尽量增大基托面积，并形成良好的边缘封闭，从而增进义齿固位。增进义齿稳定则需获得准确的颌位关系，咬合设计具有一定的宽容度，获得𬌗平衡等。应对患者口腔解剖条件个性化分析，确定并充分利用剩余牙槽嵴支持组织，提升义齿的功能效果。

（二）牙列缺失种植义齿设计原则

基本原则：

（1）种植体尽量分散分布，提供面式支持。

（2）种植体植入位点尽量靠近关键牙位，如尖牙、第一磨牙位点。

（3）尽量缩短和消除悬臂梁设计。

（4）一般上颌种植体数目多于下颌。

种植覆盖义齿设计原则

（1）种植体数目：根据解剖条件，尽量选择合适直径和长度的种植体。上颌种植体数目一般为4～6颗，下颌种植体数目一般为2～6颗。

（2）上部附着体：可采用独立上部附着体（按扣式、双套冠等）或连接式上部附着体（杆卡或切削杆等）为义齿提供固位。连接式上部附着体的应用需考虑剩余牙槽嵴形状是否允许，会否侵占舌的空间等。

种植固定义齿设计原则

（1）种植体数目：上颌种植体数目一般为4～8颗，下颌种植体数目一般为4～6颗。

（2）上部结构：上部结构可采用跨牙弓一体式支架设计，或分段桥设计。

（3）根据解剖条件和微创原则，也可以斜行植入植体，可以采用短牙弓设计。

三、治疗计划

（一）修复前准备。

牙列缺失的诊断容易确定，但需通过详细检查，明确患者剩余牙槽嵴萎缩的严重程度、颌弓形态大小等解剖学特征，以便选择合适的修复方法。

1.全口义齿修复前的准备

为了使全口义齿达到良好的功能效果和组织保健，有些患者在修复前需要进行外科手术修整，包括：牙槽嵴修整术；唇、颊、舌系带成形术；切除炎症性增生软组织。同时，还应进行义齿支持组织的修整，旧义齿咬合调整，颌面部肌肉训练，以使变形、损伤的支持组织恢复正常的形态。

2.种植义齿修复前的准备

除了全口义齿修复前准备相关内容外，还应进行下列准备工作：

（1）临床实验室检查：包括血常规、凝血功能、肝/肾功能、乙肝/丙肝/艾滋病/梅毒等感染性疾病筛查等。

（2）单颌牙列缺失者，需锥形束CT行对颌牙牙周健康状况检查及基础治疗。

（3）X线片（曲面体层片、根尖片、锥形束CT等）。

（4）双侧颞下颌关节检查。

（5）模型分析：制取上下颌印模并确定颌位关系，上殆架后进行诊断性蜡型试排牙，以明确预期修复效果，丰满度恢复情况，人工牙大小选择，修复空间，修复体/牙槽嵴过渡带与微笑线的相对位置关系，预期附着体选择。还可制作放射阻射导板，指导种植体设计，以及制作手术导板。

（二）治疗流程

1.种植覆盖义齿治疗流程

（1）种植手术：术前用药及手术流程同一般种植手术流程。对于种植覆盖义齿，如上部采用多颗独立附着体提供固位，则需尽可能保证种植体之间相互平行或者通过基台调整平行度。对于上部拟采用切削杆或杆式附着体，可以采用角度基台调整平行度。在骨量充足的病例，也可采用不翻瓣手术。术后用药及复查：术后可口服抗生素，应用口腔含漱液。术后10～14天复查，复查内容包括：曲面体层片、根尖片或锥形束CT，术区愈合情况，拆除缝线。根据患者当时病情决定其他检查项目。

（2）种植体术后评价：同“牙列缺损的种植义齿修复”部分。

（3）修复流程：①杆式附着体：通过金属杆件连接种植体，义齿内放置金属或非金属卡，与杆形成固位。通常采用的杆长度15～20mm，杆的设计应尽量与患者两侧髁突连线以及船平面平行，与中线垂直，不妨碍唇、舌的活动。杆式设计多用于剩余牙槽嵴骨吸收较多的情况，所需要的修复空间（剩余牙槽嵴至船平面距离）一般大于12mm，杆的下方应至少保留2～3mm的间隙以便于清洁。②球帽式/按扣式附着体：在种植体上部连接球帽式/按扣结构的阳型基台，在义齿内放置对应的阴型上部结构，以提供固位，种植体之间各自独立，多用于剩余牙槽嵴丰满，修复空间小的情况，同时也适用于窄牙槽嵴，修复后不妨碍舌的活动。常见的类型包括Locator、球帽等。③套筒冠：通过套筒冠结构的外冠和基台或基台上的内冠之间的摩擦力提供固位，义齿只有垂直向动度，属于刚性附着体，一般应与4个或以上种植体配合使用，套筒冠覆盖义齿所需要的船龈距离一般大于10mm，内冠要求的轴壁高度至少为4mm，聚拢度为2～6度，外冠颈部边缘应位于龈缘上方0.5～1mm。④磁性附着体：在种植体上连接磁性附着体基台，在义齿内安放磁铁，依靠磁力帮助义齿的固位，只提供垂直向固位力，对侧向力抵抗能力小，由于磁性吸附作用，义齿戴入可由磁力引导就位，且固位力大小适中，一些手部灵活度差的老年患者，或力量较弱的女性患者适合选用这类附着体。

（4）操作流程：①印模：按扣式/球帽式/磁性附着体/杆式种植覆盖义齿的修复，终印模多为基台水平印模。套筒冠种植覆盖义齿的修复，终印模多为种植体水平印模。②颌位关系记录：种植覆盖义齿的颌位关系记录需要应用船托，与全口义齿相似。③排牙与试牙：种植覆盖义齿的选牙与排牙及试牙的要求及程序与全口义齿相同。④试支架：杆式附着体、切削杆及套筒冠均需进行临床的支架试戴过程，前二者的试支架过程是为了检查支架的完全被动就位，以及支架的外形与口腔修复空间相匹配，套筒冠的试支架过程是为了确保最终修复体的精确就位以及实现内外冠的精确配合，提供良好的固位效果。⑤支架上排牙与再次试牙：杆式附着体、切削杆及套筒冠种植覆盖义齿试支架后需在支架上排牙，并再次试排牙，临床检查内容与第一次试牙相同。⑥义齿初戴：磁性附着体种植覆盖义齿的初戴，可在椅旁黏接上部磁体。按扣式/球帽式种植覆盖义齿的初戴，需要在椅旁更换阴型尼龙帽或橡皮圈，杆式附着体、切削杆、套筒冠种植覆盖义齿可直接进行义齿戴入，义齿戴入后的检查与调改全口义齿相似。

2.种植固定义齿治疗流程

（1）种植手术：同种植覆盖义齿。

（2）种植体术后评价：同种植覆盖义齿。

（3）修复流程：①印模：螺钉固位种植固定全口义齿，终印模多为基台水平印模。黏接固位的种植固定全口义齿，终印模多为种植体水平印模。②颌位关系记录：可应用固定于种植体上部的𬌗托完成。③试支架与试牙：采用切削式钛支架混合式修复体设计时，需要在患者口内试戴支架，确认达到被动就位后，转回技工室完成上部结构的制作，对于一体式氧化锆全瓷修复体，应先制作树脂材料的试戴义齿，在患者口内试戴，确认达到被动就位，并调整过渡牙列的咬合及美学设计，再返回技工室扫描切削正式修复体。④义齿戴入：清洁消毒修复体及口内基台，螺钉固位修复体戴入，精细调𬌗抛光，紧固上部二级螺钉，螺钉的固定方式遵循对称安放的原则，封闭螺钉孔；黏接固位修复体戴入，精细调𬌗抛光，在修复体基牙牙冠内放少量黏接剂，戴入，彻底清除残余的黏接剂。要教会患者日常维护口腔卫生的方法。

四、修复方式选择

应结合患者的口腔软硬组织解剖条件，结合患者的要求、预算确定修复方式。常规全口义齿适用于大多数无牙颌患者，但牙槽嵴条件差的患者，义齿固位稳定性差。种植覆盖义齿能有效提高义齿功能，且能提供良好的面部丰满度，义齿可摘下，易于口腔卫生维护，但仍保留有基托部分，且部分种植覆盖义齿稳定性差于种植固定义齿。种植固定义齿能很好地恢复患者的面部美观和口腔功能，但要求患者的颌骨条件好，患者维护口腔卫生的能力比较强，费用相对高。

五、预后判断

（一）种植覆盖义齿的复查及并发症处理

（1）定期复查：复查内容包括附着体固位力检查，咬合检查及调整，种植体周围软硬组织健康检查，根据需要复查X线片。同时还应进行全面完善的口腔卫生宣教。复查时进行常规口腔卫生维护，必要时更换附着体配件。

（2）并发症及处理：种植覆盖义齿的并发症除了种植体折断、螺钉松动折断、树脂崩脱等与种植固定修复类似的机械并发症，种植覆盖义齿的常见机械并发症主要有义齿固位力下降需要调整、义齿基托组织面不贴合需要重衬、附着体结构磨损或损坏需要更换、覆盖义齿折断需要修理或重做等。应从合理地选择适应证、良好的设计、确保种植体良好的植入位置和方向、保证良好的技工加工质量等多个环节入手，降低种植覆盖义齿并发症的发生率。

（二）种植固定义齿的复查及并发症处理

定期复查：根据对患者的风险评估，确定个性化复查间隔。复查内容包括咬合检查及调整，种植体周围软硬组织健康检查，根据需要复查X线片。同时还应进行全面完善的口腔卫生宣教。对于口腔卫生维护欠佳的患者可以间隔1年或2年取下修复体进行清洁。对于有明显口腔副功能的患者，还应制作软殆垫用于夜间戴用，保护修复体。

第四节　桩 核 修 复

一、适应证

（1）临床牙冠中度以上缺损（2～4个壁缺损），剩余牙体无足够的固位条件，难以通过直接充填提供冠修复体固位力者。

（2）临床牙冠重度缺损，断面达龈下，但牙根有足够长度，经冠延长术或牵引术后可暴露出断面以下至少1.5mm的根面高度，磨牙未暴露根分叉者。

（3）错位、扭转牙而非正畸适应证者。

（4）畸形牙直接预备固位形不良者。

（5）除此以外，患牙应具备完善的根管治疗，根管充填满意，根尖封闭良好，原有根尖周炎症得到控制等，方可行桩核冠修复。

二、设计原则

需要行桩核冠修复的患牙，冠部剩余牙体组织已不足以为修复体提供足够的固位形，因此桩核的设计有其独特的固位形与抗力形要求。

（一）桩的长度

桩核冠固位力的获得，大部分是依靠桩与根管壁间的摩擦力及与水门汀、黏接剂的黏着力。因此桩的长度越长，摩擦力与粘固面积越大，固位力越强，但桩的实际长度与牙根总长度、临床牙冠高度及牙槽骨吸收程度等有关，要求如下：

（1）需至少保留5mm的根充材料以保证根尖封闭，同时可避免将剩余的根充物推出根尖或带出根管，导致重新进行根管充填。

（2）保证桩的长度不短于临床牙冠高度。

（3）骨内桩长度大于骨内根长度的1/2，以保证桩进入有牙槽骨支持的牙根内达一定长度。

（4）有条件时尽量满足桩长达到根长的2/3～3/4。

（5）当牙槽骨有一定程度吸收时，桩长度除参照临床牙冠长度外，还应同时参照位于牙槽骨内根长与桩长的比例，以避免因为牙槽骨以外的牙根缺少支持，桩的末端位于牙槽骨外或近牙槽嵴顶，产生应力集中而致根折。（图7-3）

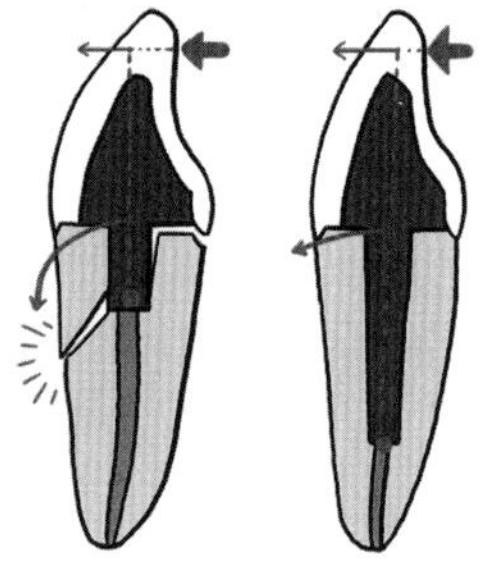

图7-3　桩过短，侧向力集中，易导致根折；桩过长，破坏根尖封闭，易导致根充失败、根尖炎症

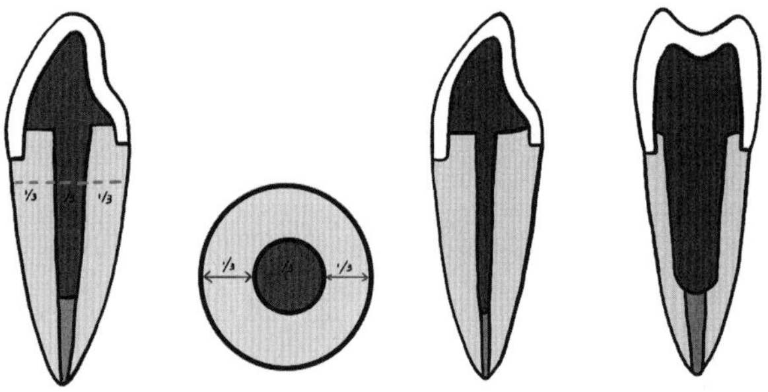

理想桩直径在1/3–1/4　　　　桩过细和桩过粗

图7-4　桩的直径

（二）桩的直径

桩的直径对桩的固位与抗力都有影响。一般要求桩的直径在1/4 ~ 1/3根径范围内。桩的直径大，桩与根管内壁的接触面积越大，固位及抗力性也就越好；但桩越粗根管壁越薄，易导致受力时牙根折断；而桩过细，则受力时易产生桩的弯曲或折断。（图7–4）

（三）桩的形态与根管形态的关系

桩的形态取决于牙根的形态，牙根的三维形态制约着桩的长度、粗细以及水平截面的外形。

1. 牙根在䝙龈–根尖向的形态

目前所使用的桩材料都不能弯曲，即桩不能弯曲就位。根的可利用长度指从根管口开始向根尖方向的笔直长度。如果该长度可以大于等于临床冠的高度，并可以让桩在骨内的长度大于根在骨内高度的1/2，则可保证足够的固位和抗力，否则预后不良。

2. 牙根在各个横切面的形态

桩的直径达根径1/4 ~ 1/3指在横切面360°的各个位置均有足够的根管壁厚度。但由于根的形态很少能发育成圆形，即使在根管口呈圆形，在骨内的各个层面上也不一定是圆形，因此，选择桩道和预备之前应熟悉牙根及根管解剖形态，以便适当保守预备。由于根管与根外形相似，因此桩在各个横切面上形态可参照牙根外形。

（四）桩的形状与表面结构（表7–3）

表7–3　桩的分类

分类		特点
按桩的聚合度分	平行桩 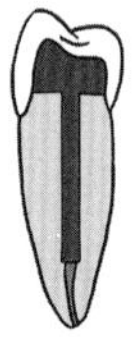	固位力强，适用于根长且粗大，继发牙本质较多者，与牙根外形不吻合，不适宜细根、短根、继发牙本质少的患牙

续表

分类		特点
按桩的聚合度分	锥形桩 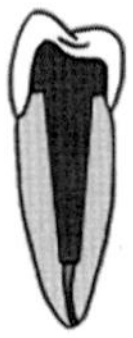	密合度好，容易就位，可保证良好的固位力
按桩的表面结构分	光滑桩	十分密合的光滑桩，水门汀排溢困难，液压力大，常不能完全就位，被动就位，对根管壁不会产生应力
	螺纹桩	表面纹理与排溢沟相结合可方便水门汀排溢而使桩完全就位，就位时会对根管壁产生应力，建议拧到底后回拧一圈，可消除内应力

（五）牙本质肩领

冠修复体边缘应覆盖缺损区边缘冠方部分健康牙本质，原则上核的边缘与冠边缘之间应留有至少1.5mm的牙本质，称为牙本质肩领，可形成箍效应以抵抗水平向𬌗力，防止冠横折。临床上常见无牙本质肩领设计的桩核冠修复体在使用过程中容易导致患牙的牙根折裂。因此当断面位于龈下时，需通过正畸方法行牙根牵引术或通过牙周手术行牙冠延长术来获得牙本质肩领。

三、修复要求（表7–4）

表7–4　桩核修复要求

项目		要求
桩	长度	保留不少于5mm的根尖封闭 桩长≥临床牙冠高度 桩在骨内长度≥1/2根在骨内长度 桩的长度应达到根长的2/3～3/4
	直径	根径的1/4～1/3
牙本质肩领		高度≥1.5mm，厚度≥1mm

四、修复后常见问题的处理原则

（一）疼痛

1.过敏性疼痛

原因：水门汀性能差或粘固操作不良，水门汀脱落或溶解，失去封闭作用；修复体不密合、松动；金属修复体对𬌗存在异种金属，接触时产生微电流对牙髓刺激等。

处理：添加水门汀材料重新封闭修复体边缘，必要时拆除重新修复；改行其他类型的修复体。

2. 自发性疼痛

修复体戴用一段时间后出现自发痛的原因：修复前根尖周疾患未完全控制，咬合创伤引起的牙周炎或根尖周炎。

处理：拆除修复体重新根管治疗，仔细调𬌗观察，对于牙周炎或根尖周炎，可通过X线片检查确诊后，根据病因做相应治疗。

3. 咬合痛

短期内出现的原因：咬合创伤。

处理：①患者有咀嚼痛伴有叩痛，发病病程不长，创伤性牙周炎不严重，通过调𬌗，症状很快消失。②调𬌗时根据牙尖交错位及非牙尖交错位的早接触仔细调整，磨改不合理的陡坡和过锐尖嵴。③如调𬌗在修复体上进行，应注意抛光。④如咬合过高、预备空间不足导致调𬌗困难或调𬌗后修复体过薄，或是粘固时修复体未完全就位者，应拆除修复体重做。

一段时间后出现的原因：结合触诊、叩诊和X线片检查，确定是否有创伤性牙周炎、根尖周炎、根管侧穿、外伤性或病理性根折等。

处理：针对病因的治疗，如调𬌗、牙周治疗或拆除重做和拔牙等。

（二）食物嵌塞

原因：①充填物及修复体的形态恢复不当：咬合面的形态恢复不当，缺少边缘嵴及溢出沟，牙尖斜面过陡；接触区的形态恢复不当。②充填物有悬突或冠修复体边缘位置不合适、边缘不密合等，可引起龈炎、牙周炎、牙龈萎缩、继发食物嵌塞。

处理：①邻接不良、外展隙过大：一般须拆除重做。②𬌗面形态不良：在不影响修复体质量的前提下，可适当少许调磨，如修过锐𬌗边缘嵴；加深颊舌沟，磨出食物排溢沟；调磨对颌充填式牙尖；减小颊舌径（磨改颊尖的颊斜面和舌尖的舌斜面）。③增大颊、舌侧外展隙（颊、舌侧的外展隙变小，食物排溢不畅发生淤滞，通过磨改颊舌尖的外形可使外展隙加大，利于食物的排溢）。

（三）龈缘炎

修复体龈边缘处的龈组织充血、水肿、易出血、疼痛等。

原因：①修复体轴面外形不良，如短冠修复体轴面突度不足，食物冲击牙龈；轴面突度过大，食物向龈方滑动时无法与龈组织接触，使龈组织失去生理按摩作用，也可造成局部龈缘炎。②冠边缘过长，边缘抛光不良，修复体边缘有悬突或台阶。③试冠、戴冠时对牙龈损伤。④嵌塞食物压迫。⑤倾斜牙，异位牙修复体未能恢复正常排列和外形。

处理：局部用消炎镇痛药消除炎症，尽可能消除或减少致病因素，保守治疗后若症状不缓解，应拆除修复体重做。

（四）修复体松动、脱落

原因：①修复体固位不足：如轴壁聚合角过大，殆龈距过短，未设计辅助固位形，修复体不密合，桩过短，固位形不良。②咬合创伤：如殆力过大，不良咀嚼习惯，殆力集中，侧向力过大。③粘固失败：如粘固材料选用不当，粘固剂失效，黏接程序或操作不当，牙面及修复体粘固面未清洁干净，干燥不彻底，气枪喷气中含油、唾液龈沟液或血液污染，粘固剂尚未完全结固时患者咀嚼破坏了水门汀的固化等。

处理：①如为设计、制作的原因应重做。②如因殆创伤所致，应磨改、调殆、抛光后重新粘固。③如因粘固失败，可去除残留粘固剂，粘固面清洁干燥后酸蚀牙体表面，选用优质粘固材料重新粘固。④如固位形不良或修复体与牙体不密合，应重新设计固位形并进行牙体预备，或以桩核恢复固位形后再进行修复。

（五）修复体破裂、折断、穿孔

原因：①过大外力所致崩瓷或折断，如外伤、咬硬物后，以全瓷或金属烤瓷修复体多见。②材料因素：抗力不足以支持正常殆力，玻璃陶瓷的脆性较大，树脂的强度较低，断裂部位多发生在修复体的薄弱处。③制作因素：如局部棱角锐边等形成应力集中，铸造修复体厚度不足或表面砂眼、瓷修复体裂纹、烤瓷修复体金瓷结合不良等，容易出现崩瓷或折断。④殆力过大：在深覆殆、咬合紧，存在创伤殆时，容易出现崩瓷或折断。⑤调殆磨改过多：由于牙体预备不足，或患牙预备后伸长，戴牙时殆面磨得过薄，易出现穿孔或折断。⑥磨耗过多：如长期咀嚼硬物，磨牙症等，易出现崩瓷和穿孔。

处理：①前牙全瓷冠或金属烤瓷冠局部破裂、折断，可用氢氟酸酸蚀断面1～2分钟，冲洗吹干后使用硅烷偶联剂，破损处以光固化复合树脂恢复外形；也可在瓷层做小的固位洞形，增加树脂材料的固位。②大范围破损和存在穿孔的修复体应拆除重做。③对于牙冠部分折断的桩冠，如桩固位良好不易拆除且不存在根尖周疾病，可在残留桩上重塑核的外形，牙体预备后做冠修复。

（六）修复体的拆除

修复体一旦出现松动或不可补救的破损，应拆除重做。拆除修复体的方法如下：

1.使用去冠器去除

适合于松动修复体的拆除。利用去冠器上的钩缘钩住修复体的边缘，沿就位道相反方向用去冠器柄上的滑动锤冲击末端，依靠冲击力将残留粘固剂震碎，破坏其密封，使修复体脱位。使用时应注意用力的大小及方向，观察患者的反应，切忌用力过猛，防止造成牙冠、根折裂或导致牙周组织损伤。修复体即将脱位时，应注意夹持修复体，防止冠脱落或患者误吞。

2.冠的破除

破坏性拆冠方法，适合于固位较牢的冠的去除。可用裂钻沿修复体颊侧近中轴面角处切开。全冠可在颊舌侧切穿修复体，然后用小凿撬松冠边缘，用去冠器轻轻震松取下。

3.嵌体的拆除

较困难，通常用磨切和撬松相结合的方法进行。先用刃状砂石或车针在边缘处或嵌体峡部切断，以小凿分段取出，或用车针沿嵌体边磨除与牙齿接触的区域，再以小凿撬松取下。注意不要切制过多造成牙折。

4.桩的取出

冠桩折断如评估后牙根条件较好，具有再修复的可能时，可以根据不同类型的桩仔细从根管内取出。用砂石去除冠状上的残留树脂和根面固位盘，以1/2号圆钻或700号裂钻，在冠桩四周紧贴冠桩向根尖方向磨出一小缝隙，到达一定深度后，以小根尖挺或小骨凿插入预备的间隙内，从不同方向慢慢撬松冠桩，用止血钳或持针器夹住冠桩慢慢取出。用特制取冠桩钳方法同前，先磨除残留树脂及桩周围一小部分粘固剂，将取冠桩钳的喙支在根面上，旋紧尾部螺丝夹紧冠桩的根外段，并徐徐转动螺丝，慢慢把冠桩拔出。

5.机械去冠器和超声振荡取桩

可直接与口腔科治疗台上低速手机接口相连，通过机械振动来达到震松粘固剂的目的。机械式去冠器的优点在于振荡力量均匀，持续性好，对基牙刺激小。还可以通过超声波振荡作用来帮助拆除全冠、桩核冠等修复体，其操作方法是将超声工作尖放在修复体的不同部位振荡，待修复体松动后，再用去冠器拆除修复体。

五、工艺制作要求

（一）直接修复法

即在椅旁直接完成桩核成形、修整作为全冠预备体，以行后期的冠修复。优点是可以减少临床操作步骤和患者就诊次数：不需要特殊设备，成本相对较低。缺点是桩和核为不同材料组合而成：操作易受口腔环境影响：机械强度不如整体铸造或切削加工者等。

1.纤维桩-树脂核

椅旁一次性完成纤维桩粘固和树脂核成形。纤维桩常用化学固化或双固化树脂水门汀或流动树脂粘固，有光导作用的纤维桩可保证根管内部的树脂水门汀充分固化。纤维桩冠部用复合树脂堆塑成核，也可用核树脂材料直接粘桩成核。

2.预成金属桩树脂核

预成金属桩有镍铬合金桩、钛合金桩等；表面有螺纹、十字纹等结构，螺纹桩与根管壁之间有机械嵌合作用。用水门汀材料充填桩与管壁间间隙；上部可根据牙位、缺损范围、美观需要等选择复合树脂或核树脂堆塑核形。

（二）间接修复法

需要制取桩道精细印模，在模型上完成桩核制作。优点是桩核为一整体，强度较高；缺点是依赖印模和模型的精确性；增加患者就诊次数等。

1.金属铸造桩核

（1）根管桩道印模制取：包括单桩道和多桩道印模。根管桩道内注入高流动性印模材料，如轻体硅橡胶、聚醚橡胶或琼脂印模材料等，插入印模桩，放入堆满印模材料的托盘；印模材料凝固后，顺根管方向取下、检查印模完整性根管清洁暂封。灌制模型，送技工室。技工在工作模型上制作桩核熔模、包埋铸造，调磨就位于工作模上送回临床试戴、调磨粘固。

（2）磨牙分体铸造桩核制作：由于磨牙为多根牙，多个根管桩道难以获得共同就位道，因此需要进行分体桩核修复。分体铸造桩核主要有嵌合式和插销式两种类型，嵌合式桩核一般由2个可相互嵌合的核及与其相连的就位道方向不同的桩组成，插销式分体桩核为主桩核和1～2个插销桩构成。插销式分体桩核应用更广泛。

（3）铸造桩核的试戴与粘固：单桩道桩核为单一部件，分体桩核常存在2个甚至3个部件，试戴时要按照就位道要求分先后顺序就位。口内试戴时检查桩就位情况、边缘密合度、固位力，核的形态、倾斜方向、聚合度、咬合空间等需要符合全冠固位型要求。调试合适后用玻璃离子水门汀或树脂加强型玻璃离子水门汀等粘固。

2.瓷桩核

因桩核背景为牙色，抗弯强度较纤维桩高，因此适用于前牙区残根残冠需要选择铸造桩核的美学修复病例。

3.预成氧化锆桩-铸瓷核

即成品氧化锆瓷桩与热压铸瓷核联合制作的桩核。方法：采用预成配套根管钻预备根管桩道，配套印模桩印模，在模型上选择相应直径的预成氧化锆桩堆塑核部熔模，连桩包埋，失蜡铸造，将铸瓷核与氧化锆桩高温压铸成为整体桩核，送临床试戴粘固。

4.一体化氧化锆瓷桩核

制作一体化氧化锆瓷桩核通过整体切削加工成形，较预成氧化锆桩-铸瓷核强度更高，兼具金属铸造桩核的强度和陶瓷的美观。由于桩道阴模难以扫描，一般需要扫描桩核蜡型，再按CAD/CAM流程设计制作完成。

第五节　全 冠 修 复

一、适应证

（1）牙体严重缺损，固位形、抗力形较差者，或者充填后牙体或充填物的固位形、抗力形较差者。

（2）后牙存在低殆、邻接不良、牙冠短小、位置异常、牙冠折断或半切除术后需要以修复体恢复正常解剖外形、咬合、邻接及排列关系者。

（3）固定义齿的固位体。

（4）后牙隐裂，牙髓活力未见异常或者已经牙髓治疗无症状者。

（5）氟牙症、四环素着色牙、锥形牙、过小牙、牙釉质发育不全等，不宜用其他方法修复或患者要求美观而又永久性修复的患牙，可以采用烤瓷熔附金属全冠或者全瓷冠修复。

（6）不宜或不能做正畸治疗的前后错位扭转的患牙可以采用烤瓷熔附金属全冠或者全瓷冠修复。

（7）联冠式牙周夹板。

临床注意事项

（1）对金属材料过敏者禁用金属全冠及烤瓷熔附金属全冠。

（2）前牙及前磨牙避免采用金属全冠修复体。

（3）要求不暴露金属的患者，尽量采用全瓷修复体。

（4）牙体无足够固位形、抗力形者，应采取辅助固位与抗力措施后再修复。

（5）龋坏牙应在修复前彻底去除龋坏牙体组织。

（6）尚未发育完全的年轻恒牙，牙髓腔宽大或严重错位且未经治疗的成年人患牙，需要特别注意牙髓保护问题。

（7）深覆殆，咬合紧，在没有矫治而且无法预备出足够间隙的患牙，应注意修复体的固位和抗力设计。

（8）夜磨牙患者或有其他不良咬合习惯者，要注意咬合设计。

二、设计原则

在修复之前，应对修复体的类型、边缘、殆力、咬合、形态、所用的修复材料、固位方式、黏结方式等做出恰当的设计。

（1）修复材料：争取以生物性能较好的金合金作修复材料，预防修复后异种金属所产生的微电流对牙髓的刺激与腐蚀问题。

（2）固位力：对于𬌗龈距离短、牙体较小、对颌牙为天然牙、患者𬌗力大、牙周组织差者，应将全冠的边缘设计到龈下以获得足够的固位力。

（3）𬌗力：对固位形、抗力形不足的患牙，适当减小𬌗面面积，适当加深食物排溢沟，并注意𬌗力的平衡，减小侧向力，降低牙尖斜度。

（4）老年患者牙冠长、冠根比例大者：应将冠边缘设计在龈缘上，适当增加全冠轴面突度，并增加与邻面的接触面积。

（5）对于牙冠一侧缺损或牙冠短小：有旋转脱位倾向者，增加轴沟、小箱形或钉洞固位应形，减小其旋转半径；修平过大牙尖斜面或预备出平面，减小侧向力。

（6）牙冠严重缺损者：应考虑以桩、钉加固，形成树脂核后再做牙体预备。

（7）根据患牙位置、方向及邻牙情况设计就位道。

三、修复要求

（一）铸造金属全冠

1.𬌗面预备

目的是为金属全冠开辟𬌗面空间，一般为0.8～1.5mm，并为修复体恢复正常的解剖外形和𬌗关系创造条件。为防止预备过多或不足，必要时用软蜡片或多层咬合纸检查磨除空间。注意在牙尖交错𬌗、前伸𬌗及侧方𬌗时均应有足够间隙。

2.颊舌面预备

目的是消除倒凹，将颊舌面最大周径线降到全冠的边缘处，并预备出金属全冠需要的厚度。颊舌轴面的𬌗向聚合度一般为2°～5°。

3.邻面预备

目的是消除邻面的倒凹，形成预期的戴入道，并预备出全冠修复材料所要求的邻面空隙。

4.颈部预备

颈部预备关系到冠的固位、美观、牙周和牙体组织的健康、冠边缘的封闭作用及其远期效果，因此颈部牙体预备应严格而细致。带浅凹形肩台，非贵金属铸造全冠颈部肩台宽度通常为0.5～0.8mm；贵金属冠的颈部肩台宽度通常为0.3～0.5mm。边缘应连续一致、平滑而无肩台粗糙面和锐边。

5.轴面角预备

消除所有线角，将各个面连成一个整体。

6.精修完成（图7-5）

对上述各个步骤进行检查和精修，以保证全冠的高质量。

注意：活髓牙牙体预备后，为减少对牙髓的各种刺激，在除湿干燥条件下，可在牙体表面涂布一薄层牙本质脱敏剂。

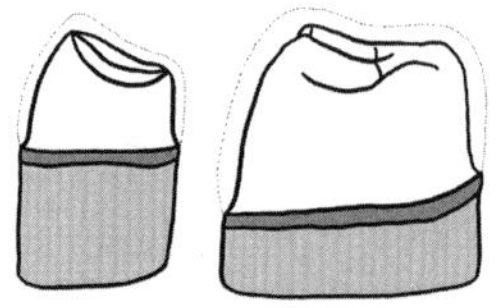

图7-5 精修完成后的模型

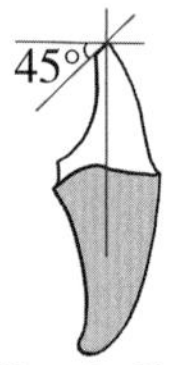

图7-6 前牙切缘牙体预备

（二）烤瓷熔附金属全冠

1.前牙

（1）切缘：预备出1.5～2.0mm的间隙，上颌前牙切缘预备成与牙长轴呈45°且向腭侧形成小斜面，下颌前牙切缘要求同上颌牙，但切缘斜面斜向舌侧。近远中方向与牙弓平行（图7-6）。

（2）唇面：除颈缘外，从牙体表面均匀磨除1.2～1.5mm的牙体组织，但牙冠切1/4向舌侧倾斜10°～15°保证前伸不受干扰，并在牙冠唇面切1/3磨除少许以保证切缘瓷层厚度和透明度。

（3）邻面：除去邻面倒凹，预备出金瓷修复间隙保证颈部肩台预备外，还应保持邻面适当的切向聚合度2°～5°。一侧邻面切割量通常上颌前牙为1.8～2.0mm以上，下颌前牙为1.0～1.6mm。但有时牙冠的近远中径较小时，也可设计成邻面无瓷覆盖，在颈部预备出0.3～0.5mm肩台，并保持肩台以上无倒凹，切向聚合2°～5°，邻面可相应减少切割量。

（4）舌面：根据设计舌侧若不覆盖瓷，只预备出金属的修复间隙并保证颈部肩台及肩台以上无倒凹。若设计金瓷层覆盖则要求在保证金属厚度的基础上增加瓷层的空隙。通常舌侧预备均匀磨除0.8～1.5mm。但颈1/3部应保持2°～5°切向聚合的颈圈，以增加全冠的固位力。

（5）唇面颈部肩台的外形要求：唇面及邻面的预备修复体的边缘一般放在龈下0.5～0.8mm的位置。金-瓷冠特别重视美观性，边缘形态要在考虑到会话、微笑时能见到的范围、龈缘的厚度和颜色及牙的部位等因素加以选择，常用的主要有肩台型、凹槽型等形式（图7-7）。

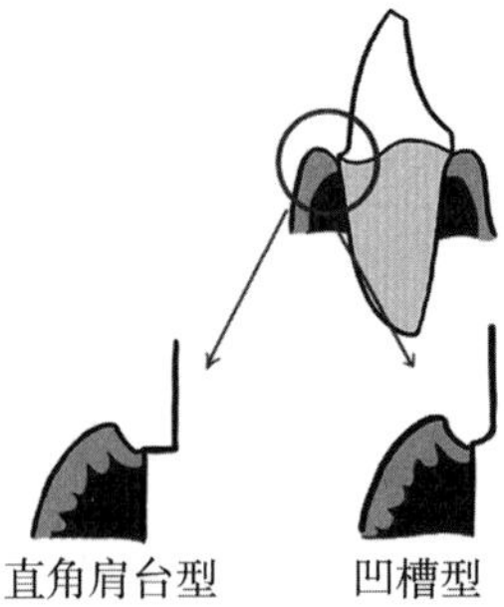

图7-7 金属烤瓷冠常用唇侧颈缘形态

2.后牙

前磨牙通常设计为瓷覆盖，𬌗面降低厚度2.0mm，磨牙视患者要求或美观需要或为瓷覆盖或为部分瓷覆盖，根据修复设计降低牙面的高度也不同。颊舌侧及邻面颈缘肩台0.8～1.0mm。牙面在牙尖交错位、前伸𬌗、侧方𬌗时各牙尖嵴和斜面，特别是功能尖应保证足够的修复间隙。

3.金属基底的基本要求

金属基底的目的是帮助烤瓷冠承受咬合压力，防止在受力时发生瓷裂。但金属基底同时也带来了颈部美观性、金-瓷结合等多方面的问题。

（1）金属表面不能有锐角、锐边，表面要形成光滑曲面，防止应力集中导致瓷裂。

（2）设计成瓷能将金属全部包绕的形态，可增强金瓷结合强度，防止切缘部瓷裂。

（3）尽可能保证瓷层厚度一致。

（4）完成线应保证金属支撑面积，使金瓷呈对接形式，保证完成线部的瓷强度，防止遮色瓷从此处暴露。

（5）完成线处容易发生强度问题，金-瓷结合部应避免放在与对𬌗牙相接触区。

（6）金属基底应尽可能厚一些。

（三）全瓷冠

（1）确保全瓷冠各个部位厚度均匀，切端或𬌗面为1.5～2.0mm（通常玻璃基全瓷冠切端为2.0mm，氧化铝或氧化锆基全瓷冠为1.5～2.0mm），唇舌面为1.0～1.5mm，邻面≥1mm。

（2）修复体边缘的设计不仅影响修复体自身的边缘强度，同时还影响着𬌗力作用下边缘区的应力分布，肩台的形态和修复体的边缘厚度是其中两个重要的因素。全瓷冠牙体预备为直角肩台或浅凹型肩台，宽0.8～1.0mm，内线角圆钝。玻璃基类全瓷冠受到强度限制，边缘应设计为直角型或凹槽型，氧化铝或氧化锆基全瓷冠可设计为肩台型或凹槽型。

（3）咬合接触区应设计在远离冠边缘和有基牙牙体硬组织支持的部位。

（4）预备后的基牙应在各颌位均有足够的修复体空间，避免修复后可能形成前伸和侧方𬌗干扰，尽量设计为多牙接触或形成组牙功能𬌗。

四、修复后常见问题的处理原则

（一）疼痛

1.过敏性疼痛

（1）修复体粘固后过敏性疼痛。①患牙若为活髓牙，在经过牙体磨切后，暴露的牙本质遇冷热刺激会出现牙本质过敏现象；②若牙体预备时损伤大，术后未采取保护措施，牙髓常常充血处于激惹状态；③粘固时的消毒药物刺激、戴冠时的机械刺激、冷刺激加上粘固剂选择不当致使其中的游离酸刺激，会引起患牙短时疼痛。以上原因导致的过敏性疼痛待粘固剂充分结固后，疼痛一般可在短时间内自行消失；④若粘固后牙较长时间内持续疼痛，并未自行缓解，说明牙髓受激惹严重，或可发展为牙髓炎，应随时观察，必要时应取下修复体进行保护牙髓安抚处理。若出现牙髓症状时则需要做牙髓治疗或根管治疗，往往需拆除修复体。

因此，在粘固前，应对患牙牙髓状态有一个预估。活髓牙预备体必须戴暂时冠，永久性粘固时应选择牙髓刺激性小的水门汀，细心操作，减小对牙髓的损害。

（2）修复体使用一段时间之后出现过敏性疼痛。①继发龋：牙体预备时龋坏组织未去净、未做预防性扩展，需拆除修复体，牙体治疗后重新修复；②牙龈退缩：修复时牙龈有炎症、水肿或粘固后牙龈萎缩造成牙本质暴露，需脱敏治疗；③水门汀脱落或溶解、修复体不密合、松动、水门汀性能差或粘固操作不良，需添加水门汀材料重新封闭修复体边缘，必要时拆除重新修复；④金属修复体对殆存在异种金属，接触时产生微电流对牙髓刺激等，需改行其他类型的修复体。

2. 自发性疼痛

粘固后短期内出现的自发性疼痛多由于牙体切割过多，粘固前未戴临时冠，未做牙髓安抚治疗等引起的牙髓炎，牙髓炎引起的自发性疼痛因修复体覆盖不易定位，应仔细检查修复体有无松动、破损、缝隙及障碍等诱发因素，再做牙髓温度测试和活力试验，必要时可辅助X线检查。明确诊断后再决定拆除修复体还是暂时在修复体上局部打孔开髓，待完成牙髓治疗后再拆除重新制作修复体。

修复体戴用一段时间后出现的自发性疼痛多由于继发龋引起的牙髓炎，处理方法同上。修复前根尖周疾患未完全控制者需拆除修复体重新根管治疗。咬合创伤引起的牙周炎或根尖周炎应仔细调殆观察。对于牙周炎或根尖周炎，可通过X线片检查确诊后，根据病因做相应治疗。

3. 咬合痛

参见桩核冠修复。

（二）食物嵌塞

参见桩核冠修复。

（三）龈缘炎

参见桩核冠修复。

（四）修复体松动、脱落

参见桩核冠修复。

（五）修复体破裂、折断、穿孔

参见桩核冠修复。

（六）金属烤瓷冠常见问题的预防及处理

1.色彩问题

（1）比色出现的问题有色相、色度或明度的不匹配，主要原因及常用预防措施为：①比色环境未满足要求：应严格按照比色要求净化比色环境；②比色时间、取光方向有误：应尽量选择规定时间和比色光线要求比色；③比色者视觉误差：避免在色盲、色弱及视觉疲劳情况下比色；④色标误差：选择与所使用瓷粉相一致的比色色标；⑤色彩再现有误：比色记录不准，比色结果传递失误，烤瓷修复体制作技术问题。

（2）质感和透明度异常，其主要原因及常用措施为：①色彩呆滞：金属基底过厚，未按照分区比色，分区筑瓷等，应严格控制金属基底厚度，保证瓷层的足够厚度，采取分层分区比色、选瓷、筑瓷，瓷粉烧结时防止因产生气泡而形成明度过高；②透明度低：瓷层过薄，如牙体预备切割量不足，金属基底过厚，遮色瓷过厚，牙体唇舌径过薄，烧结次数过多，上釉时未有效矫正等。

2.瓷崩裂

主要原因：

（1）内冠或冠桥支架设计、制作不合理：金属基底冠表面形成尖锐棱角或粗糙面，造成应力集中点；金属铸件过薄不足以支持瓷层；金瓷衔接部与对𬌗牙有咬合接触；瓷层过厚而无金属支持。

（2）金属处理及烤瓷不当：金属基底冠或冠桥支架表面污染；预氧化处置不当造成氧化层过厚或过薄；反复烧结引起金瓷的理化性能改变；瓷粉与金属热膨胀系数不匹配；烤瓷烧结时的冷却速度不当。

（3）咬合问题：切端、𬌗面瓷层有咬合早接触点；咬合紧、𬌗力大；夜磨牙症者；患者的不良咬合习惯。

（4）临床因素：牙体预备时牙体的磨除量过少、厚度不均；牙体预备后牙体倒凹未去除；试戴或粘固时用力过大。

修补措施：

（1）脱落瓷片复位后若能与瓷层折断处完全吻合，可直接复位黏接修复。

（2）难以符合直接粘固修理的要求者，可制作瓷饰片进行黏接修复，但制作工序复杂，精度要求高，一般多用于桥体瓷折裂的修复。

（3）可见光固化复合树脂颜色选择多，操作简便、效果好，尤其适用于脱落瓷面不光滑的小范围缺损。首先应彻底清洁瓷层断裂面并用喷砂法或砂石进行粗化处理，亦可在暴露的金属表面磨出沟、倒凹等固位形，其中喷砂效果最好。粗化后再用

5%～10%氢氟酸或用1.23%氟化磷酸将断裂面酸蚀40～60秒，清水洗净，气枪吹干。金属或烤瓷表面硅烷化，增加树脂与金属或烤瓷的黏接作用，最后进行复合树脂黏接修复。

4.龈染色问题

金属烤瓷冠修复后容易出现的并发症，表现为龈缘和黏膜组织青灰色或暗褐色。直接原因是金属基底的氧化物渗透到龈组织中，包括金属基底氧化物未清除干净、各种原因引起的腐蚀产生氧化物、龈缘炎症诱发。预防措施如下：

（1）牙体预备保证龈缘肩台有合理厚度和外形。

（2）保证金属基底外形和金属本体的制作质量。

（3）粘固前清除冠内面的氧化物。

（4）选用高质量黏接剂确保黏接质量。

（5）彻底清除多余的黏固料。

（6）及时应用控制龈缘炎的药物，保证口腔清洁。

（7）使用贵金属烤瓷合金。

（8）采用全瓷颈缘，或用瓷层有效遮盖金属基底色。

五、工艺制作要求

（一）金属烤瓷冠的加工制作

1.石膏代型制作

2.基底冠制作

在代型上制作蜡型，经耐火包埋料包埋后，放于炉内去蜡。选择合适金属铸造，打磨修形，完成金属基底冠制作。

3.金属基底冠上瓷前处理

金属基底冠表面喷砂、排气、预氧化等提高金属和陶瓷结合强度。

4.上瓷

使用选定颜色的瓷粉与水调拌成瓷浆，分层堆积至金属基底冠上，形成牙冠形态，在烤瓷炉内按预定程序烧结。

5.修形、上釉、完成

调磨烧结完成的烤瓷冠外形并在模型上就位，检查邻接、咬合关系及形态，全部合适后对烤瓷冠进行上釉处理，完成烤瓷冠制作。

6.对烤瓷合金和瓷粉的要求

（1）烤瓷合金与烤瓷粉应具有良好生物相容性。

（2）两种材料应具有适当的机械强度和硬度，在正常䂮力和功能情况下不致变形和磨损。烤瓷合金应具备较高的弹性模量，铸造性能好，收缩变形小，并具有良好润湿性，以便与瓷粉牢固结合。

（3）两者的化学成分应各含有一种以上的元素，在烤瓷炉熔融时发生化学变化，促使两种材料能紧密地结合成为一个整体，实现化学结合。

（4）烤瓷合金与烤瓷粉的热膨胀系数应在一定的范围内严格匹配。

（5）烤瓷合金的熔点应大于烤瓷粉的熔点。烤瓷合金熔点范围为1150～1350°C。烤瓷粉采用低熔瓷粉，其熔点为871～1065°C。合金的熔点必须高于瓷粉的熔点170～270°C，以防止在金属基底上熔瓷时金属基底熔融或变形。

（6）各类烤瓷粉的颜色应具有可调配性，且色泽长期稳定不变。

（二）全瓷冠的制作工艺

1.常规粉浆涂塑工艺

将瓷粉与蒸馏水按一定比例调拌成浆状，涂塑在铂箔基底或耐火代型上，经过高温烧结制成全瓷冠。制作的全瓷冠强度较低，技术敏感性高，但美学效果好，多用于美容性瓷贴面的制作。

2.粉浆涂塑玻璃渗透工艺

采用粉浆涂塑技术将精细的瓷粉与专用液混合形成粉浆，用小毛笔涂塑在特殊的石膏代型上，代型上的孔隙能够经毛细管作用虹吸了粉浆中的水分，使涂塑体致密，然后将其连同代型一起于高温下烧结，通过烧结使瓷粉颗粒表面初步熔接，形成一个稳定的立体多孔的陶瓷基底冠初胚。随后于高温下将熔融的镧系玻璃经毛细管作用渗入瓷粉颗粒之间的孔隙中，填补瓷粉颗粒的间隙，从而使机械性能获得大幅提高，透光性和颜色也得以改善，基底冠制作完成后再使用热膨胀系数与之匹配的饰面瓷材料涂塑、烧结完成全瓷冠的制作。

3.铸造全瓷工艺

首先在高温（1350～1400°C）下将富含S_i0_2和K20的玻璃熔化，通过失蜡技术铸造成形，制成全瓷冠最终外形或基底冠的，此时的材料呈一种非结晶结构体的玻璃态，强度较差，因此需要在特定温度下进行结晶化热处理，随着玻璃中的成核及结晶生长，原有的玻璃态结构丧失，形成玻璃相与结晶相同时存在的玻璃陶瓷，强度大幅增加。随后，对直接形成最终外形的全冠进行着色和上釉处理，铸造玻璃陶瓷的美学性能良好，但修复体的制作费时、复杂，技术敏感性高，并且其强度欠佳，临床远期修复失败率高，因此应用已越来越少。

4.热压铸瓷工艺

又称注射成形全瓷材料，采用失蜡法技术，先用蜡制作并完成蜡型，然后用磷酸盐包埋料包埋，在电熔炉中除蜡，与瓷锭一同升温至850°C，然后将瓷锭放入型腔浇铸口，再放入铸瓷机中，升温至1075°C或1180°C，在自动压力炉预热20分钟后，经过氧化铝瓷棒压铸将软化的瓷锭注射或压铸到蜡型空腔中成形，迅速冷却切割铸道，打磨，再进行染色或烧结饰面瓷等技术操作后，完成修复体。热压铸瓷修复体是临床较为常用的一个全瓷种类，其美观性能在众多全瓷产品中尤为突出，目前被广泛应用于前牙的牙体缺损修复和美学修复。

5.计算机辅助设计与计算机辅助制作技术

是指将数学、光电子技术、计算机信息处理技术和自动控制机械加工技术相结合用于修复体制作的一种工艺。CAD是指借助计算机硬件和软件进行各种修复体的设计；CAM是指由计算机控制的数控加工设备，如数控车床、铣床以及3D打印机等自动加工制作修复体的技术。CAD/CAM技术目前已被广泛应用于全瓷修复体的设计制作，具有标准、高效、可集约化生产的诸多优点。

第六节　固定桥修复

固定局部义齿又叫固定义齿、固定桥。它是修复牙列中一个或几个缺失牙的修复体。靠黏接剂或固定装置与缺牙两侧预备好的基牙或种植体连接在一起，从而恢复缺失牙的解剖形态与生理功能。从义齿分类上它属于局部义齿一类，由于这种修复体患者不能自由摘戴，故简称为固定义齿，又由于它的结构很像工程上的桥梁结构，也简称为固定桥。

一、适应证

（一）缺牙的数目

（1）一个或两个缺失牙，两个桥基连续缺失≤2颗牙。牙适宜支持一个或两个缺失牙的桥体。

（2）若缺失牙在两个以上，为间隔缺失。

（3）若前牙的咬合力不大，中切牙和侧切牙累加达到3～4个时，只要尖牙条件好，也可以设计前牙固定桥。

（二）缺牙的部位

（1）牙列的任何部位缺牙，只要缺牙数目不多，基牙条件符合要求，都可用固定义齿修复。

（2）对后牙末端游离缺失的患者，若用单端固定桥修复，容易造成基牙牙周组织损伤。

（3）若第二磨牙游离缺失，对颌为黏膜支持式可摘义齿，因基牙条件好，也可采用单端固定桥修复，第二前磨牙和第一磨牙为基牙，即56带7。

（三）基牙的条件（表7–5）

1.牙冠（与固位关系有关）

临床牙冠高度应适宜，形态正常，牙体组织健康。

2.牙根（与支持关系有关）

牙根应长大、稳固，多根牙的支持最好，不应存在病理性松动（Ⅰ度松动以内）。

3.牙髓

活髓最佳，如系牙髓有病变的牙，应进行完善的牙髓治疗。

4.牙周组织

牙周支持组织无炎症，如有牙槽骨吸收，应不超过根长1/3。

5.基牙的位置

要求基牙的轴向位置基本正常，无过度的倾斜或扭转错位，不影响固位体的制备及基牙间的共同就位。基牙倾斜应小于30°（或小于25°）。

表7–5　基牙的条件

基牙的条件	要求
牙冠一固位	牙冠高、外形好、固位好
牙根一支持	长、粗、多根、无吸收
牙髓	活髓最佳
牙周组织	无炎症，如有吸收，不超过1/3
基牙的位置	基牙倾斜小于30°（或小于25°）

（四）咬合关系

（1）缺牙区的咬合关系基本正常，对颌牙无伸长，邻牙无倾斜。

（2）若缺牙时间过长，引起咬合关系紊乱，致使下颌运动受限者，一般不宜采用固定桥修复，但若通过调整咬合关系正常仍可考虑固定桥修复。

（3）缺牙区咬合接触过紧，一般不宜采用固定义齿修复。

（五）缺牙区牙槽嵴

（1）缺牙区伤口愈合　一般在拔牙后3个月，制作固定义齿。

（2）缺牙区牙槽嵴吸收　缺牙区的牙槽嵴吸收过多，修复前一般需要进行牙槽嵴重建或对桥体进行特殊设计（后牙卫生桥）。

（六）年龄

一般为20～60岁，高龄不是禁忌证，年轻恒牙要考虑牙萌出高度，稳定性。

（七）口腔卫生

患者口腔卫生情况差，必须进行牙周洁治，嘱咐患者保持口腔清洁卫生，否则不宜做固定义齿。

（八）余留牙情况

如余留牙有重度牙周病或严重龋坏，根尖周有病变，患牙无法保留。

二、设计原则

（一）恢复形态和功能的原则

固定义齿的修复应该最大限度地恢复缺失牙的形态和功能。固定桥作为一种修复体应能恢复缺失牙的形态、咀嚼及发音等功能，恢复牙颌系统功能的完整性。尽可能恢复缺失牙的形态和功能，是设计的重要原则之一。对于前牙而言，美观和发音功能很重要，固定桥要恢复其良好的外观，从固位体的设计，到桥体的设计，以及修复材料的选择等方面都应把恢复美观功能放在重要的位置。例如，固位体的设计可视患者的条件采用美观的桩冠或全冠设计，而少采用3/4冠设计，在材料方面尽可能使用具有良好美观效果的陶瓷修复材料。对于后牙而言，咀嚼功能是最为重要的，设计的固定桥要考虑能提供足够的咀嚼效能，无论是固位体还是桥体均应与对殆牙有良好的接触。为保证良好的咀嚼功能，固定桥的设计还要考虑有足够的强度。

（二）保护基牙及口腔组织健康的原则

固定义齿修复的设计必须遵循生物力学基本原则，能够长期保护基牙和口腔组织的健康。基牙是固定桥的基础，基牙的健康是固定桥存在及行使功能的重要前提，不合理的固定桥设计往往首先导致基牙及其牙周组织的损伤而使修复失败。因此，保护桥基牙并维持其长期健康是固定桥设计必须遵循的原则。

保护桥基牙应从基牙的牙体、牙髓和牙周组织三方面来考虑。在基牙上设计固位体时，要根据基牙的形态及修复体所要求的固位力和支持力选择固位体的种类，尽可能保留牙体组织。固位体的设计应尽可能减少继发龋的发生，以保持其牙体组织的长期健康。同样固位体的设计也应尽可能保持正常的牙髓活力，尤其是年轻患者，牙的髓腔较大，在设计时更应注意对牙髓的保护。桥基牙的牙周组织健康对保证修复体长期存在并行使功能是非常重要的，应该按照生物力学的原则进行设计，以保证桥基牙在功能活动中不受损害，维护基牙的健康，预防疾病发生，延长固定桥的使用寿命。此外，修复体的外形应该有利于自洁，对牙龈组织有功能性按摩作用，以促进基牙的牙龈和牙周健康。固定桥的设计还必须在材料选择等方面认真考虑，选择具有良好生物安全性的材料，对口腔软硬组织不产生生物、机械和化学的不良刺激。

（三）维护患者身心健康的原则

首先，口腔咀嚼系统的健康对维护全身健康十分重要，口腔修复的重要目的之一是修复缺损，重建口腔咀嚼系统的完整功能，促进患者的营养摄入，有利于全身健康。此外，美观、舒适的固定义齿可以使患者心情愉悦，信心倍增，生活质量提升。口腔固定修复体一经安装，便长期固定在患者口中，这就要求义齿具有良好的生物安全性和长期稳定的理化性能，不能给患者的健康造成不良影响。这不仅仅是局部的简单修复，而是关系到患者心理和生理整体健康的治疗。

（四）严格把握适应证

把握好固定桥修复的适应证，是关系到修复是否成功的首要前提。固定义齿修复的广泛应用，反映了口腔修复的发展和口腔修复水平的提高，但另一方面，要防止各种目的下的固定修复滥用和不良的固定修复。固定义齿修复需要付出磨除较多牙体组织的代价，固定修复的不当应用，带给患者的可能是无法弥补的伤害。在临床实践中，需要正确对待患者对固定修复的要求，既与患者充分沟通交流，同时要坚持原则，把握好适应证。

只有遵循了固定义齿设计的基本原则，才能做出合理的修复设计，最大限度避免不良设计和不良修复体带给患者的损害。

三、修复要求

（一）固位体设计

固位体是固定桥中将桥体连接于桥基牙上的部分，它借黏接剂固定在桥基牙上。固位体能抵御各种外力，并将外力传递到桥基牙及其支持组织上，同时保持本身的固定，不至于因外力而松动脱落，这样才能很好地发挥固定桥的功能。因此，它是固定桥能否成功的重要因素之一。

1.固位体设计的一般原则

（1）有良好的固位形和抗力形，能够抵抗各种外力而不至于松动、脱落或破损。

（2）能够恢复桥基牙的解剖形态与生理功能，前牙还应美观。

（3）能够保护牙体、牙髓和牙周组织的健康，预防口腔病变的发生。

（4）能够取得固定桥所需的共同就位道。

（5）固位体材料的加工性能、机械强度、化学性能及生物相容性良好：经久耐用，不易腐蚀和变色，不刺激口腔组织，无毒性。

2.固位体类型

固位体一般分为3种类型，即冠外固位体、冠内固位体与根内固位体。

（1）冠内固位体：即嵌体固位体，因其固位力差，外形线长，容易产生继发龋。对活髓牙来说，嵌体洞形的预备因需要一定的深度易伤及基牙的牙髓；对死髓牙而言，嵌体起不到应有的保护作用，因此目前临床上已很少采用嵌体作固位体。

（2）冠外固位体：包括部分冠与全冠，这是固定桥采用最多，也较理想的一种固位体。其固位力强，能较好地保护桥基牙牙体组织，适应范围广。

部分冠切磨牙体组织比全冠少，其固位力比嵌体强。前牙3/4冠暴露唇面，可选作前牙固位体，但固位效果和美观效果有时难以兼顾，目前应用较少。金属3/4冠也可作后牙固位体，特别是前磨牙。对于某些倾斜基牙，部分冠更易取得共同就位道。

全冠固位体因为覆盖桥基牙的各个牙面，其固位力最强，对桥基牙短小，缺失牙多，桥体跨度长，承受力大者，全冠是最适合选用的固位体。全冠固位体对于无牙髓活力的桥基牙还有保护作用，并能同时修复基牙的缺损。铸造金属全冠因其金属的颜色对美观会有影响，所以主要用作后牙固位体；前牙与前磨牙应用较多的是金属烤瓷全冠固位体和全瓷全冠固位体，美观效果好。

（3）根内固位体：即桩冠固位体。其固位作用良好，能够恢复牙冠外形，符合美观要求。根内固位体主要用于经过完善根管治疗的死髓牙。对于某些牙位异常，且没有条件做正畸治疗的患者，可通过根内固位体改变牙的轴向，以此增进美观。目前，根内固位体一般与全冠固位体联合使用，即将根内固位体做成桩核，再在桩核上制作全冠固位体，这样，可更容易获得共同就位道。

3.固位体的固位力

固位体与单个牙修复体不同，它要承担比单个牙修复体更大的力，且受力的反应也与单个牙不同，故要求更大的固位力。固位体固位力的大小，取决于桥基牙的条件、固位体的类型及牙体预备和固位体制作的质量。

（1）基牙形态对固位力的影响：由于通常采用冠外固位体，只要基牙的牙冠长大、牙体组织健康、咬合关系正常者，能够获得较大的固位力。反之，牙冠短小、畸形、牙体组织不健康或牙体组织缺损，都可以影响其固位力。在此情况下，应选择固位力较大的固位体，如全冠固位体。对于根内固位体，牙根粗长、牙体组织质地坚实的基牙，能够获得较大的固位力。

（2）固位体的类型对固位力的影响：固位体的类型对固位力的影响很大，一般情况下，全冠的固位力大于部分冠，部分冠的固位力大于嵌体。在选用部分冠作固位体时常需要加辅助固位形以增强固位力，如切沟、邻轴沟、针道等。嵌体的固位效果最差，在需要时，也应考虑增加辅助固位形，或采用嵌体冠，以满足固位和抗力的需要。根内固位体由于桩核的种类较多，其固位力的大小也不同，通常铸造金属桩核的固位力较成品桩核的固位力更大。

（3）固位型的预备对固位力的影响：全冠固位体的固位力与基牙轴面的𬌗向聚合度有关，基牙牙体预备时，如果𬌗向聚合度过大，固定桥容易发生向脱位。为保证固位体有足够的固位力，又有利于固定桥的戴入，在所有基牙的轴壁彼此平行的前提下，要求聚合度不超过6°。铸造3/4冠的固位力比全冠小，可增加邻面轴沟以加强固位，邻面轴沟应有一定的长度和深度，沟壁清晰。嵌体固位体的固位力较差，要求洞形有一定的深度，点角和线角清晰，洞轴壁的龈向聚合度宜小，必要时增加辅助固位形，或采用高嵌体固位体的形式。

（4）双端固定桥两端的固位力应基本相当：双端固定桥两端桥基固位体的固位力

应基本相等，若两端固位力相差悬殊，则固位力弱的一端固位体易松动。当一端固位体松动，而固位力强的另一端固位体依然稳固时，患者不易察觉，其后果往往是松动端桥基牙产生继发龋，甚至损及牙髓。而稳固端基牙的牙周组织往往也受到损害。因此，固定桥两端的固位力应基本相等，若一端固位体的固位力不足时，首先应设法提高固位力，必要时增加桥基牙，以达到与另一端固位体的固位力相均衡。

单端固定桥的固定端承担了全部𬌗力，且由于较大的杠杆力作用，对固位体的固位力要求很高，应特别重视。

（5）固位体的固位力大小应适合固定桥的需要：固位体固位力大小设计应与𬌗力的大小、桥体的跨度及桥体的弧度相适应，桥体跨度越长、弧度越大、𬌗力越大者，要求固位体的固位力越大，必要时可增加基牙以增加固位力。此外，固定桥的刚度越小，变形性越大，对固位体的固位力要求越高。

4. 固位体的就位道

在选择固位体时，必须考虑各固位体之间应有共同就位道。一般而言，获得共同就位道的难度以全冠固位体最大，部分冠次之，嵌体最小。在使用根内固位体时，如果直接用桩冠作为固位体，因其易受根管方向的限制，很难通过桩道预备的方式与其他基牙求得共同就位道，此时可先做桩核，当其固定在根管内以后，再于核上设计制作全冠固位体，更容易取得共同就位道。当一端基牙颊舌向倾斜，全冠固位体不易求得共同就位道时，可将倾斜端的固位体设计为部分冠，将牙冠倒凹大的一面做适当的暴露。

5. 固位体的边缘设计

对于全冠固位体而言，边缘即颈缘，其伸展的范围视桥基牙的条件和修复体对固位力要求的大小而定。对于牙冠短小的基牙，固位体的边缘应尽可能向根方延伸，增加固位力，但不能损伤牙周组织。对于牙颈部明显缩小，或牙周萎缩的基牙，全冠固位体边缘的延伸意味着要磨除较多的牙体组织，如果牙冠比较长，则宜设计成龈上边缘。对于前牙来说，烤瓷固位体的唇面一般要延伸至龈缘下，以保证美观的效果。部分冠的边缘线在前牙不能伸展到唇面，以免影响美观。冠内固位体的边缘应延伸到自洁区。

6. 固位体对基牙的修复和保护

（1）若桥基牙有缺损或畸形，在设计固位体时应一并修复，若牙冠已有充填物，固位体应尽量将其覆盖。

（2）固位体的设计应保护基牙，冠内固位体则应该注意牙面的扩展，适当降低牙尖高度，并将其覆盖，从而避免发生牙尖折裂。此外，全冠固位体虽能有效地保护基牙的牙体组织，但在某些情况下，需要与根内固位体联合应用，如没有牙髓的前牙及前磨牙，在全冠修复的牙体预备后，其颈部牙体组织很脆弱，尤其是有楔状缺损的牙，修复体及基牙易从牙颈部发生折断。因此，全冠固位体修复前在髓腔用桩加强是很重要的。应用断面较低的残根作为基牙时，固位体在颈部应对残根有紧箍的保护作用，以防止残根的纵折。

7. 固位体的美观要求

前牙的固定桥修复，美观是很重要的，因此对固位体及整个修复体的材料和设计都有一定的要求。目前，多以金属烤瓷或全瓷固定桥修复前牙缺失，多采用全冠固位体，固位效果好，美观，坚固耐用，不仅可以较好地修复缺失牙，对桥基牙的颜色、外形、排列等都可加以改善。

8. 特殊桥基牙的固位体设计

（1）基牙牙冠严重缺损的固位体设计：此类牙多为死髓牙或残根，只要缺损未深达龈下，牙根稳固，应尽量保留。首先进行彻底的根管治疗，用桩核恢复缺损的牙冠，再在其上制作全冠固位体（图 7-8）。

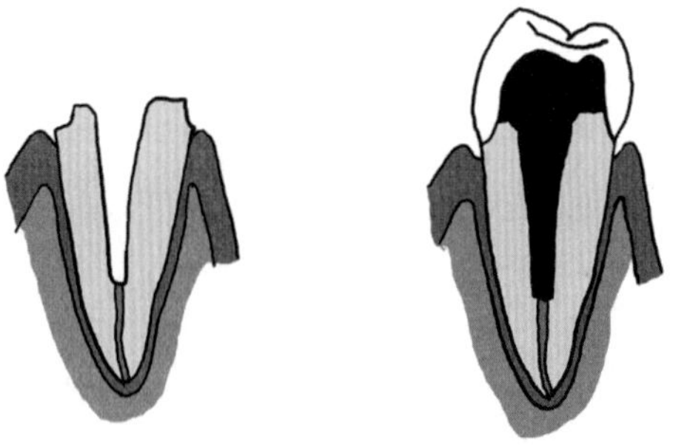

图 7-8　根内固位体和冠外固位体的联合应用

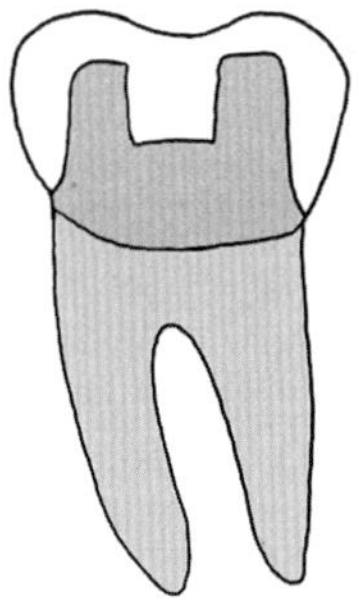

图 7-9　嵌体冠固位体

（2）基牙牙冠严重磨耗的固位体设计：在临床上常见患者的牙因磨耗变短，如果做常规的全冠牙体预备，𬌗面磨除后则会使牙冠变得更短，固位力下降。对于这类牙的处理有两种方法，如果是活髓牙，可只预备各轴面，设计制作不覆盖𬌗面的开面冠，但这类固位体要求有性能良好、不易溶解的黏接剂。如果基牙是死髓牙，经过根管治疗后，可从𬌗面利用髓腔预备箱状洞形，设计成嵌体冠固位体，利用箱状洞形增加固位力（图 7-9）。

（3）倾斜基牙的固位体设计：对于无条件先用正畸治疗复位的倾斜基牙，可以改变固位体的设计，以少磨除牙体组织为原则来寻求共同就位道。如临床上常见下颌第一磨牙缺失后久未修复，造成第二磨牙近中倾斜移位。当倾斜不很严重时，在牙体预备前仔细检查设计，使倾斜牙与其他桥基牙一同按最适合的共同就位道进行预备，其原则是不损伤牙髓，尽可能少磨除牙体组织。如做全冠固位体牙体预备时，因为牙的倾斜，其近、远中的垂直轴面都较短，即使在远中面向龈方延伸，固位作用仍有限，而且易在龈端形成台阶。此时可做成不覆盖远中面的改良 3/4 冠固位体，在颊、舌侧轴面预备出平行轴沟，以增强固位。

如果磨牙倾斜比较严重，还可设计为套筒冠固位体。其方法是，先按倾斜牙自身的长轴方向进行牙体预备，制作内层冠，将内层冠的外表面做成与其他桥基牙有共同就位道的形态，最后按常规完成固定桥。先粘固内层冠，再粘固固定桥。固位体（即外层冠）的边缘不必伸至龈缘，因内层冠已将牙齿完全覆盖。当然，有时出于美观需要，也要求外层冠覆盖到龈缘。

近年来，由于黏接技术的迅速发展，对于严重倾斜的桥基牙已有采用少磨牙体组织的黏接固定桥予以修复，即采用金属翼板固位体，由颊舌方向分别就位，并与桥体𬌗面部分组合而成。但这类黏接桥需拓宽足够的邻间隙，才有利于自洁作用。

（二）桥体设计

桥体是固定桥恢复缺失牙形态和功能的重要部分。桥体的设计是否恰当，不仅关系到修复后的功能恢复，还会影响到牙颌系统的健康。

1. 桥体设计的基本要求

（1）能够恢复缺失牙的形态和功能，维护牙弓的完整性。

（2）具有良好的自洁作用，有易于清洁的外形和良好的光洁度，符合口腔卫生要求。

（3）具有足够的机械强度，材料化学性能稳定，经久耐用，有良好的生物安全性。

（4）形态色泽美观，舒适。

（5）桥体𬌗面大小和形态应与基牙的支持和固位力相适应。

（6）桥体龈面大小适宜，接触式桥体应与黏膜密合而不压迫黏膜；悬空式桥体要便于清洁。

2. 桥体的类型及选择

根据桥体所用材料不同可分为以下几种。

（1）金属桥体：桥体用金属铸造而成，与固位体一并制成金属固定桥。这种金属固定桥机械强度高，桥基牙磨除的牙体组织相对较少，经高度抛光后表面光洁，感觉舒适。其缺点是不美观，故只能适用于比较隐蔽的后牙固定桥，特别适宜于后牙区失牙间隙缩小或𬌗龈距离小的情况，也适用于基牙牙冠较短的病例。虽然其适用范围小，但在某些情况下仍不失为一种较好的选择。

（2）非金属桥体：主要有全树脂和全瓷桥体，与固位体一并制成全树脂或全瓷桥。树脂材料硬度低，易磨损，化学性能不稳定易变色，易老化，一般只用作暂时性固定桥，其优点是成本低，制作方便，可在戴用永久性修复体之前一定程度恢复缺失牙的形态和功能。目前已有一些新型树脂材料投入临床应用，可以制作半年左右相对较长期的固定桥修复体。全瓷固定桥硬度大，化学性能稳定，生物相容性良好，美观，舒适。随着口腔材料研究的进展，陶瓷材料的强度，特别是韧性得到很大程度的提高，无论是前牙还是后牙，全瓷固定桥已较广泛地用于临床。

（3）金属与非金属联合桥体：以金属-烤瓷桥为主，是目前应用最广泛的一种桥体形式。金属部分可增加桥体的机械强度，并加强桥体与固位体之间的连接。桥体的非金属部分能恢复与天然牙相协调的形态和色泽，满足美观的要求。由于这种桥体兼有金属与非金属的优点，故在临床上广为采用。分为：①金属-烤瓷联合桥体：对前、后牙的固定桥修复都适用。目前应用最广的是烤瓷熔附金属桥体，方法是先铸造桥体的金属基桥架和固位体，再于其表面熔附烤瓷。②金属与树脂联合桥体：既可用于前牙桥，也可用于后牙桥，但在烤瓷固定桥广泛应用的今天，金属-树脂联合桥体的使用正逐渐减少。其制作方法是，先制作桥体的金属基底桥架，并与固位体相连接。再用树脂恢复桥体的唇、颊面及其余部分，由于树脂材料有前述的缺点，虽然联合桥体的金属面与金属舌面可增加强度，使其在行使功能时不至于严重磨耗，但唇颊面和树脂的其他暴露部分，仍可被磨损，而不能长期保持美观，树脂自身的使用寿命短，也限制了固定桥的使用寿命。现在的硬质树脂，其性能都较以前的丙烯酸酯树脂有很大改进，光固化树脂及成品硬树脂牙都可应用，但较金属-烤瓷修复体仍有明显不足。

3.桥体形态设计

（1）桥体的龈面设计。桥体的龈面可设计为接触式和悬空式两种，但以接触式为主，悬空式较少采用（表7-6）。①盖嵴式桥体：又称偏侧型桥体，其龈端与唇颊黏膜的一小部分呈线性接触，舌侧呈三角形开放。其特点是接触面积小，食物虽会在舌侧间隙停滞，但设计良好仍可使其自洁作用好。主要用于上前牙牙槽嵴吸收较多者。②改良盖嵴式桥体：又称为牙槽嵴顶型桥体或者改良偏侧型桥体，将唇颊侧的接触区扩大至牙槽嵴顶，即前牙的舌隆突或后牙的舌、腭面延长与牙槽嵴顶接触，其特点是可以防止食物进入龈端，自洁作用好，患者感觉舒适，上、下颌固定桥都可以使用该设计。③鞍式桥体：桥体的龈面呈马鞍状骑跨在牙槽嵴顶上，与黏膜接触范围较大，多用于后牙，如下颌后牙缺牙区槽嵴顶狭窄时。④改良鞍式桥体：由于鞍式接触式桥体自洁作用差，在不影响美观的前提下，为了有利于义齿保持清洁卫生，应尽可能减小桥体龈面与牙槽嵴黏膜的接触面积，使接触面积小于原天然牙颈部的横截面积，改良鞍式桥体的唇、颊侧龈端与牙槽嵴顶接触，使颈缘线的位置与邻牙协调一致，符合美观要求。桥体龈面向舌侧延伸时逐渐聚合，尽量扩大舌侧邻间隙，使食物残渣容易溢出，此种改良鞍式桥体接近天然牙冠外形，美观，舒适，自洁作用好，是一种理想的桥体形式，也是临床采用较多的一种桥体形式。⑤船底式桥体：桥体的龈端与牙槽嵴的接触面呈船底形。特点是容易清洁，但船底式桥体颊侧和舌侧的三角形空隙容易滞留食物，用于下颌牙槽嵴狭窄的病例。⑥悬空式桥体：此种桥体的龈面与牙槽嵴顶的黏膜不接触，且留出至少3mm以上的间隙，便于食物通过而不聚集，自洁作用良好，又称为卫生桥，尽管如此，其龈面仍可有牙垢和菌斑附着，自洁作用并不理想，此外，它与天然牙的形态差异大，美观性差，舌感不适，主要用于失牙区牙槽嵴缺损较大的后牙缺失修复。

表7–6　桥体的龈面设计

分类	定义	适应证
盖嵴式	龈端与唇颊黏膜的一小部分呈线性接触，舌侧呈三角形开放	上颌前牙牙槽嵴吸收较多者
改良盖嵴式	唇颊侧的接触区扩大至牙槽嵴顶	前牙，上下颌固定桥都可用
鞍式	桥体的龈面呈马鞍状骑跨在牙槽嵴顶上	下颌后牙缺牙区牙槽嵴顶狭窄，临床少用
改良鞍式	减小桥体龈面与牙槽嵴黏膜的接触面积，唇、颊侧龈端与牙槽嵴顶接触	后牙，临床多用
船底式	龈端与牙槽嵴的接触面呈船底形	下颌牙槽嵴狭窄
卵圆形	组织面呈卵圆形，同牙槽黏膜的曲度保持一致，顶端正对牙槽嵴顶	拔牙创的愈合阶段
悬空式	龈面与牙槽嵴顶的黏膜不接触，且留出至少3mm以上的间隙	失牙区牙槽嵴缺损较大的后牙缺失修复

（2）桥体的𬌗面设计。桥体的𬌗面是桥体的咬合功能面，即上颌前牙的切和舌面，以及下颌前牙的切嵴和后牙的𬌗面，𬌗面形态恢复是否合理，直接关系到固定桥的咀嚼功能及其对基牙支持力的影响。𬌗面的恢复应从以下几个方面考虑：①𬌗面的形态：桥体𬌗面的形态应根据缺失牙的解剖形态及与对颌牙的咬合关系来恢复，𬌗面的尖、窝、沟、嵴都应与对颌牙相适应，在恢复咬合关系时，咬合接触点应均匀分布，并使接触点的位置在功能尖部位尽量靠近桥基牙面中心点连线，适当降低非功能尖的高度，以减小固定桥的扭力，切忌前伸或侧向的早接触。②𬌗面的大小：咬合面的大小与咀嚼效能有关，也与基牙承担的力大小有关，为了减小𬌗力，减轻基牙的负担，保持基牙健康，要求桥体的𬌗面面积小于原缺失牙的𬌗面面积，可通过适当缩小桥体𬌗面的颊舌径宽度和扩大舌侧外展隙来达到此目的，桥体𬌗面颊舌径宽度一般为缺失牙的2/3；基牙条件差时，可减至缺失牙宽度的1/2，一般来说，若两基牙条件良好，桥体仅修复一个缺失牙，可恢复该牙原𬌗面面积的90%左右，修复两个缺失牙时，可恢复原缺失牙面面积的75%；修复三个相连的缺失牙时，可恢复此三牙原𬌗面面积的50%左右，在临床设计时，这些数值仅作参考，还需结合患者的年龄，缺牙部位，咬合关系等具体情况，灵活应用。减小𬌗力，减轻基牙负担的措施除了减小桥体的颊舌径外，还可以加大桥体与固位体之间的舌外展隙，增加食物的溢出道，减小𬌗面的牙尖斜度等，对于单端固定桥，由于其杠杆力的作用，𬌗面减径以减小𬌗力更是

必要的措施，可在近远中向和颊舌向各减径1/3 ~ 1/2。③固定义齿的船重建：无论是何种牙的修复都会涉及重建的问题，固定桥修复，特别是多个牙单位的长桥修复，船重建是十分重要的，是通过船面整体的位置和形态的设计完成。对于前牙而言，可以通过固定桥修复，建立新的关系，以增进和改善美观等功能，对于后牙而言，可以通过固定桥修复，建立新的曲线和有利的咬合关系。

（3）桥体的轴面设计。桥体的轴面包括桥体的唇面、颊面、舌面、腭面及近远中轴面，桥体轴面应能恢复缺失牙的解剖形态和生理突度。桥体的轴面的设计要求是：①唇颊面和舌腭面的外形和凸度：在恢复缺失牙唇颊面外形时，应参照天然牙的解剖形态特点和缺牙区的具体情况，且符合美观要求，同时，正确恢复唇颊面凸度，在咀嚼运动中，食物的排溢流动对牙龈组织产生生理性按摩作用，如果轴面凸度恢复过小或无凸度，牙龈组织会过多地受到食物的撞击，而凸度过大，会失去生理性按摩作用，食物滞留，不利于自洁；桥体舌腭面虽然对美观的要求不高，但也需要适当的凸度，加大舌外展隙，有利于清洁；单端固定桥体有毗邻牙接触关系时，应与邻牙保持良好的接触；桥体的游离端按常规恢复其邻面外形，保持光洁。②唇颊面的排列位置：桥体的排列位置通常和缺失牙间隙一致，排列出的桥体形态与同名牙相似，与邻牙协调，达到美观的要求。如果缺牙区间隙过宽或过窄，可以采取相应的措施。当缺牙区间隙略大于同名牙时，可通过扩大唇面近远中邻间隙，加大桥体唇面突度，制作轴向发育沟纹等措施，利用视角误差达到改善美观的目的；如果缺牙间隙明显大于同名牙，可酌情添加一较小的人工牙；如果上颌第二前磨牙缺失而缺牙间隙较大，可将桥体颊面的颊嵴向近中移动，使近中面至颊嵴的宽度A’与第一前磨牙的相对应的宽度A相等（图7-10）。当缺牙间隙小于同名牙时，可适当多磨除缺牙区两端基牙的近缺隙面，加宽间隙（图7-11）；也可将桥体适当扭转或与邻牙重叠；或是减小桥体唇向突度，制作近远中向横沟纹，使桥体的大小和形态接近同名牙。如果第二前磨牙的缺隙小于同名牙，可将颊面颊嵴偏向远中，使颊嵴近中颊面的宽度与第一前磨牙相等改善美观（图7-12）。唇颊面的颈缘线：桥体唇颊面颈缘线的位置应与邻牙相协调，才能达到良好的美观效果。如果缺牙区牙槽嵴吸收较多，将桥体按原天然牙的位置排列，让其颈缘与牙槽嵴黏膜接触，桥体牙会显得过长。为了使颈缘线与邻牙协调，可将桥体颈1/3适当内收，加大唇面龈1/3至中1/3的突度，达到对桥体牙形态和美观的要求（图7-13）。③邻间隙的形态：邻间隙的形态影响桥体轴面外形；为了不影响美观，前牙唇侧邻间隙的形态尽可能与同名牙一致；后牙舌、腭侧的邻间隙应扩大，以便食物溢出和清洁；后牙颊侧的邻间隙对美观影响不大，也可适当扩大。

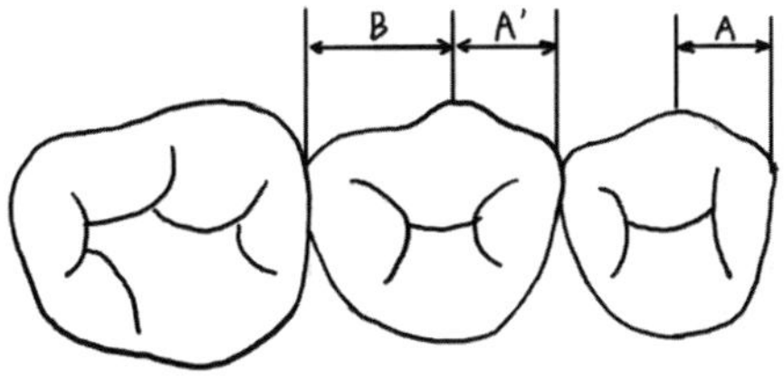

图7-10　第二前磨牙桥体间隙过大的调整

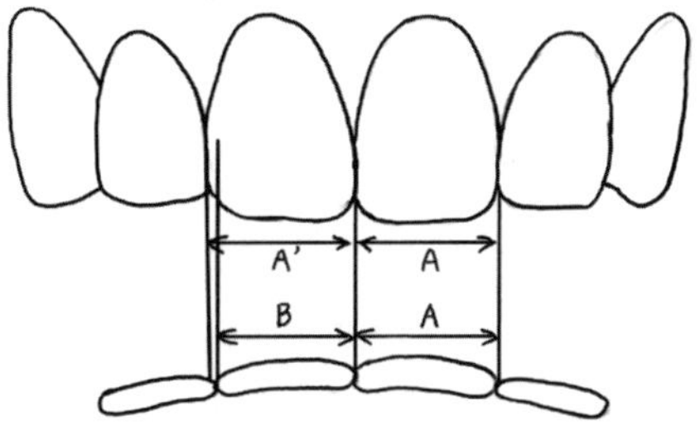

图7-11　上颌切牙间隙过小的调整

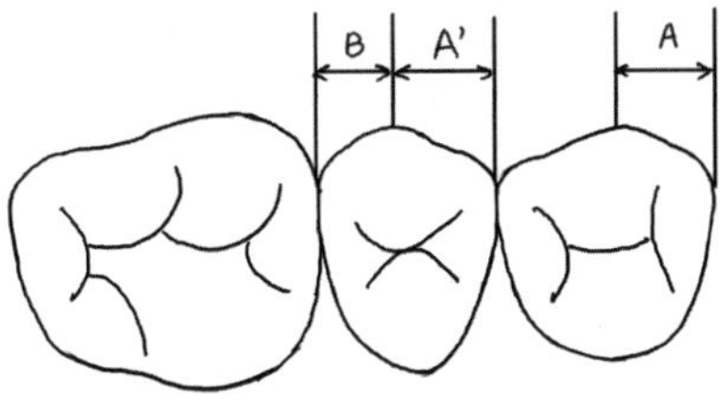

图7-12　第二前磨牙桥体间隙过小的调整

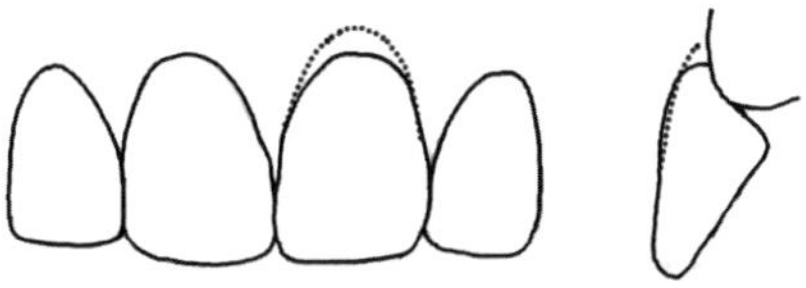

图7-13　前牙桥体龈缘位置的调整

4.桥体的色泽

桥体的颜色、光泽、透明度应该尽量与邻牙和同名牙相接近。对于前牙长桥修复，如前牙的固定桥修复，应该根据患者的性别、年龄、肤色及其他余留牙等确定色泽。应注意在基牙预备之前比色。桥体的色泽受制作材料性能的影响，全瓷桥体、金属烤瓷桥体和金属树脂桥体通过临床比色，分层塑形后，可以满足患者的要求。在患者对美观要求不高，缺牙间隙空间小时，金属桥体可用于后牙缺失病例。

5.桥体的强度

桥体的强度主要是指桥体的抗弯强度。在咀嚼活动中，桥体在𬌗力作用下发生弯曲变形，桥基牙会产生屈矩反应，当屈矩反应大于固位体的固位力时，会使固位体松离桥基牙。当固位体的固位力强大时，过大的屈矩会损伤桥基牙的健康或造成固定桥的破坏。对于烤资固定桥来说，桥体及整个固定桥的支架部分的强度如有不足，受力时发生的变形，可导致崩瓷的发生。因此，需要分析影响桥体强度的因素，采取相应的措施。

（1）影响桥体弯曲变形的有关因素：①桥体的厚度与长度：尤其是桥体的金属𬌗和金属桥架的厚度与长度，与桥体的抗弯强度密切相关；在相同条件下，桥体的弯曲变形量与桥体厚度的立方成反比；与桥体长度的立方成正比。也可以说，桥体的厚度越大，桥体的抗弯性越大；桥体的长度越长，桥体的抗弯性越差。②固定桥支架材料的机械强度：材料的机械强度以材料本身具有的应力极限值来衡量；若材料的应力极限值高，表明该材料的机械强度大，桥体不易发生弯曲变形。③桥体的结构形态：桥体的结构形态对抗弯强度有较大的影响；若桥体截面形态为平面形，比截面为工字形，拱形者更易发生弯曲变形。④𬌗力的大小：桥体的弯曲变形是在𬌗力的作用下发生的，𬌗力是导致弯曲变形的主要原因；没有𬌗力的作用，桥体是不会发生弯曲变形的。

（2）增加桥体抗弯曲变形的措施：①采用具有足够机械强度的材料制作桥体；②对于金属-烤瓷桥体，在不影响美观的情况下，适当增加金属𬌗面或金属桥架的厚度；必要时，后牙可采取全金属桥体，这种情况多见于后牙的失牙区近远中径大或𬌗龈间隙过小的患者；③桥体的金属桥架或金属基底尽可能设计为具有抗弯曲能力的形态，各桥体牙之间、桥体牙与固位体之间的连接部分应具有一定的厚度，并使相连部分形成圆弧形，减小应力集中，以增强抗弯曲能力；④适当减轻𬌗力：𬌗力是引起修复体弯曲变形的重要原因之一，过大的𬌗力，不仅损害基牙的健康，还会引起桥体弯曲变形，甚至破坏固定桥；减轻𬌗力的方法主要是减小𬌗面的接触面积，可采取减小𬌗面颊舌径宽度，扩大𬌗面舌外展隙，加深𬌗面颊舌沟等措施，以达到减轻𬌗力的目的。

（三）连接体设计

连接体是连接桥体与固位体的部分，因连接方式不同而分为固定连接体和活动连接体。

1.固定连接体

固定连接体是将固位体与桥体连接成完全不活动的整体。固定连接体的适用范围很广，除了半固定桥的可动连接端采用可动连接体以外，各种类型固定桥都采用不动连接体。对于金属修复体，包括金属烤瓷修复体的金属支架，不动连接体的制作方式有整体铸造法与焊接法两种。整体铸造法是在制作桥体和固位体熔模时就将两者连接为一体，经整体铸造而成。以前整体铸造法多用于铸造收缩变形小的短固定桥，随着铸造技术的提高和材料性能的改进，整体铸造法现已可用于较长的修复体制作。焊接法是当固位体与桥体金属部分分别制成后，用焊接的方法连接为整体，适用于铸造的多单位长桥。为保证铸造精度，宜将固定桥分段铸造后，再把各段焊接在一起。焊接法也适用于锤造法制作的固定桥。

目前应用日益广泛的全瓷固定桥，无论是铸造陶瓷，还是CAD/CAM加工的全瓷固定桥，都是采用一次成形的固定连接体。

固定连接体位于基牙邻近缺牙区的邻面，相当于天然牙的邻面接触区，其截面积为4～10mm。前牙固定桥的连接体面积小，位于邻面的中1/3偏舌侧；磨牙固定桥的连接体面积较大，位于邻面的中1/3偏𬌗方；前磨牙固定桥的连接体面积介于磨牙与前牙之间，亦位于中1/3偏𬌗方。连接体的四周外形应圆钝和高度光洁，形成正常的唇颊、舌腭外展隙和邻间隙，切忌将连接体占据整个邻间隙甚至压迫牙龈，妨碍自洁作用。焊接连接体的焊料应遍布整个被焊区域，焊区应高度抛光。

2.活动连接体

将固位体与桥体通过活动关节相连接者为活动连接体。活动关节通常是由栓体和栓道组合而成。在半固定桥和可摘式固定桥中，栓道通常位于固位体上，呈凹槽形，栓体则位于该端桥体上呈凸形。当栓体嵌合于栓道内即形成活动关节，亦称为栓道式附着体。半固定桥可用于倾斜基牙难以求得共同就位道的病例。由于半固定桥的可动端在制作栓体栓道时要求较高的铸造精度，且固位体对基牙的保护作用较差，倾斜基牙上可设计套筒冠固位体，故临床较少用附着体制作半固定桥。而在固定-活动联合修复中，附着体连接方式应用普遍。另外，当固定桥的跨度太长时，可将其分段，用附着体连接为整体。

四、修复后常见问题的处理原则（表7-7）

（一）基牙疼痛

1.过敏性疼痛

（1）固定桥在戴入和粘固过程中出现疼痛：活髓牙备牙后牙本质暴露，固定桥就位时的机械摩擦、粘固时消毒药物刺激、冷热刺激、水门汀中游离酸刺激等都会引起过敏性疼痛。待水门汀凝固后，疼痛一般可自行消失。备牙后给予一定的脱敏处理，可以减轻牙本质过敏的症状。

（2）固定桥粘固后近期内遇冷热刺激疼痛：多系牙体组织切割过多已接近牙髓，或因基牙预备后未戴用暂时桥所致。可先使用对牙髓具有安抚作用的暂时性水门汀进行粘固，观察一段时间，待症状消失后，再做永久性粘固。如果症状没有缓解，发展到牙髓炎，则需进行牙髓治疗，其后再作修复。

（3）固定桥使用一段时期后出现遇冷热刺激疼痛：可能由于：①基牙产生继发龋；②牙周创伤或牙龈退缩，牙颈部暴露；③固位体适合性差，固位不良，桥松动；④水门汀质量差或水门汀溶解等原因。除因粘固的问题，可在无损固定桥的情况下摘除重新粘固外，一般需要拆除固定桥，治疗患牙后重新制作修复体。

2.自发性疼痛

固定桥粘固后若出现自发性疼痛，应根据疼痛特征，进行口腔检查，结合X线片，确诊其引起自发痛的原因。

（1）牙髓炎：可发生在修复后的近期或远期，初期可为冷、热、酸、甜刺激性疼痛，逐步发展为自发痛，根据其牙髓炎的特殊症状不难做出诊断。一旦牙髓炎发生，应该在确定患牙后从固位体的舌面（前牙）或𬌗面（后牙）立即开髓，缓解症状。在根管治疗期间可以保留修复体，以维护美观和功能，根管治疗后可根据情况将开髓孔充填，或重新制作固定桥修复体。

（2）根尖周炎：可表现为自发痛、叩痛或咬合痛，一旦确诊，通常需要做根管治疗，部分已做过根管治疗的患牙，可采用做根尖切除和倒充填术。

（3）嵌塞性疼痛：首先明确食物嵌塞的原因，接触点接触不良可导致食物嵌塞，

表7-7　固定桥修复后常见问题及处理

问题	原因	表现和处理
基牙疼痛	咬合早接触	早接触，会使基牙受力过大，产生咬合痛，一般经调改去除早接触点，疼痛可消失
	牙周膜轻度损伤(用力戴入导致)	邻接过紧——邻牙牙周膜创伤，一般自行消失 共同就位道略有偏差——基牙的牙周膜损伤
	牙髓炎	由于牙体预备量大，即刻出现牙髓炎，需拆除固定桥，待牙髓病治疗后再做修复
	继发性龋	使用一段时间后，基牙出现继发龋进而发展成牙髓炎，需拆除固定桥，待牙髓病治疗后再重做修复
	电位差刺激	消除电位差，消除疼痛
	基牙受力过大	固定桥设计不合理，此时必须摘除固定桥，重做牙列缺损的修复设计
牙髓炎	黏接剂未去净	去净牙间隙内多余粘固剂
	菌斑附着	固位体边缘不贴合或全冠固位体、桥体颊舌侧轴面外形恢复不正确，应重新制作
	龈组织受压	固位体边缘或桥体龈端过长，应磨除
	接触点不正确	接触点位置恢复不正确或接触点松，引起食物嵌塞，引起龈炎应重做
固定桥松动	基牙负荷过大	桥基牙受力过大，超过所能承受的负荷，应减少压力
	固位体固位力不够	固位体的固位力不够，咀嚼运动中垂直或侧向力作用下，引起固定桥的翘动，使粘固剂破裂，导致固定桥松动，甚至脱落应重新设计
	牙体固位形差	轴面向内聚过大，甚至将基牙制备成锥形，一般都需拆除，重新制备
	固位体与基牙不密合	需拆除，重新制作
	继发龋	需拆除，充填后重新制作
固定桥破损	瓷层或树脂层牙面破损	连接体折断
	𬌗面破损	需重新制作
固位体、桥体牙面变色	树脂𬌗面的厚度不够	金属基底表面遮色剂效果不理想
	色素着色	可在口内通过更换桥体牙面，或用光固化复合树脂修补外，其他原因引起的固定桥破损，都应拆除后，重新制作或改变修复设计方案

进而引起牙龈牙周组织的炎症，需要拆除修复体重新制作，恢复良好的邻接关系。此外，对殆牙的楔状牙尖也可导致食物嵌塞，可通过调磨对殆牙缓解症状。对于接触点良好的水平型食物嵌塞，则需要考虑其他的方法来解决食物嵌塞的问题。

此外，偶尔可见由于异种金属修复体之间产生的微电流引起自发痛，需要改用相同的金属材料修复，或用非金属材料修复。

3.咬合痛

（1）固定桥粘固后短期内出现咬合痛：多为早接触点引起的牙周创伤，经过调殆处理后，疼痛会很快消失。若未及时调殆疼痛加剧时，则需在局麻下拆除固定桥，待痊愈后重做。

（2）固定桥使用一段时间后出现咬合痛：检查叩痛和牙松动度，并用X线片参考，确定是否有牙周创伤或根尖周炎、根折等。对于根尖周炎的基牙，可在固位体上钻孔或拆除固定桥做根管治疗。当基牙根折，或严重的根尖周炎合并牙周炎时，可能需拔除患牙，重新设计，修复失牙。

（二）基牙松动

固定桥基牙松动可能有局部和全身的原因。

（1）基牙本身的条件差，或桥体跨度过大，设计的基牙数量不足。

（2）桥体殆面恢复过宽或牙尖过陡，恢复的殆力过大。

（3）咬合不良，使基牙遭受殆创伤。

（4）局部或全身健康下降，机体的代偿功能失调，基牙牙周组织的耐受力降低。

对松动的基牙可先采取保守治疗，可调殆以减轻负担。如果牙周组织损伤严重，且经常引起炎症而产生疼痛，一般应拆除固定桥，治疗患牙，重新修复失牙。

（三）牙周支持组织可能出现的问题

1.龈缘炎、口腔局部黏膜炎

固定桥戴用后出现龈缘炎或桥体下牙槽嵴黏膜炎症的情况较为多见，可由于

（1）龈缘下溢出的多余水门汀未去除干净。

（2）固位体边缘过长或边缘不密合，有悬突、食物残渣和牙菌斑聚集。

（3）固位体和桥体的轴面外形恢复不良，不利于自洁和对牙龈的按摩作用。

（4）与邻牙的接触点恢复不良，食物嵌塞压迫刺激牙龈。

（5）桥体龈端与牙槽嵴顶间存在间隙，或因压迫牙槽嵴过紧，加速牙槽嵴吸收面出现间隙，以及龈端抛光不足，食物残渣停滞和牙菌斑附着。桥体龈面或此处残留的水门汀对牙槽嵴黏膜的压迫，可导致黏膜发炎，出现红肿、疼痛等症状。

（6）口腔卫生习惯较差。

治疗时应去除多余的水门汀，局部用药消除炎症，通过调磨修改，尽可能消除或减少致病原因。若效果不佳者，应拆除固定桥重做。

2. 基牙牙周健康的维护

出于美观和固位等原因，固位体边缘常位于龈沟内0.5mm处，固位体唇颊侧边缘进入龈沟内后，可能会改变龈沟内的菌群，影响牙周的微生态环境，一般说来，机体有一定的调整适应能力，不会引起病理性改变。然而某些机体在此环境条件下，则可能引发牙周问题。在临床上，因修复原因造成的牙周问题时有发生，值得高度重视。固位体边缘进入龈沟对牙龈组织是有刺激的，故应检查固位体边缘与基牙是否密合，固位体边缘是否粗糙，有无悬突；牙体预备前，有深的龈袋或牙周袋，应作相应的牙周治疗；牙体预备过程中，应进行正确排龈，既要避免因未排龈且车针选择不当造成备牙时的牙龈损伤，也要避免强行过度排龈伤及上皮附着，使龈沟底受到创伤破坏；固位体唇颊侧边缘应伸展适当，过度向龈沟内延伸，可能损伤上皮附着，造成不可逆的病变。

患者口腔卫生习惯及戴牙后的牙周健康维护对修复治疗预后也有很大影响，应对患者进行指导。修复后的定期随访也是十分必要的。总之，应避免固位体设计和制作中任何的医源性影响，保持龈沟底上皮附着的完整性和生物性封闭的功能，并调动患者的积极性，维护好基牙牙周组织的健康。

（四）修复体可能出现的问题

1. 固定桥松动、脱落

固定桥松动、脱落的原因涉及设计、制作、材料、口腔卫生情况及多个技术操作的环节。

（1）基牙牙冠形态提供的固位条件不足。

（2）两端固位体的固位力相差悬殊，受到两端基牙运动的相互影响。

（3）基牙牙体预备不当，使其固位体固位力不足。如轴面聚合度过大，𬌗龈距太短，或3/4冠固位体的邻面轴沟的长度、深度不足等。

（4）各种原因导致的固位体和基牙不密合，降低了固位体的固位力。

（5）金属材料机械强度不足，耐性差，固位体穿孔，使得水门汀溶解，或桥架设计不当，引起桥体弯曲变形。

（6）基牙产生了继发龋。

（7）水门汀质量差或粘固操作不当等。

固定桥出现松动、脱落，在仔细检查并找出原因后，针对原因做相应处理。若系桥基预备体固位力不足或两端固位力相差大，应重新预备牙体。若因金属桥架制作中的缺陷或材料问题，应重做或更换材料重做。若基牙产生继发龋，应拆除固定桥，治疗充填患牙后重新设计制作。若因水门汀质量差或粘固操作有误，需选用合格材料并按照标准操作重新粘固。

（五）固定桥破损

固定桥使用一段时间后，可能出现破损的现象有：

1. 金属固位体磨损穿孔

可能由于牙体𬌗面预备的空间不足，材料的耐磨性差或易腐蚀所导致。

2. 桥体弯曲下沉

多因金属桥架材料机械强度差，或桥架设计不当，如桥体跨度长，𬌗力大未采用增强桥架强度的措施所引起。

3. 连接体脱焊或折断

脱焊多因焊接技术或焊料有问题。若为整铸桥架，多因连接体的设计不当，如厚度不足或连接处形成狭缝等引起。

4. 金属–树脂固定桥的破损

目前仍有采用金属与硬质复合树脂光固化或热压固化法联合制作固定桥，树脂易损，时间久会失去咬合接触：前牙切缘若舌侧无金属背板支持，易折断；树脂易变色和体积的不稳定性，边缘常出现微渗漏，色素沉着影响美观；金属桥架的固位形不良或表面处理欠佳，而使金属树脂间结合力下降，出现树脂牙面从金属基底剥脱等不良后果。

5. 瓷折裂与剥脱

瓷的最大缺点是脆性较大，最易引发瓷裂或瓷剥脱。

（1）金属桥架设计制作不当，使其强度不足而引起桥架变形；或桥架表面存在锐角、尖嵴或连接体处呈现V形狭缝：或金瓷交界处位于应力集中部位；或承受最大𬌗力处无金属基底支持等。

（2）瓷层过厚，气孔率增高或瓷层过薄，都会降低瓷的强度。

（3）金属桥架表面处理不当（包括打磨、粗化、清洁、除气和预氧化等过程中的处理不当），降低了金瓷结合强度。

（4）堆瓷或烧结中的问题，如瓷浆瓷粒缩聚不够，入炉或出炉过快，或反复烧结等。

（5）咬合不平衡，有𬌗干扰，导致应力集中。此外，受创伤或咬硬物时𬌗力过大都有可能引起瓷裂、瓷剥脱。

固定桥破损后，应分析原因，一般都需拆除后重做。如涉及咬合问题，更要认真寻找病因，谨慎对待。对于树脂变色、磨损或烤瓷局部折裂等，在完整摘除固定桥有一定难度时，可在口内用光固化复合树脂直接修补或更换桥体树脂牙面。对于瓷折断而未暴露金属基底，可采用瓷修补的专用光固化复合树脂材料直接在口内修补；若瓷折片小而完整者，可用树脂黏接材料，直接将瓷片粘固复位：若瓷折脱而暴露金属者，还要在口内粗化金属表面，涂遮色树脂后，用光固化复合树脂修补。用树脂修补瓷缺损的使用寿命有限，若涉及咬合功能面时，效果更差。因此，对于瓷裂，瓷剥脱的问题，重在预防其发生。

五、工艺制作要求

目前，临床应用最多的固定桥修复是金属烤瓷固定桥修复，虽然其中的金属材料有所不同，但制作过程基本是相同的，本节主要以全冠为固位体的金属烤瓷固定桥为例，介绍固定桥的制作过程。

（一）金属烤瓷固定桥

金属烤瓷固定桥是烤瓷熔附金属固定桥的简称，是用金属或合金制作固定桥的基底桥架，再用低熔瓷熔附于桥架上以恢复缺失牙的形态和生理功能。它与金属固定桥相比，具有美观、硬度高、耐损、化学性质稳定、不易变色和染色、生物兼容性良好、不刺激口腔软组织等优点。目前，金属烤瓷固定桥的制作工艺已较成熟，加上专业口腔技工所的发展，专业技师技术娴熟，制作烤瓷固定桥已不再困难。其基本制作过程如下：

1.椅旁操作过程

初诊时在椅旁需要完成的工作包括比色、备牙、取印模、记录咬合关系、暂时固定桥修复等。

2.模型、制作可卸代型和上𬌗架

灌注人造石膏工作模型并制作可卸代型。固定桥的制作必须在𬌗架上进行，按临床取得的咬合记录上𬌗架。

3.制作金属桥架

整体铸造法：金属桥架包括固位体的金属基底、桥体支架和连接体。整体铸造法是将固位体金属基底和桥体支架的熔模连接成整体进行铸造。整体铸造法制成的金属桥架强度高，为目前所普遍采用。

（1）制作金属桥架熔模：为补偿金属的收缩，在制作蜡型前，通常要在基牙代型上涂布间隙剂。桥体因瓷覆盖的范围不同，与金属烤瓷全冠一样亦有两种设计形式：即全瓷层覆盖桥体与部分瓷覆盖桥体。全瓷层覆盖桥体牙的表面，除舌侧颈环和邻面接触区为金属，或仅邻面接触区为金属外，其余部分都用瓷层覆盖。部分瓷覆盖桥体牙的表面，除前牙桥体舌面龈端的大部分和后牙桥体𬌗面、舌面以及前、后牙邻面接触区用金属恢复外，其余部分用瓷层覆盖。部分瓷覆盖多用于前牙桥唇舌径小或后牙桥𬌗龈间隙较小的病例。在模型上制作桥体金属桥架熔模时，应当注意：①在不影响桥体强度的前提下，桥体支架应尽可能缩小，并为瓷层留出足够而均匀的空间，为1～1.5mm。桥体支架过大过厚，容易导致铸造缺陷；对后牙桥体过大过厚者，也可做成中空支架。②桥体与黏膜接触部位应覆盖瓷层，桥体金属龈端与牙槽嵴黏膜之间至少有1mm的间隙供瓷附着；金瓷衔接区设置于远离牙槽嵴黏膜的区域。③磨牙桥体若为全层瓷覆盖设计，应将桥体支架设计成能对抗和承受𬌗力的形式，对于容易造成瓷折裂部位的瓷层下应有相应的金属基底支持。④采用部分瓷覆盖桥体设计时，金瓷衔接区应避开咬合功能区，避开邻面接触区。⑤连接体位于天然牙的邻面接触区部位，其设计应综合考虑固定桥的强度、美观、自洁和易清洁性；对强度的要求是，前牙截面形态呈三角形，后牙截面形态呈圆长方形，有利于抗力；为保证强度，在不影响美观的前提下，增加连接体的切龈向和𬌗龈向厚度，前牙可延伸至接近切缘，后牙至𬌗面附近。连接体四周应呈平缓的曲面，不能形成锐角或窄缝，以免应力集中。⑥对美观的要求是：在不影响咬合情况下，前牙连接体应尽可能向舌侧龈方增厚，以保证瓷层空间；同时，为增加立体感在唇侧牙间间隙处切入较深时，应避免暴露连接体金属；外展隙有一定的宽度和深度，形成边缘嵴。对自洁和易清洁性的要求是：连接体下方的邻间隙应留足空间位置，应易于清洁和能够自洁。且连接体下部呈圆缓的U形凹面，而不应呈V形狭缝。

（2）铸造及完成金属桥架：烤瓷固定桥的金属桥架熔模完成后，按常规法包埋和铸造。对于共同就位道较为困难的多基牙复合固定桥桥架，可以在口内试戴，做进一步检查和修改。

分段焊接法：多用于长跨度的固定桥修复体制作，即将固定桥完成的固位体、桥体、支架熔模，切割成若干段分别包埋、铸造，再通过焊接使各段连接成一个整体金属桥架。如焊接准确，可避免长桥架的收缩变形，获得适合性良好的金属烤瓷固定桥。随着烤瓷修复材料和包埋材料等性能的提高，加工精度的提高，分段焊接法在固定桥修复中的应用也逐渐减少。目前激光焊接法逐渐普及。此法不需要焊媒和焊料，更加精准快捷。但要求焊接面的缝隙小和密合度好，对焊接的深度也有一定的限制。

4.金属桥架表面处理、堆瓷烧结

金属桥架的表面处理包括表面喷砂粗化、清洁、除气和预氧化，堆瓷烧结与金属烤瓷冠的金属基底表面处理相同。堆瓷与烧结过程中必须注意：

（1）恢复每个牙单位的自然外形，使其与同名牙对称、与邻牙协调。牙冠轴面应有正常突度。

（2）应形成清晰的邻间隙和外展隙，使桥体具有合理的解剖外形，美观自然。

（3）尽量减少桥体龈端与牙槽嵴黏膜的接触面积，并尽可能形成凸面，便于清洁。

（4）恢复正确的𬌗面形态和咬合关系。根据患者的力大小，适当缩小磨牙的𬌗面面积，以减轻基牙负担。恢复咬合关系应在可调节𬌗架上进行，以便堆瓷、塑形、加瓷、烧结后磨改校正，使其达到正确的咬合关系。

5.试戴及粘固

金属烤瓷固定桥初步完成后，确认达到制作质量标准，修复体无缺陷，边缘适合性良好。

（二）全瓷固定桥

全瓷固定桥是以特制瓷工艺（如铸瓷、切削瓷、渗透瓷等）全部用瓷材料制作的固定桥。其特点是美观、生物相容性好。目前，随着全瓷修复材料的性能改进，特别是机械性能的提高，全瓷固定桥已可用于前牙和后牙的缺失修复。

全瓷固定桥修复的基牙预备按全瓷冠的牙体预备要求进行，其余的临床步骤基本与金属烤瓷固定桥相同。其制作的不同，主要是基底桥架的制作。全瓷基底桥架的制作包括固位体的全瓷基底、全瓷桥体支架和连接体的整体制作。然后在桥架上堆筑饰面瓷，制作全瓷固定桥。临床试戴和黏接的程序及要求同金属烤瓷固定桥。全瓷桥架按制作方法的不同分为多种形式，有粉浆涂塑渗透烧结、热压铸陶瓷铸造成型和机械加工切削成形等方法。其中机械加工切削成形法的应用日益广泛。这种方法首先对石膏模型或印模进行扫描，转换成数字模型，之后进行数字化设计与制作。

（三）黏接固定桥

1.前牙金属翼板黏接固定桥的制作

（1）前牙黏接固定桥的设计：前牙黏接固定义齿固位体的设计要争取有大面积的黏接面和适当的沟固位形，基牙近缺隙侧邻沟的舌侧壁与远缺隙侧邻沟的舌侧壁连线最好能经过基牙中心长轴。

（2）制作方法：①基牙制备：基牙近缺隙侧邻面片切成一定的斜角或浅沟，基牙各邻面均制备浅沟，并取得共同就位道；舌面制备应有0.3～0.5mm间隙，并可利用龋洞或失活牙髓室；降低舌面隆突高度至龈上1～2mm，保留舌面切端1～2mm不磨切，牙体磨切一般不超过牙釉质层。②在模型上制作整体支架熔模：取印模，灌注硬石膏模型，基牙固位体熔模的切端离开切缘1～2mm，颈缘离开龈缘1mm；如果基牙为开殆，固位体及桥体切端可超过基牙切缘，但应考虑其对美观的影响，如采用全瓷黏接桥可达到较好的效果。③金属支架试戴：达到设计标准，不下沉，不摆动，不脱位，基牙切端不透露金属色，龈边缘位于龈上，无早接触。④桥体唇面的制作：桥体唇面目前多选用烤瓷，常规上瓷处理。⑤金属翼板黏接面的处理：舌面经磨光后用胶布覆盖光洁面。黏接面经喷砂处理和超声波清洗，然后再根据需要进一步处理黏接面。⑥黏接固定：基牙经酸蚀处理，采用光-化学固化复合树脂或化学固化复合树脂将修复体粘固。

（3）注意事项：①基牙应有较大面积的牙釉质黏接面；②各基牙应有固位形，应根据各基牙情况充分利用邻、舌面的沟、洞以及失活牙的髓室等。活髓基牙牙体组织磨切原则上不超过牙釉质层，各基牙应取得共同的就位道。

2.后牙黏接固定桥的制作

（1）后牙黏接固定义齿固位体的设计：后牙黏接固定义齿的固位体设计，在基牙近缺隙侧颊侧的线角和远中线角连线的颊侧进行邻沟的制备。缺隙邻面的高度在𬌗边缘下应不低于3mm，否则应磨切邻面牙体组织，以保证邻面连接体的强度。固位体在𬌗面应该有一定的覆盖，以提供必要的支持力。

（2）制作方法：①基牙预备：将近缺隙侧邻面、舌面和邻颊轴面角处突度降至龈上1～2mm，黏接面𬌗龈高度最低不少于3mm，两基牙邻面近缺隙侧制备支托窝，并充分利用面非咬合区，基牙𬌗龈方向应取得共同就位道；②金属支架的制作：取印模，灌注硬石膏模型，制作整体支架熔模，包埋，铸造。金属支架应具有良好抗力和固位，桥体多采用金属烤瓷；③试戴：固位体应与基牙密合，桥体龈面密贴牙龈，受多方向压力不移动、不翘动和不脱位，无早接触点；④黏接：基牙黏接面酸蚀处理，用黏接性复合树脂黏接完成。

第七节　可摘局部义齿

一、适应证（广泛）

（1）有修复空间的各种牙列缺损，尤其是游离端缺失。

（2）缺牙并伴有牙槽骨、颌骨和软组织缺损者。

（3）拔牙创未愈合的过渡性修复。

（4）青少年缺牙需维持缺牙间隙者。

（5）𬌗面重度磨耗或多颗牙缺失需升高颌间距离（𬌗垫式义齿）以恢复面部垂直距离者。

（6）基牙松动不超过Ⅱ度，牙槽骨吸收不超过根长的1/2，必要时兼作义齿和松动牙固定夹板。

（7）腭裂患者需以基托封闭裂隙者。

（8）不能耐受固定义齿修复时磨除牙体组织的或主动要求做可摘局部义齿者。

（9）特殊需要，如即刻义齿/化妆义齿。

二、可摘局部义齿的组成

（一）支托

1.作用

（1）支承、传递𬌗力，防止义齿受力时向龈方下沉。

（2）稳定义齿，防止义齿游离端翘起或摆动。

（3）防止食物嵌塞、恢复𬌗关系。

2.后牙𬌗支托

（1）形态：铸造金属𬌗支托呈圆三角形或匙形，边缘嵴处较宽，向𬌗面中心变窄。

（2）位置：近缺牙区基牙𬌗面近远中边缘嵴处，咬合过紧时可放在磨牙的颊舌沟处。厚度为1–1.5mm；磨牙：长度为近远中径1/4，宽度为颊舌径1/3；前磨牙：长度为近远中径1/3，宽度为颊舌径1/2（图7–14）。

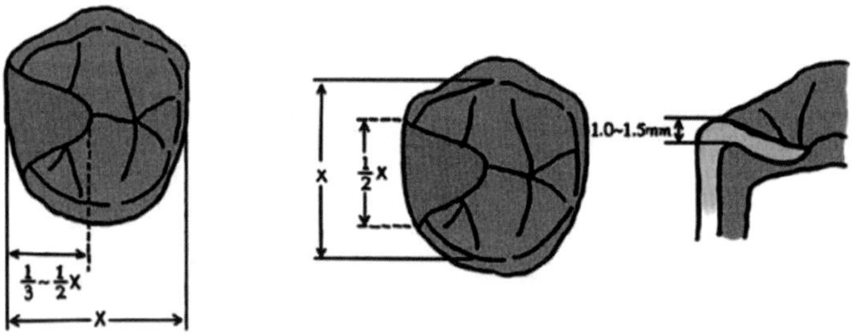

图7–14　前磨牙支托磨牙支托

（3）与基牙关系：𬌗支托或支托凹底面应与基牙的长轴线形成稍小于90°的夹角，使𬌗力沿基牙长轴方向传递。

3.舌隆突支托

上下颌尖牙，以舌隆突高点为中心，在周边磨出环形支托凹，凹底为钝V形，与牙长轴接近垂直（A：舌面观；B：侧面观），深度约为1.5mm、宽度为1.5–2mm。

4.切支托

尖牙或切牙的近中切角和切缘上，铸造切支托凹宽约2.5mm，深约1–1.5mm，线角圆钝。

（二）固位体

1. 可摘局部义齿固位体的种类（表7–8）

表7–8　可摘局部义齿固位体的分类及作用

分类	种类	作用
直接固位体	卡环（见下表）	置于基牙倒凹区，利用卡环弹性起固位作用
间接固位体	连续卡环、舌腭板、基托、殆支托、邻间钩、延伸基托 远中游离端义齿：多放在第一前磨牙近中殆面窝、尖牙舌隆突或近中切端。	（1）防止游离端义齿殆向脱位（翘起）。 （2）对抗侧向力，防止摆动。 （3）起平衡作用，防止旋转。 （4）分散殆力，减轻基牙与支持组织的负荷。
	间接固位体与支点线的关系：在支点线对侧，距支点线的垂直距离越远，对抗转动的力越强。一般距支点线的垂直距离＞人造牙列远端到支点线的距离。	

2. 卡环型直接固位体的组成、作用和要求（表7–9）

表7–9　卡环型直接固位体

组成	位置	作用
卡环臂	卡臂尖，位于倒凹区 卡臂起始部分，位于非倒凹区	固位——防止义齿殆向脱位 稳定——防止义齿侧向移位
卡环体	位于非倒凹区	稳定和支持——防止侧和龈向移位
支托	卡环伸向基牙殆面，最常见于近远中边缘嵴上。 上颌：颊沟处；下颌：舌沟处 切牙切缘；尖牙舌隆突； 殆支托	支持作用，防止义齿龈向移位 传导殆力 防止食物嵌塞 恢复咬合关系 稳定义齿

3. 卡环的种类（表7–10）

表7–10　卡坏的种类

	分类	适用条件	设计要点
圆形卡环	三臂卡环	牙支持式可摘局部义齿	1 𬌗支托+1 固位臂+1 对抗臂
	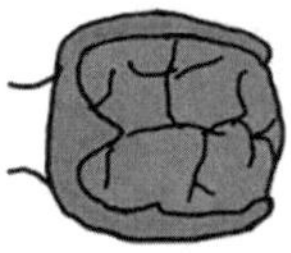		
	圈形卡环	最后孤立的磨牙上，上颌向近颊倾斜，下颌向近舌倾斜	（1）几乎环绕基牙一周 （2）卡臂尖位于下颌舌侧近中倒凹或上颌颊侧近中倒凹 （3）可在对侧边缘嵴设置辅助𬌗支托
	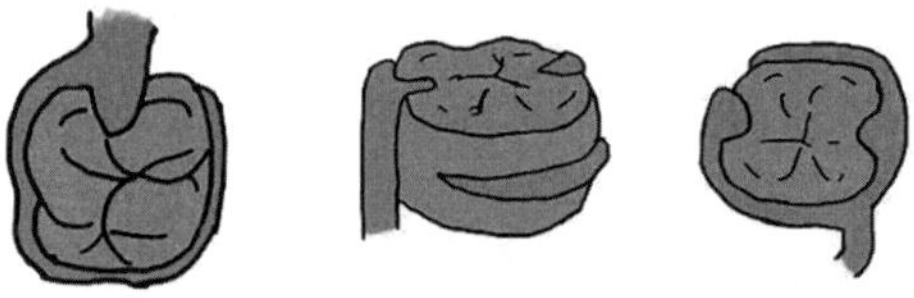		
	回力卡环	后牙游离端缺失，基牙为前磨牙或尖牙，牙冠较短小	卡臂尖位于基牙近中颊侧的倒凹区绕过基牙的远中面与支托相连，再转向基牙舌面的非倒凹区；反回力卡环卡臂尖位于近中舌侧倒凹区，经过基牙非倒凹区与远中支托相连，再转向近中颊侧非倒凹区）
	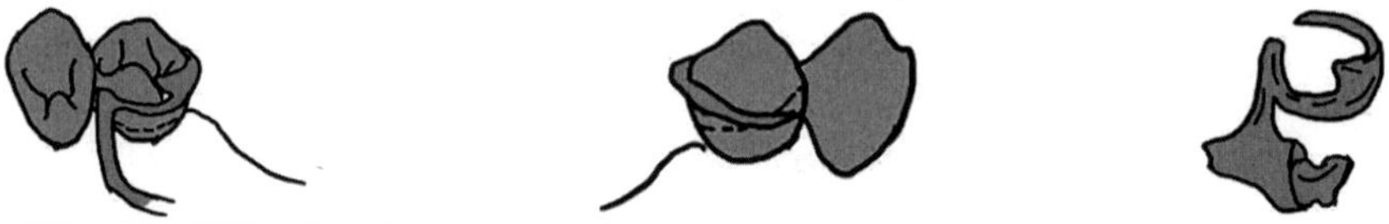		
	对半卡环	前后有缺隙、孤立的前磨牙或磨牙	颊舌侧2个相对的卡环臂+近远中2个𬌗支托

	联合卡环	（1）预防食物嵌塞。 （2）基牙牙冠短而稳固，相邻两牙之间有间隙。 （3）用于Kennedy Ⅱ类或Ⅲ类缺失，一侧缺失数目较多需在对侧增加基牙的情况；或用于前牙缺失选两侧后牙为基牙时。	（1）双𬌗支托+2 固位臂+2 对抗臂 （2）支托凹预备应有一定厚度，不应超过两牙接触区；当只在一个基牙上伸出卡环臂时，又称间隙卡环

续表

<table>
<tr><th></th><th>分类</th><th>适用条件</th><th>设计要点</th></tr>
<tr><td rowspan="10">圆形卡环</td><td colspan="3">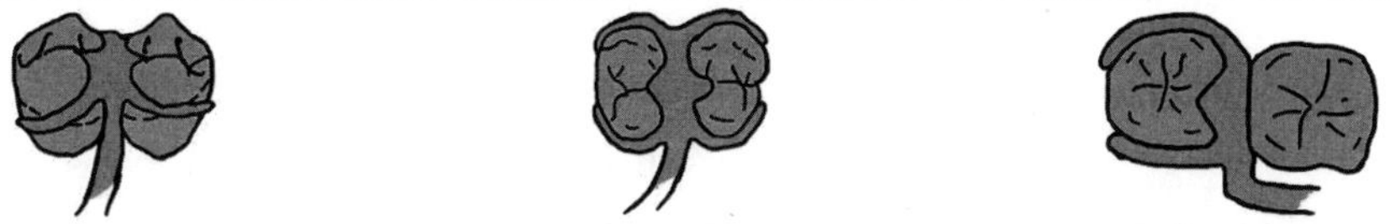</td></tr>
<tr><td>延伸卡环</td><td>近缺隙基牙外形无倒凹或牙周状况不良</td><td>卡臂尖位于近缺隙基牙邻牙的颊侧倒凹区，对松动基牙有夹板固定作用。又称长臂卡环</td></tr>
<tr><td colspan="3"></td></tr>
<tr><td>连续卡环</td><td>多用于牙周夹板（≥2颗基牙）</td><td>（1）卡环臂较长，无游离臂端。
（2）中间弹性较大处可进入倒凹区，其余部分与导线平齐</td></tr>
<tr><td colspan="3">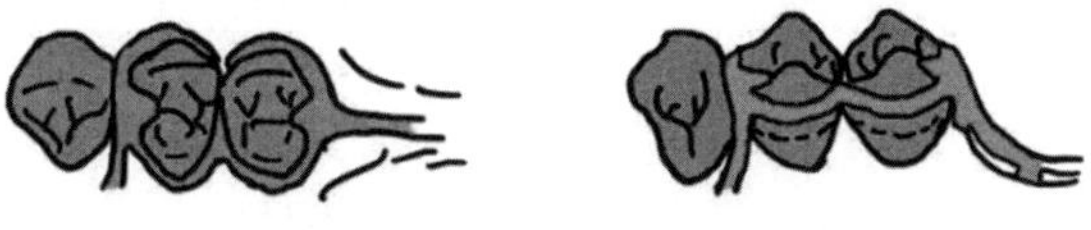</td></tr>
<tr><td>倒钩卡环</td><td>用于倒凹区在支托同侧下方的基牙</td><td>卡臂尖位于支托同侧倒凹区
A对抗臂；B固位臂</td></tr>
<tr><td colspan="3">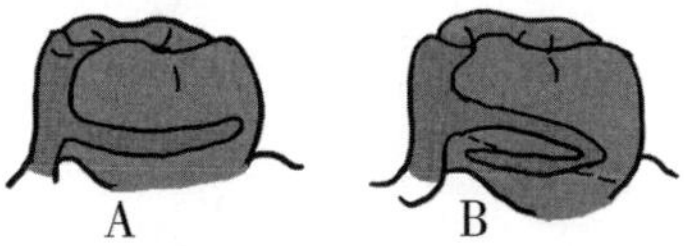</td></tr>
<tr><td>尖牙卡环</td><td>用于尖牙</td><td>卡环走行：近中切支托→近中切缘嵴→舌隆突→远中边缘嵴→远中切角→唇侧倒凹区</td></tr>
<tr><td colspan="3">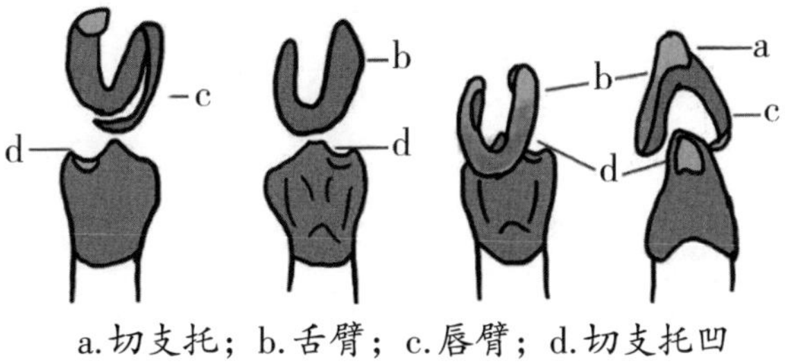
a.切支托；b.舌臂；c.唇臂；d.切支托凹</td></tr>
<tr></tr>
<tr><td>杆形卡环</td><td>RPI</td><td>游离端缺失的可摘局部义齿设计</td><td>(1) 近中𬌗支托：小连接体位于近中舌侧外展隙内，但不与邻牙接触
(2) 远中邻面板：与基牙远中邻面预备的导平面贴合，𬌗方不越过基牙邻面的外形高点
(3) 颊侧I杆：位于基牙唇颊面龈1/3，进入倒凹区0.25mm，末端变窄，与基牙接触的尖端不宽于2mm；卡环臂的水平部分应离开龈缘至少4mm</td></tr>
</table>

续表

	分类	适用条件	设计要点
杆形卡环		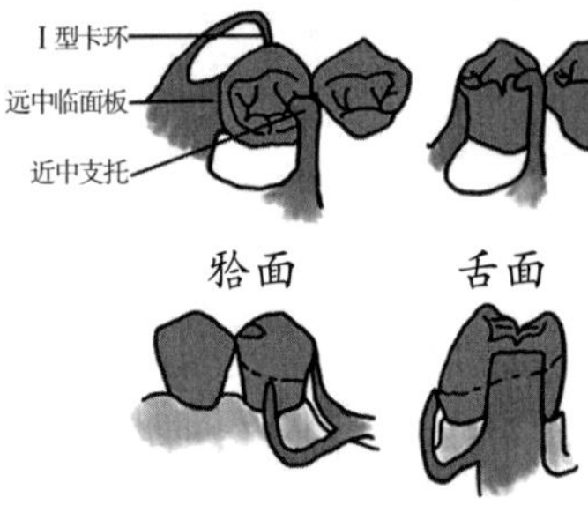 殆面　舌面 颊面　远中面	优点： （1）在殆力作用下，游离端邻缺隙基牙受力小，且作用力方向接近牙长轴 （2）Ⅰ型杆卡与基牙接触面小，美观且龋患率小 （3）邻面导板可防止义齿与基牙间食物嵌塞，同时起舌侧对抗卡环臂作用 （4）近中殆支托小连接体起舌侧对抗卡环臂作用并可防止游离端义齿向远中移位 （5）游离端基托下组织受力虽增加，但作用力垂直于牙槽嵴且较均匀
	RPA	（1）基牙过度颊或舌倾 （2）组织倒凹过大 （3）颊侧前庭沟过浅	（1）近中殆支托+远中邻面板+颊侧圆环形卡环固位臂（图A：颊面观；图B：殆面观） （2）固位体应在咬合时与基牙脱离接触
根据卡环与导线关系分类	Ⅰ型导线卡环	圆环形卡环 固位、稳定都好	卡环臂在倒凹区，卡环体在非倒凹区
	Ⅱ型导线卡环	杆形卡环 固位好，稳定差	近缺牙区臂端在倒凹区，卡环臂其余部分在非倒凹区，起对抗平衡作用
	Ⅲ型导线卡环	近殆缘的高臂卡环 固位稳定较好，但不如Ⅰ型	卡环臂端在倒凹区，卡环体不能太低
	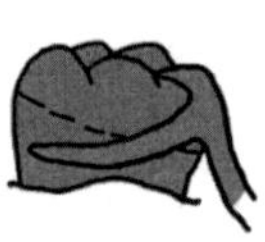 第一类导线与第Ⅰ类卡环	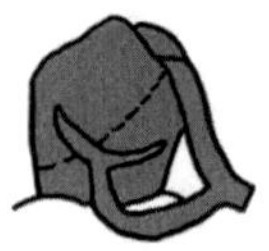 第二类导线与第Ⅱ类卡环	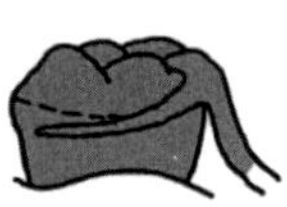 第三类导线与第Ⅲ类卡环（殆支托侧为近缺牙区）

（三）连接体（表7-11）

表7-11　连接体的分类

分类	名称	名称	位置	尺寸
连接体	腭杆	前腭杆	腭隆突前部，腭皱襞后部，双侧第一前磨牙之间	薄而宽，厚1mm 宽6～8mm 离开龈缘4～6mm

续表

分类	名称	名称	位置	尺寸
连接体	腭杆	中腭杆	前腭杆后移至第二前磨牙	同上
		后腭杆	腭隆突之后，颤动线之前，两端微弯向第一，二磨牙之间	厚1.5～2mm 宽3.5mm 前、后腭杆间距≥15mm
		侧腭杆	腭隆突两侧，与牙弓并行	厚1～1.5mm 宽3～3.5mm
	腭板	前腭板	前腭杆前伸至前牙舌隆突之上	
		U形腭板	前腭杆向左右延伸形成马蹄状腭板	
		天窗式腭板	前腭杆与后腭杆连接	
		全腭板	覆盖全腭区	
	舌杆		舌侧龈缘与舌系带、黏膜皱襞之间	厚2～3mm 宽3～4mm 距牙龈缘3～4mm
	与黏膜关系： 1.垂直型：舌杆与黏膜平行接触（A） 2.斜坡型：舌杆与黏膜分离，缓冲量0.3～0.5mm（B） 3.倒凹型：舌杆在倒凹之上火灾倒凹区留出空隙，在骨突区充分缓冲（C）			
	舌板	适用于口底浅、舌侧软组织附着高、舌隆突明显者，尤其适用于前牙松动需夹板固定者，系带附着高，舌侧倒凹过大不能容纳舌杆者	下前牙舌隆突之上，进入牙间舌外展隙，上缘呈扇形波浪状	
	唇颊杆	前牙或前磨牙区过于舌倾，组织倒凹大者	唇颊侧龈缘与系带、黏膜皱襞之间	宽厚与舌杆相似，离开龈缘3～4mm
连接体	将义齿金属支架上各部件与大连接体相连接	接触基牙轴面的小连接体应位于外展隙内	相邻垂直的小连接体之间保留4-5mm间隙，保证自洁	义齿基托固位网也属于小连接体，表面应粗糙，不能进入倒凹区，且预留空隙容纳基托树脂

（四）基托（表7-12）

表7-12　基托的分类

分类	厚度	特点	伸展范围
塑料基托	2mm	美观、轻便、价廉；易折裂，温度传导差，不易自洁	上颌：后缘至翼上颌切迹，远中颊侧盖过上颌结节，后缘中部至硬软腭交界处稍后的软腭上。 下颌：盖过磨牙后垫的1/2～2/3
金属基托（铸造）	0.5mm	强度高不易折裂，体积小且薄，佩戴舒适，温度传导好	
金属塑料联合基托	-	基托应力集中区放置金属网状物	

（五）人工牙（表7-13）

表7-13　人工牙的分类

分类	牙尖斜度	特点
解剖式牙	30°或33°	上下牙尖窝交错关系很好，功能强，侧向力大，对牙槽嵴损伤大
非解剖式牙	0°	合面有溢出沟，侧向力小，对牙槽嵴损伤小
半解剖式牙	20°	上下牙有一定的锁结结构

三、设计原则

（一）可摘局部义齿的固位与稳定

1.固位与固位力

固位力的组成：摩擦力、吸附力、表面张力、大气压力。

调节固位力的具体措施：①增减直接固位体数目（2～4个）。②选择和修整基牙的固位形：倒凹深度（图7-15A）、倒凹坡度（图7-15B）。③调整基牙间分散程度。④调整就位道：平均倒凹法（均凹式、垂直戴入）——就位道方向为两端基牙长轴交角的平分线方向，多用于缺牙间隙多、基牙倒凹大者；调节倒凹法（调凹式、旋转与斜向戴入），后牙游离端缺失采取由后向前就位道，个别前牙缺失采取由前向后斜向就位道。⑤调节卡环臂进入倒凹区的深度和部位：利用制锁作用，适用于缺牙少、基牙颊侧倒凹小者。⑥利用吸附力、大气压力、表面张力：当缺牙多、基托面积较大时。

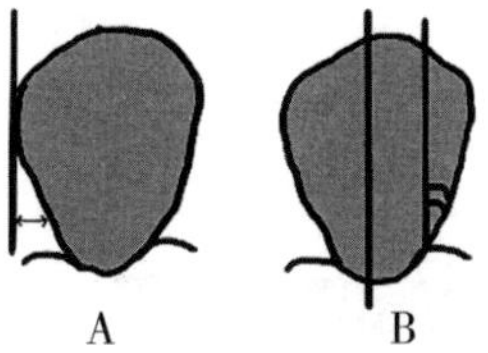

图7–15　倒凹深度和倒凹坡度

固位的基础：基牙的选择原则。

健康牙，多后牙、尖牙。经治疗后的牙，松动Ⅱ或牙槽骨吸收Ⅱ度的牙不易单独作为基牙。固位形良好的牙，倒凹深度≤1mm，倒凹坡度＞20°。基牙数目恰当，2～4颗。基牙位置合适，首选近缺隙两端天然牙，距离越远越好，多颗基牙越分散越好。

2.稳定

（1）义齿不稳定的原因：①支持组织可让性；②支持组织可让性的差异；③义齿结构上形成转动中心或转动轴；④作用力与平衡力之间的不协调。

（2）义齿不稳定的临床表现：①翘起：受食物粘着力、上颌义齿重力等，基托向𬌗方转动；②摆动：游离端受侧向力作用，颊舌向水平摆动；③旋转：绕支撑线轴转动；④下沉：受𬌗力作用基托压向其下的黏膜组织。

（3）义齿不稳定的消减方法：力矩平衡、消除支点。①设置平衡力：在支点或支点线对侧设置间接固位体。如游离端义齿，除选用近缺隙的基牙外，还应选择离支点线较远的天然牙作平衡基牙、设置间接固位体如尖牙舌隆突。②增加支持力：在义齿支点或支点线同侧增加支持力，如游离端义齿增大基托面积，或利用覆盖基牙、种植体等。③减少不稳定作用力：适当减数减径，降低牙尖高度。④消除或减弱支点作用：两种支点：支托、卡环等在余留牙上形成的支点，基托与基托下组织形成的支点。通常由人工牙排列在牙槽嵴上的位置和咬合关系不当、黏膜厚薄不均、牙槽嵴凹凸不平等造成。解决方法：A功能印模，在硬区的基托组织面缓冲以补偿黏膜可让性差异，使义齿均匀下沉。B全消除支点法（不设支托）将混合支持变为黏膜支持，或半消除支点法（近中支托）减小游离端义齿不同组织可让性差异。

（4）义齿不稳定的临床处理：①翘起：在支点对侧设置间接固位体并尽量加大其与支点线的距离以增加平衡力矩，利用靠近缺牙区基牙的远中倒凹固位或远中邻面的制锁作用；②摆动：在牙弓对侧加设固位体增加平衡力矩。单侧游离端义齿可在对侧牙弓天然牙上设置直接固位体，双侧游离端义齿利用两侧缺牙区舌侧基托或铸造支架的对抗臂的相互对抗作用，选择牙尖斜度小的人工牙减小侧向力；③旋转：人工牙减径，加宽支托，使𬌗面功能尖到支托连线的距离缩短，即缩小𬌗力力矩，利用卡环体部环抱稳定作用或义齿一端邻面基托的制锁作用，采用分臂卡环；④下沉：取功能印模；伸展基托面积，充分利用牙槽嵴区的对抗作用；利用残根或种植体作为覆盖基牙；人工牙在近远中方向减数减径。

（二）义齿临床设计要点

1. 支持设计（图7–16）

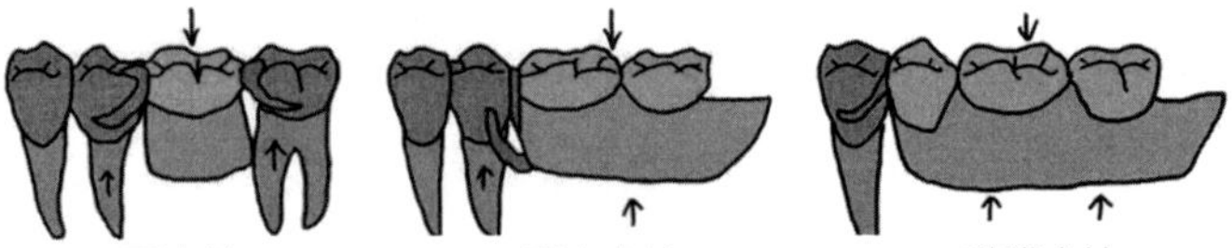

图7–16　可摘局部义齿的支持设计

（1）支托类型：殆支托、舌隆突支托、切支托，让殆力沿牙长轴方向传递。

（2）支托设置：非游离端义齿一般选择缺牙间隙两端的天然牙设置近缺隙支托，当近缺隙基牙牙周支持力稍差，可增加支托数目。

（3）游离端义齿一般在游离端缺隙的近缺隙基牙常规设置近中（远缺隙侧）殆支托或联合支托，以减少基牙所受侧向力，并在旋转轴的游离端缺牙区的对侧设置间接固位体如尖牙舌隆突支托、切支托、前磨牙近中殆支托，以防止义齿翘起。

（4）黏膜支持：游离端义齿，基托伸展上颌包绕上颌结节，下颌到磨牙后垫的前1/3或1/2并在颊棚区适当扩展。

2. 固位设计

（1）卡环设计。①一类导线：三臂正型卡环；②二类导线：分臂卡或上返卡；③三类导线：高臂卡或倒钩卡。

（2）卡环设置。①非游离端：近缺隙基牙设计三臂正型卡环，一般2个（单侧）或3～4个（跨颌义齿）；②游离端：近缺隙基牙设计Ⅰ型杆卡（RPI卡环组），不超过2个。

3. 稳定设计

设置平衡力、消除支点。

（1）设置间接固位体：与缺牙区相对的旋转轴另一侧设置。作用：阻止义齿后牙游离端在进食过黏食物时翘起。

（2）设计导平面和导平面板：导平面指基牙上两个或多个垂直平行的牙面，与导平面对应接触的义齿金属垂直板称导平面板。作用：限制义齿非就位道方向的运动，增进义齿的稳定。

（3）设计跨颌义齿：通过大连接体或基托将义齿延伸或连接到对侧。作用：防止义齿的旋转和摆动。

（4）制取功能印模：减少因黏膜可让性差异造成的义齿不稳定。

（5）恰当的选排人工牙：游离端义齿可适当减少排牙数目（如不排7），或减小人工牙近远中径（如将磨牙换成前磨牙），降低牙尖高度。作用：减小游离端殆力，减少不稳定力矩，减小侧向力。

4.连接体和基托设计

刚性良好的金属支架以保证船力充分传递至基牙。非游离端义齿船力主要靠基牙支持，因此支架或基板尽量小巧，减少义齿覆盖面积。游离端义齿连接体和基托可适当扩大取功能性印模，争取更多的黏膜支持，减少基托下沉，降低基牙所受侧向力和拔出力的危害。

（三）分类设计

1.Kennedy第一类的义齿设计

牙弓双侧后牙游离端缺失，混合支持。当多数牙缺失、个别前牙余留或余留牙条件较差时，不设船支托，可采用黏膜支持式。设计要点：减小基牙扭力，减小支持组织的负担。

（1）固位：基牙固位体：近缺隙基牙的RPI卡环组。I型卡可根据具体情况改用A型、T型。

（2）稳定：间接固位体：设在支点线对侧，尽量远离支点线，如第一前磨牙近中支托，尖牙舌隆突支托，前牙切支托。

（3）连接体：腭杆、舌杆、基托。

（4）游离端缺牙间隙修复：取功能印模，基托范围尽量伸展，人工牙减数减径，减小支持组织的负担。

2.Kennedy第二类的义齿设计

牙弓单侧后牙游离端缺失，一般设计为混合支持式，单个后牙游离缺失修复多为纵线式、不跨牙弓，可通过设计舌腭侧高基板或调整就位道方向、利用制锁角减小不稳定的发生。

（1）固位：基牙固位体：近缺隙基牙RPI或RPA卡环组。多个后牙缺失时，另一个卡环设置在牙弓对面的后牙上，以大连接体或基托连接；单个后牙缺失时，另一个卡环设置成近缺隙基牙牙弓同侧前部，如第一前磨牙的近中间隙卡环。

（2）稳定：间接固位体：跨牙弓的义齿设计同第一类。

（3）连接体：腭杆、舌杆、基托

（4）游离端缺牙间隙修复：同第一类。

3.Kennedy第三类的义齿设计

牙弓一侧后牙缺失，缺隙前后都有基牙，设计为牙支持式；缺牙少、不跨牙弓者为线支承型，可采用制锁角减小不稳定的发生。缺牙多、义齿跨牙弓者为面支承型。

（1）固位：基牙固位体：双侧近缺隙基牙设计圆环形卡环。

（2）稳定：间接固位体：一侧多颗牙缺失时，多在牙弓对侧设计间隙卡环，防止旋转；缺牙少不跨牙弓者，设计舌腭侧高基板获得基板与基牙之间的制锁状态。

（3）连接体：保证强度、良好传力的前提下尽量小巧。

4.Kennedy第四类的义齿设计

前牙缺失且越过中线，基牙在缺隙的远中，一般设计为混合支持式，线支承型。

（1）固位：基牙固位体：双侧前磨牙设计间隙卡环。

（2）稳定：间接固位体：磨牙增设卡环、𬌗支托，用大基板或前基板后腭杆连接。

（3）连接体：基托覆盖余留前牙的舌隆突以增加牙支持作用；可延伸至前磨牙远中获得基托与舌腭侧的制锁作用。

（四）修复要求

（1）保护基牙及其他口腔组织的健康。

（2）适当恢复咀嚼功能。

（3）良好的固位和稳定。

（4）舒适、美观、坚固耐用、易摘戴。

（五）修复后常见问题的处理原则

1.疼痛

（1）基牙疼痛：①基牙有无龋坏或牙周病——治疗基牙；②卡环与基牙过敏区产生摩擦（卡环臂位于牙颈部过敏、楔缺区）——牙颈部脱敏/避开过敏区；③𬌗面磨耗/𬌗支托预备过深——脱敏；④卡环体或基托过紧——少量磨改；⑤软组织疼痛：基托边缘过长、过锐，压迫唇、颊舌沟或进入倒凹区——磨短基托边缘；基托组织面粒状突起——磨除粒状突起；基托在硬区、骨性隆突、龈缘、系带缓冲不够——尽量缓冲；义齿支持作用差或咀嚼压力大，使基托过度压迫黏膜组织；缺牙较多、𬌗支托少；人工牙过宽或排在牙槽嵴顶颊侧；基托面积过小；义齿平稳性差，有较大翘动或摆动；牙槽嵴窄，黏膜过薄；处理：扩大基托支持面积，增加间接固位体或𬌗支托数目，调𬌗解除𬌗干扰，牙槽嵴过窄时可采用软衬材料。

2.固位不良

（1）弹跳：卡环臂尖没有进入基牙倒凹区，而是抵住了邻牙——修改卡环臂。

（2）翘动摆动上下动：卡环体与基牙不贴合，间接固位体放置部位不当，𬌗支托、卡环在牙面形成支点，卡环无固位力——修改卡环与𬌗支托，或重做。

（3）基托与组织不密合，边缘封闭不好：没有充分利用基托的吸附力和大气压力——重衬。

（4）基牙牙冠小，或呈锥形致固位形差：通过全冠修复改变牙冠外形/增加基牙或改变卡环类型。

（5）人工牙排列位置不当：前牙覆𬌗过大，前伸时翘动；后牙排在牙槽嵴顶颊侧，以牙槽嵴顶为支点翘动；后牙排在牙槽嵴顶舌侧，影响舌运动；处理：选磨，或重排。

（6）基托边缘伸展过长：影响唇颊舌系带的活动——磨短基托边缘，避让各系带。

3.咀嚼功能差

（1）咬合关系不正确。

（2）人工牙𬌗面过低过小、无牙尖斜度，与对𬌗牙接触不良。

（3）垂直距离过低。

处理：升高咬合，加大𬌗面，改变𬌗面形态，增加牙尖斜度。

4.摘戴困难

（1）卡环过紧。

（2）基托紧贴牙面。

（3）倒凹区缓冲不够。

处理：适当调改卡环、磨改基托。

5.食物嵌塞

（1）基托与组织不密合。

（2）卡环与基牙不紧贴。

（3）基托与天然牙之间有间隙。

处理：减小不利倒凹。

6.发音不清晰

（1）腭杆：选择腭杆位置时，尽可能在第二前磨牙与第一磨牙之间的范围。

（2）舌杆：充分考虑下颌前牙区舌侧牙槽嵴的形态，避开倒凹区的同时，也要注意设置的位置不宜过低，否则会妨碍舌系带及舌底部运动，影响发音。

（3）上颌前磨牙舌侧的卡环臂常作为固位体的对抗臂，放置在基牙舌侧的最大隆起部，成为一个异物而影响舌的发音功能。建议卡环臂的厚度要适中，或在基牙放置卡环对抗臂的区域做相应的选磨，使卡环放入后能再现基牙的良好外形。

（4）牙位与发音有密切关系，后牙缺失引起舌体变大，前牙缺失使唇缺少足够的支持，这样起重要作用的发音器官（舌、唇、牙）都发生了改变。因此在排牙时除了考虑咀嚼功能外，发音、美观都要加以重视。

（5）基托厚度、戴义齿的时间、义齿修复史等都会不同程度影响发音的清晰度。基托过厚则可将其磨薄、磨小以改善发音。

7.咬颊、唇、舌

（1）咬颊：上下后牙覆盖过小，或缺牙后颊部软组织向内凹陷，天然牙牙尖锐利。

处理：加大后牙覆盖，调磨锐利牙尖，加厚基托推开颊肌。

（2）咬舌：下颌后牙偏舌侧，或𬌗面过低。

处理：升高下颌𬌗平面，磨改人工牙舌面，或重排。

8.恶心

基托后缘伸展过多、过厚，基托后缘与黏膜不密合——磨改基托或重衬。

9.咀嚼肌和颞下颌关节不适

垂直距离过低或过高——加高或降低垂直距离、调𬌗。

10.美观问题

（六）工艺制作要求

排牙

1.前牙

覆盖和覆𬌗都不宜过大，若覆𬌗过大，则有碍前伸；若覆盖过大，则有碍美观和发音，或会影响前牙的切割功能。

2.后牙

单侧或双侧多数牙游离缺失，后牙应排在牙槽嵴顶上。若上颌牙槽骨吸收较多，嵴顶腭向移位时，应排成反𬌗关系，否则，在牙槽嵴上过偏颊侧排列，会加速牙槽骨吸收，并影响义齿固位，且易造成基托折裂。

第八节　全口义齿

一、适应证

适应证：能够耐受戴用可摘义齿的牙列缺失患者，对于全口义齿修复效果有合理预期的患者。

二、设计原则

全口义齿的设计，应尽可能提高义齿的固位，稳定与支持。

印模制取在不妨碍周围组织功能运动的情况下，尽量增大基托面积，并形成良好的边缘封闭，从而增进义齿固位。增进义齿稳定则需获得准确的颌位关系，咬合设计具有一定的宽容度，获得平衡等。应对患者口腔解剖条件个性化分析，确定并充分利用剩余牙槽嵴支持组织，提升义齿的功能效果。

三、修复要求

（一）修复前准备

牙列缺失的诊断容易确定，但需通过详细检查，明确患者剩余牙槽嵴萎缩的严重程度、颌弓形态大小等解剖学特征，以便选择合适的修复方法。

（二）全口义齿修复前的准备

为了使全口义齿达到良好的功能效果和组织保健，有些患者在修复前需要进行外科手术修整，包括：牙槽嵴修整术；唇、颊、舌系带成形术；切除炎症性增生软组织。同时，还应进行义齿支持组织的修整，旧义齿咬合调整，颌面部肌肉训练，以使变形、损伤的支持组织恢复正常的形态。

（三）治疗流程

1.全口义齿治疗流程

（1）印模及模型：无牙颌印模范围：上颌后缘的两侧要盖过上颌结节到翼上颌切迹，后缘的伸展与后颤动线一致。下颌后缘盖过磨牙后垫2/3或全部，远中舌侧边缘向远中伸展到下颌舌骨后间隙，下缘跨过下颌舌骨嵴，不应妨碍口底和舌运动。

（2）无牙颌印模的边缘整塑：在制取初印模和终印模时都应进行边缘整塑。保持托盘稳定不动，在边缘整塑材料具有良好的可塑性（流动性）的情况下，通过剩余牙槽嵴周围软组织的功能运动，以确定印模边缘的正确位置和形态。

（3）取模前的准备：选择托盘：上颌托盘覆盖剩余牙槽嵴和上腭，下颌托盘仅覆盖剩余牙槽嵴，为马蹄形。托盘的宽度应比剩余牙槽嵴宽2～3mm，周围边缘高度应离开黏膜皱襞2～3mm，唇、颊、舌系带处呈切迹。

（4）制取初印模和初模型：调拌藻酸盐印模材置于所选择的成品托盘上取初印模，并进行适当边缘整塑。灌制初模型，制作个别托盘。

（5）取终印模及工作模型：个别托盘需先在患者口内进行边缘整塑，然后制取终印模，并灌制工作模型。工作模型边缘厚度以3～5mm为宜，模型最薄处不少于10mm。模型后缘应在腭小凹后不少于2mm。下颌模型应包括磨牙后垫2/3或全部。

2.颌位关系记录及面弓转移上䶮架

颌位关系记录包括䶮平面及丰满度确定，垂直关系和水平关系记录等步骤。

3.全口义齿人工牙的选择和排列

选牙：前牙关系到患者的面部形态和外观，选择前牙要特别注意前牙与面部形态的协调一致。后牙主要用于完成咀嚼功能，选择后牙要重视义齿承托组织的保健。

排牙原则：人工牙的排列应遵守美观原则，组织保健原则，及恢复咀嚼功能原则。应形成平衡䶮。髁导、切导和牙尖工作斜面的法线相交于一点，髁突、前牙切缘和下颌后牙牙尖接触斜面均以此点为同一圆心运动，此点称为转动中心或䶮运中心。

4.全口义齿试戴

在义齿排牙和基托蜡型完成后，将义齿蜡型放入患者口内试戴。需检查面部比例是否协调、颌位关系、前牙的形状和位置排列、后牙的位置、排列及𬌗平面、基托边缘及外形、垂直距离和发音等。

5.全口义齿的初戴

义齿戴入口内，检查义齿的固位和稳定、基托边缘长短和磨光面形态、颌位关系及咬合关系、有无疼痛等，并进行相应调改。

选磨调𬌗：调磨正中𬌗的早接触点，使正中𬌗达到广泛均匀的接触和稳定的尖窝关系。调磨侧方𬌗和前伸𬌗时的牙尖干扰，达到平衡𬌗接触。给患者戴牙指导，增强使用义齿的信心，纠正不正确的咬合习惯。向患者交代戴牙须知，教给患者保护口腔组织健康及义齿保护的常识。

（四）修复后常见问题的处理原则

1.疼痛

骨质隆起、过大的组织倒凹、覆盖的黏膜较薄、基托边缘伸展过长或边缘过锐、系带部位基托缓冲不够、义齿在正中咬合和侧方𬌗时有早接触或𬌗干扰、𬌗力分布不均匀、义齿不稳定、垂直距离过高等均会引起疼痛，应做相应的处理。

2.固位及稳定性不良

口腔处于休息状态时义齿松动脱落，采用重衬或加长边缘的方法解决。口腔处于休息状态时，义齿固位尚好，但张口、说话、打呵欠时义齿易脱位，应磨改基托过长或过厚的边缘、缓冲系带部位的基托，形成基托磨光面应有的外形。固位尚好，但在咀嚼食物时义齿容易脱位，应进行选磨调𬌗，消除牙齿过早接触和牙尖的干扰。

3.发音障碍

全口义齿初戴时常发音不清楚，嘱患者坚持戴用，或根据情况做相应处理。

4.恶心

如果基托后缘过长可将基托后缘磨短，如后缘与黏膜不密合，可用室温固化塑料局部重衬，加强上颌义齿后缘封闭作用。还可修改上下颌义齿基托的厚度。如果因前伸𬌗干扰导致义齿不稳定而出现恶心，可以通过调𬌗达到前伸𬌗平衡。

5.咬颊、咬舌

经过戴用一段时间后，常可自行改善，必要时可加厚颊侧基托或加大后牙覆盖面积。

6.咀嚼功能不好

常由上下颌牙齿接触面积小，或在调磨咬合过程中磨去了应有的尖窝解剖形态引起，或垂直距离低导致咀嚼功能不好，根据原因做相应处理。

7. 心理因素的影响

加强与患者沟通，使患者积极配合使用，主动练习逐渐消除心理影响。

（五）工艺制作要求

1. 制取印模、灌制石膏模型

制取印模是全口义齿成功的关键步骤之一，一般要通过取初印、做个别托盘、边缘整塑、取终印这样几个步骤完成。制取印模后再灌制成石膏模型，该模型与患者功能状态下口内结构相同，用于全口义齿在技工室的制作。

2. 确定上下颌位关系

此步也是关键步骤之一。由于天然牙丧失后原有的上下颌位置关系，需要找到一个适宜的位置关系制作全口义齿，研究表明上下颌的生理后位是一个根据双侧的关节位置确定、可以重复的、稳定的、可以接受的上下颌位置关系，因此临床上颌位关系确定一般就是使用各种手法将下颌固定在具有一定高度，且相对于上颌的生理范围内的最后位。这一过程是通过暂基托和蜡堤固定来实现。

3. 面弓转移、上架，全口义齿人工牙排列、蜡型制作

𬌗架就是用于模拟上下颌和颞颌位置关系的一种机械装置，面弓转移就是将已确定好的上下颌与关节在空间的位置关系转移下来，上𬌗架就是根据面弓转移来的上下颌与关节的位置关系将上下颌模型安装到𬌗架上的过程。这个过程完成后就可以在模型上制作全口义齿了。在技工室里，全口义齿的制作包括了人工牙的选择、排列、蜡型制作，装盒、开盒，打磨、抛光的全过程。目前临床上采用的全口义齿人工牙在质地、形态、大小、色泽等方面可有不同的选择，医生可以参考患者的意见，为其选择适当的人工牙。

4. 试排牙

此步骤是在义齿完成前在患者口内的确认。在试牙过程中，不仅要看义齿的固位稳定、颌位关系是否正确，还要让患者确认人工牙排列是否满意。

5. 全口义齿装盒完成

此步骤需要将基托蜡型部分替换为基托树脂，并磨光完成。

6. 初戴及复查

初戴时要按照义齿的要求调改合适，使患者能进行初步试用。要给患者尽可能详细的戴牙指导。为了使患者尽快地适应义齿，发挥义齿的功能，医生应对患者进行必要的指导和帮助，使其对义齿的使用和维护有正确的认识和了解。

第九节 常用修复材料的性能

（一）印模材料的性能

口腔印模是用于记录或重现口腔软硬组织外形以及关系的阴模。制取这种阴模所用的材料称为印模材料。口腔医护人员通常用托盘将尚未凝固且具有流动性的印模材料送入口腔修复区域，待其凝固后取出即得到修复区域组织的阴模。再将模型材料灌入阴模中，制取修复区域的模型（阳模），然后在模型上制作修复体。因此，印模材料的性能和使用决定了模型是否能够准确再现口腔修复区域的形态，进而影响最终修复体的精度。

1.印模材料的性能要求

理想的印模材料应当具备如下性能。

（1）良好的生物安全性。印模材料各组分对口腔软硬组织无刺激性和致敏性。

（2）凝固前具有适当的稠度。适当的稠度可以保证印模材料具有一定的流动性，材料能流至修复区域每个部位，确保得到的印模细节清晰，结构完整。通常取定量的材料，施加一定的压力，通过压薄后材料延展的直径或面积来表示材料的稠度，直径或面积越大，稠度越小。

（3）具有一定的亲水性。一定的亲水性能使印模材料在凝固前充分润湿口腔软硬组织，以便复制口腔精细结构。印模材料凝固后的亲水性有利于模型材料润湿印模表面，以便获得良好的复制再现性。

（4）适当的工作时间和凝固时间。工作时间是指材料开始调和至其开始凝固所需的时间，凝固时间是指从开始调和到材料能够获得必要弹性以便分离取下印模所需的时间。两者均需满足临床操作的相关要求。

（5）凝固后具有适度的柔软度。柔软度是指印模在受到外力作用后变形的性质，通常用压应变来表示，即对凝固后的印模施加一定压力后材料的压缩变形率来指示。压应变越大，材料越柔软。适度的柔软性可确保印模容易从口腔组织倒凹中取出。

（6）凝固后具有良好的弹性。弹性是指印模受力后发生变形，去除外力后可以恢复至原来形态的一种性质，通常用弹性恢复率来表示，即印模材料受力后发生变形，去除外力后恢复初始形状的程度。弹性恢复率越高，永久变形越小。优良的弹性能够保证印模取出时不会因为组织倒凹的压迫而产生永久变形。

（7）凝固后具有足够的压缩强度和撕裂强度。压缩强度反映材料受压后发生破裂的难易程度。撕裂强度则是引发和继续撕裂印模所需的力与印模厚度的比例，反映材料抗撕裂的能力。较高的撕裂强度能确保印模从口腔中取出时，拉伸变形较大的部位不会断裂。撕裂容易发生在印模的薄弱处，提高印模从口腔中取出的速度可以减少撕裂发生的可能性。

（8）良好的细节再现性和尺寸稳定性。细节再现性是印模能复制口腔组织表面精细形态的性质。我国相关标准规定，当印模材料能够复制出标准模具表面宽度为20～75μm的V形线槽时，视为材料的细节再现性符合要求。尺寸稳定性是指印模材料开始凝固至灌注模型前形态和体积发生变化的程度。

（9）与模型材料配伍性好。当用模型材料灌注印模、制备模型时，应当能够制成表面光滑、容易分离、能再现印模表面形态细节的模型，而且印模材料不与模型材料发生化学反应，不影响其凝固。我国相关标准规定，当模型材料能够复制出印模表面宽度为25～75μm的A形线棱时视为材料与模型的配伍性符合要求。

（10）可消毒性。常用的消毒方法不会对印模表面细微结构造成损害，不会造成印模的尺寸变化。

2.藻酸盐印模材料的性能

（1）工作时间及凝固时间。市售藻酸盐印模材料有快凝型和常规型两种。快凝型的凝固时间为1.5～2.5分钟，工作时间不少于75秒；常规型的凝固时间为2～4.5分钟，工作时间不少于80秒。影响凝固时间的因素包括：①各组分混合比例：对糊剂型来说，胶结剂多，凝固时间短；对粉剂型来说，粉多水少则凝固时间短，但是在操作过程中应当严格按照产品说明书推荐的混合比例进行混合，否则会影响印模的性能；②凝固反应的温度：材料凝固时体系温度越高则反应速度越快，凝固时间越短，因此可以通过调节温度来控制凝固时间，例如降低调和用水的温度可以延长凝固时间。③缓凝剂的添加量：缓凝剂越多，凝固越慢。

（2）柔软度。该印模材料凝固后为水胶体凝胶，具有良好的柔软性，其压应变在8%～15%，大于橡胶类印模材料。糊剂型藻酸盐印模材料的柔软度大于粉剂型。该材料凝固后的柔软性取决于藻酸盐分子间的交联密度和凝胶体的含水量，交联密度小、含水量大则材料柔软度大。

（3）弹性。该印模材料凝固后具有一定的弹性，但弹性恢复率低于其他印模材料。应当注意的是，水胶体印模材料的弹性与压缩率、压缩时间以及压缩载荷去除后的恢复时间有关。当压缩率较小、压缩时间较短或者恢复时间较长时材料弹性恢复率较高。因此，临床应用中要求印模托盘与牙齿间有合理厚度，从口腔中取出印模时应当快速，要使印模形变充分恢复适当时间后再灌制石膏模型。

（4）尺寸稳定性。该印模材料凝固后的尺寸稳定性较差，因为凝固后的印模中含有大量的水分，水分减少时印模的体积发生收缩，甚至出现干裂，这种现象称为凝溢；反之，藻酸盐印模接触水后会进一步吸收水分，导致体积膨胀，此现象称为渗润。凝溢和渗润都会改变印模的尺寸。通常藻酸盐印模在凝固初期因吸收口腔水分或冲洗的水分而存在渗润现象，在空气中放置一段时间后会出现凝溢现象。印模置于空气中30分钟就会导致印模的准确性下降而需要重新取模。为了获得尺寸准确的模型，应立即灌制石膏模型。如果因故不能立即灌制模型，可用湿纸巾包裹印模保存于密封的塑料袋中，并且在袋内滴加2～4滴水，这样可以短期内保存一段时间。

（5）强度。该印模材料凝固后的压缩强度和撕裂强度较低。相关标准规定，藻酸盐印模材料的压缩强度应不低于0.35MPa。糊剂型藻酸盐印模材料的撕裂强度略高于粉剂型。藻酸盐印模材料的强度具有载荷时间依赖性，加载速度越快，强度就越高。

（6）细节再现性。该印模材料凝固前具有较好的流动性和良好的亲水性，对口腔软硬组织有良好的润湿性，细节再现性较好，能够复制出宽度为50μm的V形线槽。

（7）与模型石膏的配伍性。该印模材料与石膏模型材料有良好的配伍性，模型材料在印模表面有良好的润湿性，能复制出印模上宽度为50μm的A形线棱。

临床操作中，印模取好后应当先用冷水冲洗去除表面附着的唾液和血液，然后再消毒。因为唾液和血液会影响石膏在印模表面的润湿性。如果在灌制模型前藻酸盐印模已经放置30分钟或更长时间，应当用冷水去除表面因凝溢产生的渗出物，以免影响石膏的凝固。另外，石膏模型凝固后，应将模型和印模尽快地分离。

（8）可消毒性。可在调和用水中加入消毒剂，也可对印模进行喷雾消毒，或者将印模浸于1%次氯酸钠或2%强化戊二醛溶液中10～30分钟，浸泡后材料尺寸变化在0.1%之内，不会对印模表面质量造成影响。

3.琼脂印模材料的性能

（1）凝胶温度。是指材料从溶胶转变为凝胶的临界温度。凝胶温度会影响临床操作、印模精度以及患者的舒适性。相关标准要求琼脂印模材料凝胶温度范围应在37～45℃。凝胶温度过高会造成材料在口腔内凝固过快，不利于其在牙齿表面流动、润湿；凝胶温度过低则会导致材料凝固太慢，不利于操作。

（2）柔软性。该材料的柔软度大于藻酸盐印模材料，压应变为4%～15%。压应变与其稠度密切相关，稠度越大，压应变越小，柔软度越小。压应变较低的材料可以通过增加印模材料的厚度而用于倒凹处。

（3）弹性。大多数1型或2型琼脂印模材料的形变恢复率为99%，优于藻酸盐印模材料，但仍需要托盘侧壁与牙齿倒凹区域有足够的厚度，以使印模取出时压缩率不超过10%，避免因高压缩率导致材料的永久变形。与藻酸盐印模材料类似，琼脂印模材料的永久变形程度与外力压缩时间密切相关，因此医师在操作过程中应快速从口腔中取出印模。

（4）强度。室温下，1型和2型琼脂印模材料的压缩强度约为0.78MPa，撕裂强度为0.79～0.90N/mm，大于3型材料。琼脂为弹性水胶体材料，其凝胶强度与琼脂含量、温度等因素有关。适当增加琼脂含量可以提高琼脂凝胶的强度和弹性，琼脂含量过多，会降低其凝胶的柔软度。温度越低，琼脂凝胶的强度越大，因为温度影响琼脂分子的热运动，进而影响间氢键的交联作用。另外，在琼脂中添加填料可提高凝胶的强度，过多的填料会降低弹性和柔软度。琼脂凝胶具有黏弹性，其强度和变形与载荷作用时间有关，在较快速的载荷作用下，琼脂凝胶表现出较高的强度和弹性变形，因此临床上在从口腔内取出琼脂印模时应当以较快的速度进行。

（5）细节再现性。该印模材料凝固前流动性大（尤其是3型），亲水性强，容易润湿牙齿表面并流入有出血和唾液的龈沟内，能精确复制这些部位的细节，可复制出宽度为20mm的V形线槽，细节再现性优于藻酸盐印模材料。琼脂印模灌制石膏模型时不易产生气泡，容易获得表面光滑的模型。

（6）尺寸稳定性。琼脂印模材料的尺寸稳定性较差，存在凝溢和渗润现象，因此制取印模后应当尽快灌模。如果不能立即灌模，最好将其保存于100%相对湿度的环境中，在此环境中可保存数小时，尺寸变化较小。为了获得准确的模型，取印模后应当尽快灌制模型。

（7）与石膏的配伍性。琼脂印模材料与模型石膏材料有良好的配伍性，模型石膏能复制出该印模上宽度为50μm的A形线棱。应用中要注意：①灌注模型前应洗去印模上的唾液和血迹；②印模冲洗后应消毒，并吹去表面残留液体，但要防止印模表面脱水；③如印模保存在保湿器中，在灌制石膏模型前应使用冷水反复冲洗，去除因脱水收缩而产生的渗出物。

（8）可消毒性。与藻酸盐印模材料相同。

4.橡胶印模材料的性能

（1）缩合型硅橡胶印模材料：①工作时间及凝固时间。工作时间为2～4分钟，凝固时间为3～7分钟；橡胶类印模材料的凝固时间受到材料稠度、环境温度以及催化剂含量等因素影响。稠度大、温度高、催化剂含量多，则凝固时间短；因此可通过适当调节催化剂用量和材料温度来调节凝固时间，但是催化剂用量过少会影响印模材料的凝固。②柔软性。该印模材料较为柔软，压应变为2%～9%：橡胶类印模材料的柔软性与其稠度密切相关，稠度越大，压应变越小，柔软度越差。③弹性。该印模材料弹性较好，弹性恢复率为97%～99%，橡胶类印模材料的弹性与材料的稠度密切相关，稠度越大，弹性恢复率越小，永久变形率越大。当然，弹性恢复率也与印模的厚度及压缩率相关，增加印模的厚度，减少压缩率可以提高弹性恢复率。④尺寸稳定性。该印模材料凝固过程中存在体积收缩，加之其凝固反应的副产物是易挥发的乙醇，印模的收缩更为明显，所以该材料制取的印模尺寸稳定性较差，24小时体积收缩率为0.3%～0.7%。因此，在印模制取后应当尽快灌模（30分钟内）。⑤细节再现性。该印模材料呈疏水性，对口腔软硬组织的润性较差，印模表面容易出现唾液凹坑，细节再现性相对较差；橡胶类印模材料的细节再现性与材料的稠度密切相关，稠度越大，流动性越小，细节再现性越差。⑥强度。该印模材料的拉伸强度较高，撕裂强度为2.5～3.0N/mm。橡胶类印模材料的撕裂强度与其稠度密切相关，稠度越大，撕裂强度越高。⑦与模型材料配伍性。该印模材料与石膏模型材料的配伍性较好，能复制出印模上宽度为50μm的A形线棱。⑧可消毒性。该材料制取的印模具有良好的可消毒性，可以通过浸入液体消毒剂中进行消毒，浸入时间可长达18小时，表面无质量和精度的损失。⑨储存稳定性。该印模材料的储存稳定性差，有效期较短，因为催化糊剂中的有机锡不稳定，容易被氧化。⑩应用。该印模材料适用于全口义齿、可摘式局部义齿、冠桥印模的制取，特别适用于二次印模法。二次印模法可提高缩合型硅橡胶印模的尺寸稳定性。

（2）加成型硅橡胶印模材料：①工作时间及凝固时间。工作时间及凝固时间略短于缩合型硅橡胶，分别为1.5～3分钟和3～6分钟；需要注意的是，由于含硫化合物可与材料内的含铂催化剂发生化学反应，影响硅橡胶的凝固。乳胶手套表面往往有残留的硫化物，戴乳胶手套进行牙齿预备及放置压龈线，手套上的含硫残余物会转移到牙齿及相邻软组织表面，也可能在手工混合腻子型材料时被直接地转移到材料中，导致受污染部位材料凝固迟缓或不能凝固。因此在应用加成型硅橡胶印模材料前，用清洁剂及水充分清洗手套，可使这种影响减至最小。聚乙烯手套无此影响。此外，用甲基丙烯酸酯或复合树脂材料制作的桩核，取印模前应使用乙醇去除表层的未固化层，否则会影响加成型硅橡胶的固化。②柔软性。该印模材料凝固后柔软性较差，压应变为2%～6%。③弹性。该印模材料凝固后具有很好的弹性，弹性恢复率为99.5%～99.9%，永久变形率很小，远低于标准规定值。④尺寸稳定性。该印模材料尺寸稳定性是印模材料中最好的，因为其在凝固过程中无副产物产生，体积收缩率较低，24小时体积收缩率为0.14%～0.18%，可被模型材料的膨胀所补偿。延时灌模或二次灌模对印模的尺寸影响也很小，即使延时2小时后灌模，尺寸变化仍然低于0.5%。⑤细节再现性。普通的加成型硅橡胶印模材料具有疏水性，对口腔软硬组织的润湿性较差，印模表面容易出现唾液凹坑。含有表面活性剂的材料具有一定的亲水性，细节再现性较好。⑥强度。该印模材料的撕裂强度较高，为1.5～4.4N/mm。⑦与模型材料配伍性。该材料的印模与石膏模型材料的配伍性较好，石膏模型材料能复制出印模上宽度为20～50μm的A形线棱。需要注意的是，由于此材料凝固反应过程中可能产生氢气，因此其印模应当在取模30分钟后再灌注石膏模型，以免模型表面形成气泡。灌制环氧树脂代型时，则应放置2～3天后再灌制。⑧可消毒性。该材料制取的印模具有良好的可消毒性，可浸泡于5%～10%的次氯酸钠溶液中10min来消毒。⑨应用。用于制取冠桥、贴面、嵌体、各种义齿及咬合记录的印模及种植体印模。

（3）聚醚橡胶印模材料：①工作时间及凝固时间。室温下工作时间为2～3分钟，凝固时间为5～6分钟。相比于前两种印模材料而言，聚醚橡胶转变成凝固相时较快，临床上可通过冷却材料来延长其工作时间和凝固时间。②柔软性。聚醚橡胶凝固后质地较硬，压应变较小（2%～3%），倒凹较大时取出印模较为困难。③弹性。该材料的弹性较好，弹性恢复率一般在98%～99%。④尺寸稳定性。聚醚橡胶凝固反应是开环聚合，聚合收缩较小，而且反应无副产物产生，因此尺寸稳定性较好，24小时体积收缩率为0.19%～0.23%，可以取模24小时后灌模，也可在干燥环境中储存2周后再灌模，并且一个印模可灌制数个模型。⑤细节再现性。聚醚橡胶分子结构上含有大量的醚键（C-O-C），具有良好的亲水性，对口腔软硬组织的润湿性较好，细节再现性好。另外，印模在凝固过程中可吸收少量水分，引起体积膨胀，补偿印模材料本身的收缩，提高制取模型的精确度，但需要注意的是，聚醚橡胶印模不能长期存放在潮湿、多水的环境中，以免吸水后体积的过度膨胀。⑥强度。该印模材料的撕裂强度较高，为1.8～4.8N/mm。⑦与模型材料配伍性。该印模材料与石膏模型材料的配伍性较好，石膏模型材料能复制出印模上宽度为20～50μm的A形线棱。⑧应用。用于制取冠、桥、贴面、嵌体、咬合记录的印模。

5.其他印模材料

（1）印模膏。印模膏是一种加热软化，冷却变硬的非弹性可逆印模材料，是牙科应用最早的印模材料之一。印模膏主要由热塑性天然树脂（松香、柯巴树脂）和蜡（巴西棕榈蜡）、填料（滑石粉）及着色剂组成。加热后的印模膏材料中的树脂和蜡会软化，赋予材料流动性和黏塑性；填料可增加体积并赋予合适的工作稠度；胭脂是最常用的颜料，可产生红棕色；印模膏软化后具有适当的流动性和可塑性。根据其软化温度，印模膏分为高熔融印模膏和低熔融印模膏。目前印模膏主要应用于边缘塑性全口义齿印模以及紧固橡皮障固位装置。印模膏本身的导热性能差，如直接放置在火焰上加热会造成其表面与内部受热不均匀，一些成分容易挥发甚至燃烧。常用的方法是将印模膏放入略高于口腔温度下的热水中均匀软化。但需要注意的是，浸泡于热水的时间不应太长，以避免材料中可溶性成分析出，影响材料的物理性能。

（2）氧化锌-丁香酚印模材料和印模石膏

氧化锌-丁香酚印模材料和印模石膏均为非弹性不可逆的印模材料，前者组成上与氧化锌丁香酚水门汀基本相同，后者主要成分为熟石膏。两种材料不能用于口腔中有倒凹的部位，因此通常作为二次印模材料与其他印模材料联合使用。氧化锌-丁香酚印模材料调和后呈细腻的稀糊状，流动性大，凝固后表面致密，能复制出口腔组织的细微表面结构，准确度极高，可用于制取全口无牙颌印模或无倒凹牙齿印模，或用于记录牙齿及牙弓的关系。印模石膏凝固后表面有微小孔隙，可用于制取全口无牙颌印模或者用于记录焊接冠和桥体的关系。

（二）模型材料的性能

模型材料是用来制作口腔软硬组织阳模或修复体模型的材料，主要有各种石膏产品和模型蜡。石膏主要用于制作各种修复体的工作模型和研究模型。模型蜡主要用于制作各种修复体的蜡型。

1.模型材料的性能要求

模型材料的质量影响所制作修复体的质量，良好的模型材料应具备以下性能：

（1）凝固前具有良好的流动性和可塑性　良好的流动性保证灌注模型时材料能充满印模的每个细微部分。良好的可塑性可使材料在印模中成型，复制出口腔组织的解剖形态。

（2）适当的凝固时间　一般以10～40分钟为宜，包括灌注到取出模型的时间。

（3）良好的复制再现性　能复制再现印模上的精细形态结构。

（4）尺寸稳定性高　凝固过程中模型体积变化小。

（5）强度高　压缩强度大，表面硬度高，耐磨性高。

（6）与印模材料相容　模型材料与任何印模材料不发生化学变化。

（7）操作性能好　操作简便，取材方便，价格低廉。

2.石膏材料的性能

（1）水/粉比：水/粉比是水与石膏粉混合获得标准稠度时的水/粉比。

（2）凝固性能：①凝固时间与速度。凝固时间有初凝时间和终凝时间之分。初凝时间是指从水粉混合到石膏凝固达到一定坚韧程度阶段所需的时间，此时石膏已经凝固成半固体状。终凝时间是指石膏模型能从印模中分离出来而不变形或不断裂的时间，此时石膏仍然没有完全凝固。工作时间是指从水粉混合到石膏表面失去光泽的时间。模型石膏的工作时间为5～7分钟，初凝时间为14分钟，终凝时间为30～45分钟。影响石膏凝固的因素包括：石膏粉的质量：石膏粉含生石膏多，凝固速度快；含无水石膏多，凝固缓慢甚至不凝。石膏粉在存放运输过程中受潮吸水，造成部分石膏粉发生凝固而变性，也影响凝固的速度，一般会延长凝固时间。因此，石膏材料应储存于密闭容器中。水/粉比：水量过多，凝固时间延长，压缩强度和表面硬度下降；水量过少，结晶核聚集生长发生早，则凝固时间缩短，膨胀率增大，且气泡多，表面粗糙，硬度下降。调拌时间和速度：调拌时间越长，速度越快，形成的结晶中心越多，凝固速度加快。但膨胀率增大，强度下降。添加剂：添加促凝剂（如硫酸钾等）能够缩短凝固时间；添加缓凝剂（如硼砂等）可延长凝固时间。水温：调和用水温在20～37℃范围内，凝固速度随水温升高而有所加快，温度升高超过37℃，半水硫酸钙的溶解度显著下降，影响二水磷酸钙的生成，导致石膏凝固反应减慢，凝固时间延长。100℃时半水硫酸钙的溶解度降低至二水硫酸钙的水平，凝固反应不会发生，石膏也不会凝固。印模：琼脂和藻酸盐印模会延缓与其接触的石膏的凝固，最终在石膏表面形成一层质软且易于磨损的表层，因为这些水胶体通过吸附在半水硫酸钙或二水硫酸钙的晶核形成部位来影响水化反应，进而延缓石膏的凝固。可以通过添加促凝剂（如硫酸钾等）来改善与琼脂或藻酸盐印模接触的石膏的表面质量。②凝固膨胀。石膏在凝固过程中存在明显的体积膨胀，这是水化反应时所产生的二水硫酸钙针状晶体生长时互相推挤以及石膏结晶时释放的热使部分水分蒸发所致的体积增大的结果，70%的膨胀发生在凝固的最初1小时内。我国相关标准规定，模型石膏线性凝固膨胀率应不超过0.3%，模型人造石应不超过0.2%，高强度代型人造石应不超过0.15%，高强度高膨胀代型人造石线性凝固膨胀率应在0.16%～0.30%。由于工作模型和代型的复制过程需要尽量减少体积膨胀从而得到尺寸稳定的模型，在材料中添加增/减膨胀剂（硫酸钠、硫酸钾）可改良石膏材料的性能，调节凝固膨胀。凝固膨胀与水/粉比有关，在一定的范围内降低水/粉比或增加调和能够增加体积膨胀；反之，增加水/粉比或减少调和拌能够减少体积膨胀。高强度高膨胀代型人造石是一种凝固膨胀更高、强度也更高的代型人造石。高膨胀性有助于补偿合金的铸造收缩，提高修复体的精度。在凝固初期，将初凝的石膏浸入水中，会使其体积膨胀明显增加，这种膨胀称为吸水膨胀。这可能是由于石膏针状结晶交替增长互相推挤时，水的加入促进针状结晶的自由生长所致。吸水膨胀是凝固膨胀的延续，约为凝固膨胀的2倍。此种特性能够应用于包埋铸造时，以增加石膏型腔的体积膨胀。

（3）力学性能：①压缩强度。凝固反应时，石膏强度在水化作用的30～45分钟内迅速增强。凝固后石膏的孔隙率影响其强度，而孔隙率与水/粉比有关。模型石膏混合时需水最多，因此强度最低；高强度代型人造石需水最少，强度最高；而模型人造石强度居中。②拉伸强度。石膏属于脆性材料，其拉伸强度远低于其压缩强度。因此，石膏材料在拉应力作用下容易断裂。拉伸强度能够更好地表示材料的抗折强度，而压缩强度能较好地表示材料的表面硬度。石膏模型的干燥程度对其强度有很大的影响，干燥后的石膏模型强度显著高于未干燥时的强度。③表面硬度。石膏材料的表面硬度与压缩强度有关。工作模型或代型在使用前需干燥1～2小时，最好隔夜干燥，以提高表面硬度。硬度增加的过程是可逆的，模型浸泡入水中可使其硬度降低。采用商品硬化液代替水溶解石膏粉能够提高材料硬度并增强抗磨耗能力。

（4）溶解度：石膏模型在室温和正常湿度下相对稳定。石膏能够轻度溶于水，临床操作中有时需将工作模型浸入水中，如果浸泡时间过长，模型表面石膏材料可能溶于水。将模型浸入石膏饱和溶液能够防止模型表面被水侵蚀。

3.蜡型材料的性能

（1）熔化范围与软化温度。蜡没有固定的熔点，其开始熔化和全部熔化时的温度不一样，后者往往要升高5～10℃，这一段温度称为熔化范围。软化温度有两种含义，一是指蜡本身有一个特定软化点温度，一是指广义的可供操作和塑形的温度。软化温度与流动性和可塑性有密切关系。

（2）热膨胀。在口腔材料中，蜡的线胀系数最大，其尺寸变化可能影响修复体精确性。蜡在不同的温度范围的线胀系数不同。蜡从较高温度的熔体冷凝固至室温的过程中可发生0.4%的体积收缩，此收缩包括凝固收缩和凝固后至室温过程中的冷却收缩。线胀系数大的蜡，收缩率也大。选择线胀系数低的蜡，可提高蜡模的准确性。

（3）流变性。是蜡在一定的温度下受力后发生变形的能力，随着温度和外力的增加而增加。嵌体蜡在高于口腔温度时必须具备高流变性来准确反映窝洞预备的细节；当温度降低至口腔温度时，嵌体蜡必须能凝固且不变形，以减少蜡型从口腔取出过程中扭曲变形的可能性。

（4）残余应力。虽然蜡具有一定的可塑性，但是塑形后的蜡型中总是存在残余应力，有回复原形态的倾向。例如将嵌体蜡置于37～39℃温水中，弯制成闭口的马蹄形，随后冷却定形，再将其投入37～39℃温水中10分钟，马蹄形会缓慢开口变形，开口最大时呈半圆形。这种蜡型遇热回复倾向，在室温长时间放置也会出现，影响修复体的精确性。临床上常见的现象是卡环蜡型的卡环臂末端变形张开，全口义齿基托蜡型的后堤离开石膏模型0.5～1.0mm间隙，可摘局部义齿蜡基托向颊舌侧张口变形等。因此当蜡冷却为固体后，应该尽量减少移动蜡型过程中可能产生的形变。以下3种方法可以减小蜡型的变形：①直接铸造技术使用的蜡应在使用前于50℃下均匀加热15分钟；②蜡型应尽快包埋，包埋能够限制因回复力和残余应力引起的蜡型变形；③如果不能即刻包埋，蜡型应低温保存。低温保存的蜡型在使用前应在室温下解冻后再包埋。

（5）其他性能。蜡的颜色要与口腔有关组织有明显的区别，与模型材料颜色相区别，以便于准确操作。要求铸造蜡在高温铸造时能气化，经挥发后不留下烧灼残渣；基托蜡在装盒去蜡时能除净，不留残渣。

4.其他模型材料

（1）电铸代型材料。镀铜印模膏代型制作主要是使一薄层金属沉淀于印模膏组织面使其导电，称为金属化。此金属层很大程度上决定了代型的表面性质。可使用的金属化剂包括育铜粉、银粉水悬液、粉状石墨。采用化学方法使硝酸银液中的银沉淀于印模表面可使表面的微结构复制的更好。电铸代型应灌注模型人造石，模型人造石硬固后与电镀金属壳的粗糙内面产生机械锁结。电镀代型具有高强度、高硬度，耐损能力强的特点，可允许在代型上直接打磨和抛光修复体。

（2）树脂模型材料。主要是环氧树脂，与之适合的印模材料通常是疏水性合成橡胶。环氧树脂模型材料在表面硬度、耐磨性、细节再现性、耐水性方面优于石膏类代型材料，其凝固收缩率0.1%～0.2%。因其弹性模量比石膏代型等材料更接近牙本质，因此多用于实验研究。

（3）3D打印模型材料。近年来，随着CAD/CAM技术的发展，采用3D打印技术制作牙齿模型开始应用于临床，3D打印方式主要有立体光固化成型法、熔融沉积成型法和激光选择性熔结法。立体光固化成型法所用材料组成上与光固化牙釉质黏接剂相似，主要由丙烯酸树脂低聚物、污性稀释剂及光敏引发体系组成，经一定波长的激光照射后能够快速光固化成型，所得模型具有耐高温、强度高、精度高、尺寸稳定性好等优点。熔融沉积成型法通过加热使熔融的聚合物挤出，三维堆积成所要的形状，所用材料主要是条状的热塑性聚合物和蜡，聚合物有丙烯腈-丁二烯-苯乙烯共聚物（ABS）、聚碳酸酯、聚酰胺（尼龙）等。激光选择性熔结法所用材料主要有蜡粉和聚合物粉，要求粉的粒度为20～50μm，常用的聚合物有聚碳酸酯、丙烯腈-丁二烯-苯乙烯共聚物、聚酰胺（尼龙）、聚苯乙烯等。激光选择性熔结法制备的模型强度高、精度高、尺寸稳定性好。3D打印模型主要用于制作失蜡铸造法的蜡型、义齿修复和牙齿正畸矫治的研究模型、正颌外科及口腔种植手术导板、口腔正畸矫治器等。

（三）粘固剂的性能

水门汀是一类可凝固的黏性材料，凝固前具有一定的流动性和黏附性，凝固后具有一定的强度，可以充填修复牙齿缺损或者将修复体封固到牙齿上。水门汀在口腔临床主要用于粘固各种固定修复体、窝洞衬层或垫底、乳牙和恒前牙缺损的充填修复、根管充填等。临床常用的水门汀有磷酸锌水门汀、氧化锌丁香酚水门汀、氢氧化钙水门汀、聚羧酸锌水门汀、玻璃离子水门汀和树脂水门汀，它们的主要用途见下表（表7-14）。

表7-14　常见的水门汀及用途

水门汀	主要用途
磷酸锌水门汀	黏固修复体及正畸附件，中层垫底，乳牙修复
氧化锌丁香油水门汀	深洞垫底，根管充填，粘固临时修复体，暂封，牙周敷料
氢氧化钙水门汀	深洞垫底、盖髓
聚羧酸锌水门汀	黏固修复体及正畸附件，垫底，乳牙修复，暂时修复
玻璃离子体水门汀	黏固修复体及正畸附件，垫底，乳牙及恒前牙充填修复
树脂水门汀	黏固修复体及正畸附件

1.磷酸锌水门汀的性能

（1）凝固时间。一般为2～5分钟。凝固时间受许多因素的影响，如粉剂组成、烧结温度、粉剂粒度、液剂中含水量、调和时粉液比、调和速度、环境温度等。通常粉剂粒度越细、液剂中含水量较多、调和时粉多液少、调和速度快、环境温度高均使可凝固时间缩短。不能采用降低粉液比的方法来延长凝固时间，因为这样会降低固化后材料的力学性能。临床延长凝固时间的方法通常是将材料放在温度低的厚玻璃板上进行调和，也可将材料预先放入冰箱中适当降温。

（2）工作时间。指粉、液调和后至调和物失去可随意操作性的时间，通常在这段时间对水门汀进行操作，工作时间比凝固时间短。磷酸锌水门汀工作时间相对较长，在工作时间内其稠度增加较少，有利于粘固修复体时修复体的充分就位。

（3）薄膜厚度。是指水门汀调和物在工作时间内，在一定的压力下被压薄后的厚度。粘固水门汀的薄膜厚度影响固定修复体的就位和固位，薄膜厚度太大修复体不能充分就位，同时暴露于口腔环境中的水门汀面积较大，水门汀溶解后形成的渗漏也严重，因此我国相关标准规定，用于修复体粘固的水门汀的薄膜厚度不应超过25mm。薄膜厚度受下列因素的影响：①粉剂粒度。粉剂越细，薄膜厚度越小，反之亦然。②粉液比。降低粉液比能降低调和物稠度，进而降低薄膜厚度，但也会降低固化后水门汀的强度，同时增加水门汀在唾液中的溶解性，因此用降低粉液比来降低薄膜厚度是不可取的。③施加于修复体上的就位力。修复体就位时的压力越大，薄膜厚度越小。④修复体类型。修复体的类型影响粘固过程中水门汀溢出的难易程度，铸造全冠存在最大的问题是如何充分溢出水门汀。

（4）粘固性能。磷酸锌水门汀在凝固前为具有一定流动性的糊状物，可渗入牙和修复体表面的微细孔隙中而形成一定的机械嵌合力，通过此嵌合力和水门汀自身的强度可将修复体黏接到牙齿表面，这一作用称为粘固。这种黏接力较低，对牙釉质和牙本质的黏接强度一般为2MPa和1.5MPa左右，其粘固固定修复体的效果还要依赖于基牙的固位形。

（5）力学性能。磷酸锌水门汀具有较高的压缩强度，而且其强度增加较快，1小时后至少达到其终强度的2/3。我国相关标准规定，磷酸锌水门汀凝固后24小时压缩强度应不低于50MPa，而市售水门汀的压缩强度均在70MPa以上，有些产品可达110MPa。磷酸锌水门汀的径向拉伸强度较低（5.5MPa），弹性模量较高（13.7GPa），是一种脆性材料。用它作垫底材料时，能有效抵抗咀嚼压力，不易变形，对其上的修复材料有很好的支持。粉液调和比对磷酸锌水门汀强度有显著影响，在一定的范围内增加粉液比可提高水门汀的强度，但是如果粉液比过大，强度反而会降低，因为有未结合粉末的存在。另外，在调和过程中调和速度过快以及被水和杂质污染，均会导致强度下降。液剂水分挥发或向液剂中添加水都将使固化后材料的压缩强度和拉伸强度降低。粘固用稠度的磷酸锌水门汀的强度相对较低。

（6）体积收缩。磷酸锌水门汀在凝固初期有轻微的体积膨胀，2～3小时后发生收缩，7天后的线收缩率为0.04%～0.06%。

（7）溶解性。水门汀的溶解性对其粘固修复体的耐久性有明显影响。粘固用稠度的磷酸锌水门汀水中24小时溶解率为0.03%左右，是水门汀中最小的。未完全凝固的磷酸锌水门汀过早与水接触会使接触面溶解及析出。即使凝固良好的水门汀，如与水分长期接触，也会侵蚀水门汀，使可溶性成分析出。应当注意，水门汀在水中的溶解性与在口腔唾液中的溶解性并不总是相关。酸性的唾液对磷酸锌水门汀的溶解作用较大，因此该水门汀在口腔内只能作为暂时性表面充填修复材料。适当提高粉、液调和比可以降低磷酸锌水门汀的水溶解性。

（8）传导性。磷酸锌水门汀是热和电的不良导体，窝洞垫底厚度超过1mm时，能隔绝热、电对牙髓的刺激。

（9）牙髓刺激性。磷酸锌水门汀刚调和时呈酸性，pH为1～2，3分钟后pH升至4.2，1小时后pH升至6左右，48小时后接近中性。用磷酸锌水门汀充填或者粘固修复体时，其调和物早期的酸性可能刺激牙髓造成炎性反应，反应的大小与水门汀的稠度、剩余牙本质厚度及牙髓状态密切相关。高稠度的调和物用于垫底时，对牙髓刺激性较小。粘固稠度的水门汀含有较多的磷酸，如果剩余牙本质厚度较薄的话（$<$ 1.0mm），可能对牙髓产生较大的刺激，特别是新预备的年轻基牙，牙本质通透性较大，用该水门汀粘固诸如牙冠这样的修复体时，就位压力会进一步将调和物内的磷酸压入牙本质小管，造成较大的刺激，可使牙齿即刻产生疼痛。对于这样的情况，在应用磷酸锌水门汀前，应当使用刺激性小的洞衬材料或者封闭牙本质小管，保护牙髓。因此，在用磷酸锌水门汀进行窝洞垫底时，深洞情况下应当先用氧化锌丁香酚水门汀、氢氧化钙水门汀进行洞衬。一般情况下，磷酸锌水门汀对于正常健康的牙髓造成的刺激性反应较轻，往往是可恢复的。如果牙髓组织已经有炎症，磷酸锌水门汀进一步的刺激，可能造成牙髓组织严重的炎性反应。

2.氧化锌丁香油水门汀的性能

（1）凝固时间。一般为3～8分钟，受下列因素影响：①水分对氧化锌丁香酚水门汀的凝固影响很大，少量水分能加速其凝固，因为水分能够促使氧化锌离解出更多的锌离子，因此口腔潮湿的环境能加快氧化锌丁香酚水门汀的凝固；②粉剂的粒度越细，比表面积越大，凝固越快；③提高粉液比可增加调和物稠度，缩短凝固时间；④环境温度越高，凝固越快。虽然调整粉液比可调整凝固时间，但会影响水门汀凝固后的强度，临床应用时可通过改变调和玻璃板的温度来调整水门汀的凝固时间。

（2）粘固性能。其黏接力主要是机械嵌合力，黏接强度较低。

（3）强度。压缩强度因不同类型的材料而不同。我国相关标准规定，凝固后24小时，暂时粘固用水门汀（Ⅰ型）的压缩强度应不超过35MPa，永久粘固用水门汀（Ⅱ型）的压缩强度应不低于35MPa，垫底和暂时充填用水门汀（Ⅲ型）的压缩强度应不低于25MPa，洞衬用水门汀（Ⅳ型）的压缩强度应不低于5MPa。与其他水门汀相比，氧化锌丁香酚水门汀的强度较低，垫底和暂时充填用水门汀的压缩强度一般为25～35MPa，聚合物增强型为38MPa，不足以承受咀嚼力，而且其弹性模量也较低（0.5～3GPa），因此用它垫底时不能过厚，厚度应小于0.5mm。

（4）溶解性。永久粘固用氧化锌丁香酚水门汀24小时水中溶解率应小于1.5%。普通型氧化锌丁香酚水门汀的溶解率为0.1%左右，乙氧基苯甲酸增强型的溶解率为

0.05%左右，聚合物增强型的溶解率为0.08%左右。但是该水门汀与唾液长时间接触的溶解率大于除氢氧化钙水门汀以外的其他水门汀。

（5）传导性。氧化锌丁香酚水门汀可阻止热和电的传导，其热导率近似于牙本质，一般只需0.25mm厚即可隔绝热对牙髓的刺激。

（6）牙髓刺激性。氧化锌丁香酚水门汀对牙髓的刺激性很小，对牙髓组织有安抚、镇痛、抗炎作用，对窝洞内残留细菌有抑制作用。但是该水门汀不可直接接触牙髓组织，否则可引牙髓严重的炎症，甚至坏死。该水门汀对牙髓的刺激性随粉、液比增加而降低。

3.氢氧化钙水门汀的性能

（1）凝固时间。一般为3～5分钟，微量水分及潮湿的环境能加速其固化。

（2）强度。凝固后强度较低，不同厂家的产品差异也较大，压缩强度为6～20MPa，直径拉伸强度为1.0～3.1MPa。因此只能用它作为洞衬（间接盖髓），而且不能太厚，以免影响充填修复体的整体强度。

（3）溶解性。氢氧化钙水门汀可溶于唾液中，在水中可逐渐崩解。在蒸馏水中浸泡24小时溶解率为0.4%～7.8%，浸水1个月，溶解率为28%～35%，浸水3个月，溶解率为32%～48%。在临床上，有时会出现已垫底的氢氧化钙因接触牙本质小管液而逐渐溶解消失的现象，因此要求该水门汀洞衬时不能太厚。

（4）抗菌性。氢氧化钙水门汀具有强碱性，对龋坏牙本质的细菌有一定的杀菌及抑菌作用。在深龋洞洞衬时，还可释放钙离子，促进龋坏影响牙本质（内层龋损牙本质）的再矿化，因此在充填修复前去除龋坏组织时，通常保留这一层结构。

（5）对牙髓的影响。由于氢氧化钙水门汀呈较强的碱性，用它进行深洞洞衬时，初期水门汀对牙髓产生中等程度的炎症反应，以后逐渐减轻，并有修复性牙本质的形成。用该材料盖髓时，初期能使与材料接触的牙髓组织发生凝固性坏死，坏死区域下有胶原屏障形成，以后胶原矿化，形成牙本质桥（骨样组织和前期牙本质样组织），最终形成修复性牙本质，封闭穿孔。

4.聚羧酸锌水门汀的性能

（1）凝固时间。凝固时间为2～6分钟。该水门汀调和物的稠度随时间延长而逐渐增加，直至凝固。影响聚羧酸锌水门汀凝固时间的因素（粉液比、温度等）与磷酸锌水门汀相同。调节凝固时间的方法也与磷酸锌水门汀相似，但不能采用将液剂放入冰箱降温的方法来延长凝固时间，因为它会使液剂变稠而不利于调和。

（2）黏接性能。聚羧酸锌水门汀除了能与牙硬组织及修复体形成界面机械嵌合作用外，水门汀中的聚丙烯酸分子上的-COOH还能与牙齿表面的钙离子（Ca^{2+}）形成一些配位键，甚至离子键与牙本质胶原纤维上的羟基（-OH）形成一些氢键。因此，聚羧酸锌水门汀与牙齿的黏接强度高于磷酸锌水门汀，对牙釉质和牙本质的黏接强度分别为3～10MPa和2～6MPa，而且该水门汀黏接时能够耐受牙齿表面的潮湿。聚羧酸锌水门汀中的羧基（-COOH）还可与金属修复体表面的金属氧化物产生化学作用，形成一定的化学黏接作用。

（3）强度。凝固后24小时，压缩强度约为70～80MPa，低于磷酸锌水门汀；拉伸强度约为8～9MPa，高于磷酸锌水门汀，显示其韧性较好；弹性模量较低，为5～6GPa，低于磷酸锌水门汀。该水门汀早期强度较高，凝固后1小时其压缩强度相当于24小时的70%。粉液调和比影响水门汀的强度，在一定限度内提高粉液调和比能增加水门汀强度。

（4）薄膜厚度。粘固稠度的水门汀调和物的薄膜厚度为25～48μm。聚羧酸锌水门汀的液剂黏稠，造成其调和物稠度较大，而且表现出一定的假塑性。为了使修复体充分就位，应当在水门汀调和好后立即进行粘固。调和温度高于23℃或过度调和会形成太稠的调和物。使用冷却过的调拌玻璃板并严格遵循推荐的调和时间，可以确保较薄的薄膜厚度。

（5）传导性。固化后的聚羧酸锌水门汀是热和电的不良导体，能有效隔绝热和微电流对牙髓的刺激。

（6）溶解性。聚羧酸锌水门汀在水中的溶解率与磷酸锌水门汀相当，但是在酸性溶液中该水门汀的溶解率显著增加。适当增加粉液比可以降低溶解率。

（7）牙髓刺激性。聚羧酸锌水门汀在固化过程中溶出物呈较强的酸性，固化24小时后，其浸泡液仍呈酸性。但由于聚丙烯酸是大分子羧酸，不易析出，而且容易与牙本质中的钙离子、胶原蛋白反应，从而很难渗入牙本质小管，因此它对牙髓的刺激性较小（小于磷酸锌水门汀和玻璃离子水门汀），术后牙齿敏感发生率少。但是该水门汀对暴露的牙髓会引起严重的炎症，不能用于盖髓。

5.玻璃离子水门汀的性能

（1）固化特性。①传统玻璃离子水门汀：初步固化时间为2～6分钟。凝固过程中，材料先是稠度逐渐增加，然后逐步硬化，24小时后基本固化。之后，材料仍可进一步固化，7天后接近完全固化，3个月后完全固化。②光固化玻璃离子水门汀：材料中的丙烯酸酯在光照后迅速聚合，从而使水门汀具有较高的早期强度和固化的可控性。但是光固化玻璃离子水门汀的光固化深度是有限的，通常为1～2mm。③化学固化玻璃离子水门汀：固化时间为2～5分钟。该水门汀也具有较高的早期强度，水对该类水门汀的凝固影响亦较小。

（2）色泽。玻璃离子水门汀的色泽与天然牙接近，具有一定的半透明性，可以用于前牙牙体缺损修复。树脂增强玻璃离子水门汀的半透明性优于传统型玻璃离子水门汀，这是由于树脂增强玻璃离子水门汀液剂中的单体的折光指数与粉剂相近。市售的玻璃离子水门汀有多种色号及不同的透明度，可使修复体颜色与牙齿颜色更加匹配，达到美观修复的目的。手调粉液型玻璃离子水门汀凝固后，材料中含有较多的气泡，不易抛光，容易黏附色素，影响美观。胶囊包装的材料，由于使用专用器具调和，调和后材料中气泡较少，抛光性明显改善。尽管如此，这类材料仍易受咖啡、茶等染色，美观性不及复合树脂。银粉增强的玻璃离子水门汀由于含有银灰色的银合金粉，影响固化后材料的美观性，因此该水门汀一般用于制作桩核或后牙缺损的充填修复。

（3）黏接性能。玻璃离子水门汀对牙釉质和牙本质均具有较好的黏接性能，而且用聚丙烯酸稀溶液或低浓度磷酸溶液预先处理牙齿表面能够显著增加光固化玻璃离子水门汀的黏接强度。

玻璃离子水门汀黏接力来源于3个方面：一是机械嵌合作用，二是聚丙烯酸分子链上的羧基与牙硬组织中Ca^{2+}的螯合作用，三是聚丙烯酸分子链上的羧基与牙本质中的胶原蛋白形成氢键。树脂增强玻璃离子水门汀对牙体组织及复合树脂的黏接强度高于传统玻璃离子水门汀。与聚羧酸锌水门汀相似，玻璃离子水门汀对金属修复体有较好的黏接性能。

（4）力学性能。玻璃离子水门汀的强度随着固化程度的增加而增加，固化后3个月其强度还在增加。树脂增强玻璃离子水门汀由于含有树脂成分，它的拉伸强度大于传统玻璃离子水门汀。银粉增强玻璃离子水门汀的拉伸强度略小于传统玻璃离子水门汀，而它的耐磨性优于传统玻璃离子水门汀。所有玻璃离子水门汀的弹性模量均小于磷酸锌水门汀、牙釉质和牙本质。传统玻璃离子水门汀凝固后如果处于干燥环境，水门汀中的水分会丢失，材料内部出现干裂现象，导致强度下降。树脂增强玻璃离子水门汀受干燥影响小。

（5）凝固收缩。玻璃离子水门汀凝固过程中伴随着体积收缩，体积收缩率为3%～4%，而且各类型的水门汀基本相同。但是，在口腔环境中，凝固后的玻璃离子水门汀吸水性较大，吸水后产生轻微体积膨胀，能补偿其凝固收缩。

（6）薄膜厚度。粘固用玻璃离子水门汀的薄膜厚度应不大于25μm。其薄膜厚度受粉液比、粉剂粒度的影响。粉液比增大、粉剂粒度粗将导致薄膜厚度增加。目前粘固用的玻璃离子水门汀的薄膜厚度15～24μm。

（7）吸水性和溶解性。传统玻璃离子水门汀在固化初期（10小时内）对水敏感，吸水后材料表面呈白垩状，使其溶解率显著增加，因此在固化初期应避免其接触水，通常在充填物表面涂布一层防护漆来隔离水分。完全固化后，玻璃离子水门汀溶解率大幅降低，尽管如此，传统玻璃离子水门汀水中溶解率较大，而且溶解率因材料品牌、类型和调和物稠度不同而不同（0.07%～0.6%）。一般来说，粉液比大的材料，凝固后的溶解率小，粘固稠度的玻璃离子水门汀的溶解率较大（0.15%～0.6%）。树脂增强玻璃离子水门江因为树脂成分的存在，其溶解率较小（0.07%～0.1%）。但是在酸性溶液中，玻璃离子水门汀的溶解率小于磷酸锌水门汀和聚羧酸酸锌水门汀，而且在口腔中长期溶解率也低于其他水门汀。玻璃离子水门汀固化后仍有一定的吸水性，传统玻璃离子水门汀6个月水中吸水率为5%～9%，吸水后产生轻微的体积膨胀，可补偿水门汀固化时的体积收缩，提高充填物的边缘密合性，但吸水也使材料的表面硬度下降，耐磨性能降低。树脂增强玻璃离子水门汀因含亲水性的单体，固化后其吸水率大于传统玻璃离子水门汀。

（8）防龋性能。玻璃离子水门汀在口腔环境中能释放氟离子，氟离子可与牙齿硬组织中的羟基磷灰石中的羟基进行交换，使羟基磷灰石转变成氟磷灰石，后者具有较强的抗酸溶解能力，从而提高牙齿的抗龋能力。这是该水门汀的主要优点之一。传统玻璃离子水门汀在浸水最初阶段（3～12小时）有一个爆发性释氟阶段，主要是表面氟化物大量快速溶解所致，以后逐渐减小，1个月后，氟释放量会稳定在一较低水平，可持续长达2年时间。树脂增强玻璃离子水门汀释氟情况与传统玻璃离子水门汀相似，但是其初期的爆发性释氟小于后者。银粉增强玻璃离子水门汀初期释氟量很大，后期快速下降，因为添加的银粉不与聚丙烯酸反应，在银粉周围形成可渗透的通道，有利于氟离子的快速释放。玻璃离子水门汀在唾液中的释氟量小于水中，在酸性公质中的释氟量大于中性介质。玻璃离子水门汀具有再充氟的能力，它可以摄取含氟溶液中（如含氟牙膏、漱口水等）的氟离子，使其修复体中的氟得到一定的补充，在环境中的氟离子浓度降低时，又可以释放摄取的氟。

（9）牙髓刺激性。传统玻璃离子水门汀调和物初期酸性较强（pH1.6～3.7），随着固化反应的进行，其酸性逐渐减弱，完全凝固的材料的pH为5.4～7.3。早期的酸性可对牙髓造成一定的刺激性，其牙髓刺激性大于聚羧酸锌水门汀。树脂增强玻璃离子水门汀的牙髓刺激性小于传统玻璃离子水门汀，因为该水门汀酸性成分含量少，固化快，固化后溶解性小，刺激性物质溶出少。用玻璃离子水门汀垫底或者粘固时，当牙本质剩余厚度小于0.5mm时，应当用氢氧化钙水门汀洞衬垫底，以免对牙髓造成刺激。

（四）黏接剂的性能

1.牙釉质黏接剂的性能

（1）固化性能。化学固化（自凝）黏接剂的固化时间为1.5～5分钟。固化时间受到温度、调和比例以及调和速度的影响，温度高和催化剂比例大均可加速固化。光固化黏接剂的固化完全由操作者控制，使用方便。与复合树脂相同，牙釉质黏接剂固化后表面有一层未固化的氧阻聚层，又称厌氧层。随后充填的复合树脂或者树脂水门汀覆盖厌氧层表面，隔绝空气后，厌氧层又可以和后续充填的树脂共聚合在一起，因此不要污染或者擦除黏接剂表面的厌氧层。

（2）黏接强度。牙釉质黏接剂的牙釉质黏接强度可达20～35MPa，较牙齿黏接剂的黏接强度大。由于黏接剂本身具有疏水性，耐水解，所以黏接的耐久性较好。牙釉质的酸蚀效果影响黏接界面微机械锁结结合力的形成，进而影响黏接强度。酸蚀剂的种类、浓度、酸蚀时间、牙釉质的耐酸蚀性等因素影响牙釉质的酸蚀效果。通常用35%～37%的磷酸溶液酸蚀牙釉质15～30秒。乳牙牙釉质表面层通常为无釉柱结构，氟牙症较为耐酸蚀，对于这两种牙釉质应当延长酸蚀时间（1～2分钟）。酸蚀完后，用流水彻底冲洗15秒，然后吹干。

（3）释氟性。有些黏接剂中含有氟化物，在口腔环境中可缓慢释放氟离子，具有一定的防龋效果。

（4）抗菌性。在黏接剂中添加可聚合抗菌单体，如甲基丙烯酰氧十二烷基溴吡啶，可以赋予黏接界面的抗菌性，理论上可以减少继发龋的发生，并延长树脂修复的使用寿命。但目前其效果并没有得到临床验证。

2.牙本质黏接剂的性能

（1）黏接强度。大多数黏接剂对牙釉质和牙本质的剪切黏接强度为13～30MPa。通常酸蚀-冲洗类黏接剂对牙釉质的黏接强度高于自酸蚀类黏接剂，因此选择性酸蚀牙釉质能提高弱酸性自酸蚀黏接剂和通用型黏接剂的边缘封闭性和黏接强度。酸蚀-冲洗类黏接剂和两步法自酸蚀黏接剂对牙本质的黏接强度较高，两者强度相当，一步法自酸蚀黏接剂对牙本质的黏接强度较低。影响黏接的因素，包括：①牙本质部位和结构：不同部位的牙本质所含牙本质小管的密度、直径不同，年龄大的牙本质存在牙本质硬化现象（小管内有钙化物沉积），磨损的牙本质深部存在无小管的修复性牙本质，这些因素都会影响牙本质酸蚀后的微观结构，进而影响黏接强度。例如近髓腔的牙本质的黏接强度较低。②黏接剂的质量：同一类不同品牌的黏接剂对牙釉质和牙本质的黏接强度不同。黏接剂保存不恰当也会影响黏接强度。③临床操作因素：酸蚀时间：一般牙本质的酸蚀时间为15秒，过度酸蚀会降低黏接强度；干湿程度：酸蚀冲洗牙本质表面后，其表面应保持一定的湿润，再涂布酸蚀-冲洗类牙本质黏接剂，过干或过湿均会降低黏接强度；光源照射距离：固化光源距离增大时，黏接剂固化程度低，黏接强度随之降低，对于Ⅱ类洞邻面龈壁较深时，黏接剂层离照射光源较远，为了使黏接剂充分固化，需要延长照射时间；隔湿：唾液和血液污染黏接剂时，会影响黏接剂的固化及固化后的强度，进而影响黏接强度，因此应当注意隔湿。冲洗后再次涂布黏接剂可基本恢复黏接剂的黏接强度。

（2）黏接的耐久性。牙齿黏接的耐久性与黏接界面的混合层结构的致密性、疏水性有密切关系。结构致密、疏水的混合层赋予良好的黏接耐久性，因为这样的结构在口腔环境中不容易降（水）解而破坏。①牙釉质黏接耐久性：牙釉质主要是无机物，水分和有机物含量少，黏接面容易吹干，黏接剂在牙釉质表面容易润湿，形成的黏接界面结构致密，强度较高，具有良好的耐久性；②牙本质黏接的耐久性：牙本质的组成及结构特点决定了牙本质黏接难以形成结构致密、疏水的黏接界面，所以牙本质黏接的耐久性远低于牙釉质。

酸蚀-冲洗类黏接剂的底涂剂或黏接剂在渗入脱矿的胶原纤维网过程中，并不能完全充满其中，容易在胶原纤维网深部区域形成未渗入的含水微小空隙，其周围的胶原纤维暴露。这些微小空隙为外界物质分子或离子的扩散和渗透提供了通道，从而形成纳米渗漏。在水及被酸蚀激活的牙本质固有的基质金属蛋白酶（MMPs）、半胱氨酸组织蛋白酶的长期作用下，暴露的胶原纤维会降解、破坏，形成较大的渗漏通道，逐步破坏黏接界面。此外，混合层中已经聚合的黏接剂因为亲水性较大，长期吸水后也会缓慢降解破坏。对自酸蚀类黏接剂来说，牙本质脱矿深度与黏接剂酸性单体的渗入深度是同步的。但是在吹除水分过程中，总有残余的水分存在，在随后的固化过程中，底涂剂（两步法的）或黏接剂（一步法的）可能发生相分离现象，在混合层及黏接剂中形成含水的串珠状结构，这些结构构成了纳米渗漏，并且随着时间的延长而逐步扩大。

由于两步法自酸蚀黏接剂在混合层表面还覆盖有一层疏水性的黏接胶液，因此两步法自酸蚀黏接剂的黏接耐久性通常优于一步法黏接剂。牙齿黏接界面的耐久性还受到口腔温度变化产生的热应力和咀嚼产生的咬合应力的影响。

（3）术后敏感。自酸蚀类黏接剂的术后敏感发生率显著少于酸蚀-冲洗类黏接剂。酸蚀-冲洗类黏接剂酸蚀后应当充分冲洗，这样可减少术后敏感发生率。

（4）技术敏感性。自酸蚀类黏接剂的操作步数少，时间短，技术敏感性低于酸蚀-冲洗类黏接剂。酸蚀-冲洗类黏接剂操作步骤多，技术敏感性高。

（5）与自凝复合树脂的相容性。有些两步法酸蚀-冲洗类黏接剂和一步法自酸蚀黏接剂固化后表面的厌氧层呈酸性，会影响随后应用的以叔胺为促进剂的自凝复合树脂或树脂水门汀的固化，因为酸能与碱性的叔胺反应，影响其活性。三步法酸蚀-冲洗类黏接剂和两步法自酸蚀黏接剂因为有中性的黏接树脂覆盖，不会影响自凝复合树脂或自凝树脂水门汀的固化。

（6）生物学性能。黏接牙本质时，如果保留的牙本质厚度小于0.5mm，酸蚀剂及黏接剂中残留的单体可能通过牙本质小管渗入牙髓，刺激牙髓，造成牙髓暂时性炎性改变。因此，这种情况下应使用如氢氧化钙水门汀、玻璃离子水门汀这样的深洞垫底材料，或者用流动性复合树脂进行洞衬。

酸蚀剂和未聚合的黏接剂对牙龈、口腔黏膜和皮肤有刺激性，黏接剂聚合后则几乎没有毒副作用，因此应当避免接触未固化的黏接剂。

3. 固定修复用黏接材料

（1）修复体黏接用底涂剂：①金属用底涂剂：非贵金属用底涂剂　通常出黏接性单体（如MDP、4-META）和挥发性溶剂（如丙酮）组成，黏接性单体的极性基团（羧基、酸酐和磷酸基团）与非贵金属表面的氧化膜具有良好的亲和性，一端通过可聚合单体与复合树脂产生共聚，另一端与金属表面氧化膜中的金属离子和氧离子，能够形成离子键、氢键和配位键，产生较为牢固的结合；贵金属用底涂剂　主要由含硫酮基、联硫基或硫醇基的黏接性单体和挥发性溶剂组成。硫醇基能与金发生反应，形成稳定的Au-S化学键，但是硫醇基稳定性差，而硫酮基、联硫基的稳定性好；当含有硫酮基或联硫基的单体与金合金接触时，分解成硫醇基，与金发生反应；贵金属、非贵金属用的底涂剂不能换用。贵金属表面镀锡后可使用非贵金属底涂剂；使用自黏接树脂水门汀粘固时，非贵金属修复体表面不必涂布底涂剂，因为水门汀中的黏接性单体能与金属形成化学性黏接，而贵金属则必须使用底涂剂。②陶瓷用底涂剂：硅酸盐陶瓷用底涂剂　通常由硅烷偶联剂和挥发性溶剂组成。硅烷偶联剂必须水解后才能与陶瓷表面的-Si-OH发生化学反应，一般是将底涂剂涂布于陶瓷表面后等待其自然水解，这样往往水解不够充分，影响黏接效果。含有预水解硅烷偶联剂的底涂剂黏接效果更好，但贮存期短，因为硅烷偶联剂水解后容易自行聚合。双瓶装底涂剂贮存期长，黏接效果好，因为其中一瓶是贮存稳定的硅烷偶联剂丙酮溶液，另一瓶是乙酸水溶液。当两瓶液体混合时，乙酸能加速硅烷水解，提高黏接强度；氧化锆瓷及氧化铝瓷用底涂剂　氧化铝瓷/氧化锆瓷的底涂剂主要由可聚合的有机磷酸酯单体或者有机膦酸酯单体和溶剂组成。常用的可聚合的有机磷酸酯单体是MDP，常用的有机膦酸酯单体有6-甲基丙烯酰氧乙基3-膦酰乙酯（6-MHPA）和6-甲基丙烯酰氧乙基3-膦酰丙酯（6-MAPP）。这些酸性单体能够与氧化铝瓷和氧化锆瓷表面的金属氧化物水合层形成氢键、离子键或者配位键，而单体的另一端的双键可以与甲基丙烯酸树脂共聚合，从而显著提高树脂与氧化铝瓷/氧化锆瓷的黏接强度。

（2）树脂水门汀：树脂水门汀是指一类具有黏接和封固性能的树脂基复合材料，临床上用于粘固或黏接固定修复体，其效果优于传统的无机水门汀。树脂水门汀结合特定的底涂剂和处理方法，能对牙釉质、牙本质、陶瓷和合金进行黏接。①固化性能　目前大多数树脂水门汀为双重固化，其化学固化（自凝）速度较慢。相关标准要求自凝固化时间应不超过10分钟，供临床的操作时间应不少于60秒，以便临床有充足的操作时间。双重固化的光固化速度快，操控性好，而且光固化后树脂仍能够继续自凝固化一段时间。通常要求树脂水门汀的光固化遮色材料固化深度应不少于0.5mm，其他的光固化深度应不少于1.5mm。自凝树脂水门汀及双固化树脂水门汀应与其相容的牙齿黏接剂联合使用，否则牙齿黏接剂的酸性会影响水门汀中自凝促进剂（叔胺）的活性，导致与黏接剂接触的水门汀不能固化或固化不全。与复合树脂相同，树脂水门汀固化后表面有一层厌氧层。为了消除厌氧层，可在暴露的水门汀表面涂布能隔绝空气的隔离剂（隔氧剂）。基牙黏接面如果有含丁香酚暂时性水门汀的残留物，其中的丁香酚会影响树脂水门汀的固化，因此，采用树脂水门汀黏接时，避免采用含丁香酚的水门汀暂时粘固。同理，基牙的护髓不要用含丁香酚材料。②黏接性能　树脂水门汀主要用于粘固修复体，黏接强度高于传统水门汀。对于基牙黏接通常酸蚀-冲洗类树脂水门汀的黏接强度最大，自酸蚀类树脂水门汀次之，而自黏接类树脂水门汀最小。自黏接类树脂水门汀虽然也含有酸性黏接性单体（例如MDP），粘固初期的酸性（pH1.8～3.5）对基牙有类似于自酸蚀类黏接剂的脱矿、黏接作用，但是由于稠度大、其在基牙表面的脱矿、渗透作用较弱，因此对基牙的黏接强度较低。自黏接类树脂水门汀因为含有酸性黏接性单体，对非贵金属或者氧化锆陶瓷修复体具有一定的化学黏接作用，但是对贵金属和硅酸盐陶瓷的黏接作用较弱，因此，用该水门汀粘固贵金属和硅酸盐陶瓷修复体时，需要应用相应的黏接底涂剂。③强度　树脂水门汀的压缩强度（150～240MPa）、弯曲强度（45～100MPa）及韧性均高于传统无机水门汀。通常要求树脂水门汀的弯曲强度不低于20MPa。树脂水门汀的弹性模量（5～16GPa）比磷酸锌水门汀低。树脂水门汀具有良好的压缩强度、弯曲强度和黏接强度以及恰当的弹性模量，能抵御咀嚼产生的咬合力，可获得良好的黏接持久性。④薄膜厚度　主要影响修复体的就位和固位。薄的薄膜厚度可减少修复体边缘的不密合性从而减少菌斑堆积，水门汀的溶解和继发龋的形成。我国相关标准要求树脂水门汀的薄膜厚度不大于50μm，大多数市售产品为20～30μm。⑤吸水性和溶解性　我国相关标准要求，黏接性树脂水门汀的吸水值应不大于130mg/mm^3，溶解值不应大于16g/mm^3。传统树脂水门汀的吸水率和溶解率较低，低于无机水门汀。自黏接类树脂水门汀含有酸性黏接性单体，其吸水率和溶解率大于传统树脂水门汀。树脂水门汀吸水后强度下降，体积膨胀，影响黏接的耐久性；一些自黏接树脂水门汀内添加有碱性填料（金属氧化物），当水门汀混合并涂布基牙上后，酸性黏接性单体因与牙齿羟基磷灰石、水门汀中的碱性填料反应而酸性减弱（pH4.5～6.5）。完全固化后水门汀亲水性下降，有些产品固化后甚至呈疏水性，有利于降低水门汀的吸水率、吸湿膨胀和水解降解。⑥颜色及其稳定性　市售的树脂水门江有多种颜色，以便粘固透明性高的瓷修复体，因为水门汀的颜色会影响黏接后修复体的美观性。以芳香叔胺为自凝固化促进剂的树脂水门汀，凝固后颜色随着时间延长会泛黄，影响透明性高的瓷修复体的颜色美观性。目前一些新的水门汀采用无胺引发体系，颜色稳定性得到显著改善。光固化树脂水门汀胺含量少，颜色稳定性较好，因此前牙贴面粘固一般用光固化树脂水门汀；光固化酸蚀-冲洗类树脂水门汀通常含有配套的试色糊剂，用于美观性要求高的修复体。自黏接类树脂水门汀通常没有配套的试色糊剂，建议用于美观性要求低的修复体。⑦操作性能　酸蚀-冲洗类含填料的树脂水门汀应用过程复杂，步骤多，技术敏感性大。自酸蚀类树脂水门汀技术敏感性次之，自黏接类树脂水门汀技术敏感性最小。粘固固定修复体时修复体边缘溢出的水门汀需要在初凝时及时清理。一旦完全固化，残余的树脂水门汀，尤其在龈下和邻面的部分很难清理干净，难以抛光，容易引起菌斑聚集。⑧牙髓刺激性　自黏接类树脂水门汀含有酸性黏接性单体，凝固后90秒的pH为2～4，

48小时后PH为2.5～7，凝固过程中可能对牙髓产生一定的刺激。⑨释氟性　有些树脂水门汀中加入了含氟填料等，在口腔环境中可释放出氟，具有一定的防龋作用，而且可有效抑制生物膜的附着。

第十节　临床接诊

一、正确的临床工作方法

临床接诊是医患之间交流、制订并逐步完成治疗方案的过程。根据患者就诊程序、任务和内容的不同大致可分为初诊、复诊和复查三种形式。这三种形式的划分，有利于从理论上对临床接诊的任务和内容进行理解，它表明的是临床接诊过程中存在的3个阶段。

（一）初诊

初诊是医患交流以及整个治疗过程的开始，涉及治疗计划、治疗内容、治疗目标和治疗效果的商定，为治疗计划的实施和完成打下基础。

1.初诊的目标

初诊的目标是制订一项相对全面合理的、符合修复学原则的，患者能够理解并接受的治疗计划或方案。

2.初诊的内容

（1）准确获悉患者的主诉，了解患者对治疗效果的要求和期望。

（2）详尽收集患者相关的病史，如现病史、既往史等。

（3）系统全面地完成口腔专科检查（包括研究模型分析）及必要的全身检查。

（4）根据患者全面的检查情况进行初步诊断。

（5）针对患者的主诉、要求和期望，根据患者的检查情况提出初步但全面的治疗计划和备选方案。

（6）根据治疗计划和备选方案的不同特点向患者做详细解释，包括修复类型选择、相关治疗程序、可能并发症或意外情况、治疗周期、治疗费用和治疗效果等，在征得患者理解和完全同意的情况下确定最终治疗计划。

（7）规范地、详实地、全面地书写初诊病历。医师的告知内容要记录翔实、明确。对于难度大、效果不肯定或容易出现并发症、医疗意外的修复治疗项目，一定要与患者或监护人签署知情同意书，以减少和避免医疗纠纷的发生（如活髓牙预备时可能导致意外穿髓或继发牙髓炎，预期修复美观效果不佳或种植手术的风险等都需预先告知患者)。

(8) 为患者提供必要的专业指导，对不同科室转诊的安排提出合理化建议。

(9) 临时处理或紧急情况处理。当患者固定修复体脱落要求紧急黏接，或外伤等导致前牙美观受损需要紧急恢复美观处理，或患者有急性牙髓或根尖炎症需要紧急拆除原有修复体等。

总之，修复治疗是对单个或多个牙咬合、形态和功能进行恢复重建的过程。由于它往往建立在牙体牙髓、牙周等多学科治疗基础之上，因此，初诊时进行全面系统的检查和全面系统的治疗计划是非常关键的。一旦检查或设计遗漏或不全面，如：该拔除的牙齿没有拔除、该根管治疗的牙齿没有完善治疗等，将使修复治疗的周期延长，或者使修复早期发生失败。

(二) 复诊

复诊是患者按照初诊治疗计划要求完成相关转诊治疗（如牙体牙髓治疗、牙周治疗或外科治疗）后重新接受修复治疗并最终完成修复治疗的过程。复诊是治疗计划实施和完成或者是治疗目标实现的过程，可以一次或分数次完成。

1.复诊的目标

复诊的目标是将初诊时确定的最终治疗计划按照医疗规范、医疗质量要求完成。

2.复诊的内容

(1) 确认其他科室转诊治疗后的效果，重新系统地、全面地完成口腔专科检查及必要的全身检查并重新评估口腔的条件。

(2) 根据患者现在的情况相应修改治疗计划或方案。一般来说，此阶段治疗计划或方案的修改主要涉及修复专业的修改，如初诊时认为经牙体牙髓科治疗后可以直接作为基牙的，现在却需要先进行桩核全冠修复才能作为基牙等。但有时仍需要患者进行其他科室的转诊治疗，如患者经外科拔牙并经3个月恢复后牙槽嵴出现骨突、骨尖等需要行外科修整术等。

(3) 根据治疗计划进行修复体设计、牙体预备。

(4) 试戴修复体，调改修复体至合适后戴入。

复诊与初诊的任务和内容并没有绝对的界限，将它们进行适当划分有利于对修复治疗程序的理解。一般来说，初诊的内容有时并不能在一次完成，而复诊的部分内容有时能在初诊时一次完成。

当修复治疗完成、患者满意戴上修复体时，并不意味着修复治疗的过程已经结束。为了达到持续观察修复体使用效果等目的，一般要求患者定期或不定期来医院进行专业检查、信息反馈接受健康指导甚至治疗处理等。此过程即为复查。

3.复查的目的或任务

(1) 对于全口义齿或可摘局部义齿等许多复杂修复，戴牙后常常会出现压痛、松动等不适情况。复查可以解决上述问题，因此，它是完善修复过程的一个重要步骤。

（2）及时跟踪观察修复体使用情况，结合患者的反馈信息和专业检查情况，及时发现和处理可能或已经存在的问题，并指导患者合理使用修复体，从而提高修复体的远期成功率。

（3）了解患者口腔卫生状况，督促患者保持口腔卫生，促进修复体的长期成功。

（4）系统、长期评估所采用修复方法的治疗效果，有利于总结临床经验，为临床科研积累资料，同时也为医师自身的发展与提高创造条件。

（5）保持医患之间良好的关系，有利于进一步扩大病源，合理并最大限度地利用医疗资源。因此，修复医师应当重视复查尤其是定期复查的作用。对不同修复类型的患者应进行分类归档记录，并利用现有的各种通信手段与患者保持联系，防止医疗信息的丢失。

4.临床接诊的要求和艺术

无论是初诊、复诊和复查，临床接诊时均要保持良好的医患关系和医患沟通，并建立互信的关系。要达到该目标，临床接诊时需注意一定的接诊艺术，并保持高尚的职业道德和修养要求。

（1）始终体现“以人为本，以患者为中心”的优质服务理念。

（2）体现人文精神，对患者的病痛、不适具有安慰之心。

（3）尊重对方，平等相待，使医患双方处于一个相互信任的平等交流的位置。

（4）采取悦纳的心态，对待患者的要求、质疑甚至是误解采取心平气和的大度胸怀。

（5）以医学科学的精神对待疾病和治疗，以理服人，使患者心悦诚服。

（6）交流的语言通俗易懂，对疾病的预后、治疗程序、治疗效果等做到全面的知情同意，医师尽到告知义务和注意义务，患者享有知情权和选择权。

（7）注意语言沟通的技巧，多使用安慰性、称赞性或鼓励性的语言，必要时使用保护性语言和模糊语言，避免因语言不当引起不良的心理刺激或避免使用绝对性语言、夸大性语言。

（8）问诊时注意提问的方式，避免以诘问、审问或质问的口吻提问，合理采用“开放式”和“封闭式”提问，既能掌握谈话节奏也能把握患者的心态。

（9）诊疗过程体现“舒适诊疗”模式，严格遵循“三无理念”，即无菌操作、无痛治疗、无近远期障害。

二、准确采集病史

病史采集可通过医师的问诊或问卷来获得，目的是了解患者的主诉（包括患者就诊的目的和对修复的要求）、现病史、既往史、家族史等。

（一）主诉

主诉是患者就诊的主要原因和迫切要求解决的主要问题。修复科患者的主诉通常是要求修复缺损或缺失牙，或者是要求改善因牙齿缺失、缺损、变色外伤等导致的咀嚼、美观或发音功能障碍等。也有患者的主诉是要求解决因旧义齿导致的疼痛不适或咀嚼、美观功能降低等。颞下颌关节紊乱病患者的主诉则通常是咀嚼肌疼痛、开闭口弹响或开口受限等。总之，医师应从患者主诉中了解其对修复治疗的主要要求。

（二）现病史

现病史一般包括主诉疾病开始发病的时间、原因、发展进程和曾经接受过的检查和治疗。对导致牙体缺损、牙列缺损或缺失、颞下颌关节病等疾病的原因、持续时间、修复方式、修复次数、修复效果都详细记录。

（三）既往史

在询问既往史时要侧重了解与本病有关的部分。既要询问患者的全身健康情况、营养情况和饮食习惯，也要询问口腔疾病情况等。由于患者的精神、心理状态直接影响修复治疗效果，因此也应注意询问。具体地说，采集既往史应注意从全身系统病史和口腔专科病史两方面。

1.全身系统病史

全身系统病史可通过直接询问或设计表格问卷的形式完成。无论何种方式都需简单明了。表格问卷的方式因避免医患之间直接询问的尴尬而值得推广使用。询问患者全身系统病史时应从以下几个方面着手进行询问和记录。

（1）是否具有影响患者耐受力的疾病，例如心脏病、脑血管病、糖尿病、呼吸系统疾病、肝肾疾病等；由于现代修复治疗不仅复杂，治疗周期也长，因此，患者必须具有足够的耐受力，尤其当采用种植义齿修复时，心血管疾病和糖尿病等疾病的严重程度要控制在允许的范围内。如果患者不具备足够的耐受力，应尽量采取简单的修复方法；如心脑血管疾病患者不能耐受拔牙，应尽量采用过渡性义齿修复。当某些疾病影响到患者的自理能力或自我卫生保健时，应暂缓进行修复治疗等。

（2）是否具有影响口腔组织支持、固位等能力的疾病或身体状态。例如骨质疏松症可能加重剩余牙槽嵴的吸收，并可能影响种植体骨整合的速度；糖尿病患者牙周组织容易发生炎症，从而使基牙支持能力降低；舍格伦综合征患者基牙容易发生龋齿，影响固定修复体、可摘局部义齿基牙的长期支持和固位能力，对于全口义齿则影响义齿的固位力，等等。

（3）是否能耐受药物的使用，是否有过敏体质。活髓牙预备、种植手术需要使用局部麻醉药中的肾上腺素等血管收缩药有引起血压升高的风险，应当考虑患者是否能耐受；种植手术预防性用药、局部麻醉药以及要使用的牙科材料等是否可能会引起过敏也需谨慎；因此，了解患者是否具有过敏史非常重要。

（4）是否有长期服用治疗慢性病但对修复计划实施有影响的药物史。如长期服用阿司匹林类药物对种植体植入等外科手术有影响；服用治疗骨质疏松的药物如二磷酸盐可能对颌骨以及种植体骨整合有影响等。

（5）是否具有传染性疾病史。乙肝、丙肝、艾滋病等传染病患者或携带者的唾液中可能带有病毒，治疗过程中、灌制模型、模型操作等过程都可能会造成病毒传播或交叉感染，应当采取适当措施保护医护人员以及其他患者的安全。

（6）心理卫生状况以及精神疾病史。患者的心理和精神卫生状况影响各类修复体的修复效果也影响颞下颌关节病及咬合相关疾病的修复治疗效果。因此，了解患者的心理和精神卫生状况对治疗的成功越来越重要。

2. 口腔专科病史

完整的口腔专科病史应全面，它是进一步口腔检查、治疗的不可缺少的重要参考，具体包括：

（1）修复治疗史　是否曾进行过修复，既往所采用的修复类型、使用年限以及使用的效果如何，是否存在设计缺陷等都是重要的参考资料。了解它们有利于合理确定下一步的治疗计划，有利于判断修复的预后，避免发生以前发生的类似错误。

（2）牙体牙髓治疗情况　完善的牙体牙髓治疗往往是牙体缺损修复、局部义齿基牙修复的基础。对于牙体牙髓治疗情况不详的应该拍X线片协助诊断，必要时还应请牙体牙髓专科医师协助诊断治疗。

（3）牙周病史　明确患者的牙周健康状况及口腔卫生维护情况对修复的远期疗效十分重要。既往是否有牙周病，曾做何种治疗，治疗效果如何将决定下一步治疗能否进行以及今后的修复效果。

（4）正畸治疗史　对于涉及修复、正畸联合治疗的病例，前期正畸治疗的效果、可能的并发症影响到修复治疗的效果及预后；另外正畸治疗后一段时间内牙齿的移位或复发可能相对明显；因此，对于有正畸治疗史的患者要掌握合理的修复时机，要按照正畸和修复各学科相关的原则进行合理治疗。

（5）口腔外科治疗情况　对于经过颌骨等颌面结构切除的患者、对于经过正颌外科治疗后的患者，对于植骨术后的患者以及对于拔牙、牙槽骨修整术后的患者，应结合外科治疗的有关资料，将外科治疗与修复治疗计划全面整体地加以考虑。

（6）颞下颌关节紊乱病史　一方面，颞下颌关节紊乱病史会影响到修复体的设计和咬合的调整，并影响到修复的成败。另一方面，如果忽视颞下颌关节紊乱病史，有时修复体可能会成为加重TMD的原因。

（7）放射影像资料　放射影像资料对于了解既往的牙科治疗史尤其牙体牙髓治疗情况、牙周治疗情况有重要价值，为修复治疗提供了重要的参考依据。

（四）家族史

某些口腔疾病如先天缺牙、乳光牙本质，外胚叶发育不全症、颅锁骨发育不全症等与遗传因素有关，应对患者家庭成员有关相似疾病做相应调查，为诊断和治疗提供必要的参考。

三、规范检查

对口腔修复患者的口腔检查，其基本方法与口腔外科等其他学科相同，本节仅结合口腔修复的特点，介绍口腔检查的要求和方法。

（一）一般口腔临床检查

1. 口腔外部检查

（1）颌面部外形　通过视诊仔细观察和检查患者的外形特征，应注意：①面部皮肤颜色、营养状态；②颌面部左右两侧对称性；③颌面部各部分比例关系是否协调，有无面部畸形，面下1/3的高度是否协调，有无增高或降低现象；④上下唇的外形突度、唇红部的外形、上下前牙位置与口唇的关系；⑤患者侧面轮廓是直面型，凸面型还是凹面型，颅、颌、面、牙各部分的前后位置和大小比例是否正常，有无颌骨前突或后缩等畸形。

（2）颞下颌关节区　通过视、触和听诊在患者开闭口、前伸、侧方和咬合运动时，检查以下项目：①两侧颞下颌关节的活动度：用手指触摸颞下颌关节区，检查两侧髁突运动度大小和对称性，有无压痛，并注意疼痛发生的部位，性质、触发区等；②两侧颞下颌关节的听诊：主要检查有无关节弹响，弹响在下颌运动的什么阶段（如开口初、中、末和闭口初、中、末）发生，弹响声音的性质（如摩擦音、破碎音、弹响声）以及有无疼痛等；③外耳道前壁触诊：用双手小指放在外耳道前壁，嘱患者做正中咬合，检查当上下颌牙列紧咬时，两侧髁突冲击强度是否一致；④咀嚼肌的扪诊：最常用的是对嚼肌、颞肌进行扪诊，检查其有无压痛及压痛点的部位同时嘱患者紧咬，检查咀嚼肌收缩的强度和左右两侧对称性，判断有无因干扰而引起的咀嚼肌功能紊乱，必要时尚需对翼内肌、翼外肌、二腹肌、胸锁乳突肌等做进一步检查。

（3）下颌运动检查　主要指开口度、开口型以及下颌前伸或侧向运动的检查。

开口度检查：是指患者大张口时，上下中切牙切缘间的垂直距离，可用双脚规或游标卡尺测量。正常开口度为3.7～4.5cm，如超过4.5cm，为开口度过大，如不足3.7cm，为开口度轻度受限，如不能开口，为开口受限。当全牙列缺失做全口义齿修复时，如垂直距离恢复得过高，可使患者开口度减小。

开口型的检查：开口型是指下颌自闭口到大张口整个过程中下颌运动的轨迹。主要检查患者在开口时，下颌有无偏斜。正常开口型正面看是直向下的，如“↓”。如一侧翼外肌功能受抑制则下颌颏部偏向患侧。

下颌侧向运动检查：当下颌侧向运动时，向两侧的运动范围基本相等。一般下颌最大侧方运动范围约为12mm。如果侧向运动的幅度变小或不对称，表示受限侧翼外肌功能受损。下颌前伸运动检查：正常情况下，下颌前伸运动时下切牙能超过上切牙的前方，并呈直线向前运动。如果下颌不能前伸或前伸受限，表示两侧翼外肌功能可能受到抑制或消失。

如果患者出现开口受限、下颌有偏斜或下颌侧向运动受限等症状时，还可进一步用下颌运动轨迹仪检查。

2. 口腔内部检查

（1）口腔卫生情况。口腔修复治疗的过程要求在良好的口腔卫生情况下进行。因此首先要了解患者的口腔卫生习惯，并注重检查患者牙菌斑、牙结石的情况，有无牙龈出血、肿胀等情况。如果口内有旧修复体，更应注意其卫生状况如何，这样有利于进行针对性的口腔卫生指导。

（2）缺牙部位的情况。①缺牙部位伤口愈合情况：一般牙齿拔除后3个月伤口完全愈合，此时牙槽骨吸收快速期已过，牙槽嵴处于相对稳定的阶段，此时修复有利于义齿的稳定和贴合。如果拔牙后即刻进行可摘局部义齿或全口义齿修复，即为即刻义齿修复，目的是使患者避免忍受无牙后造成的美观、发音、咀嚼等功能降低。但是无论何种早期修复，在3～6个月后，由于剩余牙槽的吸收，应进行重衬或重新制作。有关各种修复体最佳修复时间的问题具体请参照各有关章节；②缺牙的部位、数目、类型：检查患者是牙体缺损还是牙列缺损或缺失；检查牙齿缺失的部位在上颌还是下颌、前牙还是后牙；检查是单个牙缺失还是多数牙缺失，是间隔缺失还是游离端缺失等。缺失部位、数目和类型的不同会影响到修复设计的不同；③缺牙间隙：检查缺牙区近远中间隙的距离殆龈间隙的距离（或颌间距离的大小），此距离对于修复体的设计至关重要，它主要决定着修复体的强度、美观等因素；④缺牙部位剩余牙槽嵴情况：缺牙区剩余牙槽嵴是否吸收，吸收的程度如何影响可摘义齿支持能力的大小；而对固定义齿来说，剩余牙槽的形状影响到桥体龈端的设计，而桥体龈端的设计则影响牙槽嵴黏膜的健康。根据缺牙区剩余牙槽嵴吸收程度不同可以将之分为四级：

Ⅰ型：高圆形牙槽嵴，即剩余牙槽嵴高度和宽度均足够。

Ⅱ型：刃状牙槽嵴，即剩余牙槽嵴的高度无明显吸收或轻度吸收而宽度呈中至重度吸收。

Ⅲ型：低圆形牙槽嵴，即剩余牙槽嵴高度和宽度均中度吸收。

Ⅳ型：低平状或凹形牙槽嵴，即剩余牙槽嵴高度与宽度均呈重度吸收或吸收达基骨或基骨以下。

检查剩余牙槽嵴还要检查牙槽嵴有无组织缺损，有无骨尖、骨棱、残根存在，并注意有无压痛区。例如：注意检查上颌结节颊侧是否过突，有无倒凹影响上颌义齿就位和造成压痛；注意检查上颌硬区，下颌隆突，内斜线情况，因为骨突上面覆盖黏膜薄，戴义齿后易发生疼痛。检查有无松软牙槽嵴影响义齿的支持与固位。另外，患者如果曾经进行过修复，还需注意检查是否有因原义齿边缘过短及压迫造成的旧义齿边缘处骨质增生等。

（3）余留牙的情况。若是牙列缺损患者，则应对余留牙逐个进行检查，首先应检查临近缺隙的基牙，其次是其余牙齿。检查的项目主要有以下几种。

余牙的部位、数目、形态等一般情况。

牙体及牙髓情况：检查余牙的牙色、有无龋齿充填治疗情况，何种充填材料，有无继发龋，是否经过牙髓治疗和根管治疗，根充是否完善，根尖及根周情况，有无叩痛及瘘管等；检查余牙有无牙体缺损，楔状缺损，有无冠折或隐裂，有无磨损，有无过锐牙尖和边缘，有无牙本质暴露、过敏症状。

牙周情况：检查牙龈有无充血肿胀、有无增生或退缩现象；上皮附着有无丧失。检查是否有牙周袋，牙周袋的深度是否正常、有无溢脓现象（通常情况下需对每颗牙测量和记录6个部位的牙周袋深度）。检查牙齿有无松动，松动度一般以Ⅰ、Ⅱ、Ⅲ度记录。临床上常用的牙松动度测量和记录的方法有两种：

①以牙松动幅度计算：

Ⅰ度松动：松动幅度不超过1mm。

Ⅱ度松动：松动幅度为1～2mm。

Ⅲ度松动：松动幅度大于2mm。

②以牙松动方向计算：

Ⅰ度松动：仅有唇（颊）舌向松动。

Ⅱ度松动：唇（颊）舌向及近远中向均有松动。

Ⅲ度松动：唇（颊）舌向及近远中向松动，并伴有垂直向松动。

检查牙齿有无根分叉病变，根分叉病变一般以Ⅰ、Ⅱ、Ⅲ、Ⅳ度记录，具体分度方法请参考牙周病学章节。

邻面接触区的情况：检查余牙接触区有无食物嵌塞现象。

余牙的位置：检查邻近缺隙的上下颌牙齿有无倾斜移位、过长或伸长，余留牙有无错位牙、低位牙，左右平面是否在一水平面上，曲线是否正常。还需重点检查余留牙的位置与缺牙区剩余牙槽嵴的颊舌向位置关系，因为该关系影响缺牙区排牙的位置。

𬌗关系：①正中的检查：检查上下牙列是否有广泛均匀的接触关系：检查正中时前后牙的覆𬌗覆盖关系，有无深覆𬌗、深覆盖，有无反𬌗、对刃𬌗、锁𬌗等现象；检查有无牙齿或颌骨的前突或后缩现象；检查上下第一磨牙咬合是中性、近中还是远中关系；检查上下牙列中线是否一致，并与面部中线的位置和上唇系带是否一致，左右侧平面是否匀称；②正中、侧方和前伸殆干扰检查：检查正中时有无牙尖的早接触以及侧方和前伸功能运动时有无殆干扰，有无殆创伤；③息止颌位的检查：比较息止颌位与正中位时下牙列中线有否变化，检查息止颌间隙大小有无异常；当上下颌牙齿出现重度磨耗或磨损，或因其他因素导致面下1/3垂直距离降低时要注意检查息止间隙大小，并测量面下1/3高度，以判断咬合重建时拟抬高咬合的量。

（4）口腔黏膜及软组织的情况：①检查口腔黏膜色泽是否正常，并注意黏膜厚度、移动性和韧性情况；检查黏膜有无炎症溃疡、瘢痕及角化存在，如戴过义齿的应格外注意义齿承托区黏膜的颜色和移动性，判断有无义齿性口炎、松软牙槽嵴、有无义齿边缘刺激造成的黏膜溃疡等；除此之外还需注意有无舌炎及口角炎等；②检查唇、颊、舌系带的形状及附着点位置，注意它们是否会影响修复体的固位，是否影响义齿基托边缘伸展；③检查舌体的大小、形态、活动度及位置；④检查唾液的分泌量及黏稠度，有无舍格伦综合征的相关表现。

（5）颌骨及颌弓关系情况：若是上下牙列缺失的患者，检查上下颌弓大小和上下颌弓对应位置关系、颌间距离大小等；当单颌牙列缺失对颌为牙列缺损或完整牙列时，更应注意牙槽嵴与牙弓大小或位置关系是否协调，颌间距离是否足够等，以估计修复后效果。如有牙槽嵴和颌骨缺损，则需注意缺损的部位、范围对口腔功能的影响程度。对于少量牙槽嵴缺损，则可用一般修复体进行修复，如果是大范围牙槽及颌骨缺损，则应遵循颌面缺损修复原则制作颌骨缺损的赝复体。

（6）对原有修复体的检查：①对原有冠及固定义齿的检查：检查原有冠或固位体有无松动，边缘密合度和边缘长短情况，检查殆面有无磨穿及过高点，固位体的外形，桥体与牙槽顶的密合情况，以及基牙牙龈缺牙区剩余牙槽嵴有无炎症等；②对原有可摘局部义齿的检查：检查支托是否有折断，义齿下沉情况，义齿基托是否压迫软组织，黏膜有无溃疡和炎症，卡环在基牙牙面的位置是否合适和密贴，咬合关系是否正确、义齿设计是否合理等；③对原有全口义齿的检查：检查正中殆、正中关系、垂直距离、殆平面是否正确，丰满度美观是否满意；检查人工牙牙面的磨耗程度，排列位置是否正确，有无前伸、侧方殆平衡及殆干扰；检查上下颌总义齿的固位力、稳定和边缘伸展情况，有无义齿性口炎，上下颌牙槽前部有无松软黏膜组织等。通过上述检查一般可以获知造成义齿重新修复的原因。

总之，通过检查和了解原修复体存在的缺点，为重新修复提供了重要参考。如原修复体不合适，在重做前应停戴旧修复体1周以上，并对已经存在的义齿性口炎等情况进行治疗。

（二）X线检查

X线检查是诊断口腔颌面部疾病的一种重要的常规检查方法，能为口腔修复临床提供许多重要的信息。

1.用于牙体缺损患牙、牙列缺损修复口内余留牙、缺牙区局部牙槽情况的根尖片检查

（1）了解基牙或待修复牙牙体解剖情况，包括：牙体硬组织厚度、牙髓腔的状态、髓角的位置、根的长度、宽度及完整性（有无根吸收及根折）、根管分布情况及根管粗细等。

（2）发现和检查龋病的进展，尤其是邻面、牙颈部、根部等临床不易发现的区域，并可了解龋的深度与牙髓的关系。

（3）了解牙髓治疗情况：包括根管充填情况，根尖周疾病进展及愈合情况。

（4）了解牙周治疗情况：包括牙槽骨吸收破坏的程度，牙周膜情况、根分歧病变情况以及相关治疗效果等。

（5）了解有无阻生齿、先天缺牙、埋伏牙、缺牙部位有无可疑龈下残根等。

2.X线曲面断层片

检查X线曲面断层片可全面了解颌骨、牙列、牙周支持骨的大致情况，对快速确定牙槽骨内是否有残根存留，有无未萌出牙，有无第三磨牙阻生很有帮助。但是由于该检查方法图像变形率大，放大率为10%～20%且垂直向和水平向放大率也不一致。因此它在判断牙槽骨支持组织状况、牙根形态、有无龋齿或龋齿的范围等方面不够准确，仅提供初步参考。

3.锥形束CT检查

CBCT出现于20世纪90年代，与常规CT检查相比X线辐射剂量显著降低。CBCT检查投照时间短，而且其空间分辨率好，各种测量结果较准确；与轴位断层检查相比，CBCT检查时不需要复杂的定位，一次旋转扫描360°（甚至不到360°），即可获取图像数据，并可根据临床需要重建出任意方向（如轴位、冠状位、矢状位、曲面体层及其他任意方向）的断层影像。CBCT检查可以对上颌窦、鼻腔、下颌神经管、颞下颌关节、牙等解剖结构进行标记、定位、检查、测量，并观察这些结构在各个层面的位置；并可提供牙槽嵴在不同方向上的厚度或高度；可方便临床医师利用CBCT数据进行种植修复术前设计、模板制作甚至可将其影像信息直接用于种植治疗过程；同时，CBCT可用于辅助诊断颞下颌关节紊乱病及牙体牙周相关疾病等。

4.其他X线检查方法

（1）颞下颌关节侧斜位片（许勒位）。可了解髁突、关节窝、关节结节及关节间隙；髁突经咽侧位片可清楚显示髁突前后斜侧位影像；颞下颌关节系列断层摄影、关节造影等能为关节提供更详细的影像信息。

（2）头颅侧位定位片。可以用于分析颅、面、颌、牙的形态、位置及其相互间的变化关系，对了解𬌗平面的位置关系有一定的价值。

（三）制取研究模型或上𬌗架检查

研究模型检查可弥补口腔内检查的不足，利于仔细观察牙齿的位置、形态突度、牙齿磨损或磨耗情况、咬合关系、𬌗曲线以及组织倒凹、隆突等，必要时可将上下颌模型上𬌗架进行分析研究，制订治疗计划和修复体设计。

（四）咀嚼功能检查

牙列缺损或缺失后，对口腔咀嚼功能会有不同程度的影响，修复前的一些功能检查可以进一步明确牙缺失与口颌系统功能紊乱的关系，有助于制订正确的治疗计划和修复设计方案。必要时可选择下述口腔修复临床较常用的功能检查方法。

1.𬌗力检测

𬌗力是评价口腔生理功能的指标之一，能反映牙在咬合时所发挥的力量，检测时利用𬌗力检测的仪器测量个别牙的咬合力。检测仪器的种类有电阻应变仪、声传感测量仪、压电薄膜式𬌗力测量仪、光咬合仪等。

2.咀嚼效能的检测

咀嚼效能是指在一定时间内将一定量食物嚼碎的程度。咀嚼效能的高低直接反映了咀嚼能力的大小。在口腔修复前后进行咀嚼效能的检测，可了解缺牙后咀嚼功能受影响的程度，对修复后治疗效果进行评价。其检测方法有用豆子作试料采用筛分法测定：用硬化明胶作试料采用比色测定：用ATP颗粒吸光度法测定；也有用花生米作试料，采用光栅分光光度计对咀嚼后的花生米混悬液进行测定。

3.下颌运动轨迹检查

下颌运动轨迹反映了𬌗、颞下颌关节、咀嚼肌三者的动态功能关系。每个人的下颌运动无论是开闭口运动、前伸运动、侧向运动或是咀嚼运动都有其一定的特征该特征取决于牙列、𬌗面形态与颞下颌关节的解剖形态，在进行口腔修复前有必要检查患者下颌运动的特征。例如重度深覆𬌗患者，其下颌的咀嚼一定是以铰链开闭式为主的运动，侧向运动的成分极少，对此类患者进行修复时，人工牙应采用牙尖斜度较大的解剖式牙尖，以利于提供对食物的切割功能。如果患者的咀嚼运动是以研磨为主，侧向运动幅度较大时，则人工牙的牙尖斜度应小，以避免在咀嚼运动过程中产生过大的侧向𬌗力而损伤牙及其支持组织。

常用的检查下颌运动轨迹的方法是描记下颌切点运动轨迹，所用仪器主要有两种：即下颌运动描记仪和下颌运动轨迹描记仪。

4.肌电图检查

咀嚼肌肌电图是进行口颌系统功能研究的一种有价值的方法。咀嚼肌肌电图在下颌运动时能同步记录数块肌肉的肌电图，可分析下颌运动时各个肌（颞肌、咬肌、翼内肌、翼外肌、降下颌肌等）的功能状态及协调作用情况。义齿修复前后的肌电图检查，能反映咀嚼肌功能恢复的程度。另外，患者颞肌、咬肌肌电图静息期延长，可用于颞下颌关节紊乱病的诊断。作为完整的口腔检查，上述各项完成的内容都应该在病历上反映出来。没有发现异常情况时，可以用“未见异常”或“在正常范围内”表示。

四、正确书写病历

病历记录是对疾病检查、诊断和治疗过程的重要记录资料，完整翔实的病历记录可以方便医疗工作的顺利进行。病历资料的保存还可以让医疗及相关科研工作者不断积累临床经验，开展临床科学研究。同时在医疗纠纷及医疗鉴定时，病历资料还是重要的证据。医务工作者应当认真如实详尽地书写病历，妥善保管。

（一）病历书写格式

病历的书写可以采用表格形式，也可以采用文字或文字与表格图形相结合的形式，完整的病历应包括下列内容：

1. 一般项目

包括姓名、性别、年龄、民族、籍贯、职业、婚姻状况、住址、联系方式、病历号、影像检查编号、门诊号及就诊日期等。

2. 主诉

患者主要症状及持续时间以及就诊的主要目的和要求，应简明扼要。

3. 现病史

与主诉有关的疾病发生发展情况，包括自觉症状、治疗经过及疗效等，包括过去健康情况、曾患疾病、治疗情况、生活习惯以及有无传染病和过敏史等。

4. 既往史

5. 家族史

与患者疾病有关的家族情况。

6. 检查

按前述检查方法及检查内容，根据患者疾病的具体情况，全面而有重点地将检查结果记录在病历上。

7. 诊断

根据检查所得的资料，经过综合分析和判断，对疾病做出合乎客观实际的结论，称为诊断。如对疾病不能确诊时，可用初步诊断或印象诊断等名称代之。

8. 治疗计划和修复设计

根据病情，结合患者要求，制订出治疗计划和修复体的具体设计，可用绘图、表格及文字等形式表示。此外，还应认真填写修复卡或义齿加工单，将临床有关的信息详细、准确地传递给义齿加工单位。

9.治疗过程记录

记录患者在修复治疗过程中每次就诊时所做的具体工作以及治疗效果、患者的反应、下次预计进行的工作。记载要简明扼要，每次复诊必须写明日期，医师必须签名。为了便于病历记录和资料的总结，在病历书写时，对牙部位的记载要用统一符号表示。常用的牙记录方法有两种：

（1）国际牙医学会（FDI）提出以两位数字系统来记录牙位。其第一个数字表示象限，恒牙以1～4分别表示左右上下四个象限，即1（右上）、2（左上）、3（左下）、4（右下）。乳牙则按同样顺序以5～8分别表示象限：其第二个数字则表示该牙在象限内的位置，恒牙以1～8表示，乳牙以1～5表示。

例如：右侧上颌第一前磨牙的记录是14；左侧下颌第一前磨牙的记录是34。

此法简单易学，适宜于计算机使用，已为多个世界性组织所接受，并为许多国家牙医协会和牙科杂志采用。

（2）国内普遍应用的记录方法是将恒牙用阿拉伯数字表示，乳牙用罗马数字或用ABCDE字母表示，习惯上还将右上、左上、右下、左下四个区以A、B、C、D代表。恒牙记录方式。

乳牙记录方式为如下。

（二）病历书写及注意事项

（1）病历对患者病情的记录要准确、全面、完整。重要检查项目的阴性结果及体征应有记录，不要遗漏；支持诊断的异常发现、检查结果、X线片、研究模型等必须充分详细地记录下来，并标注清楚以防混淆。

（2）病历资料是具有法律依据的文件，书写应当字体工整，无错别字，不得涂改以免造成不可挽回的损失。

（3）诊断和治疗计划的书写要清楚明了，不应忽视记载口腔内其他病理性改变的诊断和治疗计划，以免由于病历书写过于简单而引发纠纷。对于治疗过程中可能发生的并发症和意外情况等治疗风险、各种治疗方案的优缺点及预期效果、费用等都应向患者或监护人如实告知，并在病历中做如实详尽记录，必要时可补充知情同意书等资料。

（4）当患者拒绝接受某项治疗项目，或者坚持进行不符合治疗原则的治疗项目时，应当详细向患者说明利害关系。如患者仍然坚持，医师可终止与患者的治疗关系，并将上述过程详细录入病历资料。

（三）病历资料的管理

病历是具有法律性的文件，又是临床重要的医疗资源，应妥善保管，做到及时归档记录。医师应当将病历资料标识，分类记录，方便查询。

电子病历是指医务人员在医疗活动过程中，使用医疗机构信息系统生成的文字、符号、图表图形、数据、影像等数字化信息，并能实现存储、管理、传输和重现的医疗记录，是病历的一种记录形式。电子病历具有以下优点。

（1）电子病历的模板化可提高病案质量、病历规范化及甲级病历合格率。其复制功能，使医师能快速完成病历书写，提高工作效率。

（2）通过电子化的信息传输和共享，优化医院内部工作流程。同时，便于对医疗全过程实时监控，控制医疗质量，降低差错事故的发生率。此外，通过医疗信息共享，支持患者在医疗机构之间的连续医疗。

（3）为医护人员提供完整、实时的患者信息，节省病历存储空间，并可长期留档，反复查看，有利于医疗行政管理，如临床路径管理、病种管理、绩效评估等。同时为医疗、科研、教学、公共卫生提供数据源，还可提高病历的法律实效性及医疗纠纷举证能力。

第十一节　嵌体修复临床操作

一、适应证

牙体缺损，经牙体预备后，剩余牙体组织仍可耐受𬌗力而不致折裂，并能为嵌体提供足够固位时，则为嵌体修复的适应证。否则应考虑其他的修复形式。一般来说能用充填修复的牙体缺损都是嵌体的适应证。（表7-15）

表7-15　嵌体修复与充填修复的区别

	嵌体修复	充填修复
强度	高，耐久性能好	一般
美观性	金属嵌体差，瓷嵌体优	银汞差，树脂类优
洞形预备	不能有任何倒凹	可有倒凹
固位方式	粘固力和摩擦力	倒凹机械固位
制作	间接法，口外制作	直接法，口内制作
外形	精细雕刻	外形恢复不良
功能恢复	与对𬌗牙协调，恢复功能	不以建𬌗为目的
卫生情况	高度抛光，易清洁	易附着菌斑，不易清洁

二、操作步骤和方法

修复前应明确患者要求，全面检查患牙的牙体缺损情况，邻牙咬合情况，拍X线片判断缺损部位的大小、位置以及牙髓情况、髓角位置，选择合适的修复材料及嵌体设计，才可进行牙体预备。

（一）嵌体的牙体预备要求

1.去尽腐质

彻底去除感染坏死的牙体组织；脱矿层抗力不足原则上也应去除，但如为避免露髓可适量保留。

2.预备具有固位形和抗力形的洞形

（1）去除倒凹：轴壁之间彼此平行，不能有倒凹，一般要求外展度不超过6°，以保持良好的固位力。

（2）洞缘斜面：金属嵌体需制备45°洞缘斜面（图7–17）。目的是：①去除无支持的牙釉质边缘防止折裂；②可避免因合金的铸造收缩导致的边缘缝隙，减少微渗漏的发生；③可使边缘位置选择性地避开咬合接触点，用洞缘斜面将修复体边缘外移，既可遵循保存原则，又避开了咬合力。非金属嵌体不要求制备洞缘斜面（图7–18），因树脂或陶瓷为脆性材料，抗折强度较差，边缘需要有一定厚度，否则易导致边缘折裂，一般预备为对接性边缘。

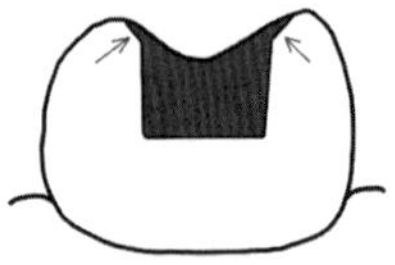

图7–17　金属嵌体𬌗面洞缘斜面

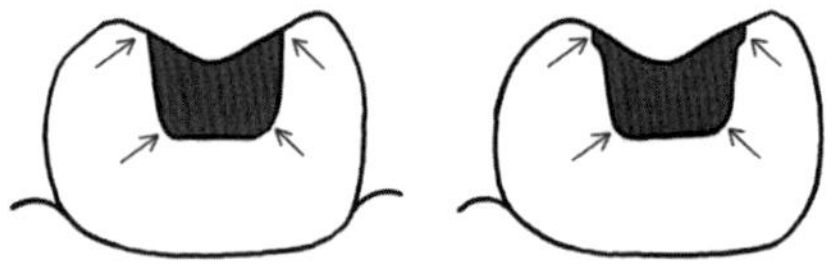

图7–18　非金属嵌体线角更圆钝

（3）辅助固位形：龈向就位的嵌体，需在功能状态下有抵抗水平向脱位的辅助固位形，如邻面片切面、𬌗面鸠尾及鸠尾峡、针形、沟形等辅助固位形，以辅助某些固位力不足的洞形，增加某一方向的固位力。

（二）后牙邻𬌗金属嵌体牙体预备方法和步骤

1.设计

应用咬合纸检查咬合接触点的位置，根据缺损大小和咬合接触点的位置，设计洞形的外形和扩展范围。

2.𬌗面洞形的预备

（1）使用TF–S23预备𬌗面洞形，洞的深度为2mm。洞形达到底平、壁直的要求，内线角圆钝。所有轴壁外展6°，与嵌体就位道一致。洞形由缺损处进行适当的预防性扩展，包括邻近的点隙、发育沟等，使洞缘位于健康的牙体组织内，并且离开咬合接触点1mm。

（2）制备鸠尾固位型：鸠尾的峡部一般放在两个相对牙尖三角嵴之间，宽度至少为1.5mm，一般不大于颊舌尖间距的1/2（图7–19）。

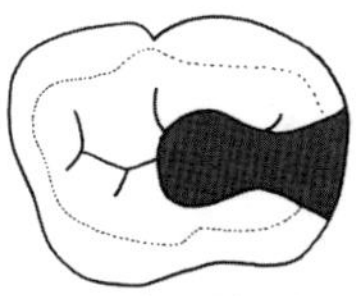

图7-19　骀面鸠尾固位型

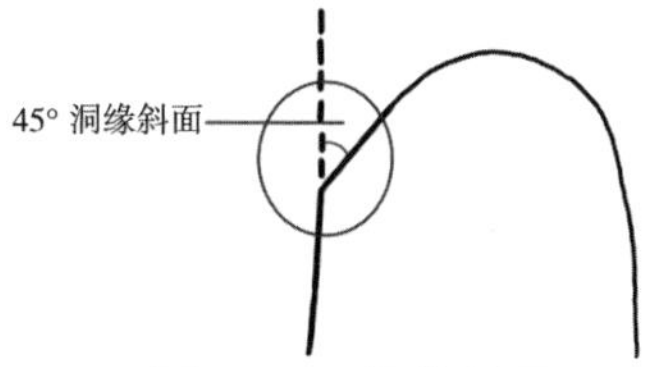

图7-20　洞缘斜面

（3）邻面洞形的预备：先用TF-S23制备邻面箱状洞形。邻面洞形制备到接近邻牙时先保留一薄层牙釉质，然后用TR-11打开邻面，用探针去除釉质薄层以保护邻牙。再用TR-13初备龈阶后用TF-S23修整，后用TR-11修整完成两颊舌轴壁。邻面箱状洞形的颊舌轴壁和龈阶应离开邻面接触点，位于自洁区。两颊舌轴壁可外展2°~5°，龈阶应底平，宽1.0mm，与髓壁近垂直（向内聚6°）。邻面箱状洞形的三个轴壁和邻面洞形的三个轴壁应保持就位道方向一致。

（4）精修完成：去除倒凹及无基釉，并在洞面角处预备0.5~1mm宽，与洞壁成45°的洞缘斜面（图7-20），髓轴角也预备成45°的斜面。

第十二节　贴面修复临床操作

一、适应证

（1）牙体缺损：包括牙面小缺损、前牙切角缺损、大面积浅表缺损、颈部楔状缺损牙。

（2）变色牙：包括四环素牙、氟牙症、牙釉质发育不良。

（3）牙体形态异常牙：如畸形牙、过小牙等。

（4）牙体排列异常：如轻度的舌侧错位牙、扭转牙。另外，如牙间隙增大、轻度的中线偏移等。因磨耗而变短的牙齿，当垂直距离重新恢复后，可以用贴面恢复牙冠的长度，但应该严格控制适应证。

临床注意事项：上颌牙齿严重的唇向错位、严重舌向错位、上颌前突、牙唇面牙釉质严重磨损、反骀、牙间间隙过大、中线过度偏移、牙列拥挤排列不齐等，一般不宜选用贴面修复。

二、操作步骤和方法

（一）检查、诊断

治疗开始前必须进行仔细的检查、诊断，并制定完整的治疗计划。首先，了解患者的主诉、病史、年龄，对患龋状况、牙周情况、咬合状态等需进行全面检查，并检查记录患者的肤色、牙冠色泽情况、唇线高度、微笑线等，以及患者的心理因素及对修复体的期望值。口内术前照片（帮助进行术前、术后的对比，有利于患者对修复体的接受和认可），研究模型（形态修整时的参照）、诊断蜡型、诊断饰面（有助于医患、医技沟通，并为最终的修复体提供形态参考）等也是不可缺少的资料。

检查、诊断结束后制定治疗计划，对治疗方法、治疗时间、修复范围、牙色、形态、费用等相关问题要向患者做详细的解释与说明，并征得患者同意。治疗计划决定后，可进行必要的治疗前处理，包括口腔洁治，龋齿的治疗，牙髓、牙周治疗等。

（二）颜色的选择

贴面的色调效果，原则上是由贴面材料自身决定的，黏接剂的颜色对最后效果也可起到一定的微调作用。

1.非变色牙贴面修复前的颜色选择

在龋齿、扭转牙、短小牙、牙折等非变色牙的情况下，可采用常规的比色方法，参照邻牙及对𬌗的颜色等信息选择色调。

2.变色牙贴面修复前的颜色选择

（1）对于变色仅限于个别牙时，例如死髓牙等情况，按常规方法根据邻牙及对𬌗牙的颜色来选择色调。

（2）对于四环素牙等多个牙变色的情况，制订治疗计划时确定贴面的修复范围，同时根据患者的要求、年龄、皮肤颜色、着色程度等信息做出综合的判断。修复时基牙的颜色必须进行遮色，着色的部位和程度等应该正确地传达给技师，以便采用遮色材料进行修复。

3.贴面修复的基牙预备

（1）牙的磨切量：牙体预备应尽可能止于牙釉质内，尽量少磨牙；考虑到贴面的适合性、美观性和色调等因素，基牙的磨切量要能保证一定的厚度。畸形牙牙体预备要根据畸形牙牙冠情况，在确保贴面的边缘厚度、防止外形过突、明确边缘线等前提下进行。

（2）边缘位置设定（表7-16）：颈部边缘的位置要注意防止暴露颈部牙本质，要考虑到贴面修复后边缘与牙周组织的关系等因素，一般放置在平齐龈缘或在龈缘以上较为理想，但在基牙严重变色的情况下，为了更好地恢复牙颈部的美观，可将边缘放在龈缘的稍下方。邻接面的边缘通常放在邻接点的稍前方，保存牙原有的邻接关系，要保证贴面与牙的交界线从外面观察不到。但在严重变色牙、邻面龋坏、牙间隙过大、旋转牙及短小牙等情况下，要用贴面来恢复邻接关系，这时贴面应超过邻接点终止于舌侧，并注意防止形成倒凹。

表7–16 贴面的边缘位置

边缘位置		特点
颈部	齐龈或龈上边缘	防止暴露颈部牙本质，考虑贴面修复后边缘与牙周组织的关系等因素，齐龈或龈上边缘是较为理想的
	龈缘的稍下方	基牙严重变色的情况下可更好地恢复牙颈部的美观
邻面	邻接点的稍前方	保存牙原有的邻接关系，注意保证贴面与牙的交界线从外侧观察不到
	邻接点终止于舌侧	严重变色牙、邻面龋坏、牙间隙过大、旋转牙及短小牙等需用贴面恢复邻接关系，注意防止形成倒凹

（3）边缘的形态：边缘应形成光滑的浅凹形，避免尖锐的线角形成应力集中。

（4）切端形态（图7–21）：根据切端牙体预备方式的不同以及切端牙体组织与贴面的对接关系不同，牙体预备的设计大致可以分为3型：①开窗型：预备范围限制在患牙唇侧；②对接型：在开窗型预备的基础上预备切端，瓷贴面修复时覆盖切端，贴面舌侧与牙体组织端端对接；③包绕型：在对接型预备的基础上，预备舌侧部分牙体组织并形成终止线，瓷贴面修复时覆盖切端并包绕到舌侧，终止于预备体的舌侧终止线。

对接型和包绕型切端均有瓷覆盖，可以用来改善患牙切端的形态，为贴面提供垂直终止作用，有利于贴面的正确就位和黏接。但是，对接型和包绕型预备量较开窗型多。开窗型不包绕切端，有利于保存切端或舌侧牙体组织，不破坏原有的前伸切道，瓷牙交界也不受咬合的影响，上颌牙可以优先考虑开窗型设计。

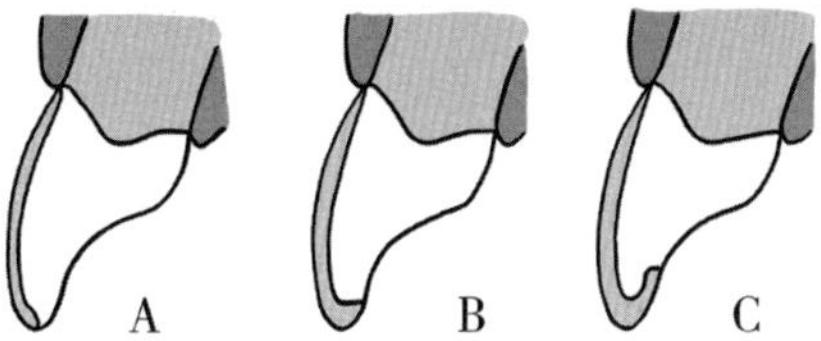

图7–21 贴面切端形态 A.开窗型 B.对接型 C.包绕型

（5）贴面修复的基牙形成过程：贴面修复时基牙制备原则上是在牙釉质范围内进行，磨切量较大或患者恐惧心强的情况下，应给予局部麻醉，防止过度磨切牙体。

引导沟的形成：用直径0.3mm或0.5mm的贴面专用深度指示沟车针，在牙釉质切端、中央、颈部分别磨出三条引导沟或称定深沟。由于牙体预备时，会少量超过引导沟的范围，所以引导沟形成时可选用直径稍小的深度指示沟车针，在最终完成阶段就可达到预期的基牙制备深度。（图7–22）

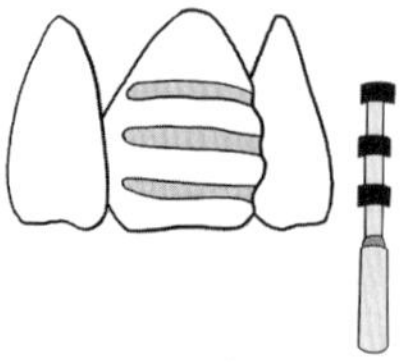

图7-22　引导沟的形成

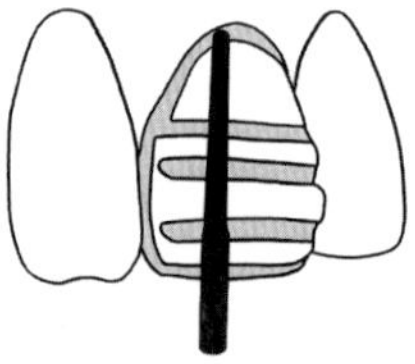

图7-23　肩台的形成

肩台的形成：用车针圆形末端进行，邻面和颈部肩台形成光滑的浅凹形外形。如果颈部肩台设在龈沟内，最好先排龈后再完成颈部肩台的制备和修整。（图7-23）

唇面的磨切：以引导沟为基准，从颈部到切端按照引导沟深度预备。注意从颈部到切端贴面逐渐增厚的形态要求（图7-24）。

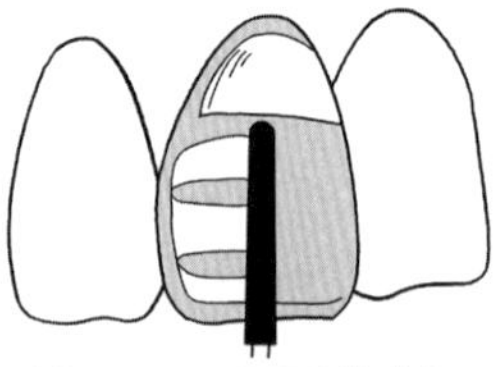

图7-24　唇面的磨切

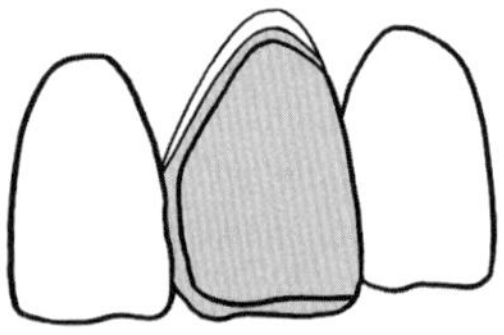

图7-25　精修完成

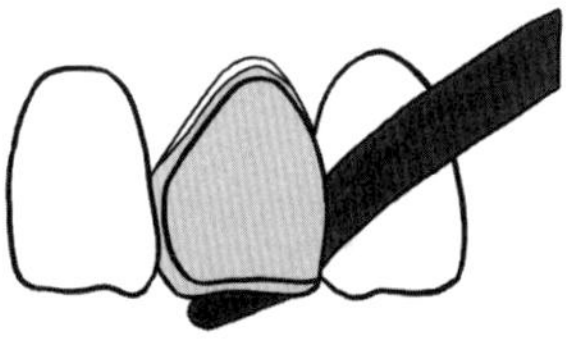

图7-26　使用金刚砂条修整邻面

完成：用粒度细的金刚砂车针修整牙磨切面，去除薄、锐及凹凸不平的部分（图7-25）。邻面修整可以使用金刚砂条修整（图7-26）。

取模及记录咬合关系：取模之前排龈；个别托盘和硅橡胶印模材料取模；常规方法取牙列咬合关系记录。

暂时修复贴面：牙体制备通常仅限于牙釉质范围内，一般情况下可不做暂时性保护。如有部分牙本质暴露或有特别要求时，可采用在研究模型上用白色自凝树脂制作暂时贴面，然后酸蚀唇面牙釉质的某几个点，并用充填用复合树脂黏接暂时贴面，也可用光固化树脂口内直接成形。制作暂时贴面可以起到保护预备体，维持咬合稳定等作用，但占用椅旁时间较长。

第十三节　桩核修复临床操作

一、牙体预备

牙体预备前，对已确定为桩核冠适应证的患牙，再次检查口内情况并参照X线片，估计牙根的长度、方向、根管充填情况与根尖周情况，选择器械，调整体位。

（一）冠部剩余牙体预备

（1）全冠的初始预备无论尚存留多少牙体组织，都应按全冠预备要求初步预备出全冠的空间。

（2）去净残冠上所有的旧充填体及龋坏组织，暴露牙体组织。

（3）磨除薄弱牙体组织：去除无支持的薄壁弱尖，平整根面剩余牙体组织，确定最终边缘线，保证牙本质肩领处牙体厚度不小于1mm，高度不小于1.5mm。

（二）根管桩道预备

按X线片量好长度，标记在扩孔钻上，根据牙冠高度切除量适当降低标记的工作长度。按根管方向，低速进钻、拉动、切碎根管充填物，根据牙根长度外形、直径选择相应型号根管钻预备至所需桩道的工作长度。

1. 预成桩的桩道预备

包括纤维桩、预成氧化锆陶瓷桩和预成金属桩，根据牙根长度和直径选择合适的型号，用相应型号的根管钻预备，同时试戴预成桩，以桩能被动就位且有一定固位力为宜。

2. 铸造金属桩的桩道预备

包括单桩道和多桩道预备。与预成桩不同的是铸造金属桩桩道形状可遵循根管外形制备，不用刻意扩大根管，较适合椭圆形或扁形根管者。

（1）单桩道预备：根据根管长度用最细的根管钻预备至所需深度，再沿着根管外形做适当扩大即可。一般上下颌前牙、上颌第二前磨牙、下颌前磨牙均为单桩道。磨牙如果缺损范围在两个轴壁以下可在近缺损区选择一个根管预备为单桩道。

（2）多桩道预备：大面积缺损磨牙需要利用方向不同的双根管或三根管来固位，根据牙体缺损范围选择预备2～3个桩道，其中与髓壁方向较一致的根管作预备主桩道，主桩与核一起整体铸造，其余根管可作为次桩道，用于放置插销。

（三）前牙根管桩道预备的方法和步骤

1. 依据金属烤瓷冠牙体预备要求预备残冠

2. 根管桩道预备

采用G型及P型扩孔钻。

（1）根据X线片，了解牙根的长短、粗细及根管充填情况，注意根管的走向，充填的根管影像是否位于牙根的中央。确定预备长度，并在钻针上用橡皮止动片标明。

（2）先用2#G型扩孔钻顺根管方向轻轻钻入，顺势由浅入深将根管内充填材料逐步取出，若遇到阻力，应停钻并调整钻针的方向，确保钻针尖在根管充填物内后再向根端钻磨（一般根充物位于根管的中央），使根管预备的深度达根长的2/3～3/4，同时应保证根尖区至少有4mm的根尖封闭区，预备根管宽度为牙根横径的1/3，形态与牙根的外形基本一致。

（3）应用2#、3#以及更大号的P型扩孔钻（依据根管粗细）将清理根管壁上的根充物清理干净并修整平滑，若此时根管横径达不到桩的强度要求，可在此时进一步磨除扩大根管，但应注意预备长度不变。

（4）修整牙本质肩领：形成完整的牙本质环，高度≥1.5mm，厚度≥1.0mm。

（5）桩道硅橡胶印模：采用双层一步法制取根管桩道印模；①选择合适的托盘：用于固定修复的托盘应满足以下要求：托盘宽度较牙弓宽，距离牙列唇颊、舌面各2～3mm；托盘长度应覆盖全部牙列；托盘高度应确保覆盖预备牙颈缘；②硅橡胶轻体导入：按比例调拌适量的硅橡胶终印材料，置于专用的注射器内；利用注射器先将硅橡胶轻体注入桩道预备体内及牙体周围，用螺旋导入针慢速旋转将印模材料导入桩道；③注入轻体同时按比例调拌适量的硅橡胶初印材料，置于托盘上，待轻体硅橡胶印模材料导入桩道后，立刻将托盘放入口内取终印模；④印模修整：保证印模桩道及冠部牙体部分印模完整，无损伤、无气泡；表面光滑清晰；硅橡胶无脱模。

二、印模制取

固定修复印模材料的选择

主要包括弹性橡胶印模材料、藻酸盐印模材料和琼脂印模材料。硅橡胶及聚醚橡胶弹性好，精度高，变形小，流动性好，是理想的固定修复印模材料。根据材料的流动性不同，橡胶印模材料分为油泥型、重体型、普通型及轻体型。临床上不同类型橡胶印模材料的联合应用，琼脂印模材料与藻酸盐印模材料的联合使用，都可获得较精确的印模。单纯的藻酸盐印模材料因其表面清晰度和尺寸稳定性较差，只能用于研究模型的制取。

1.固定修复印模托盘的选择

（1）按照制作方法的不同分：普通托盘、个别托盘。

（2）按照制作材料的不同分：钢托盘（有孔或无孔，使用橡胶类印模材料时，应选择不易变形的钢托盘）、铝托盘等。

（3）根据覆盖牙列情况分：全牙列托盘（多个磨牙全冠或者上下颌咬合关系不稳定时，必须使用全牙列托盘）、部分牙列托盘（制作单个磨牙的全冠，咬合关系稳定时，可以使用部分牙列托盘制取预备牙的印模，取模区应包括患牙近远中向各至少两颗邻牙，并记录咬合关系）。

2.固定修复的印模方法

（1）排龈：口腔内制取精确的固定修复印模的难点：一是保持预备体边缘的干燥，避免唾液覆盖、龈沟液渗出以及牙龈出血，否则预备体边缘存留的液体会影响印模的精确度。二是预备体的边缘常位于龈沟内，牙龈失去原有牙体组织的支持会塌陷并覆盖预备体边缘，影响修复体边缘的准确性和密合性。

排龈技术是在取印模前，采用机械性和/或药物性的手段，让龈缘收缩，龈沟液得到控制，使龈沟出现间隙并清晰暴露预备体边缘的技术，目的是让牙颈部的印模更准确、清晰。原理是牙龈软组织的黏弹性特征。

排龈的方法：①机械性排龈法：使用单纯排龈线进行排龈，根据龈沟的深度和牙龈松紧度选择不同直径的排龈线，用排龈器推压入龈沟内，塞入后的排龈线不高出龈缘。②机械化学联合排龈法：临床上常将排龈用药物和机械性排龈联合应用。排龈用药物是血管收缩或收敛剂，如硫酸亚铁、氧化铝溶液等。在部分排龈溶液的配方中加入了微量的外消旋肾上腺素，对于有心脏疾病、高血压的患者慎用。专用排龈线是经血管收缩药物浸渍后干燥而成，当排龈线进入龈沟后，其吸收龈沟液并析出药物，同时发挥药物和机械的联合排龈作用。③高频电刀排龈法：是利用极微细的高频电刀头去除部分沟内上皮，使游离龈与预备体边缘之间出现微小间隙而利于印模材的进入。当龈缘炎症伴有增生、外伤牙断面位于龈沟下较深时，可采用高频电刀做牙龈成形术，切除部分龈袋或覆盖的牙龈，使龈沟深度恢复正常，使预备体或断面边缘暴露，可结合高频电刀进行电凝止血。待局部牙龈恢复正常后，联合使用排龈膏和机械排龈法制取印模。④激光排龈：操作与电刀排龈类似，更加微创、无痛。

排龈注意事项：排龈线的直径应有多种以适应不同的龈沟深度及牙龈松紧度；排龈线压入龈沟的操作要轻柔，施力的方向不要直接指向龈沟底，防止撕伤结合上皮；肾上腺素容易氧化，需密封保存；放入排龈线前，冲洗干净龈沟内的唾液和血液；作用5分钟后轻轻缓慢取出排龈线，取出后应立即制取印模；对于龈沟较深的牙，排龈时可采用双线法，即先压入一较细的排龈线，其上再加入一较粗的排龈线。取印模时将较细的排龈线暂时保留龈沟内，印模完成后再取出。

（2）非橡胶类印模材料的印模制取方法：琼脂与藻酸盐印模材料的联合印模方法是加热琼脂印模材料，同时选托盘，准备藻酸盐。按说明的温度及加热时间完成加热过程形成溶胶，取出装入注射器内备用。吹干预备体，将适宜温度的材料注入龈沟内与预备体周围，同时将藻酸盐放入托盘内于口中就位，待藻酸盐凝固后取下联合印模，检查合格后灌注工作模型。

（3）橡胶类印模材料的印模制取方法：目前常用的主要有硅橡胶和聚醚橡胶。其取模方法主要是根据橡胶印模材料的流动性不同，分为一步法和两步法。①一步法：简便易行、节约时间，获得印模准确，但技术要求高；双组分印模：含两种流动性的组分，将混合好的油泥型硅橡胶或低流动性硅橡胶注入或放入托盘，同时在预备过的患牙及周围注射高流动性硅橡胶印模材料，然后将托盘就位一次制取出印模；单一组分印模：含有一种流动性的组分，将中流动性橡胶材料（如聚醚橡胶）注入托盘，同时在患牙及周围注射中流动性橡胶材料，然后将托盘就位一次制取出印模。；②两步法：先混合油泥型硅橡胶放入托盘并制取初印模，待初印模结固后取比，用修整刀修去印模中患牙周边1～2mm范围的印模材料以及阻碍印模二次复位部分，并形成排溢沟，然后添加适量高流动性精细硅橡胶印模材料到修剪过的印模区，同时在预备过的患牙及周围注射高流动性硅橡胶印模材料，再将托盘重新在牙列上就位，印模材料结固后取出即获得更精细的终印模；两步法印模均为双组分印模，优点是利于多个牙位修复体印模的制取，便于获得龈缘印模；缺点是取两次印模费时，初印模二次就位时易影响准确性。藻酸盐类印模材料尺寸稳定性较差，应该尽快灌注石膏模型；硅橡胶和聚醚橡胶印模材料尺寸稳定性较好，按照说明规定的时间内灌注石膏模型即可；加成型硅橡胶材料聚合后表面会释放氢气，取印模后需至少放置30分钟再灌模型，否则会在模型表面产生蜂窝状气泡。

三、修复体戴入及调𬌗

（1）问诊：询问患者上次治疗后患牙有无异常感觉；使用临时冠咀嚼时有无咬合不适和咬合痛。

（2）检查患牙：包括牙齿松动度、叩痛、牙龈状况及牙周探诊深度的检查。

（3）清理基牙表面：先用超声洁治设备或手动器械去除黏着在基牙表面的临时水门汀，然后用气水枪冲洗患牙表面。

（4）就位：将修复体戴入预备过的患牙上并达到正确的位置称为就位。

金属修复体、烤瓷修复体：试戴时可用手指稍微加力按压修复体使之就位，不应采用敲击和患者咬合的方法使修复体就位，在敲击力和咬合力作用下就位的冠很难脱位，易造成基牙损伤。

铸瓷修复体（包括嵌体、冠及贴面）：试戴时应无压力就位，因铸瓷修复体有可能在压力下破损。

（5）修复体完全就位的标志：①边缘密合，修复体边缘应与口内基牙设计与预备的边缘完全一致，用探针探查无明显间隙，基牙与修复体连接光滑连续；②咬合良好，咬合基本合适无明显高点；③修复体就位后稳定无翘动，如果出现颊舌向翘动，则可能在邻接区或者修复体边缘有支点，应予以调改。

（6）阻碍修复体就位的因素及处理方法。（表7-17）

表7-17 影响修复体就位的因素和处理

影响因素	原因及表现	处理
倒凹	牙体预备时可能残留未完全去除的倒凹，使得倒凹上部的牙体阻挡修复体龈向就位	倒凹小：适量调磨修复体颈部相应区内缘，或调磨倒凹上部的牙体组织 倒凹大：应重新预备患牙，重新制作修复体，否则大量调磨基牙及修复体将造成修复体与基牙的密合度降低，易引起修复体边缘继发龋或因固位不良导致修复体脱落
过锐点角和线角	过锐的点角和线角包埋时包埋材料无法流入熔模相应的狭小间隙，造成修复体就位时产生阻挡	适当调磨基牙的锐利点角和线角，或使用尖锐车针调磨修复体组织面相应区域
模型损伤	模型切缘或殆缘灌注不全；模型切缘或殆缘损伤未被发现，如技师在制作过程中不慎刮蹭模型，导致修复体完成后试戴时在相应的区域形成阻挡	对照基牙与模型不一致的部分，确定模型损伤区，用尖锐车针调磨修复体组织面相应区域
铸造缺陷	修复体组织面形成金属瘤、粗糙面	磨除突起部分
邻接过紧	试戴时修复体被邻牙阻挡难以就位，按压颊舌侧缘修复体产生颊舌向转动。 正常松紧度：50μm以上和110μm以下 邻接过紧：牙线加力不能通过或50μm的邻面接触检查片不能通过邻面接触区 邻接过松：牙线不加力即可轻松通过或110μm的邻面接触检查片可轻松通过邻面接触区	邻接过紧：用薄层咬合纸检查高点，通过少量反复调磨修复体的邻面高点达到合适的松紧度 邻接过松：可通过修复体邻面金属加焊或加瓷来修改，邻面接触区间隙太大需返工重做
软组织障碍	牙龈过长或者全冠边缘有悬突，试戴时游离龈缘易卷入肩台与冠边缘之间	排龈暴露预备体边缘，或用电刀、激光等去除过长牙龈
其他因素：印模、模型变形；熔模蠕变变形；铸造收缩；修复体边缘过长等		

（7）修复体组织面阻碍点排除的具体方法：使用指示剂或指示材料检查阻碍部位。操作时将指示材料均匀涂布或喷涂在修复体组织面，形成一层薄膜，随后将修复体戴入患牙用手指轻轻按压，待指示材料凝固后取下观察，指示材料被挤走，组织面暴露的区域为阻碍点。选用大小、形状合适的钻针调磨阻碍点，然后戴入观察。反复操作直到修复体彻底就位。

四、就位后的检查和调改

修复体完全就位后应按邻接、固位、边缘、咬合、外形及美观的顺序对修复体检查评价并修改。

1.邻接

邻接太紧妨碍修复体就位，造成患者感觉不适，使患者不能用牙线清洁牙齿邻面。邻接太松则易造成食物嵌塞。对邻接关系的检查应在修复体彻底就位的基础上进行，如修复体未就位至正确的位置，修复体可能抬起或倾斜，修复体的邻面没有和邻牙形成正常的邻接关系，即使原本修复体邻接过紧，牙线仍可从修复体与邻牙之间通过而造成邻接不紧的假象。修复体的邻接松紧度应和患者口内其他牙邻接的松紧度一致。如果邻接过紧用上文介绍的调磨方法进行调改，直到牙线可以在遇到一定阻力下通过修复体与邻牙之间。

2.固位

完全就位的修复体用拇指和食指脱位时手指应感到明显的阻力，固位力较大的修复体需用脱冠器使其脱位。如修复体用拇指和食指脱位时手指没有任何受阻的感觉，或者上颌修复体就位后在不受任何外力的情况下自行脱落，说明修复体几乎没有固位力，应考虑重新设计重新制作，增加固位形，提高固位力。

3.边缘适合性

良好的边缘适合性可以防止继发龋、牙龈炎症的发生。合适的冠边缘不应存在过长、过短、过厚以及与颈缘之间有间隙的情况。冠边缘与颈缘之间的间隙大于50μm被认为是间隙过大，探针尖端可以探入冠边缘与颈缘之间。边缘过长或过宽可以通过仔细调改达到要求，如边缘过短或过窄则须返工重新制作。

4.调𬌗

修复体完全就位后才能开始调𬌗，在牙尖交错𬌗、前伸𬌗、侧方𬌗时不应该有咬合障碍点。调改咬合前先检查不戴修复体时的咬合情况，让患者自然咬至牙尖交错位，观察牙齿的位置和上下颌牙面的接触情况，在患牙同侧接近患牙处选择一对牙将13μm厚的薄层咬合纸咬紧，以此作为修复体调𬌗的参考点。

（1）正中咬合调改：将修复体就位到患牙上，嘱患者自然咬合，观察患牙同侧的一对参考牙是否仍然能咬紧薄层咬合纸，如不能咬紧说明在牙尖交错位时修复体有早接触点。在进行咬合调改时，可取一片与修复体等宽的薄层咬合纸置于修复体与对颌牙之间，嘱患者自然咬合，取出修复体只调改导致下颌偏移的接触点，不磨别的接触点。反复调改直到下颌不再偏移，患牙同侧的一对参考牙能将薄咬合纸咬紧。

注意𬌗面调改不要过度，否则会造成修复体低𬌗。可将薄层咬合纸置于修复体与对𬌗牙之间，患者自然咬紧后如薄层咬合纸比较容易拽出，说明调改过度，可以通过殆面加焊或加瓷恢复咬合或重新制作修复体。

下颌偏向戴修复体的一侧，修复体在上颌应调磨舌尖颊斜面，修复体在下颌则应调磨颊尖舌斜面；下颌偏向修复体的对侧，修复体在上颌应调磨颊尖舌斜面，修复体在下颌则应调磨颊尖颊斜面；修复体在上颌也可能需要调改舌尖舌斜面，修复体在下颌可能需要调改舌尖颊斜面。

（2）侧方咬合调改：非工作侧早接触的检查，将薄层咬合纸置于修复体和对颌牙之间，让患者咬紧将下颌滑向修复体对侧。在牙尖交错位时，薄层咬合纸能被咬紧，而一旦下颌滑向对侧，修复体成为非工作侧，薄层咬合纸则应很容易被拉出。如果这时薄层咬合纸不易被拉出，则说明修复体处于非工作侧时有早接触。在调改非工作侧早接触时，出现在上颌舌尖颊斜面的早接触点，或出现在下颌颊尖舌斜面的早接触点应被消除。

工作侧早接触干扰的调改：将咬合纸置于修复体与对颌牙之间，让患者自然咬合后将下颌向修复体同侧滑动至该侧后牙同名颊尖相对的位置，使修复体处于功能侧接触状态，功能侧早接触应调改上颌舌尖的舌斜面和下颌舌尖的颊斜面，根据尖牙保护或组牙功能来决定上颌颊尖的舌斜面和下颌颊尖的颊斜面是否调磨。如果设计目的为尖牙保护，这些接触点应被磨除；如果设计目的为组牙功能，这些接触点则需保留，并调改至与尖牙之间的接触相一致的水平。

（3）前伸殆的调改：将薄层咬合纸置于修复体和对颌牙之间，嘱患者自然咬至后退位，然后将下颌向前滑动至前牙切缘相对，这时薄层咬合纸应很容易被拉出，如果在整个前伸过程中薄层咬合纸一直很难拉出，则说明修复体存在前伸早接触。修复体在上颌则调其牙尖的远中斜面，修复体在下颌则调其牙尖的近中斜面。

修复体在前牙时，牙尖交错殆时前牙应不接触，下颌牙前伸时前牙应有接触。修复体调改的标准是在牙尖交错殆上下颌牙之间应有13μm的间隙，置于上下颌牙之间的薄层咬合纸用力可以被拉出。

5.外形

修复体的外形应符合生理要求及解剖特点，其形态、大小尽量与对侧同名牙一致，与邻牙协调。恢复正常的外展隙和邻间隙，利于食物的排溢和龈乳头的健康。在接近龈缘处冠突度应与天然牙一样避免菌斑聚集。根分叉以上的轴面区域应保持与根分叉外形一致的凹面以有利于牙刷的清洁。

6.美观

修复体戴入后，站在距患者1m左右处观察修复体的位置、形态、排列、色彩是否与邻牙及整个牙列协调一致。瓷面色彩与邻牙不协调时可采用外染色的方法弥补；邻牙的特殊条纹和斑点必要时也可以采用外染色的方法在瓷面上模拟，以达到自然逼真的美观效果。

第十四节　全冠修复临床操作

一、牙体预备

（一）全瓷冠牙体预备的步骤

1.切端或殆面预备

切缘或殆面的指示沟深度为1.5mm，确保牙尖交错位及前伸、侧方殆运动时与对颌牙有充足的修复空间（通常玻璃基全瓷冠切端为2.0mm，氧化铝或氧化锆基全瓷冠为1.5～2.0mm）。

2.唇（颊）面预备

唇（颊）面的指示沟深度为1.0mm，唇（颊）面的磨除量为1.0～1.5mm，颈部边缘线终止于龈上或平龈，并同时形成0.8～1.0mum宽的肩台。

3.邻面预备

邻面的磨除量≥1.0mm，颈部边缘与唇（颊）面颈部边缘连续，位于龈上或平龈，宽度为0.8～1.0mm。

4.舌面预备

上颌前牙用火焰状或轮状金刚砂车针按正常舌面窝外形磨除1.0～1.5mm，避免形成斜面外形。下颌前牙舌面窝不明显，根据其外形预备出1.0～1.5mm的均匀空间即可。舌侧轴壁的磨除量为1.0mm，颈部边缘与邻面颈部边缘连续，位于龈上或平龈，宽度为0.8～1.0mm。

5.颈缘预备

全瓷冠修复常见的牙体预备边缘形态为有角肩台或浅凹型肩台，根据材料不同，肩台宽度通常为0.8～1mm，位置可为龈上或龈下（龈沟内），在预备前进行排龈。

（二）后牙铸造金属全冠牙体预备方法和步骤

1.制作正中矢状面预备量硅橡胶导模

按比例将硅橡胶的膏剂与催化剂混合揉搓充分混合后，将适量面团样硅橡胶覆盖预备体和近远中各至少一颗邻牙，覆盖上述牙的颈缘以下5mm，待硅橡胶凝固后取下，用手术刀沿预备体正中矢状面切开形成硅橡胶导模，用于检测预备量和预备体形态。

2.牙体预备

殆面磨除

（1）深度指示沟的制备：用短粗的钻针（如马尼TF-S23车针）沿殆面沟、嵴等外形转折处形成约1.0mm的定深窝，开辟成等深的沟。

（2）𬌗面牙体组织的磨除：首先磨除𬌗面的近中或远中一半，保留另一半作为对照，然后再磨除另一半牙体组织。

（3）功能尖斜面的制备：用直径约1.0mm钻针沿功能尖的外斜面磨除一定厚度的牙体组织，形成一宽约1.5mm的斜面，与牙体长轴大致成45°。

（4）𬌗面预备间隙检查方法：①目测法：肉眼观察；②咬蜡片法：将红蜡片烤软后置于预备体𬌗面上，作正中及非正中咬合，蜡片冷却后取出，蜡片的厚度即为𬌗面预备间隙；③硅橡胶导模法：将硅橡胶导模在模型上就位，其与预备体𬌗面间的空间即为𬌗面预备间隙

轴面磨除

（1）深度指示沟的制备：定位沟确定了全冠的就位道和各轴壁预备的方向和大致磨除量，可用工作端中粗圆头直径约1.0mm的长钻针（如TR-13）制备。轴面定位沟通常与牙体长轴平行。定位沟的深度为金刚砂钻针圆头的一半进入牙体组织，龈端形成0.5mm宽、位于龈上0.5～1mm的无角肩台形状。

（2）颊舌面的磨除：磨除定位沟之间的牙体组织，在龈端形成0.5mm宽、位于龈上0.5～1mm的无角肩台；越过轴角部分尽量向接触区扩展以减小接触区的宽度。

（3）邻面的磨除：先用一细针状金刚砂钻针（如TR-11）置于预备牙邻面接触点以内，用上下拉锯动作沿颊舌方向慢慢通过邻面，钻针与邻牙之间尽量保存一薄层预备牙的牙釉质，避免损伤邻牙牙釉质。磨削面的龈缘保持在接触区的龈方，将患牙和邻牙的硬组织完全分离，接触区打开后继续扩大预备空间，磨出足够的空间后，再用中粗圆头钻针（如TR-13）修整邻面，形成0.5mm宽、位于龈上的邻面无角肩台边缘，与颊舌面边缘相连续。

边缘修整、精修完成

用中粗圆头钻针或更粗的圆头钻针修整。最后用相同外形的磨光钻针对预备体表面进行光滑处理，形成位于龈上0.5～1mm、宽0.5mm清晰光滑的无角肩台，用探针尖端探查可以感到明显的防止龈向下滑的阻力。同时修整各线角圆钝。

（4）磨除量的检查：硅橡胶导模检查，预备不足的地方重新调整（图7-27）。

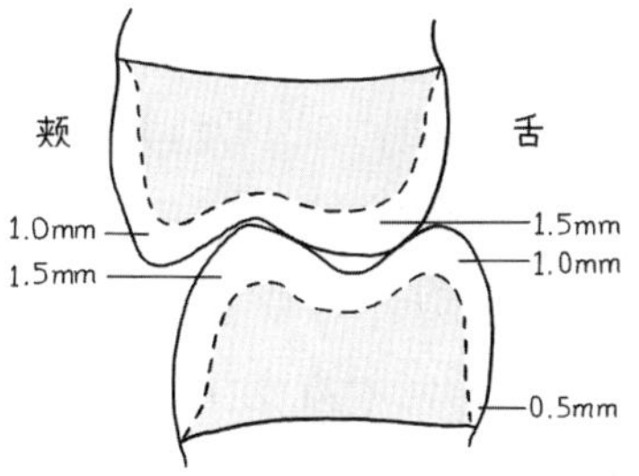

图7-27　后牙铸造金属全冠预备量要求

3.制取印模

（1）托盘的选择：用于固定修复的托盘应满足以下要求：①托盘宽度较牙弓宽，距离牙列唇颊、舌面各2～3mm；②托盘长度应覆盖全部牙列；③托盘高度应确保覆盖预备牙颈缘。

（2）印模的制取：按藻酸盐粉液比要求调拌印模材料，将调拌好的印模材料置于托盘上；同时可先用手指将少量印模材料抹在预备体周围（防止预备体周围形成印模缺少、缺陷等）和后牙殆面（防止印模殆面部位出现气泡等）；然后将盛满印模材料的托盘就位于口内，待印模材料凝固后取下印模，检查是否合格。

（3）印模的检查：成功印模的标准如下：①预备体各轴面、殆面边缘清晰，无气泡等缺陷；②预备体邻近牙、邻近牙槽骨等周围组织的印模表面清晰，无气泡等缺陷；③预备体邻近牙、邻近牙槽骨等周围组织的印模必须有足够的深度，一般要求预备体和余牙颈缘以上印模有5mm左右的深度，使灌注的模型在颈缘下人造石至少有10mm厚，从而保证代型和工作模型的强度；④整个牙列殆面的印模表面必须清晰，无气泡、缺损等缺陷，保证模型咬合时的精确，印模牙槽骨部分整体也须有一定的深度，保证模型的强度；⑤印模完整，印模材料与托盘不脱离。

4.灌注工作模型

采用超硬石膏，按产品水粉比要求灌注模型。

5.检查超硬石膏工作模型

（1）预备体部分：完整无缺陷，边缘清晰锐利。

（2）邻牙部分：与预备体相对应的邻面应该完整无缺陷。

（3）其余部分：后牙殆面完整无缺陷；如有石膏瘤，经修整后应该不影响上下颌模型的咬合关系。

（4）模型在牙颈缘下的厚度足够，至少10mm。

（三）前牙金属烤瓷全冠牙体预备的方法和步骤

1.唇面及切端深度指示沟制备（图7-28，图7-29）

（1）用平头锥形或圆头锥形金刚砂针（如TF-13、TR-13）在切端和唇面分别制备深度指示沟。

（2）切端指示沟预备出2～3条，深度为1.8mm左右。

（3）唇面分两个面预备：切端部分（切1/2或2/3）磨除时应与其解剖外形相平行。龈端部分（龈1/2或1/3）应与就位道或牙体长轴相平行。按照上述方向要求在切端和龈端部分各预备出2～3条指示沟。切端部分指示沟深度为1.1～1.3mm，龈端部分指示沟上段深度与切端部分一致，向龈方变浅，末端在平齐龈缘处深度小于1mm。

（4）所有指示沟的深度比实际要求的预备量小，余量待修整时磨除。

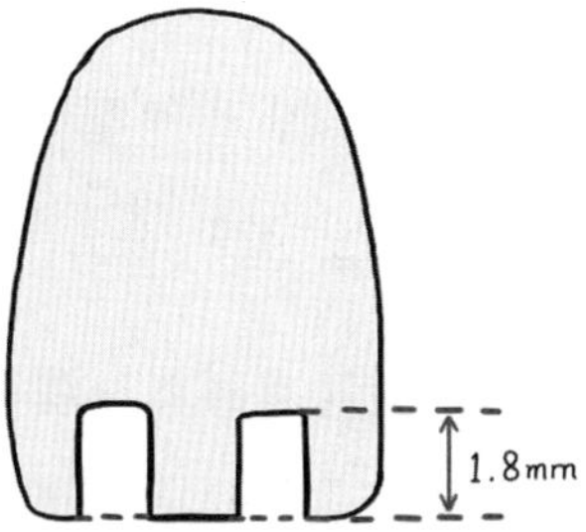

图7-28　前牙唇面-切端指示沟

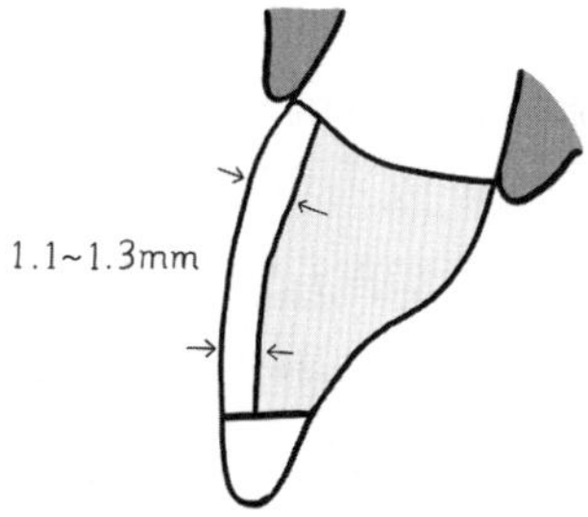

图7-29　前牙冠纵切面-唇面指示沟

2. 切端磨除

（1）先磨除近中或者远中，将另外一半作为磨除量参考。

（2）切端要求磨除2mm，若预备牙过长或低，还需参考邻牙或以最终修复体的切端位置来确定磨除量。

（3）将切端磨成与牙长轴成45°的舌斜面。

3. 唇面磨除

（1）按照唇面指示沟深度磨除，切端部分与原有牙面形态一致；磨除量为1.2～1.5mm。

（2）龈端形成齐龈的1mm直角肩台，待修整肩台时再磨除至龈下0.5～0.8mm。

（3）龈端部分与牙体长轴大致平行，与舌侧轴面形成2°～5°的聚合度，是前牙金属烤瓷全冠固位稳定的基础。

（4）唇面近远中磨除至邻面接触区。

4. 舌面窝预备

用小球形金刚砂钻针（如BC-31）做指示沟或形成3个指示窝，深度为0.7～0.8mm，然后用轮状金刚砂钻针（如WR-13）或橄榄球样金刚砂钻针（如F0-25）磨除舌面窝达0.8～1.5mm（磨除厚度在仅有金属的部分可为0.8mm，在有瓷面的部分及金瓷交界的部分要适当增加），舌面窝磨除应基本与原有外形一致，不应形成一个简单斜面。

5. 舌轴面预备

用直径为1mm的圆头锥形金刚砂针（如TR-13）预备舌侧轴面，先制备2～3条指示沟，指示沟深度以在龈端形成0.5mm宽的无角肩台为准，方向与唇面龈1/3或牙体长轴平行。然后磨除指示沟间组织形成舌侧轴面及宽度为0.5mm的齐龈无角肩台，磨除至邻面接触区时钻针在不接触邻牙的前提下尽量向唇侧扩展。

6. 邻面预备

先用细针状金刚砂钻针（如TR-11）在不接触邻牙的情况下通过接触区后从唇侧、舌侧扩展磨除空间，使中粗的圆头锥形金刚砂针（如TR-13）可以顺利通过，并修整使最终唇舌侧边缘交汇在接触区偏舌侧。

7. 排龈

用排龈器将排龈线压入预备体龈沟内，起到机械推开牙龈并保护牙龈免受预备时钻针损伤的作用。

8. 制备唇侧龈下边缘

用直径为1mm的平头锥形金刚砂车针（如TF-13）将唇侧边缘预备至排龈后的齐龈或更低水平，以保证取出排龈线牙龈回弹后唇侧边缘位于龈下0.5～0.8mm，并形成边缘为1mm宽的直角肩台。

9. 精修完成

10. 硅橡胶指引检查预备量

二、印模制取

取硅橡胶印模。

1. 选择合适的托盘（标准同桩核冠修复）

2. 取硅橡胶初印

（1）按比例调拌适量的硅橡胶初印材料，置于托盘上制取初印。

（2）初印材料硬固后取下初印，将预备体部位的印模材料均匀地刮除少许，制作个别托盘；在唇系带处作V形沟，以指导初印就位。

3. 取硅橡胶终印

（1）按比例调拌适量的硅橡胶终印材料，置于专用的注射器内。

（2）利用注射器先将终印材料注入预备体周围，再注入个别托盘（初印）的预备牙周围后，立刻将初印的V形沟对准唇系带的方向复位于患者口内取终印。

（3）待硅橡胶终印材料完全硬固后，小心取出印模。

（4）检查硅橡胶终印：完整，无损伤、无气泡；表面光滑清晰；无脱模。

三、修复体戴入及调𬌗

（一）全瓷冠的试戴

与金属烤瓷冠大致相同。这里仅列举几点特殊的注意事项。

（1）全瓷冠的透明度高，最终的修复色彩效果不仅与修复体本身的颜色有关，还会受树脂水门汀、基牙等颜色的影响，因此，试戴时需使用与树脂水门汀配套的试色糊剂模拟粘固后的效果，如果发现色彩存在偏差，可在黏接环节通过选择恰当颜色的树脂水门汀对修复色彩予以调整。

（2）玻璃基类全瓷冠强度较低，试戴时将修复体轻轻地戴入基牙上，切忌用力强行戴入，否则会造成修复体的折裂，咬合调整需在粘固之后进行。将患者口内暂时性修复体取出后仔细彻底清除残留在基牙上的暂时黏固剂，尤其是已使用含有丁香油的氧化锌水门汀者应使用抛光轮或橡皮杯蘸不含油或氟化物的浮石粉彻底清洁基牙。

（二）口内试戴与调磨

（1）注意：患牙为活髓牙者应询问有无冷热刺激痛及自发性疼痛。

（2）活髓牙应进行牙髓活力检查；去除临时冠，用热测或冷测法检查牙髓状态，必要时使用电活力测定仪测试牙髓活力。牙髓反应正常者继续治疗；若存在牙髓激惹（充血）则先对患牙进行安抚治疗，待牙髓状态恢复正常后完成试戴；若患牙已发展成牙髓炎则应行牙髓治疗及根管治疗，然后继续进行修复体的试戴与粘固。未及时治疗牙髓疾病而匆忙粘固修复体，未来在进行牙髓治疗时需要破坏甚至拆除修复体从而导致修复失败，引起患者不必要的痛苦和经济损失，甚至引发医疗纠纷。

（3）对活髓牙应强调爱伤观念，应使用温水冲洗，避免长时间使用乙醇刺激，避免反复吹干牙齿表面，必要时应在麻醉下完成试戴和粘固。

（4）就位后的检查和调改可参见桩核冠修复。

第十五节　固定桥临床操作

一、牙体预备

冠固位体的基牙预备方法基本上与单冠修复相同，但也有一些需要特别注意之处。

（1）切缘及𬌗面预备：与单冠修复的牙体预备不同，因邻牙的缺失，基牙预备时往往缺乏参照。因此在切缘和𬌗面预备时，更强调引导沟的预备。

（2）轴面预备：要使固定桥顺利就位，各基牙的轴向预备面必须相互平行或向𬌗方稍有聚合并与就位道的方向一致，形成共同就位道。固定桥固位体的固位力要求比单冠修复体高，尤其是基牙牙冠较短时，更应该避免因方便就位而加大基牙的轴面聚合度，从而导致固位力的下降。基牙轴面预备时，可采用各基牙的同向面同期预备的方法。例如同时预备双端固定桥近、远中基牙的颊面，待颊面预备完后再以相同方法预备其他轴面。这种方法对于初学者掌握共同就位道的预备相对更容易。

如系多基牙固定桥，有时取得共同就位道比较困难，需要先制取研究模型，并置于观测仪上进行分析，确定戴入方向及各个基牙磨除量，然后在模型上进行牙体预备，确认设计的共同就位道后再付诸临床操作。

（3）颈缘预备：与单个牙的全冠修复相同，全冠固位体的基牙颈缘预备通常在牙颈部龈缘下。但在某些情况下，为求得共同就位道，颈缘的位置可做调整。例如，下颌后牙的双端固定桥修复，远端基牙向舌侧倾斜是比较常见的，如果双端基牙都要求预备到牙颈部，甚至是龈下，为求得共同就位道，势必要磨除较多的牙体组织，有时甚至会伤及牙髓。在这种情况下，舌向倾斜基牙端的固位体舌面颈缘可设计在龈上远离龈缘之处，甚至可以将其设计为暴露舌面的部分冠，以不影响固位为原则（图7-30）。

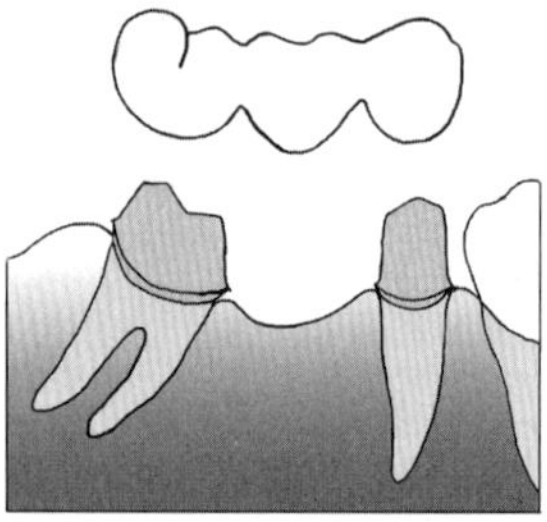

图7-30　下颌远端基牙倾斜的固位体设计及基牙预备

二、印模制取

口腔印模是指口腔有关组织的阴模，反映与修复有关的口腔软、硬组织的情况。将模型材料灌注于制备的印模内即得到与口腔软、硬组织形态完全一致的模型。各类口腔修复体的制作一般都要经过印模制取，灌注模型，然后在模型上制作完成，因此印模和模型是否真实反映口腔组织情况与制作修复体的精确度是紧密相关的，可以说好的印模及模型质量是制作优良修复体的首要前提。印模技术即在临床修复操作中通过用印模材料和印模托盘来预备制取口腔有关组织的阴模的相关技术操作，其包括可摘修复印模技术和固定修复技术。

（一）固定修复印模的基本要求

精细、准确的印模制取是固定修复体成功的关键步骤之一。对于固定修复而言，印模技术的基本要求是把预备牙或基牙的牙体、龈沟以及与修复相关的组织如龈缘、缺牙区牙槽嵴、邻牙、对殆牙等反映清楚。

（二）固定修复印模材料和托盘的选择

1.印模材料的选择

用于固定修复的印模材料主要包括弹性橡胶印模材料、藻酸盐印模材料和琼脂印模材料。硅橡胶及聚醚橡胶弹性好，精度高，变形小，流动性好，是理想的固定修复印模材料。根据材料的流动性不同，橡胶印模材料分为油泥型、重体型、普通型及轻体型。临床上不同类型橡胶印模材料的配合应用，可以获得精细的印模。目前，在我国还广泛使用琼脂印模材料与藻酸盐印模材料的联合使用，也可获得较精确的印模。而单纯的藻酸盐印模材料因其表面清晰度和尺寸稳定性较差，只能用于研究模型的制取。

2.印模托盘的选择

按照制作方法的不同，托盘分为普通托盘和个别托盘。按照制作材料的不同，托盘可分为钢托盘（有孔或无孔）、铝托盘等。根据覆盖牙列情况，托盘分为全牙列托盘和部分牙列托盘。制作单个磨牙的全冠，咬合关系稳定时，可以使用部分牙列托盘制取预备牙的印模，取模区应包括患牙近远中向各至少两颗邻牙，并记录咬合关系。多个磨牙全冠或者上下颌咬合关系不稳定时，必须使用全牙列托盘。当使用橡胶类印模材料时，应当使用不易变形的钢托盘。

（三）固定修复的印模方法

1.排龈的方法

排龈的方法可以分为机械法、机械化学联合法和高频电刀法3种。

（1）机械法排龈　使用单纯排龈线进行排龈，根据龈沟的深度和牙龈松紧度选择不同直径的排龈线，用排龈器推压入龈沟内，塞入后的排龈线不高出龈缘。

（2）机械化学联合法排龈　是临床最常用的一种方法。根据龈沟的不同，选用不同粗细的排龈线，上面浸有排龈液，使用专用的排龈器将排龈线压入龈沟内。排龈液的成分中有氯化铝、硫酸铁或肾上腺素等化学药物，有止血和减少龈沟液分泌的功能。但由于肾上腺素对心血管的不良反应，目前使用越来越少。排龈线将牙龈排开，排龈液止血和减少龈沟液分泌，机械化学联合法通过机械、化学的双重作用达到排龈的目的。根据龈沟深度和牙龈健康状况的不同可使用单线法或者双线法排龈。

（3）高频电刀法排龈　高频电刀使用高频电流（1～4MHz），电刀头接触牙龈、黏膜等软组织，局部产生高热将组织气化，达到切割的目的。使用精细的高频电刀头去除部分沟内上皮，使游离龈与预备体边缘之间出现间隙，有利于印模材的进入。高频电刀还有止血的作用。

2.排龈时的注意事项

（1）排龈线排龈时的注意事项：①选择与龈沟相适应的排龈线，过粗、过细均不易成功；②将排龈线压入龈沟的操作要轻柔，施力的方向不要直接指向龈沟底，防止撕伤结合上皮；③排龈的时间不宜过长，一般5～10分钟即可，时间越长对牙龈的损害越大；④对高血压、心脏病的患者，排龈线中不宜含有肾上腺素；⑤对于龈沟较深或龈沟内容易出血的牙齿，排龈时可采用双线法，即先压入一较细的排龈线，其上再压入一较粗的排龈线。取印模时将较细的排龈线暂时保留龈沟内，印模完成后再取出；⑥向龈沟内压入排龈线时，应先将排龈线的一端压入牙龈较松弛的邻面，然后再向唇颊或舌面压入；⑦排龈线取出后马上取印模，排开的牙龈一般在30～45s内恢复原状；⑧排龈液一般呈酸性，时间过长会使牙本质脱矿，导致牙本质敏感。

（2）使用高频电刀法排龈的注意事项：①高频电刀法严禁用于戴有心脏起搏器的患者；②不能用于放疗后的患者；③电刀头不能接触金属修复体、充填体等，以免产生电火花；④同一部位的牙龈两次切割之间间隔时间不小于5s；⑤高频电刀法容易引起牙龈退缩，慎用于较薄的牙龈。牙龈越薄，可能的退缩越大。

3.非橡胶类印模材料的印模制取方法

琼脂与藻酸盐印模材料的联合印模方法是加热琼脂印模材，同时选托盘，准备好藻酸盐。按厂商说明的温度及加热时间完成加热过程形成溶胶，取出装入注射器内备用。同时吹干预备体，将适宜温度的材料注入龈沟内与预备体周围，同时将藻酸盐放入托盘内于口中就位，待藻酸盐凝固后取下联合印模，检查合格后灌注工作模型。

4.橡胶类印模材料的印模制取方法

（1）不同流动性的橡胶材料　硅橡胶印模材根据流动性不同可以分为以下4种：①高流动型；②中流动型；③低流动型；④油泥型。

其中高流动型流动性最好，可以进入龈沟、钉洞等细微部分。而油泥型流动性差，但强度高，聚合后收缩小。

（2）橡胶类印模的调和方法　有3种调和方法：手调、调和枪调和、自动调和机调和。调和枪调和、自动调和机调和具有调和比例精确、气泡少、操作简便等优点，在临床上的应用越来越广。

（3）印模方法　可以分为双重印模法和单一印模法。①双重印模法：采用两种不同流动性的橡胶印模材料混合在一起使用；双重两步法：一般采用油泥型和高流动型组合使用。先用油泥型印模材制作个别托盘，并刮除邻间隙、龈缘等处容易阻碍再次口内就位的印模材，预备排溢道。然后调和高流动型印模材，注入整个个别托盘和牙体预备体周围，就位个别托盘，凝固后取出；高流动型印模材料可以精确地再现预备体边缘等精细形态，油泥型强度高、收缩小，防止印模变形。由于流动性差，在口内就位时可以对高流动型施加压力，使其更好地进入龈沟内；操作步骤：1∶1的油泥型基质膏和催化剂膏用手揉和约30s，到颜色均匀。放入托盘，轻压口内就位，形成个别托盘型印模。修整托盘型印模，刮除邻间隙龈缘等处容易阻碍再次口内就位的印模材，制作排溢沟。调和高流动型印模材料（可用调和枪调和），注入托盘型印模内，同时注入牙体预备体边缘周围。将托盘再次放入口内就位，直至完全聚合。②双重一步法：一般选用低流动型和高流动型组合使用；同时调和低流动型和高流动型印模材料，高流动型注入口内牙体预备体周围；低流动型注入整个托盘，将托盘口内就位，两种印模材混合在一起，同时聚合；操作步骤：a.由助手调和低流动型，放入托盘内。b.在助手做以上操作的同时，使用调和枪调和高流动型，注入牙体预备体周围。注意以上两个步骤要同时完成。c.将充满低流动型的托盘轻轻就位于口内，放置3～4min，等待完全凝固。③单一印模法：现在的聚醚橡胶和加成型硅橡胶印模材料都有专用于一步印模法的中流动性印模材料，多用自动调和机调和。调和后先注满托盘，然后注入专用的口内印模注射器中，注入口内预备体周围，将托盘口内就位，两部分同时聚合；操作步骤：a.使用自动调和机调和，注入托盘。同时注入口内输送枪内，将印模材注入牙体预备体边缘周围。两个步骤应同时完成。b.将充满印模材的托盘轻轻就位于口内，放置3～4分钟，等待完全凝固。

三、修复体戴入及调𬌗

固定桥粘固前首先进行试戴，仔细检查基牙与邻牙的接触点位置及接触的紧密程度；检查固位体颈缘是否到位密合；检查固定桥面与对牙是否有良好的接触，如有咬合高点，可进行必要的调磨；桥体组织面与黏膜的接触情况也应进行仔细检查，既不能有缝隙，也不能压迫牙龈黏膜，牙龈受压可表现为黏膜的明显发白，此时需要进行适当调改。制作精良的修复体一般不会有大的修改。试戴中如有调磨，试戴合适后需要做上釉或抛光处理。试戴中还可观察修复体的色泽是否满意，少数患者需要进行特殊染色，以达到理想的美观和逼真的效果。粘固时需要注意，对活髓基牙选择牙髓刺激小的水门汀。

完成修复后，需要进一步与患者沟通，让患者了解戴牙后可能出现的反应及应对方法，了解如何正确使用义齿和维护义齿及口腔组织的卫生和健康。建议患者定期复查。

第十六节 可摘局部义齿临床操作

一、牙体预备

（一）基牙和余留牙的调磨

（1）调磨伸长或下垂牙，以及尖锐牙尖，获得正常𬌗平面，低𬌗牙制作全冠恢复牙冠高度。

（2）调磨倾斜牙轴面过大的倒凹，或调改基牙倒凹深度。

（3）调改基牙的邻颊或邻舌线角，避免卡环肩的位置过高影响咬合。

（4）前牙缺失伴深覆𬌗，无基托间隙，可调改下前牙切缘（塑料基托厚度>1mm，金属基托>0.5mm）。

（二）支托凹的预备

1.预备原则

（1）位置：常规在缺隙两侧基牙𬌗面的近远中边缘嵴、尖牙舌隆突、切牙切端；如咬合过紧、对𬌗牙伸长、牙本质暴露者可放置在上颌牙颊沟区、下颌牙舌沟区。

（2）尽量利用天然间隙。

（3）必要时调改对𬌗牙。

2.后牙殆支托凹

厚1～1.5mm，圆三角形或匙形，边缘嵴处较宽，向殆面中心变窄。

（1）前磨牙：宽度为颊舌径1/2，长度为近远中径1/3。

（2）磨牙：宽度颊舌径1/3，长度为近远中径1/4。

3.前牙切支托凹

（1）尖牙：深度1.5mm，宽度1.5～2mm。

（2）切牙：深度1～1.5mm，宽度2.5mm。

4.隙卡沟

位于基牙及其邻牙外展隙区，不能破坏接触点，铸造卡环间隙不少于1.5mm，弯制卡环1mm。

二、印模制取

（一）托盘的选择

略大于牙弓，间隙3～4mm，翼缘止于距黏膜皱襞2mm处。上颌托盘盖过上颌结节和颤动线，下颌托盘后缘盖过最后一个磨牙或磨牙后垫区。

（二）印模材料的选择

藻酸盐、硅橡胶、聚醚。后两者不适用于余留牙松动、牙周条件差、牙间隙大、牙倾斜、倒凹大者。

（三）印模种类

（1）解剖式印模。

（2）功能性印模（选择性压力印模）：用于基牙和黏膜混合支持式义齿，特别是Kennedy一类和二类，以及牙槽嵴明显吸收，黏膜及黏膜下组织松动且动度较大的游离端缺失。

（四）取印模方法

（1）体位：坐位，张口时牙弓平面约与地面平行。

（2）解剖式印模：双侧后颊区、双侧前颊区、唇区五区进行肌功能修整。

（3）功能性印模：两步法。

（五）灌注模型

（1）100g石膏+60mL水。

（2）从一侧远端灌入，直至牙冠及牙槽嵴部分完全被灌注。

（3）模型基底厚度应大于16mm。

（六）模型观测

1.观测线

（1）Ⅰ型观测线：为基牙向缺隙相反方向倾斜时所画出的导线，基牙上主要倒凹区在远离缺隙侧。

（2）Ⅱ型观测线：为基牙向缺隙方向倾斜时所画出的导线，基牙上主要倒凹区在近缺隙侧。

（3）Ⅲ型观测线：基牙的近、远缺隙侧均有明显倒凹或基牙向颊、舌侧倾斜时所形成的导线，导线位置靠近𬌗面，倒凹普遍且显著。

2.倒凹深度

基牙倒凹内牙面某一点至分析杆的垂直距离称为该点倒凹深度。如果倒凹过大，基牙需要进行适当的轴面外形修整以获得理想的固位倒凹和导平面；如果倒凹过小或无固位倒凹，可在基牙颊侧颈1/3处（相对于卡环臂尖位置）用超细金刚砂车针直接制备出约0.3mm深、0.5mm宽的浅倒凹，或通过全冠、部分冠或嵌体修复形成一定深度和坡度的固位倒凹。

3.就位道设计

（1）若前牙缺失，牙槽嵴丰满，唇侧有较大的倒凹时，应将模型向后倾斜，以减少牙槽嵴的唇侧倒凹。义齿则由前向后斜向就位，使余留前牙与人工牙之间的间隙减小，以利于美观。若唇侧组织倒凹不大，不影响义齿就位，模型的倾斜取决于基牙及余留牙倒凹区的大小，一般是将模型向前倾斜，使倒凹集中在基牙的近中侧，义齿固位较好，由后向前倾斜就位。

（2）若后牙缺失，缺隙前后都有基牙时，应根据基牙健康程度来决定模型向前或向后倾斜。如缺隙后端基牙牙体和牙周情况良好，则模型向后倾斜，将固位、稳定和支持作用好的Ⅰ型和Ⅲ型卡环放在缺隙后端的基牙上，义齿就位道是由前向后。若缺隙后端基牙健康状况不佳，应将模型向前倾斜，义齿就位道由后向前。

（3）若后牙为末端游离缺失，不论单侧或双侧末端游离，均可将模型向后倾斜，增加基牙的远中倒凹，利用Ⅱ型卡环或T型卡环固位，以减轻基牙负担，并防止基托翘动。义齿就位道方向为由前向后。

（4）若前后牙均有缺失，将模型向后倾斜，使前牙倒凹减小，天然牙与人工牙间的缝隙减小，义齿就位道是由前向后。如前牙倒凹较小，则将模型平放，义齿就位道方向与力方向一致。如果前后牙都有缺失，但前牙全部缺失，应根据倒凹情况和基牙在牙列上的位置而定。

（5）若牙列一侧牙缺失，而另一侧余留牙舌侧倒凹过大，则将模型向有牙侧倾斜，以减小过大的舌侧倒凹，义齿则从缺牙侧向有牙侧就位。

（七）确定颌位关系和上𬌗架

（1）在模型上利用余留牙确定颌位关系：适用于缺牙不多，余留牙的上下颌𬌗关系正常者。

（2）利用蜡𬌗记录确定上下颌关系：在口内仍有可以保持上下颌垂直关系的后

牙，但在模型上却难以准确确定䶩关系者；方法：将蜡片烤软叠1–2层宽约1cm宽的蜡条，置于患者口内下颌牙列的咬合面上，或采用咬合记录硅橡胶直接注射在牙齿的咬合面，嘱患者作牙尖交错位咬合，确认达到牙尖交错位后，待其变硬，从口内取出后放在模型上。

（3）利用䶩堤记录上下颌关系：单侧或双侧游离端缺失，每侧缺失2颗牙以上，或者上下颌牙列所缺失的牙无对颌牙，但仍有余留牙维持上下颌的垂直距离和牙尖交错位者；方法：制作暂基托和䶩堤，再放入患者口中做牙尖交错位咬合，依照䶩堤记录提供的咬合印迹，对准上下颌模型，即可取得正确的颌位关系。

三、修复体戴入及调䶩

（一）义齿初戴注意事项

1.义齿就位困难的原因及处理

（1）卡环过紧：卡环体区域有多余突出的塑料阻挡，可将多余的塑料磨除。倒凹填补不够，制作支架时磨损模型，以致卡环体部进入倒凹区，轻者可磨改基牙卡环体部的牙体组织，重则需重做卡环。

（2）䶩支托移位：因模型磨损或装盒、充填时移位，需去除支托修理或重做。

（3）基托、人工牙进入软、硬组织倒凹区：用红蓝咬合纸确定阻碍部位，磨除着色点，即进入倒凹区的塑料基托。

（4）义齿变形：轻则修改支架、基托加衬，重则取模重做。

2.铸造支架就位困难和翘动的原因

（1）支架变形。

（2）设计不当。

（二）义齿初戴的检查及处理

（1）卡环和䶩支托：卡环与牙面密合，卡环臂端在倒凹区，卡环体在非倒凹区，䶩支托与支托凹密合，不影响咬合；如卡环在基牙位置不合适，可用技工钳调整；如䶩支托过高，可适当磨改早接触点，或磨改对䶩牙。

（2）基托：不妨碍唇颊舌的功能性活动，组织面与黏膜贴合；如影响唇颊舌活动，应对边缘过长处予以磨除；如出现翘动，应查出支点并磨除；如组织面压痛，应用压力指示剂检查并磨改；上颌结节、腭隆突、下颌舌隆突和内外斜嵴区做缓冲。

（3）连接杆：与黏膜适当接触；如接触过紧，会出现黏膜压痛；如有较大间隙，可造成食物嵌塞、唾液滞留等不适，并影响舌运动和正常发音。

（4）颌位及咬合：垂直距离、正中关系正常，人工牙和天然牙均匀接触。

第十七节　全口义齿修复

一、适应证

适应证：能够耐受戴用可摘义齿的牙列缺失患者，对于全口义齿修复效果有合理预期的患者。

二、操作步骤和方法

（一）口腔检查和修复

1.病史采集

与患者面对面采集病史，有助于医师了解患者的个性特点和社会经济情况，这是治疗之前必不可少的交谈，修复的成功有赖于患者的合作，患者应是参与者，而不仅仅是治疗对象。

2.口腔检查

（1）颌面部检查：患者的颌面部左右是否对称，唇的丰满度，上唇的长短，面部比例是否协调。张口习惯有无偏斜和前伸，下颌运动是否正常。侧面面型是直面、凸面还是凹面型。颞下颌关节有无疼痛、弹响、张口困难等颞下颌关节功能紊乱病的症状。

（2）口内检查：①牙槽嵴：检查拔牙伤口愈合的情况，了解牙槽嵴吸收的稳定程度等；拔牙3个月后，开始制作正式的全口义齿；高而宽的牙槽嵴对义齿的固位、支持、稳定作用好，低而平的牙槽嵴对义齿的固位、支持、稳定作用差；②颌弓的形状和大小：颌弓分为方圆形、卵圆形和尖圆形三种形状，并有大、中、小三类；检查时，应注意上下颌弓的形状和大小是否协调，上下颌吸收情况是否一致。如上下颌弓形状和大小相差较多时，会给排列人工牙造成困难；③系带和肌肉的附着：牙槽嵴较丰满的，肌肉和系带的附丽点相应地离牙槽嵴较远，可扩大义齿基托的伸展，因此义齿固位作用好。牙槽嵴因吸收过多而变低平，则肌肉和系带的附着点距离牙槽嵴顶较近或与之平齐，当肌肉活动时，容易造成义齿脱位；④腭穹隆的形状：与上颌全口义齿的固位和支持作用有很大的关系；⑤上、下颌弓的形状和位置关系；水平关系：指上下颌弓的前后、左右关系，有以下3种；正常的位置关系：上、下颌弓的前后位置关系正常，形状及大小大致相同；侧面观察上下颌弓的唇面基本在同一平面上，或上颌弓位于下颌弓的稍前方，此时有利于人工牙的排列；上颌前突的位置关系：上颌弓位于下颌弓的前方和侧方，上颌弓大，而下颌弓小，前牙的排列比较困难；下颌前突的位置关系：下颌弓位于上颌弓的前方及侧方，此时上颌弓小，下颌弓大，给人工牙的排列也带来困难；垂直关系：上下颌弓的上下关系，在正中颌位时，上下牙槽嵴之间的距离，即颌间距离。此距离的大小与原来天然牙的长度和拔牙后牙槽嵴吸收的程度有关；⑥舌的大小和位置：当牙列缺失后，由于没有了牙列的限制，舌体将会变得肥大，充满口腔；全口义齿修复后，舌经过适应后逐渐恢复正常形状；在义齿修复初期或人工牙排列位置偏舌侧，使舌运动空间缩小时，患者会觉不适，且舌的运动会对义齿产生较大的侧向力和脱位力，使义齿不稳定；舌的前缘位于下颌或前部牙槽嵴顶处，使口底组织与义齿舌侧边缘形成良好的边缘封闭。无牙颌患者常见舌后缩现象，此时舌尖与下颌前牙间有较大的空间，其间常有大量唾液聚集，不利于义齿前部舌侧的边缘封闭；而舌后缩的同时导致舌后部向两侧挤压下颌后牙，产生不利的侧向力和脱位力，致使下颌义齿不容易固位和稳定；⑦唾液分泌情况：检查患者唾液分泌的量和黏稠度。口干症患者唾液分泌量少而黏稠，口腔黏膜干燥甚至红肿、光亮；⑧对旧义齿的检查：如患者戴用过全口义齿，应了解戴用义齿的时间和使用情况。（表7-18）

表7-18　旧义齿的问题和处理方法

问题	处理方法
尖锐的骨尖、骨突和骨嵴	牙槽骨修整术（拔牙后1个月）
上颌结节突出	两侧上颌结节均较突出时，只选择结节较大的一侧做外科修整（单侧不修，改变就位方向即可）
下颌隆突过大	外科修整
唇颊沟过浅	唇颊沟加深术
唇颊系带外形不佳	唇颊系带成形
增生的黏膜组织	长期、慢性刺激形成组织炎症性增生所致。应嘱患者停戴义齿，修改基托边缘，待组织恢复正常，如增生的组织不能消退，采取手术切除

3.非外科治疗

（1）义齿支持组织的修整：当旧义齿基托不密合，牙槽黏膜组织有损伤或黏膜萎缩，可采取以下的方法使支持组织休息和得到功能性锻炼；旧义齿组织面：用软衬材料或组织调整材料进行重衬，当基托伸展不足时可适当扩大伸展范围，使变形损伤的支持组织恢复其正常的形态。如旧义齿基托边缘过度伸展或组织面压迫的部位应磨改和缓冲；取印模前48 ~ 72小时停戴旧义齿，制取印模时黏膜组织能恢复正常的形态及厚度；取印模前的一段时间内，每天用手指或牙刷有规律地按摩承托区的黏膜，使黏膜能受到功能性刺激。如旧义齿承托区黏膜有红肿、溃疡，无法通过旧义齿调改和重衬使之恢复者，也可停戴旧义齿1周左右，使黏膜恢复正常。

（2）旧义齿咬合调整：如旧义齿的颌位关系偏差较大时，应该在开始新义齿修复前，利用自凝树脂等暂时材料，使旧义齿恢复适当的垂直距离和正中关系。既可以使因颌位关系异常所致的组织损伤得到恢复，有助于确定正确的颌位关系，也有助于患者适应正确的咬合关系，纠正其不良咬合习惯。

（3）颌面部肌肉训练：通过有意识的下颌运动训练，可使口颌系统肌肉松弛，并增强神经肌肉协调性，又可消除紧张心理，能在修复治疗过程中更好地与医师配合。

（二）全口义齿颌位关系的确定及上䝺架

颌位关系记录：用䝺托来确定并同时记录在患者面部下1/3的适宜高度和两侧髁突在下颌关节凹生理后位时的上下颌位置关系，在这个上下颌骨的位置关系上，用全口义齿来重建无牙颌患者的正中关系，包括垂直关系和水平关系记录。

有天然牙列的患者，正中䝺位位于正中关系位的前1mm的范围内或两位一致。当天然牙列缺失后，便丧失了正中䝺位，当下颌没有牙列的支持和牙尖的锁结，下颌会向各种方向移动，常见下颌前伸和面下1/3距离变短。上下颌关系的唯一稳定参考位是正中关系位。要确定并记录在适宜面下1/3高度情况下的关节的生理后位。

1.垂直颌位关系

确定垂直颌位关系即确定患者的垂直距离（表7–19），垂直距离是指当天然牙列，呈正中䝺时，鼻底至颏底的距离，是面部下1/3的距离。确定垂直距离是借助上下䝺托来实现的。䝺托有上下䝺托之分，上下䝺托间以䝺平面相接触。

表7–19　确定垂直距离的方法

方法
息止颌位法　无牙颌患者息止颌位的垂直距离减去息止间隙（2～3mm）的方法（最常用）
面部垂直距离等分法　眼外眦（外眼角）至口裂的垂直距离与鼻底至颏底的距离相等，此为面部比例二等分法。每个人的面部比例不是绝对的，作为参考
面部外形观察法　正中䝺位时，上下唇呈现自然接触闭合，口裂平直状，口角不下垂，鼻唇沟和颏唇沟的深度适宜，面下1/3与面部的比例相协调
拔牙前咬合位垂直距离的记录（最可靠）
旧义齿垂直距离的记录（最不准）

2.水平颌位关系

确定水平颌位关系即确定正中关系位，正中关系位是指下颌髁突位于关节凹居中，而不受限的生理后位。只有在这个位置，患者感觉颞下颌关节不紧张、舒适、咀嚼肌力大，咀嚼效能高。无牙颌患者确定正中关系位的方法很多，一般归纳为以下3类。

（1）哥特式弓描记法。确定患者颌位关系时，于上下䝺托上应分别固定描记板和与之垂直的描记针。下颌前伸，侧向运动时，描记针在描记盘上将描绘出近似“∧”

形的图形，当描记针指向该图形顶点时患者下颌恰好处于正中关系位。

（2）直接咬合法。是利用𬌗堤及𬌗间记录材料，让患者下颌后退并且直接咬合在一起。无牙颌患者的下颌有习惯性前伸，采取以下方法帮助患者下颌退回至正中关系位并咬合在一起：①卷舌后舔法：在上颌暂基托后缘中线处粘固个小蜡球，让患者向后卷起舌，再用舌尖舔住蜡球，同时闭口咬合至合适的垂直距离；当舌舔蜡球时，舌向后上方牵拉舌骨，舌骨连带颌舌骨肌牵拉下颌后退，使髁突处于其生理后位；②吞咽咬合法：嘱患者做吞咽动作，同时咬合至合适的垂直距离，也可在其吞咽过程中，医师用手轻推患者颏部向后，帮助下颌退回至生理后位；在吞咽过程中，下颌升肌有固定下颌在正中关系位的作用；采用吞咽咬合下颌受推力回退，较易让下颌处于其生理后位；③后牙咬合法：当患者后牙咬合时，颞肌、咬肌、翼内肌同时收缩，牵引下颌向后上方移动，可使髁突回到正中关系位。将确定好蜡堤高度的上下𬌗托就位，医师将双手食指置于蜡堤的第二前磨牙和第一磨牙处，嘱患者轻咬几下，直到患者感觉咬合时能用上力量时，医师将示指滑向蜡堤的颊侧，此时上下𬌗托即咬合在正中关系位；④肌肉疲劳法：无牙颌患者下颌经常习惯性前伸，不易退回至正中关系位。此时可让患者反复做下颌前伸动作（如反复发齿音和唇齿音），或保持下颌前伸一定时间，直至下颌前伸肌肉疲劳，此时下颌较容易退回至正中关系位。

（3）肌监控仪法。通过贴在耳垂前方上下约4mm^2范围的皮肤电极作用于三叉神经运动支，使咀嚼肌有节律地收缩，可使肌肉解除疲劳和紧张，处于自然状况，对于长期全口无牙并有不良咬合习惯者，经过肌监控仪治疗，再用直接咬合法，使下颌自然的退至正中关系位。

（三）全口义齿人工牙的选择和排列

1.选牙

（1）考虑质地，形态，色泽，大小及价格各方面因素。一般要在临床完成，征得患者的同意。分为：①塑料牙，优点是质轻，韧性好，塑料牙与基托为同种树脂制成，连接牢固，缺点是耐磨性差；②瓷牙，优点是颜色好，耐磨，能较长时间维持稳定的垂直距离；与树脂基托连接靠机械式结合，前牙瓷牙舌面有固位钉，后牙牙底面和邻面有固位孔；缺点是排牙时有一定困难，瓷牙性脆易崩损。

（2）形态、色泽和大小。人工牙的形态、色泽和大小是选牙时要考虑的主要内容。①选择前牙：前牙关系到患者的面部形态和外观，特别注意前牙与面部形态的协调一致；选择大小：两侧口角线之间堤唇面弧线为上前牙的总宽度，参照唇高线至𬌗平面的距离为上中切牙切2/3的高度；由此推算出上前牙的高度和宽度。下唇线至𬌗平面的距离确定下中切牙的切1/2的高度；选择形态：牙形要与患者面部形态协调。通常根据患者面型来选择牙形；选择颜色：牙色的选择要参考患者的皮肤颜色、性别和年龄。中年面白的妇女要选择较白的牙，而年老面色黑黄的男性，宜选择较黄，色暗的牙，并征求患者对牙色的选择意见；②选择后牙：后牙主要用于完成咀嚼功能，重视义齿承托组织的保健，选择与牙槽状况相适应的后牙𬌗面形态。

（3）排牙原则：全口义齿人工牙的排列要考虑美观、功能和组织保健这三个方面。①美观原则，牙列弧度要与下颌弓形一致。下颌弓形与面形包括方圆形、尖圆形和卵圆形三种；上前牙的位置应衬托出上唇丰满度，牙齿排列要体现患者的个性；上前牙的排列要参考患者的意见，上前牙排列要在患者参与下完成；②组织保健原则：人工牙的排列应不妨碍舌、唇、颊肌的活动，使其处于肌肉平衡位置。𬌗平面与鼻翼耳屏线平行，高度应该位于舌侧外缘最突出处，便于舌头将食物送至后牙𬌗面，有利于义齿在功能状态下的稳定。后牙功能尖要尽量排在牙槽嵴顶上，让𬌗力沿垂直方向传至牙槽嵴。如果牙槽嵴吸收较多，要根据牙槽嵴斜坡倾斜方向调整后牙倾斜度，使𬌗力尽可能以垂直方向传至牙槽嵴；牙槽嵴严重吸收，则要注意将𬌗力最大处放在牙槽嵴最低处，进而减少义齿在功能状态下的翘动。前牙应该排列成浅覆𬌗、浅覆盖。上下牙齿间自由滑动时，有平衡𬌗接触，即前牙对刃接触时，后牙每侧至少一点接触，后牙一侧咬合时，工作侧应为组牙接触。减少功能状态下的不稳定，可适当降低非功能尖；③咀嚼功能原则：最广泛的牙尖接触；尖窝关系要稳定；扩大接触面积；有效的咀嚼和满意的咬合是人工后牙的主要功能。

（四）全口义齿的初戴

1.义齿检查

（1）义齿就位的检查：①义齿就位前检查有无明显的倒凹。义齿就位后检查是否平稳，检查时用双手的食指分别放在两侧前磨牙区𬌗面，左右交替加压。如有左右翘动，上颌义齿常由硬区相应的基托组织面未做缓冲引起，下颌义齿引起翘动的原因多是与外斜嵴、下颌隆突区相应的基托组织面未做缓冲引起。经过适当的缓冲，翘动就会消失。如果经过缓冲仍有翘动，要考虑基托变形，或印模、模型不准，常需重做。②检查基托　包括边缘长短、磨光面形态和组织面。边缘过长区：压迫软组织易引起疼痛，还会受唇颊舌肌运动的影响，不利于义齿的固位，应磨去过长的部分。基托边缘过短：也会影响固位，常见于上颌颊侧翼缘区后部及下颌舌侧翼缘区后部。过短的部分可以用自凝塑料加长，也可以重做。要特别注意唇、颊系带处，观察边缘切迹是否让开，有无妨碍系带活动情况。基托磨光面形态应该呈凹形，如果呈凸形，将影响义齿的稳定，可磨改处理；凹度过大，进餐时会影响积存食物，尤其是颊侧翼缘区。组织面：戴义齿前触摸义齿组织面，有无尖锐的突起或塑料小瘤，应在戴义齿前磨除。

（2）检查颌位关系。如果在正中咬合时出现下颌后退，可能是由于确定颌位关系时，如果患者做前伸动作，就会出现下颌义齿后退现象；如果在正中咬合时下颌偏向一侧，可能是由于确定颌位关系时，如果患者下颌偏向左侧，戴牙时下颌会出现偏向右侧的现象；如果在正中咬合时前牙不接触，后牙接触为轻度开殆者，磨改后牙牙尖，更为严重者需返工重排后牙。

2.选磨

选磨调殆是调磨正中殆的早接触点，使正中殆达到广泛均匀的接触和稳定的尖窝关系，并调磨正中殆、侧方殆和前伸殆时的牙尖干扰，达到平衡殆接触。平衡殆：正中殆、前伸及侧方殆时，上下颌牙能同时接触。目的：保证义齿的固位和稳定。

（1）选磨的方法和步骤：①选磨正中殆的早接触：主要选磨与早接触支持尖相对应的近远中边缘和中央窝；②选磨侧方殆干扰，工作侧的殆干扰是指发生在上后牙颊尖舌斜面和下后牙颊尖颊斜面之间的，或上后牙舌尖舌斜面与下后牙舌尖颊斜面之间，应调磨非支持尖；平衡侧的殆干扰指上后牙舌尖颊斜面和下后牙颊尖舌斜面之间；③前伸殆干扰；前牙：选磨上前牙的舌斜面或下前牙的唇斜面，避免磨短上前牙；后牙：调磨上后牙颊尖远中面和下后牙舌尖近中斜面。

（2）选磨调殆的原则：①不能影响正中殆接触，选磨非功能尖；②不能影响面下1/3的垂直距离；③前伸侧方调好后，回到正中核对，调侧方不能破坏正中；④每次只选磨单颌，少量多次。

（五）单颌全口义齿修复要点

1.天然牙调殆

调磨过高、过锐的牙尖和边缘嵴，改善殆曲线和殆面形态。对颌缺牙较多，余留牙健康状况较差时，采用覆盖义齿修复，有利于义齿达到平衡。

2.人工牙排列与咬合关系

减小前牙覆殆，获得前伸殆平衡。后牙尽量排在牙槽嵴顶上减小侧向力。

3.控制咬合力

人工牙减径或减数，降低牙尖斜度，基托充分伸展以分散殆力，组织面加软衬。

4.增加义齿基托强度

可采用腭侧金属基托，或基托中增加金属网来增加基托的抗折强度。在选择义齿人工牙时最好选用质地较硬、耐磨的硬质树脂牙或金属面牙。

（六）即刻全口义齿的制作

即刻全口义齿一般适用于存在不能保留的前牙而后牙缺失的患者。若尚存在有多数后牙，应先拔除后牙只保留前牙和有正常咬合接触的前磨牙，作为制作即刻全口义齿时确定颌位关系的依据。其步骤如下：

1.留拔牙前记录

拔牙前保留口腔情况并做详细的记录是十分重要的，这是制作过程中不可缺少的参考资料。在牙拔除之前，制取全口研究模型。详细检查和记录余牙的龈袋深度、垂直距离及关系等口腔情况。对余留牙作X线片检查，了解根周有无病变和牙槽骨的吸收情况。然后用殆托记录正中殆位和颌间距离，作为以后确定颌位关系和排牙时的参考。

2.取印模

即刻全口义齿的印模要求和方法与一般全口义齿基本相同。但由于天然牙的高度和无牙区牙槽嵴的高度相差较大，最好选用局部无牙颌托盘，或选用大小、形状合适的局部义齿托盘。在相对应的无牙区牙槽嵴处的托盘底上，放置印模膏取印模，使其获得良好的边缘伸展，然后将余留牙的颊舌侧和印模边缘的组织倒凹去除，为了取终印模时保证压力均匀和印模材料有均匀的厚度，如一次印模法不成，可制作个别托盘，采用二次印模法以求得准确的功能性印模，然后灌注石膏模型。

3.确定颌位关系

可以根据口内尚存的天然牙，记录颌位关系。其方法是在模型上做好蜡堤或蜡板暂基托并在缺牙区基托上放置适当高度的蜡堤，将蜡堤烫软，把殆托放入口内，嘱患者咬在正中位，记录上下颌位置关系。

4.排牙

在排列前牙之前，要削除余留的石膏牙，同时还应将模型做适当的修整，一般有两种方法：

（1）将石膏牙削除一个，在修整模型后，排上一个人工牙，按此法依次排其余的牙。也可一次将一侧的几颗牙削除，修整模型后，排好一侧人工牙，再按此法排另一侧人工牙。此种排牙方法因有邻牙和对侧同名牙作为参考，所排的牙可与原天然牙的形状位置相接近。

（2）将全部石膏牙同时削除，修整模型后，再排列人工牙，这种方法修整模型比较方便和准确。

（3）削除和修整模型的方法：在削除石膏牙之前，将中线、余留牙的龈缘线、龈沟的深度，用铅笔画线标记在模型上。在修整模型时，对需要做牙槽骨修整的与不需要做牙槽骨修整的患者其修整的要求和方法是不同的。凡不做牙槽骨修整术的患者，可平齐龈乳头连线削除石膏牙，然后根据各个牙的龈袋深度和X线片显示牙槽骨吸收的程度，修整石膏牙槽嵴到一定程度，一般唇颊侧的刮除应多于舌腭侧，龈袋正常的一般刮去2～3mm的深度，龈袋深者可达5mm，舌腭侧刮除一般不超过2mm，再将唇舌侧两斜面修整成与牙槽嵴圆钝形相似。如患者牙周情况不正常时，应根据测得的龈袋深度和X线片显示的牙槽骨吸收的情况，确定龈组织与骨吸收之间的关系后，再进行修整，如牙龈组织有退缩，同时牙槽骨有吸收，修整模型的方法和牙周情况正常者基本相同。如牙槽骨吸收而未伴随牙龈组织退缩的，应多修除牙槽骨区石膏模型，因拔牙后，无骨支持的龈组织将形成游离的软组织，否则游离的软组织将影响义齿的支持和固位。对需做牙槽骨修整手术的患者，除按照上述的要求修整模型外，还要修去唇颊骨隆突区的石膏，以清除组织倒凹。模型修整完毕后，根据上下颌弓间关系排列前牙，调整前后牙的咬合，并使其达到平衡𬌗。

5.完成义齿

常规完成义齿制作后，磨改过长边缘和组织面倒凹区，磨光，将义齿浸泡备用。为了拔牙后能准确地修整牙槽骨，可预先制作一个薄的透明塑料导板，在手术时，如有尖锐骨突，很容易及时检查出来。外科导板的制作方法是在型盒内已修整好的模型上，形成蜡基托，经过装盒、除蜡、填塞透明塑料、常规热处理步骤完成。将导板浸泡备用。

6.外科手术和义齿戴入

即刻全口义齿完成后，就可拔除余留牙，修整牙槽骨，并即时戴入义齿。牙槽嵴唇颊侧有骨突而无明显倒凹的患者，只需拔除余留牙，而不需做牙槽骨修整术。牙槽嵴唇颊侧有骨突而形成明显倒凹者，需做牙槽骨整形术，但应尽量保留骨组织，以义齿基托恰好戴入为原则，在拔除余留牙后，可采用骨间隔切除术消除倒凹，用骨钳去除牙槽间隔，使在牙槽骨的内外骨板之间形成沟槽。再用裂钻从各牙窝内的骨外板内壁，将骨外板钻穿但不要伤及龈组织。然后从牙槽嵴唇侧加压，使唇侧骨板折裂塌陷与骨内板相接触，以消除牙槽嵴唇侧的倒凹。上颌前突或前牙深覆𬌗患者，需切除唇侧骨板和骨间隔，降低牙槽窝腭侧壁的高度。修整骨组织时，应以修整模型的量为参考。牙槽骨修整可用透明导板作为指导，随后将导板戴入患者口内检查，如导板下局部黏膜受压发白，表示该处需加以修整，直到导板能完全戴入，并与牙槽嵴黏膜合适为止。伤口缝合以前，应剪除多余的龈组织，使龈片恰好完全覆盖牙槽嵴。外科手术完成后，将浸泡消毒液中的义齿取出，用生理盐水冲洗干净，戴入口内。如有压痛或义齿不能就位时，可适当进行磨改，直到义齿顺利就位，并初步调𬌗。

7.手术后的护理

（1）患者戴义齿后24小时内，最好不摘下义齿，以免影响血块形成，而且手术后组织有水肿现象，取下后再戴入义齿比较困难，会刺激伤口引起疼痛。必要时服用镇痛药、冷敷。

（2）在初戴24小时之内应吃流食，以免刺激伤口疼痛，或引起术后出血。

（3）次日来院复查，摘下义齿，用温生理盐水冲洗伤口，详细了解并检查患者戴用义齿情况，修改义齿的压痛区，调整咬合。

（4）5天后拆除缝线，再次检查和修改义齿。

（5）预约患者2～3个月后定期检查。因此时牙槽嵴吸收基本稳定，如基托与牙槽嵴黏膜之间出现间隙，应及时进行重衬处理和咬合调整，或重新制作义齿。

第八章　口腔全科专业基本理论

第一节　口腔正畸学

一、错殆畸形

（一）病因

1.遗传因素

2.环境因素

先天因素不一定具有遗传性，但遗传因素都应该是先天性。

后天因素：①全身性因素：营养不良：维生素A缺乏，牙体牙周组织发育障碍，牙呈白垩色；维生素B缺乏，与腭裂有关，牙颌面生长滞留；维生素C缺乏，牙龈水肿、充血；维生素D缺乏，佝偻病，上牙弓狭窄、腭盖高拱、上颌前牙拥挤前凸、前牙开合、乳牙恒牙萌出迟缓。②功能性因素：呼吸功能异常，临床表现：牙弓狭窄，腭盖高拱，上牙列拥挤，上颌前突，下颌后缩。异常吞咽：上牙弓前突、前牙开殆，若舌体位于上下后牙之间，形成后牙开殆。

口呼吸引起错殆畸形的机制：①下颌下垂，舌体被牵引向下，上颌失去舌体支撑，外侧颊肌压力增加，内外动力平衡破坏。②气流从口腔通过，腭盖下降机制被破坏。

3.口腔不良习惯

口腔不良习惯约占各类错殆畸形病因的1/4。

（1）吮指习惯：时间：2～3岁吮指属于正常，4～6岁逐渐减小而消失。吮指习惯所造成错殆畸形的类型与吮指的种类和部位、颊肌收缩的张力及吮吸时的姿势有关，严重程度与强度、持续时间、频率有关，时间频率的关系远大于咬合力量的大小，如吮拇指时，形成前牙圆形开殆畸形，吮拇指动作时，由于颊肌收缩，牙弓外侧受到更大的压力，口腔内气压降低，而导致上颌牙弓狭窄，上颌前牙前突，开唇露齿，并伴有单侧后牙反𬌗，吮小指或示指时，一般形成局部小开𬌗，有长期吮指习惯的儿童，常见到手指上有胼胝及手指弯曲等现象，这是诊断吮指习惯的一个重要标志。

（2）舌习惯：儿童在替牙期常用舌尖舔松动的乳牙、乳牙残根或初萌出的恒牙，如果长期持续会形成伸舌或舔牙习惯，舌习惯是一组症候群，因舌习惯性质不同，造成其错𬌗畸形的机制及症状也不同，患有伸舌习惯时，经常将舌尖伸在上下前牙之间，使恒牙不能萌至𬌗平面，形成局部开𬌗，因为舌的两侧薄中间厚，故开𬌗间隙成梭形，有时舌向前伸，使下颌向前移位，造成下颌前突畸形，替牙期时，患儿常用舌尖舔初萌的下前牙或松动的乳牙，形成舔牙习惯，可导致下前牙唇向倾斜，出现牙列间隙，甚至形成前牙反𬌗，如果舔牙习惯同时发生在上下前牙则形成双牙弓或双颌前突畸形。

（3）唇习惯：咬下唇——下唇处于上前牙舌侧和下前牙唇侧，导致上前牙唇倾、前突并出现上颌牙列间隙，阻碍下牙弓及下颌骨向前发育，形成下前牙拥挤、前牙深覆𬌗、下颌后缩、开唇露齿等畸形。咬上唇——与咬下唇者相反，可形成前牙反𬌗，上颌前牙舌倾、下颌骨前突及近中错𬌗等畸形。覆盖下唇习惯——由于口腔不良习惯或其他因素造成前牙严重深覆盖的存在，使下唇在休息位时自然处于上下前牙之间，且被上前牙所覆盖，同时由于下唇的压力，可加重上前牙唇倾程度以及下颌远中错𬌗畸形的程度。

（4）偏侧咀嚼习惯：偏侧咀嚼可见于一侧后牙区存在严重龋患牙，或因多颗牙缺失及错𬌗问题而不存在后牙咬合关系，从而导致该侧后牙无法行使正常或者应有咀嚼功能，儿童只能用健侧咀嚼食物，形成偏侧咀嚼习惯，发生偏侧咀嚼时，下颌骨经常向咀嚼侧偏斜，下颌中线也偏向咀嚼侧，咀嚼侧的咬合关系趋于远中关系，而废用侧的咬合关系趋于近中关系，长期偏侧咀嚼习惯会引起颜面部结构的骨性不对称（下颌骨偏斜）。

（5）咬物习惯：咬物往往固定在牙弓的某一部位，从而导致局部开𬌗畸形的发生。

（6）睡眠习惯：儿童睡眠时，经常用手、肘或拳头枕在一侧的脸下，有时用手托一侧腮部读书或思考，如果持续、长期发生就会阻碍𬌗、颌、面的正常发育并可能导致面部结构的不对称。

（二）分类

1.第一类错𬌗：中性错𬌗

上下颌骨及牙弓近、远中关系正常，磨牙关系为中性关系，即在正中𬌗位时，上第一恒磨牙的近中颊尖咬合于下第一恒磨牙的近中颊沟内。若口腔内全部牙齿排列整齐而无错位，即称为正常𬌗；若有错位者，则称为中性错𬌗或第一类错𬌗。第一类错殆可表现有前牙拥挤、上牙弓前突、双牙牙突、前牙反殆及后牙颊、舌向错位等。

2.第二类错殆：远中错殆

下牙弓及下颌处于远中位置，磨牙为远中关系。若下颌后退1/4个磨牙或半个前磨牙的距离，即上下第一恒磨牙的近中颊尖相对时，称为轻度远中错殆关系或开始远中错殆。若下颌或下牙弓处于更加远中的位置。以至于上第一恒磨牙的近中颊尖咬合于下颌第一恒磨牙与第二前磨牙，则是完全的远中错殆关系。第二类第一分类：磨牙为远中错殆关系，上颌前牙唇向倾斜。第二类第一分类，亚类：只有一侧磨牙为远中错殆关系，而另一侧为中性关系，且上颌前牙唇向倾斜。第二类第二分类：磨牙为远中错殆关系，上颌前牙舌向倾斜。第二类第二分类，亚类：只有一侧磨牙为远中错殆关系，而另一侧为中性殆关系，且上颌前牙舌向倾斜。第二类第一分类的症状可表现为上颌前突、前牙深覆盖、深覆殆、开唇露齿等。第二类第二分类的症状可能有内倾型深覆殆、面下部过短、颏唇沟较深。

3.第三类错殆：近中错殆

下牙弓及下颌处于近中位置，磨牙为近中关系。若下颌前移1/4磨牙或半个前磨牙的距离，即上第一恒磨牙的近中颊尖与下第一恒磨牙远中颊尖相对，称为轻度近中错殆关系或开始近中错殆。若下颌向近中移位1/2个磨牙或1个前磨牙的距离，以致上颌第一恒磨牙的近中颊尖咬合在下颌第一、第二恒磨牙之间，则称为完全的近中错殆关系。第三类，亚类：一侧磨牙为近中错殆，而另一侧为中性关系。第三类错殆可表现为前牙对刃、反殆或开殆、上颌后缩或下颌前突。

（三）诊断要点

1.一般检查

（1）拥挤度：牙弓应有长度（必需间隙）减去牙弓现有长度（可用间隙）。应有长度：牙弓内各牙齿牙冠宽度总和；现有长度：牙弓整体弧形长度。Ⅰ度拥挤：2～4mm；Ⅱ度拥挤：5～8mm；Ⅲ度拥挤：8mm。

（2）深覆盖（上下前牙切端的前后距离超过3mm以上）。Ⅰ度深覆盖：3～5mm；Ⅱ度深覆盖：5～8mm；Ⅲ度深覆盖：8mm。

（3）深覆殆（上前牙冠覆盖下前牙冠超过1/3）。Ⅰ度深覆殆：上前牙冠覆盖下前牙超过冠1/3而不足1/2者；Ⅱ度深覆殆：上前牙冠覆盖下前牙超过冠1/2而不足2/3者；Ⅲ度深覆殆：上前牙冠覆盖下前牙超过冠2/3者。

（4）开殆（上下前牙切端间无覆殆关系，垂直向呈现间隙者为前牙开殆）。Ⅰ度开殆：上下前牙切端垂直向间隙在3mm以内；Ⅱ度开殆：上下前牙切端垂直向间隙在3～5mm以内；Ⅲ度开殆：上下前牙切端垂直向间隙在5mm以上。

2.模型检查

（1）牙齿大小协调性——Bolton指数分析：

上下前牙牙冠宽度总和的比例关系与上下牙弓全部牙牙冠宽度总和的比例关系。

前牙比=下颌6个前牙牙冠宽度总和/上颌6个前牙牙冠宽度总和×100%。

正常值：78.8%±1.72%。

全牙比=下颌12个牙牙冠宽度总和/上颌12个牙牙冠宽度总和×100%。

正常值：91.5±1.51%。

（2）替牙期牙弓应有长度预测。①牙片预测法；②Moyers预测法：用下颌恒切牙的牙冠宽度，综合来预测替牙列期未萌上下颌尖牙及前磨牙牙冠宽度；③Tanaka-Johnston预测法：下颌切牙牙冠宽的宽度总和直接预测尖牙与前磨牙总宽度。

（3）牙弓形态测量分析。

（4）牙槽及基骨的测量分析。

3.X线头影测量

X线头影测量主要是测量X线头颅定位照相所得的X线影像，对牙、颌、颅面各标志点描绘出一定的线角进行测量分析，从而了解牙颌、颅面软硬组织的结构，使对牙颌、颅面的检查、诊断由表面形态深入到内部的骨骼结构中去。

（四）矫治原则

1.乳牙期矫治适应证（3～6岁）

（1）前牙反𬌗，下颌前突。

（2）后牙反𬌗。

（3）严重深覆𬌗，远中𬌗。

（4）凡妨碍颌、面正常发育及正常功能的不良习惯所造成的开𬌗、下颌前突等。

2.替牙期矫治适应证（7～12岁）

这一时期乳、恒牙同时存在，牙列咬合不稳定，变化快，诊断较难，因此轻度错𬌗与功能发育影响不大者，可暂不做治疗，应观察。

（1）前牙反𬌗。

（2）后牙锁𬌗，反𬌗。

（3）第一恒磨牙严重错位。

（4）个别牙严重错位（包括因多生牙而引起的）。

（5）上下牙弓间关系错乱；

（6）良习惯未破除造成的各类错𬌗。

（7）上中切牙间隙在尖牙已萌出而不能关闭者。

二、各类矫治器设计原则及应用

（一）矫治方法

1. 预防性矫治

采用各种预防措施来防止各种错𬌗畸形的发生，是预防性矫治。

2. 阻断性矫治

当错𬌗畸形发生的早期，通过简单的方法进行早期矫治，阻断错𬌗畸形向严重发展，将牙颌面的发育导向正常称阻断性矫治。

3. 一般矫治

是口腔正畸矫治中最多见的，根据不同牙颌面畸形选用各类矫治器，应由口腔正畸专科医师施行。

4. 外科矫治

外科矫治是指对生长发育完成后的严重的骨源性错𬌗畸形需采用外科手术的方法来矫正其错𬌗，称为正颌外科。

（二）矫治器

1. 固定矫治器

目前世界上应用最为广泛的是方丝弓、直丝弓系列矫治器，固定矫治器的矫治功能较完善。

2. 活动矫治器

多用于预防性矫治及阻断性矫治。①𬌗垫式活动矫治器常用于纠正前牙反𬌗及解除咬合锁结。由卡环、邻间钩、前牙舌簧、基托和两侧后牙颌垫组成。②带翼扩弓活动矫治器由眉式唇弓、箭头卡环、前后扩弓簧、基托和翼板所组成。由于具有翼板，所以能同时扩大上下牙弓。③螺旋器分裂基托矫治器：根据正畸螺旋器各自所在的部位而有不同的作用。④平面导板矫治器：适用于矫治后牙高度不足的低角型深覆𬌗病例。⑤斜面导板矫治器：适用于上颌正常、下颌后缩的远中错𬌗。

3. 功能性矫治器：主要特点是其矫治牙齿的矫治力主要来源于患者的口颌系统肌力。包括肌激动器Activator，双𬌗垫矫治器Twin block，Frankel矫治器，Herbst矫治器（固定）。

第二节　儿童口腔医学

一、儿童口腔健康管理

（一）儿童口腔医学的概念

儿童口腔医学是在口腔医学范畴中以儿童为对象，研究其口腔疾病的发病机制与特点，诊断和治疗方法，以及预防措施等内容的独立学科。

儿童口腔医学的研究范围确定了儿童口腔科的服务对象，由于主观、客观等原因，儿童口腔医学服务对象的年龄划分在各国及各诊疗单位并不一致。由于牙齿的形成始于胚胎期，所以一些学者主张胎儿期及出生后的无牙期亦为此专业的研究和诊疗对象。16岁时，第二恒磨牙萌出及其牙根完全形成，此时口腔处于恒牙列阶段，牙列的生长发育也基本完成，因此一些医院将儿童口腔科的诊疗年龄定为16岁以下。近年来，我国许多专家建议，儿童口腔科诊疗年龄为18岁以下，因为此时儿童青少年身心发育为成人，第三恒磨牙萌出，颌面部发育成熟，并且我国大多数儿童医院诊疗年龄在18岁以下。

儿童时期，机体随生长发育的各个阶段而发生变化，由小变大，由简单变复杂，在牙、牙列、咬合、颌骨等部分也都有明显的变化。口腔治疗的目的不仅是恢复受损牙体、牙列等的形态和功能，还应考虑其在生长发育过程中的变化。虽然各国对儿童口腔医学的概念表述不同，但都强调儿童口腔科面对的是正在生长发育中的人群，无论在其解剖、生理、病理、免疫系统以及精神、心理等方面，都处于不断变化的状态。因此，在疾病的诊断、治疗和预后诸方面都与成人有一定区别。尽管在儿童口腔科的临床中，有不少方面运用牙体牙髓病科、牙周病科、口腔黏膜病科、口腔修复科、口腔颌面外科、口腔正畸科和口腔预防科等专业的技术和方法，但还是应该特别告诫口腔医师“the child is not a little man”即“儿童不是小大人”，不应把儿童口腔医学看成成人口腔医学的缩影，应结合儿童的解剖、生理、心理等特点，研究、开展、创新适合本专业的诊治方案与方法。

（二）儿童口腔医学的范畴

1.儿童牙齿、牙列、颅颌面的生长发育和发育异常

儿童时期牙齿、牙列、颅颌面生长发育的变化最大，也最为活跃，只有正确认识并掌握其规律特点，才能准确地判断其异常的倾向。儿童牙齿发育异常包括牙齿数目异常、形态异常、结构异常和萌出异常等。儿童口腔科医师需要选择合适的时机，进行多学科合作治疗。早期的治疗和适宜的处置有利于儿童正常发育。

2.乳牙、年轻恒牙牙齿疾患

主要包括乳牙、年轻恒牙龋病及因龋或非龋疾患所引起的牙髓和根尖周病、牙外伤等。对牙齿疾病的早期诊断和治疗是非常重要的，否则会对儿童生长发育产生影响。这种影响既有局部的，又有全身的，甚至对儿童身心发育产生影响，一定要引起重视。

3.儿童口腔软组织疾患

牙周组织疾病是发生在牙周组织的慢性疾病，其发展需要一定时间，成人时有较重的临床表现，但最早往往发生于儿童。由于儿童没有养成良好的口腔卫生习惯，早期牙龈炎症未得到及时治疗，或缺乏牙周疾病的预防知识等，就会造成成年时牙周病的发生。由于儿童牙周组织解剖的特殊性，牙周组织疾患表现也有其特点。儿童黏膜疾患往往和全身疾患有关，也应积极进行防治。

4.口颌系统疾患

近年来，许多学者认为口颌系统疾患是继龋病和牙周病之后第三大影响口腔健康的疾病。儿童时期咬合和咀嚼功能障碍及口腔不良习惯对颞下颌关节疾患有着重要的影响。对儿童口颌系统疾患的积极防治，也是临床医师不可忽视的任务。

5.牙列和咬合关系异常

许多研究表明，约60%的青少年错㕮畸形的发生是由替牙期发育障碍引起并在替牙期开始有所表现。因此，积极治疗乳牙和年轻恒牙牙齿疾病，并注意恢复牙齿的解剖形态和生理功能，及时纠正口腔不良习惯，对影响颌面发育的错㕮畸形进行早期矫治，诱导儿童牙列和咬合功能的正常发育是极其重要的。

6.残障儿童口腔治疗

由于身体或心理障碍，残障儿童口腔健康状况往往要比正常儿童差。残障儿童口腔疾患的发病特点和治疗方法都和正常儿童有所不同。许多调查显示残障儿童的龋病发病率高于同龄儿童。随着社会的进步，残障儿童的口腔健康会越来越受到重视。

7.儿童遗传性疾病及相关综合征的口腔表现

儿童龋病、牙周病、错㕮畸形、牙齿及颌面部发育异常存在遗传及环境因素，儿童口腔科医师应仔细询问病史，认真检查后对疾病的遗传和环境因素进行分析，做出正确诊断，制订系统的治疗计划。近年来对相关的口腔综合征，特别是常见的乳恒牙先天缺失、额外牙、形态异常、颅面发育异常、早期牙周疾患等的研究增多。

8.儿童口腔治疗的行为管理

由于儿童的心理和生理发育特点，儿童对口腔科治疗易产生惧怕情绪。引导儿童配合完成口腔治疗的方法，称为儿童口腔治疗的行为管理。儿童的就诊行为受发育、心理、环境等因素影响。行为管理的方法包括药物行为管理和非药物行为管理，是儿童口腔医师必须掌握，并不断研究的内容。

（三）儿童口腔疾病治疗计划的制订

1.立即处置紧急的问题，首先是缓解疼痛和控制感染

尽最大可能在无痛下完成第一次口腔治疗，以减少和避免患儿对口腔治疗的恐惧。儿童口腔科中抗生素的应用仅属于辅助性治疗。常用的有青霉素类、大环内酯类、头孢菌素类和克林霉素等，在感染的初步治疗时推荐使用青霉素V（口服）或青霉素（肌注），应用剂量必须按体重和体表面积计算。

2.合理安排口腔治疗顺序

从对儿童口腔科就诊儿童的行为管理角度来讲，首先应选择操作简单快捷，不产生明显疼痛的口腔治疗，如局部涂氟、窝沟封闭、浅龋充填等，使患儿的初诊经历比较愉快，在以后的复诊中再进行复杂的治疗，适当延长治疗时间，使患儿的适应性和耐受力逐步提高。在完成牙体修复治疗和实施必要的预防措施（包括窝沟封闭、牙齿涂氟等）之后，方可进行咬合诱导和正畸治疗。

3.请相关学科会诊

复杂的口腔问题需要安排必要的牙周病科、口腔正畸科、口腔修复科、口腔颌面外科等其他口腔学科的会诊，甚至需要儿科等临床学科的会诊，以确定全面的治疗计划。

4.清洁口腔，控制菌斑

包括必要的洁治、饮食指导和口腔卫生宣教。口腔健康咨询与指导是每次口腔检查与治疗必须包含的一项重要内容。

5.定期复查

儿童一般需要每隔3个月到半年进行一次口腔检查，这样便于评估之前的治疗效果，对发现的新问题给予及时处理，如早期的咬合异常、新发龋和继发龋等，并且在复查时给予患儿口腔健康指导和必要的预防措施。某些患儿复查时间间隔会更短，主要根据病史、临床以及X线检查等结果而定。

（四）不同年龄阶段儿童的口腔检查与治疗计划侧重点

1.3岁以下

第一次口腔检查要在婴儿长出第一颗乳牙后的6个月内进行，最迟不超过12个月龄，而且要由儿童口腔专科医师进行检查。婴幼儿口腔检查最好采取膝盖对膝盖的姿势，这种姿势下家长和医师面对面坐着，膝盖互相接触，形成一个可供婴儿休息的平面。将孩子放置在医师的腿上，面对家长，家长使孩子的双腿分开置于身旁，然后用肘部固定其双脚，用手固定孩子的双手。

婴幼儿口腔检查通常是对孩子的口腔健康状况进行评估，治疗计划的主要内容是预防性指导。在检查中，医师可以向家长询问孩子的口腔卫生习惯、喂养方式、食物种类、饮食习惯等，为婴幼儿养育者提供牙齿的生长发育、饮食与营养、氟化物的补

充、口腔习惯、口腔卫生以及牙外伤等方面的预防性指导；使用龋齿风险评估工具（caries assessment tool，CAT）进行患龋风险评估，对高患龋风险个体在专业人员指导下使用氟化物防龋。注意检查这一年龄阶段儿童的上颌乳前牙唇面和邻面，进行龋的治疗和预防，并去除可能存在的菌斑、色素和牙石。

这一年龄阶段也是乳牙外伤及某些口腔黏膜疾病的好发时期。当检查乳前牙有异常改变时，医师应注意询问牙外伤病史。如果家长主诉患儿拒食与啼哭不安时，医师不可忽视对口腔黏膜的检查。新生儿和6个月以内的婴儿口腔黏膜好发假膜型念珠菌口炎；6个月至3岁的婴幼儿多见疱疹性口炎。此外，婴幼儿口腔黏膜较薄，创伤性溃疡也比较常见。3岁以内的婴幼儿由于心理和生理上的需求常常有各种吮咬习惯，不必强行破除。但是如果持续到3岁以后，则属于口腔不良习惯，可以造成不同的错𬌗畸形。

2.3～6岁

各年龄阶段乳牙龋的发生部位有其明显特点。3～4岁时，乳磨牙的𬌗面窝沟好发龋；4～5岁时，乳磨牙的邻面好发龋。因此，口腔检查中重点检查龋的好发牙位和牙面。

常规局部应用氟化物防龋，特别是针对因菌斑控制不佳或不良喂养习惯所导致的牙釉质脱矿区。对有患龋风险的乳磨牙可以做窝沟封闭，并且需要定期复查。对已经发生的龋进行充填治疗，牙体破坏大的进行预成冠修复，严重的根尖周炎需要拔除患牙并及时制作间隙保持器；同时评估儿童牙周状况，进行洁治去除菌斑、色素和牙石。

在学龄前期，对发育中的错𬌗畸形进行早期检查、诊断和治疗是十分重要的。检查时侧重牙齿数目、萌出、位置，有无口腔不良习惯（包括吮咬习惯、异常吞咽习惯、吐舌习惯、口呼吸习惯、偏侧咀嚼习惯、夜磨牙习惯等）、反𬌗、开𬌗、牙齿固连（指牙齿与牙槽骨的融合，表现为牙下沉，低于𬌗平面）等异常情况。除了不良吮咬习惯可以造成乳前牙开𬌗以外，骨性错𬌗畸形、前牙固连、髁突骨折或者外伤后遗症等均可引起前牙开𬌗，应该仔细检查，进行必要的会诊。此外，对发音异常的儿童，要注意检查舌系带的附着情况，早期修整过短的舌系带有利于及早纠正发音。

3.6～12岁

牙齿在主动萌出阶段以及萌出后的成熟过程中，具有患龋高危险性，因此要对刚萌出的恒磨牙、前磨牙和存在畸形舌侧窝的前牙仔细检查，并做窝沟封闭以减少窝沟龋的发生。特别是第一恒磨牙萌出最早，龋的发生早，患龋率又高，但是常被家长误认为乳牙，不予重视。因此在检查治疗乳牙的同时，应常规检查年轻恒牙有无患龋。

这一年龄阶段儿童处于混合牙列期，在进行口腔检查时应注意鉴别暂时性错𬌗表现。同时检查与评估牙齿数目、形态、萌出以及𬌗的发育情况，及时开展咬合诱导也是这一时期的口腔检查与治疗重点。

学龄期儿童，特别是7～9岁儿童的活动性较强，上颌切牙尤其是呈深覆盖关系者受外伤的可能性更大，尽量保存年轻恒牙的活髓，促进牙根的继续发育对外伤牙的预后至关重要。此外，外伤牙部位的间隙保持是制订治疗计划时容易忽视的问题。前牙冠折后如未及时修复可能会导致间隙缩小。

4.12岁以上

除了第三磨牙，儿童口腔医师应该注意到13岁以后仍未萌出的任何恒牙，并进行X线检查。因为青春期生长发育活跃，及时治疗错殆畸形可以引导生长改建，所以早期诊断和治疗错殆畸形，以达到殆关系与功能正常、牙列与颌面美观是这一时期的重点。

由于性激素水平的变化，青春期牙龈组织对菌斑等局部刺激物的反应性增强，牙龈炎、牙周疾病的发病率开始上升，因此青少年的口腔检查中更强调牙周检查。牙周探诊应仅限于检查完全萌出的牙齿；虽已萌出但牙根没有完全形成的年轻恒牙龈沟探诊深度以及牙松动度都可能增加。如果影像学检查发现有异常的牙周状况，则需请牙周病科会诊并治疗。

在正畸矫治过程中，一方面要定期检查菌斑和牙龈出血情况，以发现活动性的牙周疾病；另一方面，防龋措施也是正畸治疗期间需要定期进行的。

二、乳牙龋病

（一）乳牙龋病好发部位

乳牙龋病的好发牙位，以上颌乳切牙、下颌乳磨牙多见，其次是上颌乳磨牙、上颌乳尖牙，下颌乳尖牙和下颌乳切牙较少。

乳牙龋病的好发牙面，在上颌：乳中切牙易患龋牙面为近中面，其次是远中面和唇面；乳侧切牙以近中面、唇面多见；乳尖牙则多见于唇面，其次是远中面；第一乳磨牙多见于殆面，其次为远中面；第二乳磨牙则多发生于殆面和近中面。在下颌：乳中切牙和侧切牙较少患龋，患龋多出现于近中面；乳尖牙多见于唇面，其次是远中面和近中面；第一乳磨牙多见于殆面，其次为远中面；第二乳磨牙则多发生于殆面和近中面。

各年龄段的乳牙龋病发生部位有明显的特点。1～2岁时，主要发生于上颌乳前牙的唇面和邻面；3～4岁时，多发的是乳磨牙殆面的窝沟；4～5岁时，好发于乳磨牙的邻面。

由于左右侧同名乳牙的形成期、萌出期、解剖形态及所处的位置等相似，又处于同一口腔环境内，加上乳牙龋有多发、易发的特点，故在乳牙中，左右侧同名牙同时患龋的现象较为突出。

（二）乳牙常见患龋类型

1.低龄儿童龋

小于6岁的儿童，只要在任何一颗乳牙上出现一个或一个以上的龋（无论是否成为龋洞）、失（因龋所致）、补牙面，即为低龄儿童龋。

重度低龄儿童龋是指小于6岁的儿童所患的严重龋病，应满足以下条件：3周岁或者更小年龄的儿童出现光滑面龋即为重度低龄儿童龋；或患儿口内龋失补牙面（dmfs）≥4（3岁），dmfs≥5（4岁），dmfs≥6（5岁）。（图8–1）

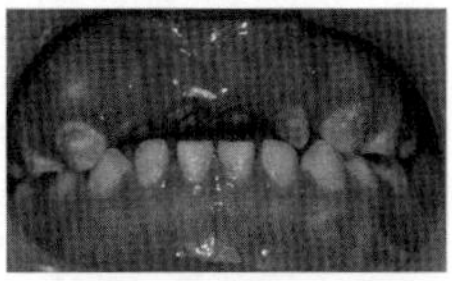

图8–1　低龄儿童龋（程娟医师供图）

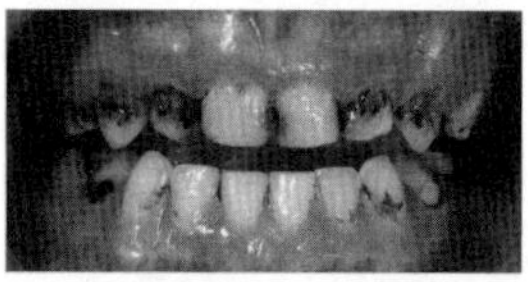

图8–2　猛性龋（程娟医师供图）

2.猛性龋（猖獗龋）

即突然发生、涉及牙位广泛，迅速形成龋洞，早期波及牙髓，且常发生在不易患龋的牙位和牙面上，如下颌前牙的唇面、近切端部位，这点可与低龄儿童龋相鉴别。猛性龋多发生于喜好食用含糖量高的糖果、糕点或饮料而又不注意口腔卫生的幼儿，严重的乳牙牙釉质发育不全也是导致猛性龋的重要病因；也可见于因头颈部肿瘤放疗或其他疾病导致唾液腺破坏，唾液分泌下降的患者。（图8–2）

（三）乳牙龋病的检查

1.龋齿的常规检查方法

（1）问诊。即便没有龋洞的患儿，也应仔细地询问患儿和家长，以免判断片面或错误。问诊除了对患牙自觉症状进行询问外，还应了解与龋发生有关的因素，如喂养史、饮食习惯、口腔卫生习惯等，以便制订综合的防治计划。

（2）视诊。清洁牙齿后，用气枪或棉球干燥牙面，观察有无龋洞和颜色、光泽的改变，如白垩斑、墨浸状改变都是牙体组织晶体破坏形成的特有光学现象。视诊应重点观察龋好发的部位，如窝沟点隙、牙齿邻面边缘嵴等。视诊要全面，不要忽视上颌乳磨牙颊面和下颌乳磨牙舌面的检查。

（3）探诊。对已经成洞的龋损，探诊主要用于检查龋损的硬度，注意避免因探诊可能导致的疼痛。检查光滑面时，要从正常牙面开始滑动探针，逐渐移向龋患部位。检查邻面时，要选用口腔科探针的三弯端，将其伸入间隙仔细检查，并随时调整检查的角度。当探诊感觉牙面粗糙、连续性消失、探针被卡住、牙体组织变软，均提示牙体出现实质缺损或龋损。特别应注意，当使用尖头探针进行年轻恒磨牙或乳磨牙𬌗面窝沟检查时，应注意对窝沟的保护，避免用力过大造成对窝沟的损害；同时对于光滑面的早期龋，也就是只发生表层下脱矿的白垩斑，也应注意对牙齿表面的保护，有利于其再矿化。

（4）叩诊。常用平头金属器械的手柄末端进行叩诊，应先叩击正常的对照牙，再叩待查牙。叩诊分为垂直叩诊和侧向叩诊，单纯龋齿叩诊无不适，当出现继发病变或合并其他伴随疾病，会出现叩诊不适或疼痛。

2.龋齿的辅助检查方法

（1）X线检查。对于视诊和探诊不能确定的龋损，如邻面龋、潜行性龋、洞底继发龋，应拍摄X线片。边缘嵴完整时要确定有无邻面龋，最好选择拍摄殆翼片，到目前为止，殆翼片是判断邻面龋的最佳方法。也可用平行投照的根尖片。龋损部位因脱矿或实质缺损，在X线片上显示的密度一般较周围正常牙体组织低，呈现透射影像。利用X线片还可以判断洞底与髓腔的关系。

（2）牙髓活力测试。

（四）乳牙龋病的治疗

1.药物治疗

（1）常用药：氟保护漆、2%氟化钠溶液、1.23%酸性氟磷酸钠溶液、10%氨硝酸银溶液、38%氟化氨银溶液等。

（2）操作步骤及注意事项如下：修整外形：当龋损周围有明显的无基釉或尖锐边缘时，应予去除，并修整外形，形成自洁区；清洁牙面、干燥防湿：涂药前去除牙面上的软垢。牙面清洁后需吹干，用棉卷隔湿、辅以吸唾器，以免唾液污染牙面或将药物溢染他处；涂药：涂布药物要有足够的时间，使药液浸润牙面，使用有腐蚀性的药物时，药棉切忌浸药过多，结束时应拭去过多的药液，以免流及黏膜造成损伤，涂药后30分钟内不漱口、不进食。

2.修复治疗

（1）充填术，按充填材料可分为：银汞合金充填、复合树脂充填、玻璃离子水门汀充填。

乳前牙虽因美观而几乎不用银汞合金充填，但是由于其耐磨性强，可用于不被直视的舌面。此充填法仍适用于乳磨牙Ⅰ类、Ⅱ类、Ⅴ类洞，也常用于无台阶形的复合Ⅱ类洞。在充填后24小时进行磨光能降低继发龋发生的概率。

复合树脂修复适用于乳前牙Ⅰ类、Ⅲ类、Ⅳ类和Ⅴ类洞的修复。也可用于多牙面龋、环状龋以及牙冠折断等修复治疗。为减少树脂微渗漏，制备洞形时应当注意所有线角要圆钝，可适当在洞缘做洞斜面，可增加黏接面积，减少树脂固化收缩造成的微渗漏。

乳前牙Ⅳ类洞、切端缺失或环状龋所致广泛性龋，常使牙冠的缺损多且涉及牙面广。对此，用复合树脂作为修复材料使用合适的透明成形冠辅助充填。选一个与牙齿解剖外形和大小合适的透明冠套，在修剪试戴恰当后，在该冠套的切角或切缘处用探针刺一小孔后备用。按使用复合树脂的操作要求及顺序进行。在去除龋损组织后，经酸蚀、涂黏接剂后，可在牙面上涂部分复合树脂，在冠套内注入复合树脂后，套在被修复牙的牙冠上。多余的复合树脂和气泡会从前述的小孔和龈端溢出，以减少修复体产生气泡状空隙。待复合树脂固化后，可在腭侧轻轻切开冠套的表面，拆除整个冠套。之后对修复体稍加必要的修整，能达到美观坚固的修复效果（图8-3）。

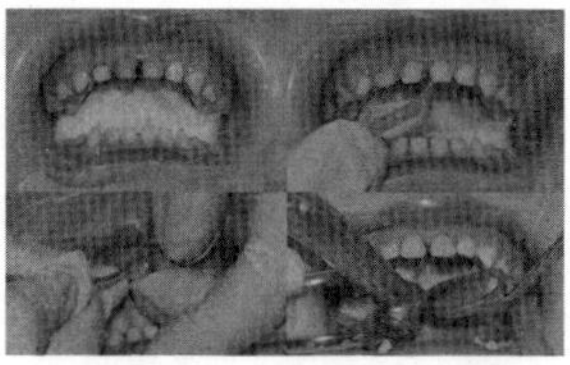

图8-3　透明成型冠修复乳上颌切牙的缺损（程娟医师供图）

近牙髓的窝洞应在充填前行氢氧化钙间接盖髓。必要时可选用玻璃离子水门汀或聚羧酸锌水门汀垫底。玻璃离子水门汀具有良好的黏接性、可持续性释放氟离子、对牙髓基本无刺激等优点，垫底后相对减少了复合树脂充填体与洞壁的接触面，降低了充填体洞缘处的微渗漏。如此两类材料结合而完成的充填法，既弥补了单独使用玻璃离子水门汀在强度和抗压力等方面不如复合树脂的缺点，又发挥和增强了复合树脂材料性能的优点。

玻璃离子水门汀充填对牙髓的刺激性小，与牙体，尤其和牙本质有一定的黏结力，还能缓释氟，起到氟库的作用，抑制继发龋的发生，加之色泽和透明感近似牙质，符合美观的需求，应用于乳牙充填修复日益增多。适用于乳前牙Ⅰ类、Ⅲ类和Ⅴ类洞，乳磨牙颊、舌面的Ⅰ类和Ⅴ类洞。

（2）嵌体修复。

嵌体修复乳牙窝洞的优点是能很好地恢复患牙的解剖形态，尤其是邻面、牙颈部等较难恢复完善的部分，能恢复理想的牙间接触点，可修复范围较大，又因其物理强度强而不易折裂，修复体保存率高，修复后继发龋少，可选用牙色材料，美观性好等。缺点是牙体制备时需去除的牙体组织较充填法多，金属嵌体者修复体颜色与牙体不协调。

（3）金属预成冠修复。

乳磨牙不锈钢预成冠可以用于各种原因所致的牙体硬组织缺损，并可作为口内间隙保持器的固位体。

金属预成冠修复法的操作步骤如下。

牙体制备：清洁牙面，去除龋损组织。𬌗面预备，按𬌗面形态均匀磨除1.0～1.5mm，保持窝沟尖嵴形态。邻面的制备，打开邻面接触点，使近远中面形成刃状边缘。若第二乳磨牙为牙列中最后一颗牙时，远中面也需要预备。邻面牙颈部为刃状边缘且不能有肩台。颊舌面一般不需要制备，除非颊面近颈部1/3处特别隆起，此处预备时应适度，以免影响预成冠的固位。颊舌面与邻面相交线角应制备成圆钝移行状。

预成冠的选择：按牙位及其大小选择合适的预成冠。

修整预成冠：参照所制备牙的牙冠高度及颈缘曲线形态，剪除、修整预成冠的边缘，保证冠边缘达龈下0.5～1.0mm。用各种冠钳调整轴面的凹凸、恢复牙冠应有的隆起、缩紧牙颈部，尽量形成合适的解剖形态。

磨光颈缘、试戴合适：修剪过的颈缘必须以细砂轮、橡皮轮等磨光，以免刺伤牙龈。黏接前必须调试，仔细检查𬌗面有无咬合高点、牙颈部是否密合、成品冠在牙列中的位置是否协调并观察其与邻牙的关系等。

黏接、检查：经确认为适用的预成冠后，用玻璃离子水门汀或聚羧酸锌水门汀等进行黏接。用探针和牙线清理颊舌面及邻面多余的黏接剂。

三、年轻恒牙龋病

（一）年轻恒牙龋病的特点

1.发病早

第一恒磨牙（俗称“六龄齿”）萌出早，龋齿发生早，患龋率高。在混合牙列期，第一恒磨牙易被误认为乳磨牙而延误治疗。

2.耐酸性差易患龋

年轻恒牙牙体硬组织矿化程度比成熟恒牙牙釉质差，萌出约2年才能完成进一步矿化，所以在牙齿新萌出的2年内易患龋。

3.龋损进展快，易形成牙髓炎和根尖周炎

年轻恒牙的髓腔大，髓角尖高，牙本质小管粗大，髓腔又近牙齿表面，所以龋齿进展速度快，加上年轻恒牙矿化程度差，龋患往往很快波及牙髓。

4.受乳牙患龋状态的影响

乳牙龋多发可使口腔处于龋的高危环境中，对于刚萌出的年轻恒牙存在较大的患龋隐患。

5.第一恒磨牙常出现潜行性龋（隐匿性龋）

因窝沟、釉板、釉梭等结构的存在，致龋细菌可在牙体内部形成龋洞，而牙齿表面相对完好。

（二）年轻恒牙龋齿的治疗特点

（1）牙体硬组织硬度比成熟恒牙差。备洞时应减速切削，减少牙釉质裂纹。

（2）髓腔大，髓角尖高。龋齿多为急性，备洞时应避免意外露髓（去腐多采用慢速球钻和挖匙）。必要时，年轻恒牙深龋治疗可考虑使用间接牙髓治疗。

（3）牙本质小管粗大，牙本质小管内液体成分多，髓腔又近牙齿表面，牙髓易受外来刺激。在去腐备洞过程中及充填修复时都要注意保护牙髓，注意无痛操作。波及牙本质中层以下深度时应间接盖髓，同时选择合适的垫底材料。

（4）年轻恒磨牙萌出不全。当年轻恒磨牙萌出不全，远中尚有龈瓣覆盖部分牙冠时发生龋齿，如果龋患波及龈瓣下，需推开或去除龈瓣，去腐备洞，进行充填；如果龋患边缘与龈瓣边缘平齐，可以去腐备洞后进行玻璃离子水门汀暂时充填，待完全萌出后，进一步永久充填修复。

（5）防龋处理。年轻恒牙自洁作用差，进行龋齿充填时，还应注意与龋患相邻窝沟点隙的防龋处理。在年轻恒牙窝洞制备时不应采用预防性扩展，提倡采用微创的预防性树脂充填术进行治疗。当窝沟龋较深波及牙本质中层甚至深层，面积较大，但相邻的窝沟正常时，去净腐质后，窝洞经护髓垫底充填后，充填材料可选用符合磨牙𬌗面要求的材料如树脂、银汞合金等，相邻窝沟再进行窝沟封闭。如果去除窝沟点隙龋的腐质后，洞宽不超过1mm，可以用流动树脂充填窝洞的同时封闭牙面其余窝沟。

（6）邻面触点。年轻恒牙存在垂直向和水平向的移动，所以其修复治疗以恢复解剖形态为主，不强调邻面接触点的恢复。

四、乳牙牙髓病

（一）各型乳牙牙髓病的临床表现及诊断要点

1.急性牙髓炎

急性牙髓炎的临床特点是发病急、疼痛剧烈。临床上绝大多数属于慢性牙髓炎急性发作而致，龋源性者尤为显著。无慢性过程的急性牙髓炎多出现在牙髓受到急性的物理损伤、化学刺激以及感染的情况下，如制洞时切割牙体组织等导致的过度产热、充填材料的化学刺激等。

（1）临床表现。症状常表现为自发痛、阵发痛及夜间痛，疼痛不能自行定位，疼痛发作时，患儿大多不能明确指出患牙所在；冷热温度刺激可诱发疼痛或使疼痛加重，但如牙髓已有化脓或部分坏死，患牙可表现为“热痛冷缓解”。

检查可见患牙接近髓腔的深龋或其他牙体硬组织疾患，或可见充填体存在。在牙髓炎症早期，患牙对叩诊无明显不适，但当炎症波及根尖周组织或根分歧部位根周组织时，可出现叩诊不适。

（2）诊断要点。急性牙髓炎的诊断可根据疼痛的特征，如较尖锐或较剧烈的自发痛，影响患儿睡眠，冷热刺激可引起或加重疼痛，牙齿有龋洞或有充填物等。如痛侧有好几颗可疑患牙时，应逐一检查，确定急性牙髓炎的患牙，以便立即解除患儿疼痛。

2.慢性牙髓炎

（1）根据穿髓与否分为两类，未穿髓者称慢性闭锁性牙髓炎；穿髓者称慢性开放性牙髓炎，又可分为慢性溃疡性牙髓炎和慢性增生性牙髓炎。

（2）临床表现。

慢性溃疡性牙髓炎：因髓室已穿孔，利于引流，仅有轻微症状，或当冷热刺激、食物碎片嵌入龋洞时才引起疼痛，但刺激去除后疼痛常持续一段时间。刺激诱发较短时间的疼痛，表明牙髓炎症较局限或较轻。刺激诱发较长时间疼痛，表明牙髓炎症较广泛或较重。

慢性增生性牙髓炎：常见于龋病穿髓孔较大的乳磨牙、外伤冠折露髓之后的乳前牙。此息肉可充满整个龋洞或冠折露髓孔外，对刺激不敏感，也无明显症状，咀嚼时食物压迫息肉深部的牙髓可引起疼痛，检查时可见龋洞中或冠折露髓处有红色肉芽组织。

慢性闭锁性牙髓炎：深龋接近牙髓，龋损感染通过薄层牙本质而产生的慢性牙髓炎症。一般有不定时的自发性疼痛，有的则无明显自发痛，仅有冷热刺激痛，但是刺激去除后疼痛还可延续一段时间。

（3）诊断要点。患牙有深龋，已穿髓，牙髓仍有活力，是慢性溃疡性牙髓炎的特征。患牙有深龋，已穿髓，穿髓孔较大，龋洞内充满息肉，用探针轻拨息肉，查明其蒂部来源于牙髓者为慢性增生性牙髓炎。无明显症状的慢性闭锁性牙髓炎需与深龋鉴别，深龋无自发痛，仅有激发痛，并且在刺激去除后疼痛即可消失。

3. 牙髓坏死

（1）临床表现。一般无疼痛症状，虽无症状，但牙齿多有变色。乳牙牙髓坏死常可引起根尖周炎症而出现疼痛，或咀嚼时疼痛，或在儿童抵抗力下降时感到患牙不适。龋源性牙髓炎发展所致的牙髓坏死，开髓时多有恶臭。

牙髓坏死或牙髓部分坏死的X线片可能显示根分歧区域硬骨板破损、骨质稀疏现象，此时应诊断为慢性根尖周炎。

（2）诊断要点。主要根据牙髓已无活力，有牙髓炎或牙外伤史，或牙齿变色等。

4. 牙髓钙化

（1）分类。结节性钙化，又称髓石，髓石或是游离于牙髓组织中，或是附在髓腔壁上；弥漫性钙化，甚至造成整个髓腔闭锁。后者多见于外伤后的牙。

（2）临床表现。一般没有明显的临床症状，个别情况出现与体位相关的自发痛，一般与温度刺激无关。

（3）诊断要点。X线检查结果作为重要的诊断依据，X线片显示髓腔内有阻射的钙化物或呈弥漫性阻射影像，使原髓腔的透射区消失。询问病史有外伤或氢氧化钙治疗史可作为参考。

5. 牙内吸收

（1）临床表现。牙内吸收的乳牙一般无自觉症状，常常是在X线检查时被发现。吸收部位各不相同，可发生于髓室，也可发生于根管口或根管内。

当髓室吸收接近牙面时，牙冠内富有血管的肉芽组织颜色可透过菲薄的牙釉质，使牙冠显为粉红色。当吸收使牙面破坏穿孔，牙髓暴露时，可引起疼痛、出血等症状。位于乳磨牙髓室的吸收也可使髓底穿通。位于根管的内吸收可使根管口或根管腔某部位扩大甚至穿通，可使牙根折断。

（2）诊断要点。X线片的典型表现是诊断牙内吸收的主要依据。例如，髓室壁出现边缘不规则的透射区，根管内某部位呈圆形扩大，大范围的吸收显示出穿通牙齿的透射区或窝状透射区。

（二）乳牙牙髓治疗方法

1.间接牙髓治疗

间接牙髓治疗是指在治疗深龋近髓患牙时，为避免露髓，有意识地保留洞底近髓的部分龋损牙本质，用氢氧化钙等生物相容性材料覆盖龋损牙本质，以抑制龋病进展，促进被保留的龋损牙本质再矿化及其下方修复性牙本质的形成，保存牙髓活力。适用于深龋近髓患牙，没有不可复性牙髓炎症状或体征，X线检查无病理性改变。

治疗分为以下步骤。

（1）去腐：去净窝洞侧壁龋损组织，在不露髓的情况下尽可能多地去除髓壁上的腐质，有意识地保留洞底近髓的部分龋损牙本质。建议使用低速大号球钻去腐，避免使用挖匙，增加牙髓暴露风险。

（2）间接盖髓：用氢氧化钙等制剂覆盖被保留的龋损牙本质，促进修复性牙本质形成及龋损牙本质再矿化。

（3）垫底、充填：用玻璃离子水门汀等材料垫底，常规充填。

（4）二次去腐及充填：在观察3～6个月后，再次打开患牙，去除原残留腐质。如未露髓，应进行护髓和严密垫底，方可完成永久性充填。如有露髓，则应根据临床症状、体征等进行相应的治疗。

一般3～6个月进行定期临床及X线检查，以评估牙髓状况。

2.直接盖髓术

直接盖髓术是一种用药物覆盖于牙髓暴露处，以保护牙髓、保存牙髓活力的方法。乳牙直接盖髓术适用于牙髓活力正常的乳牙，备洞或外伤导致的机械性针尖大小的露髓。

治疗分为以下步骤：

（1）隔湿：露髓的患牙立即使用橡皮障或使用消毒棉纱卷隔离唾液，并用吸引器排唾。

（2）消毒：消毒手术区。

（3）盖髓：生理盐水冲洗，棉球拭干，覆盖盖髓剂。

（4）充填：玻璃离子水门汀或聚羧酸锌水门汀等材料垫底，常规充填。

一般3～6个月进行一次临床及X线检查，术后1～3个月可在盖髓处观察到牙本质桥的出现。

3.乳牙牙髓切断术

乳牙牙髓切断术是在局麻下去除冠方牙髓组织，用药物处理牙髓创面以保存根部健康牙髓组织的治疗方法。适用于牙髓活力正常的乳牙，因备洞或外伤导致的机械性露髓，露髓孔较大，不宜进行直接盖髓术者。无不可复性牙髓炎症状或体征、无病理性影像学改变的乳牙、龋源性露髓，冠髓切断后，根方牙髓组织活力正常，无化脓、牙髓坏死或出血不止等。

乳牙牙髓切断术药物有甲醛甲酚合剂、硫酸铁溶液（用于牙髓切断术的浓度一般为15.5%），此外还有氢氧化钙制剂及MTA等。

治疗分为以下步骤：

（1）术前摄取X线片了解根尖周组织和牙根吸收状况，若牙根吸收超过根长的1/2，则不宜行牙髓切髓术。

（2）麻醉和隔湿：局部麻醉，隔离手术域，使用橡皮障，并用吸引器排除唾液污染。

（3）去腐、备洞：消毒手术区，去尽洞壁龋损，备洞。

（4）揭髓顶、去冠髓：冲洗窝洞，用消毒牙钻循洞底周缘钻磨，揭去髓室顶，用锐利挖匙或大号球钻去除冠髓。

（5）牙髓断面处理：生理盐水冲洗髓室，用生理盐水湿棉球轻压止血，依据选择的药物对牙髓断面进行相应处理。甲醛甲酚溶液：用小棉球蘸取1∶5甲醛甲酚液放置牙髓断面上1分钟，以固定表面组织，将调制好的氧化锌丁香油水门汀盖于牙髓断面，用湿棉球轻压使其与根髓密切贴合；硫酸铁溶液：用小棉球蘸取硫酸铁溶液放置于牙髓断面10～15秒，用生理盐水轻轻彻底地冲洗髓腔，棉球干燥，将调制好的氧化锌丁香油水门汀盖于牙髓断面；MTA：将调制好的MTA盖于牙髓断面，厚度约2mm，用盐水棉球轻压使其与根髓密切贴合；氢氧化钙制剂：将调制成的氢氧化钙制剂盖于牙髓断面，盖髓剂厚度约为1mm，轻压使之与根髓密切贴合。

（6）修复：对患牙进行严密垫底充填，牙髓切断术的患牙首选的修复是不锈钢预成全冠，如果剩余的牙体组织能够提供足够的支持，可用复合树脂或银汞合金进行修复。

定期临床及X线检查，首次复查可在术后3个月，以后周期为6个月。临床检查应无病理性症状或体征，X线检查无病理性骨或根吸收。如有牙髓病变的症状和体征，需考虑进行根管治疗；如有牙内吸收或牙髓炎症累及下方恒牙胚，则须拔除。

4.乳牙根管治疗术

乳牙根管治疗术是指通过根管预备和药物消毒去除感染物质对根尖周组织的不良刺激，并用可吸收的充填材料充填根管，防止发生根尖周病或促进根尖周病愈合。

适应证为牙髓炎症涉及根髓，不宜行牙髓切断术的乳牙、牙髓坏死而应保留的乳牙、根尖周炎症而具有保留价值的乳牙。

禁忌证为牙冠破坏严重，已无法再修复的乳牙、髓室底穿孔的乳牙、根尖及根分歧区骨质破坏范围广，炎症已累及继承恒牙牙胚的乳牙、广泛性根内吸收或外吸收超过根长的1/3的乳牙、下方有含牙囊肿或滤泡囊肿的乳牙。

治疗分为以下步骤：

（1）术前须拍摄X线片，了解根尖周病变和牙根吸收情况。

（2）局部麻醉或牙髓失活：采用局麻的方法在橡皮障下操作，若麻醉效果不佳，或因患儿不配合等原因无法对患牙实施局部麻醉时，可用失活法使牙髓失活。治疗时，将蘸有失活剂的小棉球轻轻放置于穿髓孔处，然后用氧化锌丁香油暂封。

（3）髓腔的开通：去除龋损组织制备洞形，开髓，揭顶，去冠髓，寻找根管口。

根管预备：对于有急性症状的患牙，应开放根管，建立有效引流，待急性炎症消退后再继续治疗。

（4）根管预备前应参照术前X线片，估计根管工作长度，乳牙根管工作长度较X线片上根尖孔距离短2mm。去除髓室和根管内感染或坏死的牙髓组织，使用根管器械扩锉根管，机械性预备一般应到30°～35°，以利于根管冲洗，保证根管消毒及充填效果。在使用橡皮障及开口器的情况下，用3%过氧化氢液、1%～3%次氯酸钠液交替冲洗根管。也可以使用超声器械进行根管荡洗。操作中要使患儿保持大张口，超声针头不应进入根尖1/3区，防止发生器械分离等不良事件。

（5）根管消毒：根管干燥后，将氢氧化钙制剂置于根管内，或将蘸有甲醛甲酚或樟脑酚液的小棉球放置于髓室内，以丁香油氧化锌水门汀或玻璃离子水门汀暂封窝洞。

（6）根管充填：2周至1个月后若无症状，去除根管封药，冲洗、吸干，在有效的隔湿条件下，将根管充填材料反复旋转导入根管或加压注入根管，水门汀垫底，常规充填（图8-4）。若炎症未能控制或瘘管仍有渗液也可重复根管消毒步骤，更换根管药物，待症状消退后再行根管充填。

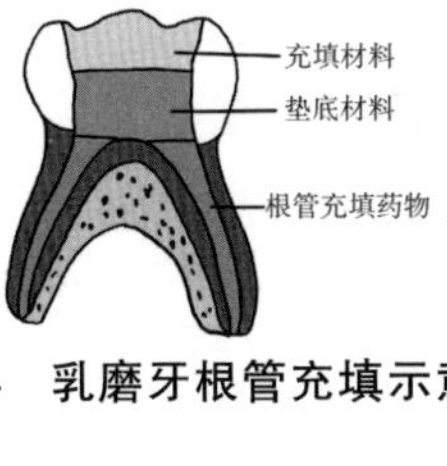

图8-4　乳磨牙根管充填示意图

治疗过程中须注意以下事项。

（1）根管预备时勿将根管器械超出根尖孔，以免将感染物质推出根尖孔或损伤恒牙胚。

（2）在乳牙的替换中，由于乳牙根的生理吸收，继承恒牙可萌出在正常位置上，因此乳牙的根管充填材料仅可采用可吸收的、不影响乳恒牙替换的糊剂充填。

（3）不宜对乳磨牙牙龈瘘管进行深搔刮术。

应进行定期临床检查和X线检查，周期一般为3～6个月。临床评价指有无症状或不适，有无异常松动、叩痛、龈瘘或脓肿。X线片评价指根尖或根分歧区有无骨质吸收或病变，继承恒牙牙胚的发育有无受累。将临床和X线检查结合起来进行评估。

乳牙根尖周病成功的标准：

（1）临床无异常松动，无龈瘘或肿胀，原有的龈瘘已愈合。

（2）X线片显示根尖周无病变或原有病变已消失，继承恒牙牙胚发育未受损。

五、年轻恒牙牙髓病

（一）年轻恒牙牙髓病检查及诊断方法

年轻恒牙牙髓状态的判断方法与乳牙相似，也主要依靠病史、临床检查及X线检查，以下是判断时需特别注意的事项。

1.病史采集

年轻恒牙牙髓病常与牙外伤及牙齿发育异常（如畸形中央尖折断、牙内陷）有关，因此采集病史时除了重点询问疼痛史外，还应注意询问这方面信息。

2.临床检查

（1）软组织检查。与乳牙相似，牙龈出现肿胀或瘘管是诊断年轻恒牙牙根周围组织存在炎症的可靠指标。需注意的是：与单根乳牙牙龈出现肿胀或瘘管时牙髓多出现完全坏死不同，单根年轻恒牙牙髓可能残留部分活髓；多根的年轻恒牙情况与多根乳牙相同，可能出现某一两根的牙髓坏死，而其他根管内可能仍为活髓或残留活髓，治疗时应特别注意对疼痛的控制。

（2）叩诊和松动度检查。年轻恒牙生理活动度偏大，个体差异较大，在牙齿松动度检查时，应注意与健康的对照牙进行比较。

（3）露髓和出血。龋源性露髓在露髓孔周围是较硬的牙本质时，露髓孔的大小与牙髓感染范围呈正相关关系。

（4）牙髓活力测试。年轻恒牙的牙根尚未发育完全，或尚未建立完善的神经传导，牙髓活力测试尤其是电活力测试准确性较低，可能出现假阴性或假阳性反应。

3.X线检查

正常情况下，在健康的年轻恒牙开放的根尖周围，有一骨密度稀疏区域，为根尖牙乳头的部位，其外围有一致密的牙乳头骨硬板，应与牙髓坏死导致的病理性骨密度降低影鉴别，临床上可与对侧牙根尖比较，有助于判断；脱位性牙外伤后可能发生暂时性的根尖周组织破坏，有可能导致临床误诊，需特别注意。

（二）年轻恒牙牙髓病治疗方法

治疗原则：尽力保存活髓组织，以保证牙根的继续发育和生理性牙本质的形成。如不能保存全部活髓，也应保存根部活髓；如不能保存根部活髓，也应保存牙齿。

1.年轻恒牙活髓保存治疗

活髓保存治疗主要指间接牙髓治疗、直接盖髓术、部分牙髓切断术和牙髓切断术。成功要素包括：①治疗前的临床诊断；②治疗中的无菌操作和最小的损伤程度；③良好的盖髓剂和良好的牙齿封闭性。

部分牙髓切断术只需去除露髓孔下方炎症性或感染性牙髓组织，保留所有未被感染的健康牙髓组织，主要适用于年轻恒牙外伤性或龋源性露髓。

年轻恒牙牙髓切断术的预后与患者年龄、牙位及病变程度有关。随着时间的推移可出现3种组织学变化：①断面处形成牙本质桥，牙髓面有排列整齐的成牙本质样细胞形成规则的牙本质，封闭根管口，使根髓保持正常活力；②断面处形成不规则钙化物；③断面虽有部分牙本质桥形成，但根髓已发展为慢性炎症，或发生内吸收。

根据牙根发育程度不同，牙根形成的时间不等，一般为1～2年。患者需定期随访，检查牙髓的活力及根尖发育的程度。如牙髓有不可逆性炎症或坏死，或有内吸收，应去除牙髓，进行根尖诱导成形术。

2.年轻恒牙感染牙髓治疗方法

（1）根尖诱导成形术。根尖诱导成形术是指牙根未完全形成之前发生牙髓严重病变或根尖周炎症的年轻恒牙，在控制感染的基础上，用药物及手术方法保存根尖部的牙髓或使根尖周组织沉积硬组织，促使牙根继续发育和根尖形成的治疗方法。主要依赖的组织是根尖部残留的生活牙髓、根尖端的牙乳头、根尖周组织中的上皮根鞘。

适用于牙髓炎症已波及根髓，而不能保留根髓的年轻恒牙、牙髓坏死或并发根尖周炎症的年轻恒牙。

常规根尖诱导成形术治疗包括两个阶段：第一阶段，消除感染和根尖周病变，诱导牙根继续发育或诱导根尖钙化屏障形成；第二阶段，永久性根管充填和患牙修复。两个阶段之间的间隔时间或牙根继续发育所需时间不等，为6个月至2年。

第一阶段：术前X线检查；常规备洞开髓，建议在橡皮障下操作，如果存留部分活髓，应在局部麻醉下治疗，制洞开髓的位置和大小应尽可能使器械直线方向进入根管；根管预备详见章节四乳牙牙髓病治疗；根管消毒，吸干根管，封消毒力强、刺激性小的药物于根管内，如氢氧化钙制剂、木榴油、樟脑酚、碘仿糊剂或抗生素糊剂等，根管封药消毒的时间一般为2周至1个月，直至无渗出或无症状为止，彻底清除根管内感染物质、消除根尖周围炎症是促使根尖形成的重要因素；药物诱导，根管封药后若无症状，去除暂封物及原根管封药，再次进行根管冲洗，以去除根管预备未消除而由根管消毒药物导致变性的残髓组织，干燥根管，在有效的隔湿条件下，将能诱导根尖闭合的药物导入根管内，目前最常用的诱导药物是氢氧化钙及其制剂，然后用封闭性良好的材料充填患牙，若根管封药后症状持续，则需重复进行根管消毒；定期检查，进行根尖诱导成形术的患牙应定期随访，一般每3～6个月复查一次，包括临床检查及X片检查，直至根尖形成或根端闭合。

第二阶段：永久性根管充填，修复患牙。当X线片显示根尖形成或有钙化组织沉积，而且根管内探查根尖钙化屏障形成完全时，可行永久性根管充填，并用封闭性好的材料修复患牙。充填后可继续随访观察。

对牙根未形成的牙，经根尖诱导成形术后，牙根发育状况分为4型（Frank）。（图8-5）

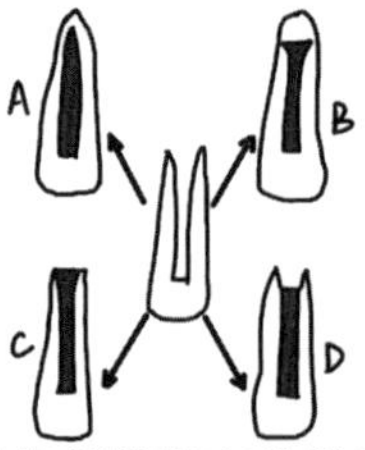

图8-5　牙根继续发育的类型示意图

A型：根尖继续发育，管腔缩小，根尖封闭；B型：根管腔无变化，根尖封闭；C型：X线未见牙根继续发育，但根管内探测有明显阻力，说明根尖处有薄的钙化屏障；D型：X线片可见根尖1/3处形成钙化屏障。

根尖诱导成形术疗效评价的依据为根尖周炎症和病变愈合情况、牙根继续发育状况。评价标准为成功与进步为有效，失败为无效。成功是指根尖周病变消失，牙根延长，管腔缩小，根尖形成或根端闭合。进步是指根尖周病变消失，牙根延长，根尖未完全形成或形成极不规则。失败是指牙根未能延长，或根尖周病变未见缩小或消失。

（2）根尖屏障术。根尖屏障术是指用非手术方法将生物相容材料充填到根管根尖部，即刻在根尖部形成一个人工止点。

用于根尖屏障术的材料较多，如MTA、磷酸三钙等，其中MTA应用最为广泛。在完成根管清理和消毒后，根据X线片，使用特殊器械或根管充填器将调拌好的MTA置于根尖区，在MTA表面放置湿棉球，暂时充填患牙。2天后就可以完成根充，并可在根管内进行桩核修复或树脂加固，进行永久性修复。

（3）牙髓再生治疗。牙髓再生治疗是一种以生物学为基础的治疗方法，通过诱导内源性或外源性导入根管内的干细胞分化，再生功能性牙髓组织，促进牙本质、牙髓-牙本质复合体及牙根等继续发育。

临床上主要是应用于年轻恒牙的牙髓血运重建或牙髓血管再生术。在进行充分根管消毒的情况下，刺激根尖周出血至根管内，形成的血凝块可作为组织再生支架；与此同时，根尖周组织内多种干细胞（包括根尖牙乳头干细胞、牙周膜干细胞、颌骨骨髓间充质干细胞等）会随血液进入根管内，进行增殖和分化，形成新的组织。

适用于牙髓坏死的年轻恒牙。禁忌证为伴有全身系统性疾病者、对三联抗生素药物过敏者及不能充分隔离的牙齿。

治疗分为以下步骤：首次就诊，应详细告知患者及家长该项治疗的风险和潜在效益。在取得患者及家长书面知情同意的条件下才能进行该治疗；术前X线检查，治疗前须拍摄X线片，了解根尖周病变和牙根发育情况，帮助确定牙根工作长度；局部麻醉，橡皮障隔离患牙，常规备洞开髓，尽可能使器械直线方向进入根管；根管预备，以化学预备为主，一般不做或仅做很少量的机械预备，每个根管用20mL、1.5%～3%次氯酸钠缓缓冲洗5分钟，然后用20mL生理盐水冲洗5分钟；根管封药，纸尖干燥根管后，将环丙沙星、甲硝唑、米诺环素与灭菌水调拌形成的三联抗生素糊剂或氢氧化钙封入根管内，推荐使用低浓度抗生素糊剂（0.1mg/mL），用3～4mm玻璃离子等临时充填材料进行充填，1～4周后复诊。再次就诊，评估患牙状态，如果患牙仍有感染的症状或体征，则应重复根管清理及根管封药过程，暂时性充填后1～4周复诊，如果患牙没有任何持续感染的临床症状或指征，则进行下一步治疗；麻醉、隔湿和消毒：推荐使用不加血管收缩剂的麻醉药物（3%的甲哌卡因）进行局麻，橡皮障隔湿患牙，并进行术区消毒；根管内药物清理，去除暂封，进入根管，推荐使用17%EDTA（20mL，5分钟）和生理盐水冲洗根管，去除根管内糊剂；刺激根尖周组织引血：无菌纸尖干燥根管后，使用无菌根管锉，通过根管超预备刺激根尖周组织引血流入根管，理想状态下，应使釉牙骨质界下3mm的根管内充满血液，静止待血凝块形成；冠方封闭：必要时推荐在血凝块或富血小板衍生物上放置2～3mm厚的胶原基质，然后将3～4mm厚的亲水性硅酸水门汀（如MTA或硅酸三钙水门汀）置于胶原基质上，在其上方使用增强型玻璃离子和永久的冠方充填体修复。

于术后3、6、12个月复查，进行常规临床检查和X线检查，其后视情况定期复查。如果患牙无临床症状或体征且能正常行使功能，X线检查显示根尖低密度影消失，可判定临床治疗成功；有些病例可在术后观察到根管壁增厚、牙根长度增加，可作为进一步成功的指标；而牙齿拥有牙髓活力意味着治疗取得了更高程度的成功。

牙髓再生治疗术治疗后出现如肿胀、疼痛、根尖周低密度影像的增大等临床症状和指征，都提示牙髓再生治疗术治疗失败，可改为根尖诱导成形术或MTA根尖屏障术。

六、乳牙根尖周病

乳牙根尖周病是指根尖周围或根分歧部位的牙骨质、牙周膜和牙槽骨等组织的炎症性疾病，又称根尖周炎。可表现为急性根尖周炎和慢性根尖周炎。

1.临床表现

急性根尖周炎：多数是慢性根尖周炎急性发作，即当引流不畅、破坏严重而机体抵抗力较差时可导致急性炎症，此时可出现较为剧烈的自发性疼痛、咀嚼痛和咬合痛，若穿通患牙髓腔，常见穿髓孔溢血或溢脓。患牙松动并有叩痛，根尖部或根分歧部的牙龈红肿，有的出现颌面部肿胀，所属淋巴结肿大，并伴有全身发热等症状。

慢性根尖周炎：可无明显的自觉症状，患牙可在咀嚼时有不适感，有的牙龈出现瘘管，有反复溢脓、肿胀史。临床检查时可查及深龋洞或充填体，以及其他牙体硬组织疾患；牙冠变色，失去光泽；患牙对叩诊的反应无明显异常或仅有不适，一般不松动；有瘘型慢性根尖周炎者可查及瘘管开口。

X线检查：急性根尖周炎时根尖部无明显改变或仅有牙周间隙增宽现象；而慢性根尖周炎或慢性根尖周炎急性发作可见根尖部和根分歧部牙槽骨破坏的透射影像。

2.诊断要点

急性根尖周炎可有典型的咬合痛或自发性、剧烈持续的跳痛、牙龈或颌面部肿胀、叩诊疼痛或敏感等。

慢性根尖周炎确诊的关键依据是患牙X线片上根尖或根分歧区域的骨质破坏。

3.疾病特点

（1）根尖周炎时可存在部分活髓。

（2）易累及根分歧区域。

（3）易引起软组织肿胀。

（4）易导致牙根吸收。

（5）牙槽骨骨质疏松，代谢活跃，对治疗反应较好。

七、年轻恒牙根尖周病

年轻恒牙的根尖周病多由牙髓炎症或牙髓坏死发展而来，此时的牙髓感染可通过宽阔的根尖孔引起根尖周组织的炎症或病变。若病原刺激强，机体抵抗力弱，局部引流不畅，则可能很快发展为急性根尖周炎；若病原刺激作用弱，机体抵抗力增强，炎症渗出物得到引流，急性炎症又可转为慢性炎症。其中，由于机体抵抗力较强，根尖周组织长时间受到轻微刺激而表现出的根尖周骨小梁密度增强的根尖周致密性骨炎较为多见。一旦发生炎症感染易于扩散，如治疗及时，炎症也易控制和修复。

急性根尖周炎可有典型的咬合痛或自发性、剧烈持续的跳痛、牙龈或颌面部肿胀、叩诊疼痛或敏感等。

慢性根尖周炎确诊的关键依据是患牙X线片上根尖或根分歧区域的骨质破坏。

1.病史采集

病因除了龋病外，还常与牙外伤及牙齿发育异常（如畸形中央尖折断、牙内陷）

有关，因此采集病史时除了重点询问疼痛史外，还应注意询问这方面信息。

2.临床检查

（1）软组织检查　与乳牙相似，牙龈出现肿胀或瘘管是诊断年轻恒牙牙根周围组织存在炎症的可靠指标。此时患牙牙髓虽然有炎症，但可能仍然有一定的活力，也可能已经完全坏死。但需特别注意的是：与单根乳牙牙龈出现肿胀或瘘管时牙髓多出现完全坏死不同，单根年轻恒牙牙髓可能残留部分活髓；多根的年轻恒牙情况与多根乳牙相同，可能出现某一两根的牙髓坏死，而其他根管内可能仍为活髓或残留活髓，治疗时应特别注意对疼痛的控制。

（2）叩诊和松动度检查　由于年轻恒牙生理动度偏大，且个体差异较大，在牙齿松动度检查时，应注意与健康的对照牙进行比较。

（3）露髓和出血　龋源性露髓在露髓孔周围是较硬的牙本质时，露髓孔的大小与牙髓感染范围呈正相关关系。

（4）牙髓活力测试　鉴于年轻恒牙的牙根尚未发育完全，或尚未建立完善的神经传导，牙髓活力测试尤其是电活力测试准确性较低，可能出现假阴性或假阳性反应。

3.X线检查

需拍摄高质量的患牙根尖片以评估牙根发育情况，并观察是否有根尖透射影或牙根吸收。

需强调的是：①正常情况下，在健康的年轻恒牙开放的根尖周围，有一骨密度稀疏区域，为根尖牙乳头的部位，其外围有一致密的牙乳头骨硬板，应与牙髓坏死导致的病理性骨密度降低影鉴别，临床上可与对侧牙根尖比较，有助于该牙牙髓状态的判断；②脱位性牙外伤后可能发生暂时性的根尖周组织破坏，有可能导致临床误诊，需特别注意。

八、乳恒牙替换

（一）乳恒牙替换特点

乳牙从婴儿6个月左右开始萌出，到儿童6岁左右陆续发生生理性脱落，到12岁左右全部被恒牙替换。乳恒牙替换是一个复杂的生物学过程，伴随着恒牙胚的生长发育和乳牙根的生理性吸收，以及周围牙槽骨的改建。在儿童的不同年龄，乳恒牙在颌骨中的位置不断发生着变化。

乳、恒牙胚在同一骨陷窝内生长，继承恒牙胚在乳牙胚舌（腭）侧形成，恒磨牙胚在乳磨牙胚远端发育。小儿出生时20个乳牙胚已形成，第一恒磨牙牙冠硬组织少量钙化；出生后其他恒牙胚才逐渐发育完成。恒牙胚在颌骨内𬌗向移动，在萌出前期位于乳前牙的舌、腭侧，乳磨牙的根分歧下方及乳牙列的远端。

随着恒牙胚的移动，乳牙牙根开始生理性吸收，随之乳牙牙根牙骨质和周围牙槽骨吸收，牙周膜和牙髓组织也被吸收，乳牙松动、脱落；恒牙萌出，恒牙𬌗建立。

二、牙发育时间

表8-1 恒牙发育时间表

牙齿名称		硬组织开始形成	出生时牙釉质形成量	牙釉质完成	萌出	牙根完成
上颌	中切牙	3～4个月	或形成微量	4～5岁	7～8岁	10岁
	侧切牙	10～12个月		4～5岁	8～9岁	11岁
	尖牙	4～5个月		6～7岁	11～12岁	13～15岁
	第一前磨牙	3/2～7/4岁		5～6岁	10～11岁	12～13岁
	第二前磨牙	2～9/4岁		6～7岁	10～12岁	12～14岁
	第一磨牙	出生时		5/2～3岁	6～7岁	9～10岁
	第二磨牙	5/2～3岁		7～8岁	12～13岁	14～16岁
	第三磨牙	7～9岁		12～16岁	17～21岁	18～25岁
下颌	中切牙	3～4个月	或形成微量	4～5岁	6～7岁	9岁
	侧切牙	3～4个月		4～5岁	7～8岁	10岁
	尖牙	4～5个月		6～7岁	9～10岁	12～14岁
	第一前磨牙	7/4～2岁		4～5岁	10～12岁	12～13岁
	第二前磨牙	9/4～5/2岁		6～7岁	11～12岁	13～14岁
	第一磨牙	出生时		5/2～3岁	6～7岁	9～10岁
	第二磨牙	5/2～3岁		7～8岁	11～13岁	14～15岁
	第三磨牙	8～10岁		12～16岁	17～21岁	18～25岁

表8-2 乳牙发育时间表

牙齿名称		硬组织开始形成（胎龄）	出生时牙釉质形成量	牙釉质完成（出生后）	萌出（出生后）	牙龈完成（出生后）
上颌	中切牙	4个月	5/6	3/2个月	15/2个月	3/2年
	侧切牙	9/2个月	2/3	5/2个月	9个月	2年
	尖牙	5个月	1/3	9个月	18个月	13/4年
	第一乳磨牙	5个月	牙尖融合	6个月	14个月	5/2年
	第二乳磨牙	6个月	孤立的牙尖	11个月	24个月	3年

续表

牙齿名称		硬组织 开始形成（胎龄）	出生时 牙釉质形成量	牙釉质完成 （出生后）	萌出 （出生后）	牙龈完成 （出生后）
下颌	中切牙	4个月	3/5	5/2个月	6个月	3/2年
	侧切牙	9/2个月	3/5	3个月	7个月	3/2年
	尖牙	5个月	1/3	9个月	16个月	13/4年
	第一乳磨牙	5个月	牙尖融合	11/2个月	12个月	9/4年
	第二乳磨牙	6个月	孤立的牙尖	10个月	20个月	3年

研究者通过X线片观察牙齿钙化的全过程，用牙齿钙化的程度，来描述牙齿的发育。1960年Nolla把X线片上的恒牙钙化过程分成10个阶段，作为临床常用的评估牙齿发育程度的参考指标（图8-6）。其中有几个阶段特别重要，即第2阶段牙冠开始钙化，如果X线片上有牙囊存在，可看到钙化的牙尖，则可判断牙胚的存在；第6阶段牙冠完成，此期，牙釉质的钙化完成，进入牙根发育期，牙齿开始向䏻方移动；第8阶段牙根形成2/3，牙齿的大部分已在牙龈黏膜下，或已经穿破牙龈暴露在口腔内，即牙齿开始临床萌出；第10阶段根尖发育完成，表明牙齿发育接近成熟，萌出潜力减低。

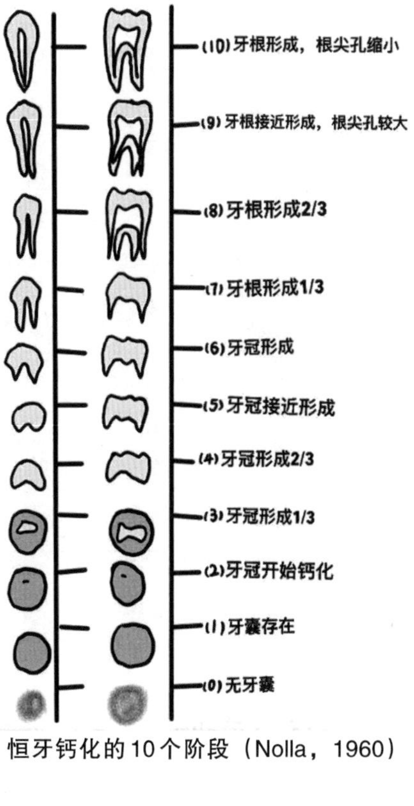

图8-6　恒牙钙化的10个阶段（Nolla，1960）

（二）牙萌出的时间和顺序

牙齿萌出有一定的时间和顺序，左右对称萌出，同名牙下颌略早于上颌萌出。

牙齿萌出顺序比萌出时间更具有临床意义。萌出顺序紊乱，常导致错给畸形的发生。乳牙萌出顺序见表8-3，恒牙萌出顺序见表8-4。

乳牙列中最先萌出的为下颌乳中切牙，约在出生后6个月；最后萌出的是第二乳磨牙，约在2岁半。

乳牙列的萌出顺序常为：A→B→D→C→E。恒牙列典型的萌出顺序是：下颌：6→1→2→3→4→5→7→8，上颌：6→1→2→4→5→3→7→8或6→1→2→4→3→5→7→8。

由于个体差异，牙齿萌出年龄分布较广。产生这些差异的原因有遗传因素的影响，如种族、性别等；也有环境因素的影响，如气温、营养、疾病等。其中，环境因素的影响更为普遍。一般情况是，女孩比男孩牙齿钙化、萌出的时间早；营养良好、身材高和体重较重的儿童比营养差、身材矮小和体重低的儿童牙齿萌出早；生长在寒冷地区的儿童比温热地区的儿童牙齿萌出迟缓。

牙齿萌出顺序也常常出现变异，最常见的是下颌第一前磨牙和下颌尖牙，约有40%儿童下颌第一前磨牙先于尖牙萌出。此外是上颌第二前磨牙先于上颌尖牙萌出。牙齿萌出顺序在咬合诱导中有特别的意义，可以利用顺序拔牙法引导牙齿萌出到正常牙齿位。

表8-3　乳牙萌出顺序

序号	下颌	序号	上颌
1	中切牙	2	中切牙
3	侧切牙	4	侧切牙
5	第一乳磨牙	6	第一乳磨牙
7	尖牙	8	尖牙
9	第二乳磨牙	10	第二乳磨牙

表8-4　恒牙萌出顺序

序号	下颌	序号	上颌
1	第一磨牙	2	第一磨牙
3	中切牙	4	中切牙
5	侧切牙	6	侧切牙
7	尖牙	8	第一前磨牙
9	第一前磨牙	10	第二前磨牙
11	第二前磨牙	12	尖牙
13	第二磨牙	14	第二磨牙

九、乳牙拔除

（一）乳牙拔除的适应证

1.不能保留的患牙

牙冠破坏严重，或因龋已形成残冠、残根，且已无法修复的乳牙。

近生理性替换时的露髓牙，乳牙牙根吸收1/3以上，不能进行根管治疗者。

严重根尖周炎的乳牙，根尖及根分叉区骨质破坏范围广，尤其是骨质破坏、炎症已涉及继承恒牙牙胚；或乳牙牙根因感染而吸收，乳牙松动明显；或乳牙根尖已露于牙龈外，常致局部黏膜发生创伤性溃疡者。

乳牙因外伤无法保留者。如牙根于近颈部1/2区折断，或在骨折线上不能治愈的乳牙。

有全身病灶感染迹象而不能彻底治愈的乳牙。如一些肾病、风湿病可能与病灶牙有关。

其他因特殊治疗需要而应拔除的乳牙，如放疗区域的患牙。

2.因咬合诱导需要拔除的乳牙

替换期的继承恒牙即将萌出或已萌出，乳牙松动明显或已成滞留的乳牙。

影响恒牙正常萌出的乳牙：如低位乳牙或埋伏阻生的乳牙，影响继承恒牙萌出，常使后者萌出位置异常；或在严重的第一恒磨牙异位萌出时，需要拔除第二乳磨牙，使第一恒磨牙顺利萌出。

因正畸需要拔除的牙：在确认牙量和骨量不协调时，常采用顺序拔牙法，即为了一颗恒牙的正常排列，可在拔除其先行乳牙外，多拔除一颗邻近的乳牙。

3.其他额外牙以及不能保留的新生牙或诞生牙。

（二）乳牙拔除的术前准备

1.做好解释工作，了解患儿健康状况

在拔牙前必须向家长说明该牙应拔除的理由，尤其应让家长明确所拔的牙位，并一定要征得家长的同意。同时向家长了解患儿的健康状况，有无全身系统性疾病、有无药物过敏史等。尚应避免在患儿过累、空腹或过饱时行拔牙术。

在拔牙前应以亲切的态度和通俗的言语告知患儿拔牙的必要性，多以表扬和鼓励的语气激励儿童，赞扬其“勇敢、坚强”的表现。若估计会有疼痛时，应真诚地告诉患儿：有点感觉，并说明这种疼痛是可以忍受的。绝不能让他有受骗之感，以免影响今后在治疗中的合作。

2.术前的临床准备

（1）器械的准备：准备好消毒的手术盘，内置消毒的口镜、镊子、麻醉用药及注射器、敷料以及适合拔患牙的牙挺、牙钳、骨膜分离器、挖匙等器具。手术盘应放在患儿不能直视的位置，以免增加患儿的恐惧感。

（2）药物过敏试验：用需做过敏试验的麻醉药物；对有或疑有药物过敏的患儿，在术前应做过敏试验，一般选用皮内注射试验法。获得阴性结果才能应用该药物。

（3）清洁、消毒口腔：口腔卫生较差者术前应刷牙，清洁口腔。注射麻醉药的黏膜进针处尤应注意消毒，进针前，可用1%的碘酊或0.5%碘附涂布局部黏膜。

（4）检查患牙：在拔除前再次检查患牙，核对牙位，以免误拔。若备有X线片者，观察该牙牙根、病变范围、继承恒牙位置等，便于确定拔牙时掌握方向，并顺利完成。

（5）麻醉：注射局部浸润麻醉和传导阻滞麻醉的要求与成人基本相似，应注意儿童的解剖特点，常用的麻醉剂是1%～2%利多卡因、4%阿替卡因和2%甲哌卡因。在拔除松动明显、即将脱落的乳牙或黏膜下脓肿切开时，在注射的进针点处黏膜可选用4%利多卡因或2%丁卡因液、5%甲哌卡因喷雾剂等进行表面麻醉。

3.应考虑的其他问题

（1）全身状况。对于罹患血液病，如白血病、血友病、贫血、血小板减少症等血液病的活动期时，应转请儿科医师治疗基础疾病，必要时可在儿科医师的检查、监护下进行拔牙。对于罹患内分泌疾病，如患有艾迪生病（Addison′s disease），即肾上腺皮质功能低下；巴塞多病（Base-dow′s disease），即甲亢，以及糖尿病患者。若不了解病情、未经药物治疗，易发生休克。糖尿病患者拔牙后血块凝固迟缓，拔牙创愈合缓慢，易感染。有严重代谢障碍的心脏病患者，严禁拔牙。对症状轻的患者，可在儿科医师的检查、监护下行拔牙术。有肾炎病史的患者，拔牙前应检验肾功能后酌情处理。肾功能不全者，拔牙会使疾病恶化，患者急性感染、发热时也应避免拔牙。上述全身情况不良的儿童在拔牙治疗前，需请专科医师进行充分评估，待病情稳定后再拔牙。

（2）局部因素。虽为病灶牙，但局部根尖周组织和槽骨有急性化脓性炎症时，应在药物控制后再拔除，以免炎症扩散。

同时伴有急性广泛性牙龈炎或严重的口腔黏膜疾病时，应消炎、控制症状后再拔牙。

4.拔牙的顺序

对儿童行拔牙术，原则上应避免涉及多个区段的同时拔牙。必要时，应掌握的拔牙次序是：两侧都要拔牙时，先拔有症状的牙齿；同侧上、下颌都要拔牙时，先拔下颌牙，再拔上颌牙。

（三）乳牙拔除方法

1.上颌乳前牙

牙根多为锥形，横断面呈三角形。又因生理性吸收而唇舌向呈薄片状。若用力摆动易使牙根折断，故应把拔牙钳的钳喙紧扣牙颈，稍加转动，慢慢脱臼，往牙槽窝外做直线牵引，能顺利地拔除（图8–7）。

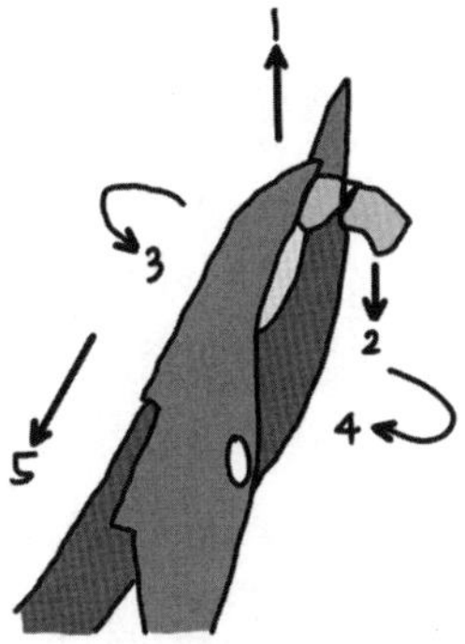

图8–7　上颌乳前牙的拔除示意图

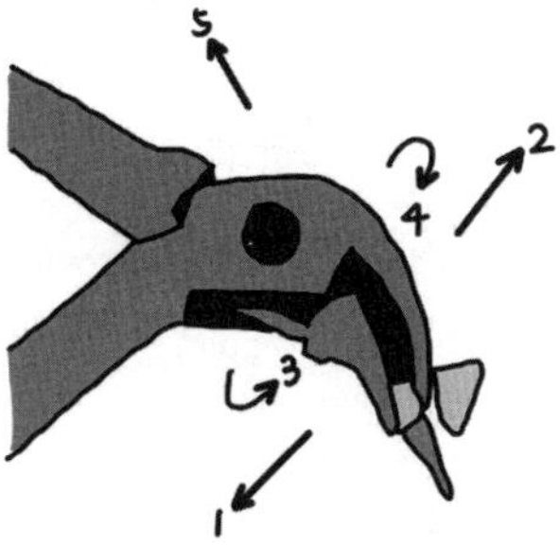

图8–8　下颌乳前牙的拔除示意图

2. 下颌乳前牙

拔除时的手法与上颌乳前牙相似。慢慢转动、脱臼后，向上把牙从牙槽窝内拉出。应注意的是下颌乳前牙的牙根比上颌乳前牙的牙根细长，舌侧多有吸收，应避免折断（图8–8）。有些下颌乳前牙是融合牙或双生牙，这些牙齿不宜使用旋转力，可以使用颊舌向的摇动力，配合使用牙挺，使之松动，向上做直线牵引，顺利拔除。

3. 上颌乳磨牙

有3个牙根，极少数有4个根。在所有牙列中，上颌乳磨牙根分叉的角度最大，因此拔牙时牙槽窝扩展度也大，用相应的上颌乳磨牙钳，紧扣牙颈线的近根端，放置拔牙钳后，先向腭侧用力以扩展腭侧的牙槽窝，再逐渐向颊侧用力拔除牙齿。如果整个腭面龋损，拔牙钳在向颊侧用力时，钳喙容易滑脱，这时，因儿童牙槽骨较为疏松，术者可继续向腭侧摆动，增加牙齿的松动度。有时，也可在近中颊根、腭根的近中处，用弯头牙挺使之渐渐脱臼。牙钳尽力插入，把颈根部钳住，做颊腭向缓慢摆动，待完全脱臼后向牙槽窝外拉出（图8–9）。

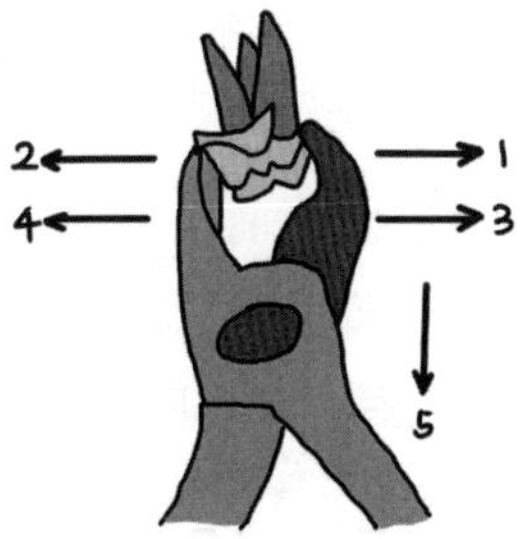

图8–9　上颌乳磨牙的拔除示意图

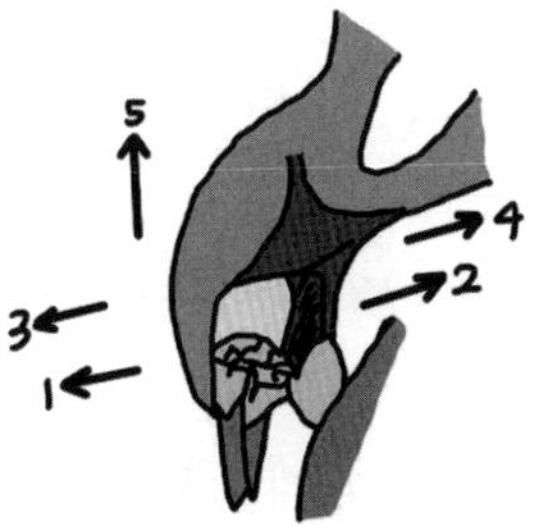

图8–10　下颌乳磨牙的拔除示意图

4. 下颌乳磨牙

多为近远中2个根，有时有3个根。用下颌乳磨牙钳使牙做颊舌向摆动，扩展牙槽窝，拔除下颌乳磨牙。和拔上颌乳磨牙相似，也可先用牙挺使牙齿脱臼、松动，以牙钳做颊舌向摆动拔除（图8-10）。

在拔除乳磨牙时，应注意勿伤及其继承恒牙牙胚。若继承恒牙牙胚距乳磨牙根分叉较近，乳牙牙根根尖弯曲，尤其近中根根尖易弯曲，拔除时有阻力感到难以拔出时，可把牙冠分成近、远中两部分，分别拔除。切勿用力勉强拔除，以免把其继承恒牙牙胚亦一并拔除。

乳牙牙槽窝的处理要注意避免伤及继承恒牙牙胚，但亦应去除残留的残片和肉芽组织。乳牙拔除后，应检查其牙根有无折断，区别牙根是生理性吸收还是折断。前者表面呈不规则的粗糙面，后者的断面是有光泽的光滑面。

5.乳牙牙根

对于残根、断根，特别是根周组织有各种病变者，原则上均应及时拔除。

对高位的残根、断根可用根钳直接拔除。断面在牙颈部或更高时，可选用根钳或钳喙宽窄与之相适应的牙钳，将牙龈分离后，插钳夹牢牙根，按拔除单根牙的手法多可拔除。应当注意残根的表面多为龋损的腐质，钳喙端夹持点要在坚实的牙体组织上，力量要适度，防止滑脱或夹碎。

对低位的残根、断根多用牙挺取根法，选择挺刃的大小、宽窄要与牙根的表面曲度相适应。使用根挺拔除断根是将挺刃插入牙根与牙槽骨板之间。插挺的最初阶段应试探性用力以找到突破口，不要受限于一点，可多点多方面试探。挺牙根时，从断面较高的一侧插入牙挺，支点应放在牙槽中隔、牙槽窝壁或腭侧骨板。挺插入后，主要使用楔力结合小幅的旋转撬动，在向根尖推进的同时，逐步加大旋转幅度，将牙根挺松并取出。有些小的乳牙牙根残片也常用挖匙取出。

牙根取出后，应仔细检查清理牙槽窝。对于多根牙残根，可以将牙挺插入根分叉，旋转撬动分开牙根，或用高速手机钻针磨开牙根后，按单根分别取出。

（四）乳牙拔除后拔牙创的愈合

乳牙拔除后，由于根尖血管和牙周组织的撕裂，牙槽窝内有血液渗出，一般15～30分钟后出血停止，凝结成血块。血凝块有封闭创口、防止感染、促进创口正常愈合的作用，又可促进形成肉芽。因此保护好血凝块对拔牙创愈合极为重要。

之后，随着牙龈组织的收缩及其结缔组织的生长延伸，使创面渐渐缩小，同时，来自牙槽骨壁的成纤维细胞及邻近的血管内皮细胞向血块内增殖，血块机化、肉芽组织形成。以后，结缔组织渐渐由粗纤维性骨所替代，牙槽窝底有新的骨小梁形成。

（五）拔牙后的医嘱

拔牙后应向家长、患儿说明注意事项，嘱患儿咬紧创口上的止血棉卷，30分钟后吐去，尽可能咽下口内唾液，2小时内勿进食，24小时内不可漱口，近日勿用创口处咀嚼，要保持良好的口腔卫生，建议术后1周复查，不适随诊。由于对象是儿童，应告之勿因好奇或异样感而以手指触摸伤口，以免感染。对注射麻醉的儿童，尤应防止儿童不自主地咬唇、颊等暂时麻木的黏膜而造成不必要的创伤。

（六）乳牙拔除的并发症

1.疼痛和出血

乳牙拔除后会出现一过性疼痛和出血，疼痛与组织创伤有关，一般会很快恢复，不需特殊处理，必要时给予口服索米痛片。其处理原则同成人拔牙后出血的处理类似。乳牙拔除后大出血很少，一旦发生，一定要排除系统性疾病的可能，确保处理的正确和有效。乳牙拔除后一般不会发生干槽症。

2.牙根折断

如果乳牙牙根在拔除时折断，对易取的可见残片应及时取出；对取出困难或勉强取出易损伤继承恒牙牙胚或可能造成更大损伤的残片，不强求挖取残片。一些根尖部分折断的残片，暂可不取出，一般会随着恒牙的萌出而排出到牙龈表面。不能盲目挖探乳牙牙槽窝，以免损伤下方的恒牙牙胚。

3.拔除的乳牙误入呼吸道

较罕见的严重拔牙并发症，应杜绝发生。多发生于不合作的幼儿，拔牙时可在患牙的舌侧或腭侧垫一纱布，防止拔除的牙齿滑脱被吸入呼吸道。一旦拔除的牙齿滑落在口腔中，应迅速用手或其他器械取出，或迅速翻转患儿体位，让其吐出。

若拔除的乳牙误入呼吸道，应立即抓持幼儿的双下肢，使其头低脚高，另一只手拍打背部中央，直到异物吐出来；另一个方法是救护者从后方搂住患儿的腰部，用大拇指的背部顶住患儿上腹部，间断地向上向后，冲击性地推压，促使横膈肌压缩肺，产生气流，将进入气管的异物冲出，试用上述方法无效时，应速送医院呼吸科急救，在纤维支气管镜下取出异物。

十、儿童前牙外伤

牙外伤是指牙齿受急剧创伤，特别是打击或撞击所引起的牙体硬组织、牙髓组织和牙周支持组织的损伤。

儿童的活动性较强，特别在学龄时期，剧烈的运动或玩耍，常易发生碰撞、跌倒，有时由于意外事故，如车祸等，容易造成牙齿外伤。切牙由于处在面部较为突出的部位而容易受伤。尖牙因其位置稍后，与后牙相似均有面颊保护，除直接的剧烈打击，通常较少受累。

表8–5　Andreasen分类法

牙体硬组织和牙髓组织损失	牙釉质损失
	牙釉质折断（简单冠折）
	牙釉质–牙本质折断（简单冠折）
	冠折露髓（复杂冠折）

续表

牙体硬组织和牙髓组织损失	单纯冠根折
	复杂冠根折
	根折
牙周组织损失	牙齿震荡
	亚脱位
	部分脱出
	侧方移位
	挫入
	全脱出
支持骨创伤	牙槽窝粉碎性骨折
	牙槽窝壁折断
	牙槽突折断
	下颌骨或上颌骨折断
牙龈或口腔黏膜创伤	牙龈或口腔黏膜撕裂
	牙龈或口腔黏膜挫伤
	牙龈或口腔黏膜擦伤

（一）Andreasen 牙外伤分类法（表8-5）

1.牙体硬组织和牙髓组织损伤（图8-11）

牙釉质裂纹：牙釉质表面有裂纹，但牙齿组织无实质性缺损。

牙釉质折断：牙齿折断局限于牙釉质缺损。

牙釉质-牙本质折断：冠折造成牙釉质和牙本质实质缺损，未暴露牙髓。

冠折露髓：牙釉质和牙本质折断且牙髓暴露。

简单冠根折：牙体组织折断包括牙釉质、牙本质和牙骨质，但未暴露牙髓。

复杂冠根折：牙体组织折断包括牙釉质、牙本质和牙骨质，且暴露牙髓。

根折：牙根部牙本质、牙骨质折断，伴有牙髓受损。

在上述分类中，又把牙釉质折断和牙釉质-牙本质折断统称为简单冠折，冠折露髓称为复杂冠折。

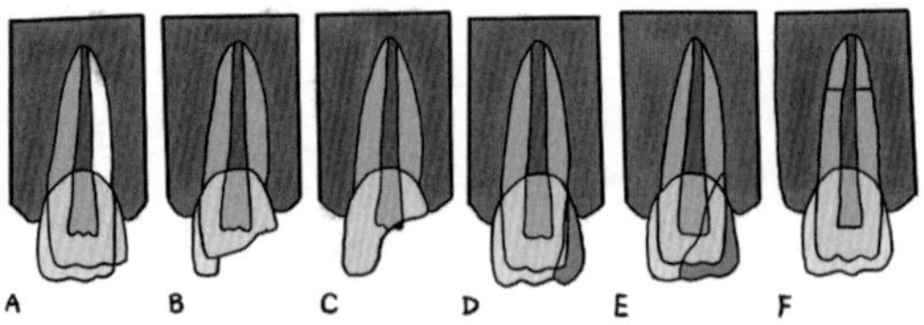

图8-11　牙体硬组织和牙髓组织损伤示意图

A.牙釉质折断；B.牙釉质-牙本质折断；C.冠折露髓；D.简单冠根折；E.复杂冠根折；F.根折。

2. 牙周组织损伤

牙齿震荡：单纯牙齿支持组织损伤，牙齿无异常松动或移位。有明显叩诊不适。

亚脱位：牙周支持组织损伤，牙齿明显松动，但没有位置改变。

部分脱出：牙齿从牙槽窝向牙冠方向部分脱出。

侧方移位：牙齿沿牙长轴侧向移位伴有牙槽骨折断或裂纹。

嵌入：牙齿向牙槽骨方向移位，同时造成牙槽骨损伤。

全脱出：牙齿从牙槽窝中完全脱出。

3. 支持骨组织损伤

牙槽窝粉碎性骨折：牙槽窝受压粉碎。常见于牙齿楔入和侧方脱位。

牙槽窝壁折断：折断局限于牙槽窝壁或口内侧壁。

牙槽突骨折：牙槽突折断，可波及或不波及牙槽窝。

颌骨骨折：下颌骨或上颌骨基骨折断，常波及牙槽突（颌骨骨折），折断可波及或不波及牙槽窝。

（二）儿童前牙和支持组织损伤的临床检查

1. 病史的采集

由于外伤患者常涉及日后的保险赔付、责任赔偿等法律问题，在病史采集前应清楚记录患者的姓名、年龄、性别，以及陪同监护人与患儿关系，联系方式。在采集牙外伤信息前，应首先确认全身状况，例如，有无头晕、恶心、呕吐和短暂意识丧失，有无胸闷气憋、腹痛，肢体活动是否自如等。如发现有颅脑损伤和严重的肢体骨折等全身损伤，应暂缓口腔科诊治，首先救治危及生命的全身损伤。

口腔情况采集时，需要弄清以下几点：外伤是什么时候发生的？外伤是在哪儿发生的？外伤是如何发生的？是否经过初步处理？是否有过牙外伤史？

在询问中还要注意患儿的自觉症状，如有无自发痛、冷热刺激痛、咀嚼痛、牙齿移位等。

2. 临床检查

即刻临床检查，应从视诊、触诊、叩诊等方面对患者进行全面检查。口腔检查之前，应该观察患者的全身情况，是否“神清合作步入诊室”，面部其他组织有否严重损伤、变形和活动性出血，对于面部污染严重的患者，应首先用清水或生理盐水清洁面部，看清患者真实面部，排除口腔以外其他组织的严重损伤后，再进行口腔检查。

（1）牙齿的完整性和颜色：检查牙冠的完整性，如有折断，应确认折断部位、范围、程度和有无露髓，在高度怀疑露髓或已露髓时，不要探查露髓孔，以避免不必要的疼痛。外伤即刻牙齿可变为粉红色或红色，提示有牙髓出血。

（2）牙龈和口腔软组织：有无龈沟溢血、牙龈和口腔软组织撕裂和活动性出血，有无口腔软组织穿通伤，伤口污染程度等。

（3）牙齿位置：如有牙齿位置改变，应确认牙齿移动的方向和程度，是否伴发牙槽骨骨折和骨片缺损、移位，是否存在咬合创伤。年轻恒牙未完全萌出时，应向患儿和家长求证外伤前牙齿的位置，以帮助判断。

（4）叩诊和牙齿动度检查：其对牙周组织损伤程度的判断很有意义，但检查中应注意，由于儿童在外伤后常处于紧张状态，有时不能提供可靠的表述，检查者需细心观察儿童的行为和表情，对儿童的反馈进行甄别判断。在检查操作时动作要轻柔，特别是怀疑该牙有叩痛时更要注意。由于乳牙和年轻恒牙的生理动度偏大，且个体差异较大，在牙齿动度检查时，应注意与健康的对照牙相比较再下结论。

（5）牙髓活力测试：一般可分为牙髓温度测试和牙髓电活力测试。乳牙和年轻恒牙的根尖孔处于开放状态，不能形成根尖部的高电阻回路，所以，牙髓电活力测试一般不适于乳牙和年轻恒牙。另外，牙髓温度测试也不适合学龄前儿童和非合作儿童，易造成烫伤。由于外伤即刻可能存在牙髓休克状态，此时牙髓活力测试无反应，结果出现假阴性；患儿情绪不稳定，也可能会影响对牙髓测验的反应。

（6）检查咬合：特别是牙尖交错𬌗时是否存在咬合创伤。

（7）影像学检查：根尖片是常用的牙外伤检查手段。外伤即刻X线片检查应主要观察：①牙根有无折断；②牙周间隙有无改变、是否存在牙槽骨折断；③年轻恒牙应观察牙根发育情况；④乳牙应观察外伤牙下方继承恒牙牙胚情况；⑤邻牙情况；⑥是否存在陈旧性外伤，牙根有无吸收及吸收方式。

（三）儿童恒前牙外伤的诊治

1.牙釉质裂纹和冠折

（1）临床表现。

牙釉质裂纹：牙冠仅有牙釉质裂纹，没有缺损。采用平行光由切缘平行牙长轴照明，或由舌侧透照，可见暗裂纹，在体视镜下斜射光照明可见清晰的明显裂纹。单纯牙釉质裂纹患者可没有不适症状，但常合并有轻重不等的牙周和牙髓损伤，检查时应注意牙齿有无叩痛或松动度改变。

牙釉质折断：单纯牙釉质折断主要是硬物直接打击牙冠造成。折断多发生在切角或切缘，没有暴露牙本质。一般无自觉症状，有时粗糙断面会磨破唇舌黏膜。临床检查时应注意判断牙釉质周围有无裂纹，裂纹微细或是粉碎性裂纹，呈水平方向或垂直方向。

牙釉质-牙本质折断：当牙釉质折断牙本质暴露或牙釉质、牙本质同时折断时，常出现冷热刺激痛，疼痛程度与牙本质暴露的面积和牙齿发育程度有关。有些患儿因缺损不大，症状不重而被忽视，由于年轻恒牙的牙本质较薄，缺损离髓腔近时，外界刺激会通过牙本质小管传入牙髓。注意探诊时不要用力，以免穿透牙本质暴露牙髓。

冠折露髓（复杂冠折）：冠折牙髓暴露时，临床症状较明显，可有明显的触疼，不敢用舌舔牙齿，也可有冷热刺激痛。

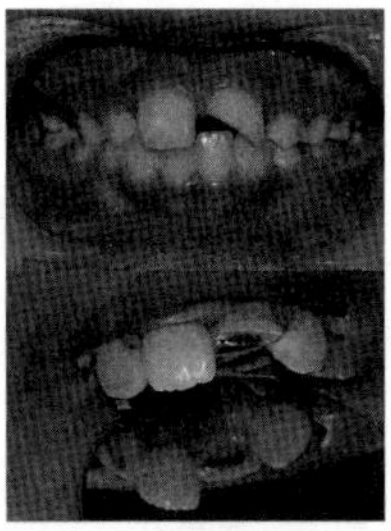

图8-12　简单冠折和21牙复杂冠折（程娟医师供图）

（2）治疗原则。

牙釉质裂纹：单纯牙釉质裂纹预后较好，常不需特殊处理。对深的牙釉质裂纹，可涂以无刺激性的保护涂料或复合树脂黏接剂。

简单冠折牙釉质折断和牙釉质—牙本质折断：简单冠折的主要治疗是恢复牙齿外形，常采用即刻光固化复合树脂修复的方法。仅有少许牙釉质缺损且不太影响美观的牙齿，可少许调磨断端至光滑无异物感即可。当牙本质暴露时，无论牙本质外露面积多少，都应封闭牙本质断面，保护牙髓。年轻恒牙冠缺损后及时修复外形，避免牙齿丧失应有的三维间隙。

复杂冠折：年轻恒牙冠折露髓后应尽可能保存活髓。若露髓孔不大（1mm以内）且外伤时间短（1～2小时内），可行直接盖髓治疗。牙髓切断术或部分牙髓切断术是治疗年轻恒牙外伤露髓的首选方法。若露髓时间过长，牙髓弥漫性感染，甚至坏死时，应去除感染牙髓。治疗中应注意尽可能多地保存活的根髓和（或）根尖牙乳头，可行根尖诱导成形术或根尖屏障术。复查时要注意观察是否有髓腔钙化的迹象，必要时做根管治疗。

通常情况下，冠折露髓后牙体组织缺失较多，为保持外伤牙的三维间隙及美观要求。常用断冠黏接术，但是它是一种过渡性的修复方法，待患者成年后常需改用其他的永久性修复方法。

2.冠根折

在牙冠、牙根部均有缺损时称为冠根折断。冠根折断根据是否有牙髓暴露，临床上分为简单冠根折断和复杂冠根折断。

简单冠根折未造成牙髓外露，表现为牙冠向单侧斜行的牙釉质-牙本质-牙骨质折断，达到根部的一侧，断端常在舌侧龈下2～3mm，也可在近中或远中侧，唇侧少见，可伴有牙龈撕裂、龈沟溢血。多发生在正在萌出中的牙齿。

简单冠根折的病例，由于其断端常在龈下1～2mm，可通过排龈止血，进行光固化复合树脂修复，亦可根据断端情况施行断冠黏接术。

复杂冠根折为牙釉质-牙本质-牙骨质联合折断，并造成牙髓外露。可分为横折和纵劈，横折是近远中方向，较多见，牙冠唇侧龈缘上2～3mm处有一近远中向横折线，有时牙冠唇侧部分已松动下垂，而舌侧仍与根面或牙龈相连。纵劈是折断线自切缘斜向根方，折断线常只有一条，有时可有2条以上。冠根折断线多为斜线，特别是折断线在唇侧牙冠部为近远中向斜向舌侧牙根方向的冠根折断，X线片需多角度投照并结合临床症状进行诊断。

复杂冠根折，由于此类损伤严重，治疗复杂，需慎重处理。通常有以下步骤。

（1）急诊应急处理。在没有条件进行详细检查前，可先将折断部分用复合树脂和邻牙一起固定，使患牙处于相对稳定状态。

对于断冠已脱离口腔的病例，年轻恒牙需直接盖髓防止根髓污染，发育成熟的牙可直接拔髓后封闭髓腔防止污染，并尽快到有条件的医疗机构进行进一步治疗。

（2）评估残留牙根可用价值，可否行永久修复，必要时联合口腔修复、口腔正畸等专科的会诊。

（3）对需要保留的牙齿施行系列治疗，为成年后永久修复创造条件。

（4）对于不能用在永久修复的牙根，根据儿童生长发育情况、口颌情况决定是否拔除，及拔除时间和相应的间隙保持措施。

保留复杂性冠根折的牙齿治疗方法有如下几种。

（1）断冠黏接术：适用于折断线最低点在牙槽嵴顶之上。

直接黏接法：在牙冠断端松动在Ⅱ度以内并没有错位，一侧断端在龈上可见（常为唇侧）时，把龈上断端用光固化流动树脂进行黏接。局麻醉彻底揭顶，行根管治疗术或部分根髓切断术。把根管上端1/2～2/3部分清理干净，选择合适的纤维桩，最好跨越唇舌侧根折线2～3mm，使用黏接剂把纤维桩牢固地粘在根内，并用光固化复合树脂填充髓腔与桩头间的空隙，修复断端。再把另一侧原来用光固化流动树脂黏接的部分磨开，并制备固位槽，光固化复合树脂修复断端。此方法操作简单，术中断端出血少，易操作，但由于没有取下断端，在近远中面和龈下断端存在未黏接的盲区。

间接黏接法：在牙冠断端极度松动并错位，或不易直接黏接者，应在局麻下取下断冠，对牙根行根管治疗术或部分根髓切断术。把根管上端1/2～2/3部分清理干净，选择合适的纤维桩，最好跨越唇舌侧根折线2～3mm；在断冠的髓腔部制备可容纳桩头的固位形，调整桩和断冠，复位断冠。使用黏接剂把纤维桩牢固地粘在根内，清理根面，充分止血，必要时使用高频电刀止血和结合牙龈翻瓣术暴露根面断端，用光固化复合树脂填充髓腔与桩头间的空隙，修复断端。此法操作难度大，术中止血是成功的关键。

两者都无法完全避免黏接材料外溢进入牙周组织，加上黏接材料性能所限，断冠黏接术是一种过渡性修复方法，待患者成年后需行永久修复。

（2）根管治疗-正畸联合根牵引术：适用于折断线最低点低于牙槽嵴顶，残留有效牙根可支持桩冠修复。

局麻下取下断冠，对牙根行根管治疗术。如果折断断端均在龈下，需在根管治疗时在根内预埋牵引钩，为正畸牵引做好准备。在经根管治疗无叩痛和牙根异常动度后的2～3个月开始正畸根牵引。牵引方向沿牙体长轴，力量轻柔。应每月拍摄X线片，观察是否有根吸收。牵引到位后需保持3个月以上，以维持牵引效果的稳定性。

年轻恒牙建议待牙根完全形成并完成根管治疗术后再做正畸根牵引，之前需做好牙齿三维间隙的保持。另外应该注意的是，对于有隐性复杂性根折的牙齿，外伤当时的X线片上可能看不出隐性根折线，根牵引中隐性根折线会显露出来，使治疗失败。

（3）冠延长术仅适用于手术不影响外形美观的发育成熟的恒牙。

一般只用这种方法就可暴露腭侧的断面。如果断端太深，可配合根管—正畸联合牵引术治疗后，再行冠延长术。

局麻后去除牙冠断片，行龈切除术和去骨术，去骨控制在骨断面2mm处，使龈下断面变为龈上断面。根管治疗结束后，行桩核冠修复。年轻恒牙可待牙根发育完成，并完成根管治疗术后再考虑此治疗方法。

3.根折

根折按部位分为：根尖1/3、根中1/3、近冠1/3。

根折主要症状可有牙齿松动、咬合痛和叩痛，有时牙冠稍显伸长，常伴发咬合创伤。越近冠方的根折，症状越明显；近根尖1/3部位的根折，症状较轻或不明显。

X线片是诊断根折的主要依据。由于根折线显像变化较多，上颌前牙部位重叠影像亦较复杂，常有误诊和漏诊的可能。需结合临床症状进行诊断，应变换投照角度多次拍摄，或拍摄CBCT。

使断端复位并固定患牙，消除咬合创伤，关注牙髓状态。根折后一般需弹性固定4周，如果折断线靠近冠方，应延长固定时间，一般不长于4个月。

（1）近冠1/3根折。预后较差，若残留牙根长度和强度不足以支持桩冠修复，需要拔除该牙，进行义齿修复。若考虑成年后种植修复，可对残留牙根行根管治疗，保留无感染的牙根于牙槽骨内，避免过早地发生牙槽骨塌陷，待牙龈组织愈合后暂时行覆盖义齿修复，维持牙齿三维间隙，为成年后的种植修复创造好的条件。

对可利用桩冠修复的残留牙根，可在根管治疗术联合正畸根牵引术，或辅以冠延长术后进行桩冠修复。

（2）根中1/3根折。患牙如有错位，局麻下先行复位并固定患牙。固定后可利用调𬌗或全牙列𬌗垫消除咬合创伤。根中1/3折断的牙齿需固定1～4个月，固定应为弹性固定，以保持牙齿一定的生理动度。

定期复诊进行X线片检查断端愈合情况，观察牙髓状态。检查若发现牙髓已发生坏死，应进行根管治疗。仅对根折线冠方的牙根进行根管治疗，根尖部分的牙髓由于有根尖血运，常保持正常活力。一般根中1/3根折的牙齿预后较差。当牙髓坏死未及时治疗，易发生沿着根折线周围的感染及根尖周炎，常由于根折断端错位，无法进行完善根管治疗，感染无法有效控制。折断线处根内外吸收和牙槽骨吸收是导致治疗失败的主要原因。

（3）根尖1/3根折。

预后较好。如几乎不松动，又无明显咬合创伤，可以不用固定等处理，只需嘱患儿忌用患牙咀嚼，定期追踪复查。如有明显松动并伴有咬合创伤时，应对患牙进行弹性固定4周，定期观察牙髓、牙周组织状态和断面愈合情况。如发现根尖出现病变或牙髓钙化，可在做根管治疗后行根尖切除术和根尖倒充填术。

根尖1/3折断的牙齿常见的转归是：临床检查无松动和叩痛，牙髓活力基本正常。折断处接近根尖时，根尖断端可被吸收，X线片上改建后的根尖较圆钝，但牙周膜间隙均匀。

4.牙齿脱位性损伤

（1）牙齿震荡和亚脱位。牙齿震荡是单纯牙齿支持组织损伤，患者自觉牙齿酸痛，上下牙咬合时有不适感，临床检查时牙齿无异常松动或移位，只有叩痛或不适。X线片显示根尖周无异常。

亚脱位亦是牙周支持组织损伤，患者自觉牙齿松动，上下牙咬合时可有痛感，临床检查时牙齿有明显松动，但没有牙齿位置改变；可有叩痛，龈沟渗血。X线片显示根尖周无异常或牙周间隙稍增宽。

牙齿震荡和亚脱位预后良好，在没有咬合创伤时，可不做特殊处理，但要嘱患者忌用患牙咬硬物2周左右，并定期复查，临床观察牙髓组织转归。可出现牙髓坏死或牙髓钙化，常发生在外伤后3～6个月，故外伤后观察期应在6个月以上，并拍摄X线片，观察牙周间隙变化和髓腔宽度和密度变化，辅助诊断牙髓状态。当存在咬合创伤时，应使用全牙列𬌗垫或少量调𬌗的方法消除创伤。

（2）部分脱出、侧方移位和挫入。牙齿在牙槽窝内发生了明显的位置变化，属于移位性损伤。

部分脱出时牙齿部分脱出牙槽窝，明显伸长；侧方移位时牙齿发生唇舌向或近远中向移位。上述两种常伴牙齿的明显松动和叩痛，存在牙周膜撕裂，有时还伴有龈沟溢血或牙龈淤血。挫入的牙比邻牙短，常不松动，可有叩痛，牙龈可有淤血样改变。X线片检查是诊断的关键手段。

X线片显示挫入的牙齿，根尖区牙周间隙变小或消失；部分脱出的牙齿，根尖区牙周间隙增宽。侧方移位的牙齿可表现为近远中两侧牙周间隙不对称，一侧减小，另一侧增宽。但当牙齿唇舌向移位时，普通的根尖片上可看不出变化，必要时需配合拍摄CBCT诊断。对于挫入和侧方移位的牙齿，常伴有牙槽窝骨折。

部分脱出和侧方移位：及时复位并固定牙齿，同时消除咬合创伤，严密观察牙髓状态的转归。局麻下复位，手法应轻柔，避免二次损伤。复位时要注意顺序，对于侧方移位的牙，首先解除唇腭侧根尖锁结，然后向根方复位。部分脱出牙复位后需弹性固定2周左右，侧方移位的牙齿常伴有牙槽突骨折，需弹性固定4周，同时消除殆干扰。

外伤牙的固定：钢丝+树脂夹板固定，即用0.4～0.6mm的钢丝，按照牙弓形态制成唇弓，再用全酸蚀技术+复合树脂将唇弓黏接到牙面上。

固定单位是1颗外伤牙+两侧各1颗正常邻牙构成的3颗牙固定单位。如果邻牙是刚刚萌出的年轻恒牙，或牙体较小的乳牙，需要增加支抗牙数，甚至利用磨牙固定。

全牙列殆垫（图8–13）：消除咬合创伤的同时，对外伤牙也有一定限度的固定作用。临床上制取印模时，对极其松动的牙齿，应先行固定后再取印模，避免造成医源性损伤。应佩戴至外伤牙基本不松动，牙尖交错位时没有异常动度。

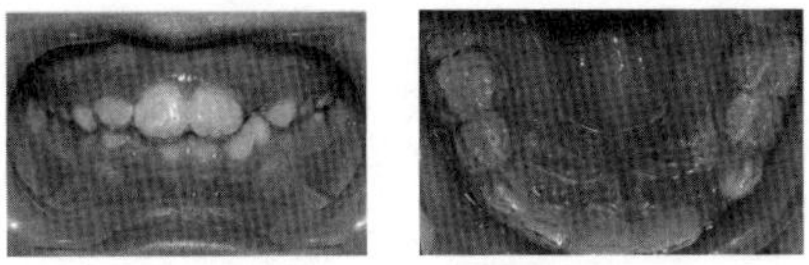

图8–13　殆垫

挫入：应视挫入的程度、患儿的年龄和牙齿发育的程度区别对待（表8–6）。

表8–6　不同牙齿发育阶段中挫入牙处置方法的选择（IADT2012年推荐版）

牙根发育	挫入程度	复位方法		
		观察再萌出	正畸牵引	外科复位
未完成	＜7mm	√		
	＞7mm		√	√
完成	＜3mm	√		
	3~7mm		√	√
	＞7mm			√

对于年轻恒牙不宜将牙拉出复位，可观察牙齿自行再萌出。观察2～4周，若4周左右仍没有再萌出迹象，牙齿生理动度降低者应及时采取正畸牵引的方法，用轻柔的力量将该牙拉出，避免发生牙齿固连。对于挫入较多的牙（7mm以上），可考虑正畸牵引复位或使用拔牙钳即刻钳出挫入的部分，复位固定。

对于牙根发育成熟的挫入牙齿，挫入较少时，可以观察其再萌出，如果没有再萌出迹象，应在发生牙齿固连前，采用正畸牵引的方法，使该牙复位；对于挫入较多的牙（7mm以上），可用拔牙钳即刻钳出挫入的部分，复位固定。

对于移位严重的牙齿，复位固定治疗后，可发生牙髓坏死、牙根外吸收或替代性吸收。X线片上出现根外吸收或替代性吸收时，可考虑摘除牙髓，用氢氧化钙类药物充填根管，治疗根吸收。

5.全脱出

牙齿受外力完全脱出牙槽骨称为牙齿完全脱出，牙齿全脱出的治疗方法是牙再植术。

（1）牙再植术。牙再植贵在即刻，如果在事发现场，可迅速捡起脱落的牙齿，拿着牙冠部，用自来水简单冲洗，直接将牙齿放入牙槽窝，嘱患儿小心地合上嘴，带患儿到医院就诊。应在询问病史的过程中，迅速把离体牙转移到合适的保存介质中，再进行临床检查。

病史的采集：除常规采集牙齿外伤病史外，应着重询问牙齿外伤的时间、离体牙保存的情况、是否曾触及牙齿根面等。

临床检查：除常规牙齿外伤临床检查外，应着重检查牙槽窝的完整性，有无牙槽窝骨壁骨折和骨壁缺损。此外，还应检查离体牙情况：离体牙保存状态、是否完整、污染程度、牙根发育程度等。

离体牙处理：用手或上颌前牙钳夹住牙冠，用冲洗器放生理盐水冲洗牙根表面的污染物，如果污物附着在根面上不易冲洗掉，可用小棉球蘸生理盐水小心轻柔地把污物蘸掉，但注意不要损伤牙周膜。把清洗干净的牙齿放在生理盐水，最好是Hanks平衡盐溶液（HBSS）中待用。

牙再植术的步骤：局麻下，用镊子小心清理牙槽窝内的血凝块，但不要搔刮牙槽窝，以免残存的牙周膜。生理盐水冲洗牙槽窝。如果存在牙槽窝骨折并移位，可轻柔手法复位。对严重牙龈撕裂者应首先缝合。手持离体牙冠部，用最小的力把患牙放回牙槽窝。如遇到阻力，应将牙齿放回生理盐水中，检查牙槽窝是否有骨折，牙槽窝骨折最常造成再植困难。发现的折断骨片通常用插入平头器械（如直牙挺）予以复位，并修整牙槽窝形态，再植入患牙。检查牙尖交错𬌗有无早接触，对于存在明显早接触者需使用全牙列𬌗垫。使用弹性固定方法，如钢丝+树脂夹板固定，对再植牙弹性固定7～10天。急诊条件下，也可在局麻下用缝线从腭侧穿龈经过患牙切缘，与唇侧牙龈缝合固定。转到门诊后再行其他方法固定。

全身用药：术后应常规全身使用抗生素以减少感染及牙根吸收。四环素或多西环素是首选的全身应用抗生素，对12岁以下儿童使用甲基青霉素或阿莫西林以避免造成牙齿变色。如果全脱出牙受到土壤污染，应建议患者注射破伤风类毒素疫苗。

定期复查：再植牙应长期观察，通过拍X线片和临床检查，观察牙齿预后，待第一疗程治疗结束后，每2～3个月进行复查。半年后可根据情况每3个月或6个月进行复查。

再植牙的牙髓处理：对牙根完全形成的牙齿，在再植牙后2周内（常在拆除固定之前）进行牙髓摘除术。为预防根吸收，使用氢氧化钙类材料暂充根管1个月左右，之后再使用常规材料进行根管充填。

一般来说，牙根发育在NOLLA分类VⅢ以上时，建议实施根尖诱导成形术；对更加“年轻”的恒牙可试保留牙髓，密切观察牙髓的活力。

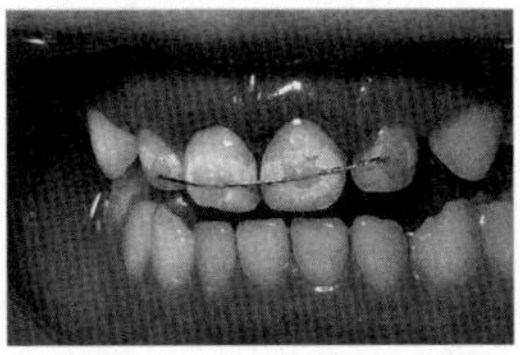

图8-14　钢丝+树脂夹板固定术（王阅春医师供图）

（2）再植牙的愈合方式。有牙周膜愈合、表面吸收愈合、牙齿固连或称替代性吸收及炎性吸收。

（3）影响再植术成功的因素。

再植时间：牙齿脱出牙槽窝时间越短，成功率越高，15～30分钟之内再植成功率较高。迅速再植是指5分钟内，如果再植延迟8分钟以上，发生牙周膜愈合的可能性会降低50%，30分钟以上的延迟，发生牙周膜愈合的机会极低。

离体牙的保存：湿润保存，最理想的保存介质是Hanks平衡盐溶液（HBSS）和Via Span，但通常难以在事故地点获得。也可以用生理盐水和牛奶（最好是4℃左右）及唾液来替代。牙齿是否污染也是影响再植牙成功的因素，牙根未受到污染时，牙周膜愈合的发生率显著增高。

正确的再植术：操作也是影响再植术成功的重要因素　再植术中固定的方式（弹性固定）和时间也可影响愈合方式。国际牙齿外伤学会建议的固定时间是小于10天，超过6周将显著降低牙周膜愈合的发生率。及时摘除坏死的牙髓，用氢氧化钙类强碱性药物充填根管，可预防或减缓牙根吸收。

患者的年龄和牙根发育程度：Andrease发现再植牙牙根发育越成熟，发生牙周膜愈合的机会越小。

（四）儿童乳前牙外伤的诊治

1.诊治原则

应使乳牙外伤对继承恒牙生长发育的影响降到最低。

（1）乳牙牙根与继承恒牙牙胚间关系的密切程度。治疗时，应选择对恒牙影响最小的治疗手段。在急诊处理中，应尽量控制一次拔牙的数量，避免造成唇侧牙槽骨缺失，影响颌骨丰满度。若发现牙髓或根尖周组织感染的迹象，应及时处理，避免对恒牙牙胚造成不良影响。

（2）距替牙的时间。对接近替换的牙齿（如距替牙1～2年），可采取拔除的方法。对距替换时间较长的患牙，在不影响继承恒牙牙胚发育且患儿和家长能够配合治疗的情况下，可尽量采取保留牙齿的治疗方法。

（3）患儿的配合程度。年龄小且配合差的患儿应在镇静下治疗。

2.分类及治疗方法

（1）牙齿折断。

乳牙简单冠折：调磨牙冠尖锐边缘。有美观要求，或大面积牙本质外露或近髓的牙齿，可采取光固化复合树脂修复的方法。术后3个月、6个月复查，如果发现牙髓感染的症状，应及时行牙髓摘除术。

乳牙复杂冠折：露髓时间短（数日）时，可采取部分牙髓切断术或牙髓切断术；如果牙冠缺损大，不易修复者，或露髓时间长可采取牙髓摘除术。

乳牙冠根折：多数情况下需拔除。

乳牙根折：常发生在根中或根尖1/3。根尖1/3折断时，牙齿一般只有轻微松动，可嘱家长，让患儿避免使用患牙咬合2～3周，不做其他处理，根尖部断端常被生理性吸收，一般在术后3个月、6个月复查，如果发现牙髓感染的症状，应及时行牙髓摘除术；根中部折断时，冠方牙齿极度松动，应拔除冠部断端，避免误吸，根部断片可被生理性吸收，如果患儿配合良好且冠部断端没有严重移位，可考虑复位+钢丝树脂固定4周左右，但预后差。

（2）脱位性损伤和全脱出。

牙齿震荡和亚脱位：常不做临床治疗，嘱患儿勿咬坚硬物2周。注意维护口腔健康，避免牙龈炎症。4周、3个月、6个月复查，发现牙髓感染时及时行牙髓摘除术。

侧方移位和部分脱出：是否保留取决于该牙移位的程度和松动度。牙齿极度松动，移位严重，应拔除；未及时就诊，由于牙槽窝内血凝块已经开始机化而不能复位，应考虑拔除；就诊及时，移位不严重，可顺利复位的牙齿，可复位后钢丝+复合树脂固定10～14天，术后4周、3个月、6个月复查观察牙髓转归，若牙髓感染时及时行牙髓摘除术。

挫入：是否保留取决于挫入程度和牙根与恒牙牙胚的关系。挫入1/2以内，X线片显示未伤及恒牙牙胚，可不做处理，观察，待其自动再萌出，术后4周、3个月、6个月复查观察牙髓转归，发现牙髓感染时及时行牙髓摘除术；严重挫入，牙冠向唇侧移位，根向腭侧移位时，X线片检发现乳牙牙根与恒牙牙胚大部分重叠时，应及时拔除乳牙，一般在术后4周、6个月、1～2年复查，观察继承恒牙牙胚的发育情况。

脱出：乳前牙全脱出一般不再植。造成严重的牙槽窝骨折也可能影响恒牙牙胚的发育，故应警惕恒牙萌出和发育障碍。对幼年时发生乳牙全脱出的患儿，应在5岁左右拍摄X线片，检查继承恒牙牙胚的发育情况，如发现萌出异常倾向，可考虑择期干预助萌；对牙齿发育不良者，可在牙齿萌出后及时进行再矿化和修复治疗，避免继发龋和严重磨耗。

十一、儿童咬合诱导

（一）概念及意义

在牙齿发育时期，引导牙齿沿咬合的正常生理位置生长发育的方法，称为咬合诱导。

儿童经无牙期、乳牙萌出期、乳牙列期、混合牙列期至恒牙列期的过程中，利用其自身的生长发育趋势，对一切可能影响正常咬合关系建立的因素进行干预，同时对已出现的阻碍正常咬合建立的因素进行早期治疗，以诱导正常咬合关系的建立。

（二）儿童时期的间隙管理

儿童牙齿早失后，为了防止邻牙向缺隙部位倾斜和对颌牙伸长，应设计间隙保持器来保持早失牙齿的近远中和垂直间隙，保证继承恒牙的正常萌出。

1.间隙保持器的种类

（1）固定式。带环丝圈式、全冠丝圈式、舌弓式、Nance弓间隙保持器、远中导板。

（2）活动式。可摘式间隙保持器。

2.各类间隙保持器的优缺点

表8–7　各种间隙保持器的优缺点

间隙保持器	优点	缺点
固定式	不需取戴	无咀嚼功能
	维持近远中径可靠	垂直距离不能保持
活动式	维持近远中径、垂直距离可靠	不合作者效果差
	恢复咀嚼功能	
	美观、便于发音	
	预防口腔不良习惯	

3.各类间隙保持器的适应证

（1）带环丝圈式间隙保持器与全冠丝圈式间隙保持。在选择的基牙上装配带环（全冠），在缺失牙处通过弯制的金属丝来维持缺隙的近远中距离。适应证：单侧第一乳磨牙早失；第一恒磨牙萌出后，单侧第二乳磨牙早失；双侧各有单颗乳磨牙早失，用其他间隙保持器装置困难的病例。

（2）远中导板式间隙保持器适应证。适于第二乳磨牙早失、第一恒磨牙尚未萌出或萌出中。用第一乳磨牙作为基牙，戴入预成的或自制的合金全冠，冠的远中端焊接弯曲导板，插入牙槽窝内，远中导板贴合于未萌出的第一恒磨牙的近中面。

（3）舌弓式间隙保持器。在两侧第二乳磨牙或第一恒磨牙上固定带环，用不锈钢丝依牙弓形态弯制舌弓焊接于两侧带环的舌侧，以保持牙弓周长的下颌固定式间隙保持器。适应证（在两侧各有第二乳磨牙或第一恒磨牙为基牙时）为乳尖牙早失、多颗乳磨牙早失，特别是近期有个别继承恒牙即将萌出仍需保持牙弓长度者、患儿不能合作佩戴可摘式功能保持器。（图 8-15）

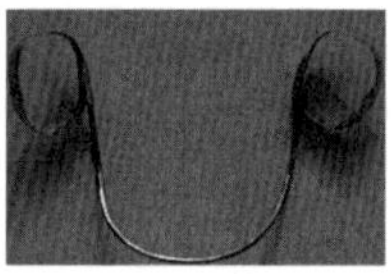

图 8-15　舌弓式间隙保持器（程娟医师供图）

（4）Nance 弓（腭托）式间隙保持器。与舌弓式间隙保持器的用途一致，用于上颌缺牙间隙的保持。

（5）可摘式间隙保持器。适用于乳磨牙缺失 2 颗以上者，或两侧乳磨牙缺失，或伴有前牙缺失。

（三）牙列发育期咬合紊乱的早期矫治

1.乳前牙反𬌗的治疗方法

（1）上颌颌垫舌簧矫治器。适用于多颗前牙反𬌗，上颌前牙牙轴舌向或直立，并有轻度间隙不足牙列不齐者。并要求有适当的固位基牙，且患儿可配合佩戴活动矫治器。

（2）下颌斜面导板。适用于反覆盖浅、反覆𬌗深、可退到对刃关系的乳牙反𬌗的固定矫治器。因戴入斜面导板时，后牙无接触，有升高后牙的作用，易形成前牙开𬌗，所以不适合反覆𬌗较浅的患儿。

（3）调磨乳尖牙。分次调磨乳尖牙牙尖，可以纠正乳前牙的反𬌗。调磨部位为上颌两侧乳尖牙牙尖和近中切缘以及下颌两侧乳尖牙牙尖和远中切缘（图 8-16）。通过调磨以解除咬合干扰，使下颌逐渐后退。注意分次调磨，避免出现牙本质过敏及牙髓炎症状。

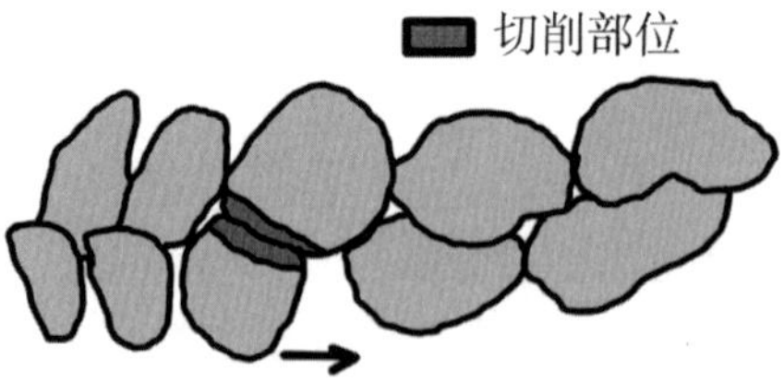

图 8-16　乳尖牙调磨部位示意图

（4）压舌板咬撬法。合作程度较高的儿童，个别前牙的反𬌗可利用较狭窄的木质压舌板进行纠正。

2.乳后牙反殆的治疗方法

乳牙列期后牙反殆多数伴有上颌牙弓狭窄，并且多数是双侧性狭窄，牙弓形态常常是对称的。

（1）螺旋扩大器式活动矫治器。用于单、双侧后牙反殆，上下颌牙弓狭窄的乳牙列、混合牙列和年轻恒牙列。对上下颌牙列进行扩弓。螺旋扩大器置于双侧基托中央，上颌位于软硬腭交界处。（图8-17）

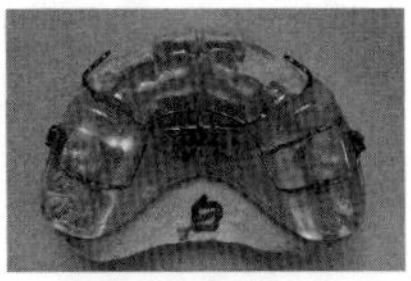

图8-17 螺旋扩大器式活动矫治器

（2）双分裂簧式活动矫治器。适应证同螺旋扩大器式活动矫治器。

（3）W腭弓矫治器。适用于双侧后牙反殆、上颌牙弓狭窄、患儿活动矫治器不能合作者。

3.混合牙列期反殆

可采用上颌殆垫式舌簧矫治器，上颌前方牵引矫治器也适用于混合牙列期反殆的治疗。

当后牙也存在反殆问题时，可采用四眼圈簧或快速螺旋弓扩大器扩大牙弓。混合牙列期骨性反殆患儿应与正畸医师商榷确定治疗计划。

4.牙列拥挤与顺序拔牙

（1）由额外牙造成的前牙拥挤，开窗助萌和治疗切牙扭转。

（2）牙弓长度不足造成牙列拥挤，乳尖牙拔除、拔除第一乳磨牙、拔除第一前磨牙。

5.口腔不良习惯的治疗

（1）吮指习惯。可在被吮吸的手指上涂抹一些对身体无害的苦味剂。年龄稍大儿童可佩戴唇挡矫治器。

由于吮拇指引起上颌前突、深覆盖等，可使用前庭盾以及唇挡丝、带环式腭托，有深覆殆倾向时可同时使用前牙平面导板。由于吮指习惯引起前牙开殆并有继发性吐舌习惯者，可使用带腭刺的上颌活动矫治器。

（2）吐舌习惯。带腭刺的上颌活动矫治器。

（3）异常唇习惯。咬唇习惯多发生在6～15岁。以咬下唇多见，女孩较男孩多见。可以诱导治疗：在下唇涂苦味剂或经常提醒患儿；前庭盾；添加唇挡丝的上颌活动矫治器或下颌唇挡矫治器可纠正咬下唇习惯。

（4）口呼吸。消除病因、快速扩弓、前庭盾。

（5）偏侧咀嚼。首先必须去除病因，治疗龋齿，缺牙应予修复或作功能性间隙保持器，错㕮畸形也应进行治疗。然后教患者加强废用侧的咬肌锻炼，使用该侧咀嚼。全口进行调磨，使其能咀嚼自如，鼓励患者交换使用两侧牙齿咀嚼。

（6）夜磨牙习惯。㕮的介入治疗和㕮重建途径，心理和行为学途径，其他方法如改善睡眠姿势、咀嚼肌按摩等。

第三节　口腔黏膜病学

一、复发性口腔溃疡

复发性口腔溃疡（recurrent oral ulcer，ROU）又称为复发性阿弗他溃疡（recurrent aphthous ulcer，RAU）或复发性阿弗他口炎（recurrent aphthous stomatitis），好发于角化程度较差（硬腭和牙龈等咀嚼黏膜极少发生）的部位，病因不明，临床表现为红、黄、凹、痛的圆形或椭圆形溃疡。病程具有周期性、复发性和自限性的特征，溃疡灼痛明显。

（一）病因

RAU病因目前尚不清楚，与该病有关的因素如下。

（1）免疫因素（细胞免疫为主）。

（2）遗传因素。

（3）系统性疾病因素：RAU与系统性疾病有关。

（4）感染因素：感染是否作为RAU的发病因素或RAU是否属于感染性疾病目前仍有争议。

（5）环境因素：RAU患者的行为类型、生活事件和工作环境引起的心理反应、食品添加剂和营养失衡以及生活节奏和生活习惯等环境和社会因素均与RAU的发生有一定的关系。

（6）维生素和微量元素：研究表明，维生素B1，B2，B6，B12及叶酸等摄入不足，或血清中缺锌、缺铁、高铜等均与RAU发生有一定的相关性。

（7）氧自由基、微循环障碍：与RAU发病有关。

（二）临床表现

一般表现为反复发作的圆形或椭圆形溃疡，具有“黄、红、凹、痛”的临床特征，即溃疡表面覆盖黄色假膜、周围有红晕带、中央凹陷、疼痛明显。溃疡的发作周期长短不一，可分为发作期（前驱期—溃疡期）、愈合期、间歇期，且具有不治自愈的自限性。根据临床特征，按Lehner's分类，RAU可分为3种类型（表8-8）。

表 8–8　复发性口腔溃疡的分类

病损名称	轻型口疮	重型口疮（又称腺周口疮、复发性坏死性黏膜腺周围炎）	疱疹型复发性阿弗他溃疡（口炎型口疮）
构成比	75%～85%	10%～15%	5%～10%
好发人群	多数患者初发为此类型	好发于青春期	多发于成年女性
好发部位	唇、舌、颊软腭等无角化或角化较差的黏膜	初始好发于口角，其后于腭舌弓、软硬腭交界处	与轻型相似
临床表现	圆形或椭圆形，直径 5～10mm。一般为 3～5 个，散在分布，10～14 天溃疡愈合	溃疡大而深，似“弹坑”，可深达黏膜下层腺体及腺周组织，直径可大于 1cm，通常是 1～2 个溃疡，疼痛最重	溃疡直径较小，约 2cm。溃疡数目多达十几个或几十个，散在分布，似“满天星”，溃疡可连成片。疼痛最重，唾液分泌增加
愈后有无瘢痕	无	可留瘢痕	无
有无全身症状	无	可伴有低热乏力等全身不适和溃疡局部区域的淋巴结肿痛，也可在愈合处复发。	常伴头痛、低热等全身不适、病损局部的淋巴结肿痛

（三）治疗

1. 目的

对症治疗，减轻疼痛，促进溃疡愈合，延长复发间隙期。

2. 原则

（1）寻找诱因及控制。

（2）优先局部治疗，主要是消炎，止痛，防止继发感染，促进愈合。

（3）全身用药的目的是对因治疗、减少复发、争取缓解。优先选择局部治疗，对于症状较重及复发频繁的患者，采用局部和全身联合用药。

（4）加强心理疏导，缓解紧张情绪。

3. 治疗方式

（1）局部用药。①消炎类药物：药膜类保护溃疡面、延长药物作用，软膏或凝胶类，含漱液、含片、散剂、超声雾化剂。②止痛类药物：包括利多卡因凝胶或喷剂、苯佐卡因凝胶、苄达明喷雾剂或含漱剂等。③促进愈合类药物：重组人表皮生长因子凝胶、外用溶液等。④局部封闭：持久不愈或疼痛明显的溃疡，可作溃疡黏膜下封闭注射。

（2）理疗。减少渗出，促进愈合。

（3）全身用药，对因治疗，减少复发，促进愈合。①糖皮质激素：包括泼尼松、地塞米松、泼尼松龙等。②免疫抑制剂：包括沙利度胺、硫唑嘌呤、环磷酰胺、秋水仙碱、氨甲蝶呤、环孢素、己酮可可碱等。③免疫增强剂：包括转移因子、胸腺素、丙种球蛋白等。

（4）中医药。

（5）物理治疗、心理治疗。

（6）依据RAU的疼痛程度、溃疡的复发频率、临床分型，可将RAU分为轻度、中度、重度，选择以下治疗方案。①轻度RAU：若溃疡复发次数少，疼痛可耐受，不需要药物治疗。或者以局部药物治疗为主。②中度RAU：在溃疡的前驱期（出现刺痛、肿胀）时，及时应用糖皮质激素终止其发展。优先选择局部治疗：局部应用糖皮质激素；局部镇痛制剂；局部抗炎制剂；对重型RAU，可行糖皮质激素病损局部黏膜下注射。③对于至少2次RAU发病史，且病史1年以上；溃疡每月发作1次以上，可全身短期应用糖皮质激素。④重度RAU：局部治疗同上。全身应用糖皮质激素、硫唑嘌呤或其他免疫抑制剂、沙利度胺等。对免疫功能低下者（结合患者全身情况及免疫学检查结果综合判断），可选用免疫增强剂。

（四）鉴别诊断（表8-9）

表8-9 溃疡性疾病鉴别诊断

病损名称	重型阿弗他溃疡	癌性溃疡	结核性溃疡	创伤性溃疡	坏死性涎腺化生
年龄性别	中青年	老年	中青年	不限	男性
好发部位	口腔后部	口腔黏膜危险区	唇、前庭沟牙槽黏膜	唇、颊、舌磨牙后区	硬腭、软硬腭交界
溃疡特征	深在，形状规则，边缘齐，无浸润性	深浅不一，边缘不齐，周围有浸润，质硬，底部菜花状	深在，形状不规则，周围轻度浸润，呈鼠噬状，底部肉芽组织	深浅不一，形状不规则，与损伤因素契合	深及骨面，边缘可隆起，底部肉芽组织
周期性复发	有	无	无	无	无
自限性	有	无	无	无	有
全身情况	较好	弱或恶病质	肺结核体征	好	弱或较好
病理	慢性炎症	细胞癌变	朗格汉斯巨细胞	慢性炎症	小涎腺坏死

二、口腔扁平苔藓

口腔扁平苔藓（oral lichen planus，OLP）是一种常见口腔黏膜慢性炎性疾病，患病率为0.5%～2%，是口腔黏膜病中仅次于复发性阿弗他溃疡的常见疾病。该病好发于中年，女性多于男性，多数患者有疼痛、粗糙不适等临床症状。皮肤及黏膜可单独或同时发病。约15%的口腔扁平苔藓患者伴有皮肤病损。虽然皮肤病损与口腔黏膜病损在临床表现上不同，但其病理表现非常相似。因口腔扁平苔藓长期糜烂病损有恶变倾向，恶变率为0.4%～12.5%，WHO将其列入口腔黏膜潜在恶性疾患（oral potential malignant disease）的范畴。

（一）病因和发病机制

OLP的病因和发病机制目前尚不明确。临床和基础研究结果显示，可能与多种致病因素有关，如免疫因素、精神因素、内分泌因素、感染因素、微循环障碍、遗传因素、系统性疾病以及口腔局部刺激因素等。其中，细胞介导的局部免疫应答紊乱在OLP的发生发展中具有重要作用。

1.免疫因素

OLP上皮固有层内有大量T淋巴细胞呈密集带状浸润是其典型病理表现之一，表明OLP与T淋巴细胞介导的免疫反应有关。目前将可能的发病机制分为两种：①抗原特异性机制，包括基底层角质细胞抗原呈递，抗原特异性CD8+细胞毒性T细胞（cytotoxic T cells，CTLs）的活化，以及CTLs针对基底层细胞的杀伤作用；②抗原非特异性机制，包括OLP病损区基质金属蛋白酶的活化等。

2.精神因素

心理因素在疾病的发生、发展过程中的作用越来越受到重视。研究表明，OLP的发生、发展与身心因素有密切关系。部分OLP患者有精神创伤史（如失业、亲属亡故、婚恋纠纷等），或有因生活压力过大导致心情不畅、情绪焦虑等。临床中常见因这种心理异常导致患者机体功能紊乱，促使OLP发病、病情加重，或反复发作、迁延不愈。对这类患者进行良好的沟通、心理辅导，鼓励其自我身心调节后，病情常可缓解，甚或痊愈。

3.内分泌因素

流行病学调查发现，中年女性OLP发病率较高。研究表明，女性OLP患者月经期及绝经期血浆雌二醇（E2）及睾酮（T）含量低于对照组，而男性OLP患者血浆中E2下降。同时在OLP组织切片中雌激素受体（ER）表达显著低于对照组。一些女性OLP患者在妊娠期间病情缓解，哺乳期过后月经恢复时，病损复发。

4.感染因素

病毒感染可能是致病因素之一，Lipschutz曾发现病损内有包涵体存在，并认为是病毒感染的证据。但有些学者在实验中未得到任何病毒感染的证据。有学者用PCR法检测发现OLP患者外周血中丙型肝炎RNA较对照组显著增高；Nader对1807例OLP患者及2519例对照的荟萃分析发现HCV感染与OLP高度相关，提示在OLP患者中筛查

HCV感染具有意义。也有学者发现OLP患者中HBsAg阳性率增高，提示HBV感染与OLP相关。

5.微循环障碍因素

研究发现OLP患者的唇、舌黏膜、舌菌状乳头、眼球结膜等血管微循环改变，包括微血管扩张、血流的流速减慢。OLP患者的红细胞电泳时间、全血比黏度、还原黏度、红细胞聚集指数均增高。说明微循环障碍及高黏血症与OLP有关。

6.遗传因素

曾在一个家庭中发现有数人发病；有些患者有家族史。有的学者发现OLP的HLA抗原的A3、BS、B8位点表达频度增高。近来国内有学者报告，OLP患者与HLA-DRl密切相关。有报道同卵双胞胎均出现表现相同的OLP，提示遗传倾向在OLP发病密切相关。

7.其他研究发现

糖尿病、肝炎、高血压、消化道功能紊乱与OLP发病有关。也有报道锌、碘、镁等微量元素的异常可能与OLP发病有关。

（二）临床表现

1.口腔黏膜病损

OLP病损为小丘疹连成的线状白色、灰白色花纹，类似皮肤损害的Wickham纹，属角化异常病损。白色花纹可组成网状、树枝状、环状或半环状等多种形状，也可表现为白色斑块状病损大多左右对称，可发生在口腔黏膜任何部位，包括舌、牙龈、前庭、唇、腭、口底等部位，以颊部最为多见（87.5%）。黏膜上多同时表现多样病损，相互交错，随着病情的变化，不同类型病损也可能相互转变。病损区黏膜可为正常，或发生充血、糜烂、溃疡、萎缩和水疱等。OLP病损在口腔黏膜消退后，黏膜上可留有色素沉着。

OLP患者自觉黏膜粗糙、木涩感、烧灼感，口干，偶有虫爬、痒感。遇辛辣、热、酸、咸味食物刺激时，病损局部敏感、灼痛。

根据病损形态特征分为以下6种类型。

（1）网纹型：灰白色花纹稍高隆起黏膜表面，交织成网状，多见于双颊、前庭沟、咽旁等部位。

（2）斑块型：斑块大小不一，多发生在舌背，为略显淡蓝色的白色斑块，形状不规则，类圆形或不规则形，微凹下，舌乳头萎缩致病损表面光滑。

（3）萎缩型：表现为上皮萎缩变薄，常伴充血性红色斑片及糜烂。

（4）水疱型：上皮与上皮下结缔组织分离形成水疱，呈透明或半透明状，可伴有网纹或斑块，水疱破溃后形成糜烂面。可发生在颊、唇、前庭沟及翼下颌韧带处。

（5）糜烂型：不规则糜烂面上覆盖淡黄色假膜，边缘充血发红。常伴有充血性红斑、白色网纹病损。

（6）丘疹型：呈灰白色丘疹斑点状，微隆起，周围常可见白色斑纹。多出现于舌背、颊黏膜。

目前临床中常根据病损是否有糜烂面，分为糜烂型和非糜烂型两种。

（1）非糜烂型：白色线纹间及病损周围黏膜正常，可有充血，但无糜烂。患者多无症状，或偶有刺激痛。黏膜上白色、灰白色线状花纹组成网状、环状、斑块、水疱多种病损。

（2）糜烂型：除白色病损外，线纹间及病损周围黏膜发生充血、糜烂、溃疡。患者有刺激痛，自发痛。常发生于颊、唇、前庭沟、磨牙后区、舌腹等部位。

2. 口腔黏膜不同部位OLP病损的表现特征

（1）舌部：多发生在舌前2/3区域，包括舌尖、舌背、舌缘及舌腹部。常表现为萎缩型、斑块型损害。舌背丝状及菌状乳头萎缩，上皮变薄，红亮光滑，常伴有糜烂。糜烂愈合后，形成缺乏乳头的平滑表面。舌背病损亦可呈灰白透蓝的丘疹斑点状，或圆形或椭圆形灰白色斑块状，常与舌背白斑病难以区别。舌缘及腹部充血糜烂病损并伴有自发性痛者，应注意观察并进行活体组织检查。

（2）唇部：下唇唇红多见，多为网状或环状白色条纹，病损累及部分唇红或波及整个唇红黏膜。但唇部OLP病损通常不会超出唇红缘而累及皮肤，该特征是与盘状红斑狼疮的鉴别要点。病损伴有秕糠状鳞屑，有时花纹模糊不清，用水涂擦后透明度增加，花纹较为清晰。唇红黏膜乳头层接近上皮表浅部分，基底层炎症水肿常导致水疱发生，黏膜糜烂、结痂。

（3）牙龈：萎缩、糜烂型多见，龈乳头及附着龈充血，周边可见白色花纹。龈表面常发生糜烂似上皮缺失，四周的白色细花纹可与良性黏膜类天疱疮相区别。

（4）腭部：较为少见，病损常位于硬腭龈缘附近，多由龈缘或缺牙区黏膜蔓延而来，中央萎缩发红，边缘色白隆起。软腭病损呈灰白色网状花纹，多局限于部分黏膜，亦可波及整个软腭，多无糜烂。

3. 皮肤病损

典型的皮损为扁平的多角形丘疹，呈紫红色，表面有细薄鳞屑，具有蜡样光泽，0.5～2cm大小，微高出皮肤表面，边界清楚。丘疹多发性，单个散布或排列成环状、线状和斑块状。四周皮肤可有色素减退、色素沉着或呈正常肤色。有的小丘疹可见点或浅的网状白色条纹，即为Wickham纹，将石蜡涂于丘疹表面并用放大镜观察，则Wickham纹更加清晰病损多左右对称，主要分布于四肢屈侧，尤其是踝部和腕部，但其他任何部位均可发生。在生殖器部黏膜的损害表现为白色丘疹或溃疡。患者感瘙痒，皮肤上可见抓痕。溃疡性损害可有疼痛。

发生在头皮时，破坏毛囊可致脱发。皮损痊愈后可遗留褐色色素沉着，或因色素减少而成为稍微萎缩的淡白色斑点。

4.指（趾）甲病损

常呈对称性，但十指（趾）甲同时罹患者并不多见。甲体变薄而无光泽，按压时有凹陷，有时在甲床显示红色针尖样小点，压诊疼痛。甲体表面可以表现为细鳞纵沟、点腺、切削面严重者形成纵裂。甲部损害一般无自觉症状，继发感染时可引起疼痛，严重的指（趾）甲损害可使甲体脱落，还可发生甲床溃疡坏死。

（三）诊断

一般根据病史及典型的口腔黏膜白色损害即可做出临床诊断，典型的皮肤或指（趾）甲损害可作为诊断依据之一。临床上常结合活体组织检查术、必要时辅以免疫病理等实验室检查进行确诊，这也有助于鉴别其他白色病变并排除上皮异常增生或恶性病变。

（四）鉴别诊断

OLP应与口腔苔藓样损害、移植物抗宿主病、盘状红斑狼疮、口腔白斑病、口腔红斑病等相鉴别。

1.口腔苔藓样损害（oral lickenoid lesion，OLL）

OLL是临床表现及组织病理与OLP相似的一类疾病，又称为口腔苔藓样反应。可分为药物性苔藓样损害、接触性苔藓样损害和移植物抗宿主反应性苔藓样损害。

造成药物性苔藓样损害的药物，如甲基多巴、氯喹、卡托普利等药物；接触性苔藓样损害多见于进行口腔治疗后，与充填修复体材料相对应的口腔黏膜出现放射状白色条纹或白色斑块类似OLP样病损；移植物抗宿主反应性苔藓样损害多见于进行骨髓移植后的患者。

OLL组织病理学通常表现为：固有层有混合性炎细胞浸润，除淋巴细胞外，尚有嗜酸性粒细胞和浆细胞，可累及固有层浅层和深层血管周围。棘细胞层变性、水肿，形成细胞凋亡和胶样小体，棘细胞层比较完整，无明显中断的基底细胞层。

目前鉴别诊断OLP与OLL主要依据临床标准及组织病理学标准两方面。当引起反应的药物停止使用，或去除引起病变处的充填物后，苔藓样损害就明显减轻或消失。临床上可通过“斑贴试验”确诊，并停止使用可疑药物或更换充填物进行试验性治疗。

2.移植物抗宿主病（graft versus host disease，GVHD）

CVHD同种移植物中所含免疫细胞（主要是T细胞）识别受者组织抗原并发动免疫攻击所致的疾病。GVHD是异基因造血干细胞移植（allogeneic hematopoietic stem cell transplantation，allo-HSCT）的常见并发症，是移植治疗相关死亡主要原因之一。少数实质器官如肝脏、小肠移植也可能产生GVHD。

GVHD根据发病时间，分为急性GVHD和慢性GVHD，其口腔表现如下：

①急性GVHD表现口腔表现为广泛黏膜炎、红斑或口腔溃疡，常伴有剧烈疼痛；②慢性GVHD表现颊黏膜、舌、唇等部位扁平苔藓样改变及角化性斑块，口周皮肤硬化可导致张口受限；唾液腺萎缩及功能障碍导致口干，常伴有真菌感染；还可出现黏液囊肿表现。

目前主要根据病史和临床表现与OLP鉴别。

3. 盘状红斑狼疮

4. 口腔白斑病

斑块型OLP与白斑病有时很难鉴别，特别是舌背部的病损。舌背部OLP病损灰白而透蓝色，舌乳头萎缩或部分舌乳头呈灰白色小斑块状突起，局部柔软，弹性张力基本正常。而舌白斑病为白色或白垩状斑块，粗糙稍硬，有时有沟纹或沟裂，病损不发生在单个或少数几个乳头。组织病理学检查对鉴别有重要意义。

5. 口腔红斑病

间杂型口腔红斑（红白间杂，即在红斑的基础上有散在白色斑点）有时与OLP很易混淆，常需依靠组织病理检查确诊。镜下红斑病上皮萎缩，角化层消失，棘细胞萎缩仅有2～3层，常有上皮异常增生或已是原位癌。对舌腹、舌缘、口底、口角区黏膜上的病损应提高警惕，注意鉴别。

6. 黏膜类天疱疮

黏膜类天疱疮OLP表现为糜烂、溃疡或疱时，缺少明显的白色条纹，易与天疱疮、黏膜类天疱疮相混淆。

天疱疮临床检查可见尼氏征阳性，镜下可见棘细胞层松解，上皮内疱形成，脱落细胞检查可见天疱疮细胞。免疫荧光检查上皮棘细胞周围有lgG为主的免疫球蛋白沉积，翠绿色荧光呈网格状。

黏膜类天疱疮上皮完整，棘层无松解，上皮下疱形成。免疫荧光检查类天疱疮基底膜处可见均匀细线状翠绿色荧光带，有助于鉴别。

7. 多形红斑

水疱型OLP有时与多形红斑类似，但多形红斑以唇红大面积糜烂，并覆有厚血痂为其特点，往往伴有发热等急性过程。多形红斑皮肤上出现红斑，红斑中心有小水疱，损害外观似“虹膜”或“靶环”。

8. 迷脂症

迷脂症属皮脂腺异位、错生，唇、颊黏膜多见。黏膜上有散在或成簇为团块状的、粟粒大小的淡黄色或黄白色斑疹或丘疹，表面光滑，触之柔软。迷脂症患者一般无自觉症状，往往无意中发现而就诊。组织病理表现为上皮固有层内可见小的、成熟的正常皮脂腺，腺体小叶包绕着自腺体中央一直伸向黏膜表面的皮脂腺导管。

（五）治疗

1.心理治疗

身心调节在治疗OLP中的作用，目前已越来越受到重视。应加强与患者的沟通，详细询问病史，了解其家庭、生活、工作状况，帮助其调整心理状态。对病损区无充血、糜烂，患者无明显自觉症状者，可在身心调节的情况下观察。一些患者可自愈。同时注意调节全身状况，如睡眠、月经状况、消化道情况，纠正高黏血症等。

2.局部治疗

（1）去除局部刺激因素，消除感染性炎症

（2）局部药物治疗。①糖皮质激素：0.05%氟轻松醋酸酯，0.05%氯倍他索凝胶局部应用安全性高，疗效好。发生于牙龈区的糜烂型扁平苔藓，可使用咬合夹板作为药物的载体。病损区基底部注射对糜烂溃疡型有较好疗效。选用醋酸泼尼松或曲安西龙、曲安奈德1～2mL加入等量2%利多卡因组成混悬液对病损区作黏膜下注射，7～10日1次。倍他米松（推荐剂量为黏膜下注射0.2mL/cm²，1次总量不超过2mL）加入等量2%利多卡因组成混悬液对病损区做黏膜下注射，每个月1次。②维A酸：0.1%维A酸软膏对于病损角化程度高的患者适用。可以避免系统使用的副作用：肝脏功能损害、唇炎、致畸性。③抗真菌药物：对迁延不愈的OLP，应注意有白色念珠菌感染可能，可使用制霉菌素含漱液或碳酸氢钠液含漱，亦可用制霉菌素药膜或糊剂局部涂抹。

3.全身治疗

（1）糖皮质激素：对急性大面积或多灶糜烂型OLP，可慎重考虑采用小剂量、短疗程方案。成人可选用口服泼尼松20～30mg/d，服用1～3周。

（2）免疫抑制剂：羟氯喹主要通过稳定溶酶体膜、抑制免疫等机制，产生抗炎、减少免疫复合物的形成、减轻组织和细胞损伤等作用。成人口服每次100～200mg，每天2次。较常见的不良反应有头昏、恶心呕吐、视野缩小、视网膜病变、耳鸣、白细胞减少，极少见的严重毒性反应有心律失常、心搏骤停、心源性脑缺血综合征，若不及时抢救可导致死亡。孕妇忌用。在用药期间，每3～6个月应做眼科检查1次。硫唑嘌呤或环磷酰胺用于个别对糖皮质激素不敏感的顽固病例。硫唑嘌呤（50mg/d）或环磷酰胺（50mg/d），每天口服。

（3）免疫增强剂：在口腔扁平苔藓的临床药物选择方面，还可根据患者自身的免疫状况适当选用口服免疫增强剂。临床常用的有胸腺肽肠溶片和转移因子等

（4）中成药：雷公藤有很强的抗炎作用，抑制体液免疫，对细胞免疫有双向调节作用。毒副作用主要为胃肠道反应；心肌、肾、肝损害；白细胞、血小板下降；男性精子数目下降、活力降低，女性闭经、月经紊乱等。成人口服雷公藤总苷片的剂量和疗程为0.5～1mg/（kg·d），2个月为1个疗程，可服用1～4个疗程。昆明山海棠片的

成人口服剂量为每次0.5g，每天3次。④其他：白芍总苷，具有抗炎和免疫调节功能，治疗OLP具有一定效果。成人口服每次0.6g，每天2～3次。

4.物理治疗

（1）光动力治疗：近期研究发现，对于糜烂型OLP，光动力治疗可促进口腔黏膜修复并具有抗菌效应，具有安全性高、无严重不良反应的优点。

（2）激光治疗：低剂量激光治疗对有疼痛症状OLP有效，可作为存在糖皮质激素治疗禁忌证时的替代疗法，避免了其继发的真菌感染等不良反应。

三、单纯疱疹

单纯疱疹（herpes simplex）是由单纯疱疹病毒（herpes simplex virus，HSV）所致的皮肤黏膜病。临床上以出现簇集性小水疱为特征，有自限性，易复发。

（一）病因

人初次感染HSV后大多无明显临床症状，隐性感染约占80%～90%，HSV在人体内不能产生永久免疫力，当机体遇到诱发因素如发热、寒冷、紫外线、创伤、感染、胃肠功能紊乱、妊娠、劳累、情绪等改变时，可使体内潜伏的病毒活化，病毒重新繁殖，疱疹复发。（表8-10）

表8-10 单纯疱疹病毒分类

	HSV-1（HHV-1）	HSV-2（HHV-2）
感染部位	口腔黏膜、咽、口周皮肤、面部、腰以上皮肤黏膜及神经系统的感染	主要为性传播，引起生殖器和生殖道感染。病毒也可通过胎盘或产道垂直传播
传播途径	HSV-1主要通过飞沫、唾液及疱疹液直接接触传播，也可以间接传播	HSV-2主要为性传播，引起生殖器和生殖道感染。病毒也可通过胎盘或产道垂直传播
潜伏部位	三叉神经节和颈上神经节，也可潜伏于泪腺及唾液腺内。	主要潜伏在骶神经节

（二）临床表现

1.原发性疱疹性龈口炎（又称急性疱疹性龈口炎）

由Ⅰ型单纯疱疹病毒引起的口腔病损，以幼儿和儿童比较多见，尤其是6个月至2岁的最常见，也可见于成人。按照病程发展过程可分为4个时期。（表8-11）

表8-11 急性疱疹性龈口炎的病程

前驱期	潜伏期为4～7天，出现发热、头痛、疲乏不适、全身肌肉疼痛，甚至咽喉肿痛等急性症状，下颌下和颈上淋巴结肿大，触痛。患儿流涎、拒食、烦躁不安。

续表

水疱期	经过1～3天后，口腔黏膜任何部位尤其是角化良好的部位均可发生成簇小水疱，似针头大小，水疱疱壁薄、透明，易溃，如有继发感染，可形成溃疡。
糜烂期	溃破后可形成大面积糜烂
愈合期	整个病程约需7～10天，糜烂或溃疡面逐渐缩小、愈合。

2.复发性疱疹性口炎（又称复发性唇疱疹）

原发性疱疹感染愈合以后，30%～50%的病例可能发生复发性损害。一般复发感染的部位在口唇或接近口唇处。（表8-12）

表8-12 复发性唇疱疹的疾病特征总结

复发部位	在口唇或接近口唇处
复发特征	损害总是以起疱开始，常为多个成簇的疱，单个的疱较少见；损害复发时，总是在原先发作过的位置，或邻近位置。
临床表现	前驱阶段，患者可感到轻微的疲乏与不适，病损区有刺激痛、灼痛、痒、张力增加等症状。约在10小时左右，出现水疱，周围发红。一般情况下，疱一般可持续24小时，随后破溃、糜烂、结痂。
病程时间	10天，继发感染可延缓愈合的过程，并使病损处出现小脓疱。
愈合表现	继发感染可延缓愈合的过程，并使病损处出现小脓疱。

（三）鉴别诊断

1.急性疱疹性龈口炎与疱疹型RAU鉴别（表8-13）

表8-13 急性疱疹性龈口炎与疱疹型RAU的鉴别要点总结

	急性疱疹性龈口炎	疱疹型RAU
发作情况	急性发作、全身反应较重	反复发作、全身反应较轻
好发年龄	婴幼儿	成人
病损特点	成簇聚集的小水疱，疱破后成为皮肤的损害，形状不规则糜烂面，黏膜充血明显；牙龈红肿	没有发疱史，散在的单个圆形或椭圆形溃疡，周围黏膜充血，表面有黄白色假膜；牙龈无红肿
皮肤损害	可伴有口周	无
好发位置	口腔黏膜各处，包括牙龈、上腭、舌、颊和唇黏膜	多发于口腔的无角化黏膜

2.三叉神经带状疱疹

（1）水疱较大，沿三叉神经的分叉排列成带状，不超过中线。

（2）任何年龄都可发生，愈后少复发。

3.手足口病

（1）柯萨奇病毒A16感染或肠道病毒EV71型感染引起。前驱症状有发热、困倦与局部淋巴结肿大。

（2）口腔黏膜、手掌、足底出现散在水疱、丘疹、斑疹，数量不等。

4.疱疹性咽峡炎

（1）柯萨奇病毒A4感染引起。前驱期症状和全身反应都较轻。

（2）病损只限于口腔后部，如软腭、悬雍垂、扁桃体处，不久溃破成溃疡，病程大约7天。

5.多形性红斑

（1）累及皮肤和黏膜，以靶形或虹膜状红斑为典型皮损的急性炎症性皮肤黏膜病。

（2）皮损为常对称分布于手背、足背、前臂。斑疹为水肿型红斑，可向周围扩展，中央变为暗紫红色，衬以鲜红色边缘，若中央水肿吸收凹陷成为盘状者，称“靶形红斑”。

（四）治疗原则

1.全身抗病毒治疗

（1）核苷类抗病毒药：目前抗HSV最有效的药物，主要有阿昔洛韦、伐昔洛韦、泛昔洛韦和更昔洛韦。

（2）广谱抗病毒药物：如利巴韦林。

2.局部治疗

可以消炎止痛、促进愈合，常用的有溶液、糊剂、散剂及含片。如：0.1%～0.2%葡萄糖酸氯己定溶液、聚维酮碘含漱液等含漱、3%阿昔洛韦软膏、1%喷昔洛韦乳膏或酞丁安乳膏

3.支持疗法

4.中西医治疗

（五）预防

预防原发性疱疹性龈口炎因接触单纯疱疹患者引起，单纯疱疹病毒可经口—呼吸道传播，也可通过皮肤、黏膜、眼角膜等疱疹病灶处传染。目前尚无理想的预防复发的方法，主要应消除导致复发的刺激因素。

四、白斑

口腔白斑病是发生于口腔黏膜上以白色为主的损害，不能擦去，也不能以临床和组织病理学的方法诊断为其他可定义的损害，属于癌前病变或潜在恶性疾患范畴，不包括吸烟、局部摩擦等局部因素去除后可以消退的单纯性过角化症。

（一）病因

口腔白斑的发病原因还不清楚，但已知与吸烟、饮酒、嚼槟榔、念珠菌感染和环

境中的有毒物质及致癌剂相关。口腔中的机械刺激、温度刺激、电流刺激或不良修复体也可诱发白斑。

（1）吸烟等理化刺激：吸烟与白斑发病关系密切。喜饮烈性酒、食用过烫或酸辣食物、嚼槟榔等局部理化刺激也与白斑有关。

（2）人乳头瘤病毒（HPV）感染。

（3）念珠菌感染。

（4）微量元素的缺乏，如锰（Mn）、锶（Sr）、钙（Ca）。

（5）微循环的改变：白斑与机体微循环状况有关。

（6）易感的遗传素质。

（7）脂溶性维生素缺失。

（二）临床表现

多好发于40岁以上的中老年男性，好发部位包括牙龈、颊黏膜咬合线区域和舌部。（表8-14）

表8-14　白斑分型

均质型	斑块型	白色、灰白色斑块，表面可有皲裂，平或稍高出黏膜，边界清楚，触之柔软，不粗糙或略粗糙。多无症状。
	皱纹纸型	多发于口底及舌腹，呈灰白色或白垩色，边界清楚，表面粗糙，触之柔软。患者除粗糙不适感外，可有刺激痛等症状。
非均质型	颗粒型	颊黏膜口角区多见。呈颗粒状凸起，黏膜表面不平整，病损间黏膜充血，似有小片状或点状糜烂，可有刺激痛。多数可查到白色念珠菌感染。
	疣状型	隆起，表面高低不平，伴有乳头状或毛刺状凸起，触诊微硬，基底无明显硬结。
	溃疡型	增厚的白色斑块上，有糜烂或溃疡，可有或无局部刺激因素。

（三）鉴别诊断

1.扁平苔藓与白斑的鉴别诊断（表8-15）

表8-15　扁平苔藓与白斑的鉴别诊断总结

病损名称	扁平苔藓	白斑
发病部位	常具有对称性	多为单一部位
病损颜色	珠光白色	白色或灰白色
病损形态	主要为白纹；在舌背可呈圆形或椭圆形斑块，但其周围仍有白纹	不规则斑块，边缘突起于黏膜表面
病损质地	弹性、质地无改变	弹性降低、质地改变

续表

病损名称		扁平苔藓	白斑
病理特点组织病理学	角化层	过度或不全，较薄	角化层较厚
	粒细胞、棘细胞层	棘细胞层增生轻或萎缩	粒层明显，棘层肥厚
	基底细胞液化增生	有	无
	基底膜界限	模糊	清晰
	上皮细胞下水疱	可见	不可见
	炎细胞浸润部位	固有层	固有层和黏膜下层
	分布	密集呈带状	散在
	组成	淋巴细胞为主	淋巴细胞与浆细胞
	上皮异常增生	偶见	多见

2. 白色水肿

一般无自觉症状，发生于双颊咬合线附近。呈灰白色或乳白色半透明斑膜，柔软无明显压痛，牵拉时变浅。

3. 异位皮脂腺

常见于颊部及唇部，偶尔也可出现在腭、龈、舌黏膜。是皮脂腺在黏膜上的异位，属于正常范围。表现为针头至粟粒大小的淡黄色小斑点及小的丘疹，可融合成片状或不规则的黄色斑块。触之有粗糙感。男性多于女性，儿童少见，随年龄增加更为明显。

4. 白色角化症

长期受到机械或化学因素的刺激而引起的黏膜白色角化斑块。临床表现为灰白色或白色的边界不清的斑块或斑片，不高于或微高于黏膜表面，平滑，柔软。除去刺激因素后，病损逐渐变薄，最后可完全消退。

5. 白色海绵状斑痣

又名白皱褶病，本病在出生时已经存在，但不明显，至青春期开始迅速发展，并逐渐保持稳定状态，但不随年龄的增长而加重。白皱褶病是少见的常染色体显性遗传疾病，除了口腔黏膜外，还可发生在鼻腔、肛门与外阴。损害呈灰白色或乳白色，表现为皱襞状、海绵状、鳞片状粗厚软性组织。触诊时，这些部位虽仍保持黏膜的柔性与弹性，但状如海绵。

6. 黏膜下纤维化

以颊、咽、软腭多见，初期为小水疱与溃疡，随后为淡白色斑纹，似云雾状，并可触及黏膜下纤维性条索，后期可出现舌运动及张口受限、吞咽困难等自觉症状。

7. 梅毒黏膜斑

Ⅱ期梅毒患者颊部黏膜可出现“梅毒斑”。初期为圆形或椭圆形红斑，周围可见乳白色边缘，逐步形成圆形或卵圆形灰白色黏膜斑。患者可同时伴有皮肤梅毒疹—玫瑰疹的出现。实验室检查，血浆反应素环状卡片快速试验（RPP）及螺旋体血凝素试验（TPHA）可确诊。

（四）治疗原则

目前无根治方法，主要疾病管理目标是缓解症状、监测和预防癌变。

（1）首先应去除可能的致病因素。对于小面积的病损可采用手术切除、激光、冷冻等方法去除。但术后必须定期复查。

（2）保守治疗白斑目前在临床普遍采用，主要是维生素A及其衍生物。

（3）对伴白色念珠菌感染的病损，可配合抗真菌治疗。

（4）对于危险区的均质型白斑，当除去可能的刺激因素及保守治疗3～6周后仍未见好转，可考虑手术治疗。

（5）白斑属于癌前病变，但白斑不一定就会癌变。有以下情况者有癌变倾向，应该定期随访。

（6）口腔白斑患者伴有以下情况者癌变倾向较大。①白斑的类型中，非均质型更易恶变。②病损位于：舌缘、舌腹、口底U形区、口底内侧三角形区、软腭复合体区。③病程较长者，越易恶变。④不吸烟者更易恶变。⑤女性恶变率高于男性。特别是不吸烟的年轻女性。⑥白斑面积大于200mm2。⑦与吸烟和念珠菌感染有关。伴有念珠菌感染的白斑更易恶变。

（7）白斑区发现溃疡或基底变硬、表面增厚显著时，或已证明具有癌前改变的损害，应及早予以手术切除。

（8）中医中药治疗。

（9）定期回访。

（五）预防

卫生宣教是口腔白斑早期预防的重点，应进行卫生宣传及必要的健康保健。

五、地图舌

地图舌（又称地图样舌、游走性舌炎、剥脱性舌炎）是一种浅层的慢性剥脱性舌炎，主要出现在舌背，有时也见于舌缘，舌腹、舌尖。病损的形态表现为圆形或椭圆形的红斑，可单个或多个，并能很快扩大或融合，融合后常类似地图的边界，故称地图舌。

任何年龄均可发生，但多见于儿童，成年人较少，无季节性，一般无自觉症状。

（一）病因

确切病因不明了，可能病因有关：免疫因素、遗传因素、过敏体质、精神压力、吸烟、内分泌因素及缺锌等，可伴发于其他疾病如沟纹舌、银屑病等。

（二）临床表现

（1）舌部为主，多好发于舌背、舌尖、舌缘部，病损多在舌前2/3，一般不越过人字沟。唇、颊、口底、牙龈也可见，常见特征为地图样口炎。

（2）特征：有中央区和周边区组成，中央区为丝状乳头萎缩呈片状剥脱，微凹陷，形成光滑的红色剥脱区为红斑区，周边区丝状乳头增厚，外有微隆起的白色边缘，或有多变的白色条纹，可有明显分界线。

（3）游走性。萎缩与修复同时发生，使病变位置及形态不断变化，可昼夜间发生明显的位置移动。地图舌往往有自限性。

（4）自我感觉症状。舌活动度及味觉正常。一般无自觉症状，有时舌背有烧灼感或刺激性痛。

（三）诊断与鉴别诊断

诊断以临床体征和症状为主要依据。需与以下疾病鉴别。

（1）舌部扁平苔藓。地图舌病损中央剥脱样光滑而周边区条带状损害较宽。

（2）红斑型念珠菌病。地图舌舌乳头萎缩区较大而周边区条带状损害不明显时需与红斑型念珠菌病鉴别。红斑型念珠菌病初始发生的舌乳头萎缩多在舌背中后份，逐渐发展到整个舌背，周边无明显高起的舌乳头。急性红斑型念珠菌病在舌背可有斑片状乳头萎缩，周边舌苔较厚。慢性红斑型念珠菌病，常发生于老年无牙患者全口义齿覆盖的黏膜区。病损区涂片可见念珠菌菌丝。

（四）治疗原则

该病预后良好，主要治疗目标：解释说明和心理疏导。

（1）一般不需特殊治疗，进行定期观察，积极纠正与地图舌有关的发病因素。

（2）消除不良刺激因素及口腔病灶。

（3）保持口腔卫生。

（4）病损的发作规律与药物、食物、消化不好有关，可以在医生的指导下做相应的治疗。

（5）有麻刺感和烧灼感的患者，可以用一些弱碱性含漱剂。

六、天疱疮

（一）临床表现

天疱疮可分为4型：寻常型、增殖型、落叶型和红斑型。口腔内常见的是寻常型天疱疮，增殖型也有发生。落叶型和红斑型口腔病损少见。

1.寻常型天疱疮（表8-16）

表8-16　寻常型天疱疮疾病特点总结

揭皮试验阳性	若将疱壁撕去或提取时，常连同邻近外观正常的黏膜一并无痛性地撕去，并遗留下一鲜红的创面。
棘层松解	若在糜烂面的边缘处将探针轻轻置入黏膜下方，可见探针无痛性伸入。
尼氏征阳性	手指侧向推压外表正常的皮肤或黏膜，即可迅速形成水疱；推赶水疱能使其在皮肤上移动。在口腔内，用舌舔及黏膜，可使外观正常的黏膜表层脱落或撕去。
病损特征	口腔糜烂面：不易愈合，甚至全身情况好转后，口内仍难以治愈。糜烂面易感染，继发感染。 皮肤病损常出现于前胸，躯干以及头皮、颈、腋窝、腹股沟等易受摩擦处，愈后有色素沉着。

2.增殖型天疱疮

口腔黏膜损害以寻常天疱疮最多见，且最早出现，若口腔科医生能够早期诊断，有重要意义。根据临床表现口腔黏膜出现水疱，疱壁薄易破溃，边缘扩展阳性，皮肤出现大小不一的水滴样水疱及易破溃，尼氏征阳性，结合脱落细胞涂片和病理检查容易确诊。

下列方法有助于正确诊断：

（1）活体组织检查。在病损附近，用口镜柄按揉起疱，然后切取该部组织。手术时，手术刀要锋锐，以避免在取组织时上皮与其下方组织分离，没有上皮与其下方组织连接，诊断也是困难的。

（2）细胞学检查。①Tzanck细胞检查法：可见典型的棘层松解的解体细胞，细胞呈圆形，细胞核大而圆，染色深，细胞质较少，又名天疱疮细胞。②免疫学诊断：在病损发生的早期用直接法就可检测到沉积在细胞间质的抗体称天疱疮抗体，主要是IgG。当病变发展到一定程度时，间接法才能测出。

天疱疮需要与以下疾病鉴别：

（1）类天疱疮（表8-18）：该病好发于中年或中年以上较多见，口腔常见的是瘢痕性类天疱疮，好发在口腔、眼结膜。口腔最常见的部位是牙龈，尼氏征、揭皮试验、棘层松解阴性，发生在口角区则因瘢痕粘连而致张口受限或小口畸形，瘢痕性类天疱疮因而得名。(类天疱疮为上皮下疱，天疱疮为上皮内疱）

（2）多形红斑：尼氏征、揭皮试验、棘层松解阴性。皮肤表现为靶形红斑，在红斑上出现水疱，而天疱疮则是在正常皮肤上起疱。

（3）口腔扁平苔藓：常表现在牙龈，呈剥脱状，颜色鲜红，其邻近区或口腔其他部位可见白色花纹。

皮肤表现多角形紫红色扁平丘疹。尼氏征、揭皮试验、棘层松解阴性，而天疱疮口内无白色花纹，且皮肤往往有水疱发生。

（4）大疱性表皮松解症（表8-17）

表8-17　天疱疮与大疱性表皮松解症的鉴别

病损名称	大疱性表皮松解症	天疱疮
病因	先天性弹性纤维不全面导致皮肤脆弱	棘层松解
发病部位	受食物的摩擦以及温度的刺激处	正常皮肤上
临床特点	一处愈合后另一处又糜烂，口臭重。患者发育较差，毛发稀疏，指甲变形，甚至脱落 瘢痕类天疱疮	大疱，尼氏征阳性，疱不易愈合

表8-18　天疱疮类疾病鉴别诊断总结

病损名称	大疱类天疱疮	瘢痕类天疱疮	寻常型天疱疮	大疱性表皮松解症先天性遗传疾病
病因	自身免疫	自身免疫	自身免疫	先天性遗传疾病
临床	尼氏征（—），口腔损害少，疱小，皮肤为主（腋、腹股沟、前臂内侧）	尼氏征（—）口腔损害多，疱大龈、悬雍垂、咽、腭皮肤损害少（面、头皮）眼睛损害多见	尼氏征（+）口腔最早、最重疱多全口均损害皮肤损害出现晚（头皮、颈、腋、脐、肛门）眼	尼氏征（—），口腔少疱多易摩擦处皮肤为主（膝、肘、腕）
病理	上皮下疱，基底膜区免疫荧光	同左	上皮内疱，上皮细胞间免疫荧光	上皮下疱
预后	良好，反复发作	瘢痕，良好	差，可死亡	差，可死亡

（二）治疗

（1）支持治疗。天疱疮是一类严重的皮肤黏膜病，由于较多的水疱及不易愈合的糜烂面，大量体液丢失。要注意患者营养，给予高蛋白、高热量饮食，并定期补充钙、钾和各种维生素。

（2）激素，为本病的首选药物。需要遵循“足量、从速、渐减、忌燥”的原则。根据用药的过程，可动态地分起始、控制、巩固、维持四个阶段。

（3）免疫抑制剂。

（4）酶抑制剂。

（5）其他治疗方法：包括雷公藤多甙片及氨苯砜。

（6）抗生素在，激素与抗生素合用时要防止念珠菌感染。

（7）含漱液有助于保持口腔卫生。

（8）中医中药。

七、口腔念珠菌病

念珠菌病（candidosis，candidiasis）是由念珠菌属一些致病菌种引起的原发或继发感染，可以侵犯皮肤、黏膜和内脏，表现急性、亚急性和慢性炎症。该病是一种古老的疾病，公元610年我国的《诸病源候论》最早对新生儿口腔念珠菌病就有认识，当时取名“鹅口疮”。在很长一段时间里，国外曾将鹅口疮（thush）与阿弗他（aphthae）相互混淆，直到18世纪才将鹅口疮从阿弗他中区分出来。1839年由于显微镜的发明，雷文虎克首次将鹅口疮与真菌感染联系起来。19世纪末，由于某些从腐烂的蔬菜中分离出来的真菌与鹅口疮的病原体相关，因此，念珠菌曾用过Momilia（串珠菌）以及由此派生的moniliasis（串珠菌病）这两个术语。自1923年学者建议用念珠菌（Candida）代替串珠菌，以区分医学和植物感染，并一直沿用至今。

（一）病因和发病机制

念珠菌是一种常见的条件致病菌，属于酵母样真菌，有学者译之为假丝酵母菌。迄今为止已发现200余种念珠菌，但条件致病性主要有以下几种：白（色）念珠菌（Candida albicans）、热带念珠菌（Candida tropicalis）、光滑念珠菌（Candida glabrata）、克柔念珠菌（Candida krusei）、近平滑念珠菌（Candida parapsilosis）、季也蒙念珠菌（Candida guiliermondi）、类星形念珠菌（Candida stellovoidea）、乳酒念珠菌（Candida kefyr）、葡萄牙念珠菌（Candida lusitanioe）和都柏林念珠菌（Candida dubliniensis）等。其中白色念珠菌和热带念珠菌致病力最强，引起人类念珠菌病的主要是白色念珠菌、热带念珠菌和光滑念珠菌，占60%~80%。近年来报道，念珠菌感染菌种存在变迁趋势，引起念珠菌感染中非白色念珠菌增多，且可存在多种念珠菌的混合感染现象，白色念珠菌为单细胞酵母样真菌，菌体呈圆形或卵圆形，革兰氏染色阳性。在沙氏培养基上生长良好，室温或37C孵育1~3天长出菌落，菌落呈奶油色，表面光滑。不耐热，喜酸恶碱，生长最适宜的pH为4~6白色念珠菌由完整的胞壁、细胞膜、胞质及胞核组成，其胞壁与其致病性之间的关系较为密切。胞壁主要由多聚糖组成，如α-甘露聚糖和β-葡聚糖等。外层的蛋白质和甘露聚糖形成复合物在表面形成网状结构，有助于表面抗原的表达并与黏附作用有关。念珠菌为双相性真菌，有芽生孢子和假菌丝）两种存在形式，一般认为假菌丝是孢子大量繁殖的致病形式。

虽然健康人可携带念珠菌，但并不发病，据报道健康成人3%~48%带菌。当宿主防御功能降低以后，这种非致病性念珠菌转化为致病性念珠菌，故念珠菌为条件致病菌。念珠菌引起的感染又称为机会性感染或条件感染。病原体侵入机体后能否致病，取决于其毒力、数量、入侵途径与机体的适应性、机体的抵抗能力及其他相关因素。

1.病原菌的毒性

主要在于侵袭力，其中黏附力和细胞外酶作用较肯定，而菌丝形成、抗吞噬作用等因素也可能增强其侵袭力。毒力大小与念珠菌对宿主黏膜及树脂塑料表面的黏附力、疏水性、芽管形成的能力、菌落的转化现象、产生蛋白酶和磷酸酶这两种水解酶的能力有关。

2.宿主的防御能力和易感因素

各种原因导致的皮肤黏膜屏障作用降低；原发和继发免疫功能下降，长期，滥用广谱抗生素造成体内菌群失调以及内分泌紊乱等均可成为宿主发病的易感因素。据国内学者研究，成年人口腔念珠菌感染的易感因素中影响最大的是患者所伴有的全身疾病及其他口腔黏膜病，其中又以大手术后、头颈部放疗后、干燥综合征、HIV感染、糖尿病等的可能性最大。

3.念珠菌感染与口腔白斑病的关系

有关白色念珠菌感染与口腔白斑病的因果关系目前尚存在争议，多数学者认为白色念珠菌感染在口腔白斑病中发挥促进上皮异常增生和癌变中的作用。

（二）临床表现

随着医学科学的发展以及对口腔念珠菌病的认识的提高，对口腔念珠菌病的临床表现和分型已经从20世纪80年代国内认为的仅急性假膜型念珠菌性口炎一型，发展为多型。如根据发病急缓和病程分为急性（30天）、亚急性（1～3个月）和慢性（3个月以上）；根据临床表现分为口腔黏膜颜色的变化（红斑或萎缩）、增生性变化如上腭黏膜乳头状增生、念珠菌性白斑和增生性正中菱形舌；根据发病部位的变化分为正中菱形舌炎、义齿性口炎、多灶性念珠菌病、口角炎和念珠菌性唇炎；是否存在皮肤病损分为黏膜皮肤念珠菌病；是否为免疫缺陷宿主的感染如HIV相关念珠菌病。

虽然如上所述有关念珠菌病的分型方法较多。但国际上多采用Lehnerl966年的经典分型给予描述；根据其最新更新，简述如下

（1）假（伪）膜型念珠菌病，可表现为急性或慢性。

（2）急性红斑型（萎缩型）念珠菌病。

（3）慢性红斑型（萎缩型）念珠菌病。

（4）慢性增殖型念珠菌病。

临床上相对常见的是前三型。总体上讲，口腔念珠菌病的临床症状主要为口干、发黏、口腔黏膜烧灼感、疼痛、味觉减退等，主要体征为舌背乳头萎缩、口腔黏膜任何部位的白色凝乳状斑膜、口腔黏膜发红、口角湿白潮红、白色不规则增厚、斑块及结节状增生等。糜烂较少见，仅见于口角及极少数唇红部，在红斑的基础上发生皲裂及糜烂。发病的主要部位是舌背、口角，约占80%。

以下将按其主要病变部位分别叙述口腔念珠菌病的临床表现：

1.念珠菌口炎

（1）急性假膜型念珠菌性口炎：可发生于任何年龄，多见于长期使用激素、HIV感染者、免疫缺陷者、婴幼儿及衰弱者，但以新生儿最多见，发生率约为4%，又称鹅口疮或雪口病。

此型念珠菌性口炎多好发部位为颊、舌、软腭及唇，损害区黏膜充血，有散在的色白如雪的柔软小斑点，如帽针头大小；不久即相互融合为白色丝绒状斑片，并可继续扩大蔓延，严重者波及扁桃体，咽部。早期黏膜充血较明显，故呈鲜红色与雪白的对比。而陈旧的病损黏膜充血减退，白色斑片带淡黄色。斑片附着不十分紧密，稍用力可擦掉，暴露红的黏膜糜烂面及轻度出血。患儿烦躁不安、啼哭、哺乳困难，有时有轻度发热，全身反应一般较轻：但少数病例，可能蔓延到食管和支气管，引起念珠菌食管炎或肺念珠菌病。少数患者还可并发幼儿泛发性皮肤念珠菌病、慢性黏膜皮肤念珠菌病。小儿的假膜型念珠菌性口炎有些可为短暂、一过性的，病情轻，易治愈。

成人发生的假膜型念珠菌病多有易感因素存在，特别是艾滋病患者等，易复发。病程为急性、亚急性或慢性。病损可发生在口腔黏膜任何部位，表现乳白色绒状假膜，为念珠菌的菌丝、孢子及坏死脱落的上皮汇集而成。病情轻时病变周围黏膜无明显变化，重则周围黏膜充血发红。这些假膜大多紧贴在黏膜上不易剥离，如强行剥离有时可发生渗血，且不久又有新的绒状假膜形成。自觉症状为口干、烧灼不适，轻微疼痛。

（2）急性红斑型（萎缩型）念珠菌性口炎：可原发或继发于假膜型，又称抗生素口炎、抗生素舌炎。多见于长期使用抗生素、激素后及HIV感染者，且大多数患者原患有消耗性疾病，如白血病、营养不良、内分泌紊乱、肿瘤化疗后等。某些皮肤病如系统性红斑狼疮、银屑病、天疱疮等，在大量应用青霉素、链霉素的过程中出现口腔急性红斑型念珠菌性口炎。临床表现为黏膜上出现外形弥散的红斑，以舌黏膜多见，严重时舌背黏膜呈鲜红色并有舌乳头萎缩，双颊、上腭及口角也可有红色斑块。黏膜红斑是由于上皮萎缩加上黏膜充血所致，因此，近年来有学者认为该型以红斑型取代以前命名的萎缩型较为合理。若继发于假膜型，则可见假膜。自觉症状为口干、味觉异常、疼痛及烧灼感。

（3）慢性红斑型（萎缩型）念珠菌病：本型又称为义齿性口炎，损害部位常在上颌义齿腭侧面接触的腭、龈黏膜。义齿性口炎按照炎症程度不同可有不同病损表现，义齿承托区黏膜充血呈点状或片状红斑和水肿，严重者伴有颗粒或乳头样增生。多数患者伴有口角炎，表现为双侧口角潮红。义齿性口炎大多无症状，少数患者有黏膜灼痛和口干等症状。

义齿上附着的念珠菌是主要的致病原因，如常用2%～4%碳酸氢钠溶液浸泡和清洗，可抑制真菌。用硅橡胶制的弹性义齿基底更容易滞留和吸附真菌，因而易发生义齿性口炎。在临床上使用软衬材料的目的是恢复受伤的黏膜，如果不正确地使用软衬材料，反而会加重黏膜的炎症，进而导致义齿性口炎。下颌义齿引起的真菌性口炎较少见，而上颌义齿承托区黏膜易发生义齿性口炎，这可能是由于上颌义齿的负压吸附力大，唾液中的抗体从这个部位被排开，而基底面与黏膜接触既宽又紧密，大量的致病真菌得以滞留的缘故

（4）慢性增殖型念珠菌病：又称慢性肥厚型念珠菌性口炎、念珠菌性白斑。多见于颊黏膜、舌背及腭部。由于菌丝深入到黏膜内，引起角化不全、棘层增厚、上皮增生、微脓肿形成以及固有层乳头的炎细胞浸润，而表层的假膜与上皮层附着紧密不易脱落。组织学检查，可见到轻度到中度的上皮不典型增生，有人认为念珠菌性白斑有高于4%的恶变率，特别是高龄患者应提高警惕，争取早期活检，以明确诊断。

本型的颊黏膜病损，常对称位于口角内侧三角区，呈结节状或颗粒状增生，或为固着紧密的白色角质斑块，类似一般黏膜白斑。腭部损害可由义齿性口炎发展而来，黏膜呈乳头状增生。肥厚型念珠菌性口炎，可作为慢性黏膜皮肤念珠菌病症状的一个组成部分，也可见于免疫不全综合征和内分泌功能低下的患者。

2.念珠菌性唇炎

本病为念珠菌感染引起的慢性唇炎，多发于高龄（50岁以上）患者。一般发生于下唇，可同时有念珠菌性口炎或口角炎。Gansen将本病分为两型：糜烂型者在下唇红唇中份长期存在鲜红色的糜烂面，周围有过角化现象，表面脱屑，因此极易与盘状红斑狼疮损害相混淆，亦类似光照性唇炎。颗粒型者表现为下唇肿胀、唇红皮肤交界处常有散在突出的小颗粒，极类似腺性唇炎。因此，念珠菌性唇炎应刮取糜烂部位边缘镜检真菌，如多次发现芽生孢子和假菌丝，并经培养证明为念珠菌时，才能确诊。

3.念珠菌性口角炎

本病的特征是常为两侧罹患，口角区的皮肤与黏膜发生皲裂，邻近的皮肤与黏膜充血，皲裂处常有糜烂和渗出物，或结有薄痂，张口时疼痛或溢血。此种以湿白糜烂为特征的真菌性口角炎，应与维生素B_2缺乏症或细菌性口角炎区别，前者同时并发舌炎、唇炎、阴囊炎或外阴炎，后者多单发于一侧口角，细菌培养阳性（以链球菌为主）；而念珠菌性口角炎多发生于儿童、身体衰弱患者和血液病患者。

年长患者的口角炎多与咬合垂直距离缩短有关，口角区皮肤发生塌陷呈沟槽状，导致唾液由口角溢入沟内，故常呈潮湿状态，有利于真菌生长繁殖。此外，戴义齿者常伴有口角炎，儿童在寒冷干燥的冬季，因口唇干裂继发的念珠菌感染的口角炎也较常见。儿童的念珠菌性唇炎或口角炎还有一个共同的特点，即唇周皮肤呈干燥状并附有细的鳞屑，伴有不同程度的瘙痒感。

4.慢性黏膜皮肤念珠菌病（chronic mucocutanous candidosis，CMCC）

这是一组特殊类型的念珠菌感染，目前已证实是一种与自身免疫调节基因缺陷相关的疾病，病变范围涉及口腔黏膜、皮肤及甲床。特点多从幼年时发病，病程数年至数十年，易于复发。常伴有内分泌或免疫功能异常，细胞免疫功能低下，因此本组疾病实际上是一种综合征的表现。CMCC至少可分为四种类型，目前临床采用较多的是Wells（1972）分类，即早发型、弥散型、内分泌型和迟发型。但并不包括儿童原发性免疫缺陷病。

（1）家族性早发型CMCC：以常染色体隐性遗传有关，早发于新生儿或婴儿阶段，早期极类似雪口病，但持久不愈，逐渐变成质地较硬类似白斑的表现。主要损及口内黏膜，皮肤损害轻微。

（2）弥散型CMCC：在儿童时期就可发生口腔内广泛的念珠菌性白斑损，并扩展到咽喉、胃肠道、面部皮肤、指甲、头皮、睑缘等部位，时间稍久可出现肥厚增殖性病损。

（3）多发性内分泌型CMCC：常在青春期前后发病，初期表现多有甲状旁腺功能低下或肾上腺皮质功能低下及慢性结膜炎，但念珠菌性口炎可能为本病最早的表征。

（4）迟发型CMCC：多发于35岁以后的中老年女性，常与铁吸收、代谢异常有关。

各类慢性黏膜皮肤念珠菌病，首先表现的症状，往往都是长期不愈或反复发作的口腔真菌感染；皮损特点初期为红斑、疣状增殖，表面结痂，后形成结节，高出皮面1～3cm，类似皮角样损害。

5.艾滋病相关性口腔念珠菌病

艾滋病患者的口腔念珠菌感染甚为常见，多表现为假膜性和红斑型，可急性或慢性，且具有重要的诊断意义。

（三）诊断

主要依靠病史、临床特点并结合实验室检查以明确诊断。由于健康人有带菌状态，因此综合考虑十分重要。

（四）鉴别诊断

口腔念珠菌病应与另一种以假膜病损为特征的球菌性口炎（膜性口炎）鉴别；后者黏膜充血水肿明显，有成片的灰黄色假膜，表面光滑致密，且易被拭去，遗留糜烂面而有渗血，区域淋巴结肿大，可伴有全身反应。至于过角化性的白色病变，如白斑、扁平苔藓等，多为慢性病程，且白色损害不能拭去。念珠菌性白斑还需要与口腔白斑病相鉴别。

（五）治疗

念珠菌病的治疗原则为去除诱发因素，积极治疗基础病，必要时辅以支持治疗。

分为局部治疗及全身治疗

1.局部药物治疗

（1）2%～4%碳酸氢钠（小苏打）溶液：由于念珠菌喜酸恶碱，用该碱性溶液漱口，可以起到抑制念珠菌生长繁殖的作用，可作为口腔念珠菌病的辅助治疗药物

（2）氯己定：有抗真菌作用，可选用0.12%～0.2%溶液或1%凝胶局部涂布，冲洗或含漱，也可与制霉菌素配伍成软膏或霜剂。

（3）西地碘：是一种具有高效、低毒和广谱杀菌活性的分子态碘制剂，抗炎杀菌能力强而且适合于混合感染。西地碘含片每天3～4次，每次1片含化后吞服。禁用于碘过敏者。

（4）制霉菌素（mycostatin）：本药属多烯类抗生素，1mg相当于2000单位，宜于低温存放。不易被肠道吸收，故多用于治疗皮肤，黏膜以及消化道的念珠菌感染。局部可用5万～10万U/mL的水混悬液涂布，每2～3小时1次，涂布后可咽下，也可用含漱剂漱口。口服片剂为50万单位，每天3次，含化。本药的抑菌作用，可能是通过破坏细胞膜释放钾，从而引起细胞内糖原分解终止而失去活力。本品也可口服，副作用小，偶尔有引起恶心、腹泻或食欲减退者。局部应用口感较差，有的患者难以耐受。

（5）咪康唑：本药为人工合成的广谱抗真菌药，能直接损害真菌细胞膜，使麦角固醇合成发生障碍达到抗真菌的目的。局部使用如硝酸咪康唑贴片、凝胶或霜剂。除抗真菌外，本药尚具有抗革兰氏阳性细菌的作用。贴片可用于口腔黏膜，霜剂适用于舌炎及口角炎治疗。另据报道用咪康唑凝胶涂口腔患处与义齿组织面，每天4次，治疗义齿性口炎（慢性红斑型口腔念珠菌病）疗效显著。此外，克霉唑霜、酮康唑溶液均可局部应用治疗口腔念珠菌感染。

2.全身抗真菌药物治疗。

（1）氟康唑：为一种双三唑类衍生物，能抑制真菌细胞膜的主要成分一麦角固醇的合成。该药极易溶于水，口服吸收完全，生物利用度高。此药在肾小管重吸收，半衰期30小时，故每天口服1次即可。本品在组织内具有持久的抗真菌作用，氟康唑是目前临床应用最广的抗真菌药物，抗菌谱广，为治疗白色念珠菌的首选药物，但对光滑念珠菌效果较差，克柔念珠菌几乎是完全耐药。近年来耐氟康唑的白色念珠菌在临床也有逐年增长趋势。治疗口腔念珠菌病的推荐剂量：首次剂量200mg，顿服，以后每天100mg，连续7～14天。本品无严重副作用，以恶心（1%）较为常见，其次为皮疹，停药后症状消失。

（2）伊曲康唑：是一种三唑类抗真菌药，包括口服、静脉制剂等。口服制剂主要用于治疗浅表真菌感染，它可治愈80%以上的浅部皮肤黏膜真菌或酵母菌感染。抗菌谱广，对白色念珠菌等多种念珠菌均有效，尤其对耐氟康唑的克柔念珠菌、光滑念珠

菌可考虑使用此药。口服后在1.5～4小时达血浆峰浓度，在进餐时服用可改善吸收，给药14天以后达到血浆稳定浓度。

剂量：每天口服100mg。

3.支持治疗

加强营养，增强机体免疫力。对于身体衰弱、有免疫缺陷或与之有关的全身性疾病，长期使用免疫抑制剂的念珠菌感染患者以及慢性念珠菌感染者，需辅以增强免疫力的治疗措施，如注射胸腺肽、转移因子等

4.手术治疗。

对于念珠菌性白斑中伴上皮异常增生者，应定期严格观察病损的变化，若治疗效果不明显或为中度以上上皮异常增生者，应考虑手术切除。

口腔念珠菌病的预防应注意合理使用抗菌药、糖皮质激素及免疫抑制剂等，注意口腔卫生，戴用义齿者注意义齿的清洁卫生。对于婴儿念珠菌病的预防，应避免产房交叉感染，母亲分娩时注意会阴、产道、接生人员双手及所有接生用具的消毒。此外，可经常用温开水拭洗婴儿口腔，注意哺乳用具煮沸消毒并应保持干燥，产妇在哺乳前可选用2%～4%碳酸氢钠溶液清洗乳头，再用冷开水拭净。儿童在冬季宜防护口唇干裂，改正舔唇吮舌的不良习惯。

长期使用抗菌药和免疫抑制剂的患者，或患慢性消耗性疾病的患者，均应警惕念珠菌感染的发生，特别要注意容易被忽略的深部（内脏）白色念珠菌并发症的发生。

八、唇炎

唇炎是发生于唇部的炎症性疾病的总称。唇是口腔的门户，唇红是黏膜与皮肤的移行部分，独特的生理环境决定了唇部是口腔最易受到伤害的部位，也是皮肤和黏膜疾病最易出现病损的部位。其临床表现多种多样。除了某些全身性疾病和其他口腔黏膜病在唇部的表现外，唇炎是特发于唇部的疾病中发病率最高的疾病。目前对唇炎的分类尚不统一，根据病程分为急性唇炎和慢性唇炎；根据临床症状特征分为糜烂性唇炎、湿疹性唇炎和脱屑性唇炎；根据病因病理分为腺性唇炎、良性淋巴增生性唇炎、肉芽肿性唇炎、光化性唇炎、变态反应性唇炎和慢性非特异性唇炎等。

（一）腺性唇炎

腺性唇炎是以唇腺增生肥大、下唇肿胀或偶见上下唇同时肿胀为特征的唇炎，病损主要累及唇口缘及唇部内侧的小唾液腺，是唇炎中较少见的一种疾病。

1.病因和发病机制

尚不明了，先天性因素可能与常染色体显性遗传有关。后天性因素包括使用具有致敏物质的牙膏或漱口水、外伤、吸烟、口腔卫生不良、不良情绪、根尖病灶、紫外线过度照射等，还报道吹奏乐器者较多见。

2.组织病理学

以小腺体明显增生为特征。镜下可见到唇腺腺管肥厚扩张，导管内有嗜酸性物质，腺体及小叶内导管周围炎细胞浸润。黏膜上皮细胞有轻度胞内水肿，黏膜下层可见异位黏液腺。脓性腺性唇炎可见到上皮下结缔组织内小脓肿形成。

3.临床表现

好发于中年。可分为单纯型、浅表化脓型和深部化脓型3型。

（1）单纯型腺性唇炎是腺性唇炎中最常见的一型。唇部浸润性肥厚，可较正常人增厚数倍，有明显的肿胀感，并可扪及大小不等的小结节。唇部黏膜面可见针头大小如筛孔样排列的小唾液腺导管口，中央凹陷，中心扩张，有透明的黏液自导管口排出，挤压唇部则见更多黏液如露珠状。睡眠时因唾液分泌减少和黏稠度增加而致上下唇红粘连，清醒时又因干燥而黏结成浅白色薄痂。

（2）浅表化脓型腺性唇炎又称Baelz病，由单纯型继发感染所致。唇部有浅表溃疡、结痂，痂皮下集聚脓性分泌物，去痂后露出红色潮湿基底部，挤压可见腺口处排出脓性液体在慢性缓解期，唇黏膜失去正常红润，呈白斑样变化。

（3）深部化脓型腺性唇炎此型为单纯型或浅表化脓型反复脓肿引起深部感染而致，深部黏液腺化脓并发生瘘管，长期不愈可发生癌变，是严重的腺性唇炎。唇红表面糜烂、结痂、瘢痕形成，呈慢性病程，此起彼伏，唇部逐渐弥漫性肥厚增大。

4.诊断

依据唇部腺体肿大硬韧，病损累及多个小腺体，唇部黏膜面可见针头大小紫红色中央凹陷的导管开口，有黏液性或脓性分泌物溢出，扪诊有粟粒样结节等临床表现可诊断单纯型腺性唇炎。浅表化脓型还可见到表浅溃疡及痂皮；深部化脓型可见到唇部慢性肥厚增大及深部脓肿、瘘管形成与瘢痕，必要时应做病理检查以明确深部化脓型腺性唇炎是否癌变。

5.鉴别诊断

唇部肿胀、有结节状突起物应与肉芽肿性唇炎和良性淋巴组织增生性唇炎鉴别：后两者均可出现肿胀，颗粒状结节和继发感染时渗出结痂，但肉芽肿性唇炎常自唇的一侧发病后向另一侧进展，形成巨唇，且不易消退。良性淋巴组织增生性唇炎则以干燥出血、糜烂脱皮为主，且可同时发生于颊、腭等部位，又称“良性淋巴组织增生病”。可依靠切片做出鉴别。腺性唇炎结节状损害较大且数目较少时应与唇部黏液腺囊肿鉴别；后者常单发，肿块呈淡蓝色、柔软、周界清晰基底部活动，有时突出于黏膜表面呈疱状，直径可达0.5～1cm，进食后肿胀明显增加，能自行破裂后消失，但易复发。

6.治疗

局部治疗可注射泼尼松龙混悬液、曲安奈德注射液等皮质激素制剂或金霉素甘油、氟轻松软膏等局部涂布。对于唇肿胀明显，分泌物黏性较强者，在小心切除下唇增生的小唾液腺后，行唇红切除术及美容修复。对唇肿胀明显外翻，疑有癌变者，尽早活检明确诊断。

单纯型或化脓型腺性唇炎属于中医的“唇生核”或“唇生柠”范畴。由脾虚湿寒、气滞血瘀、腹胃蕴热所致。治宜健脾化痰、活血化瘀、清理胃热。方用健脾除湿汤、活血逐瘀汤合五味消毒饮，主药有苍术，厚朴，猪苓，茯苓，陈皮，赤芍，川芎，当归，苏梗，皂角刺，红花，石膏，茵陈，枳壳等。

（二）良性淋巴组织增生性唇炎

良性淋巴组织增生性唇炎是多见于下唇的良性黏膜淋巴组织增生病，是一种反应性增生病变，又名淋巴滤泡性唇炎。以淡黄色痂皮覆盖的局限性损害伴阵发性剧烈瘙痒为特征。

1.病因和发病机制

病因不明。可能与胚胎发育过程中残留的原始淋巴组织在光辐射下增生有关。

2.组织病理学

可分为滤泡型和弥漫型两型，滤泡型在上皮下结缔组织中有特征性的淋巴滤泡样结构，滤泡中央为组织细胞，周围为淋巴细胞，但少数病例可相反排列，并发现浆细胞和嗜酸性粒细胞：弥漫型淋巴滤泡不明显，可见大量淋巴细胞呈灶性聚集。故本病又称为淋巴滤泡性唇炎。本病可伴有上皮异常增生，并有恶变倾向。

3.临床表现

良性淋巴组织增生性唇炎以青壮年女性较多见，病损多见于下唇唇红部，尤以下唇正中部为好发区，多局限于lcm以内。损害与慢性糜烂性唇炎、腺性唇炎等相似：唇部损害初为干燥、脱屑或无皮，继之产生糜烂，以淡黄色痂皮覆盖，局限性肿胀，周围无明显充血现象，局部有阵发性剧烈瘙痒感，患者常用手揉搓或用牙咬唇部患处，随即有淡黄色渗出性分泌物自痂皮下溢出约经数分钟后，瘙痒暂缓，液体停止流出，复结黄痂。如此反复，每天1～2次，损害长期反复发作后，会造成下唇唇红部组织增生。黏膜良性淋巴组织增生病除唇部外，还可发生于颊、腭、舌及龈颊沟等处黏膜，有的可为多部位发病。可同时伴有皮肤病变，常表现为头面部单个或多个局限性结节状损害。

4.诊断

依据局限性损害，反复发作的剧烈瘙痒，淡黄色黏液流出和结痂等临床特征，不难做出诊断。病理切片见到淋巴滤泡样结构有助于确诊。

5.鉴别诊断

淋巴组织增生性唇炎的下唇唇红部糜烂、红肿、结痂等损害应与慢性糜烂性唇炎、盘状红斑狼疮、唇部扁平苔藓等相鉴别。慢性糜烂性唇炎可有糜烂和渗出，但常以黄白色的炎性假膜覆盖为主；盘状红斑狼疮好发于下唇唇红部可有结痂，但多为血痂，并在痂皮周围有放射状白纹组成的弧线性损害；唇部扁平苔藓常见颊黏膜有斑纹损害，且唇部病变一般不超过唇红缘。良性淋巴组织增生性唇炎的淡黄色液体流出应与腺性唇炎鉴别。后者常呈多发性散在小结节，位于下唇黏膜下，只有在翻转下唇并挤压时才见溢出，黄色痂皮常见于早晨起身时。

6.治疗

避免日光暴晒。由于本病对放射性敏感，可用核素32P贴敷治疗，每次放射剂量为（516～1032）×10-4C/kg（200～400R），每周1～2次，2～3周为1个疗程。痂皮可用浸有0.1%依沙吖啶溶液、3%硼酸溶液、5%生理盐水等的纱布湿敷去除，局部涂抹抗炎抗渗出软膏。

（三）肉芽肿性唇炎

肉芽肿性唇炎，有人认为是梅-罗综合征的单症状型，或口面部肉芽肿病的亚型。又称米舍尔肉芽肿性唇炎，以唇肥厚肿胀为主要特点。

1.病因和发病机制

病因不明。因病理有结核样或结节样改变，曾被认为可能是结核病或结节病；也有人提出与长期使用含矽的牙膏或创口被含矽的泥土污染有关。目前一般认为该病与链球菌、分歧杆菌、单纯疱疹病毒等细菌或病毒感染，对钴、桂皮、可可、香旱芹油精等的过敏反应，自主神经系统调节的血管舒缩紊乱，遗传因素等有关。亦有文献报道可能与感染性病灶如慢性根尖周病、鼻咽部炎症等有关，或对皮下脂肪变性的异物反应。女性患者可能与月经周期有关。有病例报道肉芽肿性唇炎与红斑狼疮并发，提示该病的发生可能与免疫因素相关

2.组织病理学

以非干酪化类上皮细胞肉芽肿为特征，多位于固有层和黏膜下，有时可见于腺体及肌层内。镜下可见上皮下结缔组织内有弥漫性或灶性炎症细胞浸润，主要见于血管周围上皮样细胞、淋巴细胞、浆细胞呈结节样聚集。此外还有淋巴细胞、浆细胞等慢性炎细胞浸润至肌层黏膜腺、血管、淋巴管周围：胶原肿胀，基质水肿，血管扩张增厚等镜下表现。但有的标本可无特征性肉芽肿，而仅有间质和血管改变。

3.临床表现

无明显性别差异，多在青壮年发病。起病隐匿，进程缓慢，一般无唇部创伤或感染史。上下唇均可发病，但上唇较多，亦可同时发病。肿胀一般先从唇的一侧开始，逐步向唇的另侧蔓延。肿胀区以唇红黏膜颜色正常，局部柔软，无痛，无瘙痒，有垫褥感，压之无凹陷性水肿为特征。病初肿胀可能完全消退，但多次复发后则消退不完全或不消退。随病程发展唇肿可至正常的2～3倍，形成巨唇，出现左右对称的瓦楞状纵行裂沟，有渗出液，唇红区呈紫红色，肿胀并可波及邻近皮肤区，初发时皮肤呈

淡红色，复发后转为暗红色。该病累及唇部以外的部位，如颊、龈、鼻、颌、眶周组织等，则称局限性口面部肉芽肿病。

若出现复发性口面部肿胀、复发性面瘫、裂舌症等三种症状时，则称梅-罗综合征。典型的三种症状可能同时发生或数月至数年中先后发生。多数表现为不完全的单症状型和不全型。单症状型最多见唇部肿胀，其基本表现与肉芽肿性唇炎相同，不全型包括经典三种症状中的任何二种。患者多在青年时发病，男女比例接近或男性稍多。除常见的三种症状外，梅罗综合征还可出现复发性颅面自主神经系统的症状，包括：偏头痛、听觉过敏、唾液分泌过多或过少、面部感觉迟钝等。梅-罗综合征在口内的表现还有口腔黏膜肿胀，感觉异常等。

4.诊断

依据口唇弥漫性反复肿胀扪诊有垫褥感，反复发作的病史和肿胀病损不能恢复等典型症状，可以做出临床诊断，但确诊需要组织病理学依据。梅-罗综合征依靠其典型的三种主要症状，可以做出临床诊断。出现两项主症即可诊断为不全型梅-罗综合征，三项主症俱全可诊断为完全型梅-罗综合征。

5.鉴别诊断

该病应与牙源性感染引起的唇部肿胀、唇血管神经性水肿、克罗恩病、Ascher综合征等相鉴别。牙源性感染常有明显的病灶牙感染史；唇血管神经性水肿属超敏反应，发病迅速，唇红黏膜色正常或微红，有发热感，消除过敏原后唇部肿胀可完全消退；克罗恩病可发生弥漫性唇部肿胀，但伴有结节，并非柔软垫褥感，其主要症状为节段性局限性肠炎、肠梗阻及瘘管形成、消化道功能紊乱，关节炎，脊椎炎，眼色素层炎，结节性红斑等口腔外其他表现。Ascher综合征以眼睑松弛和上唇进行性肥厚为特点，在婴儿或儿童期发病，不少患者合并甲状腺肿大，但无甲亢症状，多发生于青春期。梅-罗综合征的面瘫应与贝尔面瘫鉴别，舌裂应与沟纹舌鉴别。

6.治疗

（1）对因治疗。虽然该病的确切病因尚不明确，但去除牙源性感染及病灶非常必要。有文献报道有些患者在去除牙源性感染及与牙有关的病灶后，唇肿消退或消失。尽量避免再次接触可疑的过敏物，可减少因自主神经系统调节的血管舒缩紊乱引起的唇部肿胀本病主要采用病变部位皮质类激素局部封闭，并加上抗炎抗过敏等全身处理，肿胀明显者，必要时采用手术治疗，恢复唇部外形。

（2）局部治疗。唇部肿胀区可采用肾上腺皮质激素类药物局部注射，目前临床应用的主要药物有：醋酸氢化可的松、泼尼松龙、曲安奈德等注射液。微波等物理疗法可控制唇部肿胀。

（3）全身治疗。①口服肾上腺皮质激素类药物具有众多不良反应，因而不用作为治疗本病的首选方案，但局部应用效果不佳者，可服用泼尼松，采用小剂量、短疗程方案，每天25mg晨起顿服，1～3周。②对糖皮质激素疗效不佳或为避免长期应用糖皮质激素引起的副作用，可选用抗微生物类药物。氯法齐明：是一种抗麻风病药，具有抗微生物和抗炎的双重作用，用于治疗麻风、结核、盘状红斑狼疮、坏疽性脓皮病以及合并分歧杆菌感染的HIV患者。每丸50mg，每天1次，每次2丸口服，10天后减量为每周100～200mg，持续2个月后停药。甲硝唑：每片200mg，每天3次口服，每次2片，连服5～7日。不良反应有厌食、恶心、呕吐。偶见头痛、失眠、白细胞下降、排尿困难等。服药期间应禁酒。米诺环素：每片100mg，口服首次剂量200mg，以后每次100mg，每天1～2次。③抗组胺药，主要控制速发超敏反应，减少毛细血管扩张引起的局部肿胀。常用的药物为特非那定、氯苯那敏、氯雷他定等。该类药物都有一定的中枢镇静作用，适用于有自主神经系统调节紊乱的患者，服用后可有乏力、嗜睡等副作用。④其他药物，如沙利度胺，国外有报道连续用药6个月后唇部肿胀消失；继续使用2个月能减少复发。

（4）中医中药治疗。中医认为唇部肿胀与湿阻、血瘀、风邪、痰结有关，因此以健脾化湿、活血化瘀、软坚散结、清热解毒为治则，可服有此类功效的中药。

（5）手术治疗。反复发作形成巨唇后，患者有强烈的美观要求时，可考虑唇部整形术修复外形，但不能去除病因，因而唇部肿胀复发率较高，术后仍须采用其他治疗措施防止复发。

（四）光化性唇炎

光化性唇炎又称日光性唇炎，是过度日光照射引起的唇炎，分急性和慢性两种。急性光化性唇炎以水肿、水疱、糜烂，结痂和剧烈瘙痒为主要临床特征；慢性光化性唇炎以黏膜增厚、干燥、秕糠样白色鳞屑为主要临床特征。

1.病因和发病机制

该病为日光中紫外线过敏所致。症状轻重与个体对光线的敏感程度以及日光光线强弱、照射时间长短、光照范围大小有关。正常人体经日晒后会产生黑色素沉积反应，出现的皮肤变黑能自行消退。而日光敏感者，在超过一定剂量的日光照射后，除黑色素生成外还会发生细胞内和细胞外水肿、胶原纤维变性、细胞增殖活跃等变化，从而引发该病。研究表明卟啉对紫外线具有高度的敏感性，肝疾病能引起体内卟啉代谢障碍；某些药物如磺胺、四环素、金霉素、灰黄霉素、氯丙嗪、异烟肼、甲苯磺丁脲（D860）、依沙吖啶（利凡诺）、当归、荆芥、仙鹤草、补骨脂以及某些植物如芥菜、芹菜、胡萝卜、无花果、橙、茴香等也可影响卟啉代谢而诱发该病。此外，吸烟、唇部慢性刺激因素对该病亦有诱发作用。有些患者可有家族史。

2.组织病理学

黏膜上皮角化层增厚，表层角化不全，细胞内与细胞间水肿和水疱形成，棘层增厚，基底细胞空泡变性，血管周围及黏膜下层有炎细胞浸润。上皮下胶原纤维嗜碱性变，地衣红染色呈弹性纤维状结构，称日光变性。少数慢性光化性唇炎标本可出现上皮异常增生的癌前病变构象。

3.临床表现

该病有明显的季节性，往往春末起病，夏季加重，秋季减轻或消退。多见于农民、渔民及户外工作者。以50岁以上男性多发。

根据起病的快慢及临床症状的轻重，临床上分为急性和慢性两类。

（1）急性光化性唇炎。此型起病急，发作前常有暴晒史。表现为唇红区广泛水肿、充血、糜烂表面覆以黄棕色血痂或形成溃疡，灼热感明显，伴有剧烈的瘙痒。往往累及整个下唇，影响进食和说话，如有继发感染则可出现脓性分泌物，结成脓痂，疼痛加重，较深的病损愈后留有瘢痕。一般全身症状较轻，2-4周内可能自愈，也可转成亚急性或慢性。

（2）慢性光化性唇炎。又称脱屑性唇炎，隐匿发病或由急性演变而来。早期下唇干燥无分泌物，不断出现白色细小秕糠样鳞屑，厚薄不等，易剥去，鳞屑脱落后又生新屑，病程迁延日久可至唇部组织失去弹性，形成皱褶和皲裂。长期不愈者，可出现局限性唇红黏膜增厚，角化过度，继而发生浸润性乳白斑片，称为光化性白斑病，最终发展成疣状结节，易演变成鳞癌，因而该病被视为口腔潜在恶性病损。患者瘙痒感不明显，但常因干燥不适而用舌舔唇，引起口周1～2cm宽的口周带状皮炎，致使口周皮肤脱色变浅，伴灰白色角化条纹和肿胀。此外，尚可并发皮肤的日光性湿疹。

4.诊断

依据明确的日光暴晒史和湿疹糜烂样或干燥脱屑样临床表现可做出临床诊断。根据病程再进一步诊断为急性或慢性光化性唇炎。组织学检查有助于明确病变的程度。

5.鉴别诊断

（1）该病湿疹糜烂样病损应与盘状红斑狼疮、扁平苔藓、唇疱疹等鉴别。前两者在继发感染时除糜烂结痂外，尚能见到白色放射状条纹形成的围线或口腔黏膜的珠光白色条纹。唇疱疹则常有病毒感染史，水疱成簇，易破，有自愈倾向。

（2）该病干燥脱屑样病损应与非特异性慢性唇炎鉴别，后者无日光暴晒史，好发于寒冷大风季节，有瘙痒。

（3）该病急性期瘙痒明显，应与良性淋巴组织增生性唇炎鉴别，后者病损局限、很少超过1cm，以黄色痂皮为主。

6.治疗

因该病可能发生癌变，故应尽早诊断和治疗。一旦诊断明确，应立即减少紫外线照射，停用可疑的药物及食物，治疗影响卟啉代谢的其他疾病。

（1）局部治疗：可用具有吸收、反射和遮蔽光线作用的防晒剂，如3%羟氯喹软膏、5%二氧化钛软膏等，减少紫外线对唇部黏膜皮肤的损伤。唇部有渗出糜烂结痂时用抗感染溶液或漱口液湿敷，去除痂膜，保持干燥清洁。干燥脱屑型可局部涂布维A酸、激素类或抗生素类软膏。

（2）全身治疗：硫酸羟氯喹，口服，成人每天0.2～0.4g，分1～2次服用，根据患者的反应，持续数周后可用较小的剂量，每天0.1～0.2g即可。烟酰胺，有扩张毛细血管的作用，可改善末梢血液循环障碍。每次50～100mg，每天3次，口服。对氨基苯甲酸，有防光作用，每次0.3g，每天3次，口服。复合维生素B，参与体内代谢，能减轻皮肤炎症，促进皮肤黏膜生长。每次1～3片，每天3次。

（3）物理疗法：可使用二氧化碳激光照射、冷冻疗法、光动力疗法等。

（4）手术治疗：对怀疑癌变或已经癌变的患者应抓紧手术，但应注意对唇红切除缘的修补。

7.预防

尽可能避免日光暴晒。户外活动时要采取防护措施，例如戴遮光帽或戴口罩，唇部涂抹5%奎宁避光软膏等。

九、沟纹舌

沟纹舌，表现为舌背一条或长或短的中心深沟和多条不规则的副沟。因沟纹的形状或排列方向不同，又称脑回舌或皱褶舌。发病率低于10%，无性别差异。

（一）病因和发病机制

病因不明确，可能与年龄、病毒感染、迟发型变态反应、全身疾病、遗传等因素有关。

（二）临床表现

沟纹舌以舌背不同形态、不同排列、不同深浅长短、不同数目的沟纹或裂纹为特征，形状似脑回、叶脉或树枝样，也可发生在舌侧缘。以舌尖抵于下前牙舌面将舌拱起或用前牙轻咬舌体，可清晰见到张开的沟裂样损害。但沟底黏膜连续完整，无渗血。沟底丝状乳头缺如，沟侧壁丝状乳头稀少。沟纹舌舌背不同形态、不同深浅长短的沟纹，形状似脑回或树枝样沟纹舌的部分沟纹可随年龄增长而加重，但进展缓慢。沟纹舌多伴地图舌。沟纹舌伴有巨唇（肉芽肿唇炎）、面瘫者称梅罗综合征。

患者常无自觉症状，舌的色泽、质地和活动均正常。但当沟内食物残渣沉积导致继发真菌或细菌感染时，会出现口臭和疼痛。少数患者可因食物刺激致舌痛、干、苦等。

（三）组织病理学

光镜下见沟纹底部上皮明显变薄，无角化层。丝状乳头变大，上皮钉突增长。上皮内微小脓肿形成。上皮下结缔组织增厚，大量淋巴细胞、浆细胞浸润。裂纹可深及黏膜下层或肌层。

（四）诊断

根据舌背沟纹特征可做出诊断。

（五）鉴别诊断

深沟纹舌应与舌开裂性创伤鉴别。后者常有创伤史、疼痛明显，舌黏膜连续性中断，有出血。

（六）治疗

无症状者一般不需治疗。但应向患者解释该病为良性，舌体不会因沟纹的加深而裂穿，以消除患者恐惧心理。为了防止食物残渣和细菌在沟内的积聚而产生口臭，可在饭后睡前用软毛牙刷轻刷舌部。炎症时，用消炎防腐止痛含漱剂、软膏或散剂，如可用氯己定溶液、2%～4%碳酸氢钠等含漱。含漱时应将舌背拱起，以去除沟中食物并使沟纹张开“浸泡”在漱口液中，起到局部清洗和消炎作用。合并念珠菌感染时，可用制霉菌素片含化。

中医辨证施治，火毒炎上者用清热解毒方剂：白虎汤、清胃散；阴虚内热者用滋阴清热方剂：知柏地黄汤、麦门冬汤。

十、梅毒

梅毒是由梅毒螺旋体引起的一种慢性、系统性的性传播疾病，梅毒螺旋体可侵犯人体几乎所有器官，因此梅毒的临床表现复杂多样。

（一）流行病学

20世纪80年代初，梅毒在我国重新出现。全世界每年有500多万个新诊梅毒病例。我国梅毒流行呈上升趋势，发病率由2000年6.43/10万增至2013年32.86/10万，年均增长13.37%，2016年梅毒发病率为31.97/10万。2009年至今梅毒报告病例数在我国甲乙类传染病中一直居第三位。

（二）病因

梅毒螺旋体又称苍白密螺旋体苍白亚种，长6～15μm，宽0.1～0.2μm，有8～14个致密而规则的螺旋，可以旋转、蛇行、伸缩三种方式运动。由于梅毒螺旋体透明，不易染色，折光力强，故普通显微镜下难以见到，可用暗视野显微镜观察。梅毒螺旋体人工培养难以成功，但可在猿猴、荷兰猪、家兔体内繁殖，一般多使用家兔睾丸接种，以保存菌株及传代。

梅毒螺旋体繁殖缓慢，需30～33小时才能分裂一次，属厌氧微生物，离开人体不易生存。梅毒螺旋体的抵抗力极弱，对温度和干燥特别敏感。离体后干燥1～2小时或50℃加热5分钟即死亡100℃立即死亡，但耐寒力强，0℃可存活48小时，−78℃存活数年。梅毒螺旋体对化学消毒剂敏感，如0.1%升汞液、0.1%苯酚液、1：20甲醛液、2%的盐酸、过氧化氢及乙醇等均可在短期内将其杀灭。对青霉素、四环素、红霉素、砷剂敏感。

梅毒螺旋体梅毒患者是梅毒的唯一传染源。后天梅毒约95%以上通过性接触传染，先天梅毒通过胎盘传染。少数患者可因接触带有梅毒螺旋体的内衣、被褥、毛巾、剃刀、文具、医疗器械以及哺乳、输血而间接被感染。

（三）临床表现

根据传染途径的不同，梅毒可分为获得性（后天）梅毒和胎传性（先天）梅毒。根据病程的长短，分为早期梅毒和晚期梅毒。

1.获得性梅毒（后天梅毒）

（1）一期梅毒：主要表现为硬下疳和淋巴结肿大，一般无全身症状。

硬下疳：是梅毒螺旋体在侵入部位引起的无痛性炎症反应。潜伏期1周～2个月，平均2～4周。硬下疳的好发部位主要在外生殖器，男性多见于阴茎的冠状沟、龟头、包皮，女性多见于大小阴唇、阴唇系带、子宫颈。同性恋男性常见于肛门、直肠。其他好发部位有唇、舌、咽、面部、乳房、手指等处。硬下疳常为单发，也可多发。初起为小片红斑，以后发展为丘疹或结节，表面发生坏死，发展成圆形或椭圆形的浅在性溃疡，直径1～2cm，界限清楚，边缘略隆起，基底平坦，触诊呈软骨样硬度，无明显疼痛或轻度触痛。表面有浆液性分泌物，内含大量梅毒螺旋体，传染性极强。硬下疳经3～8周可不治自愈，不留痕迹或遗留暗红色表浅性瘢痕或色素沉着。

唇硬下疳：一期梅毒常见的口腔损害。上下唇都可发生，但同时发病者少见。唇硬下疳表现为圆形或椭圆形的单个斑块，表面有黄色薄痂或为光滑面，可形成溃疡，边界清楚，周边微隆起，触之较硬无痛，下颌下淋巴结肿大。

舌硬下疳：病变多位于舌前份，表面光滑呈粉红色，覆以灰白色假膜，触之稍硬，无痛，颏下及下颌下淋巴结肿大。

淋巴结肿大：硬下疳发生后1～2周，腹股沟或患处附近淋巴结可肿大，可为单侧或双侧，常为数个，大小不等，质中，不粘连，无疼痛。淋巴结穿刺检查有大量的梅毒螺旋体。肿大的淋巴结消退较硬下疳晚，约1～2个月。硬下疳发生后1～2周梅毒血清试验开始转阳，7～8周全部阳性。血清试验阴性并不能排除一期梅毒，特别是病情不足两周者。

（2）二期梅毒：一期梅毒未经治疗或治疗不彻底，梅毒螺旋体由淋巴系统进入血液循环形成菌血症，播散全身，引起皮肤、黏膜、骨骼、眼、内脏、心血管及神经损害，称二期梅毒，常发生于硬下疳消退后3～4周。

二期梅毒皮损出现之前，由于发生螺旋体菌血症，可出现轻重不等的前驱症状，如发热、头痛、头晕、全身关节痛、食欲缺乏、全身淋巴结肿大等。皮肤损害为二期梅毒的主要表现，皮损类型多样化，包括斑疹、斑丘疹、丘疹、鳞屑性皮损、毛囊疹及脓疱疹等，分布于躯体和四肢等部位，常泛发对称。掌跖部暗红斑及脱屑性斑丘疹，外阴及肛周的湿丘疹或扁平湿疣为其特征性损害。

皮损和分泌物中含有大量的梅毒螺旋体，传染性强。皮疹一般无自觉症状，不经治疗一般持续数周可自行消退。

黏膜损害较一期梅毒多见，常见于口腔、咽、喉或生殖器黏膜，常表现为黏膜斑和黏膜炎。还可见斑丘疹病损及其他多种非特异性的表现。

黏膜斑：是二期梅毒最常见的口腔损害。可发生在口腔黏膜的任何部位，常见于舌、腭部、扁桃体、唇、口角、颊、牙龈和咽部，损害呈灰白色光亮而微隆的斑块，圆形或椭圆形，直径约3～10mm，边界清楚。一般无自觉症状，若发生糜烂或浅表溃疡则有疼痛。黏膜斑常为多个，含有大量梅毒螺旋体。

黏膜炎：好发于颊、舌、腭、扁桃体、咽及喉部，表现为黏膜充血、弥漫性潮红，可有糜烂。舌背有大小不一的光滑区，舌乳头消失。扁桃体红肿，咽后壁淋巴滤泡充血突出，喉部损害如果累及声带，可有声音嘶哑或失声。

（3）三期梅毒也称晚期梅毒（late syphilis）。早期梅毒未经治疗或治疗不充分，经过一定潜伏期，一般为3～4年，最长可达20年，约40%梅毒患者发生三期梅毒。除皮肤黏膜、骨出现损害外；还侵犯内脏，特别是心血管及中枢神经系统等重要器官，危及生命。三期梅毒的特点为：损害发生时间晚，病程长；症状复杂；组织破坏性大。损害内梅毒螺旋体少，传染性弱或无传染性。梅毒血清阳性率低。

三期梅毒的皮肤损害主要为结节性梅毒疹和树胶肿。

结节性梅毒疹：好发于头面部、背部及四肢伸侧，皮损直径约为0.2～1cm簇集、坚硬的铜红色结节，表面可脱屑。

树胶肿：又称梅毒瘤，是三期梅毒的标志，也是破坏性最大的一种损害。初起为皮下无痛性结节，逐渐增大，表面呈暗红色的浸润斑块，之后中央逐渐软化、破溃呈穿凿状溃疡，直径为2～10cm，呈肾形或马蹄形，边界清楚，边缘锐利，基底暗红，表面有黏稠树胶状分泌物，外观酷似阿拉伯树胶，故名树胶肿。损害迁延数月、数年，愈后留下萎缩性瘢痕，可发生于全身各处，以小腿多见，常单发。

三期梅毒的口腔黏膜损害主要是树胶肿、舌炎和舌白斑。

树胶肿：三期梅毒常见的口腔表现，主要发生在硬腭，其次为舌、唇、软腭。腭树胶肿可发生于硬腭、软硬腭交界处或舌腭弓附近。开始仅有咽下不适而无疼痛，故患者不易察觉。初起黏膜表面有结节，以后结节逐渐肿大，中心软化、破溃，形成溃疡，可造成组织破坏及缺损。硬腭树胶肿可造成腭穿孔，使口腔与鼻腔穿通，患者出现发音和吞咽功能的障碍。

梅毒性舌炎：舌背出现舌乳头消失区，损害区光滑发红，范围逐渐扩大，表现为萎缩性舌炎。舌部有时呈分叶状，表面光滑，伴沟裂，表现为间质性舌炎。

梅毒性白斑：舌背可发生白斑，且容易恶变为鳞癌。

2.胎传性梅毒（先天梅毒）

根据发病时间不同，先天梅毒分为早期先天梅毒、晚期先天梅毒和先天潜伏梅毒。其经过与后天梅毒相似，但不发生硬下疳。晚期先天梅毒多在2岁以后发病，到13～14岁才有多种症状相继出现，绝大部分为无症状感染，其中以角膜炎、骨损害和神经系统损害常见，心血管梅毒罕见。

标志性损害：哈钦森牙（Hutchinson teeth）；切牙的切缘比牙颈部狭窄，切缘中央有半月形缺陷，切牙之间有较大空隙。桑葚牙（mulberry molars）；第一恒磨牙的牙尖皱缩，牙尖向中央偏斜，牙釉质呈多个颗粒状结节和坑窝凹陷，形似桑葚。如果有哈钦森牙、神经性耳聋和间质性角膜炎，则合称哈钦森三联症（Hutchinson′s triad）。

3.潜伏梅毒

凡有梅毒感染史，无临床表现或临床表现已消失，除梅毒血清学阳性外无任何阳性体征，并且脑脊液检查正常者称为潜伏梅毒，其发生与机体免疫力较强或经治疗暂时抑制梅毒螺旋体有关。

（四）组织病理学

梅毒的基本病变主要有：血管内膜炎和血管周围炎，表现为血管内皮细胞肿胀、增生，血管周围有大量淋巴细胞、浆细胞浸润。晚期梅毒除血管内膜炎和血管周围炎的组织病理学特征外，还有上皮样细胞和多核巨细胞肉芽肿性浸润，有时可见坏死组织。

（五）辅助检查

1.梅毒螺旋体检查

适用于早期梅毒皮肤黏膜损害，如硬下疳、黏膜斑等，包括暗视野显微镜检查、镀银染色显微镜检查法

2.梅毒血清学试验

为诊断梅毒必需的检查方法，对潜伏梅毒血清学诊断尤为重要。梅毒螺旋体感染人体后产生两种抗体，即非特异性的抗心磷脂抗体和特异性的抗梅毒螺旋体抗体。

（1）非梅毒螺旋体抗原血清试验：检测患者血清非螺旋体特异性抗体，操作简便，用于病例筛查，阳性结果须用螺旋体试验确诊。包括性病研究实验室试验（VDRL）、不加热血清反应素试验（USR）、快速血浆反应素环状卡片试验（RPR）以及甲苯胺红不加热血清试验（TRUST）。

（2）梅毒螺旋体抗原血清试验：敏感性和特异性较高，用作证实试验，包括荧光螺旋体抗体吸收试验（FTA-ABS）、梅毒螺旋体血凝试验（TPHA）和梅毒螺旋体明胶凝集试验（TPPA）。

3.脑脊液检查

用于诊断神经梅毒，脑脊液VDRL试验是神经梅毒的可靠诊断依据。

（六）诊断

根据详细而确切的病史、全身各系统的检查及实验室检查结果进行综合分析，慎重作出诊断。

（七）鉴别诊断

发生在唇、舌部的硬下疳应与口腔鳞癌相鉴别，可从病史、梅毒血清学反应及活体组织检查等方面进行区分。二期梅毒黏膜斑应与口腔白角化症、口腔白斑病、盘状红斑狼疮、药疹、口腔扁平苔藓等疾病相鉴别，可从病史、皮肤和黏膜的临床表现、梅毒血清学检查、抗生素治疗效果等方面进行区分。腭部梅毒树胶肿应与牙源性脓肿、恶性肉芽肿相鉴别。

（八）治疗

治疗原则：及早发现，及时正规治疗，愈早治疗效果愈好；剂量足够，疗程规则；治疗后要经过足够时间的追踪观察。

早期梅毒：普鲁卡因青霉素G80万U/d，肌内注射，连续15日；或苄星青霉素240万U，分为双侧臀部肌内注射，每周1次，共2次。替代方案：头孢曲松0.5～1g，每天1次，肌内注射或静脉给药，连续10日。对青霉素过敏用以下药物：多西环素100mg，每天2次，连服15日；或盐酸四环素500mg，每天4次，连服15日（肝、肾功能不全者禁用）。

晚期梅毒：普鲁卡因青霉素G80万U/d，肌内注射，连续20日为1个疗程，也可考虑给第2个疗程，疗程间停药2周；或苄星青霉素240万单位，分为双侧臀部肌内注射，每周1次，共3次。对青霉素过敏用以下药物：多西环素100mg，每天2次，连服30日；或盐酸四环素500mg，每天4次，连服30日（肝、肾功能不全者禁用）。

十一、艾滋病

艾滋病是获得性免疫缺陷综合征（acquired immune deficiency syndrome，AIDS）的简称，是由人类免疫缺陷病毒（human immunodeficiency virus，HIV）感染引起的以$CD4^{+}$T淋巴细胞减少为特征的进行性免疫功能缺陷，并继发各种机会性感染、恶性肿瘤和中枢神经系统病变。AIDS具有传播速度快、波及范围广及死亡率高等特点。

HIV感染者在发展为AIDS之前的很长一段时期内可无明显的全身症状，但大多数感染者出现各种口腔损害，有些还是早期出现。此外，有些口腔病损能预示HIV感染后的病情进展。HIV感染者可能首先就诊于口腔科，因此，AIDS的防治已成为口腔医生的一项重要任务，口腔医务人员必须具备这方面的知识，以便早发现、早诊断，早治疗，以利于疾病的控制，减少传播，提高患者的生存质量。

（一）流行病学

目前HIV/AIDS在中国的流行特点是：①总体处于低流行，新发感染人数稳定在相对较低水平，但在特定人群和局部地区则依然呈高流行态势；②性传播为主要传播方式，其中男男传播感染增加显著，青年及老年感染者增多；③既往HIV感染者陆续进入发病期，AIDS患者数量逐年增加，死亡人数也呈现上升趋势。

（二）病因及发病机制

1.病因

HIV属于反转录病毒科慢病毒属中的人类慢病毒组，为直径100～120nm球形颗粒，由核心和包膜两部分组成。核心内含两条相同的单股正链RNA、反转录酶、整合酶、蛋白酶和RNA酶H。包膜内为病毒衣壳蛋白p24、内膜蛋白p17。病毒最外层的包膜中镶嵌有由外膜糖蛋白gp120和跨膜蛋白gp41三聚体构成的刺突。

HIV分HIV-1和HIV-2两型，两型氨基酸序列的同源性为40%～60%，我国以HIV-1为主要流行株。HIV在外界环境中的生存能力较弱，对理化因素抵抗力较低，对热敏感，56℃处理30分钟能使HIV在体外对人的T淋巴细胞失去感染性，但不能完全灭活血清中的HIV；100℃处理20分钟可将HIV完全灭活。一般的消毒剂如70%乙醇、0.2%次氯酸钠、1%戊二醛、20%乙醛等均可使HIV灭活，但HIV对紫外线、γ射线处理则不敏感。

2.传染途径

AIDS患者、HIV携带者是本病的传染源，特别是后者因病情隐匿，具有更大的传播危险性。病毒可存在于患者的血液、精液、子宫和阴道分泌物、唾液、泪液、乳汁、尿液、脑脊液、羊水中，但日常生活的一般接触如握手、礼节性接吻、共同进餐，在同一房间生活、办公，接触电话、便具，被蚊虫叮咬不造成传播，但在口腔黏膜有炎症、出血、破溃状态下的接吻具有危险性。

（1）性接触传播：是本病的主要传染途径。在我国性传播已成为主要传播途径，男性同性性传播上升速度明显。

（2）血液传播：接受含HIV的血液、血液制品、器官或组织移植物，或使用被HIV污染的注射器、针头及医疗器械，用含HIV的精液进行人工授精，均会发生HIV感染。

（3）母婴传播：包括经胎盘、产道或哺乳等方式传播。

3.高危人群

所有人群对HIV都易感。但高危人群是指男性同性恋者、静脉注射吸毒者、血友病和多次接受输血、血制品患者，HIV感染者的配偶或性伴。

4.发病机制

（1）$CD4^{+}T$淋巴细胞。HIV感染最重要的特点是$CD4^{+}T$辅助细胞的损耗。HIV通过多种机制破坏$CD4^{+}T$细胞：细胞表面的HIV抗原激活CTL的直接杀伤作用，由抗HIV抗体介导的ADCC作用，破坏携带HIV的$CD4^{+}T$细胞；嗜T淋巴细胞性HIV毒株

感染 $CD4^+T$ 细胞后诱导细胞融合，形成多核巨细胞，导致细胞死亡；HIV 复制以及非整合的病毒 DNA 在细胞内大量的积聚，抑制细胞正常的生物合成；镶嵌于细胞膜的 gp120 与 CD4 分子发生自融合，破坏细胞膜的完整性和通透性；病毒出芽释放也导致细胞膜大量丢失；诱导 $CD4^+T$ 细胞凋亡；gp41 与细胞膜上 MHC Ⅱ 分子有同源性，诱导产生具有交叉反应的自身抗体，导致 T 细胞损伤。

（2）单核-巨噬细胞。HIV 还能感染表达 CD4 分子的其他细胞，如单核-巨噬细胞、树突状细胞、神经胶质细胞（主要为小胶质细胞）、肠道黏膜的杯状、柱状上皮细胞及嗜铬细胞。单核-巨噬细胞表面的辅助受体是 CCR5，不同于 $CD4^+T$ 细胞，单核-巨噬细胞对 HIV 的细胞病变效应的抵抗力强，HIV 可潜伏于这些细胞，随之播散至全身，并长期产毒，因此，单核-巨噬细胞是体内另一个 HIV 病毒库，且在 HIV 致病中起重要作用。

（3）淋巴器官。人体 98% 淋巴细胞聚集在淋巴器官，特异免疫应答也是在淋巴器官中形成。淋巴结的微环境很适合 HIV 感染和播散，淋巴结有大量 $CD4^+T$ 细胞激活，这些激活的 T 细胞对 HIV 高度易感。当 HIV 感染发展到晚期，淋巴结的组织结构也被破坏。

（4）机体对 HIV 的免疫应答。机体细胞免疫和体液免疫均对 HIV 产生应答，CTL、NK 的清除作用以及 ADCC 等是机体抗 HIV 的主要机制。

（三）临床表现

从感染 HIV 到发展成 AIDS 要经历漫长复杂的过程，在此过程的不同阶段，与 HIV 相关的临床表现多种多样。

1. 急性期

HIV 感染可能是无症状，或者仅引起短暂非特异性症状（急性反转录病毒综合征）。通常发生在初次感染 HIV 后 2 ~ 4 周。大多数患者临床症状轻微，持续 1 ~ 3 周后缓解。临床表现以发热最为常见，可伴有咽痛、盗汗、恶心、呕吐、腹泻、皮疹、关节疼痛、淋巴结肿大及神经系统症状。

2. 无症状期

可从急性期进入此期，或无明显的急性期症状而直接进入此期。此期持续时间一般为 6 ~ 8 年。时间长短与感染病毒的数量、型别、感染途径以及机体免疫状况的个体差异、营养条件及生活习惯等因素有关。在无症状期，由于 HIV 在感染者体内不断复制，免疫系统受损，$CD4^+T$ 细胞计数逐渐下降，同时具有传染性。

3. 艾滋病期

此期为感染 HIV 后的最终阶段。患者 $CD4^+T$ 细胞计数明显下降，多 <200 个/μL，血浆 HIV 病毒载量明显升高。此期主要临床表现为各种机会性感染、肿瘤及 HIV 相关症状，主要表现为持续 1 个月以上的发热、盗汗、腹泻；体重减轻 10% 以上。部分患

者表现为神经精神症状，如记忆力减退、精神淡漠、性格改变、头痛、癫痫及痴呆等。另外还可出现持续性全身性淋巴结肿大，其特点为：①除腹股沟以外有2个或者2个以上部位的淋巴结肿大；②淋巴结直径≥lcm，无压痛，无粘连；③持续时间3个月以上。

各系统常见的机会性感染及肿瘤如下：呼吸系统有肺孢子菌肺炎、肺结核，复发性细菌、真菌性肺炎。中枢神经系统有隐球菌脑膜炎、结核性脑膜炎、弓形虫脑病、各种病毒性脑膜脑炎。消化系统有白念珠菌食管炎、巨细胞病毒性食管炎、肠炎以及沙门菌、痢疾杆菌、空肠弯曲菌及隐孢子虫性肠炎。口腔有急性假膜型口腔念珠菌病、毛状白斑、复发性口腔溃疡、龈炎。皮肤有带状疱疹、传染性软疣、尖锐湿疣、真菌性皮炎、甲癣。眼部有巨细胞病毒性及弓形虫性视网膜炎。肿瘤一般为恶性淋巴瘤、卡波西肉瘤。

（四）HIV感染的口腔表现

1.真菌感染

（1）口腔念珠菌病：在HIV感染者的口腔损害中最为常见，且常在疾病早期就表现出来，是免疫抑制的早期征象。其特点：①发生于无任何诱因的健康年轻人或成人（指无放疗、化疗史，无长期应用激素、抗生素史以及无其他免疫功能低下疾病史）。②常表现为假膜型、红斑型口腔念珠菌病和口角炎，以假膜型最常见，病情反复或严重。③假膜型表现为黏膜上白色的膜状物，可擦去，常累及咽部、软腭、腭垂、舌、口底等部位。红斑型多发生于舌背和上腭，颊黏膜也可见，表现为弥散的红斑，严重时伴有舌乳头萎缩。

（2）组织胞浆菌病：由荚膜组织胞浆菌引起的一种真菌病，其特点为①发生于舌、腭、颊部的慢性肉芽肿或较大的溃疡、坏死。②病理改变为肉芽炎性增生，溃疡渗出液涂片、染色镜检，可查见在单核细胞、多形核细胞内、外存在酵母型荚膜孢子，沙保葡萄糖琼脂斜面培养、菌落镜检表现为分隔菌丝及圆形、厚壁、有棘突的齿轮状孢子。

2.病毒感染

（1）毛状白斑：被认为是患者全身免疫严重抑制的征象之一，主要见于HIV感染者，少数可见于骨髓或器官移植后的患者，其发生与Epstein-Barr病毒感染有关，最初多见于男性同性恋者。双侧舌缘呈白色或灰白斑块，有的可蔓延至舌背和舌腹，在舌缘呈垂直皱褶外观，如过度增生则成毛茸状，不能被擦去。毛状白斑的组织学表现出上皮增生，过角化或不全角化，细胞空泡样变，上皮下缺乏淋巴细胞浸润。

（2）单纯疱疹：为HIV感染者常见的疱疹病毒损害，往往病情重，范围广，病程长，反复发作，病损可持续1个月以上，主要由Ⅰ型单纯疱疹病毒引起，也可有Ⅰ型和Ⅱ型的混合感染。

（3）带状疱疹：疱疹沿三叉神经分布，发生年龄多在40岁以内，病情严重，持续时间长，甚至为播散型，预后不良。

（4）巨细胞病毒感染：口腔黏膜表现为溃疡。

（5）乳头状瘤、局灶性上皮增生：属口腔疣状损害，其发生与人乳头瘤病毒（HPV）感染有关。

3. 卡波西肉瘤（Kaposi sarcoma）

最早在1872年由匈牙利皮肤病医生Moritz Kaposi报道。本病是一种罕见的恶性肿瘤，其发生与卡波西肉瘤相关疱疹病毒（KSHV）有关，该病毒也称为人类疱疹病毒8型（HHV-8）。Kaposi肉瘤是HIV感染中最常见的口腔恶性肿瘤，是艾滋病的临床诊断指征之一，在非洲和欧洲人群中有更高的患病率。在口腔中好发于腭部和牙龈，其发展阶段分为斑块期和结节期，呈单个或多个褐色或紫色的斑块或结节，初期病变平伏，逐渐发展高出黏膜，可有分叶、溃烂或出血。组织病理学表现为交织在一起的丛状，梭形细胞，血管增生，有淋巴细胞、浆细胞浸润。

4.HIV相关性牙周病

（1）牙龈线形红斑：表现为游离龈界限清楚火红色的充血带，宽2～3mm。无牙周袋及牙周附着丧失，常规治疗疗效不佳，其发生与口腔卫生状况关系不大，可能与念珠菌感染有关。

（2）HV相关性牙周炎：牙周附着丧失，进展快，但牙周袋不深，主要是由于牙周硬软组织破坏所致，牙松动甚至脱落。

（3）急性坏死性溃疡性龈炎：口腔恶臭，牙龈红肿，龈缘及龈乳头有灰黄色坏死组织，极易出血。

（4）坏死性牙周炎：以牙周软组织的坏死和缺损为特点，疼痛明显，牙槽骨破坏，牙齿松动。

5. 坏死性口炎

表现为广泛的组织坏死，严重者与走马牙疳相似。

6. 溃疡性损害

发生复发性阿弗他溃疡，口腔黏膜出现单个或多个反复发作的圆形或椭圆形疼痛性溃疡。患者免疫系统的状况与溃疡严重性有关，疱疹型、重型复发性阿弗他溃疡患者的细胞免疫破坏更为严重。此外，可发生无明确原因的非特异性口腔溃疡，病损范围较大，不易愈合。

7. 唾液腺疾病

多累及腮腺，其次为下颌下腺。表现为单侧或双侧大唾液腺的弥漫性肿胀，质地柔软，常伴有口干症状。抗核抗体、类风湿因子阴性。随着高效抗反转录病毒治疗的开展，该病的发病率有所上升。

8.非霍奇金淋巴瘤

是第二大常见的HIV相关性肿瘤，常以无痛性颈、锁骨上淋巴结肿大为首要表现，病情发展迅速，易发生远处扩散。口内好发于软腭、牙龈、舌根等部位，表现为固定而有弹性的红色或紫色肿块、伴有或不伴有溃疡。

9.儿童HIV患者的口腔表现以口腔念珠菌病、口角炎、腮腺肿大、单纯疱疹多见，口腔Kaposi肉瘤、毛状白斑罕见。

（五）辅助检查

本病的诊断以实验室检测为依据，结合临床表现和流行病学史进行综合分析。

1.HIV检测

包括HIV抗体检测、抗原检测、病毒核酸检测、病毒载量检测、病毒分离培养、HIV基因型耐药检测。

HIV抗体检测是HIV感染诊断的金标准；HIV核酸定量（病毒载量）和CD4$^+$T淋巴细胞计数是判断疾病进展、临床用药、疗效和预后的两项重要指标；HIV基因型耐药检测可为高效抗反转录病毒治疗（HAART）方案的选择和更换提供指导。其中HIV抗体检测包括筛查试验和补充试验。筛查试验包括酶联免疫吸附试验（ELISA）、化学发光或免疫荧光法、快速检测（斑点ELISA和斑点免疫胶体或胶体硒快速试验、明胶颗粒凝集试验、免疫层析试验）等。补充试验常用蛋白印迹法

2.免疫功能检查

（1）外周血淋巴细胞计数：作为HIV感染进展的标志之一，淋巴细胞绝对值减少。

（2）CD4+细胞计数：是诊断、判断疗效和预后的主要免疫学指标，分绝对计数和相对计数。

（3）CD4+/CD8+T细胞比值<1，主要由CD4$^+$T淋巴细胞减少所致。

3.条件致病菌的病原微生物检查。

（六）诊断

诊断原则：HIV/AIDS的诊断需结合流行病学史、临床表现和实验室检查等进行综合分析，慎重做出诊断。

1.HIV感染

成人及18个月龄以上儿童，符合下列一项者即可诊断：①HIV抗体筛查试验阳性和补充试验阳性；②分离出HIV。

18个月龄及以下儿童，符合下列一项者，即可诊断：①为HIV感染母亲所生和HIV分离试验结果阳性；②为HIV感染母亲所生和两次HIV核酸检测均为阳性（第二次检测需在出生4周后进行）。

2.艾滋病确诊患者

（1）HIV抗体阳性，又具有下述任何一项者，可确诊为艾滋病患者：①近期内

（3～6个月）体重减轻10%以上，且持续发烧达38℃1个月以上；②近期内（3～6个月）体重减轻10%以上，且持续腹泻（每天3～5次）1个月以上；③卡氏肺囊虫肺炎（PCP）；④卡波西肉瘤（KS）；⑤明显的真菌感染。

（2）若HIV抗体阳性者体重减轻、发热、腹泻症状接近上述第一项标准，且具有下述任何一项者，可实验确诊为艾滋病患者：①CD4+/CD8+T细胞计数比值<1，$CD4^{+}T$细胞计数下降；②全身淋巴结肿大；③明显的中枢神经系统占位性病变的症状和体征，出现痴呆、辨别能力丧失或运动神经功能障碍。

（七）治疗

本病目前尚无特效疗法，常用治疗方法有：

1.抗HIV治疗

（1）核苷类反转录酶抑制剂：包括齐多夫定（AZT）、拉米夫定（3TC）、阿巴卡韦（ABC）、替诺福韦（TDF）、曲恩他滨（FTC）等；

（2）非核苷类反转录酶抑制剂：奈韦拉平（NVP）、依非韦伦（EFV）、依曲韦林（ETV）等；

（3）蛋白酶抑制剂：利托那韦（RTV）、替拉那韦（TPV）、阿扎那韦（ATV）等；

（4）整合酶抑制剂：拉替拉韦（RAL）等。

由于HIV频繁基因突变，其反转录酶、蛋白酶容易变异，临床上常联合应用多种药物高效抗反转录病毒治疗（highly active antiretroviral therapy，HAART，又称鸡尾酒疗法）。

2.免疫调节治疗

3.支持与对症治疗

4.心理治疗

常见的心理精神症状有抑郁、焦虑、睡眠障碍及偏执等，应尽早提供专业的心理关怀和情感支持，主要手段包括：①心理咨询；②小组心理治疗；③同伴教育等。

5.HIV感染口腔疾病的治疗

（1）口腔念珠菌病：局部和全身使用抗真菌药物。如制霉菌素局部涂抹，碳酸氢钠溶液含漱。氟康唑每次50～100mg，口服，每天1次，疗程1～2周。对氟康唑或其他唑类药物耐受的患者，可用两性霉素B混悬液1～5mL，每天4次，含漱后吞服，也可用伊曲康唑200mg/d。口角炎可用咪康唑软膏涂擦。对重症患者，可增加氟康唑的剂量和延长疗程，注意对患者的肝功能进行监测。

（2）毛状白斑：若无症状，可不需治疗。严重者用阿昔洛韦每天2～3g，疗程2～3周。停药后易复发，可用大剂量阿昔洛韦维持治疗。还可选用更昔洛韦等。

（3）卡波西肉瘤：轻度或中度卡波西肉瘤，采用高效抗反转录病毒治疗；严重的卡波西肉瘤可进行抗反转录病毒治疗和化疗的联合应用，化疗药物包括长春新碱+博来霉素+多柔比星、博来霉素+长春新碱，或单一使用脂质体蒽环霉素（如多柔比星、柔红霉素）或紫杉醇。局部治疗包括放疗、激光、手术切除、烧灼刮除和冷冻治疗。

（4）单纯疱疹和水痘带状疱疹：口唇单纯疱疹可用阿昔洛韦400mg，每天3次，口服，或伐昔洛韦500mg，每天2次，口服，疗程5～10日。阿昔洛韦耐药者改用膦甲酸20～80mg/kg，静脉滴注，分3次给药，直到治愈。带状疱疹可用泛昔洛韦500mg，每天3次，口服，或伐昔洛韦1g，每天3次，口服，疗程7～10日。

（5）HIV相关牙周病：按常规进行牙周治疗，如局部清除牙石和菌斑，注意操作时动作宜轻柔。术后用0.1%氯己定溶液或聚烯吡酮碘冲洗或含漱。若病情严重，口服甲硝唑200～300mg，每天4次，阿莫西林克拉维酸钾500mg，每天2次，疗程7～14日。

（6）复发性阿弗他溃疡：局部使用糖皮质激素制剂、消炎防腐含漱液。可选用沙利度胺。

（7）口干症：使用唾液分泌刺激剂如毛果芸香碱。改换引起或加重口干的药物。局部可使用含氟漱口液或凝胶以防止龋齿。

（8）乳头状瘤：可采用手术切除、激光等治疗，有复发的可能。

（八）预防

目前尚无临床有效的HIV疫苗，预防HIV感染应采取综合预防措施，开展宣传教育，实施控制艾滋病的全球战略。

1.控制传染源

患者及无症状携带者应适应隔离，其血液、体液与分泌物应进行消毒；加强环境检疫及对高危人群的监测。

2.切断传播途径

（1）严格筛选供血人员，严格检查血液制品，推广使用一次性注射器。

（2）严禁注射毒品，打击吸毒贩毒，勿共用牙刷或剃须刀，减少各种针刺经皮传播的机会。

（3）提倡安全性行为，取缔娼妓，打击卖淫嫖娼。

（4）焚毁或消毒处理患者所用物品。

3.保护易感人群

（1）艾滋病患者及HIV感染者，不提倡结婚与妊娠。

（2）孕妇不要护理艾滋病患者。

4.口腔医护人员的防护措施

口腔医生应有高度的责任心及良好的职业习惯，注意自我保护，避免在操作过程中与含HIV的血液或体液无保护性的直接接触，要佩戴乳胶手套、眼罩、面罩、穿隔离衣，注意器械、工作台消毒，严格执行各项消毒灭菌程序。医务人员的职业感染多数由针具刺伤所致，少数从黏膜感染。使用后的锐器应当直接放入不能刺穿的利器盒内，或毁型器内进行安全处置；抽血时建议使用真空采血器，并应用蝶形采血针；禁止对使用后的一次性针头复帽；禁止用手直接接触使用过的针头、刀片等锐器。

5.HIV职业暴露后

（1）HIV职业暴露后处理原则：应立即用肥皂水和流动的清水清洗被污染局部；用大量等渗氯化钠溶液反复冲洗黏膜；存在伤口时，应轻柔挤压伤处，尽可能挤出损伤处的血液，再用肥皂液和流动的清水冲洗伤口，用75%乙醇或0.5%碘附对伤口局部进行消毒、包扎处理

（2）HIV暴露后的治疗方案：推荐方案为：替诺福韦+恩曲他滨（拉米夫定）+洛匹那韦/利托那韦或拉替维拉，即TDF+FTC（3TC）+LPV/r或RAL，连续服用28天。应在发生暴露后尽可能短的时间内（尽可能在2小时内）进行预防性治疗，最好不超过24小时，即使超过24小时，也建议实施预防性用药。

（3）HIV暴露后的监测：发生HIV暴露后立即、4周、8周、12周和6月后监测HIV抗体。

第四节　口腔预防医学

一、龋病预防

（一）龋病的预防保健措施

1.龋病的三级预防（表8-19）

表8-19　龋病的三级预防

项目	内容	举例
一级预防	①进行口腔健康教育； ②控制及消除危险因素； ③合理应用防龋方法	宣传教育、氟化物防龋措施 窝沟封闭、防龋涂料
二级预防	早发现，早诊断，早治疗	包括定期检查、早期充填治疗等
三级预防	①防止龋病的并发症； ②恢复功能	对龋病而引起的牙髓病、根尖周病进行恰当的治疗以保存患牙，防止自然牙列的缺失和功能障碍，保持牙列的完整性。有牙体组织缺损和牙齿缺失的尽量恢复牙颌系统的生理功能，保持口腔健康和身体健康

2.龋病的预防方法

（1）菌斑的控制：①机械法：牙线、刷牙的使用；牙膏、牙间隙刷等；②化学方法：氯己定、三氯氢苯醚、硼砂溶液等。

（2）牙菌斑的控制：①植物提取法：五倍子，金银花、两面针，三七及茶叶等；②生物学方法：（抗菌斑附着剂）酶类、茶多酚，甲壳胺；③替代疗法：毒力缺陷株取代野生株的方法；④免疫方法：疫苗是主动免疫。

（3）控制糖的摄入量使用糖的代用品：①蔗糖最致龋，外来糖（游离糖）危害大；②进食频率，频率越高越容易致龋；③糖代用品：如山梨醇、甘露醇、木糖醇等可使致龋菌的葡聚糖产生减少。

高甜度代用品：甜叶菊糖（比蔗糖甜20～400倍）

低甜度代用品：山梨醇、木糖醇、甘露醇、麦芽糖、异麦芽酮糖醇

（4）增强牙的抗龋能力：①加强孕期及婴幼儿、儿童、青少年的保健；②激光防龋：形成玻璃样的物质，减少脱矿，抑制细菌的生长。

（5）定期口腔检查：学龄前儿童3～6月，学龄儿童6月，成人6–12月。龋易感者，建议缩短定期复查的时间。

（二）氟化物与牙健康

1.人体氟的来源与代谢

（1）人体氟大部分来源于饮水和食物：①饮水：人体氟的主要来源是饮水，约占人体氟来源的65%；②食物：约占人体氟来源的25%；③空气；④其他可能的氟来源：如含氟牙膏等。

（2）人体氟的吸收与排泄：①吸收：消化道、呼吸道和皮肤接触；②排泄：肾脏是排泄体内氟的主要途径（占一般成人摄氟量的40%—60%）。尿氟的日排量基本可以反映氟的总摄入情况；③人体氟代谢——分布：血液、乳汁和软组织，75%的血氟存在于血浆中，其余主要存在红细胞；乳汁氟的含量很低，为血浆氟的1/2；氟化物可通过胎盘，胎儿血氟水平约为母体血的75%，说明胎盘有部分屏障作用。脑的氟含量最低，氟不易通过血脑屏障。骨和牙，机体内约99%的氟沉积在钙化组织中，氟以氟磷灰石或羟基氟磷灰石的形式与骨晶体相结合，氟与骨的结合是可逆的，牙氟浓度：表层釉质＞牙本质＞深层釉质。唾液和菌斑，唾液中的氟浓度低于血浆氟浓度，约为血浆氟的2/3，菌斑中氟含量为全唾液的100～200倍，取决于外源性氟化物的使用频率和氟浓度的高低。

2.氟化物的防龋机制

（1）氟化物的全身防龋机制：在发育期，机体摄入适量的氟，氟可进入骨和牙齿等硬组织形成稳定的氟化磷酸钙晶体，降低了釉质的溶解度。

（2）氟化物的局部防龋机制：①氟对釉质的作用：形成氟化磷酸钙晶体，降低了

釉质的溶解度；氟与羟磷灰石结合，从而改善晶体结构，使釉质具有更稳定的晶体结构；氟化物可使得钙、磷的沉积率高于扩散率，促进矿物质再矿化。②氟对细菌的菌斑的作用：氟能竞争性抑制细菌酶的活性，从而阻断细菌糖酵解的过程。③氟对釉质表面的作用：降低釉质表面的自由能，减少细菌的吸附。

3.氟化物的毒性作用

（1）急性氟中毒：主要症状是恶心、呕吐、腹泻甚至肠道出血，重者引起心、肝、肾器质性损害，以至昏迷（可在4小时内导致死亡）。

急救原则：催吐、洗胃、口服或静脉注射钙剂、补糖、补液以及对症治疗。①5mgF－/kg以下，服用解毒剂：钙、铝、镁。②当摄入氟量达到或超过5mgF－/kg，应先迅速采用急救措施，然后住院观察。③服用氟量接近或超过15mgF－/kg，应采取紧急措施，立即将患者收入医院急诊室进行包括急救处理、心脏监护、抗休克疗法。

（2）慢性氟中毒：可分为地方性氟中毒和工业氟中毒；慢性氟中毒的临床表现是氟牙症、氟骨症；氟骨症主要表现为骨质硬化和骨旁软组织骨化。

（3）氟牙症：①氟牙症又称氟斑牙或斑釉症，是在牙发育矿化时期机体摄入过量的氟所引起的一种特殊的釉质发育不全，是地方性慢性氟中毒最早出现的体征。②氟牙症多发生在恒牙，乳牙较少。患氟牙症牙数目的多少，取决于牙发育矿化时期在高氟区生活时间的长短。受损釉质可出现白色斑纹、白垩样釉质；黄褐色；严重者出现牙实质性缺损以致牙失去整体外形。釉质和牙本质变脆，耐磨性差，但对酸蚀的抵抗力较强。如2岁前生活在高氟区，以后迁移至非高氟区，在恒牙氟斑牙可能表现在前牙和第一恒磨牙；如果7岁以后再迁入高氟区，则不出现氟牙症。③根据Dean分类法，对某地区受检者的病损程度确定一个相应的等级，并用数字来表示该受检者所属等级，然后在分别计数的基础上，计算该地区群体的氟牙症指数（表8-20）。④Dean规定社区氟牙症指数公共卫生意义（表8-21）。⑤氟牙症的治疗方法（表8-22）。

表8-20　Dean分类

分类（加权）	标准
正常（0）	釉质表面光滑，有光泽，通常呈浅乳白色
可疑（0.5）	釉质半透明度有轻度改变，可从少数白纹斑到偶见白色斑点。临床不能诊断为很轻型，而又不完全正常的情况
很轻度（1）	小的似纸一样白色的不透明区不规则地分布在牙齿上，但不超过唇面的25%
轻度（2）	牙釉质的白色不透明区更广泛，但不超过牙面的50%
中度（3）	牙齿的釉质表面有明显磨损，棕染，常很难看
重度（4）	釉质表面严重受累，发育不全明显，以致可能影响牙齿的整体外形。有几颗缺损或磨损区，棕染广泛。牙齿常有侵蚀现象

表 8–21　社区氟牙症指数公共卫生意义

阴性	0.1–0.4
边缘性	0.4–0.6
轻度	0.6–1.0
中度	1.0–2.0
重度	2.0–3.0
极重度	3.0–4.0
氟牙症指数为 0.75，属于轻度流行地区，应采取除氟措施	

表 8–22　氟牙症的治疗方法

预防	不摄入过量的氟
治疗	无实质性缺损：前牙脱色法，后牙不予处理 有实质性缺损：前牙光固化复合树脂修复，重者贴面、甲冠；后牙影响咀嚼功能者，可采取充填法或金属全冠修复

4. 氟化物防龋的全身应用

氟化物的全身应用是指通过消化道将氟化物摄入机体，通过胃肠道吸收进入血循环系统，然后转输至牙体及唾液等组织，以达到预防龋病的目的。

（1）饮水氟化：饮水氟化是将饮用水的氟浓度调整至最适宜的水氟浓度，以达到既能防止龋病的发生，又不引起氟牙症的流行，饮水氟化有自来水氟化、学校饮水氟化和家庭饮水氟化。自出生时即使用氟化水防龋效果最好，龋可减少约 50%，这是氟化水全身作用和局部作用的结果。饮用水氟化对恒牙的防龋效果优于乳牙。氟对光滑面龋的预防效果优于点隙窝沟龋。

（2）饮水氟化的原则：①饮水的适宜氟浓度一般保持在 0.7 ~ 1mg/L；②饮水氟浓度在 0.5mg/L 以下时，应视情况决定是否加氟；③饮水氟浓度在 1.5mg/L 以上或氟牙症指数超过 1 时，应减少氟的摄入；④饮水氟应按季节气温变化进行调节；⑤自来水加氟须严格监管，保证安全有效。

（3）饮水氟化的评价：①饮水氟化的安全性已得到充分肯定；②饮水氟化防龋效果非常显著；③饮水氟化的费用低廉；④饮水氟化具有初级卫生保健要求的公平性；⑤简单易行。

（4）全身应用可供选择的还有食盐氟化、牛奶氟化和氟片、氟滴剂等。

5. 氟化物防龋的局部应用

局部用氟是指将氟化物直接作用于或者接近于牙的表面，抑制牙齿表面的溶解脱矿和促进再矿化。局部用氟的途径包括含氟牙膏、氟水含漱、含氟凝胶、含氟泡沫、含氟涂料等。

（1）含氟牙膏：用于含氟牙膏的氟化物有氟化钠、酸性磷酸氟、氟化亚锡、单氟磷酸钠和氟化胺。目前大多数牙膏含氟量均高于1000mg/kg。对于6岁以上及成人，每天用1000mg/kg牙膏刷牙两次，每次用量1g，可达到有效预防效果。3到6岁以下儿童每次使用“豌豆”大小，并在家长监督和指导下使用。饮水氟含量过高或地区氟病流行地区6岁以下不推荐使用含氟牙膏。

（2）含氟漱口液：含氟漱口水是一种使用方便、容易掌握、价格较低、实际可行，适用于低氟区及适氟区，是预防学校儿童龋病的口腔公共卫生措施之一。含氟漱口液可获得26%的防龋效果。氟水漱口一般推荐使用中性或酸性氟化钠。0.2%NaF溶液：每周使用一次；0.05%NaF溶液：每天使用1次。5～6岁儿童每次使用5mL，6岁以上儿童每次用10mL；含漱1分钟后吐出，半小时不进食或漱口。

（3）含氟涂料：临床功效与氟水漱口很相似，其相对成本较高。因此，在患龋率低的地区，氟涂料不作为防龋的首选项目。但可以推荐用于有龋高发危险、患龋率高或中等的儿童与青年。也可以在临床上用于青少年。氟涂料需要定期使用，一般一年2次，龋病易感人群2～4次。乳恒牙含氟涂料的防龋效果可达38%，不用严格隔湿干燥。但其具有牙变色、过敏性接触、牙龈出血禁用等缺点。

（4）含氟凝胶：主要是酸性磷酸氟（APF），含有酸性氟磷酸钠或氟化钠。供医务人员使用浓度1.23%APF。供个人自我保健用的另一类氟凝胶有0.5%的APF凝胶和NaF凝胶，还有0.1%的SnF2凝胶。

（5）含氟泡沫：含氟泡沫是一种富含氟离子的泡沫，增强牙齿抗酸力，促进再矿化，预防儿童、老人以及放射治疗患者的龋病。含氟浓度1.23%。氟化泡沫的用量只有含氟凝胶的1/5～1/4，用量及患者氟的暴露量少。患者反应小，容易接受。

（三）窝沟封闭

1.窝沟封闭概念

是指不去除牙体组织，在𬌗面、颊面或舌面的点隙裂沟涂布一层树脂或玻璃离子材料，保护牙釉质不受细菌及代谢产物侵蚀，达到预防龋病发生的一种有效防龋方法。

2.窝沟封闭的临床应用

（1）窝沟封闭的适应证：①窝沟深，特别是可以插入或卡住探针（包括可疑龋）；②患者其他牙，特别对侧同名牙患龋或有患龋倾向

（2）时机：牙萌出后达到𬌗平面即适宜做窝沟封闭，一般是萌出后4年之内。乳磨牙在3～4岁，第一恒磨牙在6～7岁，第二恒磨牙在11～13岁为最适宜封闭的年龄。

（3）窝沟封闭的非适应证：①合面无深的沟裂点隙、自洁作用好；②患较多邻面龋损者；③牙萌出4年以上未患龋；④患者不合作，不能配合正常操作；⑤已做充填

的牙；⑥牙尚未完全萌出，牙龈覆盖。

（4）封闭剂组成：通常由合成有机高分子树脂、稀释剂、引发剂和一些辅助剂（溶剂、填料、化物、涂料等）组成。

（5）窝沟封闭的操作，可分为清洁牙面、酸蚀、冲洗和干燥、涂布封闭剂、固化、检查六个步骤。①清洁牙面：浮石粉、不含氟牙膏。不能用油质清洁剂或过细磨料。彻底冲洗、尖探针清除残余的清洁剂。②酸蚀：（磷酸液或凝胶）范围：大于封闭的范围，一般为牙尖斜面2/3。酸蚀时间：恒牙：20～30秒。乳牙：60秒。酸蚀过程中不要擦拭酸蚀牙面，不要溢出，避免气泡。③冲洗：彻底冲洗（10～15秒），如果是凝胶则时间加倍。强吸，避免唾液再污染。干燥（15s）：白色雾状外观。避免唾液污染是窝沟封闭成功的关键。④涂布封闭剂：避免产生气泡。⑤固化：光固化灯离牙尖1mm，照射20～40秒。自凝固化一般1～2分钟，调拌10～15s，45s内涂布。⑥检查：固化程度、黏结情况、有无气泡、遗漏、调𬌗。

窝沟封闭失败最主要的原因之一就是没有很好地避免唾液对酸蚀牙釉质的污染，致使封闭剂脱落率较高。当唾液污染了酸蚀釉质时，应彻底清洗干燥，重复酸蚀步骤之后才能涂布封闭剂。另一个污染源是压缩空气，油或水污染压缩空气时，此时吹干牙面就可使一层油膜或水膜覆盖酸蚀面，这将影响树脂渗入釉质。可以通过向口镜上吹气来检查是否有污染。

（6）窝沟封闭的临床效果及评价

封闭剂保留率＝封闭剂保留牙数/已封闭的总牙数×100%

龋降低相对有效率＝（对照组龋齿数－试验组龋齿数）/对照组龋齿数×100%

龋降低实际有效率＝（对照组龋齿数－试验组龋齿数）/已封闭的总牙数×100%

二、口腔公共卫生服务

（一）口腔健康公共卫生服务概述

1.口腔健康公共卫生服务的目的和意义

（1）提高口腔健康水平：口腔健康公共卫生服务的首要目的是提高人群的口腔健康水平，预防和治疗口腔疾病，减少口腔问题的发生。

（2）促进全身健康：口腔健康与全身健康密切相关，良好的口腔健康有助于预防其他疾病的发生，提高整体健康水平。

（3）增强口腔健康意识：通过口腔健康公共卫生服务，增强人群的口腔健康意识，提高口腔健康素养，形成科学、健康的口腔卫生习惯。

2.口腔健康公共卫生服务的目标人群

（1）儿童：儿童是口腔健康公共卫生服务的重点目标人群，通过早期的口腔健康教育，培养良好的口腔卫生习惯，预防儿童龋齿等口腔疾病的发生。

（2）青少年：青少年处于生长发育关键期，口腔健康公共卫生服务旨在引导他们形成正确的口腔卫生观念，保护牙齿和牙周组织的健康。

（3）成年人：成年人是口腔疾病的高发人群，口腔健康公共卫生服务重点关注成年人的口腔保健，预防和治疗口腔疾病。

（4）老年人：老年人的口腔问题较为突出，口腔健康公共卫生服务为老年人提供全面的口腔保健指导和治疗，提高老年人的口腔健康水平。

3. 口腔健康公共卫生服务的主要内容

（1）口腔健康教育。

（2）口腔疾病筛查。

（3）口腔卫生指导。

（4）口腔疾病治疗。

（二）特定人群的口腔保健（表8–23）

表8–23　特定人群的口腔保健

妊娠期妇女	（1）妊娠前：育龄妇女在计划怀孕前应主动接受口腔健康检查。及时发现并处理口腔内疾病或隐患。 （2）妊娠期：提供口腔健康知识；注重口腔健康维护；注意膳食营养平衡；避免不良刺激，慎重用药（12周内药物致畸敏感）；口腔就诊时机4～6个月
婴幼儿	（1）建立良好口腔清洁习惯：有牙刷牙、没牙清洁口腔，清除牙菌斑应从第一颗乳牙（6个月）萌出开始。3岁使用含氟牙膏（豌豆）刷牙。 （2）避免致龋菌早期定植：变形链球菌感染窗口期是19～31个月（感染窗口期）。 （3）预防早期婴幼儿童龋（ECC）。 （4）采用正确喂养姿势。 （5）养成良好饮食习惯。 （6）首次口腔检查第一颗乳牙萌出后6个月内。 （7）预防乳牙外伤
学龄前儿童	（1）幼儿园口腔保健：培训幼教老师、儿童口腔保健、建立良好习惯、与家长配合。 （2）家庭口腔保健：建立刷牙习惯；预防乳牙龋、错合畸形、牙外伤；定期口腔检查：每半年到1年
学龄儿童	（1）学校口腔保健：与学生普通教育同步，纳入学校卫生课程。启发诱导式、设立实习课程、形式多样化、内容规范性。 （2）个人口腔保健：保护好第一恒磨牙；预防龈炎；科学合理摄入糖；戒除口腔不良习惯；防治错合畸形；预防牙外伤

续表

老年人	（1）提高自我口腔保健能力。 （2）注重个人口腔卫生：刷牙、漱口；使用间隙刷、牙线和牙签。 （3）接受口腔卫生指导。 （4）定期进行口腔检查：每年一次。 （5）及时修复缺失牙：缺损牙一般在拔牙后2~3个月后进行
残疾人	残疾人靠帮助，需要家庭、医务工作者、社会共同配合。 （1）帮助残疾儿童根据具体情况选择合理方法，采用合适的体位，张口困难的可采用压舌板帮助操作。 （2）残疾人应该选择合理的保健用品，可使用电动牙刷，合理使用其他工具。 （3）采用合理方法提高口腔保健服务，应用氟化物、窝沟封闭，减少糖的摄入，定期口腔检查

（三）口腔健康促进

1. 口腔健康促进的概念

口腔健康促进是指为改善环境使之适合于保护口腔健康或使行为有利于口腔健康所采取的各种行政干预、经济支持和组织保证等措施。

2. 口腔健康促进的组成

口腔健康促进是由口腔健康教育、口腔疾病预防和口腔健康保护三部分组成。

口腔健康教育是核心。卫生行政领导起着决定性作用，各级医务人员起主导作用。三者相辅相成。

3. 口腔健康促进的途径

（1）全民途径：如：自来水氟化项目中获得预防龋病的益处。

（2）共同危险因素控制途径：许多不利于健康的因素，如不健康的饮食习惯、卫生习惯、吸烟、酗酒以及压力等不仅是口腔健康的危险因素，也是其他慢性病的危险因素。

（3）高危人群途径：如对有深窝沟的适龄儿童开展窝沟封闭预防龋齿。

4. 口腔健康促进的任务

（1）制定危险因素预防政策，包括对相关的科学研究给予更多的支持，加强口腔信息监测系统建设，改善各地网络信息连通渠道。

（2）制定有效的、有相关部门承诺的政策，预防有上升趋势的口腔健康高危险因素。

（3）加强国际国内和各级部门间的合作，增强控制口腔危险因素的能力，提高公众对口腔健康的认知程度和口腔疾病预防意识。

（4）在口腔健康促进行动中协调政府、社会团体和个人的行动。

（5）组织社区口腔健康促进示范项目，尤其关注社会弱势群体、儿童和老年人。

5. 口腔健康促进的计划

确立口腔健康目标：口腔健康目标一般包括：改进健康状况的目标、减少危险因素的目标、改进服务与防护的目标和提高公众及专业人员认识的目标。

口腔健康目标一般包含口腔健康教育目标，在制定目标时应包括四项基本内容，即特定人群、具体指向、可衡量的尺度和实现目标的预期时间。

6. 口腔健康教育

口腔健康教育的目的是通过有效的口腔保健知识和技术的传播，鼓励人们建立正确的口腔健康意识，提高自我保健能力，主动采取有利于口腔健康的行为，避免和减少暴露于危险因素，预防口腔疾病，促进口腔健康。

（1）口腔健康教育的任务：①提高社会人群口腔预防保健的知识水平，破除不文明的旧观念，建立口腔健康行为，不断提高生活质量，促进全民族的口腔健康。②深化口腔健康教育内容，扩大教育面。增加卫生、医疗人员的口腔预防知识，强化口腔健康教育意识，提高口腔健康教育的能力。③引起社会各方人员对口腔健康问题的关注，为寻求口腔预防保健资源做好准备。④宣传各级政府制订的维护口腔健康的方针、政策，推动防治方案的顺利进行。⑤传递最新的科学信息，积极参加新的口腔保健措施的应用与推广。

（2）口腔健康教育的方法：大众传媒；社区活动；小型讨论会；个别交谈。

（3）口腔健康教育计划：①确定与口腔健康有关的问题；调查有关的社会问题；分析流行病学调查资料和病案材料；确定有关的文化背景和社会行为问题；确定口腔健康教育的问题；确定有关口腔健康的管理问题。②制定口腔健康教育目标。③确定实现目标的策略

（4）口腔健康教育评价：①评价的内容：口腔健康意识的变化；口腔健康知识的变化；对口腔健康问题所持态度的变化；口腔健康行为的变化。②评价的时间：在口腔健康教育之前了解个人与社区的口腔健康需要与兴趣，收集、分析、整理行为流行病学的基本资料。在教育期间，了解项目进展情况，获取反馈信息，适当调整现行项目。在教育之后评价教育的效果，重新发展和改进教育项目。③评价方法：书面测试、自我评价、个别交流；收集的资料；统计学分析后；总结报告，得出结论。

（四）社区口腔保健

1. 社区口腔卫生服务的特点

（1）以健康为中心。

（2）以人群为对象。

（3）以家庭为单位。

（4）以基层卫生保健为主要内容。

（5）提供综合服务。

（6）提供协调性服务。

（7）提供可及性服务。

2. 社区口腔卫生服务的要素

（1）有相对固定的人群。

（2）有一定的地域范围。

（3）有必需的生活服务设施。

（4）特有的文化背景、生活方式和认同意识。

（5）相应的生活制度和管理机构。

3. 社区口腔卫生服务的任务

（1）提高人群口腔健康水平、改善生活质量。

（2）提供基本口腔卫生服务、满足社区居民日益增长的需求。

（3）营造口腔健康社区。

（4）保证区域卫生规划的实施。

（5）完善社区口腔卫生服务机构的功能。

4. 社区口腔卫生服务的基本原则

（1）坚持为社区居民服务的宗旨，把社会效益放在首位。

（2）坚持政府领导。

（3）坚持预防为主。

（4）坚持以区域卫生规划为指导。

（5）因地制宜。

5. 社区口腔卫生服务的基本内容

（1）社区口腔健康教育。

（2）社区口腔预防。

（3）社区口腔医疗。

（4）社区口腔保健。

（5）社区口腔康复。

（6）社区口腔卫生信息管理。

（7）社区口腔疾病预防和治疗适宜技术包括：局部使用氟化物、窝沟封闭、预防性树脂充填、非创伤性修复治疗、洁牙等社区口腔卫生服务的基本内容是相互联系、有机结合在一起的。是包括上述内容的综合性、连续性、整体性、协调性的服务。

三、常用的医学统计方法

（一）医学统计学基本内容及统计工作基本步骤

在统计设计的基础上，对数据收集，整理分析以及对分析结果的正确解释和表达，是医学统计学的基本内容以及统计工作的基本步骤。研究的统计设计和统计分析是统计学不可分割的两个重要部分。

研究的统计设计按照是否对研究对象施加干预措施分别分为观察性研究和实验性研究两大类，前者又可以分为横断面研究病例，对照研究和队列研究，后者又可根据研究对象的不同分为动物性实验，临床试验和社区干预实验。对于不同研究设计所获得的数据，采用的统计分析方法常常是不同的，而且得到的研究结论也存在差异。

数据统计分析主要包括两方面内容：①统计描述；②统计推断。统计推断通常包括参数评估和假设检验两个内容。

（二）口腔流行病学的研究方法

1.描述性流行病学

描述性流行病学是对疾病或健康现象在人群中的分布，发生、发展的规律做客观的描述。是描述某种现象在人群中的分布和发生发展规律，提出病因假设。

（1）描述性流行病学。最常用的一种，用于描述疾病或健康现象在人群中的分布以及发生、发展规律，并提出病因假设。描述性流行病学主要有下面几种：①横断面研究，又称现况调查，调查目标人群中某种疾病或现象在某一特定时点（较短的时间内）的情况。它的作用在于了解疾病的患病情况和分布特点，以便制订预防措施和为研究病因提供线索。②纵向研究，又称疾病监测，即研究疾病或某种情况在一个人群中随着时间推移的自然动态变化。也就是对一组人群定期随访，两次或若干次横断面调查结果的分析。它的作用在于动态地观察疾病或某种现象的演变情况及其原因分析。③常规资料分析，又称历史资料分析，即对已有的资料或者疾病监测记录做分析或总结。如病史记录、疾病监测资料等。

（2）分析性流行病学。分析性流行病学就是对所提出的病因假设或影响因素在选择的人群中探索疾病发生的条件和规律，验证病因假设。它主要包括病例对照研究和群组研究。①病例对照研究（由果及因），病例对照研究主要用于探讨病因或相关因素对疾病发生的影响，是先“果”后“因”的回顾性研究。它先按疾病状态，确定调查对象，选择有特定疾病的人群组，与未患这种疾病的对照组，比较两组人群过去暴露于某种可能危险因素的程度，分析暴露情况是否与疾病的发生有关。病例对照研究的特点是观察时间短、需要研究的对象少，适合研究一些病程较长的慢性病和一些比较少见的疾病。它同时可研究多个因素，尤其适合那些原因未明疾病的研究。但由于病例对照研究是对过去暴露因素的回顾性调查，所以回忆偏倚较大。②群组研究群组研究（由因及果），又称队列研究，将特定人群按其是否暴露于某因素分为暴露组与非暴露组，追踪观察一定时间，比较两组的发病率，以检验该因素与某疾病病因的假设。是先“因”后“果”的前瞻性研究。群组研究的特点是可以获得不同暴露强度与疾病的关系，也可以观察一种暴露因素与多种疾病的关系。但由于群组研究属前瞻性研究，研究时间较长，尤其对慢性病的观察费时更多，需要大量的人力物力，所以常在病例对照研究获得较明确的危险因素后用于进一步验证病因假设。

（3）实验流行病学。又称流行病学实验，是指在研究者的控制下对人群采取某项干预措施以观察其对人群疾病或健康状态的影响，它有两个重要特点：①有干预措施；②设立对照组。

实验流行病学主要用于以下情况：①验证病因假设；②预防措施的效果与安全性评价；③新药、新方法或新制剂的效果和安全性评价；④成本效果评价和成本效益分析。

实验流行病学根据不同的研究目的和研究对象等特点可以分为3类：①临床试验，是指以人体为对象，以临床为研究场所，对口腔诊断技术、口腔治疗方法和口腔预防措施的效果和安全性进行评价的研究方法。临床试验中以随机对照临床试验（RCT）最为经典。②现场试验，即在现场环境下进行的试验，即在某种情况发生的特定现场开展的试验。③社区干预试验，是指在社区开展的干预性试验，接受某种干预措施的基本单位可以是整个社区，也可以是社区的某一有代表性人群。

实验流行病学研究也是一种前瞻性研究，需要对研究对象采取某种干预措施，而群组研究仅根据研究对象原来的暴露状况进行分组，不采取任何措施。由于这种研究方法是在严格控制的实验条件下进行的，所以验证假设的可信度较高。

四、牙病防治工作

（一）牙病防治工作目标

口腔健康是全身健康的重要组成部分。到2020年，口腔卫生服务体系基本健全，口腔卫生服务能力整体提升，儿童、老年人等重点人群口腔保健水平稳步提高。到2025年，健康口腔社会支持性环境基本形成，人群口腔健康素养水平和健康行为形成率大幅提升，口腔健康服务覆盖全人群、全生命周期，更好满足人民群众健康需求。

（二）牙病防治具体行动

1. 口腔健康行为普及行动。

（1）加强口腔健康教育。中华口腔医学会、中国牙病防治基金会、国内大专院校等专业机构负责组织编制与推广规范化口腔健康教育教材，在口腔医务工作者、口腔专业学生、中小学教师等群体中开展口腔健康教育师资培养，开展覆盖全人群、全生命周期的口腔健康教育。以“全国爱牙日”“全民健康生活方式行动日”等健康主题宣传日为契机，将口腔健康教育集中宣传与日常宣传相结合，创新宣传形式和载体，提高口腔健康教育的可及性，引导群众形成自主自律的健康生活方式。

（2）开展“减糖”专项行动。结合健康校园建设，中小学校及托幼机构限制销售高糖饮料和零食，食堂减少含糖饮料和高糖食品供应。向居民传授健康食品选择和健康烹饪技巧，鼓励企业进行“低糖”或者“无糖”的声称，提高消费者正确认读食品营养标签添加糖的能力。

（3）实施口腔疾病高危行为干预。加强无烟环境建设，全面推进公共场所禁烟工作，严格公共场所控烟监督执法。在有咀嚼槟榔习惯的地区，以长期咀嚼槟榔对口腔健康的危害为重点，针对性地开展宣传教育和口腔健康检查，促进牙周、口腔黏膜病变等疾病早诊早治。

2. 口腔健康管理优化行动。

（1）生命早期1000天口腔健康服务。将口腔健康知识作为婚前体检、孕产妇健康管理和孕妇学校课程重点内容，强化家长是孩子口腔健康第一责任人的理念。强化医疗保健人员和儿童养护人婴幼儿科学喂养知识和技能。发挥妇幼保健机构和口腔专业机构的协同作用，预防和减少乳牙龋病的发生。

（2）儿童口腔健康管理服务。动态调整全国儿童口腔疾病综合干预项目覆盖范围，中央财政新增资金优先用于贫困地区开展工作。充分发挥项目示范带动作用，推广卫生健康部门会同教育部门实施儿童口腔健康检查、窝沟封闭、局部用氟等口腔疾病干预模式。积极探索以防治效果为考核指标的政府购买服务，鼓励地方政府将儿童口腔疾病综合干预作为民生工程，在有条件的地区实现适龄儿童全覆盖。

（3）中青年（职业）人群口腔健康管理。以维护牙周健康为重点，推广使用保健牙刷、含氟牙膏、牙线等口腔保健用品，推动将口腔健康检查纳入常规体检项目，倡导定期接受口腔健康检查、预防性口腔洁治、早期治疗等口腔疾病防治服务。

（4）老年人口腔健康管理。倡导老年人关注口腔健康与全身健康的关系，对高血压、糖尿病等老年慢性病患者，加强口腔健康管理，积极开展龋病、牙周疾病和口腔黏膜疾病防治、义齿修复等服务。

3. 口腔健康能力提升行动。

（1）完善服务体系建设。专科医院、综合医院口腔科、基层医疗卫生机构和公共卫生机构要建立健全各司其职、优势互补的合作机制。落实分级诊疗制度，依托口腔专科医联体建设，规范口腔疾病诊疗行为。充分发挥国家口腔医学中心和国家口腔区域医疗中心在口腔疾病防治中的技术指导作用，逐步建立省、市、县（区）三级口腔疾病防治指导中心。积极发展口腔疾病防治所等防治结合型专业机构，引导社会办口腔医疗机构参与口腔疾病防治工作。

（2）加强人力资源建设。充分发挥中华口腔医学会、中国牙病防治基金会的专业资源和人才优势，加强口腔健康教育、口腔疾病防治和口腔护理等实用型、复合型人才培养培训。以需求为导向，充分利用信息技术优化继续教育实施方式，加大对基层和偏远地区扶植力度，全面提高基层在职在岗人员能力素质和工作水平。推动和规范口腔医师多点执业，促进城乡之间、地区之间、不同所有制医疗卫生机构之间口腔健康人才合理流动，创新人才配置机制。

（3）建立监测评价机制。将口腔健康内容纳入现有慢性病与营养监测体系，逐步建立覆盖全国、互联互通的口腔健康监测网络。定期开展口腔疾病防治信息的收集和调查，加强数据分析利用，有效评价防治措施效果和成本效益。建立口腔健康信息网络报告机制，逐步实现居民口腔健康基本状况和防治信息的定期更新与发布。

4.口腔健康产业发展行动。

（1）引领口腔健康服务业优质发展。

（2）推动口腔健康制造业创新升级。

五、口腔卫生保健的调研方法

（一）口腔健康状况调查

口腔健康状况调查是口腔流行病学中最常用的方法，即在一个特定的时间内收集一个人群患口腔疾病的频率、流行强度、分布及流行规律的资料，是一种横断面调查对了解某人群的口腔健康状况。

由于口腔健康状况调查是横断面调查，所以调查时间应尽可能短，如调查所用时间拖拉过长会使所调查疾病及其有关因素发生变化，失去准确性。

（二）口腔健康状况调查项目

调查口腔健康状况的主要内容，应根据调查目的来确定。一般可将调查项目分为3类，一类是直接口腔健康状况信息，如牙周病、口腔卫生状况等，这些项目将用于调查以后的统计分析；另一类是背景状况信息，如受检者姓名、性别、年龄、学校名、受检者编号等；第三类为问卷调查项目，如与口腔健康有关的知识、态度、行为习惯与生活方式等。

根据设计确定不同的调查内容，可将调查项目具体分为一般项目、健康状况项目和问卷调查项目。（表8-24）

表8–24 口腔健康状况调查项目

分类	一般项目	健康状况项目	问卷调查项目
作用	用于调查后的统计分析	用于统计分析和信息管理	口腔相关情况
内容	一般情况，如姓名、性别、年龄职业、民族、籍贯、文化程度经济状况、宗教信仰、出生地区居住年限等	最常用的调查项目如龋病、牙周病、牙列情况等，或氟牙症、釉质发育不全、口腔黏膜状况、颞下颌关节情况	主要包括生活方式如口腔卫生知识、态度与信念，行为与实践。如：个人口腔卫生、刷牙与牙刷、牙膏选择、刷牙习惯、龋病与牙周病、预防意识与就医行为

（三）口腔卫生保健的调研方法

1.普查

普查是指在一定时间范围内，针对特定人群中每一个成员进行的调查或检查，又称全面检查。普查的应查率要求在95%以上。

普查的优点是能够发现调查人群中全部病例，以便于及时治疗，也是项目开发的依据，还能科普医学知识。缺点是调查需要的工作量大，成本太高，只能在小范围使用以及漏查率太高。

2.抽样调查

为查明某病或某些疾病在某个国家或某个地区的现患情况或流行强度，大多使用抽样调查的方法。所谓抽样即从目标地区的总体人群中，按统计学随机抽样原则抽取部分人作为调查对象，这个程序称为抽样。被抽到的人群称为样本人群。抽样调查是用样本人群调查的结果，推断总体人群的现患情况。前提条件是抽取的数量足够大，调查的数据可靠，这种调查方法的优点为：省时间、省劳力和省经费，且所得资料同样具有代表性。

抽样的方法有：单纯随机抽样，系统抽样，分层抽样，整群抽样，多级抽样。

（1）单纯随机抽样：单纯随机抽样是最基本的抽样方法，也是其他抽样方法的基础。它是按一定方式以同等的概率抽样，称单纯随机抽样。可以使用抽签的方式，也可以使用随机数字表来抽取样本。

（2）系统抽样：又称间隔抽样、机械抽样。将抽样对象按次序编号，先随机抽取第一个调查对象，然后再按一定间隔随机抽样。

（3）分层抽样：先将总体按某种特征分成若干个“层”，即组别或类型等再在每个层中用随机方式抽取调查对象，再将每个层所有抽取的调查对象合成一个样本，称分层抽样。常用的分层因素有年龄、性别、居住地、文化程度、经济条件等。还可分成等比例（即按比例）和不等比例（即最优分配）两种分层随机抽样。

（4）整群抽样：整群抽样是以整群为抽样单位，从总体中随机抽取若干群为调查单位，然后对每个群内所有对象进行检查。

（5）多级抽样：又称多阶段抽样。在进行大规模调查时，常把抽样过程分为几个阶段，每个阶段可采用单纯随机抽样，也可将以上各种方法结合起来使用。

3.捷径调查：捷径调查是WHO推荐的一个调查方法，只查有代表性的指数年龄组的人群（5、12、15、35～44、65～74岁），经济适用省时省力，故称为捷径调查（表8-25）。

表8-25 捷径调查

年龄组	意义
5	乳牙列龋损
12	WHO全球监控龋病的年龄
15	青少年龋病与牙周病
35～44	成年人龋病和牙周病
65～74	老年人口腔健康状态

4.试点调查

又称预调查，WHO推荐先对有代表性的1～2个年龄组少数人群进行调查，一般是12岁组加另外一个年龄组。

（四）调研样本含量

样本含量的大小影响调查效果，含量小则误差大，不易获得需要的结果；含量太大则浪费。现况调查样本含量估计常用以下公式

$$N=K\times Q/P$$

N代表受检人数，P代表疾病预期现患率。$Q=1-P$，K代表允许误差大小。

当允许误差为10%（$0.1P$）时，$K=400$

当允许误差为15%（$0.15P$）时，$K=178$

当允许误差为20%（$0.2P$）时，$K=100$

（五）调研偏倚及其预防方法

影响口腔健康调查结果真实性的因素主要有随机误差（random error）和偏倚或偏性（bias）。随机误差是在抽样调查过程中产生的变异，由于机遇不同所造成，不能完全避免，但可测量其大小，并能通过抽样设计和扩大样本来加以控制，可以做到减少抽样误差。偏倚则是由于某些原因造成检查结果与实际情况不符，属于系统误差，应该设法防止，现将常见的偏倚种类和控制方法介绍如下。

1.选择性偏倚

在调查过程中样本人群的选择不是按照抽样设计的方案进行，而是随意选择，由于调查对象的代表性很差，破坏了同质性，使调查结果与总体人群患病情况之间产生

误差，称为选择性偏倚。如用医院病例说明社会人群患病情况，显然会出现偏倚。防止的措施就是在选择调查对象时，一定要严格按照流行病学抽样设计进行抽样。

2.无应答偏倚

无应答偏倚实际就是漏查。防止的方法是在调查前做好组织工作，对受检者做好宣传工作，努力改善调查方式，使受检者积极配合。

3.信息偏倚

（1）因检查器械等造成的测量偏倚（器械环境有问题）。防治方法：使用标准器械，保持稳定环境。

（2）因调查对象引起的偏倚（检查对象不靠谱），分为回忆偏倚与报告偏倚。防治方法：尽可能地回忆目标、对象转移法、间接询问法回忆偏倚记不住，报告偏倚是骗人。

（3）因检查者引起的偏倚原因：检查者之间偏性；检查者本身偏性。防治方法：①疾病的诊断标准要准确；②调查前要认真培训，对于诊断标准要统一认识；③调查前要做标准一致性试验（无须多次）。

标准一致性实验，即可靠度的检验，包括检查者本身和检查者之间，需要选15～20名受检者。评估检查者之间一致性的方法为Kappa统计法。Kappa值的大小与可靠度的关系。（表8-26）

表8-26　Kappa值的大小与可靠度的关系

Kappa值	可靠度
0～0.40	不合格
0.41～0.60	中
0.61～0.80	优
0.81～1.0	完全可靠

（六）数据的整理和统计

1.数据整理方法

数据资料整理工作一般分3步。

（1）核对：首先是对所有数据进行认真核对。

（2）分组：就是把调查资料按照一定的特性或程度进行归类

（3）计算：资料分组后，就可以清点每组中的频数。

2.统计指标

常用统计指标有：平均数、标准差、标准误、率、构成比、可信区间

3.统计分析

*P*值表示概率大小，常用5%（即0.05）或1%（即0.01）作为判断统计学意义的

标准。（表8-27）

表8-27　P值统计学意义的标准

$P>0.05$	统计学无显著意义
$0.05\geqslant P>0.02$	统计学有显著意义
$P\leqslant 0.01$	统计学高度显著意义